Ute Morgenstern, Marc Kraft
Biomedizinische Technik – Faszination, Einführung, Überblick
Studium

Biomedizinische Technik

Herausgegeben von
Ute Morgenstern und Marc Kraft

Band 1

Ute Morgenstern, Marc Kraft

Biomedizinische Technik – Faszination, Einführung, Überblick

Band 1

DE GRUYTER

Priv.-Doz. Dr.-Ing. Ute Morgenstern
Institut für Biomedizinische Technik
Technische Universität Dresden
Helmholtzstraße 10, 01062 Dresden
E-Mail: ute.morgenstern@tu-dresden.de
http://www.et.tu-dresden.de/ibmt

Prof. Dr.-Ing. Marc Kraft
Institut für Konstruktion, Mikro- und Medizintechnik
Technische Universität Berlin
Dovestraße 6, 10587 Berlin
E-Mail: marc.kraft@tu-berlin.de
http://www.medtech.tu-berlin.de

ISBN 978-3-11-025198-2
e-ISBN 978-3-11-025218-7

Library of Congress Cataloging-in-Publication Data
A CIP catalog record for this book has been applied for at the Library of Congress.

Bibliografische Information der Deutschen Nationalbibliothek
Die Deutsche Nationalbibliothek verzeichnet diese Publikation in der Deutschen
Nationalbibliografie; detaillierte bibliografische Daten sind im Internet über
http://dnb.dnb.de abrufbar.

© 2014 Walter de Gruyter GmbH, Berlin/Boston
Umschlagabbildung: Hayden Bird/iStock/thinkstock
Satz: le-tex publishing services GmbH, Leipzig
Druck und Weiterverarbeitung: Bosch-Druck GmbH, Ergolding
♾ Gedruckt auf säurefreiem Papier
Printed in Germany

www.degruyter.com

Vorwort zur Lehrbuchreihe Biomedizinische Technik

Die Biomedizinische Technik umfasst – kurz gesagt – die Bereitstellung ingenieurwissenschaftlicher Mittel und Methoden und deren Anwendung auf lebende Systeme in Biologie und Medizin.

Es ist ein faszinierendes, breit angelegtes und interdisziplinäres Fachgebiet, das im vorliegenden ersten Band der neuen Lehrbuchreihe „Biomedizinische Technik" aus unterschiedlichen Blickwinkeln betrachtet wird.

Spannende Fragen, die in den Lehrbüchern beantwortet werden:

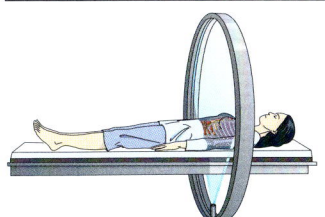

Wie ist es technisch möglich, aus dem Innern des menschlichen Körpers mittels Computertomographie so hochaufgelöste räumliche Abbildungen von Strukturen zu erhalten?
Worin besteht der Unterschied zwischen den beiden äußerlich so ähnlichen „Röhren" bei CT- und MRT-Aufnahmen?
Schadet die Bildgebung dem Patienten?

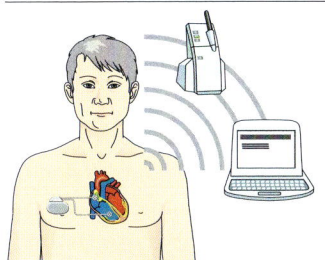

Kann ein Mensch mit einem zuverlässig stimulierenden Herzschrittmacher überhaupt eines natürlichen Todes sterben?
Warum wird im Film immer „Zurücktreten!" gerufen, wenn ein Defibrillator im Spiel ist?
Sind die über Telemonitoring erfassten Daten der Schrittmachertherapie ausreichend vor unbefugtem Zugriff geschützt?

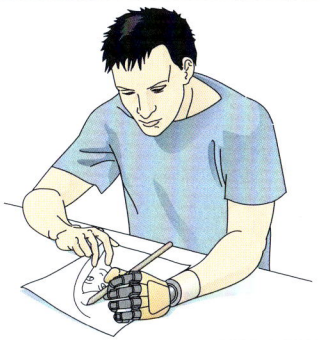

Können verloren gegangene Gliedmaßen technisch vollwertig ersetzt werden?
Existiert ein „Technisches Doping" mit Prothesen im Behindertensport?
Lassen sich über neuronale Hirnstimulationen menschliche Verhaltensweisen manipulieren?

Abbildungen: Biomedizinische Technik. Von oben nach unten: nichtinvasive dreidimensionale medizinische Bildgebung: Computertomographie (CT) mit Röntgenstrahlen; elektronische Herzschrittmachertechnik: implantierter Pacemaker mit Programmiergerät und Home Monitoring; Armprothese mit Ableitung von Muskelpotentialen zur Ansteuerung.

Wenn Sie an Antworten auf diese und weitere Fragen interessiert sind, dann lesen Sie weiter!

Experten aus allen Bereichen haben in den zwölf Bänden der Reihe eine in sich stimmige systematische Darstellung der Biomedizinischen Technik komponiert: Ausgehend vom einführenden strukturierten Überblick werden über die medizinischen, physikalischen, terminologischen und methodischen Grundlagen in den Fachbänden der Reihe die wesentlichen Teilgebiete dargestellt. Den Abschluss bildet ein Band zur Entwicklung und Bewirtschaftung von Medizinprodukten, mit dem die Brücke vom theoretischen Hintergrund der biomedizintechnischen Verfahren und Geräte zur praktischen klinischen Nutzung geschlagen wird.

Die 12 Bände der Lehrbuchreihe im Überblick

Die Herausgeberschaft der Reihe liegt im Fachausschuss „Aus- und Weiterbildung – Biomedizinische Technik im Studium" der Deutschen Gesellschaft für Biomedizinische Technik (DGBMT) im Verband der Elektrotechnik Elektronik Informationstechnik (VDE).

DGBMT DEUTSCHE GESELLSCHAFT FÜR
BIOMEDIZINISCHE TECHNIK IM VDE

Die jeweiligen Bandherausgeber bilden den Wissenschaftlichen Beirat der Lehrbuchreihe, der auf ausgewogene Darstellung der Biomedizinischen Technik aus wissenschaftstheoretischer, Anwender- und Herstellersicht achtet. Die Autoren vertreten eine Vielfalt unterschiedlicher Aspekte aus der Lehre, der Forschung und Entwicklung, der Produktion, der Klinik, dem Standardisierungs- und Prüfwesen sowie der Gesundheitswirtschaft.

Biomedizinische Technik
Band 1: Faszination, Einführung, Überblick
Herausgegeben von Ute Morgenstern und Marc Kraft
ISBN: 978-3-11-025198-2
e-ISBN: 978-3-11-025218-7

Biomedizinische Technik
**Band 2: Physikalisch-technische, medizinisch-biologische Grundlagen
und Terminologie**
Herausgegeben von Ewald Konecny und Clemens Bulitta
ISBN: 978-3-11-025200-2
e-ISBN: 978-3-11-025219-4

Biomedizinische Technik
Band 3: Biomaterialien, Implantate und Tissue Engineering
Herausgegeben von Birgit Glasmacher und Gerald A. Urban
ISBN: 978-3-11-025201-3
e-ISBN: 978-3-11-025216-3

Biomedizinische Technik
Band 4: Modellierung und Simulation
Herausgegeben von Ute Morgenstern, Falk Uhlemann und Tilo Winkler
ISBN: 978-3-11-025202-6
e-ISBN: 978-3-11-025224-8

Biomedizinische Technik
Band 5: Biosignale und Monitoring
Herausgegeben von Hagen Malberg und Gerald A. Urban
ISBN: 978-3-11-025203-3
e-ISBN: 978-3-11-025217-0

Biomedizinische Technik
Band 6: Medizinische Informatik
Herausgegeben von Hartmut Dickhaus und Petra Knaup-Gregori
ISBN: 978-3-11-025204-0
e-ISBN: 978-3-11-025222-4

Biomedizinische Technik
Band 7: Medizinische Bildgebung
Herausgegeben von Olaf Dössel und Thorsten M. Buzug
ISBN: 978-3-11-025205-7
e-ISBN: 978-3-11-025214-9

Biomedizinische Technik
Band 8: Bild- und computergestützte Interventionen
Herausgegeben von Tim Lüth
ISBN: 978-3-11-025206-4
e-ISBN: 978-3-11-025215-6

Biomedizinische Technik
Band 9: Automatisierte Therapiesysteme
Herausgegeben von Jürgen Werner
ISBN: 978-3-11-025207-1
e-ISBN: 978-3-11-025213-2

Biomedizinische Technik
Band 10: Rehabilitationstechnik
Herausgegeben von Marc Kraft und Catherine Disselhorst-Klug
ISBN: 978-3-11-025208-8
e-ISBN: 978-3-11-025226-2

Biomedizinische Technik
Band 11: Neurotechnik
Herausgegeben von Thomas Stieglitz, Ulrich G. Hofmann und Steffen Rosahl
ISBN: 978-3-11-025209-5
e-ISBN: 978-3-11-025225-5

Biomedizinische Technik
Band 12: Entwicklung und Bewirtschaftung von Medizinprodukten
Herausgegeben von Stephan Klein, Felix Capanni, Uvo M. Hölscher, Frank Rothe
ISBN: 978-3-11-025210-1
e-ISBN: 978-3-11-025223-1

Besonderheiten der Reihe

Jeder Band der Reihe ist inhaltlich eigenständig angelegt. Im Überblicksband (▶ Band 1) werden alle Schwerpunktthemen der Fachbände kurz dargestellt. Es bietet sich daher an, den ersten Band als Einstieg zu nutzen und um die Inhalte der nachfolgenden Bände zu ergänzen, in denen die Fachthemen behandelt werden, die jeweils von persönlichem Interesse sind.

– Wir haben uns für die Vermittlung des Stoffes in deutscher Sprache entschieden, um allen Lesern, insbesondere Studierenden der deutschsprachigen Bachelor-, Master- und Diplomstudiengänge, ein fundiertes und einfach zu erschließendes Grundlagenwissen mit auf den Weg zu geben. In allen Bänden der Lehrbuchreihe wird selbstverständlich auch auf ergänzende, weiterführende Fachliteratur in englischer Sprache verwiesen.

– Alle zwölf Bände sind nach den gleichen didaktischen Prinzipien aufgebaut: Es werden für das weitere Verständnis erforderliche Grundlagen des jeweiligen Fachgebiets mit aussagekräftigen Übersichten und Abbildungen dargelegt und mit anwendungsorientierten Praxisbeispielen verknüpft.

– Alle Kapitel besitzen Zusammenfassungen in deutscher und englischer Sprache sowie (in den Bänden zwei bis zwölf) einen Wissenstest zur Prüfungsvorbereitung. Ein kapitelbezogenes Glossar fasst in jedem Band die wichtigsten Begriffe und Definitionen zusammen. Formelzeichen und Abkürzungen sind jeweils für die Bände zusammengestellt.

– Über den vom Verlag angebotenen elektronischen Zugriff auf die Bände lassen sich Querverweise und Suchstrategien besonders gut realisieren. Einzelne Kapitel wie z. B. die „Medizinische Terminologie für die Biomedizinische Technik" werden bereits durch eine Lernsoftware ergänzt – beste Voraussetzungen, um den Stoff spielerisch kennenzulernen und zu trainieren und ggf. medizinische Fachbegriffe auf unterhaltsame Weise auswendig zu lernen.

Die Herausgeber danken allen Beteiligten für das große Engagement, mit dem die Reihe auf den Weg gebracht wurde: den Hochschullehrern und Autoren, den Verlagsmitarbeitern und Lektoren, den Grafikern und Administratoren und allen anderen fleißigen Helfern, die zum Gelingen beigetragen haben! Alle Autoren freuen sich über Anregungen zur Verbesserung unserer Lehrbuchreihe!

Wir wünschen allen Lesern viel Erfolg und tiefgründige Erkenntnisse, aber auch großes Vergnügen beim Lesen und Lernen, beim Einarbeiten in die Thematiken der Biomedizinischen Technik und beim Vertiefen interessanter Teilgebiete.

Die Herausgeber der Lehrbuchreihe
Ute Morgenstern und Marc Kraft

Vorwort zu Band 1 der Lehrbuchreihe Biomedizinische Technik – Faszination, Einführung und Überblick

Liebe Leser,

was uns an Biomedizinischer Technik so fasziniert, ist das Zusammenwirken zweier so unterschiedlicher Dinge: lebende Systeme, im engeren Sinne der Patient, interagieren mit technischen, vom Menschen geschaffenen Systemen. „Mensch und Maschine tun sich so zusammen, dass das Ergebnis besser ist, als wenn jeder für sich allein arbeitete."[1] Der auf dem Gebiet der Biomedizinischen Technik tätige Ingenieur, Informatiker oder Naturwissenschaftler unterstützt mithilfe der ihm zur Verfügung stehenden Mittel und Methoden das ärztliche und pflegerische Handeln zum Wohl des Patienten und optimiert sogar Technik zur Verbesserung der Lebensqualität bis hin zur menschlichen Leistungssteigerung. In diesem Spannungsfeld zwischen Patient, medizinischem Personal, Ingenieur/Naturwissenschaftler und der Gesellschaft sind neben naturwissenschaftlich-technischen Fragestellungen auch Aspekte einer betont interdisziplinären Tätigkeit zu beachten: medizinisch-biologische, psychologische, soziale, ethische, wirtschaftliche, rechtliche und sicherheitstechnische.

Das außerordentlich breite Fachgebiet der Biomedizinischen Technik lässt sich unter ganz verschiedenen Gesichtspunkten betrachten. Deshalb bekommen Sie als Leser dieser Buchreihe die zugrunde liegenden Prinzipien systematisch und strukturiert dargeboten. Alle Teilgebiete der Biomedizinischen Technik, die Sie in den Fachbänden der Reihe mit ausführlichen Darstellungen wiederfinden, werden in diesem Übersichtsband mit jeweils einem Kapitel vorgestellt. So erhalten Sie einen verständlichen Überblick über die hochinteressante Komplexität, Vielschichtigkeit und Vernetzung unseres Fachgebietes der Biomedizinischen Technik. Lassen Sie sich von miniaturisierten Cochlea-Implantaten, bildgebenden Großgeräten der Nuklearmedizin und ausgeklügelten Beatmungsverfahren für die Intensivtherapie fesseln! Achten Sie beim Lesen auf die Zusammenhänge zwischen den Einzeldarstellungen und nehmen Sie Anregungen zu kreativen Problemlösungen mit! Zur Einführung in die Lehrbuchreihe werden im vorliegenden Band auch Hinweise für Lernende und Lehrende angeboten. Einige Kapitel bringen Ihnen Besonderheiten der Biomedizinischen Technik nahe.

---

1 Taylor R. H., Paul H. A., Kazandzides P., Mittelstadt B. D., Hanson W., Zuhars J. F., Williamson B., Musits B. L., Glassman E., Bargar W. L.: An Image-directed Robotic System for Precise Orthopaedic Surgery. IEEE Transactions on Robotics and Automation 10(1994)3: 261–275.

Zu diesen Besonderheiten gehören z. B.:

- die Spezifik des medizinischen Arbeitsprozesses im Vergleich zum rein technischen,
- die historische Entwicklung der Biomedizinischen Technik und der diese Entwicklung begleitenden wissenschaftlichen Fachgesellschaften, um Trends erkennbar
  zu machen und damit einen Ausblick auf die weitere Entwicklung zu ermöglichen,
- Anforderungen an Absolventen der Biomedizintechnik-Studiengänge und charakteristische Einsatzgebiete in Klinik, Industrie und Forschung als Motivation zum
  praxisorientierten Studium,
- die Eigenheiten der medizinischen Fachsprache, kurz gefasst und äußerst nützlich für Ingenieure und Naturwissenschaftler bei ihrer täglichen Arbeit in Kooperation mit Medizinern – und natürlich zum perfekten Verständnis der Feinheiten.

Viel Freude beim Studieren!

Die Herausgeber des ersten Bandes

Ute Morgenstern und Marc Kraft
Dresden und Berlin, Dezember 2013

Inhalt

Hinweise zur Benutzung

Methodischer Hinweis

Ob elektronisch oder auf Papier: Es empfiehlt sich immer, ein Lehrbuch als Arbeitsbuch zu benutzen, es mit persönlichen Notizen, Hervorhebungen und Markierungen zu versehen. Über www.degruyter.de lassen sich auf elektronischem Wege beim Verlag Kapitel aus Bänden zu einem eigenen Sammelwerk zusammenstellen. Ergänzende interaktive Lernsoftware findet man z. B. unter www.theragnosos.de.

Gender-Hinweis

Im Gegensatz zu rein technischen Fächern ist im Bereich der Biomedizinischen Technik das Geschlechterverhältnis ausgewogener. In den Bänden der Lehrbuchreihe „Biomedizinische Technik" liegt der Schwerpunkt auf fachlichen Darstellungen der Grundlagen unseres Berufsbildes, bei dem das Geschlecht des Akteurs selbst keine Rolle spielt. Aus diesem Grund wird generell für alle Personen- und Funktionsbezeichnungen das generische (geschlechtsneutrale) Maskulinum verwendet, das die weibliche Form einschließt.

Verzeichnis der Abkürzungen

Allgemeine Abkürzungen sind im Abkürzungsverzeichnis aufgeführt (s. S. XXI).

Verzeichnis der Formelzeichen, Symbole und Indizes

Formelzeichen, Symbole und Indizes sind im jeweiligen Verzeichnis aufgeführt (s. S. XXXI).

Quellen

Die Quellenangaben bei Normen und Standards sind grundsätzlich ohne Jahreszahl vermerkt, da die jeweils aktuelle Ausgabe zu beachten ist. Soweit in den Abbildungen Quellen genannt werden, finden sich Erstautor und Jahreszahl in eckigen Klammern, die im Quellenverzeichnis am Ende des Kapitels aufgelöst werden.

Verzeichnis der Autoren

Alle Autoren des Bandes sind im Autorenverzeichnis am Ende des Bandes aufgeführt (s. S. 533).

Bandspezifisches Glossar

Alle Definitionen des Bandes sind im Glossar am Ende des Bandes zusammengeführt (s. S. 539).

Personenregister

Alle im Text genannten Personen von historischer Bedeutung werden im Personenregister am Ende des Bandes aufgelistet (s. S. 592).

Sachwortverzeichnis

Wichtige Begriffe, auf deren Erläuterung man beim Suchen im **Sachwortverzeichnis** am Ende des Bandes verwiesen wird, sind im Text gefettet dargestellt.

Im Text verwendete Symbole sowie Sonderauszeichnungen des Textes

Neben den üblichen mathematischen Symbolen und Sonderzeichen wird folgendes Symbol im Text verwendet:

▶ verweist auf Abbildungen, Tabellen, Glossarbegriffe, Kapitel und Bände innerhalb der Reihe Biomedizinische Technik.

Alle Einträge, die im **Sachwortverzeichnis** und im **bandspezifischen Glossar** verzeichnet sind, sind im Text hervorgehoben durch eine fette Auszeichnung des Begriffs.

Alle **Definitionen** innerhalb der Kapitel sind gekennzeichnet durch einen grau hinterlegten Kasten.

ℹ Alle erläuternden Beispiele und Exkursionen innerhalb der Kapitel sind gekennzeichnet durch dieses Symbol und einen gerahmten Kasten mit einer, den Textabschnitt begrenzenden, blauen Ober- und Unterlinie.

Verzeichnis der Abkürzungen

3D	dreidimensional
3DP	*three dimensional printing*, *dt.* dreidimensionaler Druck
A	Anode
A1	Antikathode
AAL	*Ambient Assisted Living*, *dt.* umgebungsunterstütztes Leben, alltagstaugliche Assistenzlösungen, eine Verbindung von Technologie und sozialem Umfeld
AAMI	*Association for the Advancement of Medical Instrumentation*; *dt.* Vereinigung zur Förderung medizinischer Geräte und Technologien
AAOS	*American Academy of Orthopaedic Surgeons*; Amerikanische Akademie der Orthopädischen Chirurgen
AB0	Blutgruppensystem
AC	*Alternating Current*; Wechselstrom
ACT	autologe Chondrozytentransplantation
ADH	adiuretisches Hormon
ADL	*Activities of Daily Living*; *dt.* Aktivitäten des täglichen Lebens
AED	*Automatic External Defibrillator*; automatischer externer Defibrillator
AI	*Artificial Intelligence*; Künstliche Intelligenz
AICD/ICD	*Automatic Implantable Cardioverter/Defibrillator*; automatischer implantierbarer Kardioverter/Defibrillator
AISI	*American Iron and Steel Institute*; Amerikanisches Eisen- und Stahlinstitut
ALA	*5-aminolevulinic acid*, 5-Aminolävulinsäure
ALS	amyotrophe Lateralsklerose
AMG	Arzneimittelgesetz
ANP	atriales natriuretisches Peptid
ANS	Autonomes Nervensystem (auch Vegetatives Nervensystem VNS)
ASTM	internationale Standardisierungsorganisation *(früher ASTM: American International Society for Testing and Materials*; Amerikanische Gesellschaft für Materialprüfung)
AU	*Austria*, Österreich
AV	atrioventrikulär
AWMF	Arbeitsgemeinschaft der Wissenschaftlichen Medizinischen Fachgesellschaften
Bb	*Product of alternate pathway complement activation*; *dt.* Produkt des alternativen Weges der Komplement-Aktivierung
BCI	*Brain-Computer Interface*; Gehirn-Computer-Schnittstelle
BDSG	Bundesdatenschutzgesetz
BfArM	Bundesinstitut für Arzneimittel und Medizinprodukte

BGO	Wismutgermanat: Wismut-Germanium-Oxid $Bi_4Ge_3O_{12}$
BIS	Bispektralanalyse
BME	*Biomedical Engineering*; Biomedizinische Technik
BMFT	Bundesministerium für Forschung und Technologie, heute Bundesministerium für Bildung und Forschung (BMBF)
BMG	Bundesministerium für Gesundheit
BMP	*Bone Morphogenic Protein*; körpereigenes nierenschützendes Eiweiß
BMT	Biomedizinische Technik
BMTI	Gesellschaft für Biomedizinische Technik und Informationsverarbeitung der DDR
BOLD	*Blood Oxygen Level Dependent Contrast*; *dt.* MRT-Kontrast, abhängig vom Blutsauerstoffgehalt
BS	*British Standards*; *dt.* britische Organisation für Normung
BTM	Bluttemperaturmonitor
BVM	Blutvolumenmonitor
BVMed	Bundesverband Medizintechnologie
C3a	*(Active) Complement Split Product* C3; (aktives) Komplementprotein, Komplementfaktor
C5a	*(Active) Complement Split Product* C5; (aktives) Komplementprotein, Komplementfaktor
CAD	*Computer-aided Design*; *dt.* rechnerunterstütztes Konstruieren
CAM	*Computer-aided Manufacturing*; *dt.* rechnerunterstützte Fertigung
CCD	*Charge-Coupled Device*; *dt.* ladungsgekoppeltes Bauelement (lichtempfindliches elektronisches Bauteil)
CD	*Compact Disc*; *dt.* kompakte Scheibe (optischer Speicher)
CDISC	*Clinical Data Interchange Standards Consortium*; *dt.* Gesellschaft zur Entwicklung von offenen Standards für den Austausch von Daten aus klinischen Studien
cDNA	komplementäre DNA, aus der RNA gewonnen
CGMS	*Continuous Glucose Monitoring System*; *dt.* System zur kontinuierlichen Glukoseüberwachung
CH	*Confoederatio Helvetica (lat.)*; Schweiz
CHDI	1,4-Cyclohexyldiisocyanat
CI	Cochlea-Implantat
CMOS	*Complementary Metal Oxide Semiconductor*; *dt.* komplementärer Metall-Oxid-Halbleiter für Mikroprozessoren
CNC	*Computerised Numerical Control*; *dt.* computergestützte numerische Steuerung
CPB	*Cardiopulmonary Bypass*; kardiopulmonaler (Herz-Lungen-)Bypass
CT	Computertomographie, Computertomogramm, Computertomograph
CTA	computertomographische Angiographie, CT-Angiogramm
CVD	*Chemical Vapour Deposition*; chemische Gasphasenabscheidung

D	Deutschland
DBS	*Deep Brain Stimulation*; Tiefenhirnstimulation
DC	*Direct Current*; Gleichstrom
DFG	Deutsche Forschungsgemeinschaft
DGBM	Deutsche Gesellschaft für Biomaterialien
DGBMT	Deutsche Gesellschaft für Biomedizinische Technik im VDE
DGfB	Deutsche Gesellschaft für Biophysik und Deutsche Gesellschaft für Biomechanik
DGMP	Deutsche Gesellschaft für Medizinische Physik
DICOM	*Digital Imaging and Communications in Medicine*; *dt.* Digitale Bildverarbeitung und -kommunikation in der Medizin: Standard zum Austausch von digitalen medizinischen Bilddaten
DIMDI	Deutsches Institut für Medizinische Dokumentation und Information
DIN	Deutsches Institut für Normung
DNA	*Deoxyribonucleic Acid*; Desoxyribonukleinsäure (auch DNS)
DoF	*Degree of Freedom*; Freiheitsgrad
DOP/DEHP	Dioctylphthalat/Diethylhexylphthalat
DQE	*Detective Quantum Efficiency*; detektive Quantenausbeute
DRG	1. Deutsche Röntgengesellschaft (s. ▶ Kap. 5); 2. *Diagnosis Related Groups*; *dt.* diagnosebezogene Fallgruppen (s. ▶ Kap. 10, 18)
DSA	Digitale Subtraktionsangiographie; digitales Subtraktionsangiogramm
DTI	*Diffusion Tensor Imaging*; diffusionsgewichtete Bildgebung (in der Magnetresonanztomographie)
DVT	Deutscher Verband Technisch-Wissenschaftlicher Vereine
EAMBES	*European Alliance of Medical and Biological Engineering and Science*; *dt.* europäische Gesellschaft für Biomedizinische Technik
EbM	*Evidence-based Medicine*; evidenzbasierte Medizin
ECC	*Extracorporeal Circulation*; extrakorporale Zirkulation
ECMO	*Extracorporeal Membrane Oxygenation*; extrakorporale Membranoxygenierung, extrakorporaler Membranoxygenator
ECoG	Elektrokortikographie, Elektrokortikogramm
ECT	*Emission Computed Tomography*; Emissions-Computertomographie, Emissions-Computertomogramm, -graph
EDV	elektronische Datenverarbeitung
EEG	Elektroenzephalographie, Elektroenzephalogramm, -graph
EKG	Elektrokardiographie, Elektrokardiogramm, -graph
EKZ	Extrakorporale Zirkulation
EMG	Elektromyographie, Elektromyogramm, -graph
emtec	Institut für Beratung, Fortbildung und Technologien im Gesundheitswesen

EMV	Elektromagnetische Verträglichkeit
ENG	Elektroneurographie, Elektroneurogramm, -graph
EO/EtO	Ethylenoxid
EOG	Elektrookulographie, Elektrookulogramm, -graph
EP	Evoziertes Potential
EPI	*Echo-Planar Imaging;* dt. Echo-Planar-Bildgebung (spezielles Verfahren der MRT)
EPRD	Endoprothesenregister Deutschland
ERG	Elektroretinographie, Elektroretinogramm, -graph
ERP	*Enterprise-Resource-Planning;* dt. Unternehmensressourcenplanung
ESB	*European Society for Biomaterials;* Europäische Gesellschaft für Biomaterialien
EU	Europäische Union
FAD	Flavin-Adenin-Dinukleotid
FADH$_2$	Flavin-Adenin-Dinukleotid (reduzierte Form)
fbmt	Fachverband Biomedizinische Technik
FDA	*Food and Drug Administration;* Arznei- und Lebensmittelbehörde der USA
FDG	^{18}F-Fluordesoxyglukose
FDM	*Fuse Deposition Modelling;* Schmelzschichtung
FDP	*Fibrin/Fibrinogen Degradation Products*
FES	*Functional Electrical Stimulation,* Funktionelle Elektrostimulation
FESS	*Functional Endoscopic Sinus Surgery;* funktionale Sinus-Chirurgie
F-FLT	^{18}F-Fluorthymidin
FID	*Free Induction Decay;* freier Induktionszerfall
fMRT	Funktionelle Magnetresonanztomographie
FPSA	*Fractionated Plasma Separation and Adsorption;* fraktionierte Plasma-Trennung und Adsorption
FRG	*Federal Republic of Germany;* Bundesrepublik Deutschland (BRD)
G-BA	Gemeinsamer Bundesausschuss
GCP	*Good Clinical Practice;* dt. Gute Klinische Praxis
GDR	*German Democratic Republic;* Deutsche Demokratische Republik (DDR)
GfBME	Gesellschaft für Biologische und Medizinische Elektronik
GHTF	*Global Harmonization Task Force;* dt. internationale Kooperation nationaler Zulassungsbehörden für Medizinprodukte (seit 2011 *International Medical Device Regulators Forum)*
GKV	Gesetzliche Krankenversicherung
GMD	Deutsche Gesellschaft für Medizinische Dokumentation und Statistik
GMDN	*Global Medical Device Nomenclature;* internationales Bezeichnungssystem für Medizinprodukte

GMDS	Deutsche Gesellschaft für Medizinische Informatik, Biometrie und Epidemiologie (bis 1991: Deutsche Gesellschaft für Medizinische Dokumentation, Informatik und Statistik)
GOD/GOx	Glukoseoxidase
GRAPPA	*Generalised Autocalibration Partially Parallel Acquisition*; *dt.* verallgemeinerte Selbstkalibrierung mit teilweiser Paralleldatenerfassung
HdO	hinter dem Ohr
HDPE	*High Density Polyethylen*; *dt.* Polyethylen mit hoher Dichte
HDTV	*High Definition Television*; hochauflösendes Fernsehen
HF	*High Frequency*; Hochfrequenz (z. B. im Frequenzband des EKG-Frequenzspektrums)
HL7	*Health Level Seven*; Gruppe internationaler Standards für den Datenaustausch im Gesundheitswesen
HLM	Herz-Lungen-Maschine
HMI	*Human–Machine Interface*; Mensch-Maschine-Schnittstelle
HMV	Hilfsmittelverzeichnis (der Gesetzlichen Krankenversicherung)
HNO	Hals-Nasen-Ohren-Heilkunde
HRV	*Heart Rate Variability; Herzfrequenzvariabilität*
HT	homogene Transformation
HTA	*Health Technology Assessment*; *dt.* Medizintechnologie-Folgenabschätzung
iC3b	*Product of central complement activation* C3; Komplementprotein, Komplementfaktor
ICD	1. *International Classification of Diseases*; *dt.* internationale Klassifikation der Krankheiten (s. ▶ Kap. 10); 2. *Implantable Cardioverter/Defibrillator*; implantierbarer Kardioverter/Defibrillator (s. ▶ Kap. 13)
ICG	*indocyanine green*; Indozyaningrün (Farbstoff und optisches Kontrastmittel)
IEC	*International Electrotechnical Commission*; *dt.* Internationale Normungskommission für Elektrotechnik
IFMBE	*International Federation for Medical and Biological Engineering*, *dt.* Internationale Gesellschaft für Biomedizinische Technik
IGME	Internationale Gesellschaft für Medizinische Elektronik
IHD	Ingenieurhochschule Dresden
IMT	Informationssystem Medizintechnik des Vereins emtec e. V.
IO	im Ohr
IOI	*Intraoperative Optical Imaging*; intraoperative optische Bildgebung
IPPV	*Intermittent Positive Pressure Ventilation*; *dt.* periodische Überdruckbeatmung
IQWiG	Institut für Qualität und Wirtschaftlichkeit im Gesundheitswesen

IRDC Leipzig	*International Reference and Development Centre for Surgical Technology*; *dt.* Internationales Referenz- und Entwicklungszentrum für chirurgische Techniken in Leipzig
IRPA/INIRC	*International Radiation Protection Association/International Non-Ionizing Radiation Committee*; *dt.* Internationale Strahlenschutzgesellschaft
ISO	*International Organization for Standardization*; *dt.* Internationale Organisation für Normung
IT	Informationstechnologie, Informationstechnik
ITS	Intensivtherapiestation
IVD	*In-vitro*-Diagnostika
IVUS	*Intravascular Ultrasound*; intravaskuläre Ultraschallbildgebung
K	Kathode
KdT	Kammer der Technik der DDR
KIS	Krankenhausinformationssystem
KO	Knieorthese
LCD	*Liquid Crystal Display*; Flüssigkristallanzeige
LDPE	*Low Density Polyethylen*; Polyethylen mit niedriger Dichte
LED	*Light Emitting Diode*; Leuchtdiode (Licht emittierende Halbleiterdiode)
LF	*Low Frequency*; *dt.* kleine Frequenzen (z. B. im Frequenzband des EKG-Frequenzspektrums)
LFP	lokale Feldpotentiale
LIFT	*Laser Induced Forward Transfer*, *dt.* laserinduzierter Vorwärtstransfer
LIS	Laborinformationssystem
LMU	Ludwig-Maximilians-Universität in München
LOINC	*Logical Observation Identifier Names and Codes*; *dt.* logische Namen und Identifikatoren zur Bezeichnung von Untersuchungsergebnissen
LPS	*left-posterior-superior (system)*; vereinbartes Koordinatensystem (*dt.* nach links – nach hinten – nach oben)
LTI	1. *Life–Technology Interface*; biologisch-technische Schnittstelle (s. ▶Kap. 1); 2. *linear and time-invariant (system)*; *dt.* lineares, zeitinvariantes (System) (s. ▶Kap. 8)
LTIC	*Low Temperature Isotropic Carbon*; pyrolytischer Kohlenstoff
LVAD	*Left Ventricular Assist Device*; linksventrikuläres Herzunterstützungssystem
M	Modell
MAD	Medizinische Akademie „Carl Gustav Carus"
MARS	*Molecular Adsorbent Recirculation System*; molekulares Adsorber-System mit Rezirkulation
MBT	Modellbasiertes Testen

MDI	Methylen-4,4′-diphenyldiisocyanat
MEDDEV	*Medical Devices Guidance*; Leitlinie für die Anwendung der EG-Richtlinien im Bereich der Medizinprodukte
MedGV	medizinische Geräteverordnung
MEG	Magnetoenzephalographie, Magnetoenzephalogramm, -graph
MG	Messgerät
MiO	Modul im Ohr
MKG	Magnetokardiographie, Magnetokardiogramm, -graph
MKG-Chirurgie	Mund-Kiefer-Gesichts-Chirurgie
MMS	Mensch-Medizinprodukt-Schnittstelle
MPBetreibV	Medizinprodukte-Betreiberverordnung
MPG	Medizinproduktegesetz
MPGebührenV	Medizinprodukte-Gebührenverordnung
MPI	*Magnetic Particle Imaging*; dt. Bildgebung mittels Magnetpartikeln
MPKPV	Verordnung über klinische Prüfungen von Medizinprodukten
MPSV	Medizinprodukte-Sicherheitsplanverordnung
MPV	Medizinprodukte-Verordnung
MPVerschrV	Medizinprodukte-Verschreibungspflichtverordnung
MPVertrV	Medizinprodukte-Vertriebswegeverordnung
Mrd.	Milliarde = 10^9
MRI	*Magnetic Resonance Imaging*; Magnetresonanzbildgebung (s. MRT)
MRT	Magnetresonanztomographie, Magnetresonanztomogramm, -graph
MTF	*Modulation Transfer Function*; Modulationsübertragungsfunktion
MUGA	*Multigated Acquisition*; spezifische Herzbinnenraumszintigraphie
NBI	*Narrow Band Imaging*; dt. Nahband-Bildgebung
NIH	*National Institutes of Health* (USA); Nationale Gesundheitsbehörde der USA
NIRS	Nah-Infrarot-Spektroskopie
NMES	neuro-muskuläre Elektrostimulation
NMR	*Nuclear Magnetic Resonance*; Kernspinresonanz
NOTES	*Natural Orifice Transluminal Endoscopic Surgery*; dt. endoskopische Operation durch natürliche Öffnungen
NP	*near patient*; patientennah
OCT	*Optical Coherence Tomography*; Optische Kohärenztomographie
OECD	*Organisation for Economic Cooperation and Development*; dt. Organisation für wirtschaftliche Zusammenarbeit und Entwicklung
OF	Oberfläche
ÖGBMT	Österreichische Gesellschaft für Biomedizinische Technik
OP	Operation, Operationssaal
PA	Polyamid
PA6	Polyamid aus ε-Caprolactam

PACS	*Picture Archiving and Communication System*; dt. Bildarchivierungs- und Kommunikationssystem
PAN	Polyacrylnitril
PC	1. Polycarbonat (s. ▶ Kap. 7); 2. *Personal Computer* (s. ▶ Kap. 10, 12)
PCL	Poly(ε-caprolacton)
PDA	*Personal Digital Assistant*; dt. persönlicher digitaler Assistent (kompakter Computer)
PDLA	Poly(D-lactid)
PDLLA	Poly(D,L-lactid)
PDMS	1. Patientendatenmanagementsystem (s. ▶ Kap. 1); 2. Polydimethylsiloxan (s. ▶ Kap. 7, 15)
PDS	Polydioxanon
PE	Polyethylen
PECVD	*Plasma-enhanced Chemical Vapour Deposition*; dt. plasmaunterstützte chemische Gasphasenabscheidung
PEG	Polyethylenglycol
PEO	Polyethylenoxid
PET	1. *Positron Emission Tomography*; Positronen-Emissions-Tomographie, -gramm, -graph (s. ▶ Kap. 1, 4, 6, 10, 11); 2. Polyethylenterephthalat (s. ▶ Kap. 7)
PG	Produktgruppe (im Hilfsmittelverzeichnis der gesetzlichen Krankenversicherung)
PGA	Polyglycolid
PHB	Polyhydroxybuttersäure
PID	*proportional, integral, derivative*; proportional, integral und differentiell regelndes System
PLA	Polylactid; Polymilchsäure
PLGA	Poly(D,L-lactid-co-glycolid)
PLLA	Poly(L-lactid)
PMDA	*Pharmaceutical and Medical Devices Agency*; japanische Zulassungsbehörde für Arzneimittel und medizinische Geräte
PMMA	Polymethylmethacrylat (Plexiglas)
PMS	Patientenmanagementsystem
PNS	Peripheres Nervensystem
POC	*Point of Care*; patientennahe Labordiagnostik
POCT	*Point-of-Care Testing; patientennahe (dezentrale) diagnostische Untersuchungen am Ort der Behandlung*
POM	Polyoxymethylen
PONV	*postoperative nausea and vomiting*; postoperatives Erbrechen
PP	Polypropylen
PPO	Polypropylenoxid
PSF	*Point Spread Function*; Punktbildfunktion
PSU	Polysulfon

PT	*Prothrombin Time*; Prothrombinzeit
PTCA	perkutane transluminale koronare Angioplastie
PTFE	Polytetrafluorethylen
PTMO	Polytetramethylenoxid
PTT	*Partial Thromboplastin Time*; partielle Thromboplastinzeit
PU/PUR	Polyurethan
PVC	Polyvinylchlorid
PVD	*Physical Vapour Deposition*; *dt.* physikalische Gasphasenabscheidung
PZT	Blei-Zirkonat-Titanat
QSR	*Quality System Regulations*; Verordnung für Qualitätssysteme
RAM	*Random-Access Memory*; Direktzugriffsspeicher
RAN	Rostocker Assistenzsystem zur Narkoseführung
RAS	*right-anterior-superior* (*system*); vereinbartes Koordinatensystem (*dt.* nach rechts – nach vorn – nach oben)
RCT	RÖNTGEN-Computertomographie
RDE	*Remote Data Entry*; Datenfernzugang
REM	*Rapid Eye Movement*; schnelle Augenbewegungen
RIS	Radiologie-Informationssystem
RKI	Robert-Koch-Institut
RNA	*Ribonucleic Acid*; Ribonukleinsäure
ROI	*Return On Investment*; 1. *dt.* Ertrag aus investiertem Kapital (s ▶ Kap. 17), 2. *Region of Interest*; *dt.* ausgewählter Bereich (s ▶ Kap. 1)
ROM	*Read-Only Memory*; Lesespeicher
RöV	Röntgenverordnung
RPE	retinales Pigmentepithel
RR	RIVA-ROCCI (Kennzeichnung der nach RIVA-ROCCI gemessenen arteriellen Blutdruckwerte)
RWTH	Rheinisch-Westfälische Technische Hochschule in Aachen
S	System
SC5b-9	*Product of terminal pathway complement activation*; Komplementprotein, Komplementfaktor
SENSE	*Sensitivity Encoded Parallel Acquisition*; *dt.* empfindlichkeitskodierte parallele Datenerfassung
SGB	Sozialgesetzbuch
SI-System	*Système international d'unités*; Internationales Einheitensystem
SLS	selektives Laser-Sintern
SNOMED-CT	*Systematized Nomenclature of Medicine – Clinical Terms*; systematisierte Nomenklatur in der Medizin
SNR	*Signal-to-Noise Ratio*; Signal-Rausch-Verhältnis

SPECT	*Single Photon Emission Computed Tomography*; Einzelphotonen-Emissions-Computertomographie, -gramm, -graph
SQUID	*Superconducting Quantum Interference Device*; *supraleitender* Quanten-Interferenz-Detektor (*Magnetfeldsensor*)
SSBE	Schweizerische Gesellschaft für Biomedizinische Technik
STL	Stereolithographie
StrSchV	Strahlenschutzverordnung
SUA/MUA:	*Single/Multi-Unit Activity*; extrazelluläre Einzel- und Multi-Zellableitungen
TAH	*Total Artificial Heart*; künstliches Herz, Kunstherz
TCC	*Terminal Complement Complex*; terminaler Komplementkomplex
TDI	Toluol-2,4-Diisocyanat
TENS	Transkutane Elektrische Nervenstimulation
TEP	Totalendoprothese
TGC	*Time Gain Compensation*; zeitabhängige Verstärkung (Tiefenausgleich)
TIVA	*Total Intravenous Anaesthesia*; total intravenöse Anästhesie
TOF-PET	*Time-of-Flight*-(Flugzeit-)Positronen-Emissionstomographie, -gramm, -graph
TPG	Transplantationsgesetz
UE	unerwünschtes Ereignis
UF	Ultrafiltration
UHMWPE	*Ultra High Molecular Weight Polyethylene*; ultrahochmolekulares Polyethylen
ULF	*Ultra Low Frequency*; *dt.* ultrakleine Frequenzen (z. B. im Frequenzband des EKG-Frequenzspektrums)
US	Ultraschall, Ultraschallbildgebung
USB	*Universal Serial Bus*; universeller serieller Bus
VAD	*Ventricular Assist Device*; ventrikuläres Herzunterstützungssystem
VDE	Verband der Elektrotechnik Elektronik Informationstechnik
VDI	Verein Deutscher Ingenieure
VLF	*Very Low Frequency*; *dt.* sehr kleine Frequenzen (z. B. im Frequenzband des EKG-Frequenzspektrums)
VNS	1. Vegetatives Nervensystem (s. ▶ Kap. 15); 2. Vagusnervstimulation (s. ▶ Kap. 15)
VOI	*Volume of Interest*; *dt.* ausgewähltes Volumen
WHO	*World Health Organization*; Weltgesundheitsorganisation
X	*X-Ray*, RÖNTGEN-Strahl
YAG	Yttrium-Aluminium-Granat
ZLG	Zentralstelle der Länder für Gesundheitsschutz bei Arzneimitteln und Medizinprodukten
ZNS	Zentrales Nervensystem, Zentralnervensystem
ZVEI	Zentralverband Elektrotechnik- und Elektronikindustrie

Verzeichnis der Formelzeichen und Symbole

a	Aktivität in mol/l
A	1. Amplitude (s. ▶ Kap. 9);
	2. Aktivität in 1/s oder Bq (s. ▶ Kap. 11);
	3. Fläche in m^2
A	Koordinatensystem
B	1. magnetische Induktion in T;
	2. Koordinatensystem
c	1. Konzentration in mol/l;
	2. Schallgeschwindigkeit in m/s (s. ▶ Kap. 11);
	3. Lichtgeschwindigkeit im Vakuum $c = 2{,}998 \cdot 10^8 \, ms^{-1}$ (s. ▶ Kap. 6)
$\boldsymbol{C}$	Konsequenz
C	*Compliance* (Dehnbarkeit, elastische Nachgiebigkeit, Kehrwert der Elastance) z. B. in ml/mbar oder l/mmHg (s. ▶ Kap. 7, ▶ Kap. 9); elektrisches Analogon: Kapazität
C_H	HELMHOLTZ-Kapazität in F = As/V
C. O.	*Cardiac Output*; Herzzeitvolumen HZV; Herzminutenvolumen HMV
d	1. Durchmesser in m (s. ▶ Kap. 11);
	2. Verzögerung (*engl. delay*) in s (s. ▶ Kap. 15)
d_H	Dicke der HELMHOLTZ-Schicht in m
d_{max}	Maximalabstand in m
d_{min}	Minimalabstand in m
D	1. Diffusionskonstante, -koeffizient in cm^2/s (s. ▶ Kap. 9);
	2. Strahlendosis, Energiedosis in J/kg (s. ▶ Kap. 11)
e	Ladung des Elektrons e = $1{,}602 \cdot 10^{-19}$ As
$\mathbf{e}_x, \mathbf{e}_y, \mathbf{e}_z$	orthogonale Einheitsvektoren über die räumliche Ausrichtung eines Objekts
E	Elektrodenpotential in V
E_0	Standardelektrodenpotential in V
f	Frequenz in Hz = 1 /s
F	FARADAY-Konstante $F = 96\,485{,}3365$ C/mol
$f(x, y)$	Bild am Eingang eines bildgebenden Systems
$g(x, y)$	Bild am Ausgang eines bildgebenden Systems
G_x, G_y, G_z	Gradienten der magnetischen Induktion B_z in x-, y- und z-Richtung in T/m
h	PLANCKsches Wirkungsquantum $h = 6{,}626 \cdot 10^{-34}$ Js
$h(x, y)$	Punktbildfunktion = inverse Fouriertransformierte von $H(u, v)$
$H(u, v)$	komplexe Systemübertragungsfunktion = Fouriertransformierte von $h(x, y)$

HR	Herzfrequenz (alternative Bezeichnung: HF; *heart rate*, engl. *rate* – Geschwindigkeit; *dt.* auch als Herzrate bezeichnet) in $1/\text{min}$
I	1. elektrische Stromstärke in A (s. ▸ Kap. 14);
	2. Intensität in W/m^2 (s. ▸ Kap. 14)
$i(t)$	Stromstärke (zeitabhängig) in A
j	1. Stromdichte in A/cm^2 (s. ▸ Kap. 9);
	2. imaginäre Einheit/Zahl $j = \sqrt{-1}$ mit $e^{j\pi} = -1$ im Bereich der Elektrotechnik (als i bezeichnet im Bereich der Mathematik) (s. ▸ Kap. 15)
J	Leistungsdichte in W/m^2, z. B. Röntgenleistung/Fläche oder Schallleistung/Fläche
k	Messzeitpunkt
KKT	Körperkerntemperatur in K oder °C
L	Leistung in W (auch als P bezeichnet)
$M_T^t(x, y)$	Magnetisierung quer zur z-Richtung in einem mit der LARMOR-Frequenz rotierenden Koordinatensystem in A/m
meanNN	Mittelwert der Schlag-zu-Schlag-Intervalle des Herzens in ms
$M_T(x, y)$	Magnetisierung einer Probe quer zur z-Richtung in A/m
$MTF(u, v)$	*Modulation Transfer Function*; Modulationsübertragungsfunktion
$M_z(x, y)$	Magnetisierung einer Probe in z-Richtung in A/m
n	Anzahl der übertragenen Elektronen, dimensionslos
NN	*Normal-to-Normal Interval*; Dauer des Schlag-zu-Schlag-Intervalls des Herzens in ms (zeitlicher Abstand aufeinanderfolgender QRS-Komplexe)
p	Druck in N/m^2
$\mathbf{p}$	Position eines Punktes
p	Auftretenswahrscheinlichkeit, dimensionslos
P	Leistung in W (auch als L bezeichnet)
P_a	arterieller Blutdruck
P_B	Umgebungsdruck, mittels Barometer gemessen
p_{O2}	Partialdruck einer Gasphase (z. B. O_2) in mmHg
$p(x)$	Wahrscheinlichkeit für das Auftreten des Messwertes x
$PSF(x, y)$	*Point Spread Function*; Punktbildfunktion
$p_\Theta(s)$	Projektion zum Winkel Θ (bei CT)
$P_\Theta(w)$	Fouriertransformierte der Projektion $p_\Theta(s)$ (bei CT)
$^{\text{mod}}\mathbf{p}_s$	Punkt im virtuellen Patientenmodell
$^{\text{cam}}\mathbf{p}_{\text{stray}}$	Position der sichtbaren Einzelreflektoren im Koordinatensystem *cam*
q	Zustandssignalvektor
Q	Ladung in C = As
Q'	Volumenstrom bei Flüssigkeiten (z. B. Blut) in l/s (auch als $\dot{Q}$ bezeichnet)
R	allgemeine Gaskonstante $R = 8{,}314\ \text{J/mol K}$

$\boldsymbol{R}$	Risiko, Produkt aus Auftretenswahrscheinlichkeit p und Konsequenz C
R	1. elektrischer Widerstand, OHMscher Widerstand in Ω (s. ▶ Kap. 6); 2. (Wirk-)Widerstand in Ω, Resistanz (s. ▶ Kap. 15)
R_F	FARADAY-Widerstand in Ω
R_L	Leitungswiderstand in Ω
risk(tool)	Risikofunktion
RMSSD	*Root Mean Square of Successive Differences*; Kennwert für die Variabilität der Schlag-zu-Schlag-Intervalle des Herzens in ms
$\underline{S}$	Vektor charakteristischer Systemelemente
$\mathrm{Sa}_{\mathrm{O2}}$	Sauerstoffsättigung
SAR	*Specific Absorption Rate*; spezifische Absorptionsrate in W/kg
sdNN	Standardabweichung der Schlag-zu-Schlag-Intervalle des Herzens in ms
SVRI	*System Vascular Resistance Index*; systemvaskulärer Widerstandsindex
t	Zeit in s
$\boldsymbol{t}$	Translationsvektor
t_PW	Pulsweite (*engl. pulse width*), Pulsbreite in s
T	1. absolute Temperatur in K (s. ▶ Kap. 4); 2. Periodendauer in s (s. ▶ Kap. 9)
$\mathbf{T}$	homogene Transformationsmatrix, (Beispiel: $^A\mathbf{T}_B$ gibt ein Koordinatensystem B relativ zum Koordinatensystem A an)
T_1	Längsrelaxationszeit in s (bei MRT)
T_2	Querrelaxationszeit in s (bei MRT)
T_E	Echozeit in s (bei MRT)
T_0	Startzeit zum vereinbarten Zeitpunkt $t = 0$ s
T_R	Repetitionszeit in s (bei MRT)
$^{cam}\mathbf{T}_{track}$	Transformationsmatrix für einen bekannten 6D-*Tracker*
$^{emt}\mathbf{T}_{track}$	Transformationsmatrix für einen bekannten Spulen-*Tracker*
u	1. Raumfrequenz in x-Richtung in 1/m (s. ▶ Kap. 11); 2. variable, zeitlich veränderliche elektrische Spannung, Wechselspannung $u(t)$ (s. ▶ Kap. 6)
$\underline{u}$	Eingangssignalvektor
U	elektrische Spannung in V
v	Raumfrequenz in y-Richtung in 1/m
V	Volumen in l
V'	Volumenstrom, auch $= dV/dt$ in l/s
V''	Volumenbeschleunigung, auch $= d/dt$ in l/s^2
WBCT	*Whole Blood Clotting Time*; Vollblutgerinnungszeit
$\underline{x}$	Ausgangssignalvektor
x, y, z	Raumkoordinaten; Achsen des orthogonalen Koordinatensystems

X	Reaktanz in Ω, Blindwiderstand
$\underline{z}$	Störgrößenvektor
Z	Impedanz, auch Schallimpedanz in Ω
$z = 0$	Schnittebene
α	Absorptionskoeffizient in 1/cm
ε_0	Permittivität, auch dielektrische Leitfähigkeit, in As/Vm
ε_r	relative Permittivität, auch Permittivitäts- oder Dielektrizitätszahl, dimensionslos
κ	Kompressibilität in 1/Pa; κ = 1/Kompressionsmodul
λ	Zerfallskonstante beim radioaktiven Zerfall in 1/s
μ	1. Mittelwert einer Verteilung; 2. Röntgenschwächungskoeffizient in 1/m
ρ	Dichte in g/cm^3 oder kg/m^3
σ	1. Leitfähigkeit in S/m (s. ▶ Kap. 15); 2. Standardabweichung einer Verteilung, dimensionslos (s. ▶ Kap. 11)
σ^2	Varianz einer Verteilung, dimensionslos
ω	Kreisfrequenz in 1/s; $\omega = 2\pi f$
ω_0	LARMOR-Kreisfrequenz (bei MRT)

Verzeichnis der Indizes

Ute Morgenstern, Marc Kraft

1 Biomedizinische Technik – Faszination, Einführung, Überblick

Zusammenfassung: Biomedizinische Technik umfasst die Bereitstellung (Erforschung, Entwicklung und technische Umsetzung) ingenieur- und naturwissenschaftlicher Mittel und Methoden und deren Anwendung auf lebende Systeme in Biologie und Medizin. Das interdisziplinäre Fachgebiet fasziniert durch seinen Facettenreichtum im Wechselspiel von Technik und Leben zum Nutzen erkrankter oder behinderter Menschen. Optimierte technische Lösungen medizinischer Probleme fordern exzellente Fachleute, die neben fundiertem Grundlagenwissen vielfältige Qualifikationen für den Berufseinsatz vornehmlich in Industrie, Klinik und Forschung mitbringen. Für die Gesundheitswirtschaft wächst die Bedeutung der Biomedizinischen Technik weltweit mit dem Voranschreiten moderner Technologien.

Abstract: Biomedical engineering provides engineering and scientific means and methods as well as their application to living systems in biology and medicine. This interdisciplinary field fascinates by its rich diversity in the interaction between technology and life, for the benefit of invalid or disabled people. Optimised technical solutions of medical problems require excellent professionals who invest versatile qualifications in addition to excellent basic knowledge for professional use mainly in industry, clinical practice and research fields. For the healthcare industry, the importance of biomedical engineering is growing worldwide with progressing technologies.

1.1 Die Biomedizinische Technik als interdisziplinäres Fachgebiet

Lebenswissenschaften und Technikwissenschaften sind verschiedene, selbständige Wissenschaftsgebiete, die sich vor allem hinsichtlich der Methodik und der traditionell unterschiedlichen Denk- und Verhaltensmuster ihrer Akteure unterscheiden. Biomedizinische Technik schlägt als Anwendung wissenschaftlicher Ingenieurmethoden im biologisch-medizinischen Umfeld eine Brücke zwischen beiden.

1.1.1 Das Fachgebiet Biomedizinische Technik

Im Fachgebiet der „Biomedizinischen Technik" (BMT) ist die Technikanwendung auf Biologie und Medizin ausgerichtet. Schon frühzeitig bediente sich der Arzt technischer Hilfsmittel, um zum Wohl Erkrankter oder Versehrter heilend eingreifen zu können (▶ Kap. 4). Seit Ende des 19. Jahrhunderts wurde die Erforschung, Entwicklung und Anwendung dieser technischen Unterstützung des Arztes verstärkt mit wissenschaftlicher Begleitung betrieben. Klinische Fragestellungen forderten dazu heraus, die menschlichen Fähigkeiten des Arztes mittels technischer Unterstützung zu erweitern. Der technische Fortschritt wiederum begünstigte die Anwendung von Methoden und Systemen auch im nichttechnischen Bereich und beförderte damit die Erfolge in der Medizin. Mit dem Vordringen medizintechnisch unterstützter Erfindungen und Entwicklungen in kleiner und größer strukturierte Einsatzbereiche hinein erweiterte sich die ursprüngliche Anwendung der Technik: von Mikro- und Nanostrukturen als Teile oder Vorstufen von Lebewesen bis hin zu Populationen und Gruppen von Lebewesen oder lebenden Kulturen. Medizintechnik war ursprünglich auf den individuellen Menschen, den Patienten bzw. identifizierte Krankheitsgruppen ausgerichtet. Biomedizinische Technik ermöglicht eine Anwendung technischer Errungenschaften im gesamten biologischen Bereich, dem Bereich der Lebenswissenschaften (*Life Sciences*).

Biologie (*griech. **bios*** Leben; ***logos*** Vernunft; *-**logia*** Wissenschaft, Lehre): Wissenschaft von den Lebewesen (Organismen) und den Lebensvorgängen auf einfachen bis komplexen Organisationsstufen von Subsystemen (Molekülen, Zellen, Geweben, Organen) bis zu Supersystemen (Sozialgruppen, Populationen, Arten, Ökosystemen).

Medizin (*lat. **ars medicinae*** ärztliche Kunst, Heilkunde): Wissenschaft vom gesunden und kranken Funktionszustand des menschlichen, tierischen und pflanzlichen Organismus; Lehre von den Ursachen und Erscheinungsformen von Krankheiten, von Verhütung, Erkennung und Behandlung von Krankheiten und Verletzungen bei Lebewesen.

Technik (*griech. **technikos*** von ***techne*** Kunst, Handwerk, Kunstfertigkeit): die nicht natürlichen, vom Menschen mit bestimmter Zielstellung erzeugten Mittel (technische Sachsysteme („Artefakte"): Gegenstände, Geräte, Anlagen, Systeme) und Methoden zu deren Erzeugung (Vorgehen, Handlungsweisen, Verfahren, Prozesse); Antonym zu Natur.

Artefakt (*lat. ars* Kunst; *factum* das Gemachte; „Kunstprodukt"): etwas auf nicht natürlichem Weg Entstandenes.

Natur (*lat. natura* von *nasci* entstehen, geboren werden, vgl. *griech. physis*): das belebte und unbelebte, nicht vom Menschen gezielt mittels Technik Geschaffene; Antonym zu Technik.

Methode (*griech. methodos* Weg, Gang einer Untersuchung): systematisches Verfahren zur Lösung theoretischer und praktischer Aufgaben, nach Gegenstand und Ziel planmäßige Vorgehensweise; **Methodik:** Lehre vom systematischen Vorgehen (Charakteristikum für wissenschaftliches Vorgehen).

Wissenschaft: Forschung, die über methodisch geordnete Suche begründete Erkenntnisse gewinnt und dadurch systematisch als gesichert betrachtetes Wissen schafft, Lehre, die Wissen verbreitet, und die Gesamtheit des systematisierten Wissens selbst, das nach spezifischen Kriterien erhoben, gesammelt, aufbewahrt, gelehrt und tradiert wird und in einem nachvollziehbaren Begründungszusammenhang steht.

Ingenieurwissenschaften (Ingenieurwesen, Technikwissenschaften; *lat. ingenium* Geist, Begabung; *engl. Engineering*): Wissenschaft zur anwendungsorientierten Forschung, technischen Entwicklung/Konstruktion, praktischen Umsetzung in der Produktion, Anwendung, Entsorgung und Ergebnisbewertung unter Nutzung naturwissenschaftlicher Erkenntnisse und Methoden; das Ergebnis ingenieurwissenschaftlichen Arbeitens ist ein funktionstüchtiges Artefakt, das neben technischen auch außertechnischen Kriterien (Sozial-, Rechts- und Umweltverträglichkeit, Wirtschaftlichkeit) genügen muss.[1]

Um dieses sehr umfangreiche und inhomogene Anwendungsfeld technischer Methoden und Gerätschaften zu umreißen, haben unterschiedliche Sichtweisen zu unterschiedlichen Beschreibungen des Fachgebiets geführt (s. Beispielkasten). Das Kunstwort[2] **Biomedizinische Technik** (**BMT**) wurde in der Mitte des vorigen Jahrhunderts als Kürzel für „Ingenieurwissenschafts- und Technikanwendung in **Biologie** und **Medizin**" als deutsches Pendant zu *Biomedical Engineering* (**BME**), das sich im englischen Sprachraum etabliert hatte, eingeführt. Im Zuge der Harmonisierung der BMT-Ausbildung in Europa wurde die Definition des Begriffes Biomedizinische Technik in Kooperation mit der internationalen Biomedizintechnikföderation *International Federation for Medical and Biological Engineering* (IFMBE) (▶ Kap. 5) ausführlich formuliert

---

[1] Für die Formulierung der vielfältigen Begriffsbestimmungen in diesem Kapitel wurden (wenn nicht anders angegeben) folgende Quellen hinzugezogen: [Meyer 1977, Der Brockhaus 2003, Brockhaus 2006, Duden 2001, 2012, Fraunhofer 2010, wikipedia 2012, Pschyrembel 2012, BMBF 2012].

[2] „Biomedizinische Technik" sollte als stehender Begriff immer groß geschrieben werden, denn „Technik" ist als Antonym zur belebten Natur definiert. Wenn man „biomedizinisch" als kleingeschriebenes Adjektiv zur nachfolgenden „Technik" verwendet, ergibt sich ein direkter Widerspruch. Der Begriff „Biomedizinische Technik" enthält als Kunstwort zwar auch diesen Widerspruch, ist aber inzwischen etabliert und schlägt somit eine Brücke zwischen Natur und Technik. Technik (auch die BMT) ist immer technisch. Sie wurde gerade in Abgrenzung zum Natürlichen als solche definiert, kann aber im lebenden Umfeld angewendet werden.

und der Aspekt der Forschung zur Erkenntnisgewinnung sowie die Ausweitung der Technikanwendung auf Gesunderhaltung und Lebensqualitätsverbesserung ergänzt [Nagel 2003]. Durch die WHITAKER *Foundation* wurde in den USA die Entwicklung des Fachgebiets BME maßgeblich gefördert, und es wird die Erweiterung des Begriffes Biomedizinische Technik auf Anwendungen in den grundlegenden Lebenswissenschaften hervorgehoben sowie die wesentlichen Einflüsse moderner zell- und molekularbiologischer Erkenntnisse hin zu Bioengineering betont [Whitaker 2003, Citron 2004].

Definitionen der Fachgebiete Biomedizinische Technik und Medizintechnik
(Es wurden nur die Definitionen aufgeführt, die gegenüber früheren Formulierungen andere bzw. zusätzliche Aspekte beleuchten.)

1969 – HERMAN P. SCHWAN
„*The field of biomedical engineering may be defined vaguely as the application of engineering principles to biological and medical problems; as the concepts and methods of the physical and engineering sciences in biology and medicine.*", aus [Schwan 1969, Lippmann 1986].

1976 – EBERHARD FORTH
„Die Biomedizinische Technik ist ein interdisziplinäres technisches Fachgebiet, das die Erforschung, Entwicklung und Anwendung technisch-physikalischer Verfahren und Einrichtungen für die medizinische Diagnostik und Therapie sowie biologische Disziplinen zum Inhalt hat.", aus [Forth 1976].

1986 – HANS GEORG LIPPMANN
„Biomedizinische Technik ist als ein Teilgebiet der Technikwissenschaften auf biologische Systeme, vorrangig den Menschen, gerichtet. Ihre Aufgabe ist die interdisziplinäre Erforschung der Anpassbarkeit technischer Mittel an lebende Systeme mit dem Ziel, theoretische wie praktische Leistungen für die Beherrschung von Lebensprozessen zu erbringen und diese am Wohle des Menschen zu orientieren. Das Hauptwirkungsfeld der BMT ist die Medizin in ihrer Einheit von medizinisch-biologischer Forschung und medizinischer Betreuung: in ihm fördert die BMT gleichermaßen den wissenschaftlichen Fortschritt wie eine stetige Erhöhung des wissenschaftlichen Niveaus der gesundheitlichen Betreuung. Die für diesen Zweck von der Biomedizinische Technik vergegenständlichten technischen Mittel tragen die Bezeichnung Medizintechnik.", aus [Lippmann 1986].

1989 – DAVID B. GESELOWITZ
„Biomedizinische Technik ist die Anwendung von Ingenieurwissenschaft und -technologie auf Biologie und Medizin.", aus [Geselowitz 1989].

1991 – HELMUT HUTTEN
„Die Biomedizinische Technik ist ein multidisziplinäres Fachgebiet, in dem sich die verschiedenen Disziplinen der Medizin, der Ingenieur- und der Naturwissenschaften berühren. Aufgabe der Biomedizinischen Technik ist die Bereitstellung von Technik für Probleme in Medizin und Biologie und die Beschäftigung mit medizinischen und biologischen Problemen unter Anwendung ingenieurwissenschaftlicher Methoden und Kenntnisse.", aus [Hutten 1991].

2000 – JOHN ENDERLE
„*Biomedical engineers apply electrical, chemical, optical, mechanical, or other engineering principles to understand, modify, or control biological (i.e., human and animal) systems. When a biomedical engineer works within a hospital or clinic, he or she is more properly called a clinical engineer.*", aus [Enderle 2000].

2003 – Joachim Nagel

„*Medical and biological engineering integrates physical, mathematical and life sciences with engineering principles for the study of biology, medicine and health systems and for the application of technology to improving health and quality of life. It creates knowledge from the molecular to organ systems levels, develops materials, devices, systems, information approaches, technology management, and methods for assessment and evaluation of technology, for the prevention, diagnosis, and treatment of disease, for health care delivery and for patient care and rehabilitation.*", aus [Nagel 2003].

2003 – *The Whitaker Foundation*

„*Biomedical engineering is a discipline that advances knowledge in engineering, biology and medicine, and improves human health through cross-disciplinary activities that integrate the engineering sciences with the biomedical sciences and clinical practice. It includes:*

1. the acquisition of new knowledge and understanding of living systems through the innovative and substantive application of experimental and analytical techniques based on the engineering sciences,

2. the development of new devices, algorithms, processes and systems that advance biology and medicine and improve medical practice and health care delivery.

It includes not only the relevant applications of engineering to medicine but also to the basic life sciences.", aus [Whitaker Foundation 2003].

Aus heutiger Sicht lässt sich zusammengefasst formulieren:

Biomedizinische Technik (**BMT**, auch gebräuchlich in der Kurzform **Biomedizintechnik**, *engl. Biomedical Engineering*, **BME**): Erforschung, Beschreibung, Ersatz und/oder Ergänzung von Strukturen und/oder Funktionen lebender Systeme; umfasst die Bereitstellung ingenieurwissenschaftlicher Mittel und Methoden und deren Anwendung auf lebende Systeme in Biologie und Medizin

- bei der Prozessgestaltung in der Forschung und in allen Phasen des Produktlebenszyklusses (Konzeption, Entwicklung, Prüfung und Zulassung, Herstellung, Anwendung, Aufbereitung und Entsorgung biomedizintechnischer Geräte und Systeme),
- im medizinischen Betreuungsprozess (Prophylaxe und Metaphylaxe, Diagnose und Prognose, Therapie und Rehabilitation) sowie zur Lebensqualitätsverbesserung,
- in verschiedenen Branchen (wie Medizintechnik, Biotechnologie, Gesundheitswirtschaft, Pharmazie, Umwelttechnik) sowie allgemein in den Lebenswissenschaften.

Ingenieurwissenschaftliche Mittel und Methoden bedeuten dabei Geräte, Systeme, Prozesse, Verfahren, Techniken und Technologien unter Nutzung der Mittel und Methoden aus Mathematik, Naturwissenschaften, Informatik, Wirtschafts- und Rechtswissenschaften.

Den Kern der Biomedizinischen Technik bildet das Gebiet der **Medizintechnik**/des **Klinikingenieurwesens** (*Clinical Engineering*). Es bezieht sich auf den konkreten Einsatz von Technik im klinischen Umfeld und umfasst die Bereitstellung und Anwendung technischer Mittel und Methoden in der Medizin sowie (im engeren Sinne) deren Vergegenständlichung.

ℹ **Medizintechnik**

„Medizintechnik umfasst den Teil der im Gesundheitswesen eingesetzten Technik in Form von Instrumenten, Geräten, Einrichtungen und Anlagen, die speziell für die medizinischen Anwendungen am oder im Menschen entwickelt und produziert werden und der Vervollkommnung der medizinischen Prophylaxe, Diagnostik, Therapie, Rehabilitation und Metaphylaxe sowie der medizinischen Forschung dienen.", aus [Bause 1983].

„Die Medizintechnik stellt sich als hochkomplexes Technologiefeld dar, das durch eine ebenso komplexe Akteursstruktur und -interaktion gekennzeichnet ist. Das Umfeld wird insbesondere charakterisiert durch Technologieintensität, Interdisziplinarität, Regulierung und Wettbewerb sowie durch den demographischen Wandel.", aus [VDE-DGBMT 2012].

Medizintechnik (*engl. clinical engineering*): Bereitstellung und Anwendung technischer Mittel und Methoden in der Medizin sowie (im engeren Sinne) deren Vergegenständlichung.

Klinik: Krankenhaus oder dessen spezialisierter Teilbereich.

Technologie (*griech. logia* Wissenschaft, Lehre; *technologia* einer Kunst gemäße Abhandlung, *dt.* Verfahrenskunde): Wissenschaft von den Gesetzmäßigkeiten produktionstechnischer Vorgänge; Vorgehensweise zur Anwendung naturwissenschaftlicher und technischer Erkenntnisse zur Erzeugung von Produkten; Lehre von der Technik.

Unter dem Begriff **Human Enhancement** versteht man die „technologische Verbesserung des Menschen": die Bereitstellung technischer Mittel und Methoden zur direkten Anwendung am gesunden Menschen sowie (im engeren Sinne) deren Vergegenständlichung. Ziel ist es dabei, mit technischer Unterstützung **sensorische**, **aktorische** und/oder **kognitive** Fähigkeiten des Menschen zu intensivieren, zu ergänzen oder zu ersetzen und damit nicht nur die Lebensqualität zu verbessern (s. Biomedizinische Technik), sondern darüber hinaus zur Leistungssteigerung in Gebieten beizutragen, die ohne technische Hilfe nicht zu bewältigen wären. **Human Enhancement** ist also ein Teilgebiet der Biomedizinischen Technik, ohne zur Medizintechnik zu gehören (keine medizinische Anwendung).

Diese Anwendung technischer Mittel und Methoden auf lebende Systeme führt zur Verbesserung von Prozessen, in denen lebende Systeme, vornehmlich der Mensch, sowohl als Arzt als auch als Patient, mit technischen Systemen kooperieren (interagieren) (▶ Abb. 1.1). Es treten Wechselwirkungen in den biologisch-technischen Gesamtsystemen auf, die hinsichtlich den formulierten Zielen nach Qualitätskriterien zu optimieren sind (▶ Kap. 2 und ▶ Kap. 8). Die Optimierung der Biomedizinischen Technik hinsichtlich medizinischer oder biologischer Fragestellungen geschieht durch Anwendung des gewonnenen Wissens über den Gesamtprozess unter drei Aspekten:

– aus Sicht des Nutznießers, des lebenden Systems (Patienten), auf dessen Wohl die naturwissenschaftlich-technische Unterstützung gerichtet ist (patientengerecht: Gesunderhaltung, bestmögliche, zuverlässige und sichere Gesundheitswiederherstellung der Patienten bzw. der lebenden Population durch **Struktur**- und/oder **Funktionsersatz** oder -**ergänzung** bzw. Erweiterung von Lebensfunktionen)

–   aus Sicht des Anwenders der Biomedizinischen Technik (arztgerecht: medizinisches Personal als verantwortlicher, ethisch und wirtschaftlich handelnder Forscher, Anwender und Betreiber) als auch

–   aus Sicht des Entwicklers/Herstellers (produktionsgerecht: Ingenieur, Informatiker, Naturwissenschaftler als technisch versierter wie auch medizinisch sensibilisierter Forscher, Entwickler, Hersteller und Prüfer).

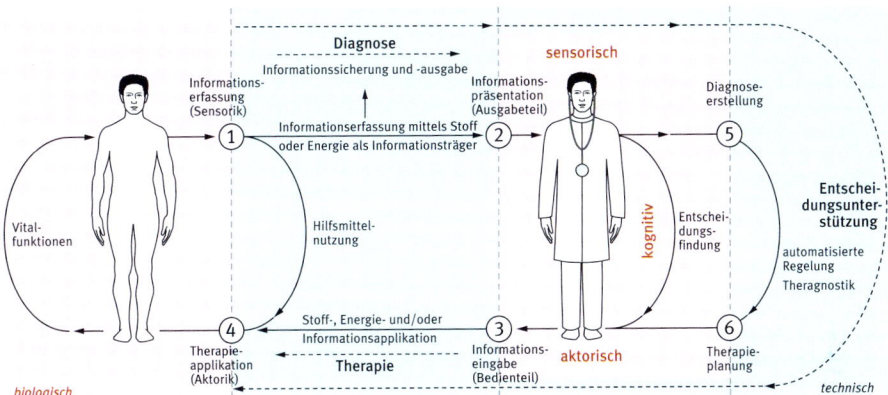

Abb. 1.1: Das interdisziplinäre Fachgebiet Biomedizinische Technik: Interaktionsschema des Zusammenwirkens von technischen (BMT) und biologischen (Arzt, Patient) Systemteilen im biomedizintechnisch unterstützten Prozess; Stoff-, Energie- und Informationsaustausch über Koppelebenen (Mensch-Maschine-Schnittstellen) und technische Verstärkung der menschlichen sensorischen, aktorischen und kognitiven Fähigkeiten; Erweiterung des Modells der 4 Koppelebenen nach [Kaiser 1992, Morgenstern 1995]. Erklärung der nummerierten Koppelstellen, s. ▶ Kap. 2.1.

Interaktion (*lat. inter* zwischen; *actio* Handeln, Kraft): Wechselwirkung, Wechselbeziehung, Zusammenspiel, Kommunikation.

Kooperation (*lat. cooperatio* Zusammenwirkung, Mitwirkung; *frz. collaboration*): Zusammenwirken, Zusammenarbeit mehrerer Akteure (Personen, Lebewesen, Systeme, Systemteile).

Vernetzung: Kooperation/Kollaboration der Akteure über Interaktionen; Verbindung, Vereinigung, Verknüpfung, Verflechtung von Systemteilen.

Autonomie (*griech. autonomia* Selbstbestimmung): Unabhängigkeit, Eigenständigkeit, Eigenverantwortlichkeit.

Voraussetzung für eine Optimierung biomedizintechnischer Regelprozesse (gezieltes Beeinflussen) bilden Erkenntnisgewinnung (**Forschung**) und Wissensverbreitung (**Lehre**) auf wissenschaftlicher Basis.

Damit werden biomedizintechnische Lösungen zum Nutzen von Patienten und Menschen in besonderen Lebenssituationen auf allen Gebieten des medizinischen Betreuungsprozesses benötigt (▶ Kap. 2.2). BMT wird eingesetzt zum Gesundbleiben, Gesundwerden und zur Erweiterung gesunder Lebensfunktionen: für Prophylaxe und Metaphylaxe, Diagnose und Prognose, Monitoring, Therapie und Rehabilitation.

Prophylaxe (*griech.* **prophylaktikos** vorbeugen)/**Prävention** (*lat.* **praeventio** Zuvorkommen): Vorsorge, vorausschauende Problemvermeidung, Verhütung, Vorbeugung zur Vermeidung unerwünschter Vorkommnisse; hier: Maßnahmen zur Vorbeugung gegen individuelle Erkrankung bis zur vorausschauenden Vermeidung der Krankheitsausbreitung; Gesamtheit aller Maßnahmen, die eine gesundheitliche Schädigung gezielt verhindern, weniger wahrscheinlich machen oder ihren Eintritt verzögern.

Diagnose (*griech.* **dia** durch, **gnosis** Erkenntnis): Prozessanalyse und -identifikation, Informationsgewinnung und -verarbeitung inkl. Protokollierung und Ergebnispräsentation; hier: Prozess der Erkennung und Benennung einer Erkrankung oder Verletzung sowie Ergebnis dieses Prozesses (Befundung) in Form der formulierten Diagnose; **Diagnostik** (*-tik* Lehre von ...; **Gnostik** Lehre von der Erkenntnis): Lehre von der Erkennung und Benennung von Krankheiten (Antonym zu Therapeutik: Lehre von der Behandlung von Krankheiten).

Monitoring (*engl.* **to monitor** beobachten, kontrollieren, überwachen; *lat.* **monitor** der Mahner): systematische Überwachung ggf. inkl. Bewertung (Datenerfassung, -verarbeitung, -speicherung/ Protokollierung, -ausgabe, -präsentation, ggf. Alarmierung, Interpretation bis zur Entscheidungsunterstützung); hier: fortlaufende Diagnose während eines begrenzten Zeitraums mit Referenzwertvergleich und ggf. Alarmfunktion mit dem Ziel, optimierend auf den beobachteten Prozess einwirken zu können; **Home Monitoring**: Überwachung im häuslichen Lebensumfeld des Patienten; **Telemonitoring**: Fernüberwachung bei Mobilitätserhalt des Patienten.

Prognose (*griech.* **pro** vor; **gnosis** Erkenntnis; *lat.* **praedicere** voraussagen; auch **Prädiktion**): Vorhersage auf wissenschaftlicher Basis.

Therapie (*griech.* **therapeia** Bedienung, Pflege der Kranken): Behandlung von Krankheiten und Verletzungen durch Beseitigung oder Linderung der Symptome bis zur bestmöglichen Wiederherstellung der Gesundheit durch Wiederherstellung oder zeitweise Überbrückung (Ersatz/Ergänzung) verlorengegangener Strukturen und/oder Funktionen des Organismus bzw. bestimmter Teile.

Rehabilitation (*lat.* **re** wieder, zurück; **habere** haben, innehaben): Wiederherstellung, Wiedereingliederung; hier: neben medizinischen und technischen vielfältige weitere koordinierte Maßnahmen zur Funktionsverbesserung mit dem Ziel weitestgehend eigenaktiver und unabhängiger Lebensgestaltung, ausführlich ▶ Kap. 14.

Metaphylaxe (*griech.*; Schutz, Vorbeugung; **meta** zwischen, mitten): Nachsorge, Maßnahmen zur Nachbehandlung des Patienten als Vorbeugung gegen Rückfall.

Prinzipiell staffelt sich der Technikeinsatz zum Nutzen des kranken oder behinderten Menschen bzw. im engeren Sinne der medizinische Betreuungsprozess in drei Teilprozesse (▶ Abb. 1.1):

1. die Informationsgewinnung über das biologische Objekt, die Erfassung, Übertragung, Verarbeitung, Speicherung und Präsentation der vom Patienten gewonnenen Information (inkl. Wandlungen) – die Diagnose
2. die Verarbeitung, Bewertung und Klassifikation der Information zur **Entscheidungsfindung** inkl. dem Ableiten von Schlussfolgerungen für eine optimale (Be-)Handlung – die **Therapieplanung** und
3. das aktive Eingreifen in den Prozess, die Umsetzung der getroffenen Entscheidung am biologischen Objekt – die Therapie.

Werden Informationserfassung (Diagnose), Entscheidungsfindung (Therapieplanung) und gezielte Anwendung der Erkenntnisse zum Nutzen des Patienten (Therapie) unmittelbar miteinander verbunden, bezeichnet man diesen Prozess als **Theragnostik**[3]. Die adaptive Regelung im konkreten therapeutischen Anwendungsfall auf der Basis möglichst nichtinvasiv erfasster Patientendaten geschieht damit individualisiert und modellbasiert (▶ Kap. 8).

> **Theragnostik** (*griech. **therapeia*** die Pflege der Kranken; ***gnosis*** die Erkenntnis; *-tik* Lehre von …; Lehre von der Erkennung und Behandlung): Fachgebiet, Lehre von der unmittelbaren und zeitnahen Kombination von Therapie und Diagnose innerhalb eines biomedizintechnischen Prozesses oder Gerätes/Systems im geschlossenen Regelkreis (*engl. Closed-loop*-System), ggf. vermittelt durch dafür bestimmte Wirkstoffe.

Wesentliche gesetzliche Rahmenbedingungen in Zusammenhang mit Medizintechnik definieren die Anforderungen zum **Inverkehrbringen** von **Medizinprodukten** auf europäischer Ebene und in der jeweils nationalen Umsetzung durch die Mitgliedsstaaten der Europäischen Union. Medizinprodukte dürfen nur dann in der EU in Verkehr gebracht werden, wenn sie mit der CE-Kennzeichnung versehen sind. Diese bestätigt, dass die Produkte die **Grundlegenden Anforderungen** erfüllen und das vorgeschriebene **Konformitätsbewertungsverfahren** durchgeführt wurde (▶ Kap. 16).

Die Grundlegenden Anforderungen sind im jeweiligen Anhang I der Richtlinien
– 90/385/EWG (Aktive implantierbare Medizinprodukte),
– 98/79/EWG (*In-vitro*-Diagnostika),
– 93/42/EWG (Sonstige Medizinprodukte)

bzw. in deren Aktualisierungen (RL 2007/47/EG, RL 2000/70/EG, RL 2001/104/EG, RL 2003/32/EG) festgelegt.

In Deutschland regeln das **Medizinproduktegesetz** (MPG) und die zugehörigen Verordnungen den gesetzlichen Rahmen im Umgang mit Medizinprodukten.

> **Medizinprodukt**: alle einzeln oder miteinander verbunden verwendeten Instrumente, Apparate, Vorrichtungen, Software, Stoffe und Zubereitungen aus Stoffen oder andere Gegenstände einschließlich der vom Hersteller speziell zur Anwendung für diagnostische oder therapeutische Zwecke bestimmten und für ein einwandfreies Funktionieren des Medizinproduktes eingesetzten Software, die vom Hersteller zur Anwendung für Menschen mittels ihrer Funktionen zum Zwecke
> – der Erkennung, Verhütung, Überwachung, Behandlung oder Linderung von Krankheiten,
> – der Erkennung, Überwachung, Behandlung, Linderung oder Kompensierung von Verletzungen oder Behinderungen,

---

3 *Im Begriff Theragnostik sind Erkenntnis (Gnosis) / Lehre von der Erkennung (Diagnostik) und der Behandlung (Therapeutik) vereint. In dem gleichbedeutend genutzten Begriff Theranostik fehlt der Bezug zur Erkenntnis.*

– der Untersuchung, der Ersetzung oder der Veränderung des anatomischen Aufbaus oder eines physiologischen Vorgangs oder
– der Empfängnisregelung

zu dienen bestimmt sind und deren bestimmungsgemäße Hauptwirkung im oder am menschlichen Körper weder durch pharmakologisch oder immunologisch wirkende Mittel noch durch Metabolismus erreicht wird, deren Wirkungsweise aber durch solche Mittel unterstützt werden kann (§ 3, Abs. 1 MPG).

Inverkehrbringen: jede entgeltliche oder unentgeltliche Abgabe von Medizinprodukten an andere Personen (§ 3, Abs. 11 MPG, dort sind zusätzlich Ausnahmen definiert), s. a. ▶ Kap. 16.

1.1.2 Die Einordnung des interdisziplinären Fachgebiets in die Wissenschaftslandschaft

Biomedizinische Technik wurde als **multi**disziplinär bezeichnet [Hutten 1991], um die Vielfalt der im Fachgebiet vereinten Gebiete hervorzuheben: jedes Einzelgebiet trägt („nebenläufig") zu biomedizintechnischen Lösungen **trans**disziplinär (über Fachgebietsgrenzen hinweg) formulierter Problemstellungen bei. Betrachtet man aber die vorteilhaften wechselseitigen Bezüge zwischen (Biomedizinischer) Technik und den benachbarten Gebieten, spricht man von **Inter**disziplinarität: Gemeinsame Lösungsstrategien werden in einem einheitlichen konzeptionellen Rahmen (im interdisziplinären Team) entwickelt, methodisch umgesetzt und zum **interdisziplinären** Ergebnis synthetisiert. Ingenieurwissenschaftliche Methodik inkludiert dabei naturwissenschaftliche Erkenntnisse und Methoden (▶ Kap. 1.1). In diesem Zusammenhang erweist sich Biomedizinische Technik als interdisziplinäres Wissenschaftsgebiet und geht damit über die reine Umsetzung **multidisziplinär** gewonnener Ergebnisse im speziellen medizinisch-biologischen Anwendungsfeld weit hinaus:

Es ergibt sich eine Überlappung des Fachgebietes Biomedizinische Technik mit einer Reihe verwandter Gebiete, die den interdisziplinären Charakter des Fachgebietes widerspiegeln (▶ Abb. 1.2). Die traditionellen, mit Medizin verbundenen Felder des *Bioengineering* im medizinischen Bereich **Biomedizinische Technik** und **Medizintechnik** und die verwandten/überlappenden Felder **Medizinische Physik** (*Medical Physics*) und **Medizinische Informatik** (*Medical Informatics*) werden um Forschungs- und Anwendungsbereiche erweitert: *Cellular Engineering*, *Tissue Engineering* (Zell- und Gewebekulturtechnik), *Molecular Engineering/Bioengineering/Bioelectronics*, **Biotechnologie**, **Biomaterialwissenschaften**, **Nanobiotechnologie**, **Gentechnik**, die sogenannten **'Omics** (Genomics, Proteomics, Metabolomics, Glycomics …) bis zu *Ambient Assisted Living* (**AAL**) etc.

Diese Erweiterung des Fachgebietes erfolgt sowohl hin zu kleineren Strukturen im molekularen und zellulären Bereich, dem „new biological engineering" [Linsenmeier 2003], als auch hinsichtlich systemischen, prozessorientierten makroskopischen Dimensionen der Gesundheitswissenschaften.

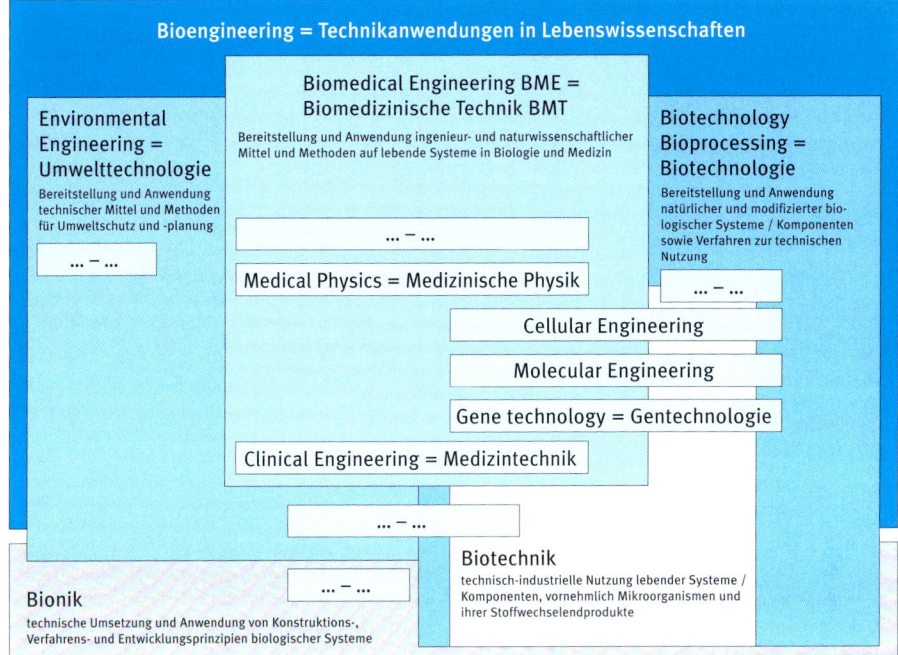

Abb. 1.2: Differenzierung und Überlappung ausgewählter Wissensgebiete, Einordnung der Biomedizinischen Technik.

Bioingenieurwesen/*Bioengineering*[4] (*Life Science Engineering*, vgl. *Life Science Technology*): Bereitstellung und Anwendung ingenieur- und naturwissenschaftlicher Mittel und Methoden in Lebenswissenschaften (Begriff im engeren Sinne ausführlich s. a. ▶ Kap. 7). Teilgebiete sind (mit thematischen Überlappungen):

- **Biotechnologie** (*engl.* **Biotechnology**), **Bioprocessing, Bioprocess Engineering, Biosystems Engineering, Biological Systems Engineering**:
  - „**Rote Biotechnologie**": Medizinische/Pharmazeutische Biotechnologie (Anwendungen im Gesundheitswesen)
  - „**Grüne Biotechnologie**": Pflanzenbiotechnologie (Anwendungen in der Landwirtschaft)
  - „**Weiße Biotechnologie**": Industrielle Biotechnologie (Anwendungen in der industriellen Produktion)
  - „**Graue Biotechnologie**": Umweltbiotechnologie (Anwendungen für Boden, Luft, Wasser)
  - „**Blaue Biotechnologie**": Meeresbiotechnologie
- **Biomedizinische Technik** (*engl.* **Biomedical Engineering**)
- Umwelttechnologie (*engl.* **Environmental Engineering**)
- Agrotechnik (*engl.* **Agricultural Engineering**).

Biotechnik: technisch-physikalische Beschreibung und technisch-industrielle Nutzung biologischer Systeme, ihrer Komponenten, Konstruktionen und Mechanismen, vornehmlich lebender Mikroorganismen und ihrer Stoffwechselendprodukte sowie die Vergegenständlichung der technischen Mittel der Biotechnologie.

Biotechnologie (*engl. Biotechnology*), *Biotechnological Engineering*: Wissenschaft von der Bio-technik, ingenieurwissenschaftlich unterstützte Umsetzung biologischer Kenntnisse, der Eigen-schaften und Fähigkeiten von Lebewesen oder deren Bestandteilen für industrielle Herstellungs-verfahren; umfasst die Bereitstellung und Anwendung natürlicher und modifizierter biologischer Systeme und ihrer Komponenten sowie Verfahren zum Zwecke einer technischen Nutzung (s. a. ▶ Kap. 7).

Bioprocessing, *Bioprocess Engineering*, *Biosystems Engineering*, *Biological Systems Engineering*: Entwurf und Entwicklung von Geräten und Verfahren für die Herstellung von Produkten aus biologischen Materialien.

Rote Biotechnologie (Medizinische/Pharmazeutische Biotechnologie): Nutzung biotechno-logischer Methoden im Gesundheitsbereich, z. B. für Diagnostika/Therapeutika, *Molecu-lar/Cellular/Tissue Engineering*, Tiermodelle, Regenerative Medizin, Gentechnologie.

Weiße Biotechnologie (Industrielle Biotechnologie): Nutzung biotechnologischer Methoden für industrielle Produktion z. B. unter Einsatz von Organismen oder Enzymsystemen

Biomedizin: interdisziplinäres Fachgebiet an der Schnittstelle zwischen Humanbiologie (Molekular- und Zellbiologie) und Medizin.

Regenerative Medizin (*lat. regeneratio* wiederentstehen, erneuern): Wiederherstellung, Erhalt (Anregung zur Selbsterneuerung) oder Ersatz von biologischen Funktionen mithilfe eines inter-disziplinären Ansatzes aus Ingenieur- und Naturwissenschaften und der Medizin.

Während man im Bereich der Biomedizinischen Technik technische Errungenschaf-ten medizinisch-biologisch nutzt, werden auf dem Gebiet der **Bionik** biologische Erscheinungen vornehmlich einer technischen Nutzung zugeführt, aber auch (aus Sicht der BMT) „für Diagnose und Therapie sowie für die Belange biologischer Dis-ziplinen" [Forth 1976]: Bionik (auch **Biomimikry**, **Biomimetik** oder **Biomimese**) bedeutet „Lernen von der Natur als Anregung für eigenständiges technisches Wei-terarbeiten" [Nachtigall 2002]. Als Wissenschaftsdisziplin befasst sich Bionik mit der Bereitstellung (der Erforschung, Entwicklung und technischen Umsetzung) und An-wendung von Konstruktionen, Verfahren und Entwicklungsprinzipien biologischer

---

4 Die Begriffsbestimmung zu Bioengineering ist bis heute unscharf und in Wandlung begriffen, ▶ Kap. 7: Im engeren Sinne bedeutet es *„Modifikation lebender Systeme"* (*„Bioengineering is usually defined as a basic-research-oriented activity closely related to biotechnology and genetic engineering, that is, the modification of animal or plant cells or parts of cells to improve plants or animals or to de-velop new microorganisms for beneficial ends"*, aus [Enderle 2005]). Im Zuge der Definition von *„Life Science Engineering"* wird unterteilt in „Medizintechnik, Food, Pharma und Cosmetics. In allen vier Gebieten finden Wechselwirkungen mit inneren und äußeren Oberflächen des menschlichen Körpers statt." [Wintermantel 2008]. Ursprünglich entstand die Bezeichnung Bioengineering als Abkürzung für Biological Engineering und bezog sich vornehmlich auf Ingenieurwissenschaftsanwendungen in der Landwirtschaft, wurde dann auf Medizin und Umwelt ausgeweitet. Aus der Sicht der Biomedi-zinischen Technik wurde Bioengineering im weiteren Sinne verstanden als Biomedical Engineering, ergänzt um Bioprocessing [Katona 2006].

Systeme und Prozesse, nach [Forth 1976, Nachtigall 2002]. Indem man im Bereich der Biotechnologie lebende Systeme oder deren Komponenten selbst technisch anwendet, überlappen sich damit teilweise Bionik, Biotechnologie und Biomedizinische Technik. So wird beispielsweise das biomedizintechnische Cochlea-Implantat, eine elektronische Hörprothese zur Hörnervstimulation (▶ Kap. 15), auch als „bionisches Ohr" bezeichnet (s. a. [Hung 2009]).

> **Bionik** (*engl.* **Bionics**): Bereitstellung und Anwendung von Konstruktions-, Verfahrens- und Entwicklungsprinzipien biologischer Systeme und Prozesse für eigenständiges technisches Gestalten.

Ein sprunghaft angestiegenes Verständnis biologischer Zusammenhänge vornehmlich in Zell- und Molekularbiologie führte Ende des vergangenen Jahrhunderts zu einer „Biologisierung" („*biofication*") des traditionellen Ingenieurwesens, beispielsweise über die Anwendung bioinerter Materialien u. a. zur Züchtung selbstorganisierender Zellverbünde für Implantate. Der Schwerpunkt des *Bioengineering* verschob sich im Forschungsbereich von klassischer Medizintechnik hin zu Zell- und Gewebetechnologien. Es entwickelte sich ein Verständnis von Bioengineering im engeren Sinne, begrenzt auf Anwendungen an Zellen, Geweben und Molekülen (vgl. Definition Rote Biotechnologie), so dass heutzutage Bioengineering oft statt übergeordnet ergänzend zu *Biomedical Engineering* und (nicht korrekt) synonym zu **Tissue Engineering** verwendet wird.

> **Cellular/Tissue Engineering** (Zell- und Gewebekulturtechnik): Anwendung von natur- und ingenieurwissenschaftlichen Mitteln und Methoden zur Entwicklung künstlicher Zellen/Gewebe (Zellverbünde), um erkranktes Gewebe zu ergänzen oder zu ersetzen (s. a. ▶ Kap. 7).

Demgegenüber steht nach wie vor die allumfassende Vorstellung, mittels **Biological Engineering** zur Qualitätsverbesserung und Erhöhung der Vielfalt lebender Systeme beizutragen [IBE 2012]. Dieser Begriff beinhaltet über das eng gefasste Verständnis des *Bioengineering* hinaus im Sinne von **Biological Systems Engineering** auch die Verwendung von Methoden der Systembiologie und der Synthetischen Biologie für die Realisierung technisch generierter Biosysteme (vgl. Definition Biotechnik) (▶ Kap. 7).

    Gesundheitstechnologien (**Health Technologies**) bieten technologische (strategische, normative und operative) Unterstützung des körperlichen, geistigen und sozialen Wohlbefindens der Menschen in der Gesellschaft. Gesundheitstechnologien befassen sich mit Medikamenten, Geräten, Verfahren und Management im Gesundheitsbereich sowie Gesundheitsdienstleistungen, Wirtschaftlichkeit, Sicherheit und Statistik – auf all diesen Gebieten sind auch biomedizintechnische Probleme und Lösungen angesiedelt, nur unterscheiden sich Blickwinkel, Schwerpunkte und Werkzeuge. Ein Fokus von Gesundheitstechnologien liegt dabei auf der Prävention – im Gegensatz zur Medizintechnik, die per Definition auf einen Heilungsprozess ausgerichtet ist. Der Begriff **Medizintechnologie** schlägt die Brücke zwischen Gesundheitstechnologien und der Medizintechnik über die verwendeten Mittel und Methoden.

Der gesamte Anwendungsbereich der Biomedizinischen Technik im Gesundheitswesen, bei dem alle Prozesskomponenten einrichtungsübergreifend und ortsunabhängig auf der Nutzung elektronischer Geräte mit elektronischer Kommunikation (Informations- und Kommunikationstechnik) beruhen, wird als *eHealth* (auch *E-Health*, **Gesundheitstelematik**) bezeichnet (▶Kap. 10). Er stellt einen wesentlichen Teil der Medizinischen Informatik dar, der Wissenschaft von der Informationsverarbeitung und Kommunikation, basierend auf Daten, Wissen und Erfahrung aus medizinischen Prozessen und dem Gesundheitswesen (▶Kap. 10). Eng mit der Gerätetechnik (Hard- und Software) ist auch das Gebiet der mobilen Medizintechnik verbunden, auch als *mHealth* (mobile elektronische Anwendungen im Gesundheitswesen) bezeichnet. Stehen diese technischen Lösungen im Gesundheitswesen rund um die Uhr zur Verfügung, spricht man z. B. von „**24/7-Monitoring**", einer kontinuierlichen Überwachung 24 Stunden pro Tag und 7 Tage pro Woche. Wird eine Krankenhausbehandlung ambulant im häuslichen Bereich fortgesetzt, überwacht man die Therapieerfolge mittels *Outpatient Monitoring*, um im Notfall schnell eingreifen zu können. Auch außerhalb medizinischer Problemstellungen, im Bereich von *Lifestyle*-Anwendungen, werden Körperfunktionen mittels Biomedizinischer Technik überwacht und ggf. unterstützt: beim Sport, bei der Arbeit, während des Schlafes, einer Diät oder bei *Fitness*- oder *Wellness*-Maßnahmen. Durch aktuelle Entwicklungen im Bereich von *Smartphones* und miniaturisierter, preiswerter Technik wird die Beobachtung der eigenen Körperfunktionen wie das Sammeln und Auswerten großer Datenmengen auch für Laien ermöglicht (▶Kap. 18).

Informationsverarbeitung und Datenaustausch spielen auch in der **Biometrie** (der „Messung am lebenden System") eine wichtige Rolle. Mit diesem Begriff werden – historisch gewachsen – zwei unterschiedlich interpretierte Anwendungen von Informatik am lebenden System bezeichnet: die biometrische Statistik und die biometrische Erkennung als Teilgebiete der (auch medizinischen) Diagnose. Die biometrische Erkennung bezieht sich auf die Suche physiologischer und verhaltenstypischer Charakteristika lebender Systeme und auf deren technische Anwendung, z. B. zur Personenerkennung, anhand standardisierter Merkmale bei der Flughafenkontrolle, unabhängig von einer medizinisch begründeten Klassifikation der Person.

Werden die menschlichen Lebensbedingungen über medizinisch indizierte Fragestellungen hinaus unterstützt und verbessert, ergänzt sich der Einsatz der Biomedizinischen Technik im Bereich des *Ambient Assisted Living* um technische und nichttechnische Mittel und Methoden aus allen Lebensbereichen wie z. B. Bauwesen, Architektur, Energiewirtschaft, Psychologie, Rechtswissenschaft, Klimaforschung (▶Kap. 10 und 13, u. a. [VDE 2008]).

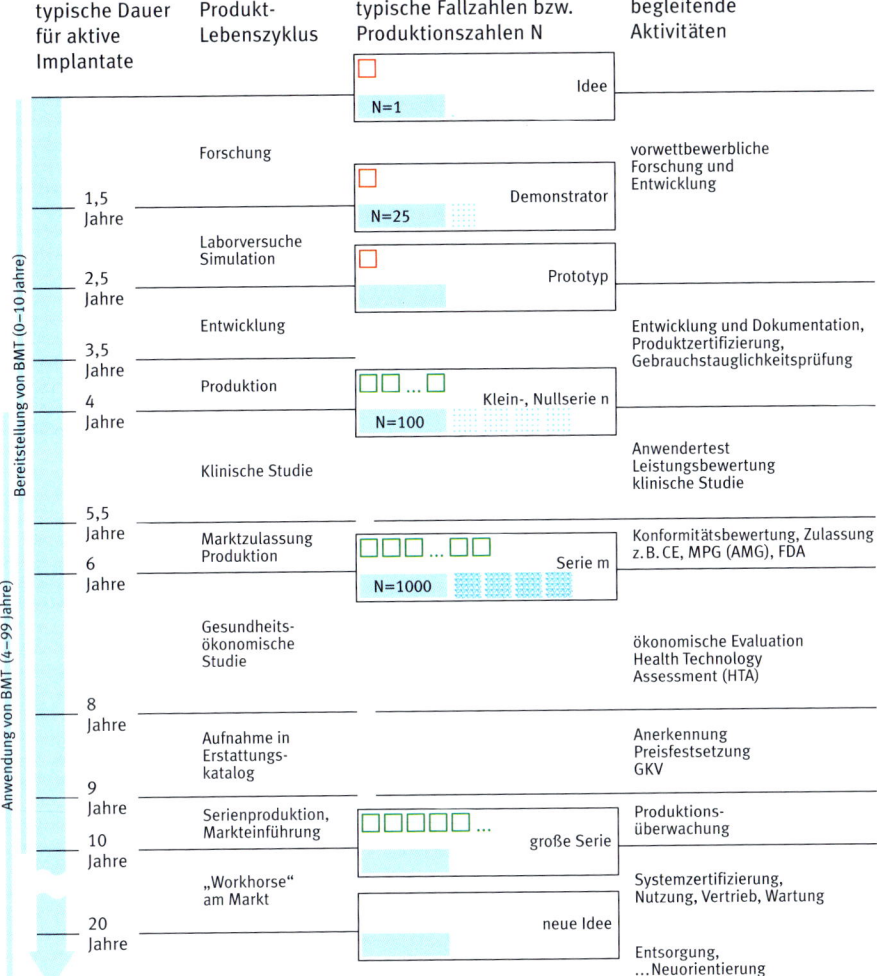

Abb. 1.3: Die Innovationskette – von der Idee zum Medizinprodukt – als Darstellung des Lebenszyklus komplexer ingenieur- und naturwissenschaftlicher Geräte und Systeme der Biomedizinischen Technik mit einem hohen Innovationsgrad (auch Innovationszyklus, Produktlebenszyklus) mit Angaben zur typischen Dauer der einzelnen Abschnitte und typischen Fallzahlen zur Prüfung und zu nötigen begleitenden Dienstleistungen, die jedoch stark von der Risikoklassifikation des Medizinproduktes und vom Innovationsgrad der technischen Lösungen abhängen, nach [VDE-DGBMT 2011, 2012].

Ambient Assisted Living (AAL, *dt.* umgebungsunterstütztes Leben, alltagstaugliche Assistenzlösungen): Methoden und Systeme (inkl. Dienstleistungen) zur situationsangepassten Unterstützung eines längeren (auch im Alter und bei Benachteiligung) selbstbestimmten täglichen Lebens im gewohnten Umfeld bis hin zur Steigerung der Lebensqualität; im Anwendungsbereich Biomedizinischer Technik vornehmlich Telemedizin- und Assistenzsysteme (s. auch ▶ Kap. 10).

Bei allen Anwendungen technischer Mittel und Methoden auf lebende Systeme stellen sich immer auch ethische, rechtliche und Sicherheitsfragen. Die Verantwortung für den medizinischen Betreuungsprozess liegt beim Arzt. Der auf dem Gebiet der Biomedizintechnik tätige Ingenieur, Naturwissenschaftler oder Informatiker sollte sich allerdings dieser Fragen und seines Anteils an der Verantwortung bewusst sein (▶ Kap. 2). Inwieweit eine Bewertung biomedizintechnischer Mittel und Methoden mittels objektiver Kriterien möglich ist, wird diskutiert. Es sind dazu Maße entwickelt worden, die

- den Nutzen für Patienten und Gesellschaft einschätzen helfen (z. B. Morbidität, Mortalität, Sensitivität, Spezifität, ▶ Kap. 2 und 11),
- das Risiko bewerten lassen („Risikostratifizierung", ▶ Kap. 15.2),
- den gesamten Prozess der Erforschung, Entwicklung, Herstellung, Prüfung und Anwendung bis zur Entsorgung („Lebenszyklus/*Life Cycle*") Biomedizinischer Technik (▶ Abb. 1.3) und auch den **Lebenslauf eines Medizinprodukts** (▶ Kap. 15.5) sowie
- den Anwendungsprozess selbst („Arbeitsablauf/*Workflow*") analysieren.

Der gesamte Prozess der medizinischen Betreuung wird mit Methoden des Qualitätsmanagements und der Qualitätssicherung begleitet. Alle an Medizintechnologien beteiligten Organisationsformen werden hinsichtlich medizinischer Wirksamkeit, Kosten, Sicherheit sowie gesellschaftspolitischer und sozialer Aspekte im Sinne der Technikfolgenabschätzung (*Health Technology Assessment*, HTA) systematisch und wissenschaftlich bewertet [DIMDI 2012].

1.2 Faszination und Breite des Fachgebiets Biomedizinische Technik

1.2.1 Das Zusammenwirken von Mensch und Technik

Biomedizinische Technik ist primär auf den Nutzen für den einzelnen Patienten wie für die Gesunderhaltung der menschlichen Gesellschaft ausgerichtet und dient damit dem Arzt als Werkzeug im medizinischen Betreuungsprozess (▶ Kap. 2). Der Patient steht im Mittelpunkt, und seine Interessen bestimmen die Gütekriterien für den Betreuungsprozess. Aus Sicht des Patienten unterstützt die Technik die menschliche Heilkunst dann optimal, wenn gesunde Strukturen und Funktionen erhalten bleiben und gestärkt werden und erkrankte oder verloren gegangene technisch ersetzt, ergänzt oder erweitert werden können. Aus Sicht desjenigen, der diese Biomedizinische Technik unter technischen Gesichtspunkten bei Ausrichtung auf diese Kriterien zu entwickeln und zu optimieren hat, muss die technische Umsetzung den gesamten medizinischen Prozess mit allen Akteuren und Interaktionen gleichermaßen berücksichtigen.

In ▸ Abb. 1.1 ist dieser Prozess der Anwendung Biomedizinischer Technik abstrahiert dargestellt: Lebende und nicht lebende, d. h. biologische (Arzt, Patient) und technische (Biomedizinische Technik) Teile eines zu optimierenden Regelsystems kooperieren miteinander und stehen dabei mit der Umgebung in Verbindung. Der Mensch kann sowohl in der Funktion des Handelnden (Arzt, Forscher, Entwickler, Anwender, Didaktiker) als auch des Behandelten (Patient) auftreten, dem der Eingriff gilt, dem technische Unterstützung mittels Medizintechnik zielgerichtet gewährt wird. Biomedizinische Technik kann aber außer primär auf den Patienten ausgerichtet zu sein auch an biologischen Systemen wie z. B. Zellen, Zellverbünden, Organen bis hin zu Populationen angewendet werden (▸ Kap. 1.1).

In diesem hybriden Regelsystem findet ein Stoff-, Energie- und/oder Informationsaustausch (Kommunikation) über biologisch-technische Schnittstellen, sogenannte Koppelebenen statt (▸ Kap. 8). Die menschlichen sensorischen, aktorischen und kognitiven Fähigkeiten des Technikanwenders (Arztes/Forschers) sowie die strukturellen (morphologischen) wie funktionellen Eigenschaften des biologischen Systems, auf das die Anwendung gerichtet ist (z. B. Patienten), erfahren im **biomedizintechnischen Regelprozess** technische Verstärkung. In vielen biomedizintechnischen Anwendungsfällen stellen diese Koppelebenen **Mensch-Maschine-Schnittstellen** (*Human–Machine Interfaces*, **HMI**, ▸ Kap. 10 und 15) dar.

> **Koppelebene** (*engl. Life–Technology Interface*, **LTI**): biologisch-technische Schnittstelle (ggf. Mensch-Maschine-Schnittstelle) zwischen lebenden (z. B. Patient, Arzt/Forscher) und technischen (Biomedizinische Technik) Systemteilen im biomedizintechnischen Regelprozess zum Stoff-, Energie- und/oder Informationsaustausch.

Spezielle Anwendungsbereiche der Biomedizinischen Technik decken jeweils nur Ausschnitte dieses im folgenden beschriebenen Prozesses ab: Bildgebung (▸ Kap. 11) oder *Lab-on-Chip*-Technologien (▸ Kap. 9) beispielsweise den diagnostischen Teil, Beatmungssimulation (▸ Kap. 8) dient der **Entscheidungsunterstützung**, eine Orthese stabilisiert als Hilfsmittel den Bewegungsapparat (▸ Kap. 14), oder der Chirurg operiert navigationsgestützt (▸ Kap. 12). Rein therapeutische Anwendungen wie beispielsweise Ultraschall- oder Rotlichtapplikation zur Durchblutungsförderung ohne auch ggf. zeitlich getrennte vorherige technikgestützte Diagnose oder nachgelagerte technikgestützte Überprüfung der Wirksamkeit entsprächen – aus der Sicht des Technikeinsatzes im medizinischen Betreuungsprozess – einer „Steuerung in offener Kette". Sie sind in der heutigen klinischen Praxis selten geworden. Meist basieren die therapeutischen Funktionalitäten auf vorheriger technikgestützter Diagnose des konkreten Zustands des Patienten. Ein Beispiel für einen in Routine **vollständig** automatisiert ablaufenden biologisch-technischen Regelkreis liefert der frequenzadaptive elektronische Herzschrittmacher: Abhängig von der Belastungssituation des Patienten wird die Stimulationsfrequenz über den internen Schrittmacheralgorithmus angepasst, ohne dass der Arzt an der Entscheidung zur Größe des Regelparameters zum konkreten Zeitpunkt beteiligt ist. Über Telemonitoring ist nach erfolgter Grundeinstellung des Schrittmachermodus durch den Arzt eine kontinuierliche technische Überwachung des Patienten wie des Gerätes gewährleistet, und nur in größeren Zeitabständen wird der therapeutische Erfolg „von Angesicht zu Angesicht" geprüft. Meist ist der Verantwortung tragende Arzt bei der Anwendung von Medizinprodukten an der **Entscheidungsfindung** zur Therapie zeitnah beteiligt, auf jeden Fall aber für technikgestützte Routineprozesse in Notsituationen schnell verfügbar.

Im Folgenden wird das Zusammenwirken der beiden Teilsysteme im Gesamtprozess der Technikanwendung zum Nutzen des Menschen für den im Fachgebiet Biomedizinische Technik Tätigen abstrahiert beschrieben, um auf die vielfältigen Aufgaben und Optimierungsmöglichkeiten in diesem interdisziplinären Feld der Technikanwendung hinzuweisen.

Das lebende System, zu dessen Nutzen die Biomedizinische Technik Anwendung findet, stellt in aller Regel selbst ein komplexes Regelsystem oder dessen Teil dar: der Patient als Organismus, der als bio-psycho-soziale Einheit mit seiner Umgebung interagiert, die menschliche Gesellschaft an sich inkl. ihrer vielfältigen Wechselbeziehungen und auch – im Mikro- und Nanometerbereich – Mikroorganismen, Zellverbünde, die Zelle selbst bis hin zum Gen. Die folgenden, aus aktueller Sicht formulierten Betrachtungen fußen auf systematischen Darstellungen zur Definition und Wirkungsweise Biomedizinischer Technik in [Glaser 1967, Lippmann 1986, Hutten 1991, Kaiser 1992].

Der biomedizintechnisch unterstützte diagnostische Prozess als „Sinnesverstärker" des Menschen

Über **Koppelebene 1** (**Sensorik**) zwischen Patient und Technik im diagnostischen Pfad wird das sinnliche (sensorische) Wahrnehmungsfenster des Menschen (des Arztes oder Forschers) erweitert. (Die sechs Koppelebenen zwischen Mensch und Maschine sind in ▶ Abb. 1.1 symbolisch nummeriert eingetragen.) Zur Informationsgewinnung werden dem biologischen Objekt körpereigene **Trägerenergien** oder -**stoffe** entzogen oder körperfremde als **Informationsträger** zugefügt, die die über die biologischen Eigenschaften modulierten Charakteristika an den technischen Kanal übermitteln (▶ Abb. 1.4).

Die verwendete Technik zur Erfassung der Informationen vom biologischen Objekt und Übergabe an den technischen Kanal (Koppelebene 1) bildet ein Transformationsglied für die außerhalb der sensorischen Fenster des Arztes liegenden Informationen in dessen Wahrnehmungskanäle (Koppelebene 2). Eine wesentliche Anforderung an Koppelebene 1 lautet Rückwirkungsfreiheit des Messprozesses (wie üblicherweise aus der Messproblematik in der Physik bekannt) – was aber in komplexen Systemen kaum realisierbar ist.

Zwischen den Koppelebenen 1 und 2 werden Informationen vom zu erforschenden biologischen Objekt (Patienten) erfasst und hin zum Nutzer und Bewerter (Arzt, For-

Informationsträger: Energie	
körpereigene Energie	**Hilfsenergie**
• EKG Elektrokardiogramm • EEG Elektroenzephalogramm • EMG Elektromyogramm • MKG Magnetokardiogramm • Thermographie • Vitalkapazitätsmessung	• EP evozierte Potentiale • konventionelle Röntgenbildgebung • DSA, CTA, MRA Angiographie • RCT Computertomographie • MRT Magnetresonanztomographie • SPECT, PET Emissionstomographie • US Sonographie • OCT optische Kohärenztomographie • IOI intraop. optische Bildgebung • Mikrowellen-CT • Photographie, Video-, Endoskopie

Informationsträger: Stoff	
körpereigener Stoff	**Hilfsstoff**
• transkutane Oximetrie • Kapnometrie • Blutgasmessung • Hämatokritbestimmung	• Blutflussmessung mittels Thermo- oder Farbstoffdilution • MPI Magnetic Particle Imaging • enzymatische Analyseverfahren • Blutglukosekonzentrationsmessung • Blutkörperchenzählung (Zytometrie)

Abb. 1.4: Informationsträger in der Biomedizinischen Technik und zugeordnete diagnostische Anwendungsbeispiele, Details zu den Verfahren ▶ Kap. 9 und ▶ Kap. 11. Hilfsstoffe und Hilfsenergien werden **zusätzlich** zu den als Träger verwendeten körpereigenen Energien und Stoffen eingesetzt.

scher, technisches Auswertesystem) übertragen. Diese Informationen sind an einen körpereigenen oder körperfremden Träger (Energie oder Stoff) gebunden und werden auf diesem Weg aufgrund der realen Eigenschaften des „Übertragungskanals" in ihren Charakteristika verändert. Ideale Zielstellung wäre eine unveränderte Übertragung des Biosignals bzw. der Bilddaten vom Ort ihrer Entstehung im biologischen Objekt (Quelle) zum Ort ihrer Auswertung (Senke) sowohl innerhalb des jeweiligen biologischen als auch des technischen Übertragungsweges. Um einen Vergleich der erfassten Daten mit Vergleichsnormalen (Normwerten einer Klasse, „Goldstandard") zu ermöglichen, müssen die Daten gespeichert werden. Die Ablage der Daten für synchronen oder späteren Zugriff ist so zu organisieren, dass alle Daten inkl. der benötigten Randinformationen den Berechtigten entsprechend Suchanfragen wieder zur Verfügung gestellt werden können. Im klinischen Bereich werden die Daten standardisiert im Klinikinformationssystem (KIS) abgelegt, erfasste intensivmedizinische Signale z. B. im Patientendatenmanagementsystem (PDMS), erfasste Bilddaten im *Picture Archiving and Communication System* (PACS) (▶ Kap. 10). Um den Entscheidungsprozess vorzubereiten, können die Daten mit Methoden der Signal- und Bildverarbeitung bereits aufbereitet, transformiert, verarbeitet, fusioniert und komprimiert werden (s. **Signal- und Bildgebungskette**, ▶ Abb. 1.5). Im Bereich der Biomedizinischen Technik wird –

informations-technischer Prozess	Diagnoseprozess	Signalgebung biomedizintechnische Messkette, Monitoring	Bildgebung biomedizintechnische Bildgebungskette
Informations-quelle	**Informationsgenerierung**	**biologische Quelle:** biologisches System z.B. Patient Eigenschaften mehrdimensional in Raum und Zeit	
Koppelebene — ①			
Kodierung Wandlung	**Biomedizinische Technik für Diagnose:** **Datenerfassung:** • Akquisition, Data Mining • Kodierung • „Rohdaten" • Wandlung, Transformation • Diskretisierung	**Signalgewinnung Signalaufnahme Signalerfassung** ↓ **mittels Mess-größenaufnehmer:** • Sensor • Detektor • Elektrode • Array • Sonde	**Bildgewinnung Bilddatenaufnahme Datenakquisition** ↓ **mittels bildgeben-der Modalitäten:** • Bildsensor • Bilddetektor • Scanner • Sonde • Empfänger
Informations-verarbeitung, Übertragung und Speicherung	**Vorverarbeitung, Datenaufbereitung:** • Registrierung, Koregistrierung • Interpolation • Artefakteliminierung, Artefaktkompensation • Faltung / Filterung • Restauration • Reduktion des Datenumfangs	**Signalaufbereitung:** ↓ Messgröße	**Bildaufbereitung:** ggf. Rekonstruktion ↓ Projektion ggf. Volumendatenmassiv
	Verarbeitung: • Datenauswahl • Bewertung • Wichtung • Merkmalsextraktion • Klassifizierung • Identifikation • Analyse • Matching, Tracking	**Signalverarbeitung:** • Ausschnittswahl • Parametrierung ↓ bewertete Messgröße	**Bildverarbeitung:** • Festlegung ROI, VOI • Segmentierung ↓ bewertetes Bild
Dekodierung Wandlung	**Ausgabe:** • Alarmierung • Formatierung • digitale Archivierung • Komprimierung • Kodierung • Rendering **Präsentation:** • Visualisierung • akustische Ausgabe • haptische Rückmeldung	**multivariate Datenverarbeitung:** • Synchronisation • Ereignismarkierung Patientendatenmanage-mentsystem PDMS **Abbildung der Quelleneigenschaften im:** Signalmodell	**multimodale Datenverarbeitung:** • Fusion • Matching Picture Archiving & Communication System PACS Bildmodell
Koppelebene — ②			
Informations-senke	**Datenwahrnehmung Interpretation Entscheidungsvorbereitung**	**biologische Senke:** z.B. Arzt, Forscher sensorische und kognitive Fähigkeiten	

Rechte Randbeschriftung: Datenaufnahme · Datenverarbeitung · Datenausgabe · Datensicherung und/oder externe Weiterverarbeitung

Abb. 1.5: Signal- und Bildgebungskette in biomedizintechnischen Prozessen: Multimodale Erfassung, Verarbeitung, Speicherung und Präsentation von Informationen über das lebende Objekt mit Hilfe technischer Mittel und Methoden (**multimodal:** auf verschiedene Art und Weise, mittels verschiedener **Modalitäten,** ▶ Kap. 11).

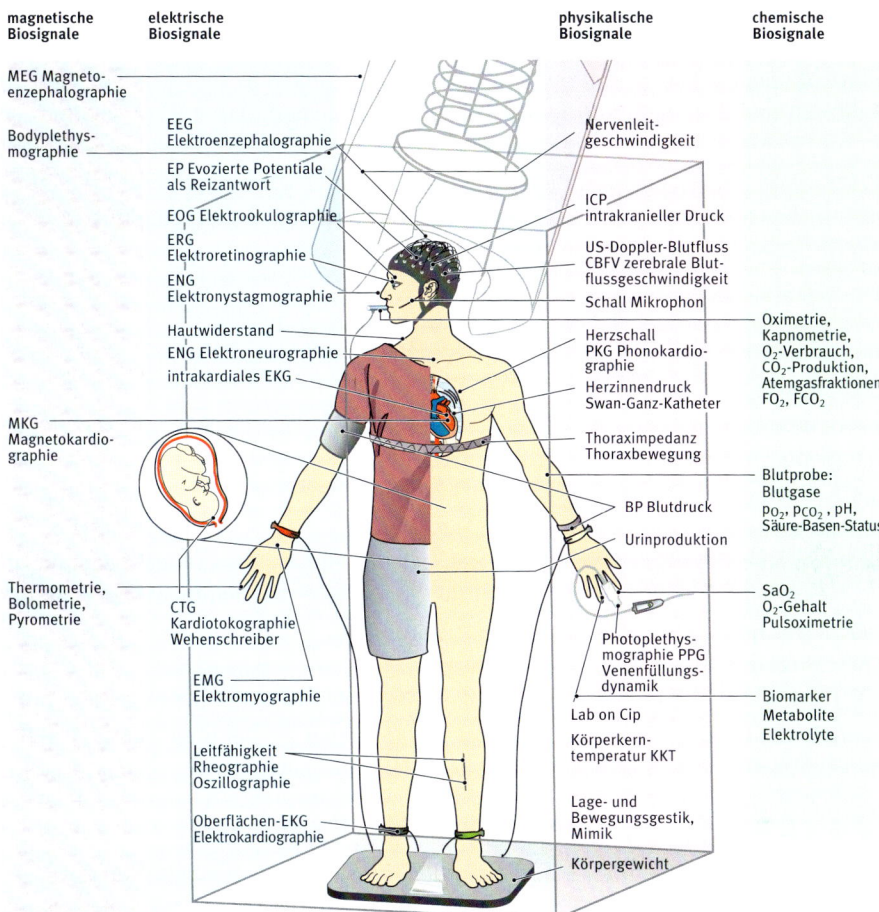

magnetische
Biosignale

elektrische
Biosignale

physikalische
Biosignale

chemische
Biosignale

MEG Magneto-
enzephalographie

Bodyplethys-
mographie

EEG
Elektroenzephalographie

EP Evozierte Potentiale
als Reizantwort

EOG Elektrookulographie

ERG
Elektroretinographie

ENG
Elektronystagmographie

Hautwiderstand

ENG Elektroneurographie

intrakardiales EKG

MKG
Magnetokardio-
graphie

Thermometrie,
Bolometrie,
Pyrometrie

CTG
Kardiotokographie
Wehenschreiber

EMG
Elektromyographie

Leitfähigkeit
Rheographie
Oszillographie

Oberflächen-EKG
Elektrokardiographie

Nervenleit-
geschwindigkeit

ICP
intrakranieller Druck

US-Doppler-Blutfluss
CBFV zerebrale Blut-
flussgeschwindigkeit

Schall Mikrophon

Herzschall
PKG Phonokardio-
graphie

Herzinnendruck
Swan-Ganz-Katheter

Thoraximpedanz
Thoraxbewegung

BP Blutdruck

Urinproduktion

Photoplethys-
mographie PPG
Venenfüllungs-
dynamik

Lab on Cip

Körperkern-
temperatur KKT

Lage- und
Bewegungsgestik,
Mimik

Körpergewicht

Oximetrie,
Kapnometrie,
O_2-Verbrauch,
CO_2-Produktion,
Atemgasfraktionen
FO_2, FCO_2

Blutprobe:
Blutgase
pO_2, pCO_2, pH,
Säure-Basen-Status

SaO_2
O_2-Gehalt
Pulsoximetrie

Biomarker
Metabolite
Elektrolyte

Abb. 1.6: Beispiele zur Informationsgewinnung am Patienten über den diagnostischen Prozess mittels Biomedizinischer Technik (▶ Kap. 9, 10 und 11).

historisch gewachsen – dieser informationstechnische Prozess immer noch in „Signalgebung" und „Bildgebung" unterteilt (▶ Kap. 8 bis ▶ Kap. 11), obwohl die Vorgehensweise aus technischer Sicht die gleiche ist.

Koppelebene 2 (Präsentation, Ausgabeteil) zwischen Technik und Arzt im diagnostischen Pfad dient der Übergabe der Informationen vom Ausgang der diagnostisch eingesetzten Technik an den Eingang der menschlichen Sinnesorgane und damit an den Arzt/Forscher. Die Übergabe erfolgt in einer technisch generierten Symbolik, mit Hilfe technisch generierter Zeichen, aber angepasst an die Wahrnehmungsfenster des Menschen. Die technisch erzeugte Symbolik muss die Rekonstruktion der medizinisch relevanten Information über die Semantik (Bedeutungslehre) im Kopf des Arztes ermöglichen, d. h. sie muss in einer Form erfolgen, die der Arzt interpretieren kann, zumindest aber verstehen lernen kann.

Im medizinischen Betreuungsprozess (▶ Kap. 2) erarbeitet sich der Arzt zur Planung der optimalen Therapie idealerweise aus allen ihm zur Verfügung stehenden Informationen über den Patienten (Wissen, Erfahrung) ein Bild (Abbild, Modell, ▶ Abb. 1.6 und ▶ Kap. 8), auf dessen Basis er entsprechend einer Klassifikation die Art und Höhe der Abweichung vom angestrebten gesunden Normalzustand erkennt (Prozess von der Beobachtung/Messung über die Wahrnehmung bis zur Erkenntnis nach Informationsverarbeitung), und woraus er die Handlungsempfehlung in Form einer Therapie- bzw. Eingriffsplanung ableitet.

Der biomedizintechnisch unterstützte therapeutische Prozess als „Aktionsverstärker" des Menschen

Koppelebene 3 (**Bedienoberfläche**, *User Interface*) zwischen Arzt und Technik im therapeutischen Pfad übermittelt die Entscheidung des Forschers/Arztes zur Art und Weise der gewünschten Beeinflussung des biologischen Systems/zur Behandlung des Patienten an die technische **Aktorik**. (Aktoren werden auch als **Applikatoren**, **Aktuatoren** oder **Effektoren** bezeichnet und agieren als Stellglied im biomedizintechnischen Regelkreis, ▶ Kap. 13.) Das Ziel therapeutischer Maßnahmen besteht in der (möglichst individuell optimierten) Rückführung pathologischer Veränderungen in einen angestrebten gesunden „Normzustand". Nach dem Prinzip der Selektivität ist dabei krankhaft Verändertes oder Krankmachendes unschädlich zu machen, ohne Gesundes zu beeinträchtigen. Speziell zu beachten sind bei der Entwicklung von Bedienoberflächen im biomedizintechnischen Bereich Aspekte der Ergonomie, Bedienfreundlichkeit, Ausschluss von Fehlbedienungen, auch und besonders in lebensbedrohlichen Stress-Situationen.

Über die **Koppelebenen 3 und 4** werden die aktorischen Fähigkeiten des Menschen (des Arztes oder Forschers) erweitert, s. z. B. ▶ Abb. 1.7. Die verwendete Technik zur Erfassung der Aufgabe und Übergabe an den technischen Kanal (Koppelebene 3) bildet ein Transformationsglied für die außerhalb des Aktionsfensters des Arztes liegenden Handlungen in Richtung des Patienten/des biologischen Systems: **Koppelebene 4** („Anwendungsteil") zwischen Technik und Patienten im therapeutischen Pfad soll die effektive, schonende, selektive Übergabe, möglichst unter Ausschluss von Gefahren und negativen Nebenwirkungen, realisieren. Neben Informationen werden **Stoffe** (feste, flüssige, gasförmige) und **Energien** (mechanische, elektrische, akustische, thermische oder Kernstrahlungsenergie) geplanter Dosis mit bestimmter Dauer/in bestimmtem Rhythmus appliziert.

Im „kurzen Prozess" (Kopplung 1–4 über **„Hilfsmittelnutzung"**) einer „Selbstbehandlung" entsprechend ärztlichem Ratschlag nutzt der Patient technische Systeme eigenverantwortlich, ohne dass die biomedizintechnischen Verfahren und Geräte auf veränderte Randbedingungen im dynamischen Prozess reagieren können und regelnd einzugreifen in der Lage wären (▶ Kap. 14).

Ersatzsysteme

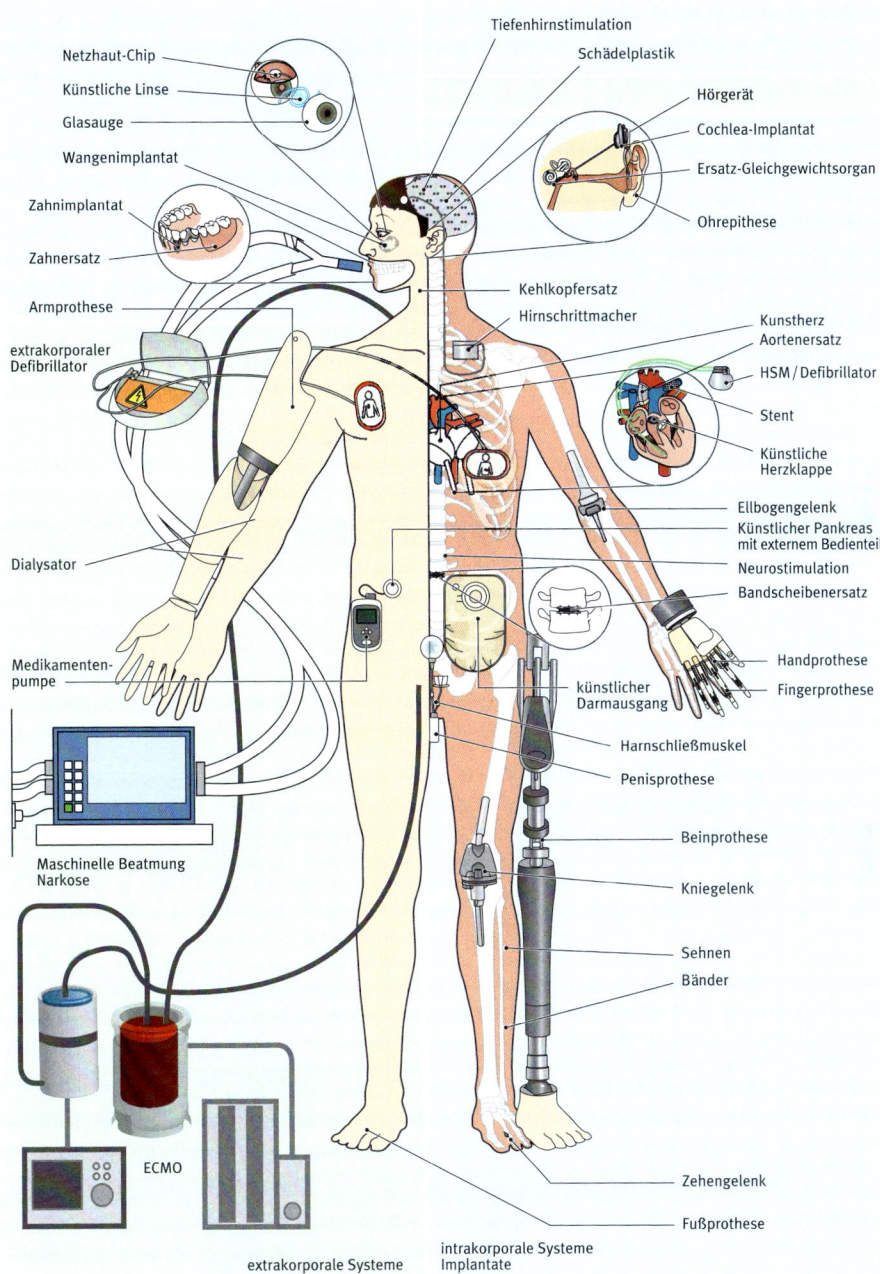

Abb. 1.7: Langzeitiger oder permanenter Ersatz bzw. Ergänzung von Strukturen und/oder Funktionen des menschlichen Körpers mittels Biomedizinischer Technik: Künstliche Organe und Assistenzsysteme, s. ▶ Kap. 13, 14 und 15, auch nach [Brodde 1991, BVMed 2011, Gräbner 2012].

Der biomedizintechnisch unterstützte Denk- und Entscheidungsprozess als „Intelligenzverstärker" des Menschen

Auch zur Entscheidungsunterstützung lassen sich technische Systeme heranziehen. Über die **Koppelebenen 5 und 6** zwischen Arzt und Technik auf dem Pfad der **Entscheidungsfindung** werden alle formulierbaren Informationen über den Prozess an die Technik übergeben, die mittels Methoden der Signal- und Bildverarbeitung bis zur Klassifikation/Entscheidungsfindung und allen Werkzeugen aus dem Bereich der **Künstlichen Intelligenz (*Artificial Intelligence*, AI)** auf der Basis des gesicherten Wissens zum Problem die Diagnose erstellen und Entscheidungen vorbereiten hilft. Diese technisch bewerteten Ergebnisse werden dem Arzt zur Nutzung präsentiert. Grundlage bildet die vom Arzt/Forscher formulierte Zielvorstellung mit Hilfe von Qualitätskriterien für den beschriebenen Prozess, abgebildet im Modell (▸ Kap. 8). IT-Systeme können nur nachvollziehen, was durch Menschen vorgedacht, systematisiert, algorithmiert und schließlich materialisiert/programmiert wurde. Ein solches System ist zu keinerlei eigenen kreativen, im echten Sinne intelligenten Leistungen in der Lage, es repräsentiert „Künstliche Intelligenz". Die durch den Menschen in geeigneter Weise aufbereiteten informationellen Prozesse werden in technischen Einrichtungen (Expertensysteme, adaptive Regelkreise) jedoch in der Regel reproduzierbar, schneller, zuverlässiger und umfassender sowie ggf. zeit- und ortsunabhängig vom Beisein des Arztes ausgeführt – im Sinne des Nutzens der Biomedizinischen Technik am Menschen besser, als das einzelne menschliche Gehirn in einer zeitlich begrenzten Entscheidungssituation dazu in der Lage wäre. Durch diese wertvolle Eigenschaft wird oft eine neue Qualität der Abarbeitung der informationellen Prozesse erreicht, die gerade im klinischen Umfeld zu diskutieren ist, s. a. Unterlagen zum *Foresight*-Prozess, initiiert vom BMBF [Cuhls 2009]: Mit hochentwickelten informationstechnischen Möglichkeiten der Mensch-Technik-Kooperation werden u. a. physikalische wie virtuelle Avatare (Roboter, Maschinelle Agenten) Wirklichkeit. Das menschliche Selbst- und Weltverständnis (Identität, freier Wille, Bewusstsein, soziale und ethische Verhaltensmuster) ist gegenüber der von ihm selbst geschaffenen technischen Umgebung neu zu reflektieren. Ein Schwerpunkt liegt dabei auf den Kognitions- und Neurowissenschaften, die große Überschneidungen mit biomedizintechnischen Anwendungsfeldern aufweisen (s. a. ▸ Kap. 18). Die technischen Werkzeuge bedürfen des Arztes als Quelle für das vernetzte medizinische Wissen und für die auszuführenden Verarbeitungsprozeduren, sie könnten daher treffend **„Intelligenzverstärker"** genannt werden. Informations- und kommunikationstechnische Systemlösungen aus dem Bereich der BMT, die die kognitiven Fähigkeiten des Menschen – des medizinischen Personals wie direkt die des Patienten – unterstützen und erweitern, erkennt man häufig am Adjektiv, z. B. *Smart Sensors/Instruments, Intelligent Alarms*, Intelligente Prothesen (s. a. ▸ Kap. 8, 10, 14 und 15).

Im „langen Prozess" (Kopplung 1–4 über **„Diagnose – Entscheidungsunterstützung – Therapie"**) einer „automatisierten **Regelung** in geschlossener Kette" entsprechend ärztlich verantworteter Planung und Begleitung nutzt der Patient technische Systeme, wobei die biomedizintechnischen Verfahren und Geräte auf veränderte Randbedingungen im dynamischen Prozess reagieren und entsprechend einem ärztlich validierten Algorithmus im Routineprozess „entscheiden" und technisch selbsttätig regelnd eingreifen (***Closed-loop-***, ***Feedback*-System**, **Theragnostik**) (▶ Kap. 14).

Alle Koppelebenen unterliegen den Anforderungen von **Ergonomie** und **Produktdesign**, der **Gebrauchstauglichkeit** (*engl. usability*), die im technischen Bereich unter der Rubrik „Mensch-Maschine-Schnittstelle" (*Human–Machine Interface*, HMI) formuliert werden (▶ Kap. 16). Alle Koppelebenen, an denen Technik direkt am lebenden System zur (diagnostischen/therapeutischen) Anwendung kommt, sind zusätzlich den Forderungen nach Biokompatibilität unterworfen (▶ Kap. 7).

> Über die hier dargestellten sechs unterschiedlichen **Koppelebenen** zwischen jeweils biologischen und technischen Systemteilen wird mit Hilfe Biomedizinischer Technik ein Regelprozess optimiert, bei dem entsprechend einer relevanten medizinisch-biologischen Problemstellung technische Unterstützung zum Nutzen des Menschen eingesetzt wird. Grundvoraussetzung für eine optimale Gestaltung dieses Prozesses bildet eine Verständigung zwischen lebenden und nichtlebenden Teilen über den Austausch von Energie, Stoff und/oder Information.

Die rein technischen Aspekte der **Informationserfassung**, (zwischen den Koppelebenen 1 und 2), der Klassifikation und Entscheidungsunterstützung (zwischen den Koppelebenen 5 und 6) sowie der Übernahme der Steuerinformation und Applikation der therapeutischen Eingriffe (zwischen den Koppelebenen 3 und 4) erfordern übliche ingenieurtechnische Methodik- und Problemlösefähigkeiten. Die Herausforderung – und damit auch die Faszination dieser biomedizintechnischen Aufgaben – liegt vornehmlich in der Gestaltung der Koppelebenen selbst! Hier sind nicht nur die für den Ingenieur oder Informatiker typischen zu durchdenkenden Randbedingungen der Mensch-Maschine-Schnittstelle bei der Gestaltung der Nutzeroberfläche technischer Geräte zu beachten, sondern der „Mensch" stellt hier einerseits den Arzt oder Forscher dar, der biologisch-medizinische Fragestellungen mit Unterstützung technischer Lösungen optimal bewältigen möchte, und andererseits aber ein biologisches Objekt, meist den einzelnen Patienten mit individuellen Charakteristika, auf dessen Leben die Technik direkt angewendet wird. Mithilfe der Technik greift der Arzt in den individuellen Lebensprozess regelnd ein. Biomedizinische Technik stellt demnach ein von Ingenieuren erdachtes und erzeugtes Werkzeug für den Arzt oder Forscher dar, mit dessen Hilfe er seine eigenen sensorischen, aktorischen und/oder kognitiven Fähigkeiten erweitern kann.

Höchstes Ziel beim Einsatz Biomedizinischer Technik am lebenden System ist stets, maximale Verbesserungen im Sinne der medizinisch-biologischen Zielstellung, im engen Sinne der Gesundung der Patienten oder Gesunderhaltung der Menschen, zu erreichen und damit die Technik an die biologischen Verhältnisse anzupassen – und nicht umgekehrt z. B. eine Adaptation des Patienten an technische Randbedingungen vorauszusetzen. Dieses hehre Ziel ist oftmals schwer umzusetzen:

– Die Einleitung einer optimalen Therapie zur Behandlung einer korrekt diagnostizierten Krankheit kann stark risikobehaftet sein. Das Vorkommen von Komorbi-
ditäten (Begleit-, Mehrfacherkrankungen) verkompliziert die Lage zusätzlich.

– Hochauflösende diagnostische Methoden können mit schwer voraussehbaren Se-
kundäreffekten z. B. in Folge der Anwendung ionisierender Strahlen verbunden
sein.

– Komplexe multifunktionelle Gerätetechnik ist zumeist kostenintensiv.

– Informationserfassung und -verarbeitung unter komplexen Randbedingungen
sind algorithmisch schwer überschaubar und oft nur mit hohem Aufwand auf
Gültigkeit und Glaubwürdigkeit zu prüfen.

– Alle Untersuchungs- und Behandlungsmethoden müssen ethischen Überlegun-
gen und rechtlichen Rahmenbedingungen unterworfen werden.

Es ergeben sich daraus **Anforderungen an die Biomedizinische Technik**, denen
meist selbst unter Nutzung modernster Technik und des aktuellen Wissensstandes
nicht vollständig und gleichzeitig Genüge getan werden kann. Es sind Kompromisse zu schließen, zu deren Optimierung der in der Biomedizinischen Technik Tätige
alles erworbene fachübergreifende Wissen und Können einsetzen muss. Je intensiver
Arzt und Technik an die individuellen Verhältnisse des einzelnen Patienten angepasst
sind, desto näher kommt man dem übergeordneten Ziel der **Personalisierten** oder **Individualisierten Medizin** (▶ Kap. 2).

Allgemeine Anforderungen an die Biomedizinische Technik:
Biomedizinische Technik soll optimal an das zu beeinflussende biologische Regelsystem und dessen Umgebung angepasst sein (patientenorientiert), aber auch Aspekte der Hersteller wie Anwender und Betreiber berücksichtigen. Biomedizinische Technik soll dabei u. a. (im besten Falle)

– minimalinvasiv,
– *in vivo* (am lebenden System) und online,
– möglichst physiologisch bzw. biokompatibel (nah am natürlichen Vorbild),
– rück- und nebenwirkungsfrei,
– reproduzierbar,
– kontrollierbar und evaluierbar,
– zuverlässig,
– überschaubar, verständlich,
– sicher für alle am Prozess Beteiligten arbeiten,
– selektiv relevante Informationen erfassen und auf das biologische System einwirken selektiv
relevante Informationen erfassen und auf das biologische System einwirken

und

– ethisch vertretbar,
– wirtschaftlich in der Erstellung,
– effektiv hinsichtlich Aufwand-Nutzen-Verhältnis in der Anwendung,
– leicht erlernbar und vermittelbar sowie
– einfach zu aktualisieren und zu erweitern,
– ggf. zu ersetzen oder für eine erneute Anwendung aufzubereiten sein.

Qualitätsmanagement sorgt dafür, dass möglichst vielen Forderungen der Beteiligten Rechnung getragen wird. Die Zielstellung für die Definition optimaler Qualität ist hinsichtlich aller Beteiligten zu optimieren. Biomedizinische Technik muss demzufolge

– patientengerecht,
– arztgerecht,
– herstellergerecht,
– gesellschaftsgerecht

gestaltet werden.

Diese Vielfalt an Herausforderungen bzgl. komplexer Optimierungsaufgaben in einem biologisch-technischen Gesamtprozess (▸ Abb. 1.1) macht das Fachgebiet für uns als kreative Ingenieure, Techniker, Mathematiker, Informatiker und Naturwissenschaftler in Kooperation mit Medizinern und Biologen so attraktiv. Im Ringen um Erkenntnisse und deren geschickte Anwendung zum Nutzen des Patienten oder des Menschen in der Gesellschaft liegt eine große Faszination für alle Akteure!

1.2.2 Systematisierung der Fachinhalte der Biomedizinischen Technik

Alle bisher besprochenen, mit der Biomedizinischen Technik in Verbindung stehenden Fachgebiete setzen im biomedizintechnischen Prozess der Anwendung ingenieurmäßiger Mittel und Methoden an lebenden Systemen unterschiedliche Schwerpunkte bzw. tragen in unterschiedlichem Maße zur Problemlösung bei. Will man das so breit angelegte Fachgebiet in einem Lehrbuch / einer Lehrbuchreihe überblicksmäßig darstellen, muss man unweigerlich das Wissen aus allen natur- und technikwissenschaftlichen Fächern wie auch aus benachbarten Spezialgebieten heranziehen.

Neben der Bereitstellung des Wissens aus unterschiedlichen Sparten ist es notwendig, für eine systematische Darstellung Kriterien zu wählen, anhand derer eine Strukturierung gelingt (Taxonomie). Eine solche **Klassifizierung der BMT** kann aus unterschiedlichen Blickwinkeln und nach daraus abgeleiteten **Klassifizierungskriterien** vorgenommen werden:

– aus Patientensicht – nach Grad der Wiederherstellung von Gesundheit bzw. Verbesserung der Lebenssituation, nach Qualitätssicherungs-, z. B. auch sicherheitstechnischen Kriterien („Patientensicherheit")
– aus gesundheitspolitischer Sicht – nach gesellschaftlicher Relevanz, z. B. arbeitsmarktpolitischen oder epidemiologischen Kriterien
– aus Anwendersicht - nach medizinischen Fachgebieten, Gebrauchstauglichkeit oder Effektivitätskriterien
– aus Entwicklersicht – nach ingenieurwissenschaftlichen, physikalisch-technischen, informations- und kommunikationstechnischen Kriterien
– aus Hersteller- und Betreibersicht – nach Effizienz-, Zulassungs- und Sicherheitskriterien
– aus Forschungs- und Bildungssicht – nach naturwissenschaftlichen, wissenschaftssystematischen, bibliographischen oder didaktischen Kriterien.

Ansätze der Klassifikation der Teilgebiete der Biomedizinischen Technik (nicht zu verwechseln mit der Klassifikation von Medizinprodukten nach EU-Richtlinie, ▶ Kap. 16) findet man im Gegenstandskatalog (▶ Kap. 2.3) wie auch bei der Konzeption dieser Lehrbuchreihe. Die historisch gewachsene Einteilung der Medizintechnik in Technik für Diagnose und Therapie ist völlig unzureichend und wird heute so nicht mehr getroffen. Eine zweifelsfreie Strukturierung der Biomedizinischen Technik in Teilgebiete kann nie vollständig und redundanzfrei gelingen, da deren Verflechtungen und Überlappungen dies verhindern. So werden nachfolgend einige der möglichen Klassifizierungsansätze dargestellt.

Biomedizinische Technik kann unterteilt werden nach der Art der Erweiterung der **sensorischen**, kognitiven und **aktorischen** Fähigkeiten des Arztes durch die BMT:
- zur diagnostischen Informationsgewinnung und -verarbeitung (Koppelebenen 1, 2, 5):
    - funktionsabbildend, z. B. Kapnometrie im Atemgas
    - strukturabbildend, z. B. konventionelle Projektions-Röntgenbildgebung
    - funktions- und strukturabbildend, z. B. Zweikompartiment-Lungenmodell
- zur Unterstützung oder Ersatz pathologisch veränderter Eigenschaften des Patienten (Koppelebenen 3, 4 bzw. 1–6)
    - funktionsersetzend bzw. -ergänzend, z. B. Insulinpumpe
    - strukturersetzend bzw. -ergänzend, z. B. Glasauge, Brustepithese
    - funktions- und strukturersetzend bzw. -ergänzend, z. B. Hüftendoprothese.

Die direkte Anwendung und Wirkung der Biomedizinischen Technik am lebenden Objekt (Koppelebenen 1 und 4 in ▶ Abb. 1.1) kann generell mittels verschiedener Charakteristika beschrieben werden, beispielsweise:
- nach der **Invasivität** der Informationserfassung bzw. des Eingriffs:
    - invasiv (bei Durchtrennen der Außenhaut des Körpers, gewebsverletzend), z. B. Herzschrittmacherimplantation, Messung des zentralvenösen Blutdrucks, Tiefenhirnstimulation
    - halbinvasiv, geringinvasiv (bei Eindringen in natürliche Körperöffnungen oder Körperhöhlen), z. B. „Knopflochchirurgie", *Natural Orifice Transluminal Endoscopic Surgery* (NOTES)
    - noninvasiv, nichtinvasiv, z. B. Ultraschallbildgebung, Oberflächen-EKG
- nach dem Ort des Geschehens, der Art des Verfahrens:
    - *in vivo* (im/am lebenden Objekt; *lat.* *viv* lebendig), z. B. Operationsmikroskopie
    - *in situ* (in natürlicher Lage im Körper; *lat.* *situs* Lage, Stellung; in der Chirurgie: auf das eröffnete Operationsfeld am Körper bezogen), z. B. Stent-Implantation
    - *ex vivo* (außerhalb des Lebenden, z. B. Zellzüchtung nach Zellentnahme aus dem lebenden Objekt), z. B. RAMAN-Spektroskopie am Tumor-Schnellschnitt
    - *in vitro* (im Reagenzglas; *lat.* *vitr* Glas), z. B. Züchtung hämatopoetischer (blutbildender) Stammzellen für Transplantation bei Leukämie

- – *in silico* (am Computer; Kunstwort, abgeleitet von *engl.* **silicon**: Silizium als Grundbaustein in Computerchips): Computersimulation der Erregungsbildung und -leitung am Herzen für Didaktik
- nach der Dauer der BMT-Anwendung:
  - – kurzzeitig, z. B. instantane Defibrillation
  - – längerfristig, z. B. Langzeitbeatmung (> 1 Woche)
  - – dauerhaft (permanent), z. B. künstliche Herzklappe, Prothese (günstigenfalls lebenslang).

Im Speziellen findet man vielfältige separate Unterteilungen in Untergruppen, abhängig von der medizinischen Zielstellung, beispielsweise eine Einteilung der medizinischen Bildgebungsmodalitäten nach Anwendung ionisierender (z. B. CT) oder nicht ionisierender Strahlung (z. B. MRT) oder nach monomodaler (z. B. US) oder multimodaler (z. B. PET-MRT) Bilderzeugung.

Nach dem medizinischen Anwendungsgebiet entsprechend dem Einsatzspektrum der BMT unterscheidet man:
- organspezifisch, nach Anwendungsort am Patienten (Kriterium: Patient)
  z. B. Ophthalmologie (Augenheilkunde), Kardiologie (Herz), Lungenfunktionsdiagnostik, Otorhinolaryngologie (HNO),
- nach medizinischem Fachgebiet (Kriterium: Arzt)
  z. B. Intensivtherapie, Onkologie, Anatomie, Chirurgie, Radiologie
- nach Kategorie des Patienten (Kriterium: Patient)
  z. B. neonatologische (Säuglinge), pädiatrische (Kinder), geriatrische (Alternde), bariatrische (Übergewichtige) Anwendungen.

Nach technischen Gesichtspunkten unterscheidet man:
- nach Stoff, Energie und/oder Information als Informationsträger bzw. Applikator:
  z. B. Ultraschalltechnik in der Medizin, ionisierende Strahlen in der Medizin, Laseranwendungen, Biomaterialien, Zell- und Gewebetechnik (BMT-Anwendung jeweils sowohl zur Diagnose als auch in Therapie)
- nach ingenieurtechnischen Methoden und Werkzeugen:
  z. B. Modellierung und Simulation, Regelsysteme in der Medizin, Messung kleiner Volumenströme, Robotertechnik, Virtual Reality, Konstruktion, Anwendung von „Schlüsseltechnologien" wie Mikrosystemtechnik oder Nanotechnologien, *Lab-on-Chip*
- nach Umweltschutz und Sicherheitsfragen
  z. B. Energieeffizienz, Strahlensicherheit, Wiederverwertbarkeit.

Nach gesellschaftspolitischen Gesichtspunkten unterscheidet man:
- nach der Häufigkeit des Auftretens bestimmter zu therapierender Erkrankungen,
  z. B. Adipositas, Demenz/Parkinson, Herz-Kreislauf, Krebs, . . . , Verkehrsunfälle

– nach gesellschaftsstrukturellen Kriterien., z. B. demographischer Wandel, mehr Single-Haushalte, Sozialfinanzierung (Kosten entsprechend verlorenen Arbeits-/Lebensjahren).

Daraus ergibt sich ein sehr umfangreiches Begriffssystem, das hier in aller Kürze vorgestellt wird, um auch die Verteilung der Stoffinhalte auf die 12 Bände der Lehrbuchreihe zu erläutern (▶ Kap. 2.3).

1.2.3 Der Gegenstandskatalog der Biomedizinischen Technik

Im „**Gegenstandskatalog Biomedizinische Technik**" (▶ Abb. 1.8) sind kaleidoskopartig die Fächer zusammengetragen, deren Vielfalt auch für eine umfassende BMT-Ausbildung unabdingbar ist, und die sich sowohl in den Fachbänden dieser zwölfbändigen Lehrbuchreihe als auch in den Studiengangsbezeichnungen bzw. Vertiefungsrichtungen der Studiengänge, zum großen Teil auch als Wahlfach- oder Modulangebot, widerspiegeln. Wie jede vereinfachende Darstellung enthält auch diese einige Unzulänglichkeiten in Bezug auf Vollständigkeit und exakte thematische Zuordnungen. Sie soll hier nur die Vielfalt des Fächerspektrums illustrieren.

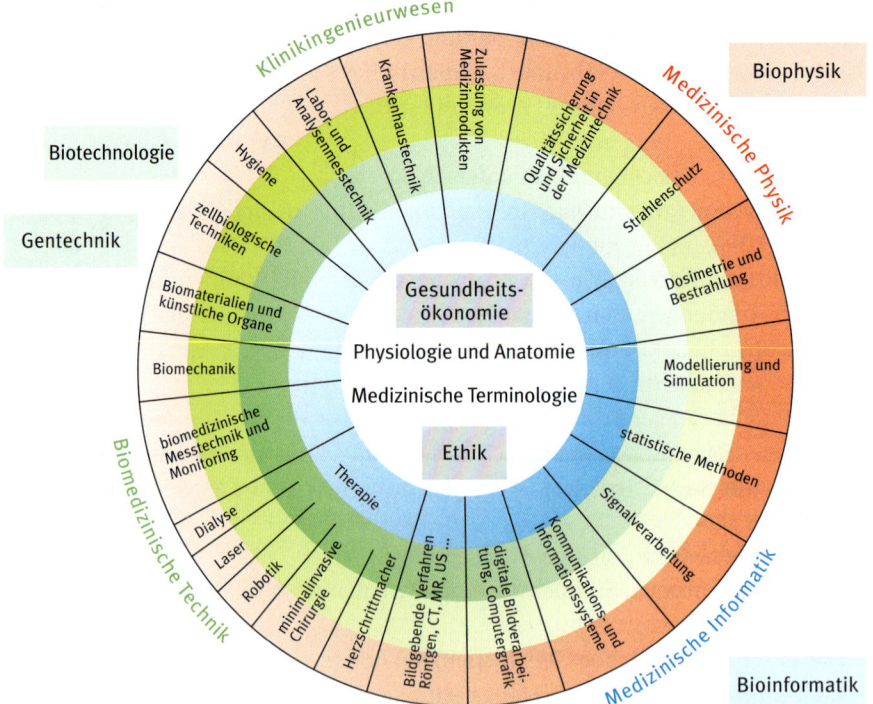

Abb. 1.8: Gegenstandskatalog Biomedizinische Technik, ausführlich nachzulesen in [DGBMT 2002].

Die ingenieur- und naturwissenschaftlichen Grundlagen für ein Studium der Biomedizinischen Technik können über diese Lehrbuchreihe nicht vermittelt werden, Sie finden sie aber jeweils angerissen und mit weiterführender Literatur versehen in den Lehrbüchern: die physikalischen Grundlagen in ▶ Kap. 6 und ▶ Band 2, Kap. 1; Biophysik, Biomaterialien und Werkstoffe in ▶ Kap. 7 und ▶ Band 3; die ingenieurwissenschaftlichen Grundlagen in allen Spezialbänden bei den konkreten BMT-Anwendungen (Elektrotechnik, Informations- und Kommunikationstechnik, Regelungs- und Automatisierungstechnik, Konstruktion, Schaltungstechnik usw., besonders in den Bänden ▶ Band 4, 7 bis 10), Informatik in ▶ Kap. 10 und ▶ Band 6, medizinisch-biologische Grundlagen in ▶ Kap. 2 und ▶ Band 2, Kap. 2, ethische, rechtliche und wirtschaftliche Aspekte in ▶ Kap. 16 und ▶ Band 12, terminologische Grundlagen in ▶ Kap. 17 und ▶ Band 2, Kap. 3.

1.2.4 Studienmöglichkeiten der Biomedizinischen Technik im deutschsprachigen Raum

Um die Breite dieses interdisziplinären Fachgebiets Biomedizinische Technik angemessen in Studieninhalten zu repräsentieren, werden die fachlichen Schwerpunkte unter (auch einander überschneidenden) Bezeichnungen in Lehrfächern zusammengefasst und häufig im Sinne exzellenter Lehre und Forschung thematisch mit den Forschungsschwerpunkten der Institute verbunden, z. B.:

– Diagnostische und Therapeutische Gerätetechnik/Systeme
– Biomaterialien und Werkstoffe
– Bio-(medizinische) Sensorik/Biosignalverarbeitung/Monitoring
– Medizinische Bildgebung/Bildverarbeitung
– Autonome und Kooperative Systeme der Biomedizinischen Technik
– Orthopädie- und Rehabilitationstechnik
– Medizinische Informatik und Informationstechnik
– Telemedizin, *eHealth*, *mHealth*
– Gerätesicherheit, Prüfung, Zulassung und Bewirtschaftung von Medizinprodukten
– Krankenhaustechnik und -management.

Historisch bedingt sind biomedizintechnische Studieninhalte auch in Studiengängen angesiedelt, aus deren Bezeichnung das medizinisch-biologische Anwendungsgebiet nicht erkennbar ist:

– Allgemeine Ingenieurwissenschaften
– Elektrotechnik und Informationstechnik
– Maschinenbau und Verfahrenstechnik
– Mechatronik
– Physik
– Informatik/Medieninformatik/Ingenieurinformatik

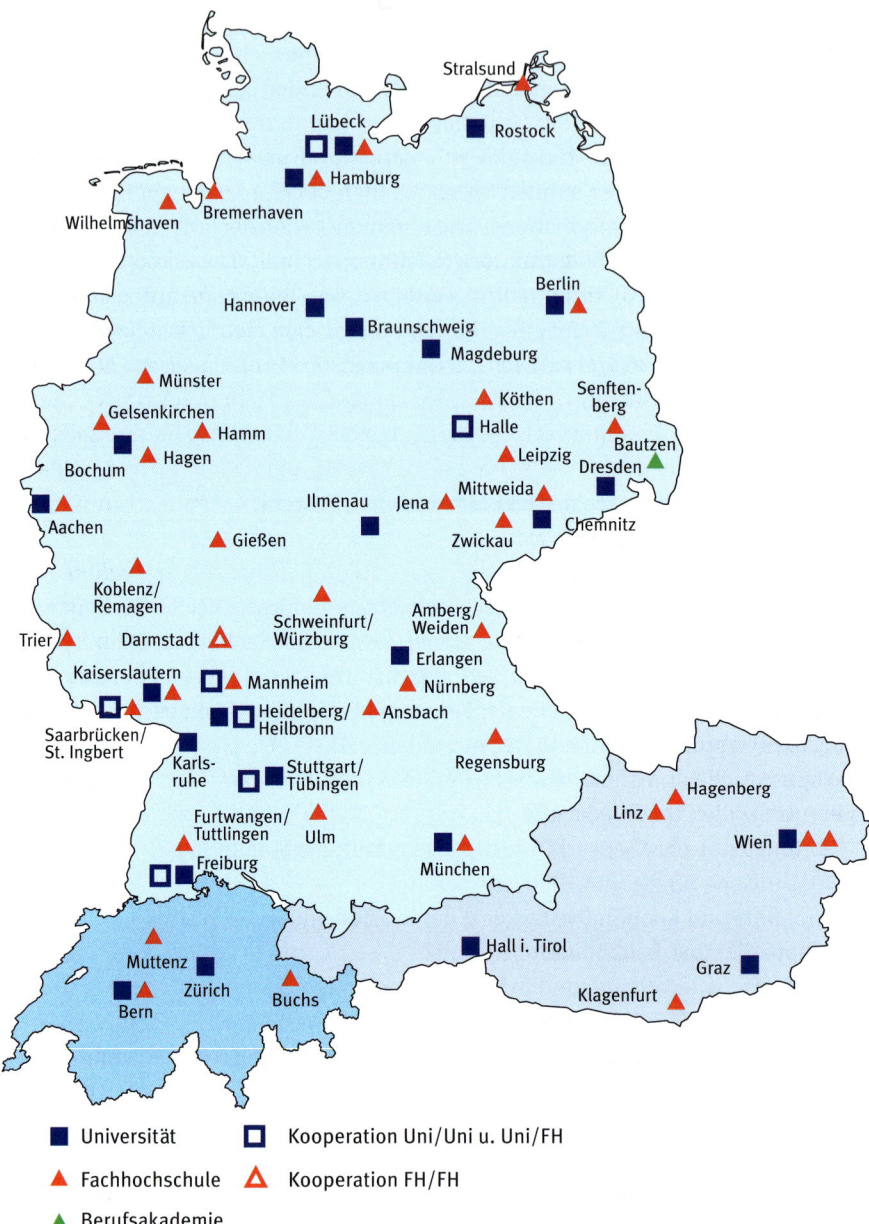

Universität

Kooperation Uni/Uni u. Uni/FH

Fachhochschule

Kooperation FH/FH

Berufsakademie

Abb. 1.9: Hochschullandschaft Biomedizinische Technik im deutschsprachigen Raum 2012: 27 Universitäten (23 in Deutschland D, 3 in Österreich AU, 1 in der Schweiz CH), 41 Fachhochschulen (29 D, 8 AU, 4 CH), 1 Berufsakademie (1 D) inkl. kooperativen Studienangeboten zwischen verschiedenen Hochschulen; aktuell nachzulesen unter [DGBMT-FA 2012].

- Wirtschaftswissenschaften
- Biologie
- Humanmedizin.

Im Jahr 2012 bieten 27 Universitäten, 41 Fachhochschulen und eine Berufsakademie in ca. 70 unterschiedlich benannten Bachelor-, Master- und Diplomstudiengängen Studieninhalte der Biomedizinischen Technik an [DGBMT-FA 2012] (▶ Abb. 1.9). Die ersten deutschsprachigen BMT-Studiengänge entstanden 1953 in Ilmenau; in Deutschland folgten 1969/1970 Karlsruhe, Berlin, Stuttgart, Gießen und Hamburg sowie 1971 Zürich in der Schweiz und 1973 Graz in Österreich [Morgenstern 1998]. Vergleichbare amerikanische Studiengänge starteten am *Drexel Institute of Technology* (1959) [Klasmeier 1969], an der *University of Virginia* (1967), der *Case Western Reserve University* (1968), der *Johns Hopkins University* (1970) und der *Duke University* (1973). Zwischen 1991 und 2006 wurden in den USA von der WHITAKER *Foundation* 750 Mio. Dollar in das Fachgebiet *Biomedical Engineering* investiert, so dass 2004 bereits 65 universitäre „*departments of biomedical engineering*" existierten [Citron 2004].

Eine aktuelle Zusammenstellung der **Studienmöglichkeiten**, aufgeschlüsselt auf Hochschulen, Orte und Studiengänge für die Vergleichsjahre 1998, 2004 und 2012 findet sich im Statusreport wie im Positionspapier „Biomedizinische Technik – Aus- und Weiterbildung" der DGBMT im VDE und aktuell in der interaktiven Landkarte unter [DGBMT-FA 2012]. Empfehlungen der deutschsprachigen BMT-Fachgesellschaften (▶ Kap. 5) fassen Minimalanforderungen bzgl. der Aufteilung der Fachinhalte auf Grundlagen und BMT-Vertiefung sowie Praktika und Abschlussarbeiten im Bachelor-, Master- und Diplomstudium zusammen [DGBMT 2005, DGBMT-FA 2012].

1.2.5 Qualifikation und Einsatzmöglichkeiten der Absolventen von Studiengängen der Biomedizinischen Technik

So vielfältig das Gebiet der Biomedizinischen Technik ist, so vielfältig sind auch die **Einsatzmöglichkeiten für Absolventen** biomedizintechnisch spezialisierter Studiengänge [s. a. VDE 2010]). Im Mittelpunkt der Arbeit steht die Lösung von biologischen/medizinischen Aufgabenstellungen mit naturwissenschaftlich-technischen Mitteln.

Im Kerngebiet der Biomedizinischen Technik sind vornehmlich Ingenieure, Naturwissenschaftler und Informatiker mit den drei (ingenieurtechnisch formulierten) Grundaufgaben beschäftigt: Analyse, Identifikation und Synthese biomedizintechnischer Systeme (▶ Kap. 8). Sie arbeiten als Forscher und Entwickler (Schöpfer und Gestalter) und/oder als Anwender in enger Zusammenarbeit mit dem Arzt oder Forscher, aus dessen unmittelbarem Arbeitsumfeld die konkreten Aufgaben und Randbedingungen für die jeweilige technische Problemlösung entspringen. In der Biomedizinischen Technik Tätige wenden auf der Grundlage tiefen Verständnisses der Mathematik und Naturwissenschaften elektrische, mechanische, akustische, optische, chemische, biologische, informatische und andere Prinzipien und Werkzeuge an, um biologische Systeme zu verstehen, qualitativ und quantitativ abzubilden, zu modifizieren und/oder zu regeln, um technische Systeme (Produkte) zu entwerfen und herzustellen, Strukturen (Anatomie, Morphologie) und Funktionen (Physiologie) zu beobachten und zu untersuchen und zu erforschen und dem Arzt bei Diagnose und Behandlung von Patienten zu assistieren – und damit medizinisch relevante Probleme lösen zu helfen (s. a. [Bronzino 1995, Linehan 2006]).

Generell kann man zusammenfassen: Absolventen aller Studiengänge mit biomedizintechnisch vertiefendem Inhalt werden je nach Studienschwerpunkt und persönlicher Neigung und **Qualifikation** eingesetzt in:

- Forschung, Entwicklung/Planung und Projektierung biomedizintechnischer Prozesse (Verfahren, Geräte, Systeme),
- sicherer Anwendung im klinischen Bereich,
- Herstellung, Erprobung, Vertrieb und effektiver Bewirtschaftung von Medizinprodukten,
- Servicetechnik und -management für Wartung und Reparatur,
- Standardisierung, Prüfung und Normung,
- Aus- und Weiterbildung, Beratung und Schulung,
- Qualitätsmanagement, Gesundheitswirtschaft und -politik;

jeweils in Zusammenarbeit mit dem Mediziner und ggf. Fachleuten anderer Sparten. Haupteinsatzstellen sind demnach Industrie, Klinik und Forschung. Dabei liegt der Fokus im industriellen Bereich auf der Bereitstellung einer optimalen technisch-technologischen Lösung für ein Gerät, ein System, eine Komponente oder einen Prozess von der Festlegung des physikalischen Wirkprinzips bis zur konstruktiven biologisch-technischen Realisierung und Zulassung. Im biologisch-klinischen Umfeld dagegen geht es vor allem um Anpassungen der Technik, Maßnahmen zum sicheren Betrieb und die Begleitung von technikunterstützten Prozessen. Vor dem Hintergrund des zunehmenden Vernetzungsgrades der biomedizintechnischen Prozesse sind außerdem fundierte Kenntnisse in der Informationstechnologie notwendig. Es gilt abzuwägen, ob Kenntnisse des Einzelgerätes, z. B. für klinikinterne Reparaturarbeiten, oder aber Prozesskenntnisse zur Einflussnahme auf komplexe Abläufe, beispielsweise im Bereich Telemedizin oder Zulassung/*Regulatory Affairs*, überwiegen sollten. Darüber hinaus muss sich der im Bereich der Biomedizinischen Technik Tätige mit den korrespondierenden ethischen, rechtlichen und ökonomischen Aspekten seiner Tätigkeit in Unternehmen und Kliniken auseinandersetzen. Aus diesem Grunde kommt dem betriebswirtschaftlichen Grundwissen, erweitert um Kenntnisse zur Bewirtschaftung von Medizintechnik, zum Marketing und ggf. dem Vertrieb von Medizinprodukten eine große Bedeutung zu.

Konkrete Aussagen aus Industrie und Klinik wurden in einer Umfrage zusammengetragen [Kraft 2008, 2010]: Die Mehrzahl aller Ingenieure kommt generell in der

Forschung und Entwicklung zum Einsatz, gefolgt vom Einsatz in den Abteilungen Produktmanagement, Technischer Außendienst und Service sowie Qualitätsmanagement, Marketing und Vertrieb, Geschäftsleitung und Fertigung. In Großunternehmen finden spezialisierte Biomedizintechnikingenieure ihren Einsatz weniger in den hoch spezialisierten Forschungsabteilungen als an den Schnittstellen zum Markt (Produktmanagement, Service) und im Qualitätsmanagement. Mit abnehmender Unternehmensgröße sind zunehmend integrative Tätigkeiten erforderlich. Unternehmen mit weniger als 20 Mitarbeitern sind wiederum oft so hoch spezialisiert, dass der Überblick über verschiedene Medizintechnikanwendungen eines Absolventen des Studienganges „Biomedizinische Technik" hier weniger gefragt ist. Bei mittleren Unternehmensgrößen von 20 bis 100 Mitarbeitern (Mehrzahl aller Medizintechnikunternehmen) dagegen bieten Biomedizintechnikabsolventen die passende Qualifikation, sofern sie in der Lage sind, Tätigkeiten in der Entwicklung mit Aspekten des Produkt- und Qualitätsmanagements sowie teilweise auch der Fertigungssteuerung zu verbinden. In den Kliniken liegen die wichtigsten Tätigkeitsbereiche in den Gebieten Medizinische Informationssysteme/Informationstechnik, Krankenhausbetriebstechnik/Medizintechnik und Medizinische Physik. Generell haben aufgrund der wirtschaftlichen Bedeutung der Biomedizinischen Technik und ihrer Perspektive auch aufgrund des demographischen Wandels (alternde Bevölkerung) Biomedizintechnikabsolventen sehr gute berufliche Aussichten.

Wie sehen nun konkret die Anforderungen des **Arbeitsmarktes** an die Absolventen biomedizintechnischer Studiengänge aus? Für Ingenieure gelten die üblichen Anforderungen:

Die Fähigkeit, das erworbene Fachwissen beim Lösen von Problemen zielorientiert, effektiv und effizient (wirkungsvoll und wirtschaftlich) anzuwenden, wird als wesentliche Ingenieurqualifikation vorausgesetzt. Dazu sind besonders Methodenkompetenz und Systemkompetenz erforderlich. Unter Systemkompetenz versteht man eine kreative und effiziente Mitarbeit beim Zusammenfügen von Teillösungen zu komplexen Gesamtlösungen (Synthese) unter Berücksichtigung der relevanten Schnittstellen und Wechselwirkungen (s. biomedizintechnischer Prozess in ▶ Abb. 1.1). Kenntnisse und Anwendungserfahrungen auf folgenden Gebieten werden generell vom Ingenieur jeder Spezialisierungsrichtung erwartet:

- Überblickswissen über angrenzende Fachgebiete
- fachübergreifendes, systemorientiertes Denken
- Entwickeln systembezogener Alternativen, Szenarien und Visionen
- Methoden und Werkzeuge des *Systems Engineering*
    - Modellbildung, Simulation und Bewertung
    - Planung, Entwurf, Analyse, Integration und Betrieb komplexer technischer Systeme
    - umweltgerechte Wiederaufbereitung und Beseitigung von Systemen [VDE/ ZVEI 2004, DGBMT-FA 2012].

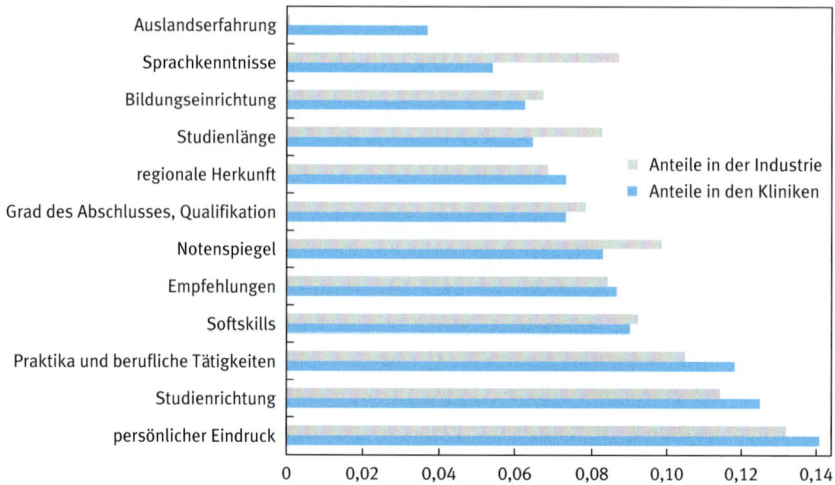

Abb. 1.10: Eignungskriterien für Medizintechnikabsolventen (Das Kriterium „Auslandserfahrung"
wurde nur in den Kliniken erfragt; die anteilige Wichtung der Antworten wurde auf 1 normiert und
stellt demnach nur einen Relativwert zum Vergleich dar.), aus [DGBMT-FA 2012].

Die Anforderungen aus den beiden größten Einsatzbereichen von Absolventen biomedizintechnischer Studiengänge (Industrie und Klinik) unterscheiden sich kaum
(s. a ▸ Abb. 1.10). Aus der Sicht von Industrieunternehmen ist vornehmlich eine solide
Grundausbildung in den technischen Grundkompetenzen (Beherrschen des aktuellen
Wissens und der Methodik der Ingenieurwissenschaften, grundlegende Kenntnisse
im Maschinenbau, der Elektrotechnik usw.) wichtig, im klinischen Bereich liegt
der Schwerpunkt auf den medizinisch-technischen Fachkompetenzen (Verständnis
medizinischer Fragestellungen und Kenntnis der Grundprinzipien der klinischen
Fähigkeit zur Kommunikation mit Medizinern usw.). Unabhängig von Abschluss und
Titel sollten die Absolventen Experten ihres Fachgebietes sein, ein Gespür für die
jeweilige Fragestellung haben, Probleme sehen und beschreiben sowie Lösungen
erarbeiten, bewerten und dauerhaft etablieren können. Für Ingenieure spielen auch
die Themenbereiche allgemeine Betriebswirtschaft, Volkswirtschaft, Marketing und
Projektmanagement eine wichtige Rolle.

Vorrangig gefordert werden also Experten im technischen Fach und Generalisten
mit Überblick über das gesamte BMT-Anwendungsgebiet [Kraft 2008, 2010].

Die Bewertung notwendiger Fähigkeiten und Fertigkeiten ergab eine sehr hohe
Einstufung des anwendungsbezogenen Könnens und des Beherrschens von Arbeitstechniken bzw. Teamwork. Damit wird klar, dass das Grundlagenwissen auch
tatsächlich beherrscht und anwendungsbereit verfügbar sein muss. Wichtig sind
außerdem das theoretische Fachwissen, Fremdsprachenkompetenz und Kommu-
nikation/Präsentation. Fähigkeiten in Management und Personalführung werden
dagegen von Hochschulabsolventen weniger erwartet, weil diese im Berufsleben

erworben werden können. Lernfähigkeit, fachübergreifendes Denken und Kommunikationsfähigkeit sind wesentlicher als managementorientierte Qualifikationen wie Durchsetzungsvermögen, Verhandlungsgeschick und Führungsqualitäten.

▶ Abb. 1.10 zeigt, nach welchen Kriterien entschieden wird, ob ein Bewerber für eine BMT-Ingenieurstelle geeignet ist.

An erster Stelle steht der persönliche Eindruck, gefolgt von der Studienrichtung, die dem fachlichen Anforderungsprofil der zu besetzenden Stelle entsprechen muss. Als eher unwichtig werden Bildungseinrichtung und Grad des Abschlusses eingestuft. Wo und wie die Kenntnisse erworben wurden, ist scheinbar nebensächlich, wenn sie verfügbar sind und im Vorstellungsgespräch bzw. im praktischen Einsatz glaubhaft vermittelt bzw. angewendet werden können. Es wird sehr viel Wert auf die **Methodik von Wissensaneignung** und die **Problemlösefähigkeit** des Kandidaten bei einem soliden Grundwissen und einem anwendungsbereiten Überblickswissen im BMT-Fach gelegt – entscheidend für die Einstellung sind dann aber auch Soft Skills: Teamfähigkeit, zielorientiertes Handeln, soziale Kompetenz.

Diese Lehrbuchreihe berücksichtigt all diese Forderungen und Kriterien und bietet eine solide Basis, sich das geforderte fachübergreifende Wissen auf dem interdisziplinären Gebiet der Biomedizinischen Technik anzueignen. Der Leser sollte sich dabei immer auch der weiteren Anforderungen bewusst sein, die nicht über das theoretische Studium des Faches vermittelt werden können, sondern über praktische Tätigkeit im zukünftigen **Berufsfeld** in einem interdisziplinären Team anhand konkreter biomedizinisch-technischer Fragestellungen erworben werden wollen.

1.3 Gesundheitspolitische und wirtschaftliche Bedeutung des Fachgebiets Biomedizinische Technik

Die moderne Medizin wie die Forschung im Bereich aller **Lebenswissenschaften** bedient sich der Biomedizinischen Technik, um erkennend und heilend zum Wohl der Menschen und der Gesellschaft wirken zu können: Biomedizinische Technik wird zunehmend im Rahmen personalisierter medizinischer Maßnahmen individualisiert eingesetzt, um den Heilungserfolg auch bei Multimorbidität (gleichzeitiges Auftreten unterschiedlicher Erkrankungen) zu erhöhen und unerwünschte Nebenwirkungen zu minimieren. Geringere Behandlungs- und Krankenhausliegezeiten sowie Vermeidung zusätzlicher Behandlungen helfen Mortalität und Morbidität auch unter Beachtung ökonomischer Gesichtspunkte zu senken. Die sichere Anwendung biomedizintechnischer Lösungen am Menschen erfordert ein ausgereiftes Qualitätsmanagement, das bereits im Forschungsbereich beginnt. Auf der Grundlage internationaler Standards wie der Deklaration von Helsinki, den Richtlinien für Gute Klinische Praxis sowie den nationalen, europäischen und internationalen Gesetzen und Vorschriften (z. B. Arzneimittelgesetz (AMG), Medizinproduktegesetz (MPG), Bundesdatenschutzgesetz (BDSG), Röntgenverordnung (RöV), Strahlenschutzverordnung (StrlSchV),

▶ Kap. 16) werden bewährte Verfahren und Geräte angewendet und Innovationen in die Anwendung überführt.

Die medizintechnische Industrie stellt eine dynamische und innovative Branche dar, die nicht nur zur Schaffung von Arbeitsplätzen und Wohlstand, sondern vor allem zur medizinischen Versorgung der Bevölkerung wesentlich beiträgt und damit eine hohe gesellschaftliche Bedeutung genießt. Die **Medizintechnikunternehmen** profitieren dabei von einer breit aufgestellten und international anerkannten Forschungslandschaft in Deutschland [VDE-DGBMT 2012]. Auf dem Gebiet der Biomedizinischen Technik nimmt in Deutschland die klein- und mittelständische **Industrie** mit durchschnittlich ca. 130 Beschäftigten pro Betrieb im Verhältnis zu anderen Industriezweigen einen bedeutenden Platz ein. Aber auch international agierende Großunternehmen wie z. B. SIEMENS, PHILIPS, DRÄGER und BIOTRONIK sind in Deutschland beheimatet. Der Export deutscher medizintechnischer Produkte liegt mit ca. 15 % des Welthandelsanteils gegenüber anderen Industriezweigen relativ hoch [DGBMT 2005]. Die Gesundheitswirtschaft gewinnt mit steigender Lebenserwartung der Menschen und Erhöhung des Lebensstandards – was auch zur Zunahme einer Reihe von Volkskrankheiten führt – an ökonomischer Bedeutung als dynamischer und innovativer Wirtschaftszweig [BMBF 2005].

Auf die wirtschaftliche Bedeutung und zukünftige Entwicklung der Biomedizinischen Technik wird ausführlicher im ▶ Kap. 18 eingegangen.

Quellenverzeichnis

Bause U.: Medizintechnik – Lehrbuch für die medizinische Fachausbildung. Berlin: VEB Verlag Volk und Gesundheit 1983.

BMBF: Studie zur Situation der Medizintechnik in Deutschland im internationalen Vergleich, u. a. Aachener Kompetenzzentrums Medizintechnik (AKM), Deutsche Gesellschaft für Biomedizinische Technik (DGBMT) im Auftrag des Bundesministeriums für Bildung und Forschung (BMBF). Berlin: BMBF 2005. Online verfügbar unter: http://www.bmbf.de, Stand: 01. 05. 2011.

BMBF: Die Informationsplattform biotechnologie.de. http://www.biotechnologie.de, Stand: 07. 10. 2012.

Brockhaus: Enzyklopädie in 30 Bänden. Leipzig, Mannheim: F. A. Brockhaus 2006.

Brodde K.: Als wärs ein Stück von mir. GEO Wissen: Ärzte, Technik, Patienten 4(1991)11: 22–25.

Bronzino J. D.: The Biomedical Engineering Handbook. CRC Press, IEEE Press 1995.

BVMed Bundesverband Medizintechnologie: Der Mensch als Maßstab. Berlin: BVMed e. V. 2011. http://www.massstab-mensch.de, Stand: 01. 08. 2012.

Citron P., Nerem R. M.: Bioengineering: 25 years of progress – but still only a beginning. Technology in Society 26(2004): 415–431.

Cuhls K., Ganz W., Warnke Ph (Hrsg.): Foresight-Prozess – Im Auftrag des BMBF. Bericht Zukunftsfelder neuen Zuschnitts. Teil: Mensch-Technik-Kooperationen. Fraunhofer-Institut für System- und Innovationsforschung (ISI), Fraunhofer-Institut für Arbeitswirtschaft und Organisation (IAO). BMBF 2009. Online verfügbar unter http://www.bmbf-foresight.de, Download unter http://www.bmbf.de/de/18384.php. Stand: 04. 05. 2010.

Der Brockhaus: Naturwissenschaft und Technik. Hrsg. Verlage F. A. Brockhaus und Spektrum Akademischer Verlag 2003.

DGBMT – Deutsche Gesellschaft für Biomedizinische Technik im VDE, AWAZ, Dössel O. (Hrsg.): Gegenstandskatalog Medizintechnik und Klinik-Ingenieurwesen. Karlsruhe: DGBMT 2002. Online verfügbar unter: http://www.dgbmt.de › Studium und Beruf › Gegenstandskatalog, Stand: 01. 05. 2013.

DGBMT – Deutsche Gesellschaft für Biomedizinische Technik im VDE: Empfehlung zur Akkreditierung von Studiengängen Biomedizinische Technik und Klinik-Ingenieurwesen, Frankfurt a. M.: DGBMT 2005. Online verfügbar unter: http://www.dgbmt.de, Stand: 01. 05. 2011.

DGBMT-FA – Deutsche Gesellschaft für Biomedizinische Technik im VDE: Fachausschuss „Aus- und Weiterbildung – BMT im Studium. Übersicht, Statusreport und Positionspapier „Biomedizinische Technik: Aus- und Weiterbildung in deutschsprachigen Ländern – Empfehlungen zur Verbesserung der Rahmenbedingungen für die Aus- und Weiterbildung von Fachkräften sowie die Nachwuchsförderung". Frankfurt a. M.: DGBMT 2012. Online verfügbar unter http://www.dgbmt.de/ausbildung, Stand: 01. 09. 2012.

DIMDI – Deutsches Institut für Medizinische Dokumentation und Information: Health Technology Assessment HTA beim DIMDI 2012. Online verfügbar unter http://www.dimdi.de/static/de/hta/index.htm, Stand: 10. 05. 2012.

Duden: Das Fremdwörterbuch (Band 5). Mannheim Leipzig Wien Zürich: Dudenverlag, Bibliographisches Institut und F. A. Brockhaus AG 2001.

Duden: Elektronisches Lexikon. Bibliographisches Institut GmbH 2012. Online verfügbar unter http://www.duden.de, Stand: 03. 10. 2012.

Enderle J. D., Blanchard S. M., Bronzino J. D.: Introduction to biomedical engineering. San Diego, London, Boston: Elsevier Academic Press 2000.

Enderle J. D., Blanchard S. M., Bronzino J. D.: Introduction to Biomedical Engineering. Amsterdam, Boston, Heidelberg: Elsevier Academie Press 2005.

Forth E., Schewitzer E.: Bionik. Leipzig: VEB Bibliographisches Institut 1976.

Geselowitz D. B.: On the theory of the electrocardiogram. Proc IEEE 77(1989): 857–876.

Glaser W.: Elektronik woher – wohin. Leipzig: VEB Fachbuchverlag 1967.

Gräbner M.: Auf dem Weg zum Cyborg. TELEPOLIS special 01(2012): 6–9.

Hung G. K.: Biomedical engineering principles of the bionic man. Series on Bioengineering and Biomedical Engineering – Vol. 5. World Scientific Publishing Company 2009.

Hutten H.: Biomedizinische Technik – Betrachtungen zur Situation eines multidisziplinären Fachgebietes. Berlin, Heidelberg, New York: Springer-Verlag 1991.

IBE – Institute of Biological Engineering, Levington (USA): Biological Engineering 2012. Online verfügbar unter http://www.ibe.org, Stand: 05. 05. 2012.

Kaiser S.: Material zur Lehrveranstaltung „Diagnostische und Therapeutische Gerätetechnik". Dresden: Technische Universität Dresden, Institut für Biomedizinische Technik 1992.

Katona P. G.: Biomedical Engineering and The Whitaker Foundation: A Thirty-Year Partnership. Annals of Biomedical Engineering 34(2006)6: 904–916.

Klasmeier G.: Biomedizinische Technik. Bericht im Auftrag der Stiftung Volkswagenwerk zur Situation eines interdisziplinären Fachgebietes in der Bundesrepublik Deutschland. Mit einer Studie aus den USA, erstattet für den Direktor der National Institutes of Health. Stiftung Volkswagenwerk Hannover. Göttingen: Vandenhoek & Ruprecht 1969.

Kraft M.: Fokusthema: Ergebnisse einer Umfrage zu Anforderungen an Medizintechnikabsolventen aus Sicht der Industrie. Health Technologies 2(2008): 2–8.

Kraft M.: Ergebnisse einer Umfrage zu Anforderungen an Medizintechnikabsolventen aus Sicht der Industrie und der Klinik. Vortrag in der Hot-Topic-Session: Biomedizinische Technik im Studium (Podiumsdiskussion) mit dem Schwerpunkt „Bewertung und Stellenwert der Lehrleistungen in forschenden Hochschulen". BMT 2010: Dreiländertagung Biomedizinische Technik, DGBMT im VDE in Rostock 2010.

Linehan J. H.: Introduction: The Whitaker Foundation. Biomedical Engineering Summit Meeting. Annals of Biomedical Engineering 34(2006)2: 199.

Linsenmeier R. A.: What Makes A Biomedical Engineer? IEEE Eng. Med. Biol. 22(2003)4: 32–38.

Lippmann, H. G., Kaiser, S., Römer, H.: Biomedizinische Technik. Versuch zu ihrer wissenschaftstheoretischen und methodologischen Kennzeichnung. Wiss. Beitr. Ing.-Hochsch. Dresden 16(1986)H.5: 5–13.

Meyers Neues Lexikon: Leipzig: VEB Bibliographisches Institut 1977.

Morgenstern U., Kaiser S.: Mathematical Modelling of Ventilation Mechanics. Int. Journal of Clinical Monitoring and Computing 12(1995)2: 105–112.

Morgenstern U., Freyer R.: Ausbildung Biomedizinische Technik: woher – wozu – wohin? 32. Jahrestagung der Deutschen Gesellschaft für Biomedizinische Technik, Dresden 1998. Biomedizinische Technik 43(1998) Ergänzungsband 1: 460–461.

Nachtigall W.: Bionik – Grundlagen und Beispiele für Ingenieure und Naturwissenschaftler. Berlin, Heidelberg: Springer-Verlag 2002.

Nagel J. H. (Hrsg.): White Paper on Accreditation of BME Programs in Europe. IFMBE Ad-Hoc Committee on European IFMBE Representation, IFMBE 2003.

Pschyrembel: Klinisches Wörterbuch (online). Berlin: de Gruyter 2012. Online verfügbar unter http://www.degruyter.com, Stand: 03.10.2012.

Schwan H. P.: Biological Engineering. Inter-University Electronic Series, Vol. 9. New York: McGraw Hill Book Company 1969.

VDE – Verband der Elektrotechnik Elektronik Informationstechnik e. V.: Intelligente Assistenzsysteme im Dienst für eine reife Gesellschaft. VDE-Positionspapier. Frankfurt a. M. 2008.

VDE – Verband der Elektrotechnik Elektronik Informationstechnik e. V.: Ingenieurinnen und Ingenieure der Elektrotechnik und Informationstechnik. Trends, Studium und Beruf. VDE-Studie. Frankfurt a. M. 2010.

VDE-DGBMT – Deutsche Gesellschaft für Biomedizinische Technik im VDE, Fachausschuss Mikro- und Nanosysteme. Theranostische Implantate. VDE-Positionspapier. Frankfurt a. M. 2011. Online verfügbar unter http://www.vde.com, Stand: 05.05.2012.

VDE-DGBMT – Deutsche Gesellschaft für Biomedizinische Technik im VDE: Medizintechnische Innovation in Deutschland Empfehlungen zur Verbesserung der Innovationsrahmenbedingungen für Hochtechnologie-Medizin. VDE-Positionspapier. Frankfurt a. M. 2012. Online verfügbar unter http://www.vde.com, Stand: 05.05.2012.

VDE/ZVEI – Zentralverband der Elektrotechnik- und Elektronikindustrie: Positionspapier: „Anforderungen an die Berufsfähigkeit von Bachelor- und Masterabsolventen aus Sicht der Elektrotechnik- und Elektronikindustrie", Frankfurt a. M. 2004. Online verfügbar unter http://www.zvei.org, Stand: 01.08.2005.

Whitaker Foundation: Definition of Biomedical Engineering. Online verfügbar unter http://www.whitaker.org 2003; http://www.bmesphotos.org/WhitakerArchives/glance/definition.html, Stand: 05.05.2012.

Wikipedia: Die freie Enzyklopädie. Online verfügbar unter http://www.wikipedia.org, Stand: 07.10.2012.

Wintermantel E.: Medizintechnik – Life Science Engineering. Berlin, Heidelberg: Springer-Verlag 2008.

Verzeichnis weiterführender Literatur

Für eine Vertiefung dieses Kapitels siehe Bände 2 bis 12 der vorliegenden Lehrbuchreihe „Biomedizinische Technik".

Enderle J. D., Blanchard S. M., Bronzino J. D.: Introduction to Biomedical Engineering. Amsterdam, Boston, Heidelberg: Elsevier Academie Press 2005.

Hering E., Modler K.-H. (Hrsg.): Grundwissen des Ingenieurs. München, Wien: Fachbuchverlag Leipzig im Carl Hanser Verlag 2002.

Ritter A. B., Reismann S., Michniak B. B.: Biomedical engineering Principles. CRC Press Taylor & Francis 2005.

Richtlinien und Gesetze

Richtlinie 2007/47/EG des Europäischen Parlaments und des Rates vom 5. September 2007 zur Änderung der Richtlinien 90/385/EWG des Rates zur Angleichung der Rechtsvorschriften der Mitgliedstaaten über aktive implantierbare medizinische Geräte und 93/42/EWG des Rates über Medizinprodukte.

Richtlinie 2003/32/EG der Kommission vom 23. April 2003 mit genauen Spezifikationen bezüglich der in der Richtlinie 93/42/EWG des Rates festgelegten Anforderungen an unter Verwendung von Gewebe tierischen Ursprungs hergestellte Medizinprodukte.

Richtlinie 2001/104/EG des Europäischen Parlaments und des Rates vom 7. Dezember 2001 zur Änderung der Richtlinie 93/42/EWG des Rates über Medizinprodukte.

Richtlinie 2000/70/EG des Europäischen Parlaments und des Rates vom 16. November 2000 zur Änderung der Richtlinie 93/42/EWG des Rates hinsichtlich Medizinprodukten, die stabile Derivate aus menschlichem Blut oder Blutplasma enthalten.

Richtlinie 98/79/EG des Europäischen Parlaments und des Rates vom 27. Oktober 1998 über In-vitro-Diagnostika.

Richtlinie 93/42/EWG des Rates vom 14. Juni 1993 über Medizinprodukte.

Richtlinie 90/385/EWG des Rates vom 20. Juni 1990 zur Angleichung der Rechtsvorschriften der Mitgliedstaaten über aktive implantierbare medizinische Geräte.

MPG – Gesetz über Medizinprodukte vom 7. August 2002, zuletzt geändert 24. Juli 2010.

Hans Georg Lippmann

2 Zur Spezifik des medizinischen Arbeitsprozesses

Zusammenfassung: Der zu konstruktiver Mitarbeit in medizinischer Wissenschaft und ärztlicher Praxis berufene Fachmann der Biomedizinischen Technik wird sich aus gutem Grund um eine profunde Kenntnis der besonderen Merkmale des medizinischen Arbeitsprozesses bemühen. Denn diese unterscheiden sich erheblich von denen, die einem technikwissenschaftlichen Arbeitsprozess zu eigen sind, weil das „Objekt" des medizinischen Arbeitsprozesses allein der individuelle Mensch in Gesundheit und Krankheit – der „Patient" – ist. In der detaillierten Beschreibung dieser Merkmale finden die Einzigartigkeit der Arzt-Patienten-Beziehung und deren Bedeutung für die Qualität ärztlichen Bemühens, die Evidenzbasierte Medizin als wissenschaftliche Basis der medizinischen Arbeit als auch die Kennzeichnung der verschiedenen Fachdisziplinen und Arbeitsbereiche der Medizin eine besondere Hervorhebung.

Abstract: Biomedical Engineers and their equipment are deeply involved in the medical workflow. The working methods of Biomedical Engineers are very different from those of other engineers, since the "object" of their work is the human as an individual – the patient – in health or sickness. Therefore, the uniqueness of the doctor-patient-relationship is described in detail. This relationship is very important for a result of good quality in the processes of diagnostic investigation and of therapy. The conception of "evidence-based medicine" is described, and the special fields of medicine, the specialist role of the medical doctor, the physician's professional orders, and his professional obligations are presented.

Gleich, ob in gerätetechnisch-elektronischer Forschung und Entwicklung oder in direkter klinischer Anwendungspraxis technischer Mittel tätig, kann der Fachmann der Biomedizinischen Technik ohne eine gründliche Kenntnis der Eigenheiten des medizinischen Arbeitsprozesses eine anspruchsvolle Leistung für die Medizin kaum erbringen.

Denn es ist in der Tat kein zweites technisches System, dem ein primär rein technisches Konstrukt oder Verfahren zu seinem Heil entgegengesetzt werden soll: Es ist vielmehr der menschliche Organismus, der als **individuelle Persönlichkeit** mit ihren ganz eigenen physischen, psychisch-emotionalen, nicht zuletzt auch mit ihren sozialen Abhängigkeiten behaftet ist. Mit dieser Bürde tritt der Mensch als **Patient** in den medizinischen Arbeitsprozess ein und wird gleichsam zum **Objekt** dieses Prozesses.

Hinzu kommt, dass sich die charakteristischen Determinanten des medizinischen Arbeitsprozesses sehr wesentlich unterscheiden von den Determinanten eines technikwissenschaftlichen Arbeitsprozesses, denn das kognitive Rüstzeug der jeweils Ausführenden ist naturgemäß ein weitgehend anderes.

Außerdem ist es für den Biomedizintechniker unvermeidlich, sich mit dem Sprachgebrauch im medizinischen Arbeitsprozess, bezeichnet als **Medizinische Fachsprache**, vertraut zu machen. Sie ist keineswegs eine elitäre Gepflogenheit, sondern dient einer unmissverständlichen Bezeichnung zum einen von **Merkmalen des menschlichen Körpers**, zum anderen von **Krankheiten** und hat den unschätzbaren Vorteil, weltweit verstanden und gepflegt zu werden. Auf die medizinische Fachsprache wird man daher auch in allen Bänden dieser Buchreihe stoßen, ihre wissenschaftliche Durchdringung erfolgt in den Kapiteln zum Thema **Terminologie** (▸ Band 1, ▸ Kap. 17 und ▸ Band 2, Kap. 3).

Und schließlich darf der in der Biomedizinischen Technik Tätige keineswegs auf den Erwerb von grundlegenden Kenntnissen über die Beschaffenheit des „Objektes", also über die **Lebensfunktionen des menschlichen Organismus** in Gesundheit und Krankheit, verzichten. Nicht, um selbst zum perfekten Medizinkenner zu werden, sondern um ein Grundverständnis für die Strukturen und Funktionen des menschlichen Körpers zu gewinnen und darüber mit dem Arzt als seinem Partner einen qualifizierten Informationsaustausch führen zu können. Das notwendige Wissen über den menschlichen Organismus ist im ▸ Band 2, Kap. 2 der Lehrbuchreihe dargelegt. Doch worin genau bestehen die besonderen Eigenheiten des medizinischen Arbeitsprozesses?

2.1 Die Stellung des Biomedizintechnikfachmanns im Gefüge des medizinischen Arbeitsprozesses

In einem modernen Gemeinwesen lässt sich eine Vielzahl von Einrichtungen und Aktivitäten finden, die sich alle mehr oder minder intensiv um das Wohl seiner Bürger bemühen. Dass dazu auch eine wohlorganisierte **medizinische Betreuung** der Be-

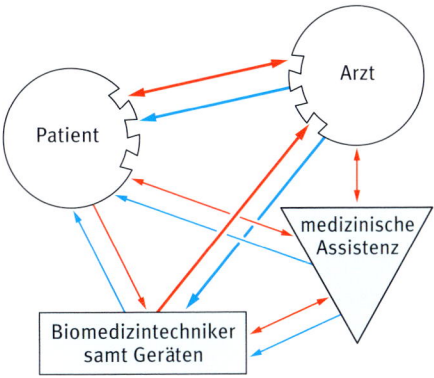

Abb. 2.1: Das Beziehungsgefüge des medizinischen Arbeitsprozesses; rote Linien: sensorische Informationsflüsse, blaue Linien: aktorische Informationsflüsse.

völkerung gehört, kennzeichnet insbesondere das erreichte zivilisatorische und soziokulturelle Niveau dieses Gemeinwesens.

Wie ist diese medizinische Betreuung realisiert? Ihre institutionelle Verwirklichung bezeichnet man allgemein als **Gesundheitswesen**. Nach vorgegebenen wissenschaftlich begründeten Richtlinien beobachtet es das gesundheitliche Verhalten der Bevölkerung mit folgenden Zielen:

–   aktive Gesundheitsvorsorge,
–   Abwendung von Krankheit,
–   Wiederherstellung von Gesundheit,
–   Anordnung präventiver Maßnahmen (z. B. Impfaktionen),
–   Pflege Behinderter und sonstiger Hilfsbedürftiger,
–   Beistand nach Unfällen,
–   Begleitung von Leiden und Sterben.

Es geht dabei also um nicht weniger als das elementar Existenzielle des menschlichen Lebens, manchmal durchaus auch in dramatischer, immer aber in ausgesprochen individualisierter Situation.

Solche Situationen erzwingen geradezu eine ganz besondere **zwischenmenschliche Beziehung**: Auf der einen Seite steht **der Patient** in seiner persönlichen physischen, psychisch-emotionalen und sozialen Existenz; man spricht von einer **individuellen bio-psycho-sozialen Persönlichkeit**.

Auf der anderen Seite steht der **Arzt**, natürlich unterstützt von heilberuflichen Assistenzen, auch von Physikern, Chemikern, Mathematikern, Klinik-Seelsorgern, Verwaltungsfachleuten und eben den Ingenieuren, Informatikern und weiteren Naturwissenschaftlern in der Biomedizinischen Technik (▶ Abb. 2.1).

Diese zwischenmenschliche Beziehung wird im alltäglichen Sprachgebrauch als **Arzt-Patienten-Beziehung** bezeichnet. Sie basiert auf einem ausgesprochenen Vertrauensverhältnis zwischen Arzt und Patient, das nicht nur getragen wird von ärztlichem Wissen und Können, sondern auch und vor allem von menschlicher Zuwendung, beiderseitigem emotionalen Entgegenkommen und einem einfühlsamen Verständnis für die aktuelle wie auch allgemeine Situation des Patienten.

Die Qualität dieser Beziehung ist von ausschlaggebender Bedeutung für eine erfolgreiche medizinische Betreuung, sei es in Diagnose und Therapie, in Prävention und Rehabilitation oder im Gesundbleiben und im Gesundwerden.

Warum? Ein guter Gestalter dieser Beziehung findet neben der Einbringung seines Wissens und Könnens genügend Zeit für seinen Patienten, um ihm vor allem zuzuhören. Darüber hinaus erfasst er mit einem hohen Maß an Empathie dessen Situation so, dass ein diagnostisch-therapeutisches Gespräch zwischen Arzt und Patient schließlich immer zu einer gründlichen Durchdringung der aktuellen Situation führt. Dann gelingt zumeist auch die erwünschte Beherrschung dieser Situation.

2.2 Grundelemente der ärztlichen Tätigkeit

Eine solche, gleichsam institutionalisierte zwischenmenschliche Beziehung erfordert ärztlicherseits in ganz besonderem Maße **ethisch-moralische Grundregeln**:

Das sogenannte ärztliche Berufsethos fußt auf dem hippokratischen Eid (HIPPO-KRATES VON KOS, um 460–377 v. Chr.; der antike griechische Arzt gilt als Begründer der wissenschaftlichen Medizin). Er schrieb das ethisch-moralische Verhalten der ärztlichen Tätigkeit fest, dessen Grundsätze noch heute gültig sind. Sie wurden allerdings in den letzten Jahrzehnten immer wieder an die erzielten wissenschaftlich-technischen Fortschritte in der Medizin angepasst („Genfer Ärztegelöbnis 1948", „Deklaration von Helsinki 1964", „Deklaration von Tokio 1975" u. a.). Dabei stehen **Ethikkommissionen** der Ärzteschaft beratend zur Seite, wenn es um schwierige Entscheidungssituationen etwa in der Intensivmedizin, um neue therapeutische Verfahren, um genetische Manipulationen oder um Schwangerschaftsabbrüche geht (s. ▶ Kap. 16).

Zuallererst muss sich ein Arzt verpflichtet fühlen, jedem Menschen, der um Hilfe suchend zu ihm kommt – ob arm, ob reich, ob anderen Kulturkreisen angehörig und welchen persönlichen Profils auch immer –, diese Hilfe unweigerlich zu gewähren: **Fürsorgepflicht der Ärzte**.

Weiterhin steht jede ärztliche Tätigkeit unter dem traditionellen Leitsatz *„primum nil nocere"*, was bedeutet, dass aus ärztlichem Handeln niemals Schaden für den Patienten erwachsen darf. Vielmehr ist ärztliches Handeln stets auf das Wohl des Patienten gerichtet. Das schließt auch ein, dass menschliches Leben unter keinen Umständen ärztlicher Disposition unterliegt – vielmehr geht es zwingend immer um **Erhaltung von Leben**.

Aber der inzwischen erreichte Entwicklungsstand ärztlich geführter Therapie, zu dem auch die Biomedizinische Technik ganz erheblich beigetragen hat, ermöglicht es heute, das nicht mehr selbstbestimmte Leben eines Schwerstkranken nahezu beliebig lange aufrechtzuerhalten. Das aber steht im Widerspruch zum modernen elementaren Recht des Menschen, am Sterben nicht gehindert zu werden.

Das ursprünglich oberste Gebot ärztlichen Handelns, das Leben des Patienten unter keinen Umständen in Frage zu stellen, hat dadurch in neuester Zeit eine erhebliche Relativierung erfahren: Gegenwärtig ist standes- wie auch strafrechtlich festgelegt, dass der Arzt nicht mehr bedingungslos dem Leben des Patienten verpflichtet ist, sondern dass er vielmehr das **Selbstbestimmungsrecht des Patienten** zu respektieren hat. Und zwar auch dann, wenn der Wille des Patienten nicht mit den aus ärztlicher Sicht notwendigen Behandlungsmaßnahmen übereinstimmt. Vielmehr darf er „das Sterben durch Unterlassen, Begrenzen oder Beenden einer begonnenen medizinischen Behandlung ermöglichen, wenn dies dem Willen des Patienten entspricht" [Bundesärztekammer, 2011]. Weiteres dazu in ▸ Band 2, Kap 2.8.

Darüber hinaus muss das ärztliche Handeln stets auch die gründliche Aufklärung des Patienten über seine Krankheit und ihre möglichen Folgen, die Therapiechancen und -risiken sowie seine eigene Mitwirkung am therapeutischen Prozess umfassen. Ebenso ist es erforderlich, den Patienten über sein Recht zur Verweigerung ärztlich vorgeschlagener Maßnahmen zu informieren: **Aufklärungspflicht der Ärzte**.

Sodann ist dem Arzt unbedingte Schweigepflicht auferlegt zu allem, was vom Patienten in Erfahrung gebracht wird, einschließlich der erarbeiteten Diagnose und Therapie. Dieser **ärztlichen Schweigepflicht** sind ebenso alle ärztlichen Mitarbeiter unterworfen, also auch die Fachleute in der Biomedizinischen Technik, soweit sie in Kenntnis solcher Fakten kommen. (Im Umgang mit klinischen Daten unterwirft sich der assistierende Biomedizintechniker dieser Schweigepflicht. Die Veröffentlichung wissenschaftlicher Forschungsergebnisse gebietet dagegen exakte Dokumentation, darum sind die Daten zu anonymisieren und die Zugriffsrechte zu regeln, s. ▸ Kap. 10.)

Ein Verstoß gegen dieses Schweigegebot kann standesrechtlich verfolgt werden und bis zum Entzug der ärztlichen Approbation führen. Jegliche Entbindung von dieser Schweigepflicht kann und darf nur durch den Patienten selbst erfolgen.

Ein weiteres Charakteristikum des medizinischen Arbeitsprozesses in der Arzt-Patienten-Beziehung besteht darin, dass **der Patient zugleich als Objekt und Subjekt** auftritt (im Gegensatz zu einem rein technischen Prozess, in dem die Subjekt-Objekt-Positionen eindeutig festliegen). Das heißt, der Patient gestaltet im Idealfall den Prozess der medizinischen Betreuung unter Führung des Arztes aktiv mit (*shared decision making*). Dies gilt heute weltweit.

Dass dabei neben der selbstverständlich verfügbaren **ärztlichen Rationalität** auch vermeintliche **Irrationalität**, verursacht durch das beiderseitig eingebrachte **psychisch-emotionale Verhalten**, ins Spiel kommt, ist ein ausgesprochenes Spezifikum der medizinischen Arbeit. Es ist nicht ungewöhnlich, in diesem Zusammenhang von unerklärbaren magischen Effekten zu sprechen.

Hierher gehört auch der sogenannte **Plazeboeffekt**, mit dem man eine sich einstellende positive Wirkung auf das Befinden des Patienten bezeichnet, ohne dass dies auf die Wirkung eines Medikaments oder einer anderen therapeutischen Maßnahme zurückgeführt werden kann. Selbst die ärztliche Persönlichkeit allein kann in geglückter Arzt-Patienten-Beziehung einen Plazeboeffekt auslösen. Allerdings spielt in der medizinischen Arbeit auch das erst jüngst stärker beachtete Gegenstück eine nicht unbedeutende Rolle: Es ist das **Nozebo**. Damit wird die Reaktion eines Patienten auf unbeabsichtigte negative Äußerungen des Arztes oder seiner Mitarbeiter, z. B. prognostischer Natur, umschrieben, die über psychische Effekte zu einer Verschlechterung von Wohlbefinden und Krankheitsstatus führen kann.

Die Rationalität des ärztlichen Wissens und Könnens wiederum, gefestigt durch eine disziplinierte, fortwährende und lebenslange Weiterbildung, gründet sich auf die **Evidenzbasierte Medizin** (s. ▸ Kap. 10).

2.3 Evidenzbasierte, personalisierte, individualisierte Medizin

Unter diesem, erst jüngst geprägten Begriff der Evidenzbasierten Medizin ist eine auf die Ergebnisse naturwissenschaftlich begründeter **empirischer Studien** gestützte medizinische Arbeit zu verstehen. Sie gibt allgemein verbindliche Richtlinien für die ärztliche Diagnostik und Therapie vor („Diagnostikstandards", „Therapiestandards", „Therapieempfehlungen", auch allgemein als „**Leitlinien**" bezeichnet). Dabei sind die therapeutischen Entscheidungen für den Patienten ausdrücklich auf der Grundlage von empirisch (mittels Beweismaterial) nachgewiesener Wirksamkeit zu treffen.

> **Evidenzbasierte Medizin** (*engl. evidence* Beweis, Beleg; *engl. Evidence-based Medicine*, **EbM**): eine auf die Ergebnisse naturwissenschaftlich begründeter empirischer Studien (Daten, Erfahrungswissen) gestützte medizinische Vorgehensweise, die allgemein verbindliche Richtlinien zum besten patientenbezogenen Handeln vorgibt.
>
> **Medizinische Leitlinie**: systematisch entwickelte Feststellungen, um die Entscheidungen von Ärzten, Angehörigen anderer Gesundheitsberufe und Patienten über angemessene Gesundheitsversorgung unter spezifischen klinischen Umständen zu unterstützen.

Diese empirischen Studien sind international standardisierte „**Kontrollierte Klinische Studien**" (*placebo-controlled double-blind clinical trials*): Testung eines neuen Wirkstoffs / eines neuen Verfahrens gegen ein Scheinmedikament / ein Vergleichsverfahren mit möglichst großem Stichprobenumfang (vgl. ▸ Kap. 16).

Die Evidenzbasierte Medizin ist die unverzichtbare wissenschaftliche Grundlage der medizinischen Arbeit schlechthin, aber sie ist eben, wie wir erfahren haben, keineswegs alles, was die ärztliche Tätigkeit insgesamt ausmacht.

Die sogenannte **Personalisierte Medizin** unserer Tage ist erst durch den großen diagnostischen Fortschritt möglich geworden (z. B. in der Genanalytik). Sie setzt eine ganz auf die individuellen Merkmale des Patienten abgestimmte Therapie ein. Vom Ziel her eigentlich gar nicht so neu, denn dies war schon immer eine Wunschvorstellung ärztlicher Tätigkeit.

> **Personalisierte Medizin** (auch: **Individualisierte Medizin**): Methode der modernen Medizin, bei Patienten eine ganz auf die individuellen Merkmale ihrer bio-psycho-sozialen Persönlichkeit abgestimmte Therapie einzusetzen.

Der medizinische Betreuungsprozess vollzieht sich vorrangig im **stationären** und im **ambulanten** Bereich: Stationär bedeutet, dass der Patient in einer klinischen Einrichtung für einen bestimmten Zeitraum, den Diagnose und Therapie erforderlich machen, untergebracht ist. Ambulant, dass es sich um einen relativ kurzzeitigen, auch immer wiederkehrenden Kontakt mit der ärztlichen Arbeit handelt. Darüber hinaus gibt es eine Reihe spezieller medizinischer Betreuungsarten, wie etwa:

– die Intensivtherapiestationen (ITS) der Kliniken für die zumeist auch stark technikgestützte Behandlung kritisch Kranker (z. B. maschinelle Beatmung),
– den Rettungsdienst des Deutschen Roten Kreuzes,
– das System Notarzt,
– Betreuung Werktätiger am Arbeitsplatz durch den Betriebsarzt,
– Ärzte des Medizinischen Dienstes, die vorwiegend gutachterlich für die Krankenversicherungsträger tätig sind.

2.4 Medizinische Disziplinen

Weil sich das ärztliche Fachwissen namentlich in der zweiten Hälfte des 19. Jahrhunderts eines erheblichen Wachstums erfreuen konnte und sowohl die diagnostischen als auch die therapeutischen Möglichkeiten allmählich reicher und reicher wurden, begann die Ärzteschaft im Laufe der Zeit einzelne **medizinische Disziplinen** zu etablieren. Sie führten nach und nach zur Einführung der Fachbezeichnungen Innere Medizin, Chirurgie, Ophthalmologie (Augenheilkunde), Pädiatrie (Kinderheilkunde), Geriatrie (Altersheilkunde) etc. und zur Gründung entsprechender Fachabteilungen in klinischen Einrichtungen, später auch von spezialisierten Arztpraxen.

Die in diesen medizinischen Disziplinen tätigen Ärzte hatten ihre Qualifikation durch eine postgraduale Aus- und Weiterbildung mit starkem praktischen Bezug über mehrere Jahre nachzuweisen, um die staatliche Anerkennung als „**Facharzt**" zu erwerben – wie auch heute noch üblich.

Der Spezialisierungsprozess hat bis weit hinein in das 20. Jahrhundert angehalten und zur Schaffung weiterer eigenständiger **Subdisziplinen** geführt. So gibt es heute z. B. nicht nur den Internisten (Fachärzte für Innere Medizin), sondern, gleichsam hochspezialisiert aus der Inneren Medizin hervorgegangen, den Kardiologen (Herzspezialisten), Pulmologen (Lungenspezialisten), Nephrologen (Nierenspezialisten), Hepatologen (Leberspezialisten) und noch viele weitere, an Diagnose und Therapie nur bestimmter innerer Organe und deren Krankheiten orientierte Fachärzte.

Gleiches gilt etwa auch für die Chirurgie, die längst zu Subdisziplinen wie der Thoraxchirurgie (vor allem Herz-, Lungenchirurgie), der Viszeralchirurgie (vor allem

Chirurgie des Magen-Darm-Traktes, aber auch der Leber, Gallenblase und Bauchspeicheldrüse), der Neurochirurgie (vor allem Gehirn- und Rückenmarks-Chirurgie) etc. aufgesplittert ist.

Alle diese medizinischen Fachdisziplinen repräsentieren in ihrer Gesamtheit das medizinische Betreuungssystem der gegenwärtigen **„Hochleistungsmedizin"**, die wiederum ohne die erfolgte Einbindung der Biomedizinischen Technik nicht denkbar wäre.

Fraglos bedeutet die Spezialisierung der Ärzte einen großen Fortschritt in der Qualität der medizinischen Arbeit. Wie jeder Fortschritt ist er aber auch von Gefahren begleitet: Durch das gezielte Interesse am erkrankten Organ kann der Mensch als kranke Gesamtpersönlichkeit durchaus ein wenig außer Acht geraten.

Jede ärztliche Tätigkeit muss sich den Regularien der **ärztlichen Berufsordnung** verpflichtet fühlen, die gesetzlich festgeschrieben ist (Bundesärzteordnung). Eine kritische Überwachung dieser als auch die Wahrnehmung berufsständischer Interessen der Ärzte obliegt den **Ärztekammern** auf Bundes- und Landesebene, die ausnahmslos alle Ärzte vereinen. Gewerkschaftlich organisierte Ärzte finden sich im Marburger Bund zusammen.

Ärzte dürfen ihren Beruf nur ausführen, wenn sie die staatliche **Approbation als Arzt** (*lat. approbatio* Zustimmung, Billigung) erhalten haben. Dazu ist der Nachweis eines mit dem Staatsexamen abgeschlossenen Medizinstudiums erforderlich sowie die erfolgreiche Absolvierung einer umfangreichen Reihe weiterer berufsbildender Vorgaben, wie etwa des Nachweises verschiedener medizinischer Praktika.

Zudem liegt es nicht allein im persönlichen Interesse der Ärzte, ihr Wissen und Können fortlaufend zu aktualisieren. Vielmehr ist mit der Erteilung der Approbation auch die Pflicht zu stetiger fachlicher Weiterbildung ausgesprochen: die **Weiterbildungspflicht der Ärzte**.

Naturgemäß ist jeder Mensch mit dem Risiko behaftet, krank zu werden oder einem Unfall zum Opfer zu fallen. In fortschrittlich verwalteten Gemeinwesen ist es daher eine bedeutende soziokulturelle Errungenschaft, dass dieses individuelle Risiko durch **Krankenversicherungssysteme** abgefedert wird.

2.5 Der ärztliche Betreuungsprozess von Prävention über Diagnose und Therapie bis zu Rehabilitation

Die häufigsten – und zugleich umfangreichsten und zeitlich aufwändigsten – ärztlichen Aktivitäten sind bekanntlich die **Diagnose** und die **Therapie**. Der Prozess der **Diagnosefindung** (im alltäglichen ärztlichen Sprachgebrauch stets als Diagnostik, z. B. Röntgendiagnostik, Labordiagnostik, Lungenfunktionsdiagnostik etc. bezeichnet, vgl. ▶ Kap. 1) hat eine lange historische Entwicklung aufzuweisen: In der antiken Medizin Mesopotamiens, Chinas, Indiens, Ägyptens, Griechenlands und Roms war der Arzt (!) allein auf seine Sinne, seine Erfahrung sowie die körperliche Inspektion und Untersuchung angewiesen.

Nur der Uneingeweihte kann darüber staunen, dass dies noch heute das wichtigste diagnostische Rüstzeug des Arztes ist: Noch immer gilt als gesichert, dass mehr als 80 % einer allgemeinen medizinischen Diagnose allein aus dem kundigen Gespräch mit dem Patienten (Anamnese), gepaart mit einer körperlichen Untersuchung und natürlich mit dem ärztlichen Erfahrungsschatz, erschlossen werden.

Das sowohl im wechselseitigen Austausch mit dem Patienten Erkundete als auch die Erkenntnisse aus Inspektion und körperlicher Untersuchung (Befunde) ordnet der Arzt **Symptomen**, d. h. typischen Merkmalen krankhafter Abweichungen, zu.

> **Symptom** (Krankheitsmerkmal; *griech.* **symptoma** Begebenheit, Zusammenfall): typisches Merkmal krankhafter Abweichung. Die Gesamtheit der aus einem Krankheitsprozess resultierenden Symptome ergibt das klinische Bild, die Symptomatik. Die Beschreibung der Symptomatik erzeugt der Arzt mit dem Befund. Mehrere typischerweise gemeinsam auftretende Symptome können zu einem Syndrom gebündelt werden.

In der Zusammenschau aller gewonnenen Daten kommt er schließlich zur **Diagnose** eines definierten Krankheitsbildes „mit typischer **Symptomatik**". In aller Regel findet diese Symptomatik, vor allem, wenn sie noch mit Unsicherheiten behaftet ist, ihre Ergänzung durch die sogenannten Laborwerte (laborchemische Analytik von Körperflüssigkeiten und Ausscheidungen) sowie durch technikgestützte Diagnostik (z. B. EKG, bildgebende Verfahren, Ergometrie; ▶ Kap. 1, 5 und 7).

Selbstverständlich haben gerade Biomedizinische Technik und laborchemische Analytik diesen Prozess ärztlicher Diagnostik außerordentlich bereichert, indem sie die sensorischen Fähigkeiten des Arztes zu einzigartiger Erweiterung und Vervollkommnung bringen konnten.

Dennoch behält die beschriebene, gleichsam basale ärztliche Tätigkeit in der Arzt-Patienten-Beziehung ihren unbestreitbar hohen Stellenwert. Sie ist weder durch technikgestützte Diagnostik einschließlich rechnergestützter Diagnostikprogramme und Expertensysteme etc., noch durch die hochentwickelte chemische Labordiagnostik ersetzbar.

Die Unentbehrlichkeit dieses modernen technikbasierten diagnostischen Rüstzeugs für den diagnostizierenden Arzt bleibt dennoch ganz unbestritten.

Man sollte sich aber gerade deshalb immer wieder bewusst machen, welcher Stellenwert diesem „modernen diagnostischen Rüstzeug" im medizinischen Arbeitsprozess wirklich zukommt – bei allem Respekt gegenüber dem beachtlich großen Fortschritt, den es der ärztlichen Diagnostik insgesamt gebracht hat.

Der unbestreitbar außerordentliche Nutzen birgt nämlich auch die Gefahr in sich, die traditionellen ärztlichen Tugenden – die gleichsam basale ärztliche Tätigkeit – zum Nachteil der Qualität einer Arzt-Patienten-Beziehung allzu sehr zu verdrängen.

Eine gesicherte **Diagnose** ist die unverzichtbare Voraussetzung für jegliche therapeutische Entscheidung – der Arzt stellt mit der Diagnose die **Indikation** für eine bestimmte Therapie.

Wie in der ärztlichen Diagnostik waren die Möglichkeiten **ärztlich geführter Therapie** in der Antike naturgemäß ebenfalls sehr beschränkt. Sie beruhten lange Zeit auf der Anwendung empirisch gewonnener Kenntnisse zu Linderung und Heilung krankhafter Auffälligkeiten und waren zum großen Teil mythisch-mystisch überlagert (z. B. Tempelschlaf – einen Hinweis auf wirksame Therapie erhoffend), was sich teilweise bis in die Neuzeit hinein erhielt (Schamanentum, Hexenwesen, Quacksalberei etc.). Allerdings gab es in der antiken römischen Medizin schon ein hochentwickeltes chirurgisches Instrumentarium, darüber hinaus jedoch keinerlei technische Hilfsmittel.

Der Umfang moderner Methoden einer ärztlich verordneten **Therapie** steht allerdings der praktizierten großen Vielfalt diagnostischer Methoden deutlich nach.

Man denkt dabei in erster Linie überwiegend an die **medikamentöse Therapie**, weil sie mit einer bemerkenswerten Fülle von Pharmaka (zertifizierte chemische, auch aus Pflanzen gewonnene Wirkstoffe) aufwarten kann. Sie unterliegt zu einem beträchtlichen Teil der **ärztlichen Verschreibungspflicht** und ist zudem dem **Prinzip der evidenzbasierten Therapie** (vorgeschriebener wissenschaftlich geprüfter Nachweis der Wirksamkeit eines Medikaments) unterworfen.

Daneben existiert in der ärztlich verordneten Therapie auch eine Reihe weiterer Methoden als **nichtmedikamentöse Therapien** auch unter Nutzung von Heil- und Hilfsmitteln (s. ▶ Kap. 14), wie beispielsweise:

- manuelle Therapie,
- Akupunktur,
- Elektrotherapie,
- Physiotherapie,
- Ergotherapie,
- Bewegungstherapie,
- Verhaltenstherapie,
- Psychotherapie.

Hinzu gezählt werden müssen natürlich auch die **therapeutischen operativen (chirurgischen) Eingriff** (s. a. ▶ Kap. 12).

Die modernen **Biobanken** stellen ein beträchtliches therapeutisches Arsenal von **organischen Ersatzteilen** für den menschlichen Körper bereit: Überwiegend mithilfe gentechnischer Methoden werden aus tierischem oder menschlichem Ausgangsmaterial Haut, Sehnen, Knorpel etc. gezüchtet. Dadurch kommt es vermehrt zu einer Entlastung der immer wieder kritischen Situation im medizinischen System **Organspende** und **Organtransplantation**.

Einen besonderen Platz nehmen darüber hinaus die **technikgestützten Therapien** ein, die bekanntlich von einfachen gerätetechnischen Verfahren bis hin zu anspruchsvollen Assistenzsystemen zur Stützung natürlicher Organfunktionen und sogar künstlichen Organen ein breites Spektrum an Einsatzmöglichkeiten bereitstellen (s. a. ▶ Kap. 1, 13, 14 und 15).

Mit ihrer Hilfe erbringt die heutige Medizin therapeutische Leistungen, die man noch vor wenigen Jahrzehnten für unmöglich gehalten hat. Lebenserhaltende technikgestützte Strategien, wie etwa die Maschinelle Beatmung kritisch Kranker, führen allerdings nicht selten zu schwierigen Entscheidungssituationen in der ärztlichen Arbeit über das weitere Schicksal der betroffenen Patienten. Denn: Sterben und Tod können selbst durch die aufwändigsten Methoden technikgestützter Therapie zur Erhaltung der Vitalfunktionen allenfalls hinausgezögert, jedoch niemals aufgehoben werden.

Alle hier besprochenen Therapien – und ihre beliebigen Kombinationen, die je nach Diagnose erforderlich werden – haben ihre spezielle ärztliche Indikation, d. h. ihren nachgewiesen wirksamen Einsatz bei bestimmten körperlichen oder psychischen Fehlleistungen bzw. Erkrankungen.

Jede dieser Therapieformen, gerade auch technikgestützter Art, erfordern sorgfältigsten Umgang mit den Belangen des Patienten und gezielte Aufmerksamkeit hinsichtlich der **Patientensicherheit**.

Ein schwerwiegendes Problem jeder therapeutischen Arbeit sind die **Behandlungsfehler**, die natürlich niemals unbedacht erfolgen, aber dennoch offensichtlich unvermeidbar sind. Sie führen meist – neben den Problemen des Patienten – zu unangenehmen standesrechtlichen, nicht selten auch zu strafrechtlichen und zivilrechtlichen Konsequenzen, denen sich der behandelnde Arzt bei erwiesener Fahrlässigkeit beugen muss: **Arzthaftung** (= Haftpflicht).

Der Patient der Gegenwart ist nicht nur, häufig bedingt durch die Medien einschließlich Internet, ein auch in medizinischen Fragen relativ Aufgeklärter, was eine durchaus anspruchsvollere Gestaltung der Arzt-Patienten-Beziehung nötig macht.

Der aufgeklärte Patient erwartet vom Arzt vielmehr auch, dass er selbstverständlich an den modernen Errungenschaften der Medizin teilhat und also in den Genuss aller verfügbaren modernen diagnostischen und therapeutischen Möglichkeiten kommen sollte. Damit treten allerdings ökonomische Ansprüche zutage, die die finanzielle Absicherung eines Gesundheitswesens in arge Bedrängnis bringen können. Denn es geht sowohl um kostspielige Investitionen diagnostisch-therapeutischer Technik und Laborausrüstung als auch um nicht weniger hohe Kosten für verordnete Arzneimittel und Heilhilfsmittel (wie z. B. Krankengymnastik oder Ergotherapie). Zwischen solchem Anspruch des Patienten und dem ökonomisch Möglichen wird der Arzt dann immer beiderseits vertretbare Kompromisse schließen müssen.

Alles, was wir bisher zum medizinischen Arbeitsprozess kennengelernt haben, wird in Bezug auf das Ziel des Arbeitsprozesses als **Kurative Medizin** bezeichnet. Sie macht den Großteil aller medizinischen Betreuung aus und bemüht sich – gemäß ihrer Bezeichnung – darum, eine **Heilung** herbeizuführen.

Kurative Medizin (*lat. curare* pflegen, sich sorgen um): Teilgebiet der Medizin, das den Großteil aller medizinischen Betreuung ausmacht und darauf abzielt, die Heilung (vollständige Wiederherstellung der Gesundheit) herbeizuführen.

Davon heben sich zunächst zwei Spezialgebiete der medizinischen Betreuung ab: die **Palliativmedizin** (*lat. palliatus* mit einem Mantel umhüllt) und die **Präventivmedizin** (*lat. praevenire* zuvorkommen).

Bei der **Palliativmedizin** handelt es sich um die ärztlich geführte Fürsorge von Patienten mit einer sehr schweren Erkrankung, die unweigerlich zum Tode führen wird (z. B. eine fortgeschrittene Krebserkrankung), weil alle Möglichkeiten kurativer Therapie ausgeschöpft wurden, aber erfolglos blieben.

Im Vordergrund dieser Fürsorge stehen vor allem die Schmerzbekämpfung und die Herstellung einer möglichst guten Befindensqualität des Patienten, sowie ein psychologisch geschulter Umgang mit Leiden und Sterben.

Erfolgt diese ärztliche Fürsorge daheim, nimmt der Patient neben dem Hausarzt den **ambulanten Pflegedienst** in Anspruch. Wird der Patient stationär betreut, befindet er sich in aller Regel in einem **Hospiz**, einer klinischen Einrichtung zur fachgerechten Betreuung unheilbar Kranker und Sterbender. Besonders auf diesem Gebiet kommen auch kirchlich geführten Einrichtungen große Verdienste zu.

> **Palliativmedizin**: ärztlich geführte Fürsorge für Patienten mit Erkrankungen, die auf Grund ihrer Schwere unweigerlich zum Tode führen, weil alle Möglichkeiten kurativer Therapie ausgeschöpft wurden, aber erfolglos blieben.

Die **Präventivmedizin** steht dagegen ganz im Dienste der **Gesundheitsvorsorge**. Sie hat das Ziel, Erkrankungen, auch Unfälle, zu verhüten: Krankheiten und ihre Vorstufen sowie Risikofaktoren für Krankheiten sollen möglichst früh erkannt werden, um dadurch bessere Therapiechancen zu gewinnen.

Kein Geringerer als der berühmteste deutsche Arzt des frühen 19. Jahrhunderts, CHRISTOPH WILHELM HUFELAND (Leibarzt von FRIEDRICH WILHELM II.), prägte den noch immer gültigen Aufruf an die Ärzteschaft **„Vorbeugen ist besser als Heilen"**.

Die Methoden der Präventivmedizin sind vor allem die Empfehlung (und auch Durchführung) gesundheitsfördernder (krankheitsvorbeugender) Maßnahmen (Prophylaxestrategien), sowie **Vorsorge-** und Früherkennungsuntersuchungen (z. B. Screening-Programme zur Krebsfrüherkennung, Schwangerenvorsorge, d. h. die Überwachung des Schwangerschaftsverlaufs). Im ärztlichen Alltag unterscheidet man die **primäre** (Ausschaltung von Gesundheitsrisiken), die **sekundäre** (frühestmögliche Diagnosestellung und Therapie) und die **tertiäre** (Verhütung von Rückfällen, Krankheitsfolgen und Folgeerkrankungen) **Prävention**.

> **Präventivmedizin**: Gesundheitsvorsorge, die auf die Verhütung von Erkrankungen und Unfällen abzielt und damit auf die Verringerung ihrer Verbreitung sowie die Verminderung ihrer Auswirkungen auf Morbidität und Mortalität der Bevölkerung: primär (Ausschaltung von Gesundheitsrisiken), sekundär (frühestmögliche Diagnosestellung und Therapie) und tertiär (Verhütung von Rückfällen, Krankheitsfolgen und Folgeerkrankungen).

Die tertiäre Prävention verschmilzt gleichsam mit einem weiteren Spezialgebiet der medizinischen Betreuung. Es ist die **Rehabilitationsmedizin** (*lat. re* wieder, *habilis* tauglich) (s. ▶ Kap. 14).

Man versteht darunter alle zu treffenden Maßnahmen, die nach schwerer Krankheit (z. B. einem Herzinfarkt oder einem schweren chirurgischen Eingriff) oder auch nach einer eingetretenen Behinderung als Krankheitsfolge vom Arzt verordnet werden. Das Ziel dieser Maßnahmen ist die möglichst vollständige gesundheitliche Wiederherstellung, oder, falls dies nicht gelingt, eine angemessene familiäre, soziale und berufliche Wiedereingliederung des Patienten.

> **Rehabilitationsmedizin:** Teilgebiet der Medizin, das alle zu treffenden Maßnahmen für Patienten nach schwerer Krankheit und für behinderte Menschen umfasst, auch nach einer eingetretenen Behinderung als Krankheitsfolge. Ziele sind die möglichst vollständige gesellschaftliche Teilhabe und wenn möglich die gesundheitliche Wiederherstellung.

Die eingesetzten ärztlich verordneten Methoden sind vor allem die **Physiotherapie** und die **Ergotherapie** mit entsprechenden Lernprogrammen für den Patient sowie eine qualifizierte **psychologische Betreuung**.

Die dafür vorgesehenen stationären Einrichtungen bezeichnen sich als Kurkliniken und Sanatorien. Auch hier sind – wie in der Palliativmedizin – klinische Einrichtungen unter kirchlicher Obhut aktiv tätig.

2.6 Die Verantwortung des Biomedizintechnikfachmanns im medizinischen Arbeitsprozess

Abschließend sei gefragt, wie es um die Rolle des Ingenieurs, Informatikers oder Naturwissenschaftlers im medizinischen Arbeitsprozess bestellt ist?

Als Gestalter und Verwalter seiner technischen Mittel und Methoden in der diagnostischen und therapeutischen Arbeit trägt er natürlich die Verantwortung für die **Zuverlässigkeit** ihrer Funktion und nicht minder für die **Sicherheit** in der Anwendung am Patienten als auch gegenüber dem medizinischen Nutzer. Und schließlich hilft er dem Arzt, nicht nur die **richtigen Methoden** einzusetzen, sondern auch und vor allem die **richtige Interpretation** der mit diesen Methoden gewonnenen Ergebnisse vorzunehmen.

Er wird damit zum ebenso sachkundigen wie helfenden Partner des Arztes im Beziehungsgefüge des medizinischen Arbeitsprozesses (▶ Abb. 2.1). Und seine Arbeit zielt genauso wie die des Arztes auf das Wohl des Patienten unter selbstverständlich gebotener Rücksichtnahme auf die Intimität der Arzt-Patienten-Beziehung.

Damit ist der Biomedizintechnikfachmann mit den von ihm verwalteten technikgestützten diagnostischen und therapeutischen Methoden im modernen medizinischen Arbeitsprozess zu einem unverzichtbaren Mitgestalter qualifizierter ärztlicher

Tätigkeit geworden. Er trägt erheblich zu dem bedeutenden Gewinn bei, den die technischen Mittel in der Medizin für das Erreichen der Ziele ärztlicher Fürsorge und medizinischer Betreuung erbracht haben. Er ist sich aber auch bewusst, dass seine technischen Mittel an Grenzen stoßen: Sie können weder das ärztliche Handeln in seiner Komplexität vollständig übernehmen, noch vermögen sie Sterben und Tod als eherne Bestandteile des menschlichen Lebens gänzlich abzuwenden.

Mit der in diesem Kapitel vorgelegten Darstellung ist der Versuch unternommen, in verknapptem Umfang die charakteristischen Kennzeichen des medizinischen Arbeitsprozesses für den Ingenieur, Informatiker oder Naturwissenschaftler in der Biomedizinischen Technik aufzuzeigen und seinem Verständnis zugänglich zu machen. Hat er es erschlossen, ist ihm im Großen und Ganzen das wirklich Wesentliche zur Methodik der medizinischen Arbeit an die Hand gegeben. Es kann für seine kundige Zusammenarbeit mit dem Arzt von beträchtlichem Nutzen sein und zudem eine befriedigende Erfüllung seiner Aufgaben in Forschung und Entwicklung oder auch in direktem Kontakt mit der ärztlichen Praxis fruchtbringend ergänzen.

Die unverzichtbare Nutzung technikgestützter diagnostischer und therapeutischer Methoden für die gegenwärtige ärztliche Arbeit zum Wohle des Patienten wurde mehrfach hervorgehoben und bedarf nicht des geringsten Zweifels. Auch dann noch, wenn sie hin und wieder Gefahr läuft, die Arzt-Patienten-Beziehung und deren spezielle Besonderheiten mit Gewichtungsverschiebungen im diagnostischen Prozess zu belasten. Denn das Krankheitsgefühl des Patienten sowie der körperliche Untersuchungsbefund können sich durchaus nicht ausreichend adäquat in den erhobenen gerätetechnischen und laboranalytischen Daten widerspiegeln.

Quellenverzeichnis

Bundesärztekammer (Hrsg.): Grundsätze der Bundesärztekammer zur ärztlichen Sterbebegleitung. Dt. Ärzteblatt 108(2011)2: A346.

Verzeichnis weiterführender Literatur

Deter H.-C. (Hrsg.): Die Arzt-Patient-Beziehung in der modernen Medizin. Göttingen: Vandenhoeck und Ruprecht 2010.
Pschyrembel W.: Pschyrembel Klinisches Wörterbuch. Berlin, New York: de Gruyter 2002.
Unschuld P. U.: Der Arzt als Fremdling in der Medizin? München: W. Zuckschwerdt Verlag 2010.

Anja Abdel-Haq und Martin Baumann

3 Interdisziplinäres, lebenslanges und effizientes Lernen

Zusammenfassung: Die Lehrbuchreihe Biomedizinische Technik richtet sich sowohl an Lernende als auch an Lehrende. Ziel dieses Beitrages ist es, beiden Nutzergruppen einen Mehrwert für die Nutzung des Mediums Buch in den herausfordernden interdisziplinären Themenbereichen der Biomedizinischen Technik anzubieten. Lernende erhalten Anregungen für nachhaltiges Lernen mithilfe spezieller Arbeitstechniken und Tipps zum Umgang mit einem hochgradig grenzüberschreitenden Stoffgebiet. Lehrende bekommen als Wissensvermittler Tipps zur optimalen Umsetzung der Inhalte und werden als Mentoren bestärkt, Lernende in ihrer Individualität zu unterstützen. Letztlich sollen beide Nutzergruppen auf die spannenden und vielseitigen Themengebiete der Biomedizinischen Technik neugierig gemacht und dazu angeregt werden, ihre Erfahrungen bei der Arbeit mit diesem Buch zu reflektieren.

Abstract: The textbook series "Biomedizinische Technik" addresses both students and lecturers. This chapter offers additional support to both targeted groups to benefit from a book on the challenging interdisciplinary topics of Biomedical Engineering. Students will find stimulation for a sustained learning following specific learning methods, as well as tips on handling highly interdisciplinary subjects. Teachers are encouraged both in their function as a medium of knowledge transfer and as mentors to perceive and support students as individuals. Lastly, all readers shall be made curious for the new kind of knowledge they will experience when working with this book.

In der heutigen Informationsgesellschaft ist Wissen in immer schneller aufeinanderfolgenden Zyklen dynamisch geworden. Dies erfordert sowohl einen didaktischen **Paradigmenwechsel** auf der Seite der Lehrenden als auch einen Wechsel der Lernorganisation auf Seiten der Lernenden. Für Lehrende kommt es nicht mehr allein darauf an, sich um das didaktisch erfolgreiche „wie" des Lehrens zu kümmern, sondern auch für Lernumgebungen zu sorgen, die ein selbstbestimmtes Lernen ermöglichen. Lernende stehen vor der Herausforderung, neben dem Anlegen neuen Wissens auch das lebenslange, selbstgesteuerte Lernen zu lernen [Bentley 1998].

Das folgende Kapitel wendet sich somit an Lehrende und an Lernende. Beiden soll dieses Kapitel eine Reflexionshilfe und – wenn gewünscht – eine kurze Anleitung zur Vermittlung bzw. zum Lernen der Lehrbuchinhalte sein.

3.1 Herausforderung Biomedizinische Technik

Sowohl die Aneignung als auch die Vermittlung von Wissen, Fertigkeiten und Haltungen verlaufen im Fach Biomedizinische Technik wesentlich anders als in anderen ingenieurwissenschaftlichen Fächern. Zum einen existiert kein homogenes Fach „Biomedizinische Technik": Dieser Begriff beschreibt eine Vielzahl von höchst unterschiedlichen Einzelfächern (z. B. Rehabilitationstechnik, *Tissue Engineering*, Ergonomie oder Organunterstützungssysteme), die sämtlich Fächergrenzen berühren und überschreiten. Dabei sind offensichtlich die Disziplinen der Ingenieur- und Naturwissenschaften sowie der Medizin unmittelbar involviert; bei genauerem Hinsehen spielen aber auch die Sozial- und Geisteswissenschaften sowie die Volks- und Betriebswirtschaft eine mitunter tragende Rolle (s. ▶ Kap. 1). Bedingt durch diese Interdisziplinarität, prallen zum anderen in allen Bereichen, die der Terminus „Biomedizinische Technik" adressiert, Welten aufeinander. Nicht nur Inhalte, sondern auch Problemlösestrategien, Lehrformen oder das Lernverhalten unterscheiden sich in den Teilbereichen stark voneinander.

Der Fachmann der Biomedizinischen Technik ist daher nicht allein vielseitig ausgebildet und qualifiziert. Er sieht seine Rolle vielmehr auch als Grenzgänger zwischen den Disziplinen, um zwischen ihnen zu vermitteln und eben aus dieser Unterschiedlichkeit Nutzen und neue Ideen entstehen zu lassen.

3.2 Reflexion der Lern-/Lehrziele als Nutzer der Lehrbuchreihe

Bevor sich der Nutzer mit den Inhalten dieser Lehrbuchreihe beschäftigt, sollte er für sich Arbeitsziele festlegen. Reflexionshilfe bieten die Dimensionen nachhaltigen Lehrens und Lernens (Tab. 3.1).

Tab. 3.1: Dimensionen nachhaltigen Lehrens und Lernens – Anhaltspunkte
(in Anlehnung an [Fink 2009]).

Dimension Lernen lernen
Welche Elemente der Selbststeuerung sollen im Umgang mit den Informationen aus der
Lehrbuchreihe gelernt/angewendet werden?
Dimension Werte
Welche fachlichen Interessen und Einstellungen sollen entwickelt werden?
Dimension Fachwissen
– Welche Inhalte sollen aus dem Gedächtnis erinnert werden?
– Welche Informationen sollen in einen anderen Kontext eingeordnet werden können?
– Welche Regeln und Prinzipien sollen angewendet werden können?
– Welche Fähigkeiten sollen entwickelt werden?
– Welche Wissensgebiete sollen verknüpft werden können?

3.3 Anregungen für Lehrende zur Aufbereitung der Inhalte

Wenn Sie in der Rolle als Lehrender auf die Inhalte dieser Lehrbuchreihe zurückgreifen – gleichgültig, ob als Dozent im Hochschulunterricht, als Ausbilder in der Fortbildung oder als studentischer Tutor im Rahmen einer Lerngruppe, so werden Sie nur in den seltensten Fällen ausschließlich Fakten auf der Wissensebene weitergeben bzw. deren Kenntnisse prüfen. Sie werden zusätzlich in mindestens zwei weiteren Rollen auftreten: Zunächst werden Sie als professionell arbeitender Mensch wahrgenommen, der in einer Vorbildfunktion eine Grundhaltung zu allen von Ihnen vermittelten Inhalten repräsentiert [García-Morales 2008]. Zugleich wird von Ihnen auch erwartet, dass Sie Ihre Hörer, Schüler und Kollegen als einzelne Persönlichkeiten wahrnehmen, die – obgleich identische Lernziele verfolgend – individuelle Ansprüche an Sie und Ihre Art der Wissensvermittlung stellen können und diese auch einfordern. Sie können diese Lehrbuchreihe daher ausschließlich als aktuelle und vollständige Quelle von biomedizintechnischem Fachwissen nutzen. Allerdings geben Ihnen die zahlreichen Praxisbeispiele und die unterschiedlichen Betrachtungsweisen – in Kombination mit Ihrem eigenen Erfahrungsschatz – wertvolle Anregungen, wie sie die Sachinhalte **motivierend und nachhaltig** an Ihre Zielgruppe weitergeben können. Die Autoren schlagen Ihnen vor, diese Lehrbuchreihe daher auch als Kristallisationskeim für eigene Gedanken und Ideengeber für spannenden Unterricht zu sehen. Denn mit der Biomedizinischen Technik verhält es sich hier wie mit den meisten Abläufen in der Natur: Zwar ist überall Austausch, aber faszinierend wird es immer an Phasenübergängen, Schnittstellen und Grenzflächen. Die Checkliste in Tab. 3.2 unterstützt Sie als Lehrender bei der Konzipierung und Durchführung nachhaltig wirkender **Lehrveranstaltungen**.

Tab. 3.2: Checkliste für erfolgreiches Lehren (in Anlehnung an das Universalmodell für erfolgreiches Lehren und Lernen von GAGNÉ [Gagné 1985]).

Aktivität des Lehrenden	Techniken des Lehrenden	Zielaktivität beim Lernenden
1. Aufmerksamkeit herstellen	✓ provokative Frage stellen ✓ aktuelles Ereignis einbeziehen ✓ originelles Zitat, Motto einflechten	Aufmerksamkeit herstellen
2. Lehrziel mitteilen	Welche Fachinhalte sollen Lernende ✓ später wissen? ✓ in neuen Situationen anwenden können? ✓ mit anderem Wissen verknüpfen können?	Lernziele festlegen
3. Vorwissen aktivieren	✓ relevante Inhalte aus der eigenen Lehrveranstaltung/ ✓ aus anderen Lehrveranstaltungen wiederholen	Langzeitgedächtnis aktivieren
4. Lehrmaterial präsentieren	✓ Neues im ersten Schritt anschaulich, alltagsnah präsentieren ✓ bildliche Darstellungen verwenden ✓ Lehrstopp zur Klärung von Verständnisproblemen/Lehrstoff „setzen lassen"	Fachinhalte wahrnehmen
5. Lernhilfen anbieten	✓ Lernende durch Fragen auf das angestrebte Lehrziel lenken ✓ Lernende zum Entwurf von Schemata, Tabellen, Blockschaltbildern anregen ✓ Analogien verwenden – Neues auf Bekanntes beziehen ✓ Anwendungsbezug für Abstraktes anbieten	Wissen anlegen
6. Gelerntes anwenden lassen	✓ Aufgaben mit verschiedenen Anwendungsbezügen stellen	Rückschluss auf eigenes Lernergebnis ziehen
7. Rückmeldung holen/geben	schriftliche Nachfrage (Minutenabfrage) des Lehrenden bei Lernenden: ✓ angemessenes Tempo ✓ ausreichende Strukturierung ✓ was nicht verstanden wurde konkrete Rückmeldung des Lehrenden an den Lernenden zu vorher festgelegten Leistungsanforderungen ✓ was ist eine gute/was ist eine ungenügende Leistung	Wissen anlegen

Aktivität des Lehrenden	Techniken des Lehrenden		Zielaktivität beim Lernenden
8. Wissen testen	✓	z. B. schriftliche Arbeiten/Tests erst rückkoppeln, dann durch Lernende überarbeiten lassen und zum Schluss bewerten	Wissensstand testen
9. Behaltensleistung/Lerntransfer fördern	✓	zur Wiederholung komplexe Anwendungsaufgaben mit hohem Praxisbezug stellen	Lernleistungen in neuen Situationen erproben

3.4 Anregungen für Lernende zum Umgang mit den Fachinhalten

Auch als lernender Nutzer dieser Buchreihe können Sie mehrere Rollen innehaben: nicht allein als Student eines biomedizintechnisch ausgerichteten Studiengangs, sondern auch als Schüler mit einem Interesse an den hier behandelten Themen oder als Lehrender mit dem Ziel der Erweiterung und Vertiefung im Rahmen einer im vorangegangenen Kapitel beschriebenen Lehrtätigkeit. Aber auch als im Beruf Stehender, der sich für theoretische Hintergründe seiner täglichen Arbeit oder angrenzender Gebiete interessiert, als Mediziner mit Technikinteresse – bzw. als Techniker mit Anwendungsfeld Klinik – oder auch als Nicht-BMT-Fachmann, der Zusammenhänge zwischen medizintechnischen Fakten und wirtschaftlichen oder ethischen Fragen sucht, können Sie diese Lehrbuchreihe nutzbringend einsetzen. Bitte lassen Sie sich nicht von der Art oder dem Umfang einzelner Darstellungen entmutigen, falls diese einmal nicht Ihren Erwartungen entsprechen. Es liegt in der Natur eines Lehrbuches, unidirektional angelegt zu sein und daher nicht allzu spontan auf die individuellen Ansprüche aller Leser eingehen zu können. Daher ist die Lehrbuchreihe stets als Angebot für Ihren persönlichen Prozess der Wissensaneignung zu verstehen. Die Autoren bitten Sie als lernenden Leser um die Offenheit und die Bereitschaft, dieses Angebot gewinnbringend zu nutzen, indem Sie die mehrfach zitierten Grenzen zwischen den beteiligten Fachdisziplinen nicht nur überschreiten, sondern auch aktiv nutzen, um mit Fachleuten und Interessenten jenseits der Grenze ins Gespräch zu kommen.

Letztlich fordern die Autoren Sie an dieser Stelle auf, beim Lesen der Kapitel stets einen Stift in der Hand zu halten. Unterstreichen Sie *Ihre* Schlüsselwörter! Kringeln Sie *Ihre* Kernaussagen und Schlüsselformeln ein! Ergänzen Sie Texte um *Ihre* Gedanken! Trauen Sie sich, für *Sie* irrelevante Inhalte einzuklammern! Damit schaffen Sie das, was Buchautoren systembedingt nie erreichen können: So machen Sie das Lehrbuch zu *Ihrem* Arbeitsbuch, in dem Sie sich leichter orientieren können. Das Buch wird dann Ihren eigenen Ansprüchen besser entsprechen als es die Autoren je hätten erreichen können. Beim Umgang mit dem Lernstoff dieser Lehrbuchreihe können Sie auf die Checkliste in Tab. 3.3 zurückgreifen, mit deren Hilfe Sie Ihren **Lernprozess** selbst steuern und nachhaltig gestalten können.

Tab. 3.3: Checkliste für erfolgreiches Lernen (in Anlehnung an das Universalmodell für erfolgreiches Lehren und Lernen von Gagné [Gagné 1985]).

Aktivität des Lernenden	Techniken
1. Aufmerksamkeit herstellen	√ Ritual zu Arbeitsbeginn: ruhigen Platz suchen, Platz aufräumen, ausreichend trinken etc.
	√ Aktivierung: an hellem, gelüftetem Platz arbeiten, tief durchatmen, Lockerungsübungen etc.
2. Lernziel für gewünschten Buchabschnitt festlegen	√ Lehrziele des Autors aufnehmen (wenn vorhanden)
	√ Eigene Ziele setzen: Was möchte ich erinnern, verstehen, später in neuer Situation anwenden können?
	√ Bis zu welchem Abschnitt/in welcher Zeit möchte ich den Lernstoff bearbeiten?
3. Langzeitgedächtnis aktivieren	√ vom Autor ausgewiesenes Vorwissen aktivieren
	√ nach Schlagworten im Lehrbuchtext suchen und dazu bereits angelegtes Wissen abrufen
4. Fachinhalte lesen	√ durch überfliegendes Lesen Gesamtüberblick verschaffen
	√ Wichtiges unterstreichen/Unwichtiges einklammern
	√ zentrale Inhalte herausschreiben
	√ neue Überschriften formulieren
5. Wissen anlegen	√ Lernstoff mit eigenen Worten zusammenfassen
	√ W-Fragen beantworten: Woher? Wozu? Wie? Wann? Welche? Wohin?
	√ Text mit PQRST – Methode bearbeiten:
	√ *Preview*: Überblick gewinnen
	√ *Question*: eigene Fragen an den Text stellen
	√ *Read*: Text lesen
	√ *Self Recitation*: Rekapitulieren und Fragen beantworten
	√ *Test*: Rückblick und Endkontrolle
	√ Entwurf von Schemata, Tabellen, Blockschaltbildern
	√ Anwendungsbezug herstellen
	√ Analogien suchen
	√ Wiederholung wichtiger Definitionen und Gleichungen mit einem „Vokabelkasten"
6. Rückschluss auf eigenes Lernergebnis ziehen	√ Lösen der vom Autor vorgegebenen Übungsaufgaben/Beantworten der Fragen (ab ▶ Band 2 in jedem Band der Reihe vorhanden)
	√ Konstruktion eigener Übungsaufgaben unter Anwendung der im Lehrbuch aufgeführten Formeln
	√ selbst gestellte W-Fragen beantworten: Woher? Wozu? Wie? Wann? Welche? Wohin?

Aktivität des Lernenden	Techniken
7. Rückmeldung holen	✓ Diskussion des Lernstoffs in Lerngruppen
	✓ bei Verständnisproblemen in Lerngruppen arbeiten bzw. den lehrenden Dozenten fragen
8. Wissen testen	✓ ggf. Lösen der Testaufgaben am Ende des Lehrbuchabschnitts
	✓ Wissen aus dem Lehrbuch in Praxissituationen testen
9. Wissen in neuen Situationen erproben	✓ komplexe Anwendungsaufgaben mit hohem Praxisbezug stellen
	✓ ggf. konkrete eigene Praxisprobleme lösen

3.5 Abschließende Bemerkungen

Lernende haben nun sowohl Anregungen für nachhaltiges Lernen mithilfe spezieller Arbeitstechniken als auch Tipps zum Umgang mit dem hochgradig grenzüberschreitenden Stoffgebiet BMT erhalten. Lehrende wurden einerseits als Wissensvermittler angesprochen, indem sie Hinweise zur optimalen Umsetzung der Inhalte erhalten haben, und andererseits als Mentoren bestärkt, um die Lernenden als Individuen im Lernprozess zu unterstützen. Wir wünschen allen Nutzern viele neue Erkenntnisse und Erfolg bei der Anwendung des Gelernten auf praktische Problemstellungen und hoffen, sie mit diesen Hinweisen auf die eigenen Erfahrungen in unserem interessanten Fachgebiet neugierig gemacht zu haben.

Quellenverzeichnis

Alheit P., Dausien B.: Bildungsprozesse über die Lebensspanne und lebendlanges Lernen. In: Tippelt R. (Hrsg.): Handbuch Bildungsforschung. Opladen: VS Verlag für Sozialwissenschaften 2002.

Bentley T.: Learning Beyond the Classroom: Education for a changing world. London: Routledge 1998.

Fink L. D.: Leitfaden zur Konzeption und Planung von Lehrveranstaltungen, die nachhaltiges Lernen fördern, Übersetzung: Bach J. D. University of Virginia, Haacke S. Universität Bielefeld 2009.

Gagné R. M.: The conditions of learning and theory of Instruction. New York: CBS College Publishing 1985.

García-Morales V. J., Lloréns-Montes F. J., Verdú-Jove, A. J.: The Effects of Transformational Leadership on Organizational Performance Through Knowledge and Innovation. In: British Journal of Management 19(2008).

Ewald Konecny, Heike Petermann

4 Geschichte der Biomedizinischen Technik

Zusammenfassung: Technische Mittel wurden erstmalig bereits in der Medizin der Antike angewandt. Der Aufschwung der Biomedizinischen Technik erfolgte jedoch erst zu Ende des 19. Jahrhunderts mit der bedeutenden Zunahme der Erkenntnisse in der Medizin, vor allem der Physiologie. Das folgende Jahrhundert kann sicherlich als „das Zeitalter der Biomedizinischen Technik" bezeichnet werden. Wie zahlreiche Beispiele aus den unterschiedlichen Bereichen der Biomedizinischen Technik belegen, wurde diese Entwicklung durch Fortschritte in Elektronik und Mechanik weiter forciert. Die Biomedizinische Technik kennzeichnet eine fortwährende Weiterentwicklung sowie eine Adaption neuer Technologien an die Anforderungen der Medizin. Daneben gewannen die Ergonomie des Arbeitsplatzes und die Patientensicherheit an Bedeutung.

Abstract: The starting point for applying technical equipment for medical purposes lay back in the ancient world, but it was not before the late 19th century that – after a substantial increase of knowledge in medicine, particularly in physiology – biomedical technology experienced a remarkable boost. Numerous examples from various fields illustrate that the 20th century in total may be attributed as the "age of Biomedical Engineering", triggered by remarkable progress in electronics and mechanics. Biomedical Engineering today is characterised by continuous attempts of improvement and adaptation of new technologies to medicine. In addition, this development is accompanied by ergonomic aspects of the medical working place and considerations of patient's safety.

4.1 Charakteristika der Biomedizinischen Technik

Seit Menschengedenken vertrauen Ärzte bei der Erkennung (Diagnose) und Behandlung (Therapie) von Krankheiten und Erkrankungen auf unterschiedliche Hilfsmittel. Sie ermöglichten es ihnen, zunehmend handlungsfähiger und effektiver zu arbeiten, was durch die technischen Weiterentwicklungen weiter verstärkt wurde. Aus diesem Bemühen heraus entstand die Biomedizinische Technik (BMT). Sie ist ein eigenständiges, interdisziplinäres Gebiet, das durch drei Charakteristika geprägt wird [Hutten 1991, Lippmann 1986]:

1. Die BMT ist Teil der technischen Wissenschaften, die ihre Wurzeln in vielfältigen technischen und naturwissenschaftlichen Disziplinen haben wie beispielsweise in Physik, Chemie, Maschinenbau, Elektrotechnik, Verfahrenstechnik, Automation und Informatik.
2. Die spezifische Sonderstellung der BMT ergibt sich aus ihrer Anwendung zur Diagnose, Therapie und Rehabilitation in der Medizin.
3. Die BMT ist primär auf den Menschen ausgerichtet. Sie unterstützt und stimuliert mittels theoretischer und praktischer Leistungen – in Gestalt technischer und ingenieurwissenschaftlicher Verfahren und Methoden – sowohl die Prozesse der medizinisch-biologischen Forschung als auch die der medizinischen Betreuung.

4.2 Meilensteine in der Entwicklung

Betrachtet man die Meilensteine in der Entwicklung der Medizintechnik, dann umfassen diese vor allem solche zur Erkennung und Behandlung von Krankheiten. Die Beschäftigung mit dem Leben und dessen Bedrohung und Qualitätseinschränkung war schon in den frühen **Hochkulturen** ein wichtiges Thema. Die Sumerer in Kleinasien, Ägypter in Nordafrika, Mayas, Azteken und Inkas in Mittel- und Südamerika, Inder in Indien und Chinesen in Ostasien beschäftigten sich teilweise schon vor vielen Jahrtausenden mit der Heilkunst. Ihnen war gemein, dass sie Krankheiten weniger als physiologische Störung des Körpers ansahen, sondern diese in der Seele vermuteten. Auch wurde Krankheit als Strafe interpretiert, die durch die unterschiedlichen Gottheiten verhängt wurde. Oft waren Heilkundige auch Priester, deren Erkenntnisse durch die fehlende schriftliche Überlieferung jedoch weitgehend unbekannt sind [Goerke 1988].

In der **griechischen Antike** verstand sich die Medizin als Teil der Wissenschaft von der Natur, die zugleich auch Anregung für erste technische Hilfsmittel gab. Dabei ging es vor allem um solche zum Ausgleich körperlicher Unzulänglichkeiten. Damit war die Grundlage für ein naturwissenschaftliches Verständnis der Medizin gelegt.

Bis zum Beginn des 19. Jahrhunderts hatten religiöse Vorstellungen großen Einfluss auf die Medizin, was auch für die Frage der „behandlungswürdigen" Erkrankungen galt. In Europa bestimmte die christliche Vorstellung von Krankheiten als Strafe Gottes den medizinischen Fortschritt. Mit der Etablierung der **Naturwissenschaften** im Laufe des 19. Jahrhunderts erlebte auch die Biomedizinische Technik einen Aufschwung [Rothschuh 1976]. Die ersten Apparate für experimentelle Anwendungen wurden entwickelt und am Menschen getestet. Ganz allgemein kann festgehalten werden, dass jede neue Entdeckung, wie die des Sauerstoffs und der Elektrizität, auch auf ihren medizinischen Nutzen untersucht wurde.

Erst am Ende des 19. Jahrhunderts änderte sich der Blick auf die Medizin grundlegend, und zwar durch die konsequente Anwendung der naturwissenschaftlichen Denkweise, die analysiert, nachweisbare Ursache–Wirkung-Beziehungen sucht und sich auf dem Weg nach Erweiterung des Wissens selbst beständig in Zweifel zieht. Gleichzeitig haben sich die Naturwissenschaften selbst, in ihrer Eigenschaft als unterstützende Wissenschaften für die Medizin, enorm entwickelt. Dabei seien in erster Linie die Physik und Chemie sowie ihre auf Anwendung ausgerichteten Ableger, der Maschinenbau und die Verfahrenstechnik, die Elektrotechnik, die Informatik und die Pharmakologie genannt [Kramme 2011].

4.3 Erste Entdeckungen

Als Vater der westlichen Medizin wird allgemein Hippokrates von Kos (460–377 v. Chr.) bezeichnet. In den **Hippokratischen Schriften** die aus seiner Schule stammen und über das arabische Mittelalter überliefert wurden, findet sich u. a. der **Eid des Hippokrates**. Dieser bildet bis heute die Grundlage für das ärztliche Handeln [Wiesing 2008].

Eines der ersten Hilfsmittel zur Verbesserung der körperlichen Leistungsfähigkeit in der Antike war ein geschliffener Edelstein (*Beryll*) zum Ausgleich ungenügender Sehkraft. Um 1300 wurden die Steine in Venedig als „*lapidus ad legendum*" (Stein zum Lesen) bezeichnet und als Hilfsmittel zum Lesen genutzt. Sie bildeten die Grundlage für die technische Entwicklung des Fernrohrs und des Mikroskops. Auf die Herstellung chirurgischer Instrumente hatten vor allem Weiterentwicklungen in der Waffentechnik großen Einfluss, da beispielsweise die Rüstungen Vorbilder für das Schienen und Strecken gebrochener Gliedmaßen waren. In den Apotheken wurden wertvolle Stoffe wie Marzipan und Gewürze verkauft, jedoch auch erste Arzeneien und Pflaster, deren Wirkstoffe aus Pflanzen gewonnen worden waren. Diese Erkenntnisse bilden die Grundlagen der heutigen Chemie und Pharmakologie.

Am Anfang einer jeden Untersuchung der Patienten stand bei den Medizinern der Gebrauch der **fünf Sinne**:
- **Sehen** – die visuelle Wahrnehmung mit den Augen
- **Hören** – die auditive Wahrnehmung mit den Ohren
- **Riechen** – die olfaktorische Wahrnehmung mit der Nase
- **Schmecken** – die gustatorische Wahrnehmung mit der Zunge
- **Tasten** – die taktile Wahrnehmung mit den Fingern.

Diese wurden mit der Entwicklung technischer Hilfsmittel zur Diagnose im Laufe der Zeit zurückgedrängt, jedoch nicht verdrängt. Bis heute sind sie Bestandteil jeder ärztlichen Untersuchung zur Erhebung der **Anamnese**.

Bereits in antiken Schriften ist überliefert, dass die Beschleunigung der **Pulsfrequenz** als Zeichen für Fieber angesehen wurde. HEROPHILOS VON CHALKEDON (325–270 v. Chr.) beschrieb den Puls mit seinen Eigenschaften (Stärke, Frequenz, Rhythmus). Er, wie auch später GALENOS VON PERGAMON (130–200 n. Chr.), versuchten dessen Bestimmung mittels einer Wasseruhr. GALILEO GALILEI (1564–1642) benutzte dafür ein Pendel, nachdem er die Gleichmäßigkeit des Pulsschlages festgestellt hatte. Durch die Weiterentwicklung der Zeitmessung mithilfe erster Pendeluhren (1660) und der ersten Federuhr mit Unruh (1675) gewannen Taschenuhren für die ärztliche Pulsdiagnostik und damit für die Fieberdiagnostik an Bedeutung.

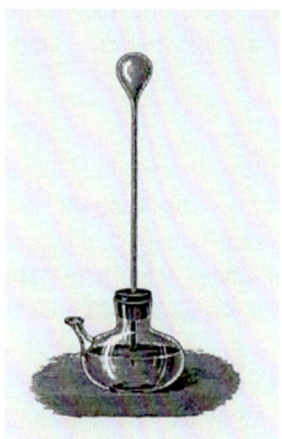

Abb. 4.1: Thermoskop nach GALILEO GALILEI. Bei Temperaturanstieg in der luftgefüllten Glaskugel sinkt die Höhe der Wassersäule in der Glasröhre.

Im Jahr 1592 hatte GALILEO GALILEI bereits ein Thermoskop zur Bestimmung der **Temperatur** vorgestellt (▶ Abb. 4.1). Wie angenommen wird, fügte sein Studienfreund SANTORIO SANTORIO (1561–1636) diesem eine Skala hinzu, die den Grad der Erwärmung der Flüssigkeit anzeigte. Erst im 18. Jahrhundert konnte ein exaktes Temperaturmessgerät vorgestellt werden. Der Schwede ANDERS CELSIUS (1701–1744) führte ein Quecksilberthermometer mit einer 100-Grad-Skala ein. Der Gefrierpunkt wurde als Nullpunkt und der Siedepunkt des Wassers als Skalenendpunkt definiert. In dieser Form ist das Thermometer bis heute in Gebrauch, auch für die ärztliche **Thermometrie**. Fester Bestandteil der ärztlichen Untersuchung wurde die Bestimmung der Körpertemperatur durch HERMANN BOERHAAVE (1668–1738). In Deutschland wurde diese um 1850 eingeführt, und seit dieser Zeit werden Temperaturkurven angefertigt. Die Messmethode hat sich über lange Zeit prinzipiell nicht verändert und ist erst im letzten Jahrzehnt von Digitalthermometern – mit Halbleitersensoren bzw. wärmestrahlungsempfindlichen, in den Gehörgang zu schiebenden Strahlungsempfängern – abgelöst worden.

Im Jahr 1628 beschrieb WILLIAM HARVEY (1578–1657) den großen Blutkreislauf. Dass in der Blutbahn ein Anstieg und Abfall des Drucks nachweisbar ist, wies bereits STEPHEN HALES (1677–1761) im Jahr 1733 nach. Nach ersten Druckmessungen im Tierversuch konstruierte SAMUEL VON BASCH (1837–1905) im Jahr 1881 das erste Sphygmomanometer für unblutige **Blutdruckmessung**. Das Blutdruckmessgerät wurde 1896 vom Pädiater SCIPIONE RIVA-ROCCI (1863–1937) eingeführt, auf den auch die Abkürzung „RR" für den Blutdruckwert zurückgeht. Bei dieser heute noch gebräuchlichen Methode wird mittels einer Manschette die Blutzirkulation im Arm weitgehend unterbunden und bei Wiedereröffnung die akustischen Fließgeräusche in Abhängigkeit vom Manschettendruck beobachtet. NIKOLAI SERGEJEWITSCH KOROTKOW (1874–1920) konnte 1905 durch die Verwendung des Stethoskops sowohl den oberen (systolischen) wie auch den unteren (diastolischen) Blutdruckwert bestimmen. Im Jahr 1906 stellte dann HEINRICH VON RECKLINGHAUSEN (1867–1942) ein Gerät vor, das mittels eines Federmanometers misst. (▶ Abb. 4.2). Bereits 1901 hatte HARVEY CUSHING (1869–1939) gegen Widerstände seiner Kollegen die Blutdruckmessung am JOHNS HOPKINS HOSPITAL (Baltimore, Maryland, USA) eingeführt.

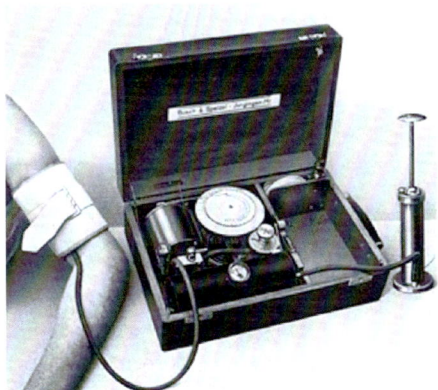

Abb. 4.2: Blutdruckmessgerät nach HEINRICH VON RECKLINGHAUSEN.

Wesentlich für die medizinische Diagnostik sind darüber hinaus die Techniken des „Abhörens", die in den Untersuchungsmethoden **Perkussion** und **Auskultation** weiterentwickelt worden sind.

Die Verfolgung von Geräuschen im Körperinneren wurde bereits früh angewendet. Im 18. und frühen 19. Jahrhundert wurde die Perkussion zu einer systematischen Untersuchungsmethode entwickelt. Den Anstoß gab LEOPOLD AUENBRUGGER (1722–1809), der als Gastwirtssohn wohl aus dem unterschiedlichen Ton beim Beklopfen von Weinfässern mit verschiedenem Befüllungszustand gelernt hatte, auf verschiedene Geräusche zu achten, die beim Beklopfen des Thoraxraums entstehen. Sieben Jahre hat er an einem Wiener Hospital Befunde gesammelt, mit Obduktionsergebnissen an Verstorbenen verglichen, sie in erlernbare Regeln zusammengefasst und 1761 eine

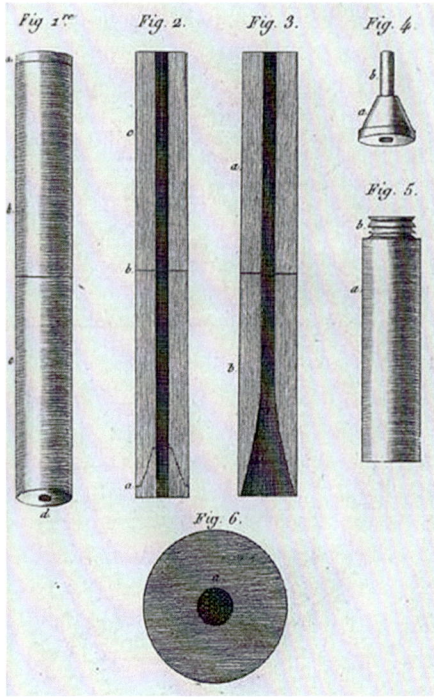

Abb. 4.3: Beschreibung des Stethoskops von RENE T. H. LAENNEC mit Konstruktionszeichnungen (1822).

Entdeckung veröffentlicht: die Methode, mit der durch Abklopfen verborgene Krankheiten erkannt werden können.

Die allgemeine Anerkennung erhielt die Untersuchungsmethode durch JEAN NICOLAS CORVISART (1755–1821), der als Leibarzt NAPOLEON BONAPARTES 1808 einen französischen Kommentar zur Schrift AUENBRUGGERS mit ergänzenden Beispielen veröffentlichte.

Im Jahr 1819 beschrieb ein Schüler CORVISARTS, RENÉ T. H. LAENNEC (1781–1826), die **Auskultation**, das Abhören von Herz- und Atemgeräuschen. Zum Abhören der Herz- und Atemgeräusche verwendete er ein Hörrohr oder Stethoskop aus Holz, das im Laufe der Zeit weiterentwickelt wurde (▶ Abb. 4.3). Das ursprünglich starre Hörrohr wurde zu einem bequemer anzuwendenden Schlauchstethoskop weiterentwickelt, bei dem die Schallfortleitung y–förmig in zwei auf die Ohren des Arztes zuführende Schenkel aufgeteilt wird. Bis heute findet dieses Konzept Verwendung, und das „Hörrohr" ist zum Erkennungskennzeichen der Mediziner geworden. Das Abhören mit dem Stethoskop lieferte die Grundlage für die Diagnose und Therapie der Krankheiten der Brustorgane.

4.4 Die bildgebenden Verfahren

Am 8. November 1895 entdeckte Wilhelm Conrad Röntgen (1845–1923) die „**X-Strahlen**", schließlich nach ihm als Röntgenstrahlen bezeichnet. Nachdem er längere Zeit mit Kathodenstrahlen experimentiert hatte fand er eine neue Art von Strahlen, über die er bereits am 1. Januar 1896 veröffentlichte. Die Wiener Zeitung Die Presse schrieb am 5. Januar 1896 über „eine sensationelle Entdeckung" durch Röntgen.

Die Röntgendiagnostik

Bereits in den ersten Monaten des Jahres 1896 hatte man die Bedeutung der X-Strahlen, die in Zukunft den Namen Röntgens tragen sollten, für die Medizin erkannt; und das nicht nur für die Darstellung des Skelettsystems. So beschäftigte sich bereits im Jahr 1896 fast die Hälfte aller Veröffentlichungen mit der medizinischen Anwendung der **Röntgenstrahlen**. In den folgenden Jahren widmete sich eine Reihe von Physikern und Ingenieuren der technischen Weiterentwicklung. Eines der führenden Unternehmen für die Herstellung von elektrischen Röhren war schon seit 1873 die Firma Carl H. F. Müller in Hamburg. Doch erst in der Zusammenarbeit mit Medizinern konnte die neue Technologie für die Medizin adäquat nutzbar gemacht werden. Erste Vorlesungen über **Röntgendiagnostik** gab es bereits im Wintersemester 1896/97. Dies belegt, dass mit der neuen Technologie große Hoffnungen verbunden waren. Ein anderer Anbieter von Röntgenanlagen war die Firma Siemens und Halske, die 1925 von Siemens übernommen wurde und in den Bereich Medizintechnik integriert wurde (▶ Abb. 4.4).

Über die Nebenwirkungen ionisierender Strahlen war allerdings kaum etwas bekannt, und so mussten viele Forscher und Entwickler der ersten Stunde ihren Forscherdrang mit dem Leben bezahlen. Bereits um 1900 waren bei Patienten, die der Strahlung längere Zeit ausgesetzt waren, Hautveränderungen beobachtet worden. Dies führte zur Entwicklung von Schutzvorrichtungen wie beispielsweise Schürzen aus Bleigummi. Aus der Beobachtung der schädlichen Nebenwirkungen der Röntgenstrahlung entwickelte sich im 20. Jahrhundert ein neues Fachgebiet: die Strahlenbiologie.

Für seine Verdienste erhielt Röntgen im Jahre 1901 den Nobelpreis für Physik „*in recognition of the extraordinary services he has rendered by the discovery of the remar-*

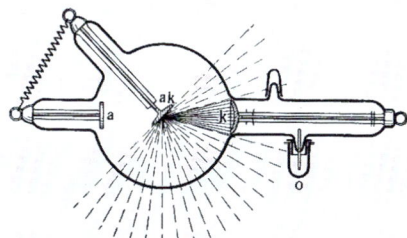

Abb. 4.4: Schemazeichnung einer Röntgenröhre: K = Kathode, A = Anode, A1 = Antikathode.

kable rays subsequently named after him". Ohne die Entdeckung der Röntgenstrahlen wäre die Diagnose und Therapie zahlreicher Erkrankungen wie der Lungenerkrankungen nicht möglich gewesen [Gocht 1914].

Weitere technische Entwicklungsschritte in der Röntgendiagnostik waren die Einführung einer Platin-Antikathode, die die Quelle der Röntgenstrahlen punktförmiger machte, und die Einführung von Fluoreszenzschirmen zur Erhöhung der Lichtausbeute. Die Einführung von Kontrastmitteln aus schweren Materialien wie Wismut und Iod zur Untersuchung von Weichteil-Organen wurde durch die Erkenntnis möglich, dass die Absorption von Röntgenstrahlen in Materie etwa mit der vierten Potenz der Kernladungszahl ansteigt. Auch Luft mit einer gegenüber Gewebe geringeren Kernladungszahl ist für neurologische Applikationen als Kontrastmittel, insbesondere für die Hirndiagnostik, eingesetzt worden. Dazu wurde durch Punktion die Hirn- und Rückenmarksflüssigkeit entnommen und zum Teil durch Luft ersetzt. Durch Röntgenbilder, die aus verschiedenen Positionen aufgenommen wurden, konnten dann die Lage und Größe der verschiedenen Hirnventrikel beurteilt werden. In ähnlicher Weise wurde durch Einblasen steriler Luft in den Bauchraum eine röntgenologisch gute Abgrenzung der inneren Bauchorgane wie Leber und Milz ermöglicht.

Anfang der 1970er Jahre war die Röntgendiagnostik soweit entwickelt, dass sie für die Diagnose von Krankheiten eine etablierte Methode geworden war. Weiterentwicklungen bezogen sich vor allem auf die benutzerfreundliche Bedienung (s. ▸ Kap. 10.4).

Die Computertomographie

Eine wesentliche Erweiterung in der Bildverarbeitung wurde mit der Einsatzfähigkeit leistungsfähiger Rechner möglich. 1972 stellte GODFREY NEWBOLD HOUNSFIELD (1919–2004) in den USA ein neues bildgebendes Verfahren vor, die **Computertomographie** (CT). Computertomographen für klinische Anwendungen basieren auf dem Abbildungsprinzip der rechnergestützten Kombination von nacheinander unter verschiedenen Winkeln aufgenommenen Teilbildern (s. ▸ Kap. 10.4). Die hierfür notwendigen mathematischen Grundlagen hatte – von der damals noch nicht absehbaren Anwendung in der bildgebenden Diagnostik vollkommen unabhängig – bereits 1917 der österreichische Mathematiker JOHANN RADON (1887–1956) entwickelt, die in der Informatik als „Radon-Transformation" bekannt sind [Radon 1917].

Die erste CT-Aufnahme eines weiblichen Schädels mit Hirnzyste entstand 1971. Die physikalischen Grundlagen erarbeitete ALLAN M. CORMACK (1924–1998) zwischen 1957 und 1963. Beide Wissenschaftler, HOUNSFIELD und CORMACK, erhielten für ihre Arbeiten 1979 den „Nobelpreis für Physiologie oder Medizin" *„for the development of computer assisted tomography"*. Das Verfahren setzte sich zuerst in der Neuroradiologie durch, worüber erste Publikationen im Jahr 1975 erschienen. Durch Weiterentwicklungen wurde die Aufnahme des ganzen Körpers (Ganzkörper-CT) möglich. Es konnten so erstmals Organe dargestellt werden, die sich im Körperinnern befinden. 1993 folgte die Gefäßdarstellung (Angiographie) mittels CT.

Die Magnetresonanztomographie

Die Röntgentechnik ist im Wesentlichen auf die Darstellung der Strukturen beschränkt, die durch schwere, Röntgenstrahlung absorbierende Atome gebildet werden, wie sie sich insbesondere in den Knochen als auch in Organen mit Kontrastmitteln finden. Eine andere Möglichkeit ist die Nutzung von magnetischen Signalen der Atomkernspins, die sogenannte **Kernspinresonanztomographie** (*Nuclear Magnetic Resonance*, NMR bzw. *Magnetic Resonance Imaging*, MRI oder Magnetresonanztomographie, MRT). Die Träger der Kernspins sind vor allem Wasserstoffkerne, die in allen organischen Verbindungen vorkommen und daher alle Körpergewebe der Darstellung zugänglich machen. Die Grundlage dafür bildet der Nachweis des Protonenspins durch OTTO STERN (1888–1969) im Jahr 1933, der 1943 den Nobelpreis „*for his contribution to the development of the molecular ray method and his discovery of the magnetic moment of the proton*" erhielt. Für die ersten Kernspinresonanzexperimente bekam ISIDOR I. RABI (1898–1988) ebenfalls den Nobelpreis „*for his resonance method for recording the magnetic properties of atomic nuclei*". Im Jahr 1946 veröffentlichten FELIX BLOCH (1905–1983) und EDWARD M. PURCELL (1912–1997) unabhängig voneinander die Ergebnisse der ersten erfolgreichen NMR-Experimente sowohl in flüssiger als auch in fester Phase. Der Nobelpreis „*for their development of new methods for nuclear magnetic precision measurements and discoveries in connection therewith*" wurde ihnen 1952 verliehen. Die Verwendung der NMR in der Medizin, d. h, die Anfertigung von Schichtbildern mittels magnetischer Kernspinresonanz, geht auf den amerikanischen Physiker und Arzt PAUL CHRISTIAN LAUTERBUR (1929–2007) zurück. Für seine 1973 begonnen Arbeiten erhielt er zusammen mit PETER MANSFIELD (geb. 1933) 2003 den Nobelpreis „*for their discoveries concerning magnetic resonance imaging*".

Die Nuklearmedizinische Diagnostik

Für spezielle Anwendungen wurde seit den 1950er Jahren die **nuklearmedizinische Diagnostik** entwickelt. Mittels dieser lässt sich die Verteilung von radioaktivem Kontrastmittel in bestimmten Körperregionen, beispielsweise Schilddrüse, Herz, Lunge und Knochen, gut verfolgen. 1898 war erstmals der radioaktive Zerfall von Radium-Atomkernen von PIERRE CURIE (1859–1906) und seiner Frau MARIE SKLODOWSKA CURIE (1867–1934) entdeckt worden. Aufgrund der den Zerfall begleitenden durchdringenden γ-Strahlung lässt sich die Verteilung spezieller Präparate in Körperregionen von außen gut verfolgen, indem man die zu untersuchende Körperpartie mit großflächigen Szintillationsdetektoren umgibt, die die emittierten γ-Strahlen ortsabhängig messen. Hierfür wurden computertomographische Verfahren wie ECT (**Emissions-Computertomographie**) entwickelt: SPECT (*Single Photon Emission Computed Tomography*) und PET (**Positronen-Emissionstomographie**). Besondere Bedeutung erlangte PET aufgrund der Möglichkeit, den Herkunftsort der aufgenommenen Strahlung relativ präzise abzubilden. Damit ist es beispielsweise möglich, den Stoffwechsel im Gehirn bei bestimmten Denkvorgängen örtlich differenziert zu verfolgen.

Die Angst vor Nebenwirkungen von radioaktiven Substanzen sowie die Notwendigkeit, Körperausscheidungen der mit diesen Verfahren diagnostizierten Patienten getrennt zu entsorgen, beschränken ihre Anwendungen noch. Neben der Forschung liegen diagnostische Einsatzgebiete bei der Darstellung von kanzerogenem Gewebe, insbesondere der Metastasierung im Skelett, der Schilddrüsenerkrankungen, der Durchblutung des Herzmuskels und der Prüfung der Nierenfunktion.

Zusammenfassend lässt sich festhalten, dass die konventionelle planare Röntgendiagnostik einfach und schnell ist, vor allem für die Darstellung von Knochenverletzungen sowie die Erstdiagnose der Lunge. Die Computertomographie eignet sich zur Grunddiagnose sowie zur Notfalldiagnose bei Schädel-Hirn-Verletzungen. Die Strahlendosis einer CT-Aufnahme entspricht der von ca. 40 Thoraxaufnahmen. Die Kernspinresonanztomographie eignet sich vor allem zur Differentialdiagnose aller Weichteile, beispielsweise zur Herzdiagnose. Sie verursacht keine Strahlenbelastung.

Die Ultraschalldiagnostik

Ein weiteres Verfahren zur bildlichen Darstellung in der Medizin ist die **Sonographie**, eine Untersuchung mittels **Ultraschall** (s. ▶ Kap. 10.4).

Der Ausgangpunkt für diese Technik liegt in der Bestimmung von Meerestiefen mittels Echolot, d. h. der Messung der reflektierten Schallimpulse. Im Zweiten Weltkrieg erhielt dieses Verfahren einen enormen Entwicklungsschub, als es zur Ortung von Unterseebooten modifiziert wurde. Die erste medizinische Anwendung erfolgte 1942, und in den 1950er Jahren wurde dieses Verfahren für die Medizin modifiziert. Die ersten Anwendungen fanden in der Kardiologie mit einem Gerät statt, das zur zerstörungsfreien Materialprüfung gefertigt worden war. Dabei haben INGE EDLER (1911–2001) und CARL H. HERTZ (1920–1990) im Jahr 1953 Herzklappenfehler diagnostiziert. In den kommenden Jahren folgten erhebliche technische Verbesserungen mit dem Focus auf der Anwendung in der Medizin. 1957 gelang es dem englischen Gynäkologen IAN DONALD (1910–1987), den Ultraschall in der Geburtshilfe einzusetzen. Er konnte erstmals ein zweidimensionales Schnittbild eines Kindes im Mutterleib darstellen und veröffentlichte dies erstmals 1958. Nach weiteren Untersuchungen konnte die Technik für die Sonographie in der Geburtshilfe und Gynäkologie verifiziert werden. Heute zählt das Verfahren zu den Routineuntersuchungen in der Schwangerschaftsvorsorge.

Eine Erweiterung der Ultraschalltechnik ist die Einbeziehung des DOPPLER-Effekts, um die Geschwindigkeit des Blutstroms darzustellen und zu messen. Dieses Verfahren ist vor allem in der Angiographie und Kardiologie von Interesse. Die Messmethode beruht auf dem physikalischen Prinzip, dass die von einem sich bewegenden Objekt reflektierten Schallwellen ihre Frequenz verändern. Dieses Prinzip wurde nach dem österreichischen Physiker und Mathematiker CHRISTIAN DOPPLER (1803–1853) benannt, der diesen Effekt 1842 aufgrund von Sternenbeobachtungen theoretisch vorhergesagt hatte. Die Sonographie gehört heute zu den Standardverfahren in der Medizin. Darüber hinaus gibt es Entwicklungen, den Ultraschall sowie Stoßwellen mit hochfrequenten Anteilen therapeutisch zu nutzen.

Die Endoskopie

Die Wurzeln der **Endoskopie** reichen bis ins Altertum zurück. Schon die Ärzte der alten Griechen und Römer wollten in die inneren Hohlräume des Körpers hineinsehen. Im Wesentlichen nutzten sie dazu Instrumente, die als „*Specula*" bezeichnet wurden (▶Abb. 4.5). Es waren Spreizinstrumente, die eingesetzt wurden, um die Scheide oder den After so weit zu spreizen, dass man das Innere dieser Hohlorgane beobachten konnte. Das erste endoskopische Gerät neuerer Zeit wurde, ebenfalls zur Untersuchung der Scheide, 1806 von dem Frankfurter Arzt PHILIPP BOZZINI (1773–1809) vorgestellt. Mit einem Rohr konnte von außen Kerzenlicht zur Beleuchtung des Objekts ins Innere geleitet werden, noch ohne besonderen Lichtleiter oder optische Abbildung. Das Interesse dehnte sich in der folgenden Zeit auch auf die Inspektion anderer Körperöffnungen aus. Im Folgenden war, verbunden mit dem Namen MAX NITZE (1848–1906), vor allem die Blase Untersuchungsobjekt.

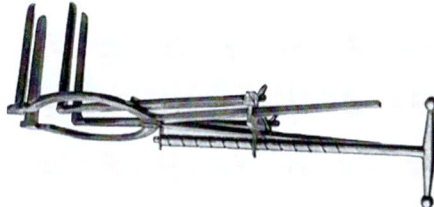

Abb. 4.5: Antikes Spekulum.

Bei dem von NITZE in Dresden vorgeschlagenen Zystoskop verwendete er als objektnahe Lichtquelle einen über die Harnröhre in die Blase eingeführten Platinglühdraht, der wassergekühlt wurde und mit einem Quarzplättchen abgedeckt war. Wegen der großen Störanfälligkeit erlangte das Gerät jedoch keine praktische Bedeutung.

Über die Speiseröhre wurde das Innere des Magens erforscht (Ösophagoskopie und Gastroskopie). Angeregt durch die Beobachtung eines Schwertschluckers hat der Freiburger Professor ADOLF KUSSMAUL (1822–1902) 1868 entdeckt, dass es bei bestimmter Kopf- und Körperhaltung einen direkten, geraden Weg über Mund, Rachenhöhle und Speiseröhre in den Magen gibt, der die Einführung eines starren Beobachtungsrohres erlaubt. Ohne Optik war die Lichtstärke ungenügend. Der in Wien und Breslau wirkende Chirurg JOHANN VON MIKULICZ-RADECKI (1850–1905) hat 1881 als Erster ein Instrument vorgestellt, bei dem die Lichtquelle am objektnahen Ende angebracht war und die Betrachtung über eine fernrohrartige Optik erfolgte (▶Abb. 4.6). Wegen der Unannehmlichkeit, die eine Untersuchung für den Patienten mit sich brachte, und der gleichzeitigen Fortschritte der Röntgentechnik war der Gastroskopie lange kein durchschlagender Erfolg beschieden. Dieser kam erst, als der Südafrikaner BASIL HIRSCHOWITZ (1925–2013) in Ann Arbor (Michigan, USA) 1957 Lichtleiter aus Glasfasern benutzte, die eine flexible Konstruktion erlaubten. In den Jahren darauf setzte eine rasante Entwicklung der **Glasfiberendoskope** ein, samt der

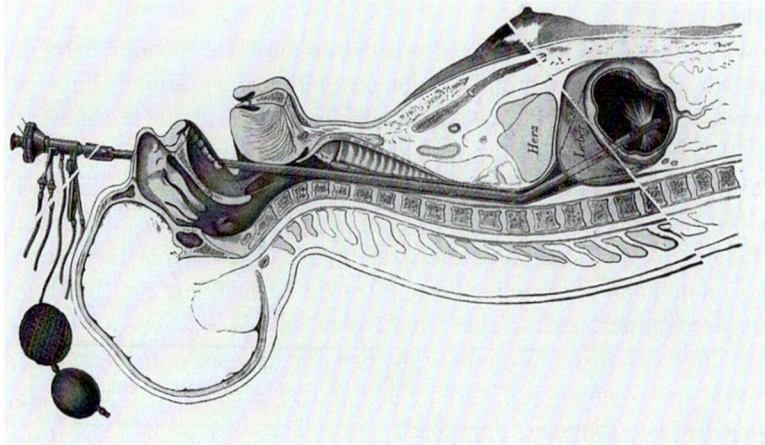

Abb. 4.6: Gastroskop nach JOHANN VON MIKULICZ-RADECKI. Die Lichtquelle wurde elektrisch betrieben.

Integration von Instrumentenkanälen für die Nutzung von Kathetern, beispielsweise zur Entnahme von Gewebeproben.

Parallel dazu entwickelte sich die **Bronchoskopie**, als deren Pionier der Freiburger Laryngologe GUSTAV KILLIAN (1860–1921) gilt. Zur Behandlung von Lungenproblemen hat sich diese zum Standardverfahren beispielsweise in der Intensivmedizin entwickelt. Eine weitere modifizierte Anwendung ist die **Laparoskopie** (Untersuchung der Bauchhöhle) und die **Arthroskopie** (Spiegelung der Gelenke). Im Laufe der Entwicklung wurden zahlreiche Zusatzfunktionen realisiert, wie die Möglichkeit der Entnahme von Gewebeproben. Auf diesen technischen Möglichkeiten beruht die minimalinvasive Chirurgie.

4.5 Mikroskopische Diagnostik

Aus den „Lesesteinen" der Antike entwickelte sich die Glasmacherkunst, die Herstellung von homogenem und transparentem Glas für weitere Anwendungen. Bereits im 17. Jahrhundert erkannte ANTONI VON LEEUWENHOEK (1632–1723) die Möglichkeiten des **Lichtmikroskops** (▶ Abb. 4.7). Ihm gelang die Darstellung von spezifischen Zellen, wie z. B. Spermatozoen.

Das leistungsfähigere mehrlinsige Mikroskop war zwar schon 1665 vom Engländer ROBERT HOOKE (1635–1703) erfunden worden. Seine technische Überlegenheit konnte aber erst nutzbar gemacht werden, als JOSEPH VON FRAUNHOFER (1787–1826) achromatische Linsensysteme baute, die Farbfehler eliminierten. So waren bis zu 500-fache Vergrößerungen möglich. MATTHIAS JACOB SCHLEIDEN (1804–1881) erkannte damit 1838 die zelluläre Struktur von Pflanzen und THEODOR SCHWANN (1810–1882) 1839 den

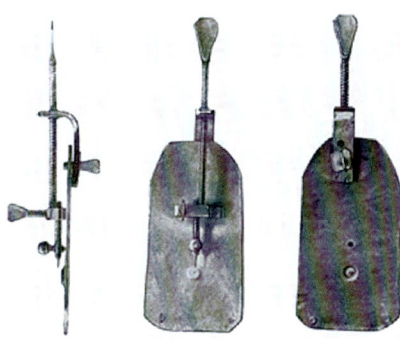

Abb. 4.7: Mikroskop nach Antoni von Leeuwenhoek.

zellulären Aufbau des tierischen Gewebes. Durch Detailstudien mit dem Mikroskop belegte Rudolf Virchow (1821–1902), dass sich Krankheiten in Zellveränderungen widerspiegeln und wurde damit zum Begründer der Pathologie.

Parallel dazu wurde es durch das Mikroskop möglich, Bakterien als Erreger vieler Infektionskrankheiten zu identifizieren. Bereits 1849 wies Alois Pollender (1800–1879) den Erreger des Milzbrands nach. Robert Koch (1843–1910) erkannte im Jahr 1878 Bakterien als Erreger von Wundinfektionen und im Jahr 1882 andere Bakterien als Erreger der Tuberkulose. Zusammen mit dem Franzosen Louis Pasteur (1822–1895) führte er die wissenschaftliche bakteriologische Arbeitsmethode ein. Letztlich nahm die Entdeckung und Anwendung der Sulfonamide und des Penicillins in den 1930er Jahren den vorher so gefürchteten Krankenhausinfektionen den Schrecken, und die infektionsbedingte Sterblichkeit, nicht nur bei Krankenhausaufenthalten, wurde drastisch reduziert. Die antibakterielle Wirkung der Sulfonamide war bei Untersuchungen der Bayer AG über Farbstoffe von Gerhard Domagk (1895–1964) erkannt worden, wofür er 1939 mit dem Nobelpreis *„for the discovery of the antibacterial effects of prontosil"* ausgezeichnet wurde, den er aber auf Anweisung Adolf Hitlers nicht entgegennehmen durfte. Die bakterientötende Wirkung des Penicillins war von Alexander Fleming (1881–1955) zufällig entdeckt worden; er erhielt dafür 1945 den Nobelpreis *„for the discovery of penicillin and its curative effect in various infectious diseases"* zusammen mit Ernst Bori Chain (1906–1976) und Howard Walter Florey (1898–1968).

Schon zu Beginn des 20. Jahrhunderts ahnte man, dass es noch kleinere Krankheitserreger – später Viren genannt – geben musste, die aber für das Lichtmikroskop unsichtbar blieben. Begrenzung für das Auflösungsvermögen der Mikroskope war die Beugung, die es damals unmöglich machte, Strukturen aufzulösen, die kleiner als die Wellenlänge des verwendeten Lichts (d. h. etwa 0,5 bis 1 µm) sind.

Ein wesentlicher Durchbruch erfolgte mit der Entwicklung der **Elektronenmikroskopie**. Die führenden Physiker Europas hatten in den ersten beiden Jahrzehnten des 20. Jahrhunderts die faszinierende Theorie der Quantenmechanik entwickelt und herausgefunden, wie Materie strukturiert ist. Als Konsequenz ergab sich, wie von

LOUIS DE BROGLIE (1897–1987) in seiner Dissertation explizit gezeigt, dass auch Teilchenstrahlen, wie beschleunigte Elektronen, Wellencharakter haben und zu Abbildungszwecken verwendet werden können. Mit Elektronenstrahlen in handhabbaren Beschleunigungsröhren lassen sich Elektronenstrahlen mit Wellenlängen herstellen, die etwa ein Hunderttausendstel der Wellenlänge von sichtbarem Licht besitzen. Weil aber unvermeidbare Linsenfehler in der Elektronenoptik sehr viel größer sind als in der Optik für sichtbares Licht, lässt sich der durch kleinere Wellenlängen hervorgerufene Gewinn an Auflösung nur zum Teil ausnutzen. Immerhin kann man mit Elektronenoptik gegenüber der Lichtoptik das Auflösungsvermögen um einen Faktor von mehr als drei Größenordnungen steigern. Das heißt, dass kleinste Strukturen von 0,1 nm erkannt werden können (gegenüber heutzutage ca. 200 nm bei sichtbarem Licht).

Für die Anwendbarkeit war wichtig, dass HANS BUSCH (1884–1973), ERNST RUSKA (1906–1988) und MAX KNOLL (1897–1969) erkannten, dass man aus elektrischen und magnetischen Feldanordnungen elektromagnetische Linsen bauen kann, mit denen sich elektronenmikroskopische Linsensysteme analog zu optischen Mikroskopen realisieren lassen. Bereits das von RUSKA 1933 gebaute erste Elektronenmikroskop schaffte eine 12 000-fache Vergrößerung. Heute besitzen moderne Elektronenmikroskope Vergrößerungsfaktoren von etwa 100 000 und ermöglichen so neue Erkenntnisse in der Virusforschung und der Molekularbiologie.

4.6 Blutdiagnostik

Schon in der Antike war die Harnschau (**Uroskopie**) bekannt, da der Zusammenhang zwischen Farbe, Aussehen und Geruch des Harns und dem Befinden des Kranken erkannt worden war. Im Jahr 1673 wurde entdeckt, dass bei der Zuckerkrankheit (Diabetes) der Urin süß riecht. Neben der Pulsdiagnostik war dies die einzige Diagnosemöglichkeit, die den akademisch ausgebildeten Ärzten für Innere Medizin bis zum 19. Jahrhundert zur Verfügung stand. Um 1850 passte das Werkzeug für die klinisch-chemische Diagnostik auf das Fensterbrett einer Praxis.

Die moderne **Blutgasanalyse** beruht auf der elektrochemischen Bestimmung des pH-Wertes, des Kohlendioxid- und des Sauerstoffpartialdruckes. Ihre Anfänge liegen im 18. Jahrhundert, als ALESSANDRO VOLTA (1745–1827) die Umwandlung von chemischer in elektrische Energie beschrieb. MICHAEL FARADAY (1792–1867) prägte die Begriffe Ion, Anion, Kation, Anode und Kathode. Die Glas-pH-Elektrode wird in der Biologie seit 1925 eingesetzt, nachdem sie 1909 von MAX CREMER (1865–1935) eingeführt worden war. Die klinische pH-Wert-Messung begann 1952, als während der Kinderlähmungsepidemie (Poliomyelitis) in Kopenhagen eine Kontrolle der Beatmung notwendig wurde. 1958 kam der erste kommerzielle Blutgas-Apparat auf den Markt und die Analytik begann sich durchzusetzen. In den 1970er Jahren wurden Elektroden mit Membranen zur Bestimmung der **Elektrolyte** (Natrium, Kalium Calcium, Chlor) im

Blut bestückt. Zehn Jahre später waren die ersten Analysesysteme zur Elektrolytbestimmung auf dem Markt verfügbar. In Weiterentwicklungen ist die Analyse der Blutgase und Elektrolyte auch bettseitig möglich.

4.7 Elemente des Monitorings

Neben der nichtinvasiven Diagnostik wie Auskultation (Abhören), Perkussion (Abklopfen) und Thermometrie (Temperaturmessung) wurden auch frühzeitig die elektrischen Biosignale experimentell untersucht.

Die elektromechanische Kopplung zeigte LUIGI GALVANI (1737–1798) an einem isolierten Nerv-Muskel-Präparat des Froschschenkels. Die Verbindung zwischen einer Muskelbewegung und einer charakteristischen elektrischen Reaktion konnte 1843 der Physiologe CARLO MATTEUCCI (1811–1868) demonstrieren, als er erstmals die elektrischen Signale am Körperherzen mit einem Elektrometer in Kurvenform aufzeichnete, jedoch mit unzureichender Genauigkeit. Die exakten elektrischen Vorgänge am Tierherzen zeichnete erstmals ETIENNE J. MAREY (1830–1904) im Jahr 1876 auf. 1887 leitete AUGUST WALLER (1856–1922) das erste **Elektrokardiogramm** (**EKG**) ab, jedoch zeigte dies nur Kammeraktionen. Im Jahr 1902 gelang der entscheidende Schritt in die moderne Elektrographie der Herzaktionen: Der niederländische Physiologie WILLEM EINTHOVEN (1860–1927) konstruierte eigens ein Saiten-Galvanometer zur Aufzeichnung der elektrischen Herzströme (▶ Abb. 4.8). Mitte der 1920er Jahre wurden Röhrenverstärker entwickelt, die einen Einsatz in Kliniken und Praxen ermöglichten. 1930 führte in einer Weiterentwicklung FRANK N. WILSON (1890–1952) die unipolare Ableitung an der Brustwand ein. Intraoperative EKG-Ableitungen er-

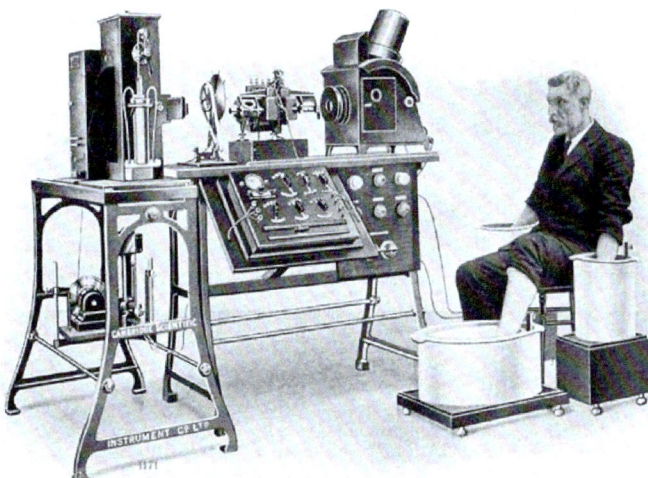

Abb. 4.8: Aufnahme eines Elektrokardiogramms im Jahr 1911.

forderten damals noch ein Aussetzen der chirurgischen Tätigkeit und waren nur in Schwerpunktkliniken möglich. Als Standard setzte sich die intraoperative EKG-Ableitung erst ab Mitte der 1960er Jahre durch.

Erste Informationen über das Gehirn konnten bereits über röntgendiagnostische Verfahren erhalten werden. Ein weiterer wichtiger Schritt war die Entwicklung der **Elektroenzephalographie** (**EEG**) durch den Jenaer Psychiater HANS BERGER (1873–1941) im Jahr 1929. Durch die Aufzeichnung und graphische Darstellung bioelektrischer Potentialschwankungen konnten nun krankhafte Veränderungen im Gehirn erkannt werden. Weiterentwicklungen beschäftigen sich darüber hinaus mit anderen Aspekten wie der Überwachung der Narkosetiefe [Borck 2005].

Seit den 1960er Jahren gehört die elektrographische Aufzeichnung muskulärer Aktionspotentiale (**Elektromyographie**) zu den Routineverfahren.

Zur Überwachung der Vitalfunktionen des Patienten ist seit den 1990er Jahren die **Pulsoxymetrie** etabliert, die mit optischen Methoden nichtinvasiv die Sauerstoffsättigung im Blut misst. Das Konzept wurde 1958 von TAKUO AOYAGI (geb. 1936) vorgestellt und seit 1973 klinisch evaluiert. Es hat einen erstaunlichen Siegeszug bei der Überwachung kritisch Kranker angetreten, weil es leicht zu bedienen ist und valide Ergebnisse liefert.

Die mit dem Monitoring bestehenden Probleme waren zum einen das Fehlen der notwendigen technischen Geräte, zum anderen deren mangelnde Akzeptanz und Mängel bei der allgemeinmedizinischen Ausbildung.

Zusammenfassend lässt sich festhalten, dass im 21. Jahrhundert vielfältige Möglichkeiten zur grundlegenden Diagnostik vorhanden sind. Diese ergänzen und erweitern die fünf Sinne des Menschen bei der anamnestischen Untersuchung effektiv. Nur durch die Entwicklung der modernen diagnostischen Techniken mit neuen Erkenntnissen in Anatomie und Physiologie sowie Pathologie und Pathophysiologie waren die revolutionären Fortschritte der Medizin im letzten Jahrhundert überhaupt erst möglich.

4.8 Allgemeine Therapie

Sehr frühe therapeutische Maßnahmen waren das **Schröpfen** zur Behandlung von Schmerzzuständen (Schröpfköpfe). Dabei wurde durch Abkühlen der Luft in einem zuvor erhitzten Glasgefäß ein Unterdruck erzeugt, der zu einer Blutansammlung unter dem Schröpfkopf führte. Eine andere Form der Behandlung von Erkrankungen, vor allem von Entzündungen, war der **Aderlass**. Dieser konnte durch maßvolle Anwendung zur Verbesserung des Zustandes des Patienten beitragen, bei übermäßiger Anwendung jedoch auch den Tod durch Blutverlust herbeiführen. Für die Durchführung des Aderlasses gab es zahlreiche feinmechanische Hilfsmittel, meist aus Metall, wie Messer, Schnapper und Lanzetten.

Eine andere frühe medizinische Therapieform ist die **intravenöse Verabreichung** von Arzneimitteln. Nach der Entdeckung des Blutkreislaufs durch WILLIAM

HARVEY im Jahr 1628 führten CHRISTOPHER WREN (1632–1732) und WILLIAM BOYLE (1627–1681) wie auch SIGISMUND ELSHOLTZ (1623–1688) erste tierexperimentelle Untersuchungen durch. Es überwogen die Misserfolge aufgrund des fehlenden Wissens über Physiologie, Biochemie und Immunologie. Im Jahr 1831 verabreichte THOMAS LATTA (gest. 1833) bei einer Choleraepidemie eine wässrige Salzlösung. Es folgen erste Versuche mit Zuckerlösungen und eiweißhaltigen Lösungen. Bis zur Erfindung der Hohlnadel (1845) und der Einführung der Spritze (1853) war ein chirurgischer Eingriff (*Venae sectio*) Voraussetzung für die intravenöse Verabreichung von Substanzen.

Um 1900 wurden **Infusionen** in den Vereinigten Staaten bereits regelmäßig angewandt. Seit den 1920er Jahren konnten Infusionslösungen industriell hergestellt werden. Zuerst waren physiologische Kochsalz-Infusionslösungen (NaCl) verfügbar, in den 1950er Jahren kristalloide Aminosäurelösungen und in den 1960er Jahren Fettemulsionen. Im Jahr 1952 wurde die erste Spritzenpumpe (Perfusor) vorgestellt, die die geregelte Abgabe von Medikamenten über einen bestimmten Zeitraum möglich machte. In den 1960er Jahren waren dann die ersten flexiblen Kanülen zur Dauerinfusion verfügbar.

Im Jahr 1665 wagte RICHARD LOWER (1631–1691) die direkte **Bluttransfusion** zwischen Tier und Mensch. Diese Therapieform wurde vor allem bei großem Blutverlust bei Geburten das Mittel der Wahl. Die erste dokumentierte Bluttransfusion von Mensch zu Mensch stammt aus dem Jahr 1818. Zunächst verliefen ungefähr zwei Drittel der durchgeführten Bluttransfusionen tödlich. Dies lag vor allem daran, dass das ABO-System der Blutgruppen erst 1901 von KARL LANDSTEINER (1868–1943) identifiziert wurde. Durch die Entdeckung der Rhesus-Faktoren (1939/40) konnte das Risiko der Bluttransfusion weiter minimiert werden.

Im Jahr 1925 stellte ALFRED BECK (1889–1973) die von ihm entwickelte Blutpumpe (SATRANS oder BECKsche Mühle) zur Bluttransfusion von Vene zu Vene beim Menschen vor (▶ Abb. 4.9). Die von ihm entwickelte Rollenpumpe wurde bald von anderen Entwicklern übernommen und später auch in andere extrakorporale Systeme integriert.

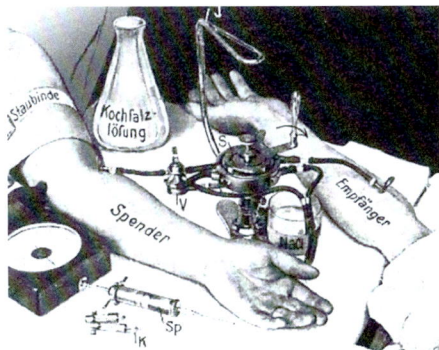

Abb. 4.9: Bluttransfusion mittels „BECKscher Mühle".

4.9 Operative Therapie

Bereits in den ältesten medizinischen Berichten finden sich Hinweise auf Werkzeuge, die für (äußerliche) chirurgische Eingriffe benutzt wurden. Ihre Entwicklung ist eng verbunden mit der von Kriegswaffen. Zum einen beeinflusste die Technik der Waffenherstellung die der chirurgischen Instrumente, zum anderen veränderte sich die Art der Verletzungen durch die Waffen (s. ▶ Abb. 4.10). Seit Einführung des Schießpulvers um 1500 kamen Schussverletzungen hinzu. Die Instrumente können eingeteilt werden in aufhaltende, fassende, klemmende und schneidenden Instrumente sowie Nahtgeräte. Die meisten funktionieren mechanisch. Eine Ausnahme bilden die **Kauter** (griech. Brenneisen), die mittels Strom oder Laserlicht schneiden oder Blut stillen. Zu den chirurgischen Instrumenten können auch die Endoskope gezählt werden.

Nach der Deutung des Lichts als elektromagnetische Welle im Jahr 1865 machte ALBERT EINSTEIN (1879–1955), ausgehend vom Verständnis des Lichts als Photon-Teilchen, 1917 den Vorschlag einer stimulierten Emission (Quantentheorie der Strahlung). In den 1950er Jahren wurde auf dieser Vorstellung aufbauend der **Laser** (Akronym für das englische *Light Amplification by Stimulated Emission of Radiation*) entwickelt. Im Jahr 1960 stellte THEODORE H. MAIMAN (1927–2007) den ersten Rubinlaser vor. Wegen der besonderen Eigenschaften der Laserstrahlung (hohe Kollimation, Monochromasie und hohe Kohärenz) wurde der Anwendung des Lasers von Anfang an hohe Bedeutung für die Medizin vorausgesagt. Bis 1964 folgte die Entwicklung von drei weiteren Lasertypen (Ar, CO_2 und Nd:YAG; YAG steht dabei für den Wirtskristall Yttrium-Aluminium-Granat, der z. B. mit Neodym dotiert werden kann). Die hohe Energiedichte des Laserlichts erlaubt, über die Wärmewirkung Blut zu koagulieren, Blutungen zu stoppen und Gewebe zu verdampfen. Der Laser wirkt dann wie ein chirurgisches Messer. 1964 konnte der Rubinlaser erstmals für nichtinvasive Operationen im Auge eingesetzt werden. Seitdem ist ein kontinuierlicher Anstieg in der Häufigkeit der medizinischen Anwendung des Lasers zu verzeichnen, vor allem bei Eingriffen an den Augen,

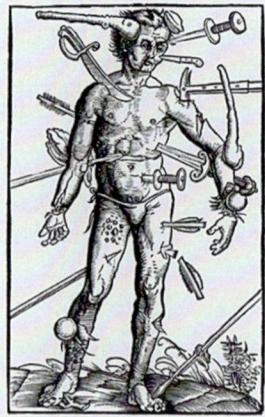

Abb. 4.10: Darstellung der möglichen Hieb-, Stich- und Schussverletzungen, mit deren Behandlung ein Wundarzt befasst sein könnte (1517).

im Hals-Nasen-Ohren-Bereich sowie in der Neurochirurgie und Urologie. In der Diagnostik wird der Laser wie beispielsweise bei der Lumineszenz-Spektroskopie insbesondere zur Erkennung kanzerogener Gewebe eingesetzt, doch konnte er bis jetzt die etablierten Verfahren nicht verdrängen.

Seit der Erweiterung der chirurgischen Möglichkeiten durch Einführung der Anästhesie (Narkose) zur Mitte des 19. Jahrhunderts stellte sich die Frage der Lagerung der Patienten für chirurgische Eingriffe. Zu diesem Zweck wurden **Operationstische** (OP-Tische) entwickelt, von denen zwei Spezialformen der Zahnarztstuhl und der gynäkologische Stuhl sind. 1890 stellte der Chirurg FRIEDRICH VON TRENDELENBURG (1844–1924) einen OP-Tisch vor, der segmentiert und verstellbar war und somit ohne einen Helfer bedient werden konnte (▶ Abb. 4.11).

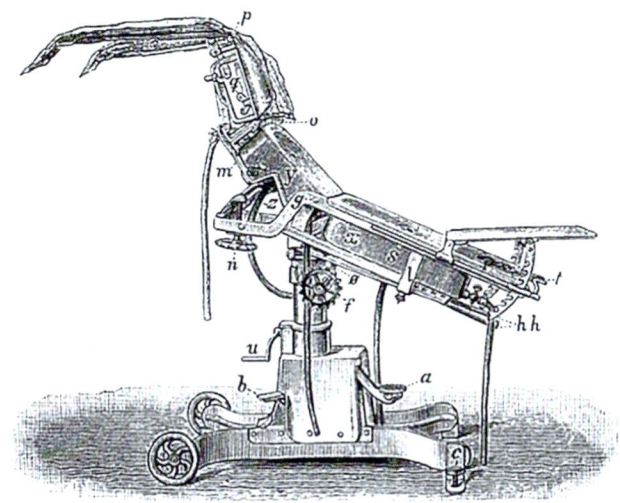

Abb. 4.11: OP-Tisch nach FRIEDRICH VON TRENDELENBURG.

Das OP-Tischsystem mit einer ortsfesten Säule und einer separaten Auflagefläche entstand in den 1960er Jahren. Heute sind Operationstische elektronisch gesteuerte Hightechprodukte, die mittlerweile auch für schwergewichtige Patienten geeignet sind.

Eine weitere medizintechnische Entwicklung im Operationssaal sind Navigationssysteme und chirurgische Roboter. Allerdings gab es beim ersten Einsatz von Robotern bei Hüftgelenksoperationen Probleme, da die Systeme nur bedingt in der Lage waren, an den Patienten adaptiert zu werden (s. ▶ Kap. 12.1).

Mitte des 19. Jahrhunderts entdeckte IGNAZ SEMMELWEIS (1818–1865) die Notwendigkeit der Desinfektion, um Infektionen zu vermeiden. In den 1880er Jahren begann man den Vorschlag von JOSEPH LISTER (1827–1912) umzusetzen, das Operationsfeld mit Karbolspray zu besprühen, um Asepsis (Keimfreiheit) zu erreichen. In den folgen-

Operationsprotokoll

Datum:	16. Oktober 1846
Ort:	Boston, Mass., USA
Klinik:	Massachusetts General Hospital
Chirurg:	Dr. John Collins Warren
Narkotiseur:	Zahnarzt William Thomas Green Morton
Patient:	Gilbert Abott,
Geschlecht:	männlich,
Alter:	20
Uhrzeit:	nach 10 Uhr
Diagnose:	Tumor am Hals

Abb. 4.12: Operationsprotokoll der ersten „Schwefeläthernarkose".

den Jahren wurden verschiedene Methoden entwickelt wie die der Sterilisation durch Gas und Dampf (Autoklaven) sowie durch Bestrahlung. Ziel ist es, für das Operationsfeld Antiseptik (Keimreduktion) zu erreichen [Eckart 2005].

Bis zur Etablierung der **Anästhesie** Mitte des 19. Jahrhunderts verstand man unter chirurgischen Eingriffen vor allem Amputationen, Bruchoperationen und die Entfernung außen liegender Geschwüre [Schüttler 2003].

Als er im 16. Jahrhundert entdeckt wurde, nannte man Äther auch „Süßes Vitriol". Seinen Namen erhielt die Substanz aufgrund ihres süßlichen Geruches. Obwohl schon damals seine „schlafmachende" Wirkung erkannt wurde, dauerte es noch über 300 Jahre bis zur Anwendung bei einer Narkose. Seine Wirkung wurde wiederentdeckt durch die sogenannten „Ätherparties". 1772 war Lachgas (Stickoxydul, Distickstoffmonoxid, N_2O) entdeckt worden, dessen betäubende Wirkung schon um 1800 bekannt war. In den 1840er-Jahren machten verschiedene Ärzte erste Erfahrungen mit der Narkose, der „Schmerzunempfindlichmachung". Eingeatmet haben die Patienten Lachgas und Äther. Der Durchbruch kam bei der ersten öffentlichen Demonstration einer „Schwefeläthernarkose" (historische Bezeichnung für Diethylether $C_4H_{10}O$) am 16. Oktober 1846 am Massachusetts General Hospital in Boston, Massachusetts, USA (s. ▶ Abb. 4.12).

Die ersten Veröffentlichungen über dieses Ereignis erschienen zwei Tage später. Im Dezember 1846 erreichten die ersten Nachrichten über diese weltbewegende Begebenheit Europa und veranlassten zahlreiche Anwendungen in Europa. Im deutschsprachigen Raum war am 24. Januar 1847 der Erlanger Professor für Chirurgie JOHANN F. HEYFELDER (1798–1869) einer der ersten Anwender. Im Laufe des Jahres 1847 hatte sich die Äthernarkose etabliert und wurde bis in die 1960er Jahre in Deutschland angewandt. Zu Ende des Jahres 1847 wurde **Chloroform** (Trichlormethan, $CHCl_3$) als neues Narkotikum eingeführt. Aufgrund seiner geringeren Nebenwirkungen konnte es sich bald durchsetzen. In den Jahren nach 1870 kehrte man aufgrund von Zwischenfällen bei der Anwendung des Chloroforms zum „Schwefeläther" zurück. Dies bestätigte sich auch in den ersten Narkosestatistiken des Chirurgen ERNST GURLT (1825–1899) in den 1890er Jahren, die eine erste Qualitätssicherung in der Anästhesie darstellen. Im Laufe des 20. Jahrhunderts kam es zu entscheidenden Neuerungen in der Anästhesie, die aber keinen Roten Faden in Form einer geradlinigen Entwicklung zur modernen Narkose aufzeigen.

Um 1900 begann sich die **Narkose mit Lachgas** zu etablieren und wurde nach 1945 bis zur Entwicklung neuer Inhalationsanästhetika zum Standardverfahren. Eine neue Fluortechnologie ermöglichte die Synthese von Fluroxen (1956), Halothan (1956), Enfluran (1966), Isofluran (1971) und Sevofluran (2005). Die Klimaschädlichkeit dieser fluorierten Chlorkohlenwasserstoffe besitzt aufgrund der vorwiegend in geschlossenen Kreisläufen betriebenen Anästhesiegeräte kaum Relevanz [Petermann 2009].

Neben der Inhalationsanästhesie mit Narkosegasen entwickelten sich weitere Verfahren (s. ► Kap. 13.6). Ende des 19. Jahrhunderts experimentierten einige Chirurgen mit Techniken der lokal begrenzten Anästhesie (**Regionalanästhesie**). 1899 beschrieb der Chirurg AUGUST BIER (1861–1949) erstmalig die Spinalanästhesie. Diese sollte das nach einer Äthernarkose häufig auftretende postoperative Erbrechen (PONV) verhindern, das für die Patienten äußerst belastend ist. Allerdings gab es auch hier Nebenwirkungen, so dass diese Methode zu Beginn ihrer Anwendung auf bestimmte Bereiche wie die Geburtshilfe beschränkt blieb. Daneben gab es zahlreiche Versuche, eine **intravenöse Anästhesie** zu erreichen. Doch erst mit der Entwicklung des Hexobarbitals (Evipan) durch HELLMUTH WEESE (1897–1954) (1932) wurde die „Schlafspritze" in den Arm Realität. Vor allem im Zweiten Weltkrieg fand diese totalintravenöse Anästhesie mit dem Verzicht auf Inhalationsanästhetika breite Anwendung, da sie im Feldlazarett einfacher anzuwenden war. Mit der Einführung des Propofol (1977) konnte sich dieses Narkoseverfahren immer mehr etablieren. Gleichzeitig wurde auch eine Kombination der beschriebenen Anästhesieverfahren entwickelt: die **balancierte Anästhesie**.

Erst die Möglichkeit, Gase in Druckflaschen zu füllen, und die Entwicklung eines geeigneten Reduzierventils ermöglichten die Konstruktion von **Anästhesiegeräten**. Die ersten Apparate zur Anästhesie beruhten ausschließlich auf mechanischen Prinzipien (ohne Elektronik). Eines der ersten Anästhesiegeräte war der sogenannte HANDAPPARAT 145 N *oder* ROTH-DRÄGER-APPARAT vom DRÄGERWERK (Lübeck) (1902). Den Durchbruch brachte die Vorstellung des DRÄGER-Lachgas-Narkoseapparates MODELL A im Jahr 1925 (► Abb. 4.13). Dieser hatte bereits sämtliche Merkmale, die auch heutige Geräte besitzen:
- getrennte Schläuche für Einatmung und Ausatmung,
- großflächige, federlose, widerstandsarme Glimmerplättchen-Ventile,
- Kohlensäure-Absorber als Einwegpatrone,
- Atembeutel mit der Möglichkeit der manuellen Beatmung,
- Entlüftungsventil,
- Überdruck-Begrenzungsventil.

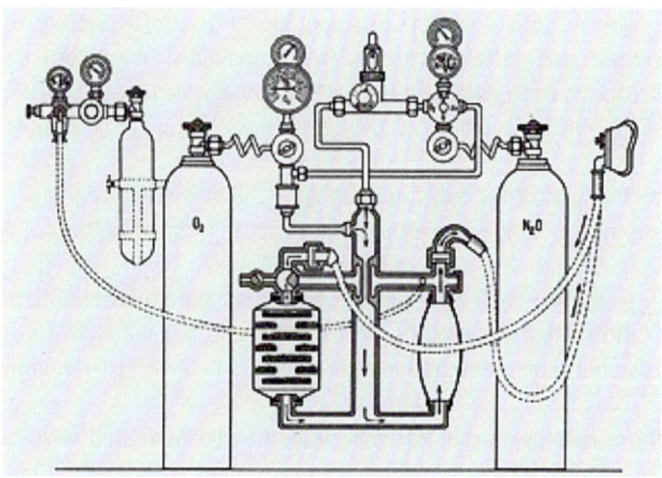

Abb. 4.13: Gesamtschema des DRÄGER-Lachgas-Narkoseapparates MODELL A der Fa. DRÄGERWERK, das die Anlage der Kreisatmung gut erkennen lässt.

Die Möglichkeit der Beatmung wurde seit Anfang der 1950er Jahre in Narkosegeräte integriert, wie beispielsweise der DRÄGER-PULMOMAT (1952) zeigt. Das Problem der präzisen Dosierung, das seit den Anfangsjahren bekannt war, konnte mit der Entwicklung des Verdampfers *(Vapor)* Ende der 1950er Jahre endgültig gelöst werden. Die Entwicklung im angloamerikanischen Raum war der in Deutschland vergleichbar, wenngleich in der konkreten Ausführung verschieden, weil beispielsweise die Normung der Anschlüsse und die Kennzeichnung der Gase unterschiedlich waren.

Wesentlich für die Durchführung einer Narkose sind das **Freihalten der Atemwege** und das Vermeiden der Einatmung von Fremdkörpern (Aspiration). Dieses Problem war von Beginn an bekannt. Durch die **Intubation**, die Einführung einer Hohlsonde oder eines Schlauches in die Luftröhre, konnte das Problem erstmalig im Jahr 1869 durch FRIEDRICH VON TRENDELENBURG gelöst werden (▶ Abb. 4.14). Sein Kollege, der Chirurg FRANZ KUHN (1866–1929), versuchte mithilfe zahlreicher Publikationen, die Methode um 1900 zu etablieren. Anfangs konnte dies der bekannte Chirurg FERDINAND SAUERBRUCH (1875–1921), der seine Unterdruckkammer zur Vermeidung des Lungenkollapses (Pneumothorax) bei Operationen im Brustbereich etablieren wollte, noch erfolgreich verhindern. Heute ist die Intubation zur Vermeidung der Aspiration das Standardverfahren, nicht nur bei der Narkose, sondern auch auf der Intensivstation und in der Notfallmedizin. Eine Ergänzung stellt seit 1983 die Kehlkopfmaske dar.

Mit der Einführung der Anästhesie gewann die operative Therapie an Bedeutung. Stand vorher die Schnelligkeit bei der Operationskunst im Vordergrund, wurden fortan auch hochkomplizierte Operationen von Dauer möglich.

Gemeinsam gelang es dem Arzt AKE SENNING (1915–2000) und dem SIEMENS-Ingenieur RUNE ELMQVIST (1906–1996) im Jahr 1958 in Stockholm erstmalig, einem Men

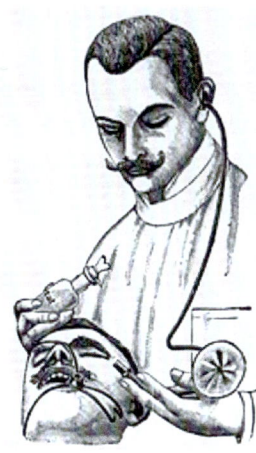

Abb. 4.14: Perorale Intubation beim Menschen.

schen einen **Herzschrittmacher** zu implantieren. Mittels elektrischer Impulse regt dieser das Herz zur Kontraktion an. Die wesentlichen Probleme in den Anfangsjahren waren die fehlende Möglichkeit der Steuerung von außen und die funktionelle Lebensdauer der Batterien. Erst mit der Möglichkeit der Miniaturisierung der Bauelemente (Schrittmacherelektrode, Steuerelektronik, Batterie) konnten kleinere Schrittmacher gebaut werden, die bei ambulanten Eingriffen implantiert werden. Moderne Herzschrittmacher passen sich dank integrierter Sensoren zur Messung von relevanten Patientendaten dem physiologischen Leistungsbedarf des Organismus an.

Eine externe Stimulation des Herzens ist durch **Defibrillation** möglich. Die ersten Versuche, durch Stromstöße „Verstorbene wiederzuerwecken", sind in der zweiten Hälfte des 18. Jahrhunderts belegt. Der Grund für diese Methode war die Angst vor dem Scheintod. Doch erst in den 1930er Jahren begann sie, sich zu etablieren (s. ▶ Kap. 13.3).

Im Jahr 1916 wurde das Heparin entdeckt, das durch die Verhinderung der Blutgerinnung zentrale Bedeutung für die extrakorporale Zirkulation des Blutes hat. Außerdem war in den 1930er Jahren die Blutbestandteile schonende Rollenpumpe (auch Rollerpumpe genannt) entwickelt worden. Nach langer Vorarbeit wandte JOHN GIBBON (1903–1973) im Jahr 1953 die Technik der **Herz-Lungen-Maschine** zum ersten Mal am Menschen an. Wesentliche Elemente sind die Oxygenatoren zur Anreicherung des Blutes mit Sauerstoff, die Übernahme der Lungenfunktion, und die Blutstromkühlung (Hypothermie). Ein funktionierender extrakorporaler Kreislauf ist die Voraussetzung, um Eingriffe am offenen Herzen durchzuführen, wie beispielsweise seit den 1960er Jahren das Einsetzen von Herzklappen und die Durchführung von **Bypass-Operationen**. Ein weiterer Aspekt ist die Möglichkeit der Herztransplantation, die 1967 erstmals von CHRISTIAN BARNARD (1922–2001) in Kapstadt (Südafrika) durchgeführt wurde und sich mittlerweile als Therapieform etabliert hat.

Im Jahr 1964 konnte durch MICHAEL ELLIS DEBAKEY (1908–2008) das erste Mal ein **Kunstherz** vorgestellt und 1966 erstmalig implantiert werden. Im April 1969 gelang es in Houston, Texas, USA, ein Kunstherz für 65 Stunden einzusetzen. Moderne Herzunterstützungssysteme dienen dazu, die Zeit bis zur lebensrettenden Herztransplantation zu überbrücken. Gegen eine Langzeitanwendung sprachen von Beginn an die technischen Herausforderungen, die Infektionsgefahr an Hautdurchleitungen, die Frage der Energiezufuhr, die möglichen Abstoßungsreaktionen sowie blutschädigende Wirkungen (s. ▶ Kap. 13.4).

4.10 Konservative Therapie

Die Nutzung der medizintechnischen Möglichkeiten kann auch konservativ, ohne operativen Eingriff erfolgen. Diese Verfahren verfolgen das Ziel, die Funktion eines Organes wiederherzustellen oder für eine bestimmte Zeit zu überbrücken, wenn dies krankheitsbedingt notwendig ist.

Während der Poliomyelitisepidemie in den 1940er und 1950er Jahren, die einen Ausfall der Lungenfunktion bei den Erkrankten nach sich zog, entstand die Notwendigkeit der **Beatmung** von Patienten, um ihr Überleben zu sichern. Nach der Entdeckung des Sauerstoffs (1772) war bereits 1883 das erste Patent für eine Beatmungsapparatur angemeldet worden. Die ersten Beatmungsgeräte wurden für die Bergwerke entwickelt, um die Bergleute im Falle einer Explosion unter Tage mit Sauerstoff zu versorgen. Hierbei stand eine Vielzahl von Geräten zur Verfügung, die auf unterschiedlichen Konzepten basierten. Einer der wichtigsten Hersteller war das DRÄGERWERK in Lübeck. In den USA heißen noch heute die Bergwerk-Rettungstrupps „Drägermen". Für das auf dieser Technik aufbauende Beatmungsgerät PULMOTOR wurde HEINRICH DRÄGER (1847–1917) ein Patent erteilt. Die Geräte bildeten die Grundlage für die „Respiratoren" oder „Ventilatoren" in der Notfallmedizin, die jedoch nicht für die Langzeitbeatmung konzipiert sind (s. ▶ Kap. 13.5).

Ein alternatives Konzept zur Beatmung, das die natürliche Atmung unter physiologischen Thoraxinnendruck- und Frequenzverhältnissen nachempfindet, wurde 1903 im sogenannten BIOMOTOR vorgestellt. Bei diesem liegt der Patient mit dem Rumpf in einer abgeschlossenen Kammer und der Brustkorb wird mit Wechseldruck beaufschlagt. Als erstes Beatmungsgerät kann der DRINKER-RESPIRATOR mit einer intermittierenden Negativdruckbeatmung des Jahres 1928 betrachtet werden, der von PHILIP DRINKER (1894–1972) und LOUIS AGASSIZ SHAW (1886–1940) entwickelt worden war. (▶ Abb. 4.15) In Deutschland wurde 1949 die erste **„Eiserne Lunge"** verfügbar, bei der die Beatmung in einer Unterdruckkammer mittels Wechseldruckbeatmung erfolgte (s. ▶ Kap. 13.5). Ihre breite Anwendung (Tankbeatmung) wurde während der Poliomyelitisepidemien zur Langzeitbeatmung notwendig.

Schon in den 1950er Jahren wurde im Interesse einer besseren Zugänglichkeit des Patienten dieses Prinzip durch ein reines Positivdruckverfahren (*Intermittent Positive Pressure Ventilation*, IPPV) abgelöst. Bei diesem wird in der Inspirationsphase die Patientenlunge mit gegenüber dem Umgebungsdruck erhöhtem Druck aufgeblasen,

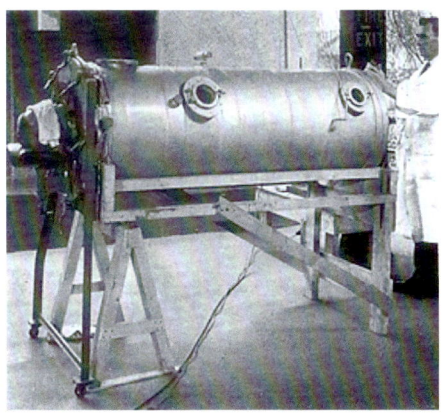

Abb. 4.15: Patient in der „Eisernen Lunge".

die Exspiration erfolgt unter Ausnutzung der elastischen Rückstellkräfte von Brustkorb und Lungengewebe. Ein erstes Beatmungsgerät dieser Art war der ENGSTRÖM-Respirator (1952), dem zahlreiche weitere Geräte wie der DRÄGER POLIOMAT (1953) folgten. Heute ist eine Beatmung mit sehr differenzierten Beatmungsmustern möglich, von der kontrollierten Beatmung bis zu vom Patienten getriggerten Unterstützung der Spontanatmung.

Die **extrakorporale Membranoxygenierung** (**ECMO**) ist eine in der Intensivmedizin angewandte Technik, bei der durch eine Maschine die Atmung ganz oder teilweise übernommen wird. Diese baut auf dem Prinzip der Herz-Lungen-Maschine auf und bietet die Möglichkeit der Entlastung der Lunge, um die Heilungschancen zu verbessern. Allerdings wird sie wegen der Nebenwirkungen aufgrund der fehlenden Elimination von CO_2 häufig als letzte Therapiemöglichkeit angesehen.

Für die Behandlung der Erkrankungen der Niere wurde 1924 von GEORG HAAS (1886–1971) in Gießen die „Blutwäsche" (**Dialyse**) entwickelt und das erste Mal am Menschen angewandt. Den Durchbruch brachte jedoch erst die Weiterentwicklung von WILLEM KOLFF (1911–2009): das Trommeldialysegerät mit Zellophanschläuchen als Dialysemembran (1945). Dieses extrakorporale Verfahren gibt es als **Hämodialyse** (mit der Diffusion als Wirkungsprinzip) wie auch als **Hämofiltration** (mit einem Druckgradienten als Wirkungsprinzip). Ziel des Verfahrens ist es, dem Körper sowohl Wasser wie auch harnpflichtige Substanzen, Nephrotoxine und Elektrolyte zu entziehen.

Für die Unterstützung der Leberfunktion gibt es unterschiedliche Verfahren: Etabliert sind zellfreie Systeme auf Basis einer Albumin-Dialyse (beispielsweise das *Molecular Adsorbent Recirculation System*, **MARS**). Sie nehmen die sonst durch die Leber abgeführten Giftstoffe aus dem Blut des Patienten in speziellen Adsorbern auf (s. ▶ Kap. 13.9).

Sowohl die Ersatztherapie für Niere und Leber, wie auch für Lunge und Herz haben bei langer Anwendung erhebliche Nebenwirkungen, so dass die optimale Therapie die **Transplantation** der entsprechenden Organe ist. Seit den 1960er Jahren wurde diese Technik entwickelt, zuerst für Niere und Herz, später auch für Leber und Lunge (s. ▸ Kap. 13.4 und 13.9).

Interessant ist schließlich auch ein Rückblick auf die Entwicklung der verwendeten Techniken zur Zertrümmerung von Steinen in Körperorganen wie Harnblase, Niere und Galle. Schon im frühen Mittelalter wurden Steine in der Harnblase durch sogenannte „Steinschneider" mittels operativer Eingriffe entfernt. Der Eingriff war damals sehr riskant. Zu Beginn des 19. Jahrhunderts wurde in Frankreich die Methode entwickelt, mit speziellen, durch die Harnröhre eingeführten Zangen Blasensteine innerhalb der Blase zu zerkleinern. Der berühmteste dieser französischen Ärzte war JEAN CIVIALE (1792–1867), der vor einer Ärztekommission 1824 einen Blasenstein *in vivo* zertrümmert hat. Rund 150 Jahre später wurde eine nichtinvasive Methode zur Steinzertrümmerung entdeckt. Durch Beobachtung von Ultraschallstoßwellen bei der Entwicklung von Kampfflugzeugen mit Überschallgeschwindigkeit kamen Mitarbeiter der Firma DORNIER in Kooperation mit den Münchner Ärzten WALTER BRENDEL (1922–1989) und EGBERT SCHMIEDL (geb. 1920) sowie ihren Mitarbeitern Ende der 1970er Jahre auf den Gedanken, Ultraschall–Stoßwellen für die *In-vivo*-Steinzertrümmerung einzusetzen. 1980 wurde die erste erfolgreiche **Stoßwellenlithotripsie** durchgeführt; im gleichen Jahr erfolgt der erste klinische Einsatz am Klinikum Großhadern der Ludwig-Maximilians-Universität (LMU) München. Bei den Geräten der ersten Generation mussten die Patienten noch in einer wassergefüllten Wanne liegen. Durch technische Weiterentwicklungen sind unterschiedliche Systeme in der Anwendung entstanden, die Geräten für bildgebende Verfahren ähnlich sind. Durch die nichtinvasive Zertrümmerung der Nierensteine konnte der konventionelle chirurgische Eingriff zur Entfernung von Nierensteinen weitgehend ersetzt werden.

Im Laufe der Zeit etablierten sich immer mehr Verfahren zur Diagnose und Therapie, damit nahm die Zahl der die Verfahren unterstützenden Geräte sowohl im Operationssaal sowie *bettseitig* zu. Als störend entpuppte sich die Vielzahl von Anzeigen als auch die unzähligen Verbindungskabel („Spaghettisyndrom"). Seit den 1950er Jahren wurden verschiedene Ansätze zu einem integrierten Konzept für den **Arbeitsplatz des Anästhesisten** entwickelt. Eines der ersten Konzepte wurde von HEINZ OEHMIG (1919–2005) vorgestellt (▸ Abb. 4.16). Inzwischen hat sich der integrierte, ergonomisch optimierte Anästhesiearbeitsplatz etabliert.

Technische Hilfsmittel in der Medizin sind u. a. auch Sehhilfen und Hörgeräte wie mechanische orthopädische Hilfsmittel (s. ▸ Kap. 14.6). Auf diese soll in diesem Zusammenhang jedoch ebenso wenig eingegangen werden, wie auf Methoden und Materialien der Zahnmedizin (Implantat, Prothese) und Unfallchirurgie (wie künstliche Gelenke, Nägel). Ebenso fehlen in dieser Aufstellung Ausführungen zu boden- und luftgebundenen Transport- und Rettungsmitteln. Historische Details dazu findet man in den Fachbänden dieser Lehrbuchreihe.

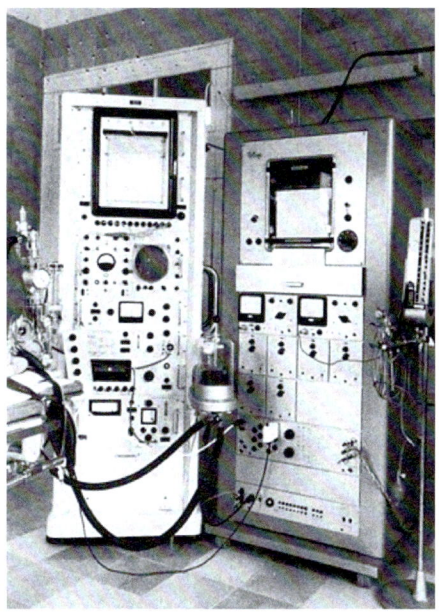

Abb. 4.16: Überwachungsanlage nach HEINZ OEHMIG. Von links nach rechts: Narkosegerät (linker Bildrand); 12-fach-Punktschreiber, Kathodenstrahl-Oszillograph, CO_2-Messung, Temperaturmessung, Sauerstoffanalysator (mitte-links); zwei Blutdruckmessgeräte für blutige Messung integriert sowie ein Schnellschreiber und sechs Verstärker (mitte-rechts); automatisches Beatmungsgerät (rechter Bildrand).

4.11 Weiterentwicklungen

Trotz des enormen Fortschritts innerhalb der vergangenen 100 Jahre ist festzustellen, dass die Biomedizinische Technik eine relativ konservative Wissenschaftsrichtung ist. Obwohl neue Technologien in der Medizin auf eine verbesserte Diagnose und/oder Therapie zielen, besitzen innovative Verfahren bei Eingriffen in den menschlichen Körper und seinen Regelmechanismus auch ein großes Gefährdungspotential. Deshalb setzt die Einführung einer neuen Methode eine Vielzahl von Studien über die Validität der neuen Technik voraus. Dies bewirkt, dass die Entwicklung der Biomedizinischen Technik im Allgemeinen schon ein bis zwei Jahrzehnte vor ihrem ersten klinischen Einsatz in der technisch-wissenschaftlichen Literatur sichtbar wird (s. ▸ Kap. 18). Bei aller zum Teil revolutionierenden Erweiterung der medizinischen Diagnostik, Therapie und Prophylaxe hat die Biomedizinische Technik ihre Charakterisierung als machtvolles Hilfsmittel in der Hand des Arztes behalten. Wegen der hohen Komplexität physiologischer und pathologischer Vorgänge in der Medizin ist diese Rolle der Biomedizinischen Technik auch für die Zukunft vorgezeichnet.

Quellenverzeichnis

Albert E.: Lehrbuch der Chirurgie und Operationslehre. Bd. 1.2. Wien: Urban und Schwarzenberg 1890.

Beck A.: Zur Technik der Bluttransfusion. Klein. Wochenschrift 3(1924): 1999–2001.

Borck C.: Hirnströme. Eine Kulturgeschichte der Elektroenzephalographie. Göttingen: Wallstein 2005.

Eckart W.: Geschichte der Medizin. Berlin: Springer-Verlag 2005.

Einthoven W.: Le Telecardiogramme. Arch. Int. Physiol. 4(1906): 132.

Fenger J. P. A., Madsen A.: Ein Operationstisch für Laparatomie und besonders für Operationen im kleinen Becken. Zentralblatt für Gynäkologie 25(1901): 221–228.

Froriep L. F. v.: Notizen aus dem Gebiete der Natur- und Heilkunde. Weimar 1822.

Gersdorff H.: Feldtbuch der Wundartzney. Straßburg 1517.

Gocht H.: Handbuch der Röntgenlehre. Stuttgart: Enke 1914.

Goerke H.: Medizin und Technik. 3000 Jahre ärztliche Hilfsmittel für Diagnostik und Therapie. München: Callwey 1988.

Hofmann A. W.: Bericht über die wissenschaftlichen Apparate auf der Londoner Internationalen Ausstellung im Jahr 1876. Braunschweig: Vieweg 1878.

Hutten H.: Biomedizinische Technik. Betrachtungen zur Situation eines multidisziplinären Fachgebietes. Berlin, Heidelberg, New York: Springer-Verlag 1991.

Killian H.: Die Narkose zu operativen Zwecken. Berlin: Springer-Verlag 1934.

Kramme R.: Medizintechnik. Berlin: Springer Medizin 2007.

Kuhn F.: Die Perorale Intubation. Ein Leitfaden zur Erlernung und Ausführung der Methode. Berlin: Karger 1911.

Lippmann, H. G., Kaiser, S., Römer, H.: Biomedizinische Technik. Versuch zu ihrer wissenschaftstheoretischen und methodologischen Kennzeichnung. Wiss. Beitr. Ing.-Hochsch. Dresden 16(1986)H.5: 5–13.

Meyer-Steineg T., Sudhoff K.: Geschichte der Medizin im Überblick mit Abbildungen. Jena: Fischer 1928.

Mikulicz-Radecki J.: Über Gastroskopie und Ösophagoskopie. Wiener Med Presse 22(1881): 1441.

Oehmig H.: Methoden moderner Operations- und Narkoseüberwachung. In: Schmitt L. E. v (Hrsg.): Jahrbuch 1962 des Marburger Universitätsbundes. Sonderdruck 1962.

Petermann H.: Die Entwicklung des Vapors. Eine Frage der präzisen Dosierung. AINS 44(2009): 386–388.

Petermann H.: Korreliert der Wissenszuwachs mit der Spezialisierung in der Medizin? Ein Rückblick am Beispiel der Anästhesie. AINS 46(2011): 284–287.

Radon J.: Über die Bestimmung von Funktionen längs gewisser Mannigfaltigkeiten. Berichte der Mathematisch-physikalischen Klasse der Sächsischen Gesellschaft der Wissenschaften. Mathematisch-Physische Klasse 69(1917): 262–277.

Recklinghausen H. v.: Neue Wege der Blutdruckmessung. Fünf Abhandlungen über Blutdruck und Puls in den grossen Arterien des Menschen. Berlin: Springer-Verlag 1931.

Rothschuh K. E.: Die Bedeutung apparativer Hilfsmittel für die Entwicklung der biologischen Wissenschaften im 19. Jahrhundert. In: Treue W, Mauel K. Naturwissenschaft, Technik und Wirtschaft im 19. Jahrhundert. Göttingen: Vandenhoeck und Ruprecht 1976: 137–174.

Schüttler J. (Hrsg.): 50 Jahre DGAI. Innovation und Tradition. Berlin: Springer-Verlag 2003.

Shaw L. A., Drinker P.: An apparatus for the prolonged administration of artificial respiration: a design for adults and children. J. Clin. Invest. 7(1929): 229–247.

Wiesing U. (Hrsg.): Ethik in der Medizin. Ein Studienbuch. Stuttgart: Reclam 2008.

Verzeichnis weiterführender Literatur

Fischer E. P.: Laser, Eine deutsche Erfolgsgeschichte von Einstein bis heute. München: Siedler 2010.

Holzmann M.: Klinische Elektrokardiographie. Lehrbuch für Studierende und Ärzte. Stuttgart: Thieme 1952.

Mannebach H.: Hundert Jahre Herzgeschichte. Entwicklung der Kardiologie 1887–1987. Berlin: Springer-Verlag 1988.

Sieberth G. H.: Geschichtlicher Überblick über die Behandlung des Akuten Nierenversagens in Deutschland. Anaesthesist 49(2000): 58–64.

Vierordt O.: Diagnostik der inneren Krankheiten auf Grund der heutigen Untersuchungs-Methoden. Leipzig: Vogel 1888.

Abbildungsquellen

– ▶ Abb. 4.1 aus [Hofmann 1878].
– ▶ Abb. 4.2 aus [Recklinghausen 1931].
– ▶ Abb. 4.3 aus [Froriep 1822].
– ▶ Abb. 4.4 aus [Gocht 1914].
– ▶ Abb. 4.5 aus [Meyer-Steineg 1928].
– ▶ Abb. 4.6 aus [Mikulicz-Radecki 1881].
– ▶ Abb. 4.7 aus [Meyer-Steineg 1928].
– ▶ Abb. 4.8 aus [Cambridge Scientific Instrument Company 1911].
– ▶ Abb. 4.9 aus [Beck 1924].
– ▶ Abb. 4.10 aus [Gersdorff 1517].
– ▶ Abb. 4.11 aus [Fenger Just 1901].
– ▶ Abb. 4.12 aus [Petermann 2011].
– ▶ Abb. 4.13 aus [Killian 1934].
– ▶ Abb. 4.14 aus [Kuhn 1911].
– ▶ Abb. 4.15 aus [Shaw 1929].
– ▶ Abb. 4.16 aus [Oehmig 1962].

Ewald Konecny, Siegfried Kaiser

5 Die deutschsprachigen Fachgesellschaften für Biomedizinische Technik

Zusammenfassung: Seit 1950 formierte sich die Biomedizinische Technik in den deutschsprachigen Gebieten Bundesrepublik Deutschland (BRD), Deutsche Demokratische Republik (DDR), Österreich und Schweiz aus Maschinenbau, Elektrotechnik und Verfahrenstechnik als selbstständige Fachdisziplin unter fachlicher Überschneidung mit benachbarten Fachgesellschaften. Heute können die nach der Auflösung der DDR verbliebenen Gesellschaften auf eine lange Periode erfolgreicher Kooperation bei der Profilierung und Förderung der Biomedizinischen Technik in Forschung und Lehre, Aus- und Weiterbildung zurückblicken.

Abstract: From 1950 onwards, Biomedical Engineering in German speaking countries was established as a technical discipline on its own mainly by the four societies of Biomedical Engineering in the Federal Republic of Germany (BRD), German Democratic Republic (DDR), Austria, and Switzerland, and with some overlap with similar societies in neighbouring biological and medical areas. Today the three societies in Biomedical Engineering remaining after the dissolution of the DDR may look back on a long period of fruitful cooperation in defining and supporting Biomedical Engineering in research, teaching, and training.

5.1 Deutschsprachige Fachgesellschaften in der Biomedizinischen Technik

Die Biomedizinische Technik (BMT) hat seit mehr als 50 Jahren ein deutliches Profil gewonnen. Dazu haben verschiedene wissenschaftliche Fachgesellschaften wirkungsvoll beigetragen, deren Mitglieder Fachleute aus Wirtschaft, Wissenschaft, Klinik, Gesundheitswesen, Politik sowie Bildungswesen, Prüf- und Standardisierungsinstitutionen sind. Über die Arbeit in der Fachgesellschaft werden Informationen ausgetauscht, strategische Entscheidungen für zukünftige Schwerpunktthemen und Weichenstellungen getroffen sowie Netzwerke für gemeinsame fachliche Arbeit gebildet. Die Fachgesellschaften repräsentieren die gesamte Breite des interdisziplinären Fachgebietes und bündeln die Aktivitäten zur Aus- und Weiterbildung des wissenschaftlichen Nachwuchses. Aus diesem Grunde sollen die einschlägigen Fachgesellschaften auch in dieser Lehrbuchreihe vorgestellt werden, um Orientierung bzgl. des späteren Berufslebens zu bieten. Einen besonderen Anreiz für Studierende bilden die jährlichen Ausschreibungen verschiedener Preise, die über die Fachgesellschaften organisiert werden.

In diesem Beitrag soll die Entwicklung der Biomedizinischen Technik im akademischen Sektor in Deutschland, Österreich und der Schweiz erläutert werden. Gemeinsames und Differenzierendes (sowohl inhaltlich als auch geschichtlich und regionalspezifisch) findet dabei besondere Beachtung.

Die BMT wurde in den 1960er Jahren im deutschsprachigen Raum durch zwei Fachgesellschaften, die **Gesellschaft für Biologische und Medizinische Elektronik** und die **Gesellschaft für Medizinische Elektronik der DDR**, repräsentiert, aus denen die heutige Deutsche Gesellschaft für Biomedizinische Technik (DGBMT im VDE) hervorgegangen ist. In den 1970er Jahren kamen die **Österreichische Gesellschaft für Biomedizinische Technik** (ÖGBMT) und die **Schweizerische Gesellschaft für Biomedizinische Technik** (*Swiss Society for Biomedical Engineering* SSBE) hinzu.

Die BMT ist die Anwendung ingenieurwissenschaftlicher Verfahrensweisen auf Medizin und Biologie, vornehmlich bei der medizinischen Diagnose und Therapie. Den Satzungen aller vier Gesellschaften entsprechend sollen auf diesem Gebiet die Zusammenarbeit von Technik in Forschung und Ausbildung und die Umsetzung der daraus entstehenden Resultate in die Praxis gefördert werden. Charakteristisch ist der multidisziplinäre Charakter mit der daraus folgenden Notwendigkeit einer engen Zusammenarbeit von Medizinern, Naturwissenschaftlern und Ingenieuren. Die Felder der benutzten Technologien, wie die der medizinischen Anwendung, sind sehr breit angelegt, wie die Bände dieser Lehrbuchreihe belegen.

Die BMT hat sich seit etwa 1950 aus anderen etablierten Technikgebieten wie Maschinenbau, Elektrotechnik und Verfahrenstechnik und später aus Informatik und Biotechnologie, als eigenständige Disziplin emanzipiert.

Grundlegende Elemente in diesem Prozess lassen sich nach LIPPMANN [1986] und HUTTEN [1991] wie folgt zusammenfassen: Die BMT fußt auf etablierten Technikfeldern, aus denen interdisziplinäre, innovative Lösungen hervorgingen. Den originären Charakter gewinnt die BMT durch die enge Verbindung mit ihrer Anwendung. Das Anwendungsobjekt ist überwiegend der Mensch. Dies führt zu einer gegenüber anderen Techniken gesteigerten Wahrnehmung durch die Gesellschaft und zur Verflechtung mit gesellschaftspolitischen und ethischen Fragen (z. B. nach der medizinischen Versorgung).

5.2 Gesellschaften in benachbarten Fachgebieten

Eine scharfe Abgrenzung zu benachbarten Fachgebieten erscheint weder möglich noch wünschenswert. So haben sich in Deutschland – trotz Überschneidungen auf dem Gebiet der BMT – auch Fachgesellschaften mit anderen Schwerpunkten gebildet:

- die Deutsche Gesellschaft für Medizinische Physik (DGMP) mit Schwerpunkten auf dem Gebiet „Medizinische Physik" einschließlich der medizinischen Technik, insbesondere die Anwendung physikalischer Methoden in der Medizin,
- die Deutsche Gesellschaft für Medizinische Informatik, Biometrie und Epidemiologie (GMDS) mit den Schwerpunkten Medizinische Informatik, einschließlich der Medizinischen Dokumentation, Medizinischen Biometrie und Epidemiologie,
- die Deutsche Röntgengesellschaft (DRG) mit dem Ziel der Förderung der Radiologie in allen ihren Bereichen, einschließlich der wissenschaftlichen Grundlagenforschung,
- die Deutsche Gesellschaft für Biophysik (DGfB) mit dem Schwerpunkt Biophysikalische Forschung, insbesondere über molekulare Biophysik, biophysikalische Prozesse in Membranen und Zellen, Biophysik bezüglich der Einwirkung von Strahlung und Umwelteinflüssen,
- die Deutsche Gesellschaft für Biomaterialien (DGBM) mit dem Ziel der Erforschung, Entwicklung, Prüfung, Anwendung und Nachuntersuchung von Biomaterialien bei der Vermeidung und Behandlung von Krankheiten oder Leiden,
- der Fachverband Biomedizinische Technik (fbmt) mit dem Schwerpunkt Krankenhaustechnik, insbesondere bezüglich Planung und Service,
- die Deutsche Gesellschaft für Biomechanik (DGfB) mit der Zielsetzung, die Wissenschaft der Biomechanik für die Biologie, Medizin, Tiermedizin und den Sport weiterzuentwickeln,
- die Kammer der Technik (KdT) der DDR, die allerdings ihre Tätigkeit auf diesem Gebiet erst um 1980 mit der Bildung einer eigenen „Kommission Medizintechnik" verstärkte und sich nach der deutschen Wiedervereinigung auflöste.

5.3 Ziele der Gesellschaften

Die Gründung der Fachgesellschaften für BMT im deutschsprachigen Raum fällt in die 1960er und 1970er Jahre, eine Zeit, in der die technische Entwicklung geprägt war von einem Siegeszug des Transistors und anderer elektronischer Halbleiterbauelemente. Es lag damals nahe, den Begriff „technischer Fortschritt" synonym mit „Einsatz von Elektronik" zu verwenden, und entsprechend war auch die BMT jener Tage vornehmlich auf die Elektronik ausgerichtet.

Während die DGfB stärker auf Themen der Grundlagenforschung fokussiert ist, steht bei der DGMP und der GMDS – wie auch bei der DGBMT – die Anwendung gleichberechtigt im Vordergrund. Der 1984 gegründete fbmt ergänzt das Arbeitsfeld der DGBMT ohne starke Überschneidung, weil er sich primär an Krankenhaustechniker und Krankenhausplaner und weniger an Forscher und Entwicklungsingenieure in der BMT wendet. Die 1960/70er Jahre waren gekennzeichnet durch einen rasanten wirtschaftlichen Aufschwung, der im Westen real erlebt und im Osten von der Staatsführung als Ziel für die nahe Zukunft angestrebt wurde. Dieser Aufschwung beförderte Zusammenschlüsse von Fachleuten, um für die Partizipation am Aufstieg gerüstet zu sein. Bei der DGBMT standen folgende Ziele im Vordergrund:

1. die Schaffung einer Plattform, die geeignet ist, das sich neu definierende Gebiet der BMT durch wissenschaftlichen Meinungsaustausch auf Tagungen und Symposien voranzubringen,
2. die Herausgabe einer **Fachzeitschrift** zur Erleichterung und Bündelung der wissenschaftlichen Kommunikation auf dem Gebiet der BMT
3. die Erhöhung der gesellschaftlichen Wahrnehmung der BMT-Fachgesellschaft
4. die Verbesserung von Chancen, von der Forschungsförderung durch die Öffentliche Hand zu profitieren,
5. eine starke Einflussnahme auf die Ausbildung des wissenschaftlichen Nachwuchses im Fachgebiet BMT.

Punkt 1 wird insbesondere erfüllt durch die Organisation von Jahrestagungen mit Querschnittcharakter über das gesamte Feld der BMT. Diese finden an wechselnden Orten in Kooperation mit den dort angesiedelten lokalen Institutionen der BMT statt. Zusätzlich werden unregelmäßig stattfindende Symposien und Workshops zu aktuellen Spezialthemen durchgeführt.

Punkt 2 verdient dabei einen gesonderten Kommentar. Bereits im November 1955 hat SIEGFRIED KOEPPEN, der sechs Jahre später auch an der Gründung der Gesellschaft für Biologische und Medizinische Elektronik, der unmittelbaren Vorgängerin der DGBMT, maßgeblich beteiligt war, eine Zeitschrift „**Elektro-Medizin**" herausgegeben (▶Abb. 5.1), die im Fachverlag Schiele und Schön in Berlin erschien (der erste Jahrgang wurde 1956 herausgegeben). Das wissenschaftliche Ziel war, Originalveröffentlichungen im deutschsprachigen Raum auf dem Gebiet der Elektromedizin zu bündeln, um dem behandelnden Arzt den Zugang zu medizintechnischem Fortschritt

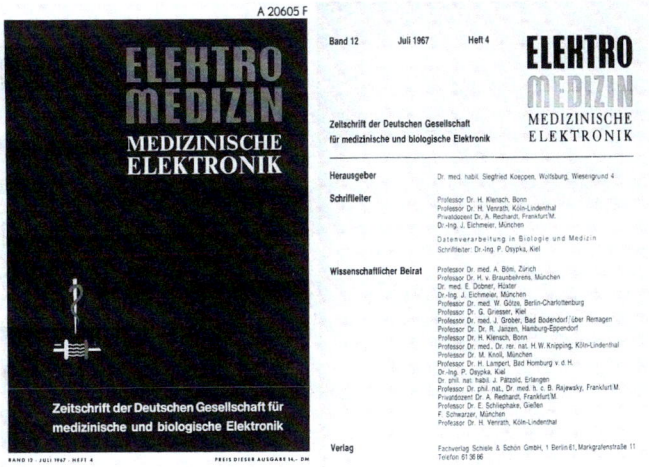

Abb. 5.1: Umschlag der Zeitschrift „Elektromedizin – Medizinische Elektronik".

zu erleichtern. Neben Originalarbeiten sollten auch zusammenfassende Grundlagen-aufsätze veröffentlicht werden. Bereits 1956 erfolgte die Herausgabe unter Beteiligung von Persönlichkeiten aus den anderen deutschsprachigen Staaten. Im wissenschaftli-chen Beirat waren (neben bundesdeutschen Mitgliedern) JULIUS GROBER (Univ. Jena), ALBERT BOENI (Kantonspital Zürich) und JOSEF KOWARSCHIK (Wien) vertreten. Mit der Gründung der Deutschen Gesellschaft für Medizinische und Biologische Elektronik im Jahr 1961 wurde die Zeitschrift Elektro-Medizin deren offizielles Organ. Der Titel wurde um den Zusatz erweitert: „und ihre Grenzgebiete – Medical Electronic". 1970 wurde der Titel, in der Absicht, das Publikationsfeld sachlich zu erweitern, in „Elek-tromedizin – Biomedizin und Technik" geändert. Ab 1971, etwa zeitgleich mit der Um-benennung der Gesellschaft in Deutsche Gesellschaft für Biomedizinische Technik (DGBMT), erfolgte die Umbenennung der Zeitschrift in „Biomedizinische Technik". Herausgegeben wurde die Zeitschrift von der DGBMT. Sie erschien vorübergehend in zwei Verlagen (Schiele und Schön sowie Georg Thieme), mit der Vereinbarung, dass derjenige Verlag die Zeitschrift auf Dauer weiterführen sollte, der die größere Anzahl von Abonnenten beibringen könne. Ab 1974 war Schiele und Schön wieder alleiniger Herausgeber der Zeitschrift und ab 1978 firmierte die „Biomedizinische Technik" offi-ziell als „Gemeinsames Organ der Deutschen, Österreichischen und Schweizerischen Gesellschaft für Biomedizinische Technik". Seit 2006 wird die Zeitschrift vom Verlag WALTER DE GRUYTER in Berlin verlegt. Im Jahre 2011 erfolgte die bisher letzte Umbe-nennung der schon seit 2009 ausschließlich englischsprachigen Zeitschrift in „Bio-medical Engineering/Biomedizinische Technik".

Bei den Mitgliedern sehr beliebt war die regelmäßige Beilage mit dem Namen „DGBMT-Nachrichten", später umbenannt in *„Health Technologies"*, die unter viel Eigenleistung der Mitglieder produziert wurde. Die Beilage, die informell „das Blätt-

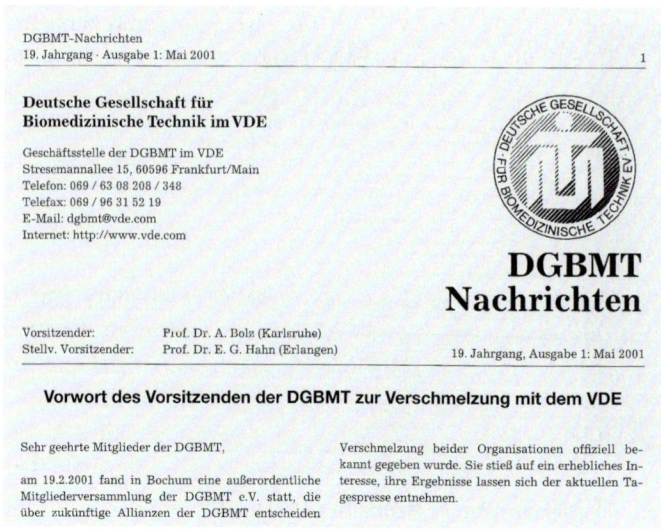

DGBMT-Nachrichten
19. Jahrgang · Ausgabe 1: Mai 2001   1

**Deutsche Gesellschaft für
Biomedizinische Technik im VDE**

Geschäftsstelle der DGBMT im VDE
Stresemannallee 15, 60596 Frankfurt/Main
Telefon: 069 / 63 08 208 / 348
Telefax: 069 / 96 31 52 19
E-Mail: dgbmt@vde.com
Internet: http://www.vde.com

**DGBMT
Nachrichten**

Vorsitzender: Prof. Dr. A. Bolz (Karlsruhe)
Stellv. Vorsitzender: Prof. Dr. E. G. Hahn (Erlangen)   19. Jahrgang, Ausgabe 1: Mai 2001

Vorwort des Vorsitzenden der DGBMT zur Verschmelzung mit dem VDE

Sehr geehrte Mitglieder der DGBMT,

am 19.2.2001 fand in Bochum eine außerordentliche Mitgliederversammlung der DGBMT e.V. statt, die über zukünftige Allianzen der DGBMT entscheiden

Verschmelzung beider Organisationen offiziell bekannt gegeben wurde. Sie stieß auf ein erhebliches Interesse, ihre Ergebnisse lassen sich der aktuellen Tagespresse entnehmen.

Abb. 5.2: Deckblatt der „DGBMT-Nachrichten" (aus dem Jahr 2001).

le" genannt wurde, berichtete über Wissenswertes rund um die DGBMT (▸ Abb. 5.2). Diese Tradition wird heute vom Verlag WALTER DE GRUYTER fortgesetzt. Unabhängig davon existierte im Osten Deutschlands die Fachzeitschrift „Medizintechnik" (ab 1961 bis zur Auflösung der DDR im Jahr 1990).

In den ersten Jahren nach Gründung erweiterten sich die Ziele der Gesellschaften. In Anerkenntnis der Tatsache, dass die Zukunft eines Fachgebietes wesentlich von der Ausbildung und vom Erfolg der heranwachsenden jungen Wissenschaftler abhängt, versuchen alle vier deutschsprachigen Gesellschaften der BMT durch die jährliche Auslobung eines Preises für junge Forscher zusätzliche Anreize zu schaffen. Neben dem auf wissenschaftlichen Tagungen organisierten Wettbewerb studentischer Arbeiten in der Biomedizinischen Technik verleiht die DGBMT den **„Preis der DGBMT aus der Stiftung der Familie KLEE"**. Der Preis wird jährlich – im Rahmen eines Wettbewerbs für wissenschaftliche Arbeiten zur Biomedizinischen Technik – für ingenieurwissenschaftliche Lösungen aktueller klinischer Probleme oder für naturwissenschaftliche Beiträge für Diagnostik und Therapie verliehen. Voraussetzung für die Teilnahme ist ein Alter unter 35 Jahren. Die Stiftung geht zurück auf den erfolgreichen Erfinder GERHARD KLEE (1915–2002), der nach dem Zweiten Weltkrieg für die Firma Samson AG – ab 1956 als Direktor für Entwicklung, Produktion und technischen Vertrieb – tätig war. Es war ihm ein Anliegen, sich für die durch ein staatliches Stipendium gewährte Unterstützung bei seiner eigenen beruflichen Ausbildung zu bedanken und über seinen Tod hinaus junge Menschen zu fördern, die seine Liebe zur Biomedizinischen Technik, seinen Wissensdurst und seine Beharrlichkeit teilen. Der Preis besitzt inzwischen einen hohen Stellenwert in der Biomedizintechnik, der weit über den finanziellen Anreiz hinausgeht: einige der Preisträger und Preisträgerinnen der vergangenen zwölf Jahre wurden auf Lehrstühle der Biomedizinischen Technik berufen. In ähnlicher Weise verleiht die ÖGBMT den Stefan-Schuy-Preis und die SSBE den SSBE-Research-Award.

5.4 Entwicklung in der Bundesrepublik Deutschland und in der DDR

Die an der Entwicklung der Biomedizinischen Technik beteiligten Personen waren hinsichtlich ihrer fachlichen Herkunft und Ausbildung durch die spezifischen Eigenschaften des Fachgebiets vorherbestimmt. Unter ihnen befanden sich Ingenieure der Elektrotechnik, des Maschinenbaus und der Verfahrenstechnik, aber auch Physiker und Chemiker und – wegen der angestrebten Nähe zur Praxis sehr wichtig – Mediziner. Beruflich waren die treibenden Persönlichkeiten weitgehend an Universitäten tätig, d. h. an Instituten technisch-naturwissenschaftlicher Fakultäten sowie an medizinischen Fakultäten, an denen sich in der Folgezeit medizintechnische Abteilungen entwickelten.

In der DDR vollzog sich die Entwicklung einer eigenständigen BMT unter der schützenden Hand des Physikers Manfred von Ardenne, der in der DDR damals eine herausgehobene Position besaß. Nach einem Zwangsaufenthalt in der Sowjetunion (1945–1954) kehrte von Ardenne in die DDR zurück. Für sein Mitwirken am Bau der sowjetischen thermonuklearen Bombe erhielt er im Jahr 1953 den Stalin-Preis. Er verfügte über einen hohen Einfluss auf die politische Führung der DDR und war somit nahezu unantastbar. Diesen Vorteil setzte er für sein neu gewähltes Forschungsgebiet, die Medizintechnik, ein. Er siedelte sich in Dresden an und unterstützte die Entwicklung der Biomedizinischen Technik in der DDR, die bereits 1953, vor seiner Rückkehr, an der TH Ilmenau begonnen und mit der Gründung eines „Instituts für Elektromedizinische und Radiologische Technik" sichtbaren Ausdruck gefunden hatte.

1956 wurde in Paris als „Personengesellschaft", d. h. durch Vereinbarung zwischen eigenverantwortlichen Persönlichkeiten, nicht von nationalen Gesellschaften, die Internationale Gesellschaft für Medizinische Elektronik (IFME, *International Federation for Medical Electronics*, die Vorgängergesellschaft der heutigen IFMBE, *International Federation for Biomedical Engineering*) gegründet. Deutsche Gründungsmitglieder waren Hugo Wilhelm Knipping (Köln) und Boris Rajewsky (Frankfurt/M.) aus der BRD bzw. Manfred von Ardenne (Dresden) aus der DDR. Letzterer gründete 1961 in Dresden die „Gesellschaft für Medizinische Elektronik der DDR". Diese Gesellschaft trat noch im gleichen Jahr als „*Affiliated Organisation*" der IFME bei, der Beitritt der westdeutschen Gesellschaft erfolgte erst 1966. Zu Anfang der 1980er Jahre benannte sich die Gesellschaft für Medizinische Elektronik der DDR in „Gesellschaft für Biomedizinische Technik und Informationsverarbeitung (BMTI) der DDR" um.

Durch den Einfluss von Ardennes fand auch die erste Tagung des Weltverbandes IFMBE auf deutschem Boden 1973 in Dresden statt mit Jochen Matauschek als

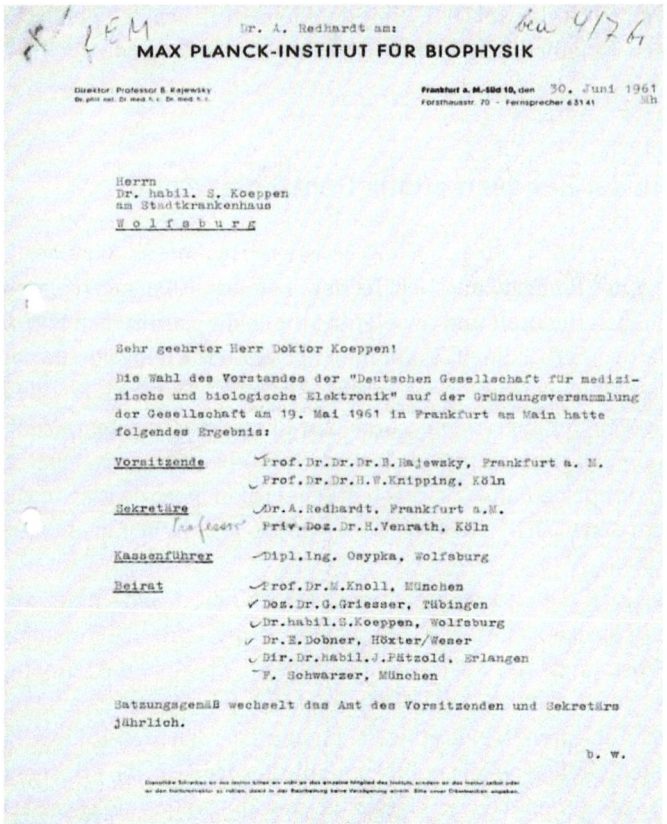

Abb. 5.3: Gründungsprotokoll der Deutschen Gesellschaft für Medizinische und Biologische Elektronik vom 19. 05. 1961.

Kongresspräsidenten. Erst 1980 konnte im Westen die DGBMT in Kooperation mit der DGMP durch die Ausrichtung eines Weltkongresses in Hamburg sehr spektakulär und effektvoll nachziehen, war dieser Kongress doch der erste gemeinsame Weltkongress der beiden Fachgebiete Medizinische Physik und Biomedizinische Technik.

In der BRD vollzog sich der Gründungsweg für die DGBMT davon unabhängig. Zwar waren in der Bundesrepublik die sachlichen Gründe für die Gründung einer Fachgesellschaft sehr ähnlich wie in der DDR, doch es bestanden nur in wenigen Einzelfällen fachliche Kontakte zwischen den Medizintechnikern in Ost und West. Darüber hinaus machten die unterschiedlichen politischen Rahmenbedingungen in den beiden deutschen Staaten – mit grundlegend verschiedenem Staatsverständnis – die Gründung einer gemeinsamen Gesellschaft unmöglich.

So kam es in der Bundesrepublik am 15. Mai 1961 in Frankfurt/M. zur Gründung der Deutschen Gesellschaft für Medizinische und Biologische Elektronik (▶ Abb. 5.3). Die Wahl des ersten Vorstands hatte folgendes Ergebnis:

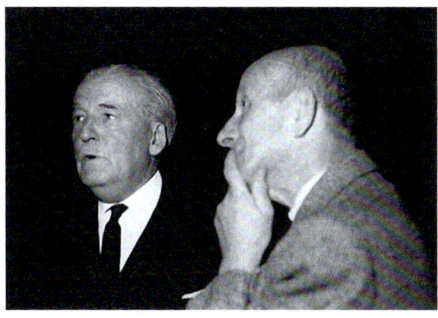

Abb. 5.4: Die Gründungspräsidenten der Deutschen Gesellschaft für Medizinische und Biologische Elektronik, BORIS RAJEWSKY, Frankfurt/M. (links) und HUGO WILHELM KNIPPING, Köln (rechts).

Vorsitzende: BORIS RAJEWSKY (Frankfurt/M.) und HUGO WILHELM KNIPPING (Köln) (▸ Abb. 5.4),

Sekretäre: ALBRECHT REDHARDT (Frankfurt/M.), HELMUTH VENRATH (Köln),

Kassenführer: PETER OSYPKA (Wolfsburg),

Beirat: MAX KNOLL (München), GERD GRIESSER (Tübingen), SIEGFRIED KOEPPEN (Stadtkrankenhaus Wolfsburg), E. DOBNER (Höxter/Weser), JOHANNES PÄTZOLD (Siemens Erlangen), FRITZ SCHWARZER (Fa. Schwarzer, München).

Die Ernennung der letzten beiden Personen belegt, dass die medizintechnische Industrie von Anfang an in die Gestaltung der biomedizintechnischen Fachgesellschaft einbezogen war. Satzungsgemäß sollten Vorsitzender und Sekretär jeweils als Paar jährlich zwischen Medizin und Technik wechseln.

Wesentlich für die Gründung der Gesellschaft in der Bundesrepublik waren die stark aufstrebende Entwicklung des Fachgebiets sowie die Einrichtung von Lehrstühlen und universitären Ausbildungsprogrammen. Besondere Verdienste haben sich dabei PAUL HEINTZEN (Kiel) und die Stiftung Volkswagenwerk erworben. In Konsequenz einer von dieser in Auftrag gegebenen und von GERD KLASMEIER ausgeführten Studie zum Stand der Biomedizinischen Technik in Deutschland entschloss sich die Stiftung zur Anfangsfinanzierung zweier Institute für Biomedizinische Technik mit je 3,5 Millionen Deutsche Mark. Bei der Bewerbung waren die TH Aachen und die Universität Erlangen-Nürnberg erfolgreich. Die Medizinische Hochschule Hannover profitierte von Sondermitteln des Landes Niedersachsen. Keine Berücksichtigung fand der Antrag der Universität Stuttgart. Die „Aachener Gruppe" um den Kardiologen SWEN EFFERT, den Pathologen JACOB SCHOENMACKERS, den Aerodynamiker ALEXANDER NAUMANN und den Elektrotechniker WALTER AMELING schlossen sich der bestehenden Fachgesellschaft an. Die „Stuttgarter Gruppe" um den Verfahrenstechniker HEINZ BLENKE, den Radiologen FRIEDRICH HEUCK, den Klinischen Chemiker HERBERT KELLER und den Leiter des Instituts für Biomedizinische Technik, UWE FAUST gründete die Gesellschaft für Biomedizinische Technik, da das neue Fachgebiet durch den Namen der bestehenden Fachgesellschaft nicht hinreichend erfasst war. Mit Absicht fehlte im Namen das Adjektiv „deutsch", um die Gesellschaft auch für Kollegen in Österreich und in der Schweiz attraktiv zu machen, weil es in jenen Ländern zu diesem Zeitpunkt noch keine landesspezifischen Gesellschaften gab.

Im Jahr 1971 erfolgte die Vereinigung der beiden Gesellschaften unter Auflösung der Gesellschaft für Biomedizinische Technik durch Beitritt ihrer Mitglieder in die nunmehr „Deutsche Gesellschaft für Biomedizinische Technik" benannte ursprüngliche Fachgesellschaft. Sie besteht also als Gesellschaft in ununterbrochener Identität seit 1961, unter ihrem jetzigen Namen DGBMT seit 1971. In den Protokollen der jährlich stattfindenden Mitgliederversammlungen der 1970er und 1980er Jahre tauchen immer wieder die Namen OTTO ANNA (Hannover), ULRICH BOENICK (Berlin), UWE FAUST (Stuttgart), PAUL HEINTZEN (Kiel), HELMUT HUTTEN (Mainz, später Graz), GÜNTER RAU (Aachen), MAX SCHALDACH (Erlangen-Nürnberg), JACOB SCHOENMACKERS (Aachen) und JÜRGEN VIETH (Erlangen) als engagierte Protagonisten auf. Die Profilierung der BMT an den Hochschulen schritt voran. Durch die Universität Mainz wurde 1972 erstmals in der Bundesrepublik an HELMUT HUTTEN eine *venia legendi* für Biomedizinische Technik vergeben. Die Mitgliederzahl der DGBMT bewegte sich in jener Zeit um 400 bis 600 Personen.

Von Anfang an wirkten sich die Arbeit der DGBMT als Organisation und das persönliche Engagement ihrer Repräsentanten sehr förderlich auf die weitere Entwicklung der BMT aus: nicht nur durch die Errichtung der genannten Forschungsinstitute – das HELMHOLTZ-Institut an der RWTH Aachen entwickelte sich unter der Leitung von GÜNTER RAU zum größten Forschungsinstitut von BMT in Deutschland – sondern auch durch Anschubleistungen bei diversen Forschungsprojekten unter Förderung des damaligen Bundesministeriums für Forschung und Technologie (BMFT). Besonders bekannt wurden die Erfolge von Ärzten an der LMU München um WALTER BRENDEL und EGBERT SCHMIEDL in Kooperation mit der Firma Dornier, Friedrichshafen, zur Ultraschallwellenlithotripsie von Nierensteinen und die um das Professorenehepaar RENATE und ALBERT HUCH (Universität Marburg, später Universität Zürich) zusammen mit der Firma Dräger, Lübeck, zur transkutanen Sauerstoffmessung an Früh- und Neugeborenen. Zudem war die DGBMT – über ihre Mitglieder – an der Diskussion in Brüssel über EU-Förderungsziele in der BMT und in Bonn zur medizinischen Geräteverordnung MedGV beteiligt, der Vorgängerin des Medizinproduktegesetzes MPG von heute, das den Verkehr mit Medizinprodukten seit 1995 regelt. Zudem sollte die Mitwirkung an der Evaluierungsstudie von medizintechnischen Servicezentren nicht unerwähnt bleiben.

In der DDR begann die Hochschulausbildung auf dem Gebiet der BMT, wie erwähnt, bereits 1953 mit starker Unterstützung von MANFRED VON ARDENNE (TH Ilmenau: EBERHARD FORTH und EBERHARD SCHEWITZER, später GÜNTER HENNING). Diesem Schritt folgte um 1976 die Installation eines Studiengangs Medizintechnik an der Ingenieurhochschule Dresden (IHD) (HANS GEORG LIPPMANN, SIEGFRIED KAISER). Die Arbeitsteilung zwischen diesen Hochschulen sah vor, die Biomedizintechniker in Ilmenau an der Seite des Arztes und für die Forschung, in Dresden schwerpunktmäßig für den Industrieeinsatz, auszubilden. Im Jahre 1981 wurde an der IHD ein „Technikum Medizintechnik" geschaffen, das von der Medizinischen Akademie „Carl Gustav Carus" (MAD) und der IHD (als Novum) gemeinsam betrieben wurde, in dem Kleinserien von aus der Forschung abgeleiteten Geräten für den klinischen Einsatz hergestellt wurden. Gründungschef war SIEGFRIED KAISER. Besonders hervorzuheben ist, dass es in dieser Zeit der DDR-Gesellschaft für BMT in Zusammenarbeit mit den zuständigen staatlichen Stellen gelungen ist, im Gesundheitswesen das neue Berufsbild „Fachingenieur für BMT" gleichberechtigt und parallel zum Facharzt zu schaffen und in der Praxis durchzusetzen.

Um 1980 bildete in der DDR die „Kammer der Technik" (KdT), die Ingenieurorganisation der DDR, unter dem Vorsitz von SIEGFRIED KAISER eine eigene „Kommission Medizintechnik", deren Aufgabe vor allem in der Zusammenführung verschiedener Zweige der Industrie zur Lösung dringender Probleme des Gesundheitswesens bestand.

Ein weiterer Strukturwandel stand 1990 bevor, als Deutschland wiedervereinigt wurde. Aufgrund der Satzung der DGBMT wählte man den analogen Weg zum Vorgehen der Regierungen der beiden deutschen Staaten, indem sich die Gesellschaft für BMT der DDR (ca. 850 Mitglieder) auflöste, und den Mitgliedern empfohlen wurde, der DGBMT beizutreten. Die handelnden Persönlichkeiten auf Seite der neuen Bundesländer waren damals vor allem JOCHEN MATAUSCHEK (Dresden), HEINER SCHUMANN (Leipzig), GÜNTER HENNING (Ilmenau), SIEGMUND REISSMANN (Jena), RUDOLF MILLNER (Halle) und REINHARD KÄSTNER (Berlin). ▶ Abb. 5.5 zeigt eine Besprechung im

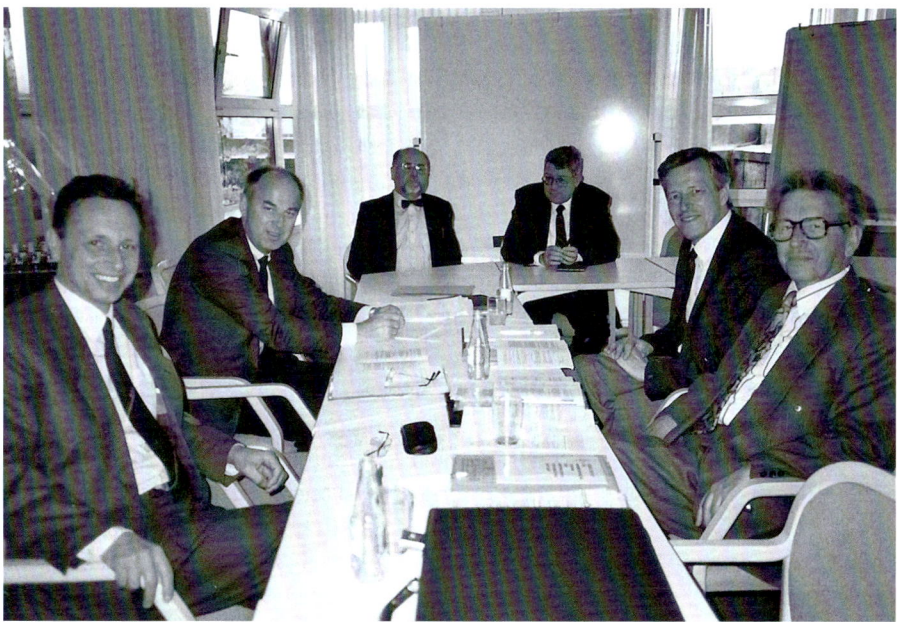

Abb. 5.5: Besprechung 1990 in Mainz über eine Möglichkeit des Zusammenschlusses von DGBMT und GfBMT in der DDR. Von links nach rechts: SIEGMUND REISSMANN (Erfurt), JÜRGEN MEYER (Mainz), amtierender Präsident der DGBMT), REINHARD KÄSTNER (Berlin, amtierender Sekretär der GfBMT), MAX SCHALDACH (Erlangen-Nürnberg), HEINER SCHUMANN (Leipzig), JOCHEN MATAUSCHEK (Dresden, amtierender Vorsitzender der GfBMT).

Jahr 1990 in Mainz, bei der Mitgliedern der DGBMT und der Gesellschaft für Biomedizinische Technik der DDR die Möglichkeiten eines Zusammenschlusses besprechen.

Der Prozess des Zusammenschlusses verlief nicht ohne Schwierigkeiten. Für viele Fachkollegen aus den neuen Bundesländern änderte sich nicht nur der Name der Gesellschaft, sondern auch ihr Berufs- und Tätigkeitsfeld. Aufgrund der desolaten Wirtschaftsverhältnisse in der DDR und des chronischen Devisenmangels waren in den wissenschaftlichen Einrichtungen und in den Kliniken (bis hin zum kleineren „Kreiskrankenhaus") viele Abteilungen und Arbeitsgruppen für Medizintechnik entstanden, die durch Eigenentwicklungen, Nachbau und qualifizierten Service medizintechnischer Geräte den Klinikbetrieb aufrecht erhielten.

Die Tätigkeitsfelder insbesondere der Biomedizintechnikingenieure, die nicht direkt in die Krankenversorgung eingebunden waren, verloren nach der Wiedervereinigung in den Gesundheitseinrichtungen ihr Tätigkeitsfeld. Viele orientierten sich fachlich neu. Auch die Abwicklung und die Umorientierung medizintechnischer Betriebe der DDR erschwerten die berufliche Neuorientierung. Außerdem empfanden viele der Mitarbeiter in der Biomedizinischen Technik im Osten die Forderung nach Benennung von zwei westlichen „Bürgen" als Diskriminierung und verzichteten lieber auf einen Aufnahmeantrag bei der DGBMT. Viele Medizintechniker aus den Krankenhäusern schlossen sich auch dem fbmt an, weil diese Organisation ihnen vom Berufsbild her näher stand. Vor allem aus diesen Gründen blieb ein signifikanter Anstieg der Mitgliederzahl der DGBMT in dieser Zeit aus. Die nach der Wende in der Medizintechnik verbliebenen Ingenieure und Wissenschaftler in den neuen Bundesländern wurden rasch in die DGBMT integriert. Bereits 1990 fand in West-Berlin die turnusmäßige Jahrestagung der DGBMT statt, zu der erstmalig die Biomedizintechniker aus der DDR ungehindert Zugang hatten. 1991 wurde die Tagung von REINHARD KÄSTNER (Berlin-Ost) ausgerichtet. Es folgten turnusmäßig weitere Tagungen (▶ Abb. 5.6) in den neuen Bundesländern (in Rostock 1994 und 2010, in Dresden 1998, in Ilmenau 2004).

In den späten 1990er Jahren wurden die Bestrebungen immer greifbarer, durch organisatorische Veränderungen Gewicht und Sichtbarkeit der DGBMT zu erhöhen. Als große Partner kamen hierfür der **Verein Deutscher Ingenieure** (VDI), 140 000 Mitglieder, der ebenfalls einen Fachbereich Medizintechnik eingerichtet hat und der **Verband der Elektrotechnik Elektronik Informationstechnik e. V.** (VDE), 35 000 Mitglieder, in Frage. Als Verhandlungsoption brachten die unterschiedlich großen Partner die Möglichkeit zur Einrichtung einer professionell geführten Geschäftsstelle ein. Die DGBMT hatte als wissenschaftliche Gesellschaft ein interessantes Themenfeld anzubieten, das in der Öffentlichkeit lebhaft diskutiert wurde und eine hohe gesellschaftliche Akzeptanz genießt. Die Verhandlungen mit dem VDE verliefen erfolgreich, und so wurde 2001 die DGBMT als eigenständige Fachgesellschaft dem VDE eingegliedert. Die Protagonisten dieses Schrittes waren bei der DGBMT vor allem ARMIN BOLZ (Karlsruhe), OLAF DÖSSEL (Karlsruhe), HELMUT ERMERT (Bochum), MAX SCHALDACH (Erlangen) und THOMAS BECKS (DGBMT/VDE), der der erste Geschäftsführer der DGBMT im VDE wurde.

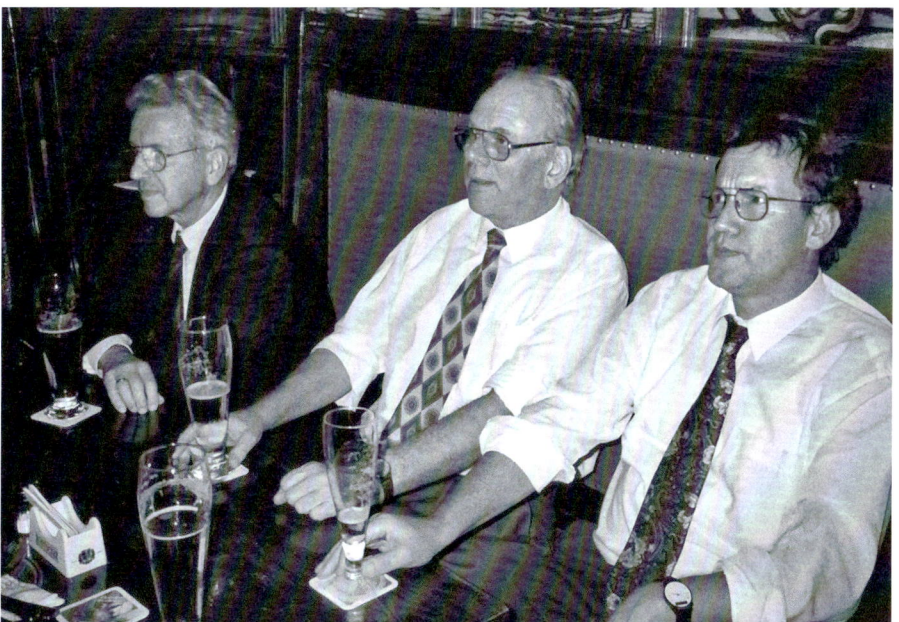

Abb. 5.6: Fachsimpeln bei der Jahrestagung der DGBMT 1994 in Rostock (von links: Jochen Matau-schek, Jürgen Vieth, Helmut Ermert).

Vor der Eingliederung (in den offiziellen Dokumenten als „Verschmelzung" bezeichnet) galt es allerdings, ernsthafte Bedenken bei einigen verdienten Mitgliedern der DGBMT auszuräumen, dass die kleine DGBMT im Schlepptau des großen VDE zu viel an Eigenständigkeit und Profil verlieren könnte, und dass vor allem die Mediziner – deren Mitwirkung essenziell ist – einem elektrotechnisch ausgerichteten Verein den Rücken kehren würden. Erfreulicherweise erwiesen sich beide Befürchtungen als nicht zutreffend. Im Gegenteil ist dank der Tatkraft der seither tätigen Vorsitzenden (Eckhart G. Hahn, Erlangen; Olaf Dössel, Karlsruhe; Hartmut Gehring, Lübeck; Thomas Schmitz-Rode, Aachen) und ihrer Vorstandskollegen und dank der effektiven Arbeit mit hauptamtlichen Geschäftsführern (Thomas Becks und Cord Schlötelburg) die Sichtbarkeit der DGBMT in den zehn Jahren nach der Eingliederung deutlich gewachsen, wie folgende Erfolge zeigen: So ist die Mitgliederzahl stetig bis auf das Vierfache gegenüber dem Gründungsjahr angestiegen (▶ Abb. 5.7). Eine Studie im Auftrag des BMBF über die „Situation der Medizintechnik in Deutschland im internationalen Vergleich" [BMBF 2005] und andere zusammenfassende Berichte über Teilgebiete der DGBMT haben große Beachtung gefunden. Die Wahrnehmung der Biomedizinischen Technik in der Wissenschaftspolitik, z. B. durch Mitwirkung von Mitgliedern der DGBMT in weichenstellenden Gremien bei der Deutschen Forschungsgemeinschaft (DFG), als Fachkollegiaten in der interdisziplinären Sektion Medizintechnik der DFG sowie als Gutachter, ist auch nach Einschätzung durch die

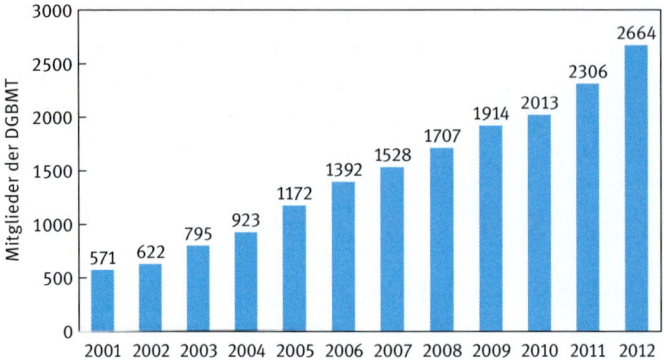

Abb. 5.7: Entwicklung der Mitgliederzahlen der DGBMT von 2001 bis 2011 (die Angaben beziehen sich jeweils auf den 01.01. des jeweiligen Jahres).

DFG deutlich gestiegen. Und nicht zuletzt beheimatet die DGBMT 17 aktive Fachausschüsse, die in ihren spezifischen Themenfeldern den wissenschaftlichen Austausch fördern und Öffentlichkeitsarbeit leisten, u. a. den „Fachausschuss für Aus- und Weiterbildung – BMT im Studium", der die vorliegende Lehrbuchreihe initiierte.

5.5 Entwicklung in den fachlichen Nachbargebieten

Aufgrund der Einbeziehung der medizinischen Anwendung in die Arbeitsziele der Fachgesellschaft wurde die Industrie von Anfang an in ihren Forschungs- und Entwicklungsinteressen durch die DGBMT angesprochen. Weitere gemeinsame Interessen auf dem nationalen und internationalen Markt – z. B. bei der Normung und bei gesetzlichen Regelungen – führten zu einer projektbezogen Zusammenarbeit der DGBMT mit drei deutschen Industrieverbänden, in denen Medizintechnikunternehmen organisiert sind:

– **Zentralverband Elektrotechnik- und Elektronikindustrie** (ZVEI) in Frankfurt/M., gegründet 1918, mit dem Fachverband Elektromedizinische Technik, in dem Hersteller elektromedizinischer Geräte und Anlagen zusammenarbeiten,

– SPECTARIS in Berlin, gegründet 1881 als Deutsche Gesellschaft für Mechanik und Optik, ab 1945 als **Deutscher Industrieverband für Feinmechanik und Optik**, 2002 in SPECTARIS, Deutscher Industrieverband für optische, medizinische und mechatronische Technologien umbenannt, vertritt insbesondere mittelständische Unternehmen der Branchen Medizintechnik, Optische Technologien, Analysen-, Bio- und Laborgeräte sowie Geräte der Augenoptik,

– **Bundesverband Medizintechnologie** (BVMed) in Berlin, 1901 gegründet als „Vereinigung der Verbandstoff-Fabriken Deutschlands", vertritt Medizinproduktehersteller im Verbrauchsgüterbereich.

Von besonderer Bedeutung ist die Mitgliedschaft in Dachverbänden, die in den beiden Wurzeln „Medizin" und „Technik" jeweils zu einer breiten Quervernetzung beiträgt. Zu nennen sind hierbei die **Arbeitsgemeinschaft der Wissenschaftlich-Medizinischen Fachgesellschaften** (AWMF) und der **Deutsche Verband Technisch-Wissenschaftlicher Vereine** (DVT), deren erklärte Absicht es ist, ein ausbalanciertes Profil im Einklang mit beiden Wurzeln zu finden.

Die Entwicklung der anderen genannten wissenschaftlichen Fachgesellschaften in der Bundesrepublik erfolgte weitgehend nach ähnlichem Muster und etwa im gleichen Zeitraum wie bei der DGBMT. Eine Ausnahme bildet dabei die Deutsche Röntgengesellschaft, die wegen der sensationsartigen Erfolge der Röntgentechnik zu Anfang des 20. Jahrhunderts bereits 1905 mit Sitz in Berlin gegründet wurde. Sie hat heute (2011) ca. 5400 Mitglieder.

Die DGfB wurde 1961 mit Sitz in Frankfurt/M. gegründet und hat heute ca. 400 Mitglieder.

Die GMDS ist aus der Untergruppe Medizin der Deutschen Gesellschaft für Dokumentation hervorgegangen, die bereits 1951 gegründet wurde. Ab 1966 führte sie den Namen Deutsche Gesellschaft für Medizinische Dokumentation und Statistik (GMD). Dieses Symbol wurde 1970 zur Vermeidung einer Verwechslung mit der Gesellschaft für Mathematik und Datenverarbeitung in GMDS geändert. 1975 benannte sich die Gesellschaft unter Beibehaltung des Akronyms GMDS in „Deutsche Gesellschaft für Medizinische Dokumentation, Informatik und Statistik" um. Die GMDS hat 2011 ca. 1900 Mitglieder.

Die DGMP wurde 1971 gegründet. Mit ihrem Profil hat sie die größte Schnittmenge mit der DGBMT. Das bedeutet prinzipiell die Gefahr redundanter Arbeitsgebiete, aber auch Potential für Zusammenarbeit. Glücklicherweise überwiegt im Verhältnis der beiden Gesellschaften der zweite Punkt bei weitem. Bereits 1973 wurde ein „Assoziationsvertrag" geschlossen, unterschrieben von den damaligen Vorsitzenden HEINZ BLENKE (DGBMT) und GÜNTER SCHOKNECHT (DGMP). Der Vertrag (▶ Abb. 5.8) vereinbart die enge Zusammenarbeit in Forschung und Lehre auf allen Gebieten der BMT und der Medizinischen Physik, inklusive von Ausbildungs-, Berufs- und Standesfragen. Am deutlichsten wurde die Zusammenarbeit wohl sichtbar bei der international hoch gelobten erfolgreichen Ausrichtung der BMT-Weltkongresse „*World Congress on Medical Physics and Biomedical Engineering*" 1982 in Hamburg und 2009 in München. Die DGMP hat 2011 ca. 1300 Mitglieder.

Das ergänzende Profil des Fachverbandes Biomedizinische Technik (fbmt) wurde bereits besprochen. Bezüglich der Jahrestagungen steht beim fbmt der Lehr- und Ausbildungscharakter im Vordergrund unter Verzicht auf primär wissenschaftlichen Gedankenaustausch mit der Präsentation von Originalarbeiten wie bei den Jahrestagungen der DGBMT. Die Gründung des fbmt erfolgte 1984, der Fachverband hat heute (2011) ca. 680 Mitglieder. Er hat bisher insbesondere mit dem Fachausschuss Krankenhaustechnik der DGBMT zusammengearbeitet, ein weiterer Ausbau der Kooperation wird von beiden Gesellschaften angestrebt.

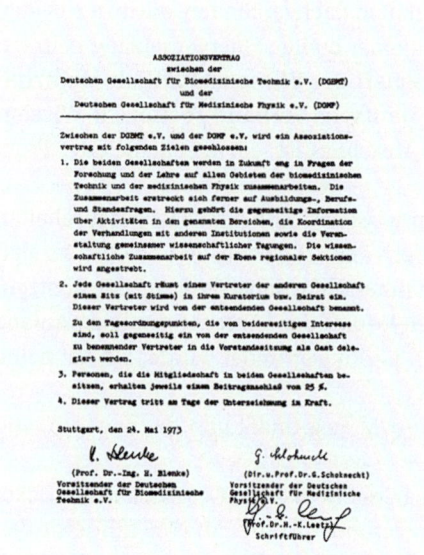

Die DGBMT ist eingebunden in das internationale Netzwerk von Fachgesellschaften für BMT und Mitglied in der hierfür zuständigen Organisation *International Federation for Medical and Biological Engineering* (IFMBE).

In diesem Zusammenhang sei auch auf die Mitgliedschaft der DGBMT bei EAMBES (*European Alliance of Medical and Biological Engineering and Science*) hingewiesen, einer innereuropäischen, nicht profitorientierten Vereinigung mit Sitz in Brüssel, die 2003 mit dem Ziel gegründet wurde, die europäische Medizintechnik seitens Industrie und Hochschule in gemeinsamen Fragen zu vertreten (z. B. bei der Definition von europäischen Forschungszielen, beim Erlass von Normen und zur Vorbereitung medizintechnikrelevanter Gesetze, unter Verzicht auf die Ausrichtung wissenschaftlicher Tagungen). EAMBES hält engen Kontakt mit der Europäischen Kommission, insbesondere mit den Generaldirektionen für Forschung und Innovation und für Information.

5.6 Entwicklung in Österreich und in der Schweiz

Wegen der gleichen Ziele, der räumlichen Nähe und der gemeinsamen deutschen Sprache ist die Kooperation mit der ÖGBMT und der SSBE besonders eng. Die Entwicklung dieser Gesellschaften vollzog sich um einige Jahre zeitversetzt unter ähnlichen Bedingungen wie bei der DGBMT und ebenfalls in Symbiose mit entsprechenden Landesgesellschaften für Medizinische Physik. Die ÖGBMT wurde 1975 gegründet, ihr erster Präsident war STEFAN SCHUY (Technische Universität Graz), der gegenwärtige (2011) Präsident ist WINFRIED MAYR (Medizinische Universität Wien). Die SSBE ist

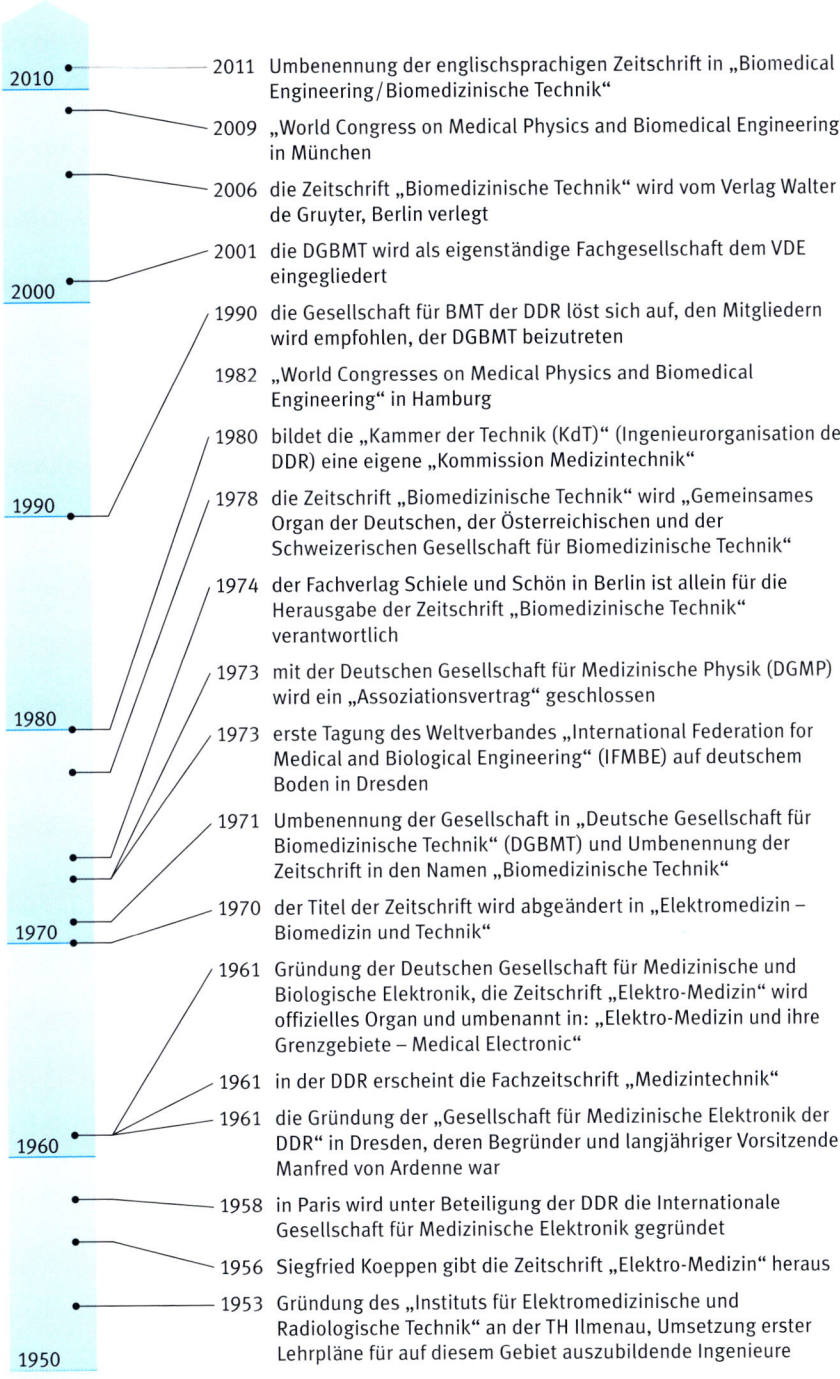

2011	Umbenennung der englischsprachigen Zeitschrift in „Biomedical Engineering/Biomedizinische Technik"
2009	„World Congress on Medical Physics and Biomedical Engineering" in München
2006	die Zeitschrift „Biomedizinische Technik" wird vom Verlag Walter de Gruyter, Berlin verlegt
2001	die DGBMT wird als eigenständige Fachgesellschaft dem VDE eingegliedert
1990	die Gesellschaft für BMT der DDR löst sich auf, den Mitgliedern wird empfohlen, der DGBMT beizutreten
1982	„World Congresses on Medical Physics and Biomedical Engineering" in Hamburg
1980	bildet die „Kammer der Technik (KdT)" (Ingenieurorganisation der DDR) eine eigene „Kommission Medizintechnik"
1978	die Zeitschrift „Biomedizinische Technik" wird „Gemeinsames Organ der Deutschen, der Österreichischen und der Schweizerischen Gesellschaft für Biomedizinische Technik"
1974	der Fachverlag Schiele und Schön in Berlin ist allein für die Herausgabe der Zeitschrift „Biomedizinische Technik" verantwortlich
1973	mit der Deutschen Gesellschaft für Medizinische Physik (DGMP) wird ein „Assoziationsvertrag" geschlossen
1973	erste Tagung des Weltverbandes „International Federation for Medical and Biological Engineering" (IFMBE) auf deutschem Boden in Dresden
1971	Umbenennung der Gesellschaft in „Deutsche Gesellschaft für Biomedizinische Technik" (DGBMT) und Umbenennung der Zeitschrift in den Namen „Biomedizinische Technik"
1970	der Titel der Zeitschrift wird abgeändert in „Elektromedizin – Biomedizin und Technik"
1961	Gründung der Deutschen Gesellschaft für Medizinische und Biologische Elektronik, die Zeitschrift „Elektro-Medizin" wird offizielles Organ und umbenannt in: „Elektro-Medizin und ihre Grenzgebiete – Medical Electronic"
1961	in der DDR erscheint die Fachzeitschrift „Medizintechnik"
1961	die Gründung der „Gesellschaft für Medizinische Elektronik der DDR" in Dresden, deren Begründer und langjähriger Vorsitzender Manfred von Ardenne war
1958	in Paris wird unter Beteiligung der DDR die Internationale Gesellschaft für Medizinische Elektronik gegründet
1956	Siegfried Koeppen gibt die Zeitschrift „Elektro-Medizin" heraus
1953	Gründung des „Instituts für Elektromedizinische und Radiologische Technik" an der TH Ilmenau, Umsetzung erster Lehrpläne für auf diesem Gebiet auszubildende Ingenieure

Abb. 5.9: Zeitstrahl für die Entwicklung der Biomedizinischen Technik in Deutschland.

hervorgegangen aus einer Arbeitsgemeinschaft „Biomedizinische Technik". Formell wurde sie 1970 gegründet mit URS GESSNER als Gründungspräsident. Ihr derzeitiger Präsident ist STEPHEN FERGUSON (Eidgenössische Technische Hochschule Zürich).

In regelmäßigen Abständen von etwa drei Jahren veranstalten die drei genannten Gesellschaften gemeinsame Jahrestagungen. In neuerer Zeit wurde dieser Rhythmus auf Anregung von HELMUT HUTTEN wiederbelebt mit der Jahrestagung 1993 in Graz. Es folgten Zürich (1996), Lübeck (2000), Salzburg (2003), Zürich (2006), Rostock (2010) und 2013 wieder Graz. Die nächste Tagung wird 2013 in Graz stattfinden. Gemeinsam geben die drei Gesellschaften die Fachzeitschrift „Biomedical Engineering/Biomedizinische Technik" heraus.

5.7 50 Jahre DGBMT

Die Entwicklung der Biomedizinischen Technik ist in einem Pfeildiagramm zusammengefasst (▶ Abb. 5.9). Die DGBMT als Gesellschaft besteht seit 1961.

Als zwischenzeitliche Bilanz ist wohl die Aussage berechtigt, dass die DGBMT mit heute ca. 2500 Mitgliedern in den 50 Jahren ihres Bestehens wesentlich dazu beigetragen hat, in Deutschland das Gebiet der Biomedizinischen Technik zu definieren, seine Entwicklung zu fördern und für die Gesellschaft sichtbar zu machen. Die DGBMT wirkt heute als Schrittmacher für die Zusammenarbeit von Ingenieuren, Naturwissenschaftlern und Ärzten. Sie bündelt in starker internationaler Verflechtung die Kompetenz im Bereich der Biomedizinischen Technik in Deutschland.

Danksagung

Die Autoren danken insbesondere Vera Dammann, Uwe Faust, Helmut Hutten, Marc Kraft, Hans Georg Lippmann, Ute Morgenstern, Peter Osypka, Heiner Schumann und Klaus Welker für wertvolle, zum großen Teil aus eigenem Erleben stammende persönliche Kommentare.

Quellenverzeichnis

BMBF: Situation der Medizintechnik in Deutschland im internationalen Vergleich. Studie im Auftrag des BMBF. Förderkennzeichen 01 EZ 0312 und 0313; Projektträger: Gesundheitsforschung, Deutsches Zentrum für Luft- und Raumfahrt, Bonn 2005.

Hutten H.: Biomedizinische Technik – Betrachtungen zur Situation eines multidisziplinären Fachgebietes. Berlin, Heidelberg, New York: Springer-Verlag 1991.

Lippmann, H. G., Kaiser, S., Römer, H.: Biomedizinische Technik. Versuch zu ihrer wissenschaftstheoretischen und methodologischen Kennzeichnung. Wiss. Beitr. Ing.-Hochsch. Dresden 16(1986)H.5: 5–13.

Abbildungsquellen

– ▶ Abb. 5.3 bis 5.8 mit freundlicher Genehmigung durch die DGBMT im VDE, PETER OSYPKA und HEINER SCHUMANN.

Ewald Konecny

6 Physikalische Grundlagen für die Biomedizinische Technik

Zusammenfassung: Bei der Entwicklung und Anwendung Biomedizinischer Technik ist ein enges Zusammenwirken von Ingenieuren, Informatikern und Naturwissenschaftlern mit Medizinern notwendig. Die Kenntnis der naturwissenschaftlichen Grundlagen und der technischen Möglichkeiten muss sich mit der Kenntnis der medizinischen Erfordernisse verbinden, um biomedizintechnische Inventionen hervorzubringen. Technisches Fachwissen und dessen Umsetzung ist daher im medizinisch-biologischen Umfeld anwendungsbezogen anzupassen. Anhand von Beispielen werden die notwendigen Grundlagen skizziert, die in Band 2 der Lehrbuchreihe dann systematisiert und vertiefend besprochen werden.

Abstract: Developing and applying biomedical engineering technologies, a close collaboration between engineers, computer scientists, and natural scientists with physicians is indispensable. The knowledge of scientific basics and principles, and the technological possibilities have to interact with the knowledge of medical needs to produce inventions in biomedical engineering. Technical expertise and its implementation must be adapted to the specific medical-biological environment. Referring to examples, necessary physical and technological foundations are discussed, which are systematically deepened in the second volume of the series.

6.1 Physik und Technik im biologisch-medizinischen Umfeld

Im Namen „Biomedizinische Technik" sind die wesentlichen Aspekte des Begriffes bereits festgelegt. Man versteht darunter jede Art von Technikanwendung, die geeignet ist, die Medizin in Vorbeugung, Diagnose, Therapie, Rehabilitation und Nachsorge zu unterstützen. Im Zusammenspiel der Disziplinen Technik und Medizin steht die Medizin allerdings eindeutig im Vordergrund. Der Technik kommt eine dienende Rolle zu. So entscheiden z. B. die medizinischen Belange, ob der technische Aufwand bezüglich des zu erwartenden Erfolges gerechtfertigt ist.

Bei der Entwicklung der Biomedizinischen Technik ist ein enges Zusammenwirken von Ingenieuren und Naturwissenschaftlern mit Medizinern notwendig (s. ▸ Kap. 2). Die Kenntnis der technischen Möglichkeiten muss sich mit jener über die medizinischen Erfordernisse verbinden, um biomedizintechnische Inventionen hervorzubringen. Ein neues medizintechnisches Produkt kann als Endergebnis eines langen wissenschaftlich fundierten Erkenntnisprozesses oder eines erfinderischen Geistesblitzes entstehen. In beiden Fällen kommt der Naturwissenschaft ein hoher Stellenwert zu. Denn auch bei primär unverstandenen, spontanen Ideen hat sich erwiesen, dass eine volle Ausschöpfung des Potentials erst möglich wird, wenn der naturwissenschaftliche Hintergrund erklärlich ist.

Die Biomedizinische Technik ist ein technisches Fachgebiet. Ihre Wurzeln liegen in vielen heute als eigenständige Fächer ausgewiesenen Spezialdisziplinen, von denen die wichtigsten der Maschinenbau und die Elektrotechnik sind. Beide haben ihren Ursprung in der Physik. Auch den meisten anderen in die Medizintechnik einfließenden Fachdisziplinen ist ein enger Bezug zur Physik gemeinsam. Selbst Fächer wie die Organische Chemie oder die Biologie könnten mit einiger Berechtigung als „Angewandte Molekülphysik" bezeichnet werden.

Die Physik beschreibt die Natur, wie wir sie vorfinden, und versucht, deren Gesetzmäßigkeiten aufzudecken und miteinander zu vernetzen. Der Weg zur Erkenntnis ist im Wesentlichen allen Naturwissenschaften gemein: Entweder wird aus Naturbeobachtung, also aus dem Experiment heraus, ein Modell abgeleitet und quantitativ formuliert, oder es wird umgekehrt zunächst ein abstraktes Modell aufgestellt, um seine Voraussagen dann im Experiment zu überprüfen. Die experimentelle Bestätigung ist das entscheidende Kriterium, ob ein Modell oder eine Theorie für wahr befunden wird oder nicht. Streitigkeiten über die Richtigkeit gibt es daher so gut wie keine, sobald eine experimentelle Nachprüfbarkeit gegeben ist. Vorurteile, dass „nicht sein kann, was nicht sein darf" – wie sie z. B. im Fall von GALILEO GALILEI vorherrschten, weil es damals für die Theologen unvorstellbar war, dass die Erde nicht im Zentrum der Schöpfung steht – können deshalb als Unsinn entlarvt werden. „Unsichtbare" Gefahren bei der Anwendung technisch neuartiger Methoden, wie z. B. die ionisierende Strahlung in der Röntgenbildgebung, die Überwindung der Blut-Hirn-Schranke durch Nanopartikel oder die Erwärmung chirurgischer Führungsdrähte im Körper bei der Magnetresonanztomographie (MRT), werden oftmals erst nach Jahren als solche erkannt, um dann vermieden oder zumindest verringert zu werden.

Freilich kommen im Erkenntnisprozess zeitweilige Unsicherheiten auf, wenn in der experimentellen Beweiskette noch einzelne Glieder fehlen. So gab z. B. die Behauptung der Existenz eines Neutrinos beim radioaktiven β-Zerfall einige Jahre lang Rätsel auf, bis das Neutrino direkt nachgewiesen werden konnte. Ohne dessen Existenz hätten Energie- und Drehimpulserhaltungssatz bezweifelt werden müssen. Gerade in der Atom- und Kernphysik, wie auch in der Astrophysik, gab es im 20. Jahrhundert mehrere Beispiele dafür, dass die Theorie etwas gegenüber Bekanntem Zusätzliches postulieren musste, bevor es nachträglich experimentell gefunden wurde. Für eine physikalische Betrachtung werden die in der Natur vorkommenden Objekte und Abläufe nach physikalischen Größen geordnet, die durch zugehörige Parameter gekennzeichnet sind.

Größe (physikalische): quantisierbare Eigenschaft eines Objektes. Der Wert einer Größe wird mittels Maßzahl und Maßeinheit angegeben, bei gerichteten Größen zusätzlich mittels Richtung.

Parameter: Kenngröße (kennzeichnende Größe), Kennwert, Einflussfaktor; Variable, über die Größen miteinander verknüpft werden, und die ein Objekt/Phänomen unter bestimmten Umständen charakterisiert.

Einfluss wesentlicher Größen auf einen Prozess
Auf die Frage, was passiert, wenn sich eine Fliege auf eine Brücke setzt, könnte die Antwort lauten, dass sich die Brücke durchböge. Qualitativ ist das logisch und einleuchtend. Erst wenn man die Größe der Belastung quantitativ einschätzt und mit konkurrierenden Einflüssen vergleicht, wie sie z. B. durch Temperaturschwankungen und Wind verursacht werden, merkt man, dass die Fliege eine vernachlässigbare Wirkung ausübt. Dies ist so, weil die Brücke eine sehr stabile Gleichgewichtslage innehat – trotz aller Störkräfte. Der Gegensatz dazu wäre ein superlabiler Zustand, bei dem im berühmten Beispiel des Flügelschlags eines Falters in Sibirien dieser gemäß den Gesetzen der Chaostheorie den Ausschlag für einen Wetterwechsel in Mitteleuropa geben kann.

Das Ziel physikalischer Beschreibungen besteht nicht nur in der qualitativen, sondern in der quantitativen Darstellung von Größen und Abläufen. Daher werden physikalische Parameter mit einer Magnitude und einer Dimension versehen. Die Methode der Nachprüfung ist die Messung.

Magnitude (*lat. magnitudo* Größe): Maß für die Stärke (Wert, Menge) einer (physikalischen) Größe.

Amplitude: maximale Auslenkung einer sinusförmigen Wechselgröße (bei harmonischer Schwingung); entspricht der maximalen Magnitude.

Frequenz (*lat. frequentia* Häufigkeit): Häufigkeit des Auftretens vergleichbarer Phänomene in einem Beobachtungsfenster, Anzahl sich wiederholender Vorgänge pro Zeiteinheit (Frequenz) oder pro Raumeinheit (Ortsfrequenz).

Dimension: 1. Maßeinheit, Beziehung einer Größe zu den Grundgrößen des Maßsystems; 2. physikalisch: Ausdehnung in Raum (3D) und Zeit (4D) sowie in weiteren erfassten Größen.

Messung: Tätigkeit zur Zuordnung von Qualität und Quantität einer beobachtbaren Größe durch Vergleich mit einer Einheit.

Messungen sind grundsätzlich mit Messfehlern behaftet. Zur vollständigen Beschreibung einer physikalischen Größe gehört daher die Angabe von Magnitude, Dimension und Messfehler. Bei der Formulierung von quantitativen physikalischen Zusammenhängen und Nebenbedingungen macht die Verwendung der Mathematik als Sprache die gegenseitige Abhängigkeit der physikalischen Größen besonders transparent.

Mathematik als Sprache zur Diskussion des Zusammenhangs zwischen Größen

Ein einfaches Beispiel ist die Erzeugung elektrischer Leistung P (die schließlich in die Produktion von Wärme mündet) durch einen elektrischen Strom I an einem elektrischen Widerstand R. Es gilt $P = I^2 \cdot R$, bei konstantem I ist P also proportional zu R; das wird auch beobachtet: Der Glühfaden einer Lampe erzeugt dort die meiste Hitze, wo er am dünnsten ist und dementsprechend den höchsten Widerstand hat. Als Konsequenz brennt er dort zuerst durch.

Ganz anders sind die Nebenbedingungen, wenn man zwei Geräte mit verschiedenem R an einer Steckdose anschließen will und die erzeugten Leistungen vergleicht. Die Steckdose wird gespeist von einem Netzwerk sehr großer elektrischer Kapazität, so dass die Spannung U bei Belastung nahezu konstant bleibt. Andererseits gilt für den Stromfluss das OHMsche Gesetz → $U = I \cdot R$, so dass die Leistung nun formuliert werden kann in $P = U^2/R$. Der Beobachtung entsprechend wird die umgesetzte Leistung bei kleinem Widerstand (Kurzschluss) am größten.

Die Mathematik ist in der Physik nur ein Hilfsmittel. Der Physiker geht über mathematische Konsequenzen und Resultate dann hinweg, wenn sie keinen physikalischen Sinn ergeben. Zur Bewertung eines physikalischen Parameters muss dessen gemessener Wert mit einem „Normal" verglichen werden, das Bestandteil eines weltweit akzeptierten Maßsystems ist. Physiker, Ingenieure und mit dem Messwesen betraute Beamte haben sich auf die Verwendung des Internationalen Einheitensystems (SI-System) geeinigt (*frz. Système international d'unités*). Daran sollten sich auch in der Biomedizinischen Technik möglichst alle Hersteller, Nutzer und Anwender halten. Dieser verordneten, sinnvollen Vereinheitlichung widerstreben vertraute Gewohnheiten. Daher werden generell – und speziell auch in der Biomedizinischen Technik – Nicht-SI-Einheiten toleriert und weiter verwendet, insbesondere dort, wo sie im praktischen Umgang sinnvoll erscheinen.

Tab. 6.1: Besonderheiten der Biomedizinischen Technik bzgl. der physikalisch-technisch vereinbarten Nomenklatur.

Physikalisch-technische Vereinbarungen	Besonderheiten in der Biomedizinischen Technik
Anfangsbuchstaben physikalischer Größen werden einheitlich verwendet: P ... *power*; Leistung p ... *pressure*; Druck V' ... Volumenstrom $V' = dV/dt$ s ... Weg f ... Frequenz c ... Konzentration	Zur Unterscheidung gleichzeitig verwendeter dynamischer Größen werden besondere Vereinbarungen getroffen: L ... Leistung P ... Druck V' ... Volumenstrom bei Gasen Q' ... Volumenstrom bei Flüssigkeiten (Blut) p ... Partialdruck ν ... Frequenz; HR ... *heart rate*; Herzduck $[O_2]$ ... Sauerstoffkonzentration
Anfangsbuchstaben physikalischer Größen wie auch Bezeichnungen von Parametern werden aus dem Begriff der Größe/des Parameters abgeleitet, Bedingungen und nähere Bestimmungen werden mittels Indizes hinzugefügt: P_B ... Umgebungsdruck, mittels Barometer gemessen T_0 ... Startzeit zum vereinbarten Zeitpunkt „$t = 0\,\text{s}$"	Bezeichnungen von Größen und Parametern gehorchen keinerlei Gesetzmäßigkeiten: Indizes: $I : E$ ... Atemzeitverhältnis; physikalisch korrekt wäre: „$I : E$" $= t_{IN}/t_{EX}$ mit t_{IN} ... Inspirationsdauer, t_{EX} ... Exspirationsdauer PIF $=$ PEEP $\cdot\, I : E \cdot F_{IN,O_2}$ mit PEEP ... Positiver Endexspiratorischer Druck und F_{IN,O_2} ... inspiratorische Sauerstoffkonzentration Druck: aDO_2... arteriell-alveoläre Sauerstoffpartialdruckdifferenz; physikalisch korrekt wäre: „aDO_2" $= p_{a,O_2} - p_{A,O_2}$
Statische Größen (Konstanten) werden mittels Großbuchstaben symbolisiert, dynamische Größen (Variablen) mittels Kleinbuchstaben: U ... konstante Spannung, Gleichspannung $U =$ const u ... variable, zeitlich veränderliche Spannung, Wechselspannung $u(t)$	Zur Unterscheidung gleichzeitig verwendeter Größen werden – unabhängig von der zeitlichen Veränderbarkeit – besondere Vereinbarungen getroffen: P ... (Gesamt-)Druck eines Gases; $P(t)$ zeitlich variabel p_{O_2} ... Partialdruck einer Gasphase (O_2) eines Gasgemischs; $p(t = t_x)$ Partialdruck zum Zeitpunkt t_x mit $P(t) = \sum p_i(t)$
Alle Größen werden in international vereinbarten Einheiten (SI) angegeben*: P ... Druck; $[P] =$ Pa D ... Strahlendosis, Energiedosis; $[D] =$ J/kg t ... Zeit, $[t] =$ s * vereinbarte Schreibweise: $[x]$ lies „Maßeinheit der Größe x"; $\{x\}$ lies „Wert der Größe x"	Zur Vermeidung von Verwechslungen werden nach wie vor verschiedene, historisch gewachsene Bezeichnungen für Einheiten verwendet: Druck: $[P] =$ mbar (für Gase), cm H_2O (für Gase), mmHg (für Blutgase), bar (für Klinikgasversorgung) Strahlendosis: je nach Dosisdefinition und historischer Etappe $[D_x] =$ Sievert, Röntgen, Gray, REM, Rad im englischsprachigen Raum SVRI ... *System Vascular Resistance Index*; Systemvaskulärer Widerstandsindex; $[SVRI] =$ dyn $\cdot$ sec $\cdot$ cm^{-5} $\cdot$ m^2 mit $[P] =$ dyn; $[t] =$ sec Durchmesser: z. B. von Kathetern/Einführhilfen $[d] =$ French; 1 French $=$ 1/3 mm; Außendurchmesser von Kanülen $[d] =$ G (Gauge); 17 G $= 1,4$ mm $= 4,2$ Chrr. (Charriére) $= 4,2$ Fr.; Führungsdrahtdurchmesser

---

i **Beispiele für verwendete Nicht-SI-Einheiten**
(vereinbarte Schreibweise: $[x]$ lies „Maßeinheit der Größe x"; $\{x\}$ lies „Wert der Größe x")
Temperatur:

  °C (Grad Celsius) $\rightarrow \{\vartheta\}_{°C} = \{T\}_K - 273{,}15$

Druck:

  1 bar = 100 000 Pa (PASCAL); 1 mmHg = 133,3224 Pa;

  (mmHg ist innerhalb der EU gesetzliche Einheit zur Blutdruckmessung)

  1 mWS = 1 m H_2O (Meter Wassersäule) = 9,80665 kPa

Energie:

  1 eV (Elektronenvolt) = $1{,}60206 \cdot 10^{-19}$ J (JOULE)

Länge (im englischsprachigen Raum):

  1 inch = 0,0254 m; 1 Meile = 1609,33 m;

  (im medizinischen Bereich z. B. für Durchmesser von Kathetern):

  10 G (Gauge) = 3,4 mm Außendurchmesser = 10,2 Charr = 10,2 Ch = 10,2 Fr (CHARRIÈRE, French)

Zeit: 1 min (Minute) = 60 s; 1 h (Stunde) = 3600 s; 1 a (Jahr) = 8760 h (im Normaljahr)

Masse: 1 Tonne = 1000 kg

Anhand dieser Beispiele lassen sich weitere Besonderheiten der Biomedizinischen Technik erkennen: Einige in der Physik und Technik üblichen Vereinbarungen sind hier außer Kraft gesetzt (s. Tab. 6.1). Wo darüber hinaus für besondere Anwendungen besondere Maßeinheiten in Gebrauch sind, wird gesondert darauf hingewiesen.

6.2 Auswahl und Methodik der Darstellung physikalischer Grundlagen

Auf der Basis der oben geschilderten Besonderheiten werden in ▸ Band 2 der Lehrbuchreihe „Biomedizinische Technik" besonders wichtige physikalische Zusammenhänge erläutert. Dies geschieht unter Beachtung der folgenden Gesichtspunkte (s. ▸ Band 2, Kap. 2.1):

– Es soll kein neues physikalisches Lehrbuch verfasst, sondern eine für die Biomedizinische Technik relevante Zusammenstellung angestrebt werden, die von der Darstellung grundlegender Axiome (Erhaltungssätze, grundlegende Theorieaussagen wie z. B. in der Punktmechanik, der elementaren Elektrodynamik, dem Atombau) bis zur modellmäßigen Beschreibung von komplexeren Problemen (wie z. B. in der Strömungsmechanik, beim Ladungstransport in Elektrolyten und bei den komplizierten Vorgängen an Elektroden) reicht. Es werden weder grundlegende Experimente beschrieben noch theoretische Ableitungen in allen Einzelschritten nachvollzogen, vielmehr gibt es Verweise auf vertiefende Lehrbücher der Physik bzw. der Ingenieurwissenschaften.

– Die für die Biomedizinische Technik wesentlichen physikalisch-technischen Grundlagen sind weit gefächert und können selbst für die wichtigsten Themenkreise nicht vollständig wiedergegeben werden. Sie sind deshalb einer zwar in den Grundzügen nachvollziehbaren, aber letztlich doch willkürlichen Auswahl unterworfen. Es werden dabei sehr heterogene Punkte behandelt: einerseits die grundlegenden Gesetze, die am besten an Einzelteilchen demonstriert werden können (z. B. in der Mechanik oder der elementaren Elektrodynamik) und andererseits Phänomene, die nur bei Ensembles von sehr vielen Teilchen auftreten (z. B. in der Thermodynamik, der in der Biomedizinischen Technik eine herausragende Bedeutung zukommt).

– Weiterhin sei auf die methodische Reihenfolge bei der Darstellung physikalischer Zusammenhänge hingewiesen. Gerade bei tiefergehenden Betrachtungen fällt es dem Lernenden oft schwer, die Physik z. B. bei kleinen atomaren und subatomaren Dimensionen zu „begreifen". Dass sich z. B. hohe Teilchengeschwindigkeiten nichtlinear addieren oder dass in der Optik Licht als Teilchen oder als Welle betrachtet werden kann, ist nicht unmittelbar einsichtig. Unser Verständnis von „klassischer Physik" orientiert sich hauptsächlich an der Wahrnehmung mittels unserer Sinnesorgane. Jedoch wissen wir aus eigener Erfahrung sehr wohl, dass nicht alles wahr ist, was wir mit unseren Sinnen erfassen (z. B. bei optischen Täuschungen). Daher werden in ▶ Band 2 auch die Quantentheorie und die (spezielle) Relativitätstheorie kurz eingeführt.

Für den didaktischen Aufbau der Grundlagendarstellung in ▶ Band 2 wäre es sinnvoller, die Physik der Wirklichkeit getreu von vornherein als relativistisch und als quantenmechanisch zu betrachten. Die klassische Physik ist dann eine modellmäßige Näherung für die Fälle, bei denen die Geschwindigkeiten gegenüber der Lichtgeschwindigkeit im Vakuum $c = 2{,}998 \cdot 10^8 \, \text{ms}^{-1}$ sehr klein sind bzw. die Wirkung (d. h. das Produkt aus Energie und Einwirkungsdauer) im Vergleich zum PLANCKschen Wirkungsquantum $h = 6{,}626 \cdot 10^{-34} \, \text{Js}$ groß ist.

Man sollte sich von vornherein klar machen, dass wir uns die reale Natur in Modellen abbilden, wenn wir sie mit unseren Sinnen erfassen wollen (s. ▶ Kap. 8). Beispielsweise ist Licht weder Teilchen noch Welle, sondern etwas, das genau genommen nur abstrakt mit der Quantenmechanik beschreibbar ist und je nach Anwendung besser als Welle oder als Teilchen vereinfacht dargestellt werden kann. Obwohl prinzipiell beide Modelle herangezogen werden können, erweist sich die Beschreibung von Emission und Absorption einfacher im Teilchenmodell, während für die Licht-Ausbreitung samt der Beschreibung von Phasenbeziehungen und Interferenzen das Wellenmodell vorzuziehen ist. Diese Situation lässt sich mit der Wahl des Koordinatensystems vergleichen: Rechtwinklige oder Polar-Koordinaten werden verwendet, je nachdem, ob das betrachtete Problem Kreissymmetrie aufweist oder nicht.

Bei der vorliegenden Darstellung der physikalisch-technischer Grundlagen wird der Lehrstoff wie gewohnt zunächst in klassischer Form behandelt und nachträglich durch die Quantenmechanik und spezielle Relativitätstheorie ergänzt, da so eine leichtere Zuordnung zu konventionellen Lehrbüchern und zum Physikunterricht möglich ist. Der damit verbundene didaktische Nachteil muss in Kauf genommen werden. Auf die speziellen Auswirkungen der Anwendung physikalischer bzw. technischer Systeme auf biologische Objekte wird in vielen Fällen aufmerksam gemacht.

6.3 Systematik der naturwissenschaftlich-technischen Grundlagen

In einer Vorschau wird nachfolgend der Inhalt des Kapitels „Naturwissenschaftlich-technische Grundlagen" aus Band 2 der Lehrbuchreihe Biomedizinische Technik anhand von Beispielen kurz vorgestellt.

6.3.1 Messung und Maßsystem

Die Notwendigkeit quantitativer Messungen besteht in allen Natur- und Ingenieurwissenschaften, also auch in der Biomedizinischen Technik. Dazu gehört die Definition eines einheitlichen verbindlichen Maßsystems, das grenzübergreifend die Kommunikation naturwissenschaftlicher Messungen in eindeutiger Weise gestattet. Ebenso wichtig sind die Definition des wahrscheinlichen Messfehlers sowie die Angabe einfacher Methoden zur Ermittlung des maximalen bzw. wahrscheinlichsten Fehlers bei zusammengesetzten Größen (s. ▶ Band 2, ▶ Kap. 1.1)

---

i | **Klinische Studie**
In klinischen Studien erlauben vergleichbare Messprotokolle und Fehlerbetrachtungen die Bewertung von Reproduzierbarkeit und Qualitätsparametern. Um innovative medizintechnische Verfahren anhand des vorherrschenden „Goldstandards" prüfen zu können, werden z. B. Multicenter-Doppelblindstudien durchgeführt (vgl. ▶ Kap. 16).

6.3.2 Mechanik fester Körper

Beschreibung in Raum und Zeit

Ein wesentlicher Teil der Mechanik richtet sich auf die Beschreibung von realen Objekten in **Raum und Zeit**. Bei vorgegebenen Anfangsbedingungen bezüglich des Ortes und bei Kenntnis der orts- und zeitbezogenen einwirkenden Kräfte ist der gesamte Bewegungsablauf für einen Körper festgelegt (s. ▶ Band 2, ▶ Kap. 1.2).

---

i | **Rollstühle in der Rehabilitationstechnik**
Eine unmittelbare Anwendung mechanischer Bewegungsgesetze betrifft die Lenkung von Rollstühlen. Es sind direkt und indirekt gelenkte Rollstühle verfügbar. Bei indirekt gelenkten Rollstühlen können entgegengesetzte Drehrichtungen der Antriebsräder für Drehungen auf der Stelle genutzt werden, wobei die Lenkräder ihren Ausschlag frei einstellen. Direkte Lenkungen geben hingegen den Lenkwinkel vor und erreichen nur deutlich größere Wenderadien (vgl. ▶ Kap. 14).
Navigierte Operation
Operationsmanipulatoren und Operationsroboter auf der Basis präoperativer Planung in Raum und Zeit gestatten die Behandlung von Patienten mithilfe eines Navigationssystems auch an schwer zugänglichen Körperstellen, ohne den Operateur zu ermüden, außergewöhnlichen Körperhaltungen zu zwingen (vgl. ▶ Kap. 12).

Wichtige **mechanische Größen** wie z. B. Kraft, Energie, Leistung sind u. a. für die Angabe der Leistungsdaten von medizintechnischen Produkten unerlässlich. Erhaltungssätze von Impuls oder Energie vermitteln Einsicht in die Zusammenhänge und können oft auch vorteilhaft zur Bestimmung der relevanten Bewegungsgrößen eingesetzt werden.

Mechanik starrer Körper

Hebelwirkung und Kraftlenkung gehören zu den Prinzipien, auf denen alle mechanischen Hilfsmittel wie z. B. Prothesen beruhen.

Prothesen
Beinprothesen werden passiv über eine Beschleunigung des Stumpfes in der Schwungphase bewegt. Die Beugung und Streckung des prothetischen Kniegelenks hängt nicht nur von dieser initialen Beschleunigung ab, sondern auch von der Massenträgheit der bewegten Komponenten und von Funktionselementen innerhalb des Kniegelenks, wie z. B. Dämpfern (Hydraulik u. a.) und Energiespeichern (Federn u. a.) (vgl. ▶ Kap. 14).

Insbesondere für die Beschreibung mechanischer Instrumente, z. B. in der Orthopädie, ist ein Einstieg in die Mechanik des starren Körpers mit Begriffen wie Winkelgeschwindigkeit, Drehmoment, Drehimpuls, Trägheitsmoment und deren Verknüpfung notwendig.

Schwingungen und Wellen

Die Behandlung von **Schwingungen und Wellen**, samt spezieller Begriffe wie Dämpfung und Resonanz, ist nicht nur für die Beschreibung der Mechanik schwingender und rotierender Medizinprodukte wichtig (z. B. bei der Anwendung von langen Führungs- und Haltearmen und von Bohrern in Medizin und Zahnmedizin). Mechanische Schall- bzw. Ultraschallwellen sind darüber hinaus von großer Bedeutung in der bildgebenden Diagnostik.

Ultraschallbildgebung
Bei der Ultraschallbildgebung nutzt man die Reflexion der vom Schallkopf ausgesendeten Ultraschallwellen an den Gewebegrenzflächen im Patienten, um aus den Antwortsignalen ein räumliches Bild innerer Körperstrukturen im zeitlichen Verlauf zu rekonstruieren (vgl. ▶ Kap. 11).

Die Schwingungslehre ist darüber hinaus als analoge Vorstufe der Atomphysik und insbesondere zum Verständnis der Optik wichtig.

6.3.3 Mechanik deformierbarer Körper

Die Bewegung von Gasen und Flüssigkeiten (z. B. von Blut, Medikamenten, Atemgasen) im menschlichen Körper und in den Körper hinein ist Zweck vieler medizintechnischer Geräte in der Intensivpflege und zur maschinellen Beatmung. Das Verständnis der „Mechanik deformierbarer Körper" bildet hierfür die Voraussetzung. Dabei müssen die Auswirkungen intermolekularer Wechselwirkungen, die zu Effekten wie Gasdruck, Oberflächenspannung und mechanischer Härte führen, betrachtet und verstanden werden. Zur Führung von Flüssigkeiten und Gasen ist die Strömungslehre besonders wichtig (s. ▶ Band 2, Kap. 1.3).

---

i **Beatmung**

Im Fall der patientenspezifischen maschinellen Beatmung müssen die laminaren und turbulenten Strömungsverhältnisse der Atemgase im konvektiven Bereich des respiratorischen Systems wie auch im angeschlossenen technischen System (Faltenschlauch, Tubus, Y-Stück, Ventil) möglichst genau beschrieben werden. Dabei sind u. a. Dehnbarkeit, Trägheit von Gas und Gewebe sowie Strömungswiderstände zu berücksichtigen (vgl. ▶ Kap. 13).

6.3.4 Elektrodynamik

Elektrotechnik

Neben der Mechanik ist die **Elektrotechnik** die zweite wesentliche Grundlage technischer Entwicklungen in der Biomedizinischen Technik.

Dies beruht auf der Tatsache, dass die Materie sowohl positive wie negative Ladungen besitzt. Durch deren gegenseitige Verschiebung kann elektrische Energie erzeugt und mit relativ geringem Aufwand vom Erzeugungsort zum Verbrauchsort (dem gewünschten Wirkungsort) transportiert werden. Außerdem lassen sich elektrische Vorgänge schnell und präzise regeln. Allerdings sind großtechnisch realisierbare Lösungen, elektrische Energie mit hoher Energiedichte etwa in Batterien für Implantate oder telemedizinische Anwendungen zu speichern, noch zu optimieren.

Mit den Begriffen Ladung und Ladungstransport sind u. a. die Begriffe Strom, Spannung, Induktivität, Kapazität und Impedanz verbunden sowie entsprechende gesetzmäßige Verknüpfungen dieser Größen untereinander. Die Leitung elektrischer Ladung in metallischen Verbindungen (Drähten) spielt in den Zuleitungen und internen Verbindungen elektrisch betriebener biomedizintechnischer Geräte eine wichtige Rolle. Im lebenden Organismus erfolgt die elektrische Leitung durch elektrolytische Ionenleitung.

---

i **Herzschrittmachertechnik**

Der elektronische Herzschrittmacher als implantierbares Gerät ersetzt bzw. ergänzt defekte Erregungsbildungs- und Erregungsweiterleitungsprozesse im menschlichen Herzen. Eine Batterie liefert über 10 bis 15 Jahre die nötige Energie für Stimulation, Detektion und Regelung, und eine zerklüftete, „fraktale" Oberfläche der Kontaktelektrodenspitze im Herzen verringert beispielsweise die Übergangsimpedanz zum Herzmuskelgewebe (vgl. ▶ Kap. 13).

Leitungsprozesse in Festkörpern werden in ▶ Band 2, Kap. 1.10 der Lehrbuchreihe nach der Einführung in die quantenmechanischen Grundlagen behandelt.

Elektrochemie

Von besonderer Bedeutung ist die **Elektrochemie** zur Beschreibung der an Elektrodenoberflächen stattfindenden Ladungsaustauschprozesse. Letztere werden durch den Übergang des Ladungstransports mittels Elektronenleitung im Gerät zur Ionenleitung im Gewebe geprägt.

Neurotechnik
Für das Verständnis der Vorgänge an Elektroden zur Stimulation von Muskeln und gleichermaßen beim Abgreifen körpereigener elektrischer Signale zu Messzwecken, z. B. beim Elektrokardiogramm (EKG) oder Elektroenzephalogramm (EEG), ist die Kenntnis der Grundlagen der Elektrochemie unverzichtbar. Die prominenteste Anwendung neben den genannten Geräten stellt der Herzschrittmacher dar. In ▶ Kap. 15 werden neurotechnische Anwendungen vertieft.
Sensorik
Die Funktion vieler Sensoren zur Analyse und Überwachung der Zusammensetzung von Flüssigkeiten (z. B. Blut) oder Gasen (z. B. Atemgas), beruht auf elektrochemischen Prozessen (beispielsweise das Monitoring des Sauerstoffgehalts bei einer maschinellen Beatmung) (s. ▶ Kap. 9).

Elektromagnetische Phänomene

Die **Elektrodynamik** beschreibt den Zusammenhang zwischen elektrischen und magnetischen Erscheinungen. Ihre Kenntnis ist Voraussetzung für die angeführten Methoden zum Monitoring von Patienten und für die Anwendung der elektromagnetischen Hochfrequenzenergie in biologischen Systemen.

Chirurgie
Anwendungsbeispiele sind die Mikrowellentherapie oder die Hochfrequenzchirurgie (das „elektrische Skalpell").
Elektro- und Magnetokardiogramm enzephalogramm:
Bei Elektro- und Magnetokardiogrammen (EKG und MKG) wird der Umstand genutzt, dass sich die Bewegungen geladener Teilchen (Natrium-, Kalium-, Calciumionen) über die Zellmembranen des Herzmuskels zu einem auch an der Körperoberfläche messbaren elektromagnetischen Signal summieren – abgebildet in Spannungsdifferenzen zwischen Ableitpunkten im EKG bzw. in der räumlichen Änderung des magnetischen Feldes im MKG. Vergleichbare elektromagnetische Effekte aufgrund der veränderlichen Potentialdifferenzen in aktivierten Hirnstrukturen lassen sich durch die entsprechenden Enzephalogramme (EEG und MEG) abbilden (vgl. ▶ Kap. 9).

Darüber hinaus lassen sich elektromagnetische Wellen nutzen, um Informationen ohne ein stoffliches Medium zwischen Sender und Empfänger zu übertragen (s. telemedizinische Anwendungen in ▸Kap. 10.5). Die MAXWELL-Gleichungen sind ein Paradebeispiel für die stimmige Beschreibung der Zusammenhänge zwischen elektrischen und magnetischen Phänomenen. Sie werden in ▸Band 2, Kap. 1.4 der Lehrbuchreihe behandelt.

Magnetfelder

Magnetfelder sind für die Biomedizinische Technik von großer Bedeutung. Sie umgeben jeden bewegten Ladungsträger, man findet sie deshalb u. a. in elektrischen Antrieben. Besonders wichtig sind sie z. B. für die nichtionisierende 3D-Bildgebung, bei der Wärmetherapie („Spulenfeld-Wärmetherapie" oder auch bei der MRT-bildgesteuerten Wärmetherapie zur Tumorbekämpfung) sowie in der Massenspektrometrie. Der menschliche Körper selbst erzeugt elektromagnetische Felder durch interne Ladungsträgerbewegungen. Diese physiologischen Vorgänge lassen sich sowohl messen als auch durch äußere Magnetfelder beeinflussen. Solche Effekte werden im positiven Sinne zur Bildgebung, Gewebeanalyse und z. B. zur Wärmetherapie genutzt, bergen aber auch die Gefahr unbeabsichtigter Beeinträchtigungen, beispielsweise Erhitzung oder Verschiebung magnetisierbarer Implantate im Körper durch den Einsatz starker Magnetfelder bei der Bildgebung.

ℹ️ Magnetresonanztomographie (Kernspinresonanztomographie), MR-Spektrometrie

Magnetfelder werden in der Medizintechnik an vielen Stellen genutzt: zur Gewebsunterscheidung bei der räumlichen Bildgebung mittels Magnetresonanztomographie oder bei Massenspektrometern zur genauen stofflichen Analyse von Körpersubstanzen oder bei Teilchenbeschleunigern zur Bereitstellung isolierter, radioaktiver Substanzen für spezielle diagnostische Probleme (z. B. für die Positronen-Emissionstomographie, PET) (s. ▸Kap. 11).

Besonders wichtig für einige bildgebende Verfahren in der Medizin ist der Effekt der Magnet- oder **Kernspinresonanz** (*engl. Nuclear Magnetic Resonance*, NMR), die auf folgenden physikalischen Phänomenen beruht: Die Eigenrotation (der Spin) von bestimmten Kernen (z. B. Wasserstoff) in Verbindung mit ihrem magnetischen Moment führt zu einer Präzession (d. h. einer kreiselartigen Bewegung ihrer Spinachse) im Magnetfeld. Diese Präzession erfolgt mit der für das jeweilige Teilchen typischen LARMOR-Frequenz (letztere wird auch geringfügig durch das die Teilchen umgebende Gewebe beeinflusst). Bei der Kernspinresonanz im starken, homogenen, statischen Magnetfeld wird die synchrone Präzession aller Kerne ausgelöst und durch zusätzliche Beaufschlagung mit einem dynamischen Wechselfeld (nahe der LARMOR-Frequenz) dynamisch verändert.

Die genaue Frequenz sowie die Abklingzeiten der synchronen Präzession (Relaxationszeiten) nach Abschalten des dynamischen Wechselfelds hängen von der atomaren Umgebung ab und lassen sich messen. Durch gezielt eingestellte Gradienten im statischen Magnetfeld können die Signale auch räumlich zugeordnet werden. Dieser Effekt wird in der medizinischen Diagnostik zur Unterscheidung verschiedenartiger Gewebe mittels Magnetresonanztomographie oder -spektroskopie benutzt.

> **Magnetresonanztomographie (MRT**; *griech.* ***tome*** Schnitt; ***graphein*** schreiben): ein zur medizinischen Diagnose angewandtes bildgebendes Verfahren, insbesondere für die strukturelle und ggf. funktionale Darstellung von Geweben und Organen in lebenden Systemen. Es bedarf der Anwendung hoher magnetischer Felder und der Herstellung definierter magnetischer Feldgradienten (s. ▸ Kap. 11).

Verbreitung und diagnostische Qualität der Magnetresonanztomographie haben in den letzten 20 Jahren deutlich zugenommen und das Verfahren zu einem der wichtigsten bildgebenden Instrumente der medizinischen Diagnostik gemacht. Es erlaubt insbesondere, Gewebearten, bei denen Protonen (als Kerne von Wasserstoffatomen) auf verschiedene Weise in ihre molekulare Umgebung eingebaut sind, örtlich voneinander zu unterscheiden und im Bild darzustellen.

Bei näherer Betrachtung ist – typisch für die moderne Biomedizinische Technik – ein Rückgriff auf die Grundlagen vieler unterschiedlicher Gebiete notwendig: auf Magnetfeldtechnik, Kernphysik, elektromagnetische Hochfrequenz-Technik (HF-Technik), Atomphysik und Computertechnik.

6.3.5 Optik und Elektronenoptik

Optik

Optik als die Lehre vom Licht beschreibt nicht nur dessen Ausbreitung, sondern auch die Wechselwirkung mit Materie (s. ▸ Band 2, Kap. 1.5). Physikalisch betrachtet bewegen sich die Strahlen geladener Teilchen in elektrischen oder magnetischen Feldern häufig nach den Gesetzen der Optik (Elektronenoptik). Optische Instrumente werden insbesondere beim Hineinsehen in natürliche oder durch chirurgische Eingriffe künstlich erzeugte Körperöffnungen verwendet und auch bei der detaillierten Gewebeanalyse mittels Mikroskopie gebraucht.

Mikroskopie

Die Operationsmikroskopie als vergrößernde optische Bildgebung im sichtbaren Wellenlängenbereich bildet die Basis navigierter neurochirurgischer Eingriffe. Beobachtungen bei speziellen Wellenlängen oder nach Applikation fluoreszierender Farbmittel/Substanzen lassen Schlussfolgerungen bzgl. Gewebeaktivitäten und z. B. Oxygenierungsgrad zu (vgl. ▸ Kap. 12).

Ein Teilgebiet der Optik – die Photonik – hat seit den 1980er Jahren besonders erwähnenswerte Fortschritte gemacht.

Photonik: Erforschung und Anwendung optischer Techniken zur Gewinnung, Verarbeitung und Speicherung von Information.

---

i | **Fototherapie**

Mit Laserskalpellen können Schnitte innerhalb von Körperzellen durchgeführt werden. Bei der **fotodynamischen Therapie** werden selektiv Krebszellen durch Lasereinstrahlung zerstört (s. ▶ Kap. 12).

Pulsoxymetrie

Die **Pulsoxymetrie** hat sich als effektives Instrument zur Kreislaufüberwachung entwickelt. Sie benutzt die Streuung, Absorption und Reflexion von Licht verschiedener Wellenlängen in organischen Gewebeteilen zur Generierung des Sensorsignals (s. ▶ Kap. 9).

Freie Elektronen und Ionen

Die Kenntnis der physikalischen Gesetzmäßigkeiten, denen freie Elektronen und Ionen unterliegen, trägt zum Verständnis der Entstehung von Abbildungen auf Bildschirmen und Monitoranzeigen sowie der Funktionsweise des Elektronenmikroskops bei.

Auch Massenspektrometer zur Stoffanalyse oder Teilchenbeschleuniger zur Herstellung radioaktiver Atome für Diagnose und Therapie beruhen auf der Dynamik freier geladener Teilchen.

---

i | **Elektronenmikroskopie**

Die optische Untersuchung biochemischer Vorgänge in der Zelle, z. B. zur Ergründung einer Krankheitsursache, bedarf höchster Ortsauflösung. Sie lässt sich in der Mikroskopie nicht mehr mit sichtbarem Licht, wohl aber mit Strahlen freier Elektronen erreichen (s. ▶ Kap. 11).

6.3.6 Thermodynamik und Stofftransport

Thermisches Gleichgewicht

In eine von den bisherigen Punkten grundverschiedene Welt, in eine andere Art von Physik, führt die **Thermodynamik**. Sie beschäftigt sich mit dem Verhalten von Ensembles (Gruppen von zusammengehörenden Teilen) vieler Teilchen, wobei Größen wie Temperatur und thermische Energie von grundlegender Bedeutung sind. Thermische Ausgleichsprozesse gehorchen in allen Systemen, auch im menschlichen Organismus, den Hauptsätzen der Thermodynamik. Besonders die **Entropie** muss in diesem Zusammenhang behandelt werden, da sie ein Maß für den inneren Ordnungszustand eines Ensembles ist (s. ▶ Band 2, Kap. 1.6).

Inkubator

Die diffizilen Lebensvorgänge im menschlichen Körper bedürfen eines relativ engen optimalen Temperaturbereichs. Daher spielen z. B. Fieberthermometer in der Diagnostik eine wichtige Rolle. Insbesondere bei Frühgeborenen, bei denen autonome Regelmechanismen noch nicht hinreichend gut ausgebildet sind, muss die Wärmeregulierung unter Kenntnis von Wärmeerzeugungs- und Wärmeabgabe-Mechanismen apparativ – in **Inkubatoren** – unterstützt werden.

Das Leben setzt voraus, dass unter Energieaufwand (ständiger Energiezufuhr) im Körper Zustände jenseits des thermischen Gleichgewichts erzeugt und aufrecht erhalten werden. Gerade beim Verständnis der Lebensvorgänge im menschlichen Organismus spielt deshalb die Thermodynamik eine grundlegende Rolle.

Darüber hinaus werden wegen der großen Nähe zur biomedizintechnischen Anwendung die **kinetische Gastheorie** zum Verständnis der Zusammenhänge zwischen Druck, Volumen und Temperatur besprochen, ebenso die Übergänge zwischen verschiedenen Aggregatzuständen sowie die Mechanismen für den Temperaturausgleich. Für den Temperaturausgleich im menschlichen Körper und außerhalb sind vornehmlich die Transportmechanismen Wärmeleitung und Konvektion verantwortlich. Die Beschreibung des Wärmetransports durch Strahlung wird in ▶ Band 2 der Lehrbuchreihe vertieft.

Stofftransport

Stofftransporte finden auch infolge von Druck- oder Konzentrationsgradienten statt.

Dialyse und Herz-Lungen-Maschine

Transportmechanismen unter Nutzung von Druck- und Konzentrationsgradienten werden in Geräten zur Blutreinigung bei der Dialyse und zur künstlichen Oxygenierung des Blutes in Herz-Lungen-Maschinen während der Stilllegung des Herzens bei Operationen genutzt (s. ▶ Kap. 13).

Ein Stoffaustausch durch Membranen hindurch ist durch Konvektion, Diffusion und Osmose möglich, die bei physiologischen Prozessen im Körper, aber auch in den genannten medizintechnischen Geräten eine wichtige Rolle spielen.

6.3.7 Spezielle Relativitätstheorie

Nach Darstellung der mechanischen Grundlagen werden in ▶ Band 2, Kap. 1.7 die Grundzüge der Speziellen Relativitätstheorie vorgestellt. Ihr Einfluss auf die Biomedizinische Technik ist meist nur mittelbar.

> **i** **Bildgebung und Strahlentherapie**
> Die Auswirkungen relativistischer Effekte kommen beispielsweise dort zum Tragen, wo Strahlung mit biologischem Gewebe in Wechselwirkung tritt oder bei der Ausbreitung von Strahlung und bei der Herstellung von Radionukliden.

Auf die Darstellung der Allgemeinen Relativitätstheorie wird verzichtet – nicht nur, weil sie für die Biomedizinische Technik nicht relevant erscheint, sondern auch, weil sie ungleich höhere Anforderungen an die physikalische Abstraktion stellt. Die Spezielle Relativitätstheorie dagegen ist im Rahmen der Biomedizinischen Technik insbesondere für das Verständnis vieler atomarer und molekularer Prozesse notwendig.

6.3.8 Quantenmechanik und Atomaufbau

Für das Verständnis der Physik in atomaren und subatomaren Dimensionen spielt die Quantenmechanik eine große Rolle. Sie bildet das Gerüst zum Verständnis des Aufbaus von Atomen und Molekülen sowie von Atomkernen und Festkörpern (s. ▶ Band 2, Kap. 1.8).

> **i** **Laserlithotripsie**
> Ein durch eine Faser im Endoskop transportierter Laserpuls wird auf die Oberfläche z. B. eines Nierensteins fokussiert, so dass durch Verdampfung des Materials eine Stoßwelle in der umgebenden Flüssigkeit ausgelöst wird, die zur Zerstörung des Steins führt. Das Zustandekommen der Laserpulse wird nur durch die quantenmechanische Beschreibung des atomaren Aufbaus des Lasermaterials verständlich.

Atom- und Molekülbau

Die Erklärung des Aufbaus von Atomen und Molekülen, das Verständnis von Emission und Absorption elektromagnetischer Strahlung und der Verwendbarkeit optischer Spektren zur Atom- und Molekül-Identifizierung beruhen auf der Quantenmechanik. Darüber hinaus ist die Quantenmechanik essenziell für die Erklärung eines wichtigen medizintechnischen Systems: des Lasers.

Die hohe Leistungsdichte eines Lasers lässt sich mithilfe des quantenmechanischen Effekts der stimulierten Emission erklären: Im Lasermaterial wird über einen gewissen Zeitraum ein metastabiler Zustand aufgebaut, der durch Einstrahlung von Licht in einem einzigen Puls lawinenartig entladen werden kann.

6.3.9 Kernphysik und Radioaktivität

Kernphysik

Das Grundwissen über Struktur und Aufbau von Atomkernen – und damit auch über die Arten des Kernzerfalls und einzelner Kernreaktionen wie z. B. die Kernspaltung – gehört zweifellos zum physikalischen Elementarwissen (s. ▶ Band 2, Kap. 1.9).

Positronen-Emissionstomographie
Die Auflösung des funktionell bildgebenden Verfahrens der Positronen-Emissionstomographie lässt sich, physikalisch bedingt, nicht unter ca. 3 mm Kantenlänge eines *Voxels* des dreidimensionalen Datensatzes drücken: Im Bild wird der Ort der Annihilation (Zusammentreffen von Positron und Elektron) rekonstruiert, da die bei der Annihilation entstehenden Gammastrahlen messtechnisch erfasst und verarbeitet werden. Wie weit der funktionell interessante Entstehungsort von Positronen vom Annihilationsort entfernt war, ist nicht nachvollziehbar.

Für die Anwendung Positronen emittierender Substanzen ist generell die räumliche Nähe zu einem Teilchenbeschleuniger notwendig. Erst die Kenntnis der kernphysikalischen Grundlagen macht das Verständnis des Potentials und der prinzipiellen Grenzen dieser bildgebenden Methode möglich (vgl. ▶ Kap. 7).

Strahlentherapie
Kernreaktionen haben besondere Bedeutung bei der Herstellung spezifischer radioaktiver Atomkerne in der Radionuklidmedizin, z. B. für Diagnose und Therapie von Tumoren.

Auswirkung der Strahlung auf Gewebe

Zum Verständnis der Wirkungsweise des therapeutischen Effekts von Radionukliden, aber auch zur Erläuterung der im Umgang mit radioaktiver Strahlung verbundenen Gefahren, ist es notwendig, die Effekte zu studieren, die beim Durchgang der verschiedenen Strahlungsarten durch Materie, und insbesondere durch biologisches Gewebe, auftreten. Diese Effekte beruhen darauf, dass radioaktive Strahlung im Gewebe dessen Moleküle – und damit die Zellen, in denen diese eingebaut sind – durch Ionisierung verändern und zerstören kann.

Röntgendiagnostik
Bei der **konventionellen Röntgenbildgebung** wird in der Röntgenröhre ein Photonenstrom erzeugt, der auf menschliches Gewebe ionisierend wirkt. Dies geschieht durch Beschleunigung der aus der Glühkathode herausgelösten Elektronen in Richtung Anode. Energieanteile von Brems- und charakteristischer Strahlung lassen sich durch Filtermaterial manipulieren (z. B. „aufhärten") (vgl. ▶ Kap. 7).

6.3.10 Festkörperphysik

In der Festkörperphysik werden die Materialeigenschaften fester Körper als Folge ihres atomaren Aufbaus betrachtet – insbesondere bezüglich ihrer mechanischen und elektrischen Eigenschaften, vor allem der elektrischen Leitfähigkeit (s. ▶ Band 2, Kap. 1.10). Das speziell bei der Entwicklung der Halbleitertechnik erworbene, äußerst umfangreiche Grundlagenwissen bildet die Basis für viele in der Biomedizinischen Technik verwendete Sensoren und Aktoren. Hauptsächlich gründet sich aber die elektrische Halbleitertechnik, die auch in der BMT für Datenverarbeitung und -speicherung eingesetzt wird, auf die Festkörperphysik.

Viele implantierbare Geräte wie Herzschrittmacher, Insulinpumpen oder Elemente zur Verstärkung von elektrischen Nervenimpulsen beruhen auf der **Mikroelektronik.** Sie verdanken ihre Miniaturisierung, verbunden mit geringem Gewicht und Leistungsbedarf, den elektrischen Festkörpereigenschaften von Halbleitern – vor allem dank der Weiterentwicklung elektronischer Bauelemente.

ℹ️ Diabetestherapie

Blutzuckermessungen bilden die Grundlage für ein geschlossenes Regelsystem, in dem nach einem adaptiven Algorithmus Basis- und Bolusgabe von Insulin eingestellt werden. Noch ist ein auf der Festkörperphysik beruhendes, implantierbares System nicht im Routinebetrieb anwendbar (vgl. ▶ Kap. 13).

Ultraschalltechnik

Ultraschallsensoren und -sender in der medizinischen Diagnose und Therapie benutzen die auf dem atomaren Kristallaufbau beruhenden Festkörpereffekte Piezoelektrizität bzw. Elektrostriktion (vgl. ▶ Kap. 9).

Verzeichnis weiterführender Literatur

Für eine Vertiefung dieses Kapitels siehe ▶ Band 2 der vorliegenden Lehrbuchreihe „Biomedizinische Technik".

Crawford F. S. (Jr.): Berkeley Physik-Kurs, Bd. 3, Schwingungen und Wellen. Braunschweig: Vieweg 1989.

Kittel C., Knight W. D., Rudermann M. A., Helmholz A. C., Mayer B. J.: Berkeley Physik-Kurs, Bd. 1 Mechanik. Braunschweig: Viehweg 1994.

Purcell E. M.: Berkeley Physik-Kurs, Bd. 2, Elektrizität und Magnetismus. Braunschweig: Vieweg 1989.

Reif F.: Berkeley Physik-Kurs, Bd. 5, Statistische Physik. Braunschweig: Vieweg 1989.

Trautwein A., Kreibig V., Oberhausen E.: Physik für Mediziner, Biologen, Pharmazeuten. Berlin, New York: de Gruyter 2008.

Vogel H.: Gerthsen Physik. Berlin, Heidelberg, New York: Springer-Verlag 1999.

Wichmann E. H.: Berkeley Physik-Kurs, Bd. 4, Quantenphysik. Braunschweig: Vieweg 1989.

Birgit Glasmacher, Gerald A. Urban, Katrin Sternberg, Marc Kraft, Djafar Moussavi

7 Biomaterialien, Implantate, Tissue Engineering

Zusammenfassung: Die Entwicklung bioverträglicher Werkstoffe ist nicht nur unabdingbare Basis für den Einsatz von Implantaten, sondern für alle Medizinprodukte, die in Kontakt mit menschlichem Gewebe oder Körperflüssigkeiten kommen. Auch extrakorporale biologische Techniken sowie zellbasierte Systeme nutzen biokompatible Werkstoffe, die sich mit wachsender Bedeutung auf dem Gebiet des *Bioengineering* etabliert haben. Vorgestellt wird deshalb die Entwicklung von Biomaterialien besonders im Hinblick auf ihre Biokompatibilität, die nicht unabhängig vom Einsatzort und der Anwendungsdauer betrachtet werden darf. Aus dem großen Bereich der Implantate werden beispielhaft die orthopädischen und die kardiovaskulären Implantate hervorgehoben. Der Abschnitt *Tissue Engineering* widmet sich der Biologisierung von Oberflächen sowie der Erneuerung von beschädigten Geweben unter Nutzung eines Gewebeersatzes mit oder ohne Matrix und durch anschließende Repopulation mit Zellen (Wiederbesiedlung).

Abstract: The development of biocompatible materials is not only fundamental for the application of implants, but for all medical devices that come into contact with human tissue or body fluids. Extracorporeal biological techniques and cell-based systems also use biocompatible materials, which have become of increasing importance in the field of *Bioengineering*. In this chapter, the development of biomaterials is introduced particularly with respect to their biocompatibility, which may not be considered independent of the location and the time of use. From the wide range of examples of implants the orthopedic and cardiovascular implants are highlighted. The section *Tissue Engineering* is focused on the biologisation of surfaces and on the regeneration of damaged tissues using tissue substitutes with or without a scaffold and by subsequent cell repopulation.

7.1 Werkstoffe für die Biomedizinische Technik

Sollen mittels Biomedizinischer Technik pathologisch veränderte oder verloren gegangene biologische Strukturen ergänzt oder ersetzt werden, werden für den direkten Kontakt zum menschlichen Gewebe besonders konfigurierte Werkstoffe benötigt. Sie müssen weitaus restriktiveren Anforderungen genügen als Materialien und Werkstoffe im technischen Einsatzbereich. Der gesuchte Werkstoff muss biokompatibel, sterilisierbar und in physiologischer Umgebung funktionstüchtig sein.

7.1.1 Die Begriffe Biomaterialien und Biowerkstoffe

In der Biomedizinischen Technik stellt die Auswahl eines geeigneten Werkstoffs immer noch eine große Herausforderung dar. Unter Werkstoffen werden hier alle einer weiteren Verarbeitung zuzuführenden Stoffe verstanden (Ausgangs- und Grundstoffe in Form von Rohstoffen, Hilfs- und Betriebsstoffen, Halbfertig- und Fertigfabrikaten [Gabler 2012]). Der Begriff Material wird in der Regel als Synonym für Werkstoff verwendet, obwohl ihm der Bezug zur weiteren Verarbeitung („Werk") fehlt.

Werkstoffe für die Biomedizinische Technik sind von definierter Struktur, Zusammensetzung, Oberfläche sowie Funktion und für eine speziesadaptierte, biokompatible Anwendung an oder in Menschen und Tieren vorgesehen. International ist für diese Werkstoffe der Begriff „Biomaterial" gebräuchlich: „*A biomaterial is a nonviable material used in a medical device, intended to interact with biological systems*" [Williams 1987].

> **Biomaterial:** nicht lebensfähiges Material, das in Medizinprodukten genutzt wird und dafür vorgesehen ist, in Wechselwirkung mit biologischen Systemen zu treten.

Es kann zwischen technischen (synthetischen) Werkstoffen und biologischen Materialien differenziert werden. Biologische Materialien sind lebendigen Ursprungs (*griech.* **bios** lebend), wie z. B. Kollagen, Knochengewebe oder Gelenkflüssigkeit. Sofern sie noch lebensfähig sind, gehören sie nach der o. g. Definition nicht zu den Biomaterialien, hingegen können devitale (leblose) Materialien natürlichen Ursprungs als Biomaterial bezeichnet werden. Der Zusatz „Bio" bei der Bezeichnung von Werkstoffen (Biowerkstoffe) oder Materialien (Biomaterialien) soll auf den Anwendungsbereich der Biomedizinischen Technik hinweisen. Die Biologisierung von Biomaterialen mit Zellen oder Gewebeteilen ist Gegenstand des Bio- und *Tissue Engineering* und wird im ▶ Kap. 7.3 behandelt.

Der zur Verwendung als Biomaterial geeignete Werkstoff muss im Gewebekontakt ohne unerwünschte Wirkungen und in physiologischer Umgebung funktionstüchtig sein. Er selbst darf ebenso nicht durch die Einwirkung des biologischen Milieus geschädigt werden. Dies gilt unabhängig davon, ob er oberflächlich mit dem Gewebe bzw. mit Körperflüssigkeiten in Kontakt steht oder dauerhaft im Körper verbleibt. Diese Verträglichkeit zwischen technischen Komponenten und biologischer Umgebung wird als Biokompatibilität bezeichnet.

Auf der *Consensus Conference of the European Society for Biomaterials* (ESB) 1986 in Chester, England, wird Biokompatibilität als *„ability of a material to perform with an appropriate host response in a specific application"* definiert [Williams 1987].

> **Biokompatibilität** (*griech.* **bios** Leben; *lat.* **compati** mitfühlen; kompatibel – vereinbar, verträglich): Fähigkeit eines Werkstoffs, in einer spezifischen Anwendung bei angemessener Wirtsreaktion eine bestimmte Funktion auszuüben.

Da davon ausgegangen werden muss, dass jeder Fremdwerkstoff eine gewisse Reaktion des Gewebes hervorrufen wird, werden nicht nur ein passives Verhalten des Materials, sondern spezifische biologische Reaktionen des Gewebes erwartet. In Bezug auf die Biokompatibilität sind das Ausmaß und der zeitliche Verlauf dieser „angemessenen" Reaktionen wichtig. Die Biokompatibilität eines Werkstoffs wird sowohl durch seine Eigenschaften als auch durch die Art und Dauer seines Einsatzes bestimmt.

Ein in der Biomedizinischen Technik genutzter Werkstoff ist ein Biomaterial, das sich durch folgende Eigenschaften auszeichnet:

> **Werkstoff in der Biomedizinischen Technik:** ist biokompatibel und wird im lebenden Körper, am Körper oder in Kontakt mit körpereigenen Substanzen eingesetzt, erfüllt die vorgesehene Funktion innerhalb seiner Nutzungszeit und kann technisch verarbeitet werden.

Je nach Einsatzgebiet kommen weitere Anforderungen hinzu (Anforderungen an Implantate siehe ▶ Kap. 7.2). Die Richtlinie 93/42/EWG über **Medizinprodukte** (s. ▶ Kap. 16) stellt Anforderungen an die Auslegung und Konstruktion hinsichtlich der notwendigen Auswahl der eingesetzten Werkstoffe, insbesondere hinsichtlich ihrer Toxizität und gegebenenfalls ihrer Entflammbarkeit. Weiterhin ist die biologische Verträglichkeit der eingesetzten Werkstoffe gegenüber Zellen, Geweben sowie Körperflüssigkeiten und zwar unter Berücksichtigung der Zweckbestimmung des Produkts zu beachten.

Für die Bewertung der Biokompatibilität von Medizinprodukten ist die harmonisierte Norm DIN EN ISO 10993 (Biologische Beurteilung von Medizinprodukten) zugrunde zu legen. Sie korreliert die Prüfoptionen mit dem Anwendungsort und der Anwendungsdauer des Medizinprodukts und benennt zugehörige biologische Risiken. Dazu zählt, dass ein Werkstoff im Gewebekontakt z. B. nicht toxisch, allergisch, entzündlich oder **karzinogen** wirken darf.

Bisher gibt es einige spezifische Werkstoffentwicklungen für den Einsatz in der Medizintechnik. Zahlreiche Werkstoffe sind technische Industriewerkstoffe, die für dieses Einsatzgebiet in gereinigter Form unter Reinraumbedingungen zum Teil als *„medical grade"* hergestellt und verarbeitet werden. Oft sind sie hauptsächlich unter ihrem Handelsnamen (*Trademark*) bekannt wie z. B. Dacron, Teflon, Nitinol, Vitallium oder Biomer. Nur wenige Werkstoffe wie beispielsweise bestimmte Polyurethan-Typen werden speziell für die Medizintechnik synthetisiert. Biomaterialien müssen sich – wie schon betont – vor allem durch ihre Biokompatibilität auszeichnen. Deshalb wird nach der Vorstellung der wichtigsten Biomaterialien auf die Thematik der Biokompatibilität näher eingegangen.

7.1.2 Arten und Spezifika von Biomaterialien

Die in der Biomedizinischen Technik Einsatz findenden Werkstoffe (Biomaterialien) können überwiegend den metallischen, keramischen, polymeren und Komposit-materialien zugeordnet werden. Der jeweilige Einsatzbereich richtet sich nach den erforderlichen mechanischen, physikalischen und chemischen Eigenschaften und nach der gewünschten Langzeitstabilität des Materials. Die Anwendungen von Bio-materialien sind so vielfältig wie die Biomedizinische Technik selbst. Sie reichen vom Gewebe- und Organersatz (z. B. Gelenkendoprothesen) über die Unterstützung von Körperfunktionen (z. B. Herzschrittmacher) bis zu diagnostischen Geräten (z. B. für die Blutgasanalyse) und therapeutischen Instrumenten (z. B. Katheter).

Metalle

Metalle werden in der Biomedizinischen Technik selten in reiner Form eingesetzt, meist handelt es sich um Legierungen (mit Ausnahmen, wie z. B. Titan). **Implantate** aus metallischen Werkstoffen kommen seit Jahrzehnten mit Erfolg klinisch in der Orthopädie-Traumatologie, in der Rekonstruktions- und in der Herzchirurgie zum Einsatz. Inzwischen ist die Auswahl an Implantatmetallen relativ groß. Sie lassen sich in mehrere Gruppen unterteilen:

- rostfreier Stahl (ISO 5832-1 Chirurgische Implantate – Metallische Werkstoffe – Teil 1: Nichtrostender Stahl oder auch AISI 316L, ASTM F138, F139)
- Kobaltbasislegierungen (z. B. CoCrMo-Gusslegierungen nach ISO 5832-4 Chirurgische Implantate – Metallische Werkstoffe – Teil 4: Kobalt-Chrom-Molybdän-Gusslegierung und CoNiCrMo-Schmiedelegierung nach ISO 5832-6 Chirurgische Implantate – Metallische Werkstoffe – Teil 6: Kobalt-Nickel-Chrom-Molybdän Schmiedelegierung)
- Titanbasislegierungen (z. B. TiAlV-Schmiedelegierung nach ISO 5832-3 Chirurgische Implantate – Metallische Werkstoffe – Teil 3: Titan 6-Aluminium 4-Vanadium Knetlegierung)
- Reintitan (ISO 5832-2 Chirurgische Implantate – Metallische Werkstoffe – Teil 2: Unlegiertes Titan)
- Nickel-Titan-Legierungen (Nitinol)
- Tantallegierungen
- Magnesiumlegierungen.

Metalle weisen im Vergleich zu anderen Biomaterialien überwiegend gute mechanische Eigenschaften auf. Nachteilig wirkt sich bei einigen Legierungen die unerwünschte Korrosion aus. Eine Ausnahme bildet Magnesium, dessen *In-vivo*-Degradation durch Korrosion erwünscht ist. Kobalt- und Titanbasislegierungen können untereinander in Kontakt gebracht werden, ohne galvanische Korrosionsprobleme befürchten zu müssen. Die Verwendbarkeit metallischer Werkstoffe für orthopädische Implantate hängt neben den Biokompatibilitätskriterien vorrangig von ihren mechanischen Eigenschaften ab (Dauerschwingfestigkeit, Zugfestigkeit, Streckgrenze, elastische Verformung [E-Modul], Bruchdehnung, vgl. Tab. 7.1). Diese Eigenschaften sind durch den Herstellungsprozess (Guss-, Schmiede- oder pulvermetallurgische Verfahren) deutlich beeinflussbar, basieren jedoch auf der chemischen Zusammensetzung der Legierung. Bei dynamisch hoch belasteten Verankerungskomponenten von **Gelenkendoprothesen** ist man besonders an deren hoher Ermüdungsfestigkeit interessiert, um das Bruchrisiko gering zu halten (s. ▶ Kap. 7.2.1). In ihnen bewegen sich auch Implantatkomponenten gegeneinander, an diesen Flächen kommt dem Verschleißwiderstand der Werkstoffpaarung große Bedeutung zu. Die plastische Verformbarkeit von Implantaten ist wichtig, wenn sie im Körper intraoperativ z. B. an die Knochenstrukturen angepasst werden müssen (Osteosyntheseplatten bei der Behandlung von Knochenbrüchen). Für die mechanische Kompatibilität mit dem umgebenden Gewebe sollten Implantatmaterialien eine möglichst gleiche Elastizität (E-Modul) aufweisen, was bei den metallischen Werkstoffen im Knochen nicht gegeben ist. Nitinol kann eine pseudoplastische, reversible Verformung bis zu 8 % erreichen.

Tab. 7.1: Mechanische Eigenschaften verschiedener Legierungen [Wintermantel 2008].

Legierung	Zugfestigkeit in N/mm^2	E-Modul in GPa
Reintitan	240	110
Ti6Al4V	850...1120	110
Nitinol	1140	60...90
CoCrMo (geschmiedet)	1175...1600	200
TiAlV	1200	110
CoNiCrMo	800...1793	220...234
rostfreier Stahl (AISI 316L)	450	192

Anwendungsgebiete metallischer Werkstoffe liegen in der Endoprothetik und bei Osteosyntheseimplantaten (z. B. Schrauben, Platten, Marknägeln), in der Rekonstruktionschirurgie (Schädeldeckenersatz, Kieferersatz), bei Dentalimplantaten sowie in der Herzchirurgie z. B. bei Stents, Herzklappen und Herzschrittmachern.

Keramiken

Keramische Werkstoffe gehören zur Gruppe der nichtmetallischen anorganischen Verbindungen. Sie bestehen aus Oxiden eines oder mehrerer Elemente (**Oxid-Keramiken**), daneben haben auch Sonderkeramiken (aus Phosphaten, Sulfaten oder Carbonaten) sowie Glas-Keramiken und Gläser Eingang in die Implantattechnologie gefunden. Sie kommen in der Medizintechnik aufgrund ihrer Biokompatibilität, ihrer chemischen Resistenz sowie ihrer mechanischen Eigenschaften zum Einsatz. Die pulverförmigen Ausgangssubstanzen werden als Rohling (Grünling) in Formen gepresst oder spritzgegossen und dann einer spezifischen Druck-Wärme-Behandlung (Sintern) unterzogen. Das **Sintern** verfestigt den Werkstoff mit einer reproduzierbaren Schrumpfung der Form, welche vorher in den Abmessungen des Rohlings zu berücksichtigen ist. Die Verarbeitung von Keramik-Rohlingen kann vor dem Sintern ohne großen Aufwand über Guss-, Press- und spanende Fertigungsverfahren erfolgen, nach dem Sintern lässt sich keramisches Material aufgrund seiner Härte nur mit hohem Aufwand bearbeiten. Die Keramikgrundsubstanzen müssen in einem hohen Reinheitsgrad vorliegen, um hochwertige Endprodukte zu erzielen. Keramiken weisen eine geringe Plastizität auf, sind spröde und haben relativ geringe Kerbschlagfestigkeiten. Oxid-Keramiken besitzen jedoch sehr gute tribologische Eigenschaften (*griech.* *Tribologie* Reibungslehre), eine hohe Härte und Druckfestigkeit. Ein gegenüber Metallen hervorzuhebender Nachteil der Oxidkeramiken liegt in ihrer oft undefinierten Dauerschwingfestigkeit. Keramiken lassen sich in poröse und dichte Keramiken sowie in resorbierbare und nicht resorbierbare Materialien unterteilen (auch Biokeramiken bzw. bioaktive Keramiken genannt, wobei letztere in resorbierbare Keramiken und oberflächenaktive Glaskeramiken differenziert werden [Ratner 2004]).

Kohlenstoff ist Bestandteil von Nichtoxid-Keramiken, wie Siliziumkarbid (SiC), das eine hohe Festigkeit besitzt. Kohlenstoff in Form von **Graphit** hat hingegen schwache VAN-DER-WAALS-Bindungen zwischen den Schichten im 3D-Gitter. Zur Herstellung künstlicher graphitischer Kohlenstoffe wird der thermische Abbau (**Pyrolyse**) von gasförmigen Kohlenwasserstoffen eingesetzt. So führt die Gasphasenpyrolyse von Methan zu Kohlenstoff-Werkstoffen wie pyrolytischem Kohlenstoff (***Low Temperature Isotropic Carbon*, LTIC**) oder Festphasenpyrolyse von Phenolharz zu Glaskohlenstoff. **Kohlenstofffasern**, die zu den keramischen Fasern gehören, erhält man durch den thermischen Abbau von Fasern aus Polyacrylnitril. **Kohlenstoff-Werkstoffe** weisen eine gute mechanische und biologische Kompatibilität gegenüber Knochengewebe auf, ihre Verträglichkeit gegenüber Blut und Weichgewebe ist ebenfalls gegeben.

Zu den keramischen Werkstoffen zählen Aluminium- und Zirkoniumoxid-Keramiken (Tab 7.2, ▶ Abb. 7.1), Glaskohlenstoff, Pyrokohlenstoff, Kalziumphosphat-Keramiken, Hydroxylapatit, Glas-Keramiken, Kohlenstofffasern, kohlenstofffaserverstärkte Werkstoffe, Rutil-Keramiken und Biogläser [Ratner 2004].

Die Schwerpunkte klinischer Anwendungsmöglichkeiten keramischer Werkstoffe liegen im Dentalbereich und im Gelenkersatz. Als elektrische Isolatoren können sie in

Tab. 7.2: Mechanische Eigenschaften von Aluminium- und Zirkoniumoxid-Keramiken [Wintermantel 2008].

Keramik	Druckfestigkeit in N/mm^2	E-Modul in GPa
Aluminiumoxid	4000…5000	380…420
Zirkoniumoxid	2000	150…210

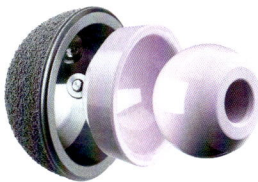

Abb. 7.1: Zementfreie Pfanne einer Hüftgelenk-prothese mit einem Delta-Keramik-*Inlay* und einem Delta-Keramik-Kopf.

Stecker- und Kupplungselementen von Herzschrittmachern eingesetzt werden. Kohlenstoffbasierte Werkstoffe finden in der **Endoprothetik** (auch als Beschichtung), im Knochenersatz, bei Zahnankern und Zahnersatz, beim Ersatz von Gehörknöchelchen und in der Herzklappenprothetik (LTIC) Anwendung.

Polymere

Die Herstellung von Kunststoffen begann in der ersten Hälfte des 19. Jahrhunderts – anfangs durch gezielte Umwandlung von Naturstoffen wie z. B. Zellulose. **Kunststoffe** sind makromolekulare Verbindungen, die synthetisch oder durch Umwandlung von Naturprodukten entstehen. Im zweiten Fall werden die aus den Biopolymeren resultierenden Kunststoffe auch als Biokunststoffe bezeichnet. Ein Beispiel dafür ist die Gewinnung von Celluloseacetat aus Cellulose. „Oft bezeichnet man Kunststoffe auch als Polymere. Dies ist jedoch nur insofern korrekt, als dass Kunststoffe neben Polymeren auch noch Füll-, Farbstoffe, Stabilisatoren usw. enthalten können. Die Polymere stellen folglich die Grundstoffe der Kunststoffe dar." [Menges 2002].

Kunststoff: makromolekulare Verbindungen, die rein synthetisch oder durch die Umwandlung von Naturprodukten entstehen.

Ein **Polymer** ist eine chemische Verbindung aus **Makromolekülen**, wobei letztere wiederum aus Monomeren bestehen. Die Fähigkeit des Kohlenstoffs, Kettenmoleküle zu bilden (–C–C–C–), liefert die Grundlage für die meisten natürlichen und synthetischen Polymere. Abweichend davon sind Polysiloxane Makromoleküle, die in der Hauptkette immer ein Silizium- und ein Sauerstoffatom tragen (–Si–O–Si–O–). Bei makromolekularen Naturstoffen (**Biopolymeren**) wie beispielsweise Cellulose (ein

Polysaccharid) und auch Kunststoffen gibt es zudem Makromoleküle mit Ringbausteinen. Die Herstellung der Polymere erfolgt durch Polymerisation, Polyaddition oder Polykondensation. Bei der **Polymerisation** wächst die Polymerkette – gestartet mittels Initiator – durch Anlagerung einzelner Monomere in einer Kettenwachstumsreaktion; bei der **Polykondensation** bzw. **Polyaddition** werden die Makromoleküle in einer Stufenwachstumsreaktion mit reaktiven Endgruppen synthetisiert [Menges 2002]. Man spricht von **Homopolymeren**, wenn das Makromolekül nur aus einer Monomerart besteht wie bei Polyethylen, Polypropylen, Polyvinylchlorid oder Polyamid (PA6), und von **Copolymeren**, wenn verschiedene Monomere am Aufbau beteiligt sind wie bei Polyestern, Polyurethanen oder einigen Polyamiden (PA66). In einem **Polymerblend** sind verschiedene Polymere miteinander vermischt [Menges 2002]. Kunststoffe, die aus linearen oder verzweigten Molekülketten bestehen, ergeben **Thermoplaste**. Sie können wiederholt geschmolzen und gelöst werden. Sind die Kettenmoleküle schwach durch Querverbindungen vernetzt, so sind derartige Kunststoffe nicht wieder schmelzbar, auch nicht löslich, jedoch quellfähig. Man spricht von **Elastomeren**. Mit zunehmender Quervernetzung wird der Werkstoff härter und spröder, er ist weder schmelzbar noch quellfähig oder löslich. Man spricht von **Duroplasten** [Menges 1984].

Kunststoffe haben mit 0,8 bis 2,2 g/cm^3 eine geringere Dichte als metallische oder keramische Werkstoffe. Sie sind flexibel, haben niedrigere Verarbeitungstemperaturen, niedrige Leitfähigkeiten (vgl. thermische und elektrische Isolationswerkstoffe), sind teilweise transparent und durchlässig (permeabel). Sie werden mit Kurzbuchstaben bezeichnet, die auf ihren chemischen Aufbau schließen lassen (ISO 1043 Kunststoffe – Kennbuchstaben und Kurzzeichen) [Menges 2002].

Die Vorteile von Kunststoffen liegen in ihrer Elastizität, geringen Dichte, der Möglichkeit die physikalischen und chemischen Eigenschaften gezielt zu beeinflussen sowie in der ggf. vorhandenen Transparenz. Weiterhin lassen sie sich leicht verarbeiten. Nachteilig sind eine vergleichsweise geringere mechanische Festigkeit und zeitabhängige Degradation neben den möglicherweise in situ austretenden Additiven sowie einer oft eingeschränkten **Sterilisierbarkeit** aufgrund geringerer thermischer Stabilität (z. B. bei Dampfsterilisation) oder **Degradation** unter Einwirkung ionisierender Strahlen (z. B. bei Gammastrahlensterilisation). Viele Kunststoffe lassen sich ohne relevante Eigenschaftsveränderung nur mit **Ethylenoxid** (EO) sterilisieren. Über die möglichen Auswirkungen von Restmengen an Ethylenoxid ist noch wenig bekannt. In Platten aus Polymethylmethacrylat (PMMA) wurden nach mehr als drei Jahren noch EO-Reste nachgewiesen. Für detaillierte Angaben zum Einfluss der verschiedenen Sterilisationsmethoden auf Kunststoffe sei auf LANDFIELD [1983], DAWIDS [1992] und KOPPENSTEINER [1993] verwiesen. Die Wasseraufnahme der Kunststoffe ist relevant für ihr Verhalten bei Blutkontakt (z. B. Anlagerung von Blutbestandteilen und mögliche Biodegradation durch hydrolytische Spaltung). In Tabelle 7.3 sind ausgewählte Kunststoffe bezüglich ihrer mechanischen Kenndaten (Dichte, Zug- bzw. Reißfestig-

Tab. 7.3: Mechanische Eigenschaften ausgesuchter Kunststoffe [Carlowitz 1986, Wintermantel 1998].

Polymer	Dichte in g/cm^3	Reißfestigkeit in N/mm^2	Reißdehnung in %
LDPE	0,91...0,925	10	500
UHMWPE	0,94...0,99	41	450
PA6	1,12...1,15	64	220
PC	1,20	65...75	80...110
PDMS	1,1...1,2	3,8...9,5	350...1200
PMMA	1,18	80	5,5
POM	1,43	70	15...75
PP	0,9	36...40	700
PSU	1,24	70	50...100
PTFE	2,15...2,20	20...40	140...550
PUR	1,20...1,21	35...45	400...600
PVC-DOP 60/40	1,19	16...18	370...400

keit und Reißdehnung) beschrieben. Zur Implantatauslegung sind weitere Parameter wie Elastizitätsmodul, Abriebfestigkeit und Dauerfestigkeit zu berücksichtigen.

Fast alle bekannten Kunststoffe haben Eingang in die Medizintechnik gefunden. Im Anwendungsbereich extrakorporaler blutführender Systeme (z. B. bei der Dialyse oder in Herz-Lungen-Maschinen) sind Polycarbonate, Polypropylen, Polyurethane, Polyvinylchlorid und Silikone verwendbar. Die Schlauchverbindungen bestehen meist aus Weich-PVC. Heute werden auch Membranen aus Polymethylpenten statt Polypropylen verwendet, die bei vergleichbar gutem Gastransfer weniger **Plasmaleckage** verursachen, aber mit dem Risiko einer **Luftembolie** verbunden sind [Kopp 2002b]. ▶ Abb. 7.2 zeigt ein **Hüftgelenkspfannen-*Inlay*** aus Polyethylen (Mitte), weitere Gleit-

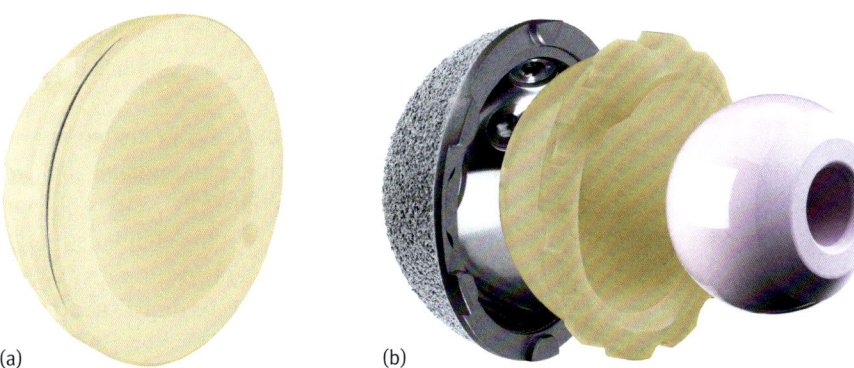

(a)   (b)

Abb. 7.2: Hüftgelenkpfannen-Komponenten aus verschiedenen Werkstoffen; (a) zementiert verwendetes hochvernetztes Polyethylen-*Inlay*, (b) zementfreie Pfannenaußenschale aus Titanlegierung mit einem Polyethylen-Inlay und einem Delta-Keramik-Kopf.

partner aus PE sind in ▶ Abb. 7.4 dargestellt (jeweils hochvernetztes Polyethylen E1, basierend auf der *Antioxidant Infused Technology*, bei der Vitamin E in Polyethylen diffundiert und einen langanhaltenden Oxidationsschutz erlaubt).

Biopolymere

Neben den synthetischen Polymeren gibt es auch Polymere natürlichen Ursprungs, sogenannte Biopolymere, zu denen beispielsweise Polypeptide (Proteine), Polysaccharide und Polynucleotide zählen. Biopolymere weisen folgende wesentliche Merkmale auf [vgl. Nelson 2009]:

- ähnliche oder häufig identische Struktur zu makromolekularen Substanzen, die vom biologischen System erkannt und verstoffwechselt werden,
- Unterbindung von Entzündungsreaktionen, welche häufig in Verbindung mit synthetischen Polymere auftreten,
- Degradation durch natürlich vorkommende Enzyme unter Bildung natürlicher Abbauprodukte,
- Reaktionen des Immunsystems können ausgelöst werden.

Biopolymere werden beispielsweise für die Herstellung von Implantaten und *Scaffolds* (Gerüst- bzw. Matrixstrukturen zur Kultivierung von Zellen) im Bereich des *Tissue Engineering* (s. ▶ Kap. 7.3), aber auch für Implantatbeschichtungen und Wirkstofffreisetzungssysteme genutzt. Sie sind **devital**, also nicht mehr lebensfähig, und zählen deshalb zu den Biomaterialien [vgl. Ebert 1992]

Biopolymer: Polymer, das von Lebewesen synthetisiert wird.

Die *Scaffold*-Materialien werden im ▶ Kap. 7.3 behandelt. Bei der Herstellung von **Implantaten** aus Biopolymeren ist auf die Gefahr der Denaturierung zu achten (aus Kollagen entsteht z. B. Gelatine). Im Folgenden werden exemplarisch Kollagen, Fibrin und Heparin beschrieben.

Unter **Kollagenen** wird eine größere Gruppe von fibrillären Proteinen zusammengefasst, die mit einem Anteil von etwa 25–30 % am Gesamtproteingehalt als Gerüstproteine im menschlichen Organismus vorkommen [Ebert 1992]. Die Kollagenbiosynthese findet in den Fibroblasten des Bindegewebes statt, in deren Vorstufe das Prokollagen gebildet wird. Kollagen besteht aus Polypeptidketten (Primärstruktur), die eine linksgängige Helix (Sekundärstruktur) ausbilden. Jeweils drei dieser Helices sind dann zu einer Tripelhelix (auch Superhelix genannt, Tertiärstruktur) angeordnet, die durch Wasserstoffbrücken stabilisiert wird. Kollagen bzw. die denaturierte Form Gelatine findet beispielsweise als *Scaffold*-Material in der Medizin, aber auch in der Kosmetikindustrie (für Präparate zur Minderung der Hautalterung) und in der Pharmazie (für Umhüllungen von Tabletten und Kapseln, Trägermaterial für Zäpfchen) Anwendung.

Bei **Fibrin** handelt sich um ein Protein, das durch die Einwirkung des Enzyms Thrombin aus der fadenförmigen löslichen Vorstufe, dem Fibrinogen, im Blut gebildet wird. Die durch die enzymatische Spaltung freigesetzten Fibrinopeptide, auch Fibrinmonomere genannt, polymerisieren zum wasserunlöslichen Fibrin, das bei Anwesenheit des Faktors XIIIa quervernetzt. Dieser Vorgang, der dem letzten Abschnitt der natürlichen Blutgerinnung entspricht, wird bei der Anwendung von Fibrin als Gewebekleber (z. B. für die orthopädische Chirurgie) ausgenutzt, da sich ein reißfestes, elastisches Fibrinnetz bildet. Es dient häufig auch als *Scaffold*-Material. **Heparin** (*griech. hepar* Leber) ist ein Polysaccharid, das zur Anwendung aus der Dünndarmmukosa vom Schwein extrahiert wird, blutgerinnungshemmend wirkt und zur Verbesserung der Blutverträglichkeit auf Implantatoberflächen eingesetzt wird.

In den Bereich der Materialien biologischen Ursprungs fallen auch Materialien für sogenannte **Bioprothesen**. Hierbei handelt es sich z. B. um Herzklappenersatz aus Rinderperikard (Herzbeutel), *Dura Mater* (Hirnhaut) oder Schweine-Aortenklappengewebe, also um Xenotransplantate (Fremdtransplantate), die durch Gerbung mit Glutaraldehyd haltbar gemacht werden und ihre Antigenität verlieren. Rinderperikard findet auch als kardiovaskuläres *Patch*-Material (*engl.* **patch** Flicken) Verwendung. Dazu zählen ebenfalls vaskuläre **Grafts** (Transplantate), die aus glutaraldehydfixierten Venen vom Schwein oder Kalb sowie Nabelschnüren von Neugeborenen bestehen.

Auch Bioprothesen sind devital. Nach Implantation von Bioprothesen in Aorten- bzw. Mitralposition ist bei 10 % der Fälle nach 10 Jahren und bei 30 % nach 15 Jahren eine erneute Operation notwendig [Hoffmann 2008].

Komposite (Verbundwerkstoffe)

Die Anforderungen hinsichtlich der Funktionalität über den notwendigen Zeitraum wie auch der Biokompatibilität eines Materials lassen sich oft nur durch Kompromisse erfüllen. Besonders verträgliche Werkstoffe zeichnen sich häufig durch geringe mechanische Festigkeiten und zu geringe Langzeitstabilitäten aus. Ähnlich den physiologischen Gewebekombinationen des Organismus liegen erfolgversprechende Konzepte zur Lösung dieses Konflikts in „Verbundkonzepten". Unter einem Verbundwerkstoff bzw. Kompositwerkstoff versteht man einen Werkstoff aus zwei oder mehreren miteinander verbundenen Materialien, wobei der resultierende Verbundwerkstoff andere Werkstoffeigenschaften als die Einzelkomponenten besitzt. Auf ein keramisches Verbundsystem, eine **biomimetische Keramik,** bei der Perlmutt als Vorbild dient, wird nachfolgend exemplarisch näher eingegangen.

Biomimetische Keramik

Die Natur ist auch für das Design von Werkstoffen ein interessantes Vorbild (Bionik). Biologische Materialien wie Holz, Spinnenseide oder Knochen weisen häufig bemerkenswerte Eigenschaftsprofile auf. So bestehen **Biominerale** stets aus einer anorganischen (mineralischen) Komponente und Biopolymeren wie Proteinen oder Polysacchariden. Sie finden ihre Anwendung typischerweise in mecha-

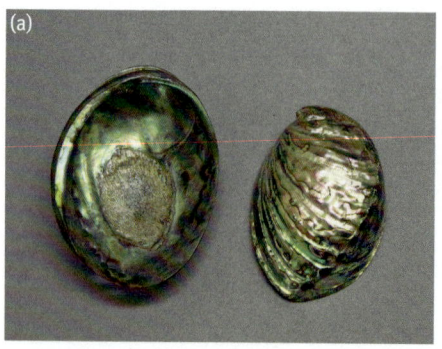
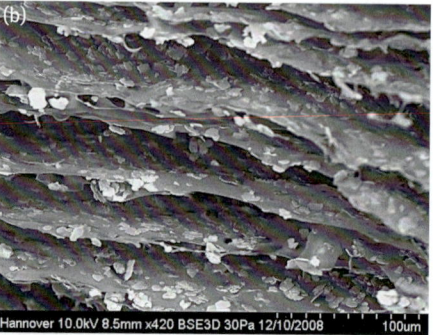

Abb. 7.3: (a) Foto einer Perlmuttmuschel, 10 cm groß, (b) Rasterelektronenmikroskopische Aufnahme der biometrischen Keramik im Querschnitt als Nachbildung der Perlmuttstruktur.

nisch hoch belasteten Bereichen – also als Endoskelett im Knochen der Wirbeltiere oder im Exoskelett bei Schalen der Mollusken, als Zähne oder als Fraßschutz sowie als Gerüstsubstanz. Dabei ist die Natur auf einige wenige mineralische Phasen wie Kalziumphosphate, -carbonate oder amorphes Siliziumdioxid angewiesen, für die Stoffwechselsynthesen entstanden sind. Sie sind im Allgemeinen spröde und weisen eine geringe Festigkeit auf. Ihre herausragenden mechanischen Eigenschaften erhalten sie durch die spezifischen hierarchischen Strukturen, in denen die anorganischen Bestandteile in der bioorganischen Matrix angeordnet sind. Ein gutes Beispiel hierfür ist das Perlmutt der Muscheln und Schnecken (▶ Abb. 7.3 a). Im **Perlmutt** sind Plättchen der Kalziumcarbonat-Modifikation Aragonit wie in einem Mauerwerk angeordnet. Zwischen den spröden Aragonitplättchen befinden sich bioorganische Polymere (Ziegel-Mörtel-Struktur: „brick-and-mortar structure", ▶ Abb. 7.3 b).

Dabei handelt es sich um das Polysaccharid Chitin (s. ▶ Kap. 7.3), sowie um **Proteine**; Letztere unterteilen sich in unlösliche Strukturproteine, die jenen in der Spinnenseide ähneln, und in lösliche Makromoleküle, die während der Schalenbildung die Abscheidung der Aragonitplättchen steuern. Mit nur 5 Gew.-% der Gesamtmasse sorgen die organischen Bestandteile für eine im Vergleich zum reinen Aragonit stark erhöhte Bruchzähigkeit des Perlmutts. Die hierarchische Struktur bewirkt, dass ein sich evtl. ausbreitender Riss abgelenkt und so unschädlich wird. Das Perlmutt dient durch seine Ziegel-Mörtel-Struktur im biomimetischen Ansatz als Vorbild für die Konstruktion von Hochleistungswerkstoffen, während die chemischen Komponenten durchaus variiert werden können. So lassen sich perlmuttartige Strukturen aus Chitosan und Zirkoniumphosphat mittels gerichteter Erstarrung herstellen [Lenarz 2010], man erhält hartelastische keramische Verbundwerkstoffe.

Oberflächenmodifizierte Werkstoffe

Um Werkstoffe mit guter Funktionalität aber ggf. unzureichender Biokompatibilität für den Einsatz im Organismus zu verbessern, können die entsprechenden Oberflächen durch Beschichtungen modifiziert werden. Als Beispiele seien **Heparin** und **Kohlenstoff** im Bereich blutkompatibler Oberflächen genannt. **BMP-2-** (körpereigener Wachstumsfaktor) **oder Hydroxylapatit-Beschichtungen** erhöhen die Knochenverträglichkeit von Implantaten. Auch die Vermeidung des Zellwachstums auf **Cochlea-Elektroden** durch die Freisetzung von antiproliferativen und entzündungshemmenden Medikamenten wie Dexamethason, der Biofilmbildung an Dentalimplantaten durch alkyliertes Polyvinylpyrrolidon (PVP) oder der **Restenose** bei kardiovaskulären Stents durch die Freisetzung von antiproliferativen Medikamenten wie Sirolimus und Paclitaxel gehören zu den beabsichtigten Wirkungen einer Oberflächenmodifizierung. Im Folgenden werden beispielhaft mit Hilfe von PVD/CVD oder mit Kohlenstoff beschichtete, heparinisierte sowie mit RGD-Peptiden funktionalisierte Oberflächen beschrieben.

PVD/CVD-Beschichtung: Die physikalische Gasphasenabscheidung (*Physical Vapour Deposition*, PVD) fasst vakuumbasierte Beschichtungsverfahren bzw. Dünnschichttechnologien zusammen, bei denen der Ausgangsstoff unter Verwendung physikalischer Verfahren in die Gasphase überführt wird. Dies unterscheidet die PVD-Verfahren von den Verfahren der chemischen Gasphasenabscheidung (*Chemical Vapour Deposition*, CVD), bei denen mindestens eine chemische Reaktion an der Oberfläche des zu beschichtenden Substrats abläuft und somit chemische Prozesse zur Oberflächenmodifikation führen. Bei plasmaunterstützten CVD-Verfahren (*Plasma-enhanced Chemical Vapour Deposition*, PECVD) bilden durch ein Plasma angeregte gasförmige Monomere eine hochvernetzte Schicht auf einem Substrat aus, so dass oft wenige Nanometer Schichtdicke genügen, um die gewünschte Funktionalität zu erreichen. Darüber hinaus kann durch die Plasmaunterstützung die Temperaturbelastung des Substrates reduziert werden. Es lassen sich gezielt schichtbildende sowie reaktive Gase in den Prozess integrieren, um das **Plasmapolymer** an den jeweiligen Anwendungszweck anzupassen. Ein Anwendungsgebiet stellt die Beschichtung von Silikonhydrogel-Kontaktlinsen dar [Yasuda 2006]. Ziel ist es dabei, die **Benetzbarkeit** und die Ablagerung von Proteinen aus dem Tränenfilm bei gleichbleibender Sauerstoffdurchlässigkeit zu optimieren und damit Tragekomfort und Tragedauer zu erhöhen.

Kohlenstoffbeschichtete Polymeroberflächen: Pyrolytischer Kohlenstoff hat seine Eignung als Blutkontaktwerkstoff seit Jahrzehnten insbesondere bei Schließkörpern mechanischer Herzklappenprothesen klinisch bewiesen (s. ▶ Kap. 7.2.2). Dieser *Low Temperature Isotropic Carbon* (LTIC) besteht aus einem temperaturbeständigen Graphitsubstrat, auf dem mittels Gasphasenpyrolyse bei ca. 1000 °C eine Schicht pyrolytischen Kohlenstoffs aufgebracht wird.

Heparinbeschichtungen: Die Hauptmodifikation zur Verbesserung der Hämokompatibilität im Bereich extrakorporaler Systeme stellt zurzeit die **Heparinisierung** der Blutkontaktoberflächen dar. Hierbei wird die Fremdoberfläche mit dem Gerinnungshemmer (Antikoagulans) Heparin beschichtet, was die Thrombusbildung verzögert bzw. verhindert. Durch die verringerte Thrombogenität lässt sich bei bestimmten Anwendungen in der extrakorporalen Zirkulation die systemische Heparingabe reduzieren [Kopp 2002b].

RGD-Peptidbeschichtung: Diese Beschichtung mit einer Sequenz aus den drei L-Aminosäuren Arginin, Glycin und Asparaginsäure (kurz: Arg-Gly-Asp – oder im Einbuchstabencode: RGD) lässt sich synthetisch herstellen und an die Implantatoberfläche binden. Sie fördert beispielsweise die Anbindung von knochenbildenden **Osteoblasten** gegenüber den Narbengewebe produzierenden **Fibroblasten** auf der Oberfläche von knochenverankerten Implantaten [Neuerburg 2011].

7.1.3 Biokompatibilität

Eine Herausforderung bei der Entwicklung oder Auswahl geeigneter Werkstoffe in der Biomedizinischen Technik liegt in der Gewährleistung ihrer Biokompatibilität am Einsatzort im oder am Menschen bzw. im biologischen System. Zur Beurteilung der **Verträglichkeit** von Biomaterialien werden sehr viele unterschiedliche Methoden verwendet. Die Vergleichbarkeit der Ergebnisse ist dadurch erheblich erschwert. Parallel zur Werkstoffentwicklung müssen deshalb in Zukunft verstärkt Standard-prüfmethoden mit aussagekräftigen Parametern zur Beurteilung der Biokompatibi-lität entwickelt werden. Da Letztere entscheidend vom Einsatzort abhängt, wird sie nachfolgend exemplarisch unter den lokal spezifischen Aspekten im Blutkreislauf, im extrakorporalen Kreislauf sowie im Hart- und Weichgewebe betrachtet.

Hämokompatibilität von Oberflächen

Blut reagiert auf jede Oberfläche, die nicht Endothel ist (s. ▸ Band 2 der Lehrbuchrei-he). Daher wirken fremde Oberflächen auf das Blut wie eine Gefäßverletzung. Das Ziel der Entwicklung hämokompatibler (blutverträglicher) Oberflächen bzw. Materialien besteht darin, diese Reaktionen auf ein unschädliches Maß zu begrenzen. Die initiale Reaktion des Blutes auf Fremdoberflächen ist die Proteinadsorption.

> **Proteinadsorption:** Ablagerung von Eiweißmolekülen auf Oberflächen.

Blutproteine können reversibel oder irreversibel auf Oberflächen adsorbieren, unter Umständen sogar degenerieren. Diese Schicht verändert zunächst die ursprünglichen Oberflächeneigenschaften und kann später zur Thrombenentwicklung führen. Disku-tiert wird, ob eine bevorzugte Adsorption von Albumin im Vergleich zur Adsorption von Fibrinogen oder γ-Globulin die **Hämokompatibilität** positiv beeinflusst.

Thrombozyten (Blutplättchen) können an Oberflächen haften, Agglomerate bil-den, ihre Struktur verändern und Inhaltsstoffe freisetzen. Möglich ist auch eine Akti-vierung der Blutgerinnung. Kommt es zur Bildung von **Thromben** (Blutpfropfen, Blut-gerinnsel), so können diese zu Thrombosen oder Embolien führen. Der Werkstoffkon-takt kann weiterhin die Aktivierung des Komplementsystems verursachen (Teil der Immunabwehr) [Kopp 2002a]. Die Blutschädigung in Form einer Hämolyse stellt eine weitere mögliche Komplikation dar.

Thrombogenität: Eigenschaft von Oberflächen bzw. Materialien, Thrombenbildung zu induzieren.

Hämolyse: Abbau oder Zerstörung von roten Blutkörperchen (**Erythrozyt**en) unter Austritt des Hämoglobins.

Hierbei können die werkstoffinduzierte und die strömungsbedingte Hämolyse unterschieden werden. Letztere tritt z. B. während der Durchströmung extrakorporaler Systeme auf [Glasmacher 1995, 2002b, 2012; Klaus 2002].

Zu den möglichen Langzeitkomplikationen bei Blutkontakt zählt auch die **Kalzifizierung** von Oberflächen. Hierbei versprödet eine abgelagerte Kalziumphosphatschicht das Implantat und kann so dessen Versagen bedingen [Glasmacher 1991, 2001a, 2002a].

Kalzifizierung: Ablagerung von Kalziumphosphat, insbesondere in der Mineralform Hydroxylapatit.

Biokompatibilitätsaspekte der extrakorporalen Zirkulation

Sowohl die dem Blut ausgesetzte Fremdoberfläche als auch die Strömungsbedingungen bestimmen die **Hämokompatibilität** blutführender Systeme. Werkstoffauswahl, Design und Funktion beeinflussen gemeinsam die Blutverträglichkeit. In den frühen Zeiten der extrakorporalen Zirkulation führten große Oberflächen, mit denen das Blut in Kontakt kam, hohe Fließgeschwindigkeiten und hohe Scherbeanspruchungen zur Blutschädigung. Heute ist die Blutschädigung dank optimierter Materialien und verbesserter Konstruktion (sowohl der Austauschmembranen als auch der Strömungsführung) deutlich geringer. Während der Anwendung einer Herz-Lungen-Maschine lässt sich trotz hoch dosierter Heparingabe sowohl Thrombin als auch Fibrinopeptid A als Zeichen einer nicht vollständigen Inhibierung der Gerinnung nachweisen [Kopp 2002b]. Im Problemkreis der strömungsinduzierten Blutschädigung wurde bisher der Hämolyse, also der Zerstörung der Erythrozyten, die größte Bedeutung zugesprochen. Neuere *In-vitro*-Studien haben jedoch gezeigt, dass Fragmentierung und Aktivierung von Thrombozyten ebenfalls zu beachten sind [Glasmacher 2002b, 2012; Klaus 2002, 2001]. Die DIN EN ISO 10993 (Biologische Beurteilung von Medizinprodukten) beschäftigt sich in Teil 4 mit der Auswahl von Testmethoden bezüglich der Wechselwirkungen mit Blut. Zu den dort genannten externen „Geräten mit Blutkontakt" zählen u. a. der kardiopulmonale Bypass (CPB), der extrakorporale Membranoxygenator (ECMO) sowie die Hämodialyse. Zu den implantierten Geräten gehören die Herzunterstützungssysteme.

Gewebereaktionen auf Implantaten

Entscheidend für die Gewebeverträglichkeit eines Implantats (s. ▸ Kap. 7.2) sind seine Struktur- und Oberflächenkompatibilität. Unter **Strukturkompatibilität** versteht man die Verträglichkeit der mechanischen Struktureigenschaften des Implantats mit den Gewebeeigenschaften (z. B. ähnliche Elastizität). Die **Oberflächenkompatibilität** entscheidet darüber, wie die erste Reaktion zwischen Fremdoberfläche und Organismus, die **Proteinadsorption**, abläuft.

Fremdkörperreaktion (*lat. Corpus alienum* Fremdkörper): durch körperfremde Substanzen innerhalb des Organismus ausgelöste, unerwünschte, lokale, immunologische Reaktion.

Es hängt von der Zusammensetzung dieser ersten Proteinschicht ab, ob die ortsständigen Gewebezellen, Entzündungszellen oder Bakterien (vgl. **Biofilmbildung**) an der Grenzfläche erscheinen. Es kann eine ungestörte Wundheilung ablaufen und das Implantat vom umgebenden Gewebe aufgenommen werden oder es erfolgt eine Entzündung.

Biofilm: strukturierte Gemeinschaft von Mikroorganismen (Bakterien, Pilzen, Protozoen u. a.), die an Grenzflächen (z. B. Fest- und Flüssigphasen) in einer Matrix (aus Exopolysacchariden, DNA, Proteinen) auf Fremdkörpern und belebten Oberflächen eingebettet sind, untereinander kommunizieren und genetisches Material austauschen können [Pschyrembel 2012].

Wundheilung: physiologische Vorgänge zur Regeneration zerstörten Gewebes.

Entzündung: (Abwehr-)Reaktion des Organismus auf Reize mit dem Ziel, das auslösende Agens und seine Folgen zu beseitigen [Pschyrembel 2012].

Es findet eine zeitliche und räumliche Abfolge von Prozessen an den Implantatmaterialien statt. Als erste biologische Reaktion erfolgt innerhalb von Sekunden die Adsorption von Proteinen (vgl. auch Hämokompatibilität). Bereits hier fällt die Vorentscheidung über Verträglichkeit oder Unverträglichkeit der Oberfläche. Die adsorptive Bindung der Proteine an der Oberfläche kann mit niedriger Affinität reversibel (umkehrbar) oder mit hoher Affinität irreversibel erfolgen. Die Bindungsreaktion kann zudem unspezifisch oder spezifisch ablaufen. Auf heutigen Implantaten erfolgt die **Proteinadsorption** überwiegend unspezifisch und in der Regel mit hoher Affinität, so dass viele der Proteine ihre native Struktur sowie Funktion und damit ihre spezifische Wirkungsweise verlieren.

Auf die adsorbierte Proteinschicht folgen dann die Zellen. Die adsorbierten Proteine werden entweder selbst durch Konformationsänderungen zu Signalstoffen auf der Oberfläche, oder es werden Proteinfragmente, beispielsweise durch **Proteolyse**, an der Oberfläche freigesetzt. Bei einer unspezifischen Proteinschicht ist eine Entzündungsreaktion möglich. Sie kann eine Vielzahl von Zellen wie Makrophagen, Granulozyten, Immunozyten und schließlich auch entsprechende Gewebezellen

(Fibroblasten, Fibrozyten, Osteoblasten, Osteozyten) umfassen, die etwa über **Integrine** (Transmembranproteine, Adhäsionsmoleküle) an den adsorbierten Proteinen der Materialoberfläche adhärieren.

Voraussetzung, um Entzündungsreaktionen und Wundinfektionen nach einer Implantatation zu vermeiden, ist die **Sterilität** der implantierten Komponenten sowie aller während des Eingriffs mit dem Gewebe in Kontakt kommenden Oberflächen, Medien oder Stoffe (Instrumente, Wundauflagen, Spülmedien etc.). Dabei kann das verwendete **Sterilisationsverfahren** die Biokompatibilität und Funktionstüchtigkeit der Materialien beeinflussen (Restethylenoxid bei EO-Sterilisation, unerwünschte Polymermodifikation infolge Plasmasterilisation).

Sterilisation: Reduzierung aller lebensfähigen Vegetativ- und Dauerformen von pathogenen und apathogenen Mikroorganismen in Stoffen, Zubereitungen oder an Gegenständen mindestens um den Faktor 10^6 [Pschyrembel 2012].

Lokale und systemische Reaktionen

Es sollten jedoch nicht nur lokale Reaktionen auf Fremdstoffe am Ort des Eingriffs untersucht werden. So können beispielsweise Polymere (vor allem ihre extrahierbaren niedermolekularen Bestandteile, Additive und Verarbeitungshilfsstoffe) auch systemische Reaktionen im Körper hervorrufen: u. a. durch die Weichmachermigration (Dioctylphthalat, DOP) bei Weich-PVC oder die Lipidextraktion von Silikon. Diese Additive sind oft toxischer als das Grundmolekül. Ihre Freisetzung kann unerwünschte Wirkungen im Körper verursachen, aber auch die Eigenschaften des Polymers beeinträchtigen bzw. verschlechtern (Versprödung des Materials infolge Weichmacheraustritt, die bis zum Implantatversagen führen kann). Systemisch kann es dann zur Akkumulation und zu einem Abtransport der ausgetretenen Additive oder Abriebpartikel aus Gelenkimplantaten kommen. Es muss der mögliche Zielort detektiert und die dortige Wirkung untersucht werden. Während ein Werkstoff in kompakter Form ggf. biokompatibel ist, kann er in Form von Abrieb (z. B. in Rollenpumpen) negative Reaktionen hervorrufen. Resorbierbare Werkstoffe oder unerwünscht degradierende Polymere oder Keramiken bzw. korrodierende metallische Werkstoffe können ebenfalls zu einer möglichen lokalen Akkumulation von niedermolekularen Bestandteilen ggf. auch zu einer Veränderung des pH-Werts an Implantaten führen.

Korrosion: elektrochemische Reaktion (meistens Oxidation) metallischer Werkstoffe.

Biodegradation: (oft unerwünschte) Werkstoffveränderung unter physiologischen Bedingungen, hervorgerufen z. B. durch (enzymatisch katalysierte) Hydrolyse oder reaktive Sauerstoffspezies.

7.2 Implantate

Ein implantierbares Produkt (Implantat) ist gemäß Richtlinie 93/42/EWG (Anhang IX) „dazu bestimmt, durch einen chirurgischen Eingriff ganz in den menschlichen Körper eingeführt zu werden oder eine Epitheloberfläche oder die Oberfläche des Auges zu ersetzen und nach dem Eingriff dort zu verbleiben. Als implantierbares Produkt gilt auch jedes Produkt, das dazu bestimmt ist, durch einen chirurgischen Eingriff teilweise in den menschlichen Körper eingeführt zu werden und nach dem Eingriff mindestens 30 Tage dort zu verbleiben."

> **Implantat:** künstliches Material, das durch einen chirurgischen Eingriff ganz oder teilweise in den Körper eingeführt wird und dort mindestens 30 Tage lang verbleibt.

Implantate werden nach ihrem Einsatzort im Körper, ihrer Zweckbestimmung, ihrer Anwendungszeit, ihrer Resorbierbarkeit, ihrer Aktivität (Energiequelle, die nicht nur die unmittelbar durch den menschlichen Körper oder die Schwerkraft erzeugte Energie nutzt) und weiteren Kriterien unterschieden. Sie müssen eine ausreichende Stabilität gegenüber physiologischen Medien besitzen und in der Regel sterilisierbar sein. Sofern abbaubare Materialien Anwendung finden, müssen sie sich rückstandsfrei metabolisieren (im Stoffwechsel abbauen) lassen.

Sie finden u. a. Anwendung:
- zur Unterstützung, Steuerung bzw. zum partiellen oder kompletten Ersatz von Organfunktionen (z. B. Linsenimplantation, Herzschrittmacher, Herzklappenprothese, Gefäßimplantate, Gelenkendoprothese, Zahnimplantat),
- zur Unterstützung von Heilungsprozessen (z. B. Ruhigstellung einer Fraktur mit Osteosynthese),
- bei der Übertragung von Kräften und Momenten (z. B. Wirbelsäulenimplantat),
- zur Korrektur von Deformitäten (z. B. Implantation von HARRINGTON-Stäben zur Aufrichtung einer Verkrümmung der Wirbelsäule),
- bei der plastischen Raumausfüllung (z. B. Mammaplastik mit Kunststoffimplantaten), Defektdeckung (z. B. der Bruchpforten eines Bruches (*Hernie)* mit Kunststoffnetz) [Pschyrembel 2012].

Dieses Kapitel gibt einen exemplarischen Überblick über orthopädische und kardiovaskuläre Implantate. Sie gehören zu den **Prothesen** (künstliche Ersatzstücke von Körperteilen) und werden aufgrund ihres Einsatzes im Körper als Endoprothesen bezeichnet.

> **Endoprothese** (*griech. endo* innen): implantiertes Ersatzstück eines Körperteils. Neuroimplantate werden ausführlich in ▶ Kap. 15 und Herzschrittmacher sowie kardiovaskuläre Unterstützungssysteme in ▶ Kap. 13 dieser Lehrbuchreihe beschrieben.

7.2.1 Orthopädische Implantate (Gelenkimplantate)

Orthopädisches Implantat: künstliches System, das zur Behandlung angeborener oder erworbener Störungen und Anomalien in Form oder Funktion des Stütz- und Bewegungsapparats eingesetzt wird.

Die wichtigsten Anwendungsgebiete orthopädischer Implantate sind heute:
- der Ersatz von Gelenken (u. a. Hüfte, Knie, Schulter sowie Ellenbogen),
- die Unterstützung der Knochenheilung (Osteosynthese),
- der Ersatz von Bandscheiben bzw. Stabilisierung der Wirbelsäule,
- die Fixation von Muskeln, Sehnen und Bändern.

Im Folgenden werden Gelenkimplantate als wichtigste orthopädische Implantate exemplarisch vorgestellt.

Zu den zwanzig häufigsten Operationen vollstationär behandelter Patienten im Jahr 2010 gehören drei Eingriffe, die im Zusammenhang mit orthopädischen Endoprothesen stehen. So wurden 213 697 Implantationen einer Endoprothese am Hüftgelenk, 178 098 Entfernungen von Osteosynthese-Material (als **Osteosynthese** wird die operative Wiederherstellung der Kontinuität und Funktionsfähigkeit von Knochen bezeichnet) und 158 100 Implantationen einer Endoprothese am Kniegelenk durchgeführt [Statistisches Bundesamt 2012]. Die beiden großen Gelenke der unteren Extremität sind also diejenigen, die am häufigsten durch Implantate zu ersetzen sind. Der endoprothetische Ersatz ist aber auch im Bereich der großen Gelenke der oberen Extremität (Schulter-, Ellenbogengelenk) und für Finger- und Zehengelenke möglich. Im Bereich der Wirbelsäulenchirurgie werden ebenfalls verschiedene orthopädische Implantate (u. a. als Bandscheibenersatz) verwendet. Zunehmend finden **minimalinvasive Operationsverfahren** in der Endoprothetik Anwendung, bei denen mit einem relativ kleinen Hautschnitt unter Schonung der gelenkumgreifenden Muskulatur und anderer Weichteile sowie Nerven operiert wird. Navigationssysteme und patienten-individuelle **Resektionsschablonen**, die unter Nutzung von Bilddaten angefertigt werden, dienen einer Erhöhung der Positioniergenauigkeit von Gelenkimplantaten (s. ▸ Band 8 der Lehrbuchreihe).

Die häufigsten Ursachen für einen Hüftgelenkersatz sind die oft mit Gelenkschmerzen verbundene **Arthrose** (degenerative Gelenkerkrankung, bei der die Knorpelschicht im Gelenk abgebaut bzw. verschlissen ist), die **Hüftkopfnekrose** (Knochen- u. Knorpeldegeneration in der Folge einer reduzierten Durchblutung), die **Hüftdysplasie** (angeborene Gelenkfehlstellung mit starker Abnutzung der Knorpelschicht) und der **Oberschenkelhalsbruch** (als Folge eines Sturzes oder eines Unfallereignisses). Das Ziel der Hüftendoprothesen-Implantation ist die Wiederherstellung eines zuvor schmerzhaft geschädigten und bewegungseingeschränkten Hüftgelenks unter besonderer Beachtung der biomechanischen Verhältnisse. Auch

Kniegelenke werden überwiegend in der Folge einer Arthrose (**Gonarthrose**: Arthrose am Kniegelenk) endoprothetisch ersetzt.

Die Hauptanforderungen an eine **Gelenkendoprothese** sind:
– eine dauerhaft stabile, lasttragende Verankerung im Stützapparat,
– eine ausreichend gute Nachbildung der Gelenkkinematik und
– die Biokompatibilität, die die Verträglichkeit ggf. freigesetzter Ionen oder Abriebpartikel einschließt.

In der **Gelenkendoprothetik** wird zwischen der zementfreien und der zemen-
tierten Verankerung der Prothesenkomponenten unterschieden. Die zementfreie
Verankerung wird überwiegend bei jüngeren Patienten oder bei Patienten mit guter Knochenbeschaffenheit genutzt. Bei einer zementfreien Hüftprothese kann der
Halt im Röhrenknochen durch die Passfähigkeit der äußeren Implantatform des verankerten Schaftbereiches in der Knochenaushöhlung (Kavität, Hohlraum) erreicht
werden (**Press-Fit-Verfahren**: Form- und Kraftschluss zwischen Implantat und
Knochen). Der Knochen wächst – ggf. unterstützt durch bioaktive Beschichtungen
(z. B. Hydroxyapatit) – in poröse oder raue Implantatoberflächen ein. So wird die
Implantatverankerung durch Formschluss verbessert. Nachteilig an dieser Verankerungsform ist, dass der Patient das Implantat nach der Operation einige Wochen lang
nur teilbelasten darf.

Gelenkendoprothesen für ältere Patienten oder bei Patienten mit schlechter Knochenbeschaffenheit werden aufgrund der verringerten Regenerationsfähigkeit des
Knochens und einer weniger belastbaren Knochenstruktur eher zementiert verankert. **Knochenzement** ist ein Polymethylmethacrylat (PMMA)-Material, das während
der Operation aus Monomeren hergestellt wird und danach innerhalb von 10 min verarbeitet werden kann. Die Polymerisation findet *in situ* als exotherme Reaktion statt.
Ziel ist es, einen geschlossenen Zementmantel zwischen der Implantatoberfläche und
dem Knochen bzw. dem Schaft des Implantats und dem umgebenden Röhrenknochen
zu erhalten. Diese stoffschlüssige Form der Verankerung hat eine höhere Primärsta-
bilität als die zementfreie Verankerung. Die Patienten sind schneller mobilisierbar,
die volle Belastbarkeit kann schon einen Tag nach der Operation erreicht werden.
Einschränkungen bestehen in der geringen Festigkeit des PMMA-Materials und in der
Notwendigkeit, bei Revisionsoperationen den Knochenzement zu entfernen.

Eine **hybride Implantationstechnik** liegt dann vor, wenn eine Komponente einer Gelenkendoprothese zementiert (z. B. der Schaft einer Hüftendoprothese) und eine zweite Komponente zementfrei verankert wird (z. B. die Gelenkpfanne einer Hüftendoprothese).

Hüftendoprothesen

Eine **Hüftendoprothese** ersetzt das natürliche Hüftgelenk und ist wie dieses als Ku-
gelgelenk aufgebaut. Sie besteht aus mehreren Komponenten (s. ▶ Abb. 7.4): einem

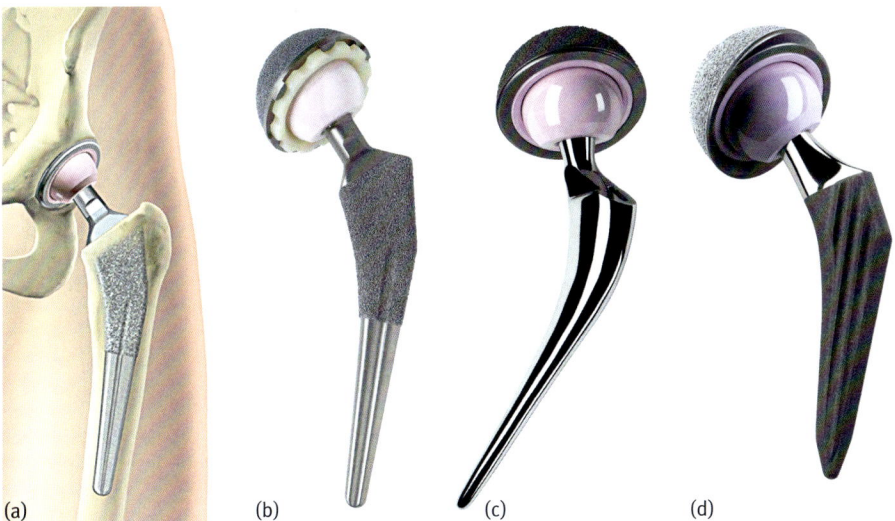

(a)   (b)   (c)   (d)

Abb. 7.4: Hüftgelenkendoprothesen; (a) implantierte Verankerung einer zementfreien Hüftendoprothese, (b) zementfreie Hüftgelenkendoprothese mit Keramik-Kopf und Polyethylen-Pfannen-*Inlay*, (c) Hybridversorgung: zementierter Hüftschaft mit einer zementfreien Pfanne, Keramik-*Inlay* und einem Keramik-Kopf, (d) zementfreier kurzer Hüftschaft mit zementfreier Pfanne mit Keramik-*Inlay* und Keramik-Kopf.

Schaft, der im oberen Teil des Oberschenkelröhrenknochens verankert wird und den Kugelkopf mit einer Kegelkonusverbindung trägt, der in der passenden Gelenkpfanne gleitet. Die **Gelenkpfanne** besteht aus einem *Inlay* und einer äußeren, im Beckenknochen verankerten Schale.

Die zementfreien Implantate werden oft aus einer Titanschmiedelegierung (unterstützt das Anwachsen des Knochens) gefertigt, während die zementierbaren Prothesenkomponenten aus einer Kobalt-Chrom-Schmiedelegierung hergestellt sind. Der modulare Aufbau des prothetischen Systems erlaubt die Kombination unterschiedlicher Reibpartner (Gelenkkopf und Pfanne) sowie die Verwendung der jeweils auf die Patientenanatomie abgestimmten Größen der Verankerungskomponenten (Schaft, Pfannenaußenschale) in der gewünschten Verankerungsform (zementiert, zementfrei).

Für die **Gleitpaarung** kommen unterschiedliche Kombinationen infrage. Üblich sind Keramik-Kopf mit Keramik- oder Polyethylen-Pfannen-*Inlay* sowie Metall-Kopf mit Polyethylen- oder Metall-Pfannen-*Inlay*. Die Auswahl der patientenindividuell geeigneten Kombination wird in Abhängigkeit vom erwarteten Abrieb, der Biokompatibilität, der Bruchgefahr und der Kosten getroffen. Es sind verschiedene Schaft- und Pfannenschalenkonstruktionen verfügbar. Ein Trend der letzten Jahre war die Entwicklung von **Kurzschaftprothesen** (s. ▶ Abb. 7.4 d), deren Implantation einen geringeren Knochenverlust verursacht.

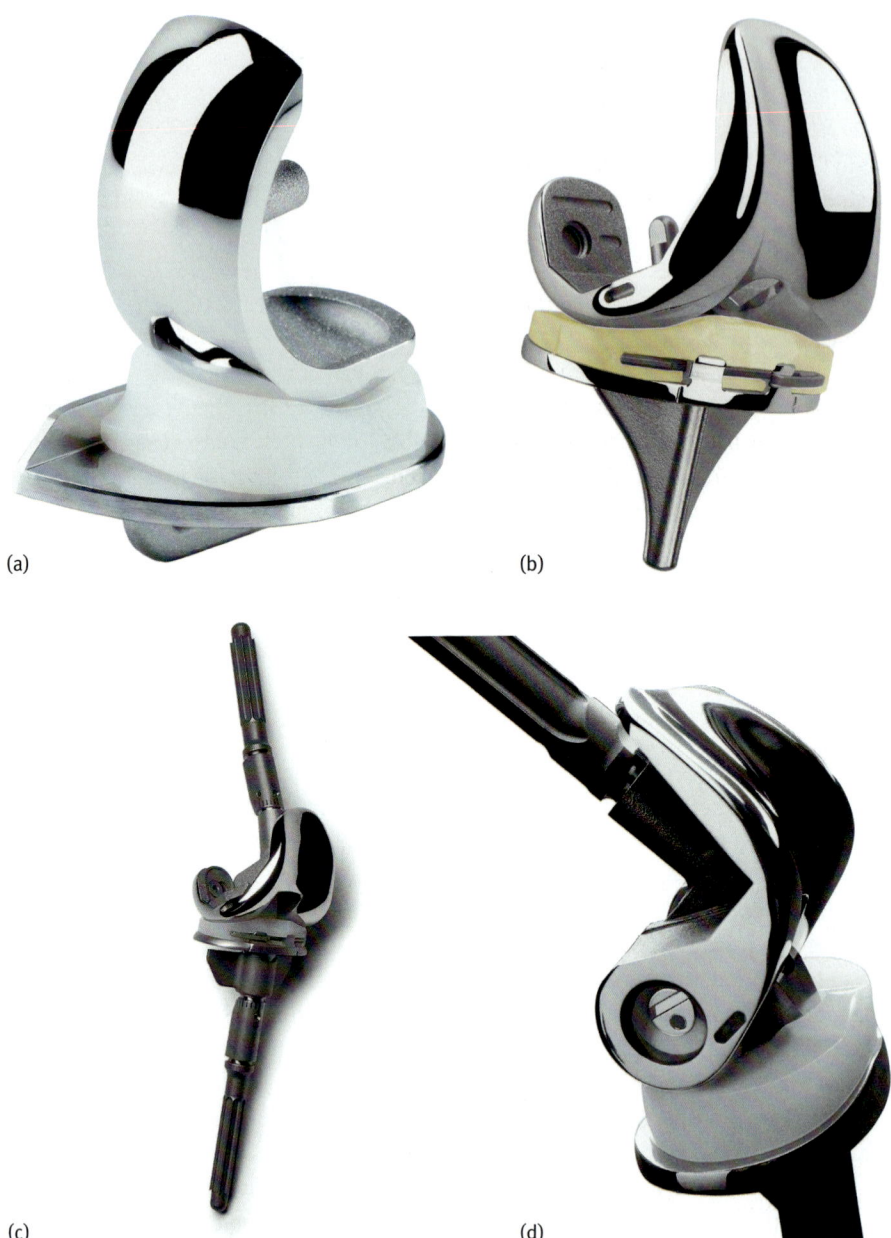

(a)

(b)

(c)

(d)

Abb. 7.5: Kniegelenkendoprothesen; (a) einseitiger (unikondylärer) Oberflächenersatz, (b) kompletter Oberflächenersatz, (c) teilgekoppelter Gelenkersatz, (d) vollständiger, achsgeführter Gelenkersatz.

Knieendoprothesen

Bei den **Knieendoprothesen** sind vier verschiedene konstruktive Varianten zu unterscheiden (s. ▶ Abb. 7.5), die in Abhängigkeit von der Größe der geschädigten und zu ersetzenden Gelenkbereiche zum Einsatz kommen. Bei einem einseitigen (unikondylären) Oberflächenersatz wird nur eine Seite des Gelenkes (öfter die innere, als die äußere) ersetzt, die andere Gelenkseite und der das Gelenk sichernde Bandapparat bleiben erhalten. Bei einem kompletten Oberflächenersatz werden der gesamte Gelenkknorpel und ggf. auch die Kreuzbänder ersetzt, die Seitenbänder bleiben erhalten. Bei einer extremen seitlichen Gelenkinstabilität, Fehlstellung oder im Revisionsfall wird ein teilgekoppelter Gelenkersatz notwendig, wobei ein Seitenband erhalten bleiben sollte. Bei einem vollständigen, achsgeführten Gelenkersatz sind beide Seitenbänder zu ersetzen. Eine Scharnierachse verbindet hier die Implantatkomponenten im Ober- und Unterschenkel. Im Kniegelenk kommen aufgrund der notwendigen Dämpfung, Elastizität und Bruchsicherheit überwiegend Metall-Polyethylen-Gleitpaarungen zum Einsatz. Es sind, wie bei den Hüftgelenken, zementierte und zementfreie Verankerungen möglich.

7.2.2 Kardiovaskuläre Implantate

Herzklappen- und Gefäßprothesen sowie koronare Stents sind wichtige Implantate im kardiovaskulären System und sollen nachfolgend im Überblick vorgestellt werden.

Herzklappenprothesen

Das Herz sorgt mit seiner Pumpfunktion für einen **pulsatilen** Blutstrom im Gefäßsystem. Damit das Blut ohne Rückfluss nur in eine Richtung strömt, besitzt das Herz Einlass- und Auslassventile: die vier Herzklappen. Insbesondere die Aorten- und die Mitralklappe auf der linken Herzseite, die den Körperkreislauf mit einem systolischen Druck von 120 mmHg versorgt, sind bei herzkranken Menschen häufig in ihrer Funktion beeinträchtigt. Diese Menschen weisen eine geringe Belastbarkeit und eine verringerte Lebenserwartung auf. Die Indikation zur Behandlung von Herzklappenfehlern hängt vom Ergebnis der vorangegangenen Untersuchungen und den Beschwerden des Patienten ab. Bevor ein operativer Ersatz einer erkrankten Herzklappe durchgeführt wird, ist abzuwägen, ob nicht eine medikamentöse Therapie oder eine operative Herzklappenkorrektur mit einer geringeren Belastung des Patienten erfolgreich sein könnten.

Seit dem ersten Ersatz einer menschlichen **Herzklappe** durch eine mechanische Prothese 1960 durch HARKEN und STARR, sind weltweit mehr als eine Million solcher Eingriffe durchgeführt worden. 1966 wurde die erste vom Schwein stammende, gerüstmontierte, biologische Herzklappe beim Menschen implantiert (▶ Abb. 7.6 a); einige Jahre später folgten Perikardklappen vom Rind. Die erste perkutane Aortenklappen-

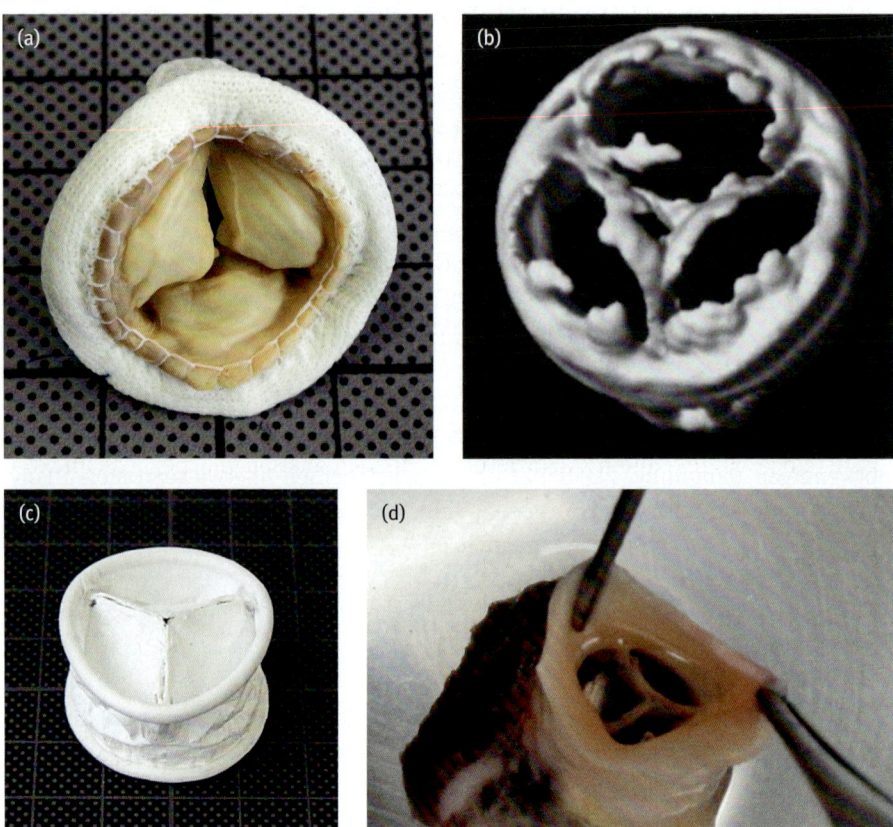

Abb. 7.6: (a) Biologische Herzklappenprothese vom Schwein, (b) Kalzifizierungsablagerungen einer menschlichen Herzklappe aus CT-Rekonstruktion, (c) Klappen-*Scaffold* aus Polymerfasern, (d) Klappen-*Homograft*; die Durchmesser der Herzklappen betragen ca. 30 mm.

implantation erfolgte 2002. Pro Jahr müssen bei ca. 16 000 Patienten in Deutschland die erkrankten Herzklappen durch eine Prothese ersetzt werden (▶ Abb. 7.6).

Bei den Herzklappenprothesen werden heute sogenannte **Bioprothesen** („Bio" steht hier für Materialien biologischen Ursprungs, ▶ Abb. 7.6 a) und mechanische Prothesen mit Schließkörpern, die mit einer Deckschicht aus pyrolytischem Kohlenstoff versehen sind, unterschieden. Zu einem geringen Anteil von 160 Klappen/Jahr werden *Homografts* (humane Spenderklappen, ▶ Abb. 7.6 d) eingesetzt und seit 2002 kathetergestützte **Aortenklappen-Implantationsverfahren** durchgeführt. Diese Klappen bestehen aus einem ballonexpandierbaren Stent aus Edelstahl oder einer Nickel-Titan-Formgedächtnislegierung (Nitinol) mit einer eingefügten biologischen Klappe.

Eine optimale Herzklappenprothese sollte gut implantierbar sein und schnell sowie dauerhaft stabil in das umliegende Gewebe integriert werden. Die oberflächen- und strömungsbedingte blutschädigende Wirkung muss minimal sein. Es sollten nur minimale Leistungsverluste auftreten. Dazu gehören ein geringer Strömungswiderstand bei geöffneter Klappe, eine geringe Rückströmung während des Klappenschlusses und eine gute Dichtung der verschlossenen Klappe. Die Massenträgheit der Klappe muss so gering sein, dass Öffnung und Verschluss synchron mit der Herzaktion erfolgen. Vorteile der heute verfügbaren mechanischen Klappen liegen in ihrer hohen Dauerfestigkeit und in ihren reproduzierbaren mechanischen Eigenschaften aufgrund der standardisierten Fertigung. Nachteilig sind vor allem die Notwendigkeit einer parallelen und dauerhaften **Antikoagulationstherapie** und die Geräuschentwicklung einiger Klappen. Vorteile **biologischer Herzklappenprothesen** sind ihre natürliche Form und Funktion sowie die damit verbundenen besseren Strömungseigenschaften. Die Nachteile mechanischer Klappen (dauerhafte Antikoagulationstherapie und Geräuschbildung) haben biologische Klappen nicht. Allerdings stehen dem eine schlecht reproduzierbare Herstellung und eine nicht genau bekannte Dauerfestigkeit (eingeschränkt durch Kalzifizierungen, Biodegradation und mögliche Infektionen) nachteilig gegenüber.

1952 erfolgte die erste erfolgreiche Anwendung einer **Gefäßprothese** im Menschen. Gefäßprothesen werden in textiler Fertigung aus DACRON (PET) oder GORETEX (PTFE) seit über 50 Jahren mit Durchmessern größer 6 mm hergestellt. Daneben werden *Grafts* biologischen Ursprungs vom Empfänger (autolog), humanen Spender (allogen) (s. ▶ Abb. 7.7) oder als Xeno*graft* (fremde Spezies) eingesetzt.

Koronare Stents werden heute eingesetzt, um verengte Koronargefäße zu behandeln. Sie sind bei medikamentös nicht therapierbaren Verengungen der Herzkranzgefäße indiziert, wenn eine operative Verbesserung der Blutversorgung im Rahmen

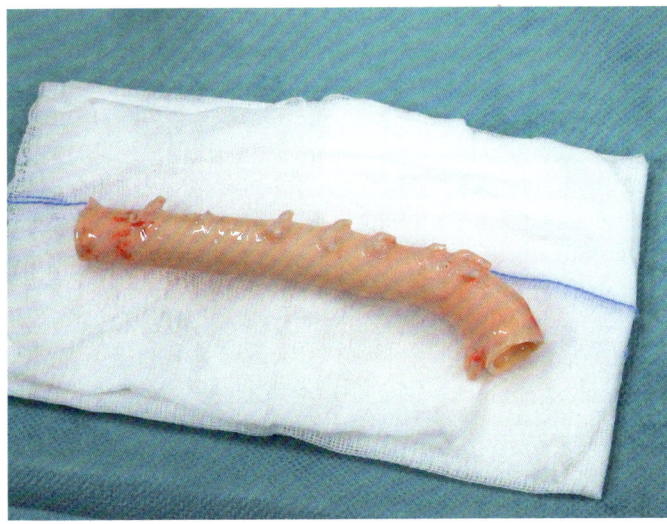

Abb. 7.7: Humaner Gefäßgraft.

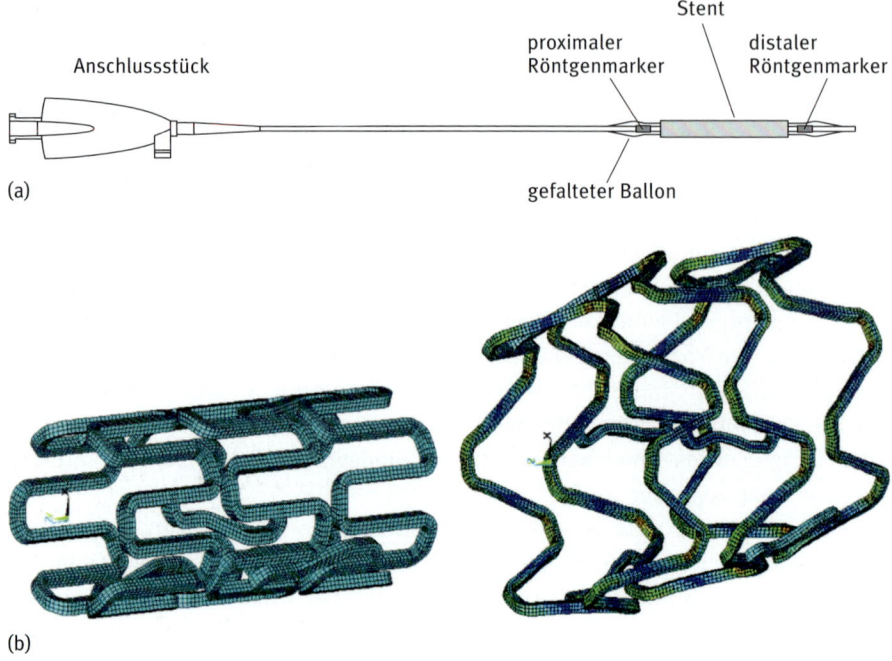

(a)

Anschlussstück

Stent

proximaler
Röntgenmarker

distaler
Röntgenmarker

gefalteter Ballon

(b)

Abb. 7.8: (a) Applikationskatheter mit Stent, (b) Modell eines metallischen Stents (Durchmesser 3 mm, Länge 20 mm) mit Sinusdesign vor und nach Expansion.

einer Bypassoperation nicht notwendig ist. Die **kardiologischen Kathetertechniken** der sogenannten **interventionellen Behandlung** (s. a. ▶Band 8 der Lehrbuchreihe) belasten den Patienten wenig, da nur eine Punktion der Leistenarterie notwendig ist. Über eine abdichtende Schleuse und einen in der Aorta liegenden Führungskatheter sind die Herzkranzgefäße für koronare Katheter direkt erreichbar. Eine Option bei der Behandlung von Verengungen dieser Gefäße, die zur *Angina-pectoris*-Symptomatik bis hin zum Herzinfarkt und plötzlichen Herztod führen können, ist seit den 1980er Jahren die mechanische Aufweitung des verengten Gefäßabschnittes (**Stenose**) mit einem Ballonkatheter (s. ▶Abb. 7.8 a). Seit Ende der 1990er Jahre hat sich eine Kombination der **Ballondilatation** von Koronarstenosen mit der Platzierung einer drahtgeflechtartigen Gefäßprothese (Koronarer Stent, *Bare Metal Stent*) durchgesetzt (s. ▶Abb. 7.8 b). Jedoch mussten rund 15 bis 20 % der interventionell behandelten Patienten mit einem erneuten Verschluss des Gefäßes (**Restenose**) innerhalb von 6 bis 12 Monaten rechnen [Fischman 1994]. Ziel neuerer Stenttechnologien war deshalb die Reduktion dieser Restenoseraten. Einen Erfolg mit Restenoseraten von unter 10 % brachte die Beschichtung von Gefäßprothesen mit Medikamenten (*Drug-Eluting Stent*, Beschichtung mit Sirolimus und Paclitaxel), die das für den erneuten Verschluss ursächliche, überschießende Wachstum des durch die Aufweitung mechanisch gereizten Gewebes direkt unterdrücken [Dintsios 2005]. Andere Ansätze streben eine Limitierung der Dauer des Fremdkörperreizes der Gefäßprothese auf die ersten Wochen und Monate nach der interventionellen Therapie durch Verwendung resorbierbarer Werkstoffe an (resorbierbare Polymere wie Polyglycolid (PGA), Poly(ε-caprolacton) (PCL) oder Poly(D,L-lactid-co-glycolid) (PLGA) und resorbierbare Metalllegierungen auf der Basis von Magnesium). Einige resorbierbare Kunststoffe eignen sich auch als Medikamententräger auf metallischen Gefäßprothesen und erlauben hier eine gezielte Einstellung der Freisetzungskinetik.

Anforderungen an die Werkstoffe der Grundstruktur koronarer Stents (▶ Abb. 7.8 b) sind eine hohe Bruchdehnung, eine ausreichend niedrige Dehngrenze (für die Expansion mit einem Ballon), ein ausreichend hoher E-Modul (geringe Rückfederung nach der Aufweitung), eine geringe **Kriechneigung** (plastische Verformung unter äußerer Last), eine hohe Dauerfestigkeit sowie hohe Korrosionsbeständigkeit (sofern diese nicht für die Resorption genutzt wird), eine gute Röntgenabsorption und nichtmagnetische Eigenschaften für die Anwendung der Magnetresonanztomographie. Wie alle Implantate müssen koronare Stents biokompatibel und sterilisierbar sein.

Heute werden überwiegend metallische Werkstoffe für die Grundstruktur koronarer Stents (in Kombination mit verschiedenen medikamenten-beladenen Beschichtungen) eingesetzt. Dies sind hauptsächlich Chrom-Nickel-Stähle (kubisch flächenzentrierter austenitischer Stahl nach AISI 316L) und kaltumformbare Kobaltbasislegierungen (CoCrNiMo). Eine untergeordnete Bedeutung besitzen Formgedächtnislegierungen auf Nickel-Titan-Basis (Nitinol mit je 50 % Nickel und Titan, Einsatz bei selbstexpandierenden Stents), Tantal (als Röntgenmarker bzw. Passivierungsschicht), Titan und Titanlegierungen, Edelmetalle (z. B. Pt90Ir10 als Röntgenmarker) und resorbierbare Legierungen auf Magnesiumbasis (in der Erprobung). Polymere Werkstoffe haben aufgrund ihrer schlechteren mechanischen Eigenschaften Nachteile. Der erste polymerbasierte, abbaubare *Drug-Eluting Stent* aus einem Poly(L-lactid) (PLLA)-Stentgrundkörper und einer Poly(D,L-lactid) (PDLLA)/Everolimus-Beschichtung wurde im September 2012 von der Firma ABBOTT VASCULAR (Santa Clara, California, USA) in Europa auf den Markt gebracht und befindet sich somit im klinischen Einsatz.

7.3 Bioengineering

Die **Regenerative Medizin** nutzt das *Bioengineering* und ist ein relativ neues Feld der Medizin, das sich mit der Therapie von Erkrankungen durch die Wiederherstellung funktionsgestörter Zellen, Gewebe und Organe befasst. Heilung kann durch den biologischen Ersatz mithilfe gezüchteter Gewebe- und Zellverbände (*Tissue Engineering*) oder durch die Anregung körpereigener Regenerations- und Reparaturprozesse erfolgen. Es kommen biologische, biologisierte und biofunktionalisierte Implantate zum Einsatz [VDE 2011]. In diesem Unterkapitel werden die Regenerative Medizin und das

Tissue Engineering dem *Bioengineering* zugeordnet, des Weiteren werden die Grundlagen und Methoden des *Tissue Engineering* sowie die dort eingesetzten Materialien beschrieben.

7.3.1 Bioengineering und Regenerative Medizin

Der Begriff des „*Bioengineering*" ist im Deutschen noch nicht eindeutig definiert und von der Biomedizinischen Technik (*Biomedical Engineering*) abgegrenzt.

> **Bioengineering**: Bereitstellung und Anwendung ingenieur- und naturwissenschaftlicher Mittel und Methoden in den Lebenswissenschaften (s. ▶ Kap. 1); hier im engeren Sinne: grundlagenforschungsbasierte Aktivität zur Modifizierung von tierischen oder pflanzlichen Zellen oder Bestandteilen von Zellen, um sie in Pflanzen oder Tieren zu nutzen oder neue Mikroorganismen zu entwickeln (z. B. Hefezellen für die Fermentation in der Lebensmittelindustrie). Dazu zählen die Produktion synthetischer Impfstoffe durch neuartige Zellklone, die Untersuchung von Protein-Oberflächen-Interaktionen oder die Entwicklung neuer diagnostischer Tests als Verfahren der Biotechnologie [Bronzino 2006].

Ziel ist in aller Regel die Entwicklung medizinischer Anwendungen zur Unterstützung von Heilungsprozessen bis hin zu Produkten für den vollständigen Ersatz von Organfunktionen. *Bioengineering* für die Medizin nutzt Gewebe oder lebende menschliche Zellen unter Zuhilfenahme von Wirkstoffen und/oder synthetischen Konstrukten, um bestimmte Körperfunktionen wiederherzustellen oder die Ursachen von Krankheiten gezielter zu behandeln. Die meisten Produkte für die medizinisch-klinische Anwendung aus dem Bereich *Bioengineering* können als Implantate bezeichnet werden, da sie in der Regel mehr oder weniger vollständig und dauerhaft in den Körper des Patienten eingebracht werden. Unterschieden werden biologische (aus Zellen bestehende), biologisierte (mit Zellen besiedelte) und biofunktionalisierte (mit Biomolekülen auf der Oberfläche ausgestattete) **Implantate**. Einige Bioimplantate (einfache Zell- oder anspruchslose Gewebeimplantate wie Knorpel (autologe Chondrozytentransplantation, ACT) oder kleinere Knochenimplantate) haben inzwischen Einzug in die klinische Therapie gehalten [VDE 2011].

> **Biotechnologie**: Anwendung von Wissenschaft und Technik auf lebende Organismen, Teile von ihnen, ihre Produkte oder Modelle von ihnen zwecks Veränderung von lebender oder nichtlebender Materie zur Erweiterung des Wissensstandes, zur Herstellung von Gütern und zur Bereitstellung von Dienstleistungen (Definition der OECD [BMBF 2012], s. a. ▶ Kap. 1).

Die **Regenerative Medizin** befasst sich mit der Heilung verschiedener Erkrankungen (z. B. Morbus PARKINSON, Querschnittlähmung, Krebs) sowohl durch die Wiederherstellung (*lat. regeneratio* Neuentstehung) funktionsgestörter Zellen, Gewebe und Organe unter Nutzung eines Ersatzes (beispielsweise mit gezüchtetem Gewebe) als auch durch die Anregung körpereigener Regenerations- und Reparaturprozesse. In Deutschland hat sich die Regenerative Medizin als Querschnittsbereich mit hoher Interdisziplinarität und einem breitgefächerten Spektrum etabliert, das von der Biomaterialforschung über die Stammzellbiologie und die Molekulare Bildgebung (*Molecular Imaging*) bis zum *Tissue Engineering* und zur klinischen Medizin reicht [RMIG 2012]. Die **Stammzelltransplantation** wird bereits seit mehr als vierzig Jahren erfolgreich zur Behandlung von Leukämien und Lymphomen eingesetzt. Auch in der Organtransplantation wurden in den letzten Jahren große Fortschritte erzielt.

Weltweit besteht jedoch ein erheblicher Mangel an Spenderorganen (u. a. Niere, Herz, Lunge, Leber). Allein in Deutschland sterben monatlich etwa 100 Patienten, weil nicht rechtzeitig ein Spenderorgan verfügbar ist. Nach der Transplantation ist in der Regel eine lebenslange medikamentöse Behandlung nötig, um Abstoßungsreaktionen des Immunsystems zu unterdrücken. Diese kann starke Nebenwirkungen implizieren. Abhilfe soll durch Anwendung technischer Prinzipien des *Bioengineering* (z. B. **Tissue Engineering**, das in den Bereich der Regenerativen Medizin fällt) geschaffen werden. Die Möglichkeit, körpereigene Zellverbände zu züchten und an Stelle erkrankten Gewebes zu replantieren, würde Abstoßungsreaktionen vermeidbar machen.

7.3.2 Grundlagen des Tissue Engineering

Seinen Ursprung hat das *Tissue Engineering* in der Entwicklung biologischer Materialien und der Erforschung der Wechselwirkungen zwischen Materialien und biologischen Systemen. Es ist Teil des *Bioengineering* und der medizinischen („roten") Biotechnologie und soll hier exemplarisch näher erläutert werden.

> **Tissue Engineering** (*dt.* Zell- und Gewebekulturtechnik): Verfahren der *In-vitro*-Vermehrung autogener Zellen (vom gleichen Individuum stammender Zellen, z. B. Chondrozyten, mesenchymale Stammzellen) zum Gewebeersatz mit oder ohne Matrix (*Scaffold*) und anschließender Replantation der Zellen [Pschyrembel 2012] (s. a. ▶ Kap. 1).

Durch *Tissue Engineering* werden bioartifizielle Gewebe oder bioartifizielle Organe entwickelt. Ein Produkt dieser Technologie kann nie ein *genuines* Gewebe oder ein Organ (*lat.* **genus** Geburt, Abstammung) im Sinne der Definition nach § 1a Transplantationsgesetz (TPG) sein. Alle *in vitro* hergestellten Zellen und Kombinationen von Zellen gelten im Sinne des TPG nicht als Gewebe oder Organe, sondern sind Arzneimittel (wenn sie Zellen enthalten) oder Kombinationsprodukte der Risikoklasse 3 von Medizinprodukten [VDE 2011].

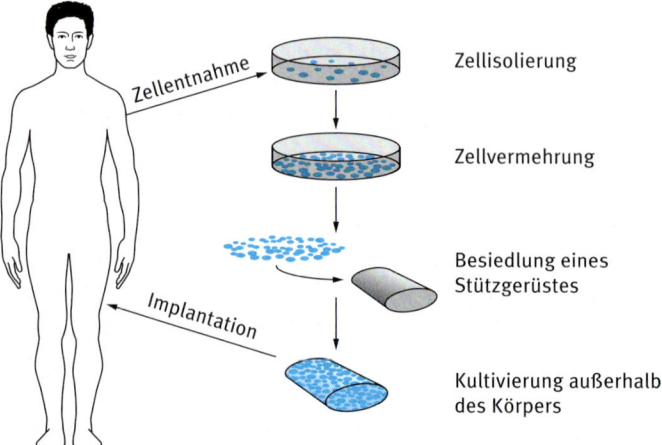

Abb. 7.9: Schematische Darstellung des *Tissue Engineering*.

Bereits 1986 wurde mit den Methoden des *Tissue Engineering* versucht, ein funktionelles Gefäß nachzubilden. Ziel ist es auch heute noch, **bioartifizielle Gewebe** herzustellen. Hilfsmittel dabei sind:

- funktionelle gewebespezifische Zellen,
- Trägerstrukturen (*Matrices, Scaffolds*), die eine dreidimensionale Form vorgeben, die zellulären Komponenten umschließen und/oder in ihrer Funktion unterstützen (s. ▶ Abb. 7.10 bis 7.14) und
- Kulturgefäße (**Bioreaktoren**), in denen die Zellen auf die Matrix aufgebracht und das bioartifizielle Gewebe *in vitro* reifen kann [VDE 2011].

Die Palette künstlicher Gewebe reicht von Knorpel und Haut bis zu Organgeweben der Leber oder Bauchspeicheldrüse. Dabei sind komplexere Gewebeverbände heute vor allem aufgrund der fehlenden Vaskularisierung und bestehenden Diffusionslimitationen noch nicht realisierbar. Ein Unterscheidungsmerkmal der verschiedenen Methoden der Zellbesiedlung von Gerüststrukturen ist der Ort (*in vitro, in vivo* oder *in situ*, s. ▶ Kap. 1).

Die Methoden des *Tissue Engineering* nutzen die Besiedlung von **Trägerstrukturen** *in vitro* vor dem Einsatz in den Körper. Ein Konstrukt aus lebenden Zellen und Matrix wird replantiert (▶ Abb. 7.9). Bringt man eine Trägerstruktur ohne Zellen in den Organismus ein und lässt die Besiedlung dort stattfinden, spricht man im Gegensatz zum *Tissue Engineering* von **Guided Tissue Regeneration** [VDE 2011]. Dabei wird unterschieden, ob der *Scaffold* direkt an der benötigten Stelle (*in situ*) oder ob er zunächst an einer anderen Stelle des Körpers implantiert (*in vivo*) und erst nach erfolgreicher Besiedlung des Trägers an seinen eigentlichen Bestimmungsort gebracht wird.

7.3.3 Trägerstrukturen des Tissue Engineering

Trägerstrukturen (*Matrices, Scaffolds*) zur *In-vitro*-Zellzüchtung können aus metalli-schen, keramischen oder polymeren Werkstoffen oder auch aus dezellularisiertem Gewebe bestehen. Unterschieden werden resorbierbare und permanente Materialien. Anforderungen an die **Trägerstrukturen** sind Biokompatibilität und Sterilisierbar-keit, hohe offene Porosität, hohes Oberflächen-zu-Volumen-Verhältnis, eine gewe-beadaptierte Resorptionsrate sowie gewebeadaptierte mechanische Eigenschaften, fehlende Toxizität und fehlende Bildung toxischer Abbauprodukte. Bei den **Struktur-formen** können $2^{1/2}$D *Scaffolds* (gerollte zweidimensionale Strukturen), Gel-*Matrices*, poröse Schwämme und faserbasierte *Scaffolds* (▶ Abb. 7.10) unterschieden werden [Szentivanyi 2011].

Das Wachstum der Zellen bzw. des Gewebes kann durch die Einbringung geeig-neter Signalsubstanzen – wie Wachstumsfaktoren – in die Trägerstrukturen gezielt beeinflusst werden. Darüber hinaus ist die Immobilisierung von die Zelladhäsion för-dernden Biomolekülen wie RGD-Peptiden sinnvoll. Eine Herausforderung beim *Tissue Engineering* stellt die Kultivierung des Gewebes dar. Dies kann *in vitro* in einer Kultur mit stehendem Nährmedium (statisch) oder mit bewegtem Nährmedium (dynamisch)

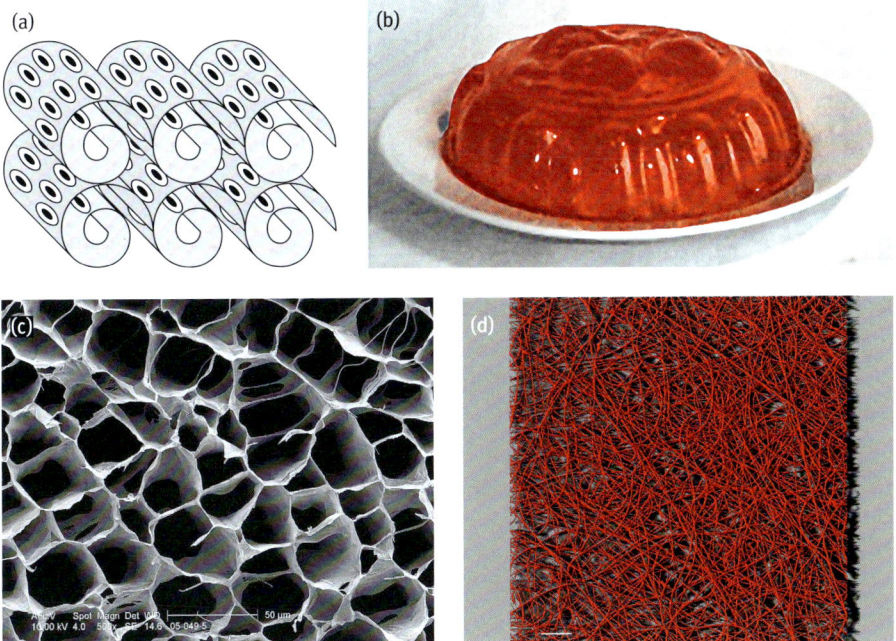

Abb. 7.10: Scaffold-Strukturen für das Tissue Engineering. (a) $2^{1/2}$D Scaffolds, (b) Gel-Matrices, (c) Poröse Schäume Porengröße von 20 bis 100 μm, (d) faserbasierte Scaffolds Durchmesser von ca. 5 μm.

im **Bioreaktor** erfolgen. Die Wahl der **Kultivierungsmethode** hat entscheidenden Einfluss auf den Erfolg der Besiedlung und den Zustand des ausgebildeten Gewebes. Zudem ist die Berücksichtigung der auf die Zellen einwirkenden Kräfte (Scher-, Druck- oder Zugkräfte) und die damit verbundene **Signaltransduktion** (Zellkommunikation) sowie Mechanotransduktion (Übertragung mechanischer Kräfte in eine Zelle) von hoher Bedeutung [Dreyer 2011].

Als geeignete synthetische, resorbierbare **Polymer-Trägerstrukturen** sind Poly(ε-caprolacton) (PCL), Polylactid (PLA), Polyglycolid (PGA), Poly(L-lactid) (PLLA), Poly(D-lactid) (PDLA), Polyhydroxybuttersäure (PHB), Polyethylenglycol (PEG) und Polyethylenoxid (PEO) (▶Abb. 7.10) und Polydioxanon (PDS) zu nennen.

Zu den als Trägerstruktur verwendeten Biopolymeren zählt **Chitin**. Es dient der Strukturbildung und unterscheidet sich von Zellulose durch eine Acetamid-Gruppe. **Chitosan** (ein Polyaminosaccharid) wird technisch durch Deacetylierung aus Chitin hergestellt, welches beispielsweise wiederum aus den Panzern von Schalentieren gewonnen wird. **Kollagen** ist ein in der extrazellulären Matrix vorkommendes Strukturprotein hauptsächlich des Bindegewebes; es kann aus Rattenschwänzen isoliert werden (s. a. Abschnitt vorn, Polymere). **Kollagen Typ I** wird u. a. von spezialisierten Zellen wie Fibroblasten, Myofibroblasten sowie Osteoblasten synthetisiert und als *Scaffold*-Material eingesetzt (s. ▶Abb. 7.11 und 7.12). *Gelmatrices* aus **Alginat** und **Fibrin** finden ebenfalls als Trägerstruktur Anwendung. Aus Knochen gewonnenes **Hydroxylapatit** (Biomineral) wird als *Scaffold*-Material im Knochen-*Tissue-Engineering* oder als zellfreies Knochenersatzmaterial verwendet. Dabei kann das Mineral aus Trikalziumphosphat auch synthetisch hergestellt werden.

Ein Verfahren zur Herstellung von *Scaffolds* **für Weichgewebe** ist das *Electrospinning*. Hierbei wird eine Polymerlösung oder -schmelze durch eine Düse dosiert und gleichzeitig in einem elektrischen Feld verstreckt und in eine Fasermatte aus Nano- und Submikronfasern überführt, die mit ihrer Mikrostruktur die extrazelluläre Matrix in natürlichem Gewebe nachbildet (s. ▶Abb. 7.13 und 7.14). Bei diesem Prozess werden Faserdurchmesser von 100 bis 1000 nm angestrebt (s. ▶Abb. 7.13). Es ist außerdem möglich, der Polymerlösung Proteine der extrazellulären Matrix (z. B. Kollagen oder Fibronektin) beizumischen und sie gemeinsam zu verspinnen. Dadurch können Anknüpfpunkte bereitgestellt werden, die das Verhalten von Zellen in Bezug auf deren Migration, Proliferation und die Gewebebildung beeinflussen. Eine selektive Funktionalisierung einzelner Fasern ist gegenüber der nichtspezifischen Proteinadsorption (z. B. durch das Eintauchen des gesamten *Scaffolds* in eine proteinhaltige Lösung) von Vorteil.

Da Knochen aus anorganischen und organischen Materialien besteht, liegt es nahe, den hier siedelnden Zellen eine Trägerstruktur aus einer Kombination von anorganischer Keramik und organischem Polymer zu bieten. Dazu können poröse Materialien aus einem Hydroxylapatit-Chitosan-Gemisch hergestellt werden. **Hydroxylapatit** als natürlicher Bestandteil des nativen Knochens regt ebenfalls die Zellen an, neues Knochengewebe zu produzieren. Es gibt dem Stützgerüst die gewünschte Festigkeit.

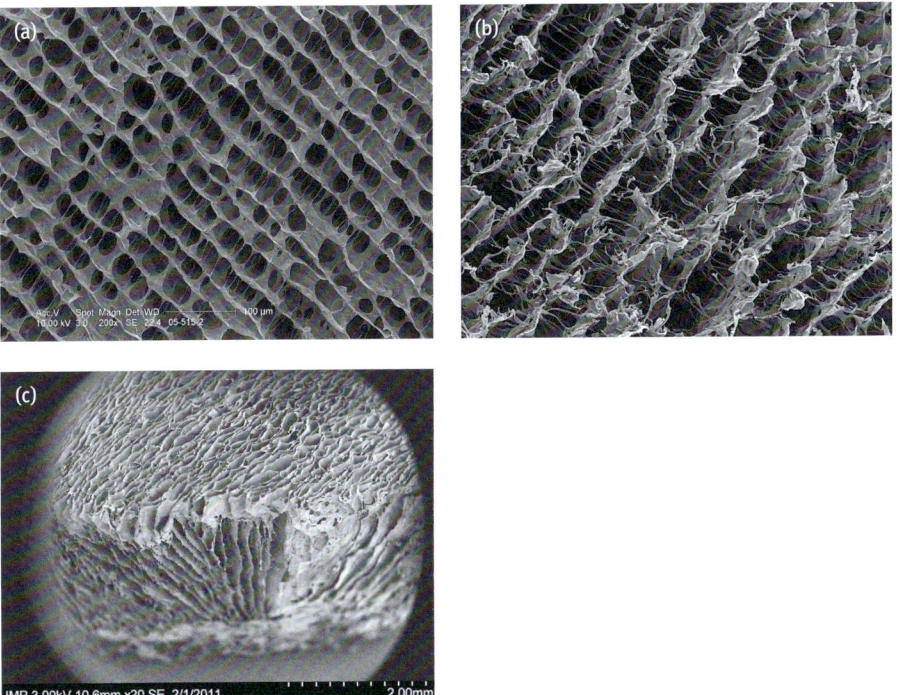

Abb. 7.11: Kollagen-*Scaffold*s durch gerichtete Erstarrung. Rasterelektronenmikroskopische Aufnahme der Querschnittsfläche eines Kollagen-*Scaffold*s. Gut zu erkennen ist die gleichmäßige Porengröße von ca. 65 bis 100 μm.

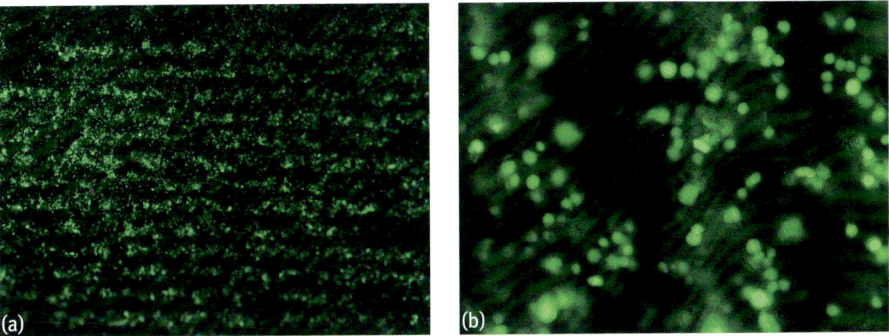

Abb. 7.12: Lebend-/Totfärbung von Zellen (Fibroblasten) im 3D-Kollagen-*Scaffold*, Größe der Fibroblasten ca. 50 μm.

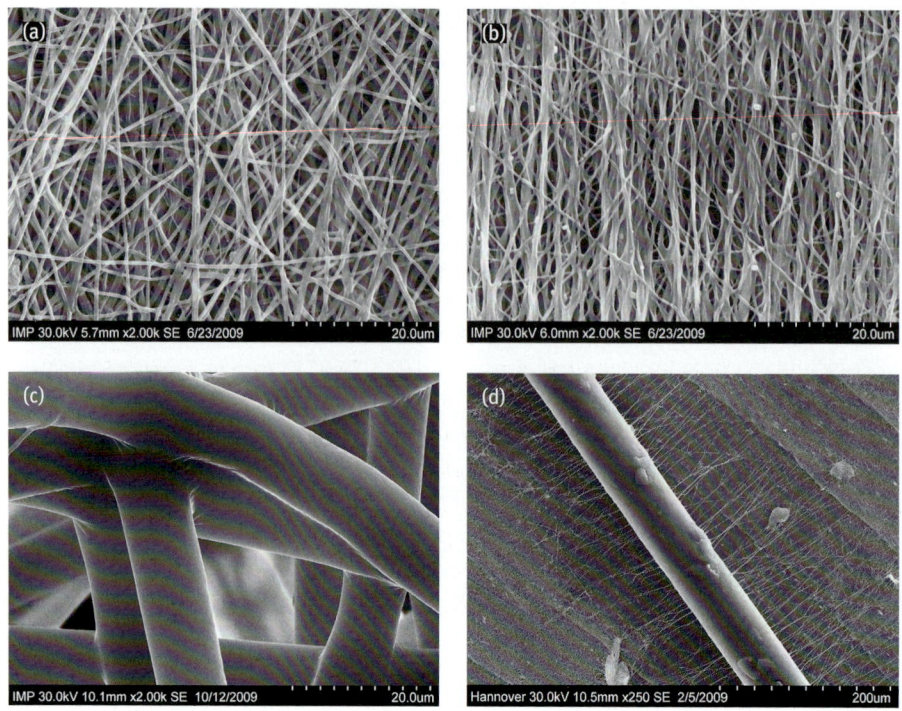

Abb. 7.13: Elektrogesponnene Fasern; (a) PEO (ohne Ausrichtung), (b) PEO (mit Ausrichtung), (c) Silikon, (d) PEO-Fasern auf einem menschlichen Haar.

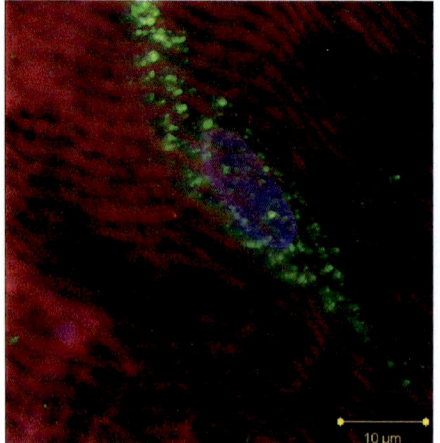

Abb. 7.14: Myofibroblast auf einer elektrogesponnenen Faser.

Zur Herstellung poröser Strukturen wird das Verfahren der gerichteten Erstarrung einer wässrigen Chitosan-Hydroxylapatit-Suspension angewandt. Durch geschickte Anpassung der Einfrierparameter ist es möglich, die Porenstruktur des Stützgerüsts gezielt knochenähnlich einzustellen.

Die Herstellung von Trägermaterialien für die Regenerative Medizin auf Basis polymertechnischer Verfahren ist ein geeigneter Ansatz, da die Gestaltungsmöglichkeiten sehr vielfältig sind. Vorteile des *Electrospinning* oder auch der gerichteten Erstarrung liegen dabei in der Möglichkeit einer Kombination von verschiedenen Polymeren und Wirkstoffen in derselben Fasermatte. Außerdem ist der Prozessablauf vergleichsweise leicht zu reproduzieren und der Kostenrahmen überschaubar. Aktuelle Forschungen befassen sich dabei u. a. mit der Beurteilung der Prozessierbarkeit einzelner Substanzen und der Charakterisierung des Freisetzungsverhaltens von inkorporierten Wirkstoffen. Ziel ist die Erzeugung von Strukturen mit physiologischen Porengrößen und Faserquerschnitten sowie die Beladung mit geeigneten Wirksubstanzen. Ein so gestaltetes und als Wirkstoffdepot fungierendes **Trägermaterial** könnte die nötige Dauer der Kultivierung bis zum vollständigen Bewuchs mit Zellen verringern, indem das Einwachsverhalten, die Zellmigration und die Differenzierung der Zellen beschleunigt werden. Mittels moderner **Lasertechniken** wie dem *Laser Induced Forward Transfer* (LIFT) von Zellen [Grüne 2010] lässt sich die Zellbesiedlung spezifizieren oder mittels der Zweiphotonenpolymerisation könnten sich in der nahen Zukunft komplexe 3D-*Scaffold*-Strukturen gestalten lassen [Grüne 2010, Chichkov 2010].

Quellenverzeichnis

BMBF: Die Informationsplattform biotechnologie.de. Online verfügbar unter http://www.biotechnologie.de/BIO/Navigation/DE/Foerderung/International/europa,did=42748.html, Stand: 07. 10. 2012.

Bronzino J. D. (Hrsg.): Biomedical Engineering Fundamentals. Boca Raton: CRC Press 2006.

Carlowitz, B.: Kunststoff-Tabellen. München: Carl Hanser Verlag 1986.

Chichkov B. N., Glasmacher B.: Spenderorgane aus körpereigenen Zellen. Unimagazin Hannover 1/2(2010): 18–21.

Dawids S. G., Christofferseb F., Elhauge T.: Screening Test for Residual Ethylne Oxide on Reference Materials. In: Lemm W. (Hrsg.): The Reference Materials of the European Communities. Dordrecht: Kluwer Academic Publishers 1992: 107–112.

Dintsios C. M., Hagen A.: Senkung der Restenoserate durch Einsatz beschichteter Stents bei koronarer Herzkrankheit. Schriftenreihe HTA des DIMDI, Band 27. Köln: DIMDI 2005.

Dreyer L., Krolitzki B., Autschbach R., Vogt P., Welte T., Ngezahayo A., Glasmacher B.: An Advanced Cone-And-Plate Reactor for the *in vitro*-Application of Shear Stress on Adherent Cells. Clin. Hemorheol. Microcirc. 49(2011)1: 391–397.

Ebert G.: Biopolymere: Struktur und Eigenschaft. Stuttgart: Teubner 1992.

Fischman D. L., Leon M. B., Baim D. S., Schatz R. A., Savage M. P., Penn I., Detre K., Veltri L., Ricci D., Nobuyoshi M. et al.: A randomized comparison of coronary-stent placement and balloon angioplasty in the treatment of coronary artery disease. Stent Restenosis Study Investigators. N. Engl. J. Med. 331(1994)8: 496–501.

Gabler: Gabler Wirtschaftslexikon. Berlin: Springer-Gabler 2010. Stichwort „Werkstoffe" online abrufbar unter http://wirtschaftslexikon.gabler.de/Archiv/1396/werkstoffe-v5.html, Stand: 08.06.2012.

Glasmacher B., Müller M., Krolitzki B., Loos A., Löbler M.: Blutverträglichkeit von Kunststoffen. Friedrichshafen: VDI-Fachtagung Kunststoffe in der Medizintechnik 2012: 273–290.

Glasmacher B., Szentivanyi A.: Elektrogesponnene Fasern. Unimagazin Hannover 1/2(2010): 22–26.

Glasmacher B., Mottaghy K.: Stress für Blutzellen, Blutschädigung in medizinischen Systemen. RWTH Themen Life Sciences, Berichte aus der RWTH Aachen 2(2002): 26–27. (2002b)

Glasmacher B., Deiwick M.: Kalzifizierung biologischer Herzklappenprothesen. In: Wintermantel E., Ha S. (Hrsg.): Medizintechnik mit biokompatiblen Werkstoffen und Verfahren. Berlin Heidelberg: Springer-Verlag 2002: 571–584. (2002a)

Glasmacher B., Deiwick M., Schroer C., Krings M., Kesper M.: Zerstörungsfreie 3D-Detektion und Lokalisation von Kalzifizierungsablagerungen in biologischem Herzklappengewebe. Biomedizinische Technik 46 (2001)Ergänzungsband 1: 240–241.

Glasmacher B.: Werkstoff-induzierte Hämolyse. Forschungsbericht Helmholtz-Institut. Aachen: Helmholtz-Institut 1995: 71–81.

Glasmacher B.: Zur Kalzifizierung von Polyurethan-Biowerkstoffen im kardiovaskulären System. Aachen: Dissertation RWTH Aachen 1991.

Gruene M., Deiwick A., Koch L., Schlie S., Unger C., Hofmann N., Bernemann I., Glasmacher B., Chichkov B.: Laser printing of stem cells for biofabrication of scaffold-free autologous grafts. Tissue Engineering Part C 17(2010)1: 79–87.

Hoffmann G., Lutter G., Cremer J.: Verbesserte Haltbarkeit von biologischen Herzklappen. Deutsches Ärzteblatt 105(2008)8: S. 145

Klaus S., Körfer S., Mottaghy K., Reul H., Glasmacher B.: In vitro blood damage by high shear flow: human versus porcie blood. Int. J. Artif. Organs 25(2002)4: 306–312.

Klaus S., Paul R., Mottaghy K., Reul H., Glasmacher B.: Investigation of Flow and Material Induced Hemolysis with a Couette Type High Shear System. Mat.-wiss. und Werkstofftech. 32(2001): 922–925

Kopp R., Mottaghy K., Kirschfink M.: Mechanism of complement activation during extrycorporeal blood-biomaterial interaction: Effects of heparin coated and uncoated surfaces. ASAIO Journal 48(2002): 598–605. (2002a)

Kopp R.: Zur Frage der Aktivierung des Gerinnungs- und Komplementssystems bei Verwendung von oberfächenmodifizierten Biomaterialien: Eine vergleichende In-vivo und In-vitro Untersuchung. Aachen: Dissertation RWTH Aachen 2002. (2002b)

Koppensteiner G., Pfeiffer M.: Sterilisationsverfahren und deren kunststoffgerechte Anwendung. In: Planck H. (Hrsg.): Kunststoffe und Elastomere in der Medizin. Stuttgart: Kohlhammer 1993: 355–371.

Kühler M.: Dissertation – Methoden zur Entwicklung und Evaluierung von koronaren Implantaten mit Hilfe von konstruktionsmethodischen und qualitätssichernden Verfahren. Berlin: Disputation an der Technischen Universität Berlin 10.05.2000.

Landfield H.: Sterilization of Medical Devices Based on Polymer Selection and Stabilization. In: Szycher M. (Hrsg.): Biocompabile Polymers, Metals, and Composites. Lancaster: Technomic Publishing Co. Inc. 1983: 975–999.

Lenarz T., Bach F.-W., Nolte I.: Zukunftsfähige bioresorbierbare und permanente Implantate aus metallischen und keramischen Werkstoffen, Sonderforschungsbereich 599. 2010. 264 Seiten. ISBN 078-3-00-032924-1.

Menges G., Haberstroh E., Michaeli W., Schmachtenberg E.: Werkstoffkunde Kunststoffe. München: Carl Hanser Verlag 2002.

Menges G.: Werkstoffkunde der Kunststoffe. München: Carl Hanser Verlag 1984.

Nelson D., Cox L.: Lehninger Biochemie. Berlin, Heidelberg: Springer-Verlag 2009.

Neuerburg C., Recknagel S., Groll J., Reichel H., Möller M., Ignatius A., Brenner R.: RGD-Peptid augmentierte Hydrogelbeschichtung von Knochenimplantaten zur Reduktion der unspezifischen Zelladhäsion und Verbesserung der Implantatintegration. Biomaterialien 12(2011)1–4: 13–51.

Pschyrembel: Pschyrembel Online. Online abrufbar unter http://www.wdg.pschyrembel.de, Stand: 15. 07. 2012.

Ratner B. D., Hoffman A. S., Schoen F. J., Lemons J. E. (Hrsg.): Biomaterials Science. An Introduction to Materials in Medicine. San Diego: Elsevier Academic Press 2004.

RMIG – Regenerative Medicine Initiative Germany: (c/o BCRT – Berlin-Brandenburger Centrum für Regenerative Therapien, Charité – Universitätsmedizin Berlin). Online abrufbar unter http://www.rmig.org, Stand: 21. 06. 2012.

Statistisches Bundesamt: Statistisches Bundesamt 2012. Online abrufbar unter https://www.destatis.de, Stand 15. 07. 2012.

Szentivanyi A., Chakradeo T., Zernetsch H., Glasmacher B.: Electrospun Cellular Microenvironments: Understanding Controlled Release and Scaffold Structure. Advanced Drug Delivery Reviews 63(2011)4–5: 209–220.

VDE: VDE Positionspapier „Bioimplantate – biologische, biologisierte und biofunktionalisierte Implantate, Identifikation von Innovationshürden und Empfehlungen zur zukünftigen Förderung von Forschung, Entwicklung und Innovation". Gemeinsames Positionspapier der DGBMT – Deutsche Gesellschaft für Biomedizinische Technik im VDE e.V. und acatech – Deutsche Akademie der Technikwissenschaften, VDE. Frankfurt 2011.

Williams D. F. (Hrsg.): Definitions in Biomaterials. Amsterdam: Elsevier 1987.

Wintermantel E.: Medizintechnik – Life Science Engineering. Berlin, Heidelberg: Springer-Verlag 2008.

Wintermantel E., Ha S.: Biokompatible Werkstoffe und Bauweisen: Implantate für Medizin und Umwelt. Berlin Heidelberg: Springer-Verlag 1998.

Yasuda H.: Biocompatibility of Nanofilm-Encapsulated Silicone and Silicone-Hydrogel Contact Lenses, Macromolecular Bioscience 6(2006): 121–138.

Verzeichnis weiterführender Literatur

Für eine Vertiefung dieses Kapitels siehe ▶ Band 3 der vorliegenden Lehrbuchreihe „Biomedizinische Technik".

Epple M.: Biomaterialien und Biomineralistion. Wiesbaden: Teubner Verlag 2003.

Krukemeyer M. G., Möllenhoff G.: Endoprothetik: Leitfäden für Praktiker. Berlin, New York: de Gruyter 2011.

Lapp H., Krakau I.: Das Herzkatheterbuch: Diagnostische und interventionelle Kathetertechniken. Stuttgart: Thieme 2009.

Minuth W. W., Strehl R., Schuhmacher K.: Von der Zellkultur zum Tissue Engineering. Lengerich: Pabst Science Publishers 2002.

Planck H. (Hrsg.): Kunststoffe und Elastomere in der Medizin. Stuttgart: Kohlhammer 1993.

Wintermantel E.: Medizintechnik – Life Science Engineering.Berlin, Heidelberg: Springer-Verlag 2009.

Wong J. Y., Bronzino J. D.: Biomaterials. CRC Press 2007.

Richtlinien

93/42/EWG:1993. Richtlinie über Medizinprodukte.

Standards

DIN EN ISO 10993: Biologische Beurteilung von Medizinprodukten.
ISO 5832-1: Chirurgische Implantate – Metallische Werkstoffe – Teil 1: Nichtrostender Stahl.
ISO 5832-4: Chirurgische Implantate – Metallische Werkstoffe – Teil 4: Kobalt-Chrom-Molybdän-Gusslegierung.
ISO 5832-6: Chirurgische Implantate – Metallische Werkstoffe – Teil 6: Kobalt-Nickel-Chrom-Molybdän Schmiedelegierung.
ISO 5832-3: Chirurgische Implantate – Metallische Werkstoffe – Teil 3: Titan 6-Aluminium 4-Vanadium Knetlegierung.
ISO 5832-2: Chirurgische Implantate – Metallische Werkstoffe – Teil 2: Unlegiertes Titan.
ISO 1043: Kunststoffe – Kennbuchstaben und Kurzzeichen.

Abbildungsquellen

– ▶Abb. 7.1, 7.2, 7.4 und 7.5 mit freundlicher Genehmigung der BIOMET GmbH.
– ▶Abb. 7.3, 7.6abc, 7.9, 7.10, 7.13, 7.14 und 7.11 mit freundlicher Genehmigung durch das Institut für Mehrphasenprozesse & Zentrum für Biomedizintechnik (IMP).
– ▶Abb. 7.6d und 7.7 mit freundlicher Genehmigung durch Herrn Knobl (Gewebedatenbank des Deutschen Herzzentrums NRW).
– ▶Abb. 7.8 modifiziert nach [Kühler 2000].

Ute Morgenstern, Falk Uhlemann, Tilo Winkler

8 Modellierung und Simulation: Methodik und Applikation

Zusammenfassung: Modelle verbergen sich hinter den meisten biomedizintechnischen Problemlösungen. Mit der Methodik der Modellierung und Simulation wird eine Brücke zwischen lebenden und nicht-lebenden Systemen durch einheitliche Abstraktion der Realität geschlagen. Das Modell bildet die dem Nutzer entsprechend seiner Zielstellung als relevant erscheinenden Eigenschaften ab und wird als Repräsentation oder auch als Ersatz der Wirklichkeit verwendet. Modellierung und Simulation sind leistungsfähige Werkzeuge, um komplexe interdisziplinäre Probleme zu lösen, und tragen zur Verständigung und zur gemeinsamen Herangehensweise von Arzt bzw. Biologen und Ingenieur, Naturwissenschaftler, Mathematiker, Informatiker wie auch Ökonomen bei.

Abstract: Nearly all solutions to problems in Biomedical Engineering are powered by models behind the scenes. Methodology of modelling and simulation bridges the gap between living and non-living systems by a concerted abstraction of reality. A model represents those properties of reality which seem relevant to the user. It acts as a representation or even substitute of the real process. Modelling and simulation are strong tools for providing a uniform approach for complex interdisciplinary problems, and for communication and joint action of physicians/biologists, and engineers, mathematicians, natural and information scientists, as well as economists.

8.1 Modell, Modellierung und Simulation in der Biomedizinischen Technik

8.1.1 Motivation und Ziel von Modellierung und Simulation

Biomedizintechnische Aufgaben sind interdisziplinär, komplex und vernetzt. Sie stellen daher eine Herausforderung für alle auf diesem Gebiet Tätigen dar. Das Geschick des Biomedizintechnikers liegt darin, die technische Welt an die biologisch-medizinischen Gegebenheiten optimal anzupassen – rück- und nebenwirkungsfrei, zuverlässig, sensibel, aber effektiv entsprechend seiner Zielstellung, s. ▶ Abb. 1.1 in ▶ Kap. 1. So vielfältig diese Aufgabenstellungen für den Ingenieur ausfallen, so vielfältig sind auch dessen Methoden und **Werkzeuge zur Problemlösung**. **Modellierung** und Simulation stellen nicht nur Methoden zur **Erkenntnisgewinnung** dar, sondern sind im praktischen Alltag biomedizintechnisch unterstützten Lebens überall anzutreffen: Beispielsweise lassen sich die bei Intensivbeatmung bestimmten ventilationsmechanischen Patientenparameter Resistance und Compliance (s. ▶ Band 2) mittels bewegter Wassersäule, einer elektrischen Ersatzschaltung oder einer Differentialgleichung abbilden, s. ▶ Abb. 8.7 (b), (c), (d). Eine Fotografie zeigt die Ansicht eines explantierten Herzens zum Verständnis der Anatomie, s. ▶ Abb. 8.8 (a). Tomographische Magnetresonanzaufnahmen machen das Innere des Menschen unblutig sichtbar, s. ▶ Abb. 8.12. Eine Kniegelenkprothese oder auch ein elektronischer Herzschrittmacher übernehmen fehlende biologische Funktionalität, s. ▶ Abb. 8.8 (d). Häufig ist der Modellhintergrund nicht vordergründig sichtbar, und der Umgang mit Modellen mehr intuitiv als systematisch. Um den in der BMT tätigen Ingenieur und Naturwissenschaftler mit wirkungsvollem Handwerkszeug auszurüsten, werden im Folgenden die Grundlagen der Methodik zu Modellierung und ▶**Simulation** dargelegt. Komplexes **Systemdenken** läßt uns die **Adaptation** der technischen Hilfsmittel an biologische Systemteile besser beschreiben und bearbeiten. Mittels einer einheitlichen Betrachtungsweise für den lebendigen wie den technischen Teil des gesamten biomedizintechnischen Prozesses, dem Modell, lassen sich Untersuchungen durchführen sowie Konzepte entwickeln, Methoden testen und Geräte bauen, die die internen Wechselwirkungen und die vielfältigen Einflüsse auf den Gesamtprozess berücksichtigen und systematisch, strukturiert, zur Lösung der Aufgabe beitragen. Experimente am Modell, die Simulationen, ersparen oder verringern Versuche an Tier und Mensch sinnvoll – nicht nur aus Praktikabilitäts- und Effizienzgründen, sondern vor allem auch aufgrund ethischer Erwägungen. Mit Hilfe der Modellierung werden allgemeingültige Gesetzmäßigkeiten innerhalb des so breit gefächerten Fachgebietes der Biomedizinischen Technik durchschaubar, lassen sich gliedern und strukturieren. Der Vorteil von wiederverwendbaren, an die jeweils spezifische Fragestellung anpassbaren Abbildungen der Wirklichkeit, d. h. von ▶**Abstraktionen** und **Analogien** (Modellen), liegt auf der Hand: Beherrscht man u. a. das Lösen von Differentialgleichungssystemen, lassen sich Verteilungsstörungen in der Lunge wie auch die Druckverhältnisse im Herz-

Kreislauf-System simulieren. Erst nach der Entwicklung schneller digitaler Mess- und Rechentechnik in den 1970er Jahren konnten bettseitig patientenindividuelle Parameter als Grundlage einer **modellbasierten personalisierten Therapie** identifiziert werden. Mittels Klassifikationsalgorithmen kann der Patient aufgrund seiner individuellen Merkmale einer Krankheitsgruppe zugeordnet werden. Definierte Phantome ermöglichen beispielsweise die Qualitätssicherung klinischer Bildgebungsverfahren.

Modell (*lat. modus* Kopie wie auch Muster, Entwurf, Vorschrift; *modulus* Maß, Maßstab): zweckorientiertes, idealisiertes, abstraktes Abbild ausgewählter Eigenschaften eines objektiv gegebenen Sachverhalts; **Imitation** (*lat. imitatio* Nachahmung), Analogie, Phantom, Prüfkörper, Replik als künstliche Nachbildung eines Originals wie auch Prototyp (*lat. protos* erster, vorderster; *lat. prototypos*, *griech. prototypon* als charakteristische Ur- oder Grundform, **Original**, Vorbild, Vorlage, Beispiel, **Paradigma** (Leitbild), **Pattern** (Muster)).

Abstraktion (*lat. abstractio* Reduzierung; *abstrahere* ab-, wegziehen, entfernen): Reduzierung, **Reduktion**, Verallgemeinerung durch Abbilden von Begriffen und Regeln über einen Denk-(Verarbeitungs-)prozess (Modellierung).

Analogiex (*lat., griech. analogia* entsprechendes, richtiges Verhältnis, Übereinstimmung; *griech. ana* gemäß; *logos* Vernunft, Denken): Ähnlichkeit, Entsprechung, Gleichartigkeit; Übereinstimmung hinsichtlich bestimmter Merkmale.[1]

Die Methodik der Modellierung und Simulation wird in der Ausbildung von Biomedizintechnikingenieuren dem fachlichen Grundwissen als Kernkompetenz beigeordnet.

Wissen: Gesamtheit der Kenntnisse und Fähigkeiten; kognitives Schema, das in Individuen oder Gruppen von Individuen vorhanden ist und sich an Erfahrung orientiert, auf Informationen und Regeln gründet und das praktische Handeln in Bezug zur Umwelt beeinflusst. Informationen und Regeln als Bezüge zwischen Informationen zeichnen sich durch **Prüfbarkeit** (Vergleichbarkeit mit Gesichertem), Nachvollziehbarkeit (**Reproduzierbarkeit**) und Begründbarkeit (Nachweis der Glaubwürdigkeit) aus.

Dieses Kapitel verfolgt zwei Ziele:
- die Sensibilisierung der in der BMT tätigen Ingenieure und Naturwissenschaftler wie Mediziner für den Modellhintergrund hinter der täglichen Routine im Umgang

---

1 **Anmerkung:** Für die Formulierung der vielfältigen Begriffsbestimmungen in diesem Kapitel wurden (wenn nicht anders angegeben) folgende Quellen hinzugezogen: [Wiener 1958, Stachowiak 1973, Reinisch 1974, Forth 1976, Meyer 1977, DAR 1996, IEEE 1997, Mildenberger 1999, Der Brockhaus 2003, Adamatzky 2003, Münz 2005, Brockhaus 2006, Isermann 1992, 2011, Cobelli 2008, Borda 2011, Jeschke 2011, Nechansky 2011, Höher 2011, Wikipedia 2012, Leo 2012, Pschyrembel 2012, DWDS 2012, Gabler 2012].

mit biomedizinischer Technik zwecks Wissensaneignung und Erkenntnisgewinn über den Gesamtprozess und
- das Zuschneiden des Werkzeugs der Modellierung und Simulation auf das interdisziplinäre wissenschaftliche Fachgebiet zur Vermittlung prinzipieller Fähigkeiten und Fertigkeiten zur Lösung biomedizintechnischer Probleme.

8.1.2 Die Methode der Modellierung und Simulation

Modellierung ist eine Methode zur Abbildung/Wiedergabe der Wirklichkeit:
- einerseits zur Nachbildung der Wirklichkeit
  - mit dem Ziel der Erforschung von Gesetzmäßigkeiten, was zu Erkenntnisgewinn und damit Füllen der Wissensbasis über den Prozess führt, und
  - mit dem Ziel der Verbesserung der **Anschaulichkeit**, was vornehmlich für didaktische Anwendung nützlich ist,
- andererseits zum Ersatz oder zur Ergänzung der Wirklichkeit, um fehlende, verloren gegangene oder bewusst ausgeschaltete Strukturen und/oder Funktionstüchtigkeit wiederherzustellen
  - mit dem Ziel der Verbesserung bzw. Ermöglichung der **Handhabbarkeit**, was für den Eingriff in einen (biomedizintechnischen Regel-)Prozess durch **Steuerung**, **Regelung** und/oder **Optimierung** geschieht.

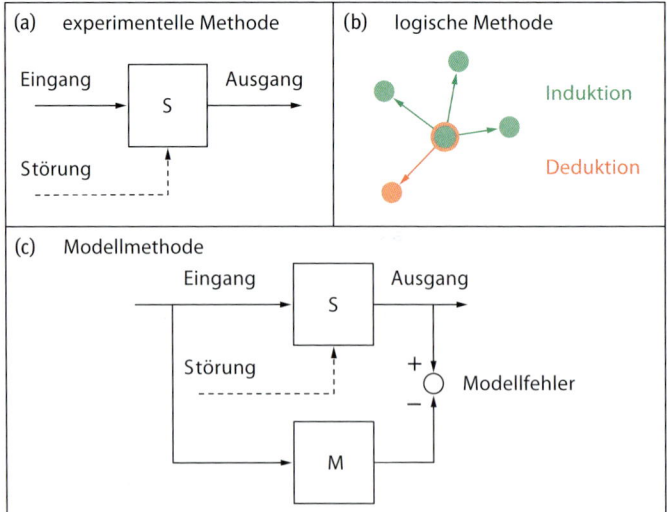

Abb. 8.1: Die Modellmethode als eine von drei Methoden zur Erkenntnisgewinnung (schematisch): (a) Experimente am System S selbst; (b) Logische Schlüsse vom Allgemeinen zum Besonderen (Deduktion) wie vom Besonderen auf allgemeine Regeln und Gesetze (Induktion); (c) Experimente an einem dem System S im Wesentlichen ähnlichen Ersatzsystem, dem Modell M (Simulation), s. auch ▶ Abb. 10.9.

Damit stellt die Modellmethode neben der experimentellen und der logischen Methode eine der drei Möglichkeiten dar, Erkenntnisse zu gewinnen, s. ▸ Abb. 8.1. Erkenntnisfortschritt erhöht den möglichen Automatisierungsgrad für regelbare Prozesse in der Biomedizinischen Technik und trägt damit zur Qualitätsverbesserung u. a. der medizinischen Betreuung (z. B. Diagnose und Therapie s. ▸ Kap. 1.2) mit technischer Unterstützung bei.

Wissen entsteht generell durch Erfassen, Verarbeiten, Speichern und Vergleichen von Informationen, die über beobachtete Daten repräsentiert werden, und durch Schlussfolgern bis hin zum Ableiten von Regeln, s. auch [Glaser 2001].

Information (*lat. informare* gestalten, formen, unterrichten; *griech. eidos* Idee, *morphe* Gestalt, Form): für die Übermittlung und Aneignung formatiertes Wissen zur Beseitigung einer Ungewissheit beim Empfänger, also quantitativ bestimmbare Wissenszunahme. Information wird, gebunden an einen Träger (Materie, Energie), zur **Nachricht** und wird von einer Quelle (Sender) über einen Kanal zur Senke (Empfänger) übertragen. Die Nachricht (Daten, Sprache, Bilder) muss für den Empfänger verständliche Zeichen (Symbole) enthalten. Der Wert (die Bedeutung) der Information für den Empfänger wird durch subjektive, mit vorhandenem Wissen vergleichende **Interpretation** oder technisch über die objektiv bestimmbare Wahrscheinlichkeit des Auftretens der (erwarteten) Nachricht bestimmt.

Die Wissensgewinnung des Menschen geschieht mithilfe seiner (technisch unterstützten) sensorischen, aktorischen und kognitiven Fähigkeiten in der Schleife über Beobachtung, Wahrnehmung, Bewusstsein, Erkenntnis, Einflussnahme. Im biomedizintechnischen Anwendungsfall überstreicht die Wissensgewinnung damit Diagnose, Entscheidungsfindung und Therapie/Eingriff in das **Regelsystem** und umschließt alle 6 Koppelebenen zwischen biologischen und technischen Systemteilen (**Mensch-Maschine-Interaktion** über *Life-Technology Interfaces*), s. ▸ Kap. 1, ▸ Abb. 1.1. Als Mittel zur Erkenntnisgewinnung dienen dabei s. ▸ Abb. 8.1:

- die experimentelle Methode: das Ziehen von Schlußfolgerungen bzgl. der Reaktion des Systems auf bestimmte Eingangs-**(Test-)signale** (Reize, Erregungen) durch Beobachtung des Prozesses als Voraussetzung für die Formulierung einer Hypothese,
- die logische Methode: sowohl die **Induktion** (das Schließen aus Einzelkenntnissen auf den Zusammenhang und damit das Bilden einer Hypothese als logischer Schluss vom Speziellen auf das Allgemeine) als auch die **Deduktion** (das Ableiten einer Schlussfolgerung aus einer Hypothese und damit der Schluss vom Allgemeinen auf das Spezielle), und
- die Modellmethode: das Experimentieren an einem dem System im Wesentlichen ähnlichen Ersatzsystem, dem Modell, anstatt am System selbst; das ▸ **Modell** repräsentiert in diesem Fall die Hypothese, als glaubwürdiger Ersatz des Systems zu gelten: mittels Experimenten am Modell lassen sich folgerichtig weitere **Hypothesen** bzgl. der Realität ableiten.

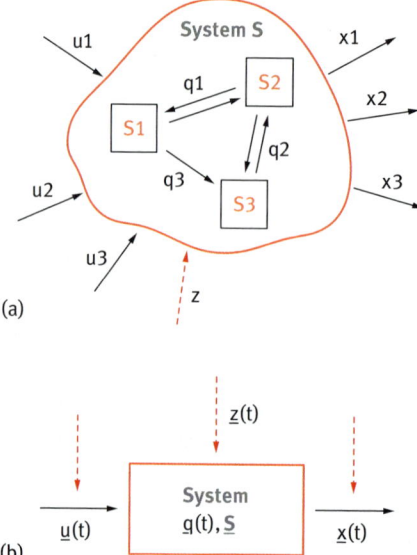

(a)

(b)

Abb. 8.2: Der im Modell abzubildende Prozess als in Raum und Zeit veränderlicher (dynamischer) Zusammenhang zwischen einem System und seiner Umgebung, repräsentiert über Informations-, Stoff- und Energieaustausch (Kommunikation). (a) Schematische Darstellung des Systems S mit Systemelementen S_i innerhalb der Systemgrenzen, Eingangs-, Zustands-, Ausgangs- und Störgrößen (Signale); (b) Beschreibung des Prozesses mittels technischer Symbolik: Vektoren Eingangssignale u, Zustandsgrößen q, charakteristische Systemelemente S, Ausgangsgrößen x, Störgrößen z.

Das System, das vom Modell abgebildet werden soll, zeichnet sich dadurch aus, dass es aus einzeln beschreibbaren Systemteilen (Systemelementen) S_i besteht, die miteinander in Wechselwirkung (Interaktion, Beziehung, Relation) stehen und durch diese Beziehungen eine Struktur bilden. Das ▸**System** wird durch eine beschreibbare Systemgrenze von der Systemumgebung abgeteilt und kommuniziert mittels Signalen mit der Systemumgebung. Diese **Kommunikation** basiert auf einem Informations-, Stoff- und/oder Energieaustausch zwischen System und Umgebung, wobei Stoff und/oder Energie auch als Informationsträger fungieren, s. ▸Kap. 1. Die Art und Weise der **Interaktionen** von Systemelementen mit jeweils spezifischen Eigenschaften repräsentiert die Funktionalität des Systems, s. ▸Abb. 8.2 (a).

▸**Signale** werden entsprechend ihrer Bedeutung in Bezug auf das System als Eingangsgrößen $\underline{u}(t)$, Ausgangsgrößen $\underline{x}(t)$ oder systeminterne Zustandsgrößen $\underline{q}(t)$ betrachtet. (In der Biomedizinischen Technik wird dabei – historisch gewachsen – entsprechend der Dimensionalität zwischen Signal- und Bildgebung unterschieden, aber auch Bilddaten beruhen auf erfassten Biosignalen, s. ▸Abb. 1.5.) Spielt bei der Betrachtung von Signalen und Systemen die zeitliche Entwicklung bzw. Veränderlichkeit von Eigenschaften (Dynamik) eine Rolle, spricht man von einem ▸**Prozess**, s. ▸Abb. 8.2 (b).

System (*griech. systema* in sich gegliedertes Ganzes, gleichbedeutend mit „**Organismus**"): ein sinnvoll in sich gegliedertes, geordnetes Ganzes mit strukturellen und funktionellen Eigenschaften, bestehend aus intern und extern vernetzten, kommunizierenden Elementen („Organen" (*lat. organum* Werkzeug, Instrument; *griech.* **ergon** Werk, Sache)).

Signal (*lat.* *signum* Zeichen; *signalis* bestimmt, ein Zeichen zu geben): Größe, die zwei Systemelemente miteinander in Beziehung setzt; physikalische Darstellung (Träger) der Information, z. B. elektromagnetische Welle, Nachricht. Ein Signal wird über seine Struktur (Musterelemente) und charakteristische Kenngrößen (Signalparameter, z. B. Amplitude, Frequenz, Phase, errechneter Index) im Signalmodell abgebildet.

Biosignal: Signal, das durch ein lebendes Objekt oder ein Signalmodell, das die Eigenschaften des lebenden Objekts abbildet, generiert wird.

Nutzsignal: Signal, das einer Information in einem betrachteten Bereich eindeutig zugeordnet wird (Antonym: Störsignal).

Störsignal, Rauschen: Signal, das keiner Information im betrachteten Abbildungsbereich eindeutig zugeordnet werden kann (Antonym: Nutzsignal).

Prozess (*lat.* *processus* das Vorwärts-, Fortschreiten, Verlauf, Wachstum): Geschehen, Entwicklung, qualitative oder quantitative zeitliche Veränderung; dynamische Vorgänge (Abfolge von Aktionen durch Umwandlung, Transport und/oder Speicherung von Stoff, Energie und/oder Informationen) im Zustandsraum, d. h. innerhalb eines Systems und in der Kommunikation zwischen Systemen mittels zeitvariabler Signale.

Wechselbeziehungen schließen die Möglichkeit der Rückkopplung (positives oder negatives *Feedback* im Regelkreis) ein. Entsprechend einer (bei biologischen Systemen manchmal menschlichen Einsichten nicht erschlossenen) Zielstellung werden Struktur wie Funktion eines Systems in einem zeitlich veränderlichen Regelprozess üblicherweise optimiert, können aber auch durch Wechselwirkungen des Systems mit der Umgebung in eben diesem Optimierungsprozess gestört werden. Welche dieser Wechselbeziehungen im Modell als Systemgrößen über Eingangs-, Zustands- oder Ausgangsgrößen (▶ **Nutzsignale**) abgebildet werden, und welche als das System beeinflussende Größen der Kategorie „Störung" (▶ **Störsignale**) im Modell erfasst werden, hängt von der von Modellersteller wie Nutzer festgelegten Zielstellung der Modellierung und deren Auswahl der dafür als wesentlich betrachteten Einflussgrößen ab. Im **Systemmodell**, der Systembeschreibung in Struktur und Funktion, werden damit berücksichtigt:

– Elementmengen
– Elementeigenschaften (Attribute, Charakteristika)
– Interaktionen zwischen den Elementen und der Umgebung (Relationen, Wechselwirkungen, ggf. Ursache-Wirkungs-Ketten).

Im Prozessmodell wird das dynamische, zeitlich (und räumlich) veränderliche Verhalten von Signalen und System abgebildet.

Das System wird bei der **Modellierung** in Subsysteme zerlegt, bis die entsprechend der Zielstellung zur Abbildung nicht mehr zu teilenden Systemelemente (Glieder) zur Beschreibung mittels adäquater Modellelemente entstehen. Der Prozess kann in seiner höchsten Stufe ein adaptiver biologisch-technischer Regelkreis sein, in dem beobachtet, gespeichert, verglichen, reagiert, angepasst und optimiert wird. Damit folgt der Modellierungsprozess den technisch begründeten Entwurfsprinzipien komplexer Systeme (Struktur-, Hierarchie- (Dekompositions-/Aggregations-), Kausalitäts- und Temporalprinzip), u. a. nach [Janschek 2012].

Modellierung bedeutet, die vieldimensionalen Eigenschaften von Signalen, Systemen oder Prozessen in Modellen abzubilden: veränderlich in Raum und Zeit sowie bezüglich qualitativ und ggf. quantitativ beschreibbarer, miteinander strukturell und funktionell vernetzter Charakteristika. Diese Abbildung geschieht im Zeit- oder Orts- bzw. Frequenz-/Ortsfrequenzbereich und nutzt für die Erstellung der Abbildung alle verfügbaren Ingenieurwerkzeuge der Signal- und Bilderfassung, -verarbeitung, -sicherung und -präsentation, vgl. Signal- und Bildverarbeitungskette in ▶ Kap. 1, ▶ Abb. 1.5. Systemtheorie, Automatisierungs- und Regelungstechnik bieten Werkzeuge zur Verwendung im technischen Bereich an, die auf biologische Systeme adaptiert werden. An den Schnittstellen der Technik zum menschlichen Entwickler, Hersteller, Nutzer und Bediener der Maschinen und Algorithmen (**Koppelebenen** 2, 3, 5 und 6) spielen Informatik, Psychologie und Gesellschaftswissenschaften bei der Gestaltung der *Human-Machine Interfaces* eine herausragende Rolle. Darüber hinausgehend stellen die Schnittstellen zur Übernahme der ▶**Information** vom biologischen System (Koppelebene 1) wie auch zur technischen Einwirkung auf das biologische System (Koppelebene 4) im biomedizintechnischen Anwendungsfeld hybrider Systeme aus lebenden und nicht-lebenden Teilsystemen erhöhte Anforderungen an die Werkzeuge und erfordern eine optimale Adaption der Technik an das lebende System, in dessen Homöostase regelnd eingegriffen wird. Dieses Problemfeld wird in dem 1948 von NORBERT WIENER (1894–1964) als solches benannten Fachgebiet der Kybernetik zur einheitlichen Abbildung komplexer biologisch-technischer **Regelsysteme** umrissen – von Zellbestandteilen im Nanometerbereich bis hin zu ▶**Populationen** im Makrobereich [Wiener 1958]. Die intensiven interdisziplinären Diskussionen zu Wechselwirkungen zwischen Mensch und Maschine haben der ▶**Kybernetik** in den 1940er bis 1980er Jahren zu einem Schub an wissenschaftlicher Popularität verholfen. Seitdem hat sich das Gebiet von Mathematik, Natur- und Ingenieurwissenschaften, Medizin und Psychologie auf Pädagogik/Didaktik, Wirtschafts-, Gesellschafts-, Sozial- und Kunstwissenschaften ausgeweitet, u. a. [Adamatzky 2003]. Regelungstheorie beschreibt generell das Messen, Vergleichen und Stellen [Lunze 2012], Kybernetik weist zusätzlich auf einer hohen Abstraktionsebene auf die einheitliche Betrachtung der Kooperation von Technik und Leben hin. Ingenieurwissenschaften, Mathematik und Informatik, Medizin und Biologie treffen sich heute unter dem Begriff *Cybernetics* in einer Reihe von Spezialdisziplinen wie beispielsweise *Artificial Life, Artificial Neural Networks, Brain-Machine Interface Systems, Computational Life Science, Intelligent Vehicular Systems, Medical Informatics, User Modelling, Cyber-physical Systems*, die eine große Überschneidungsmenge mit Biomedizinischer Technik aufweisen, u. a. [Jeschke 2011, IEEE 2012, Nechansky 2012], s. auch ▶ Kap. 18.

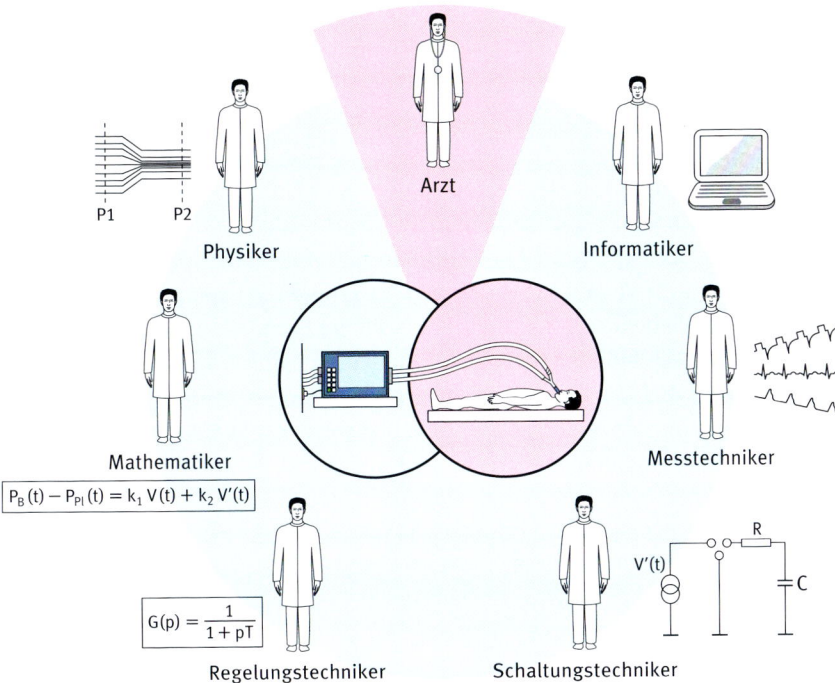

Abb. 8.3: Das Zusammenwirken verschiedener Wissenschaften und Gewerke bei der Abbildung des biomedizintechnischen Prozesses im Modell am Beispiel der maschinellen **Beatmung** eines Intensivpatienten [Morgenstern 1995]: jede Sparte bringt spezifische Blickwinkel und Werkzeuge zur Beschreibung, Unterstützung und Optimierung des Beatmungsprozesses ein, s. auch ▶ Kap. 13.

Kybernetik (*griech. **kybernetike techne** Steuermannskunst; engl. **cybernetics**): Wissenschaft von komplexen Kommunikations- und Regelprozessen in und zwischen technischen und nichttechnischen Systemen in einem geschlossenen Betrachtungsbereich mit dem Ziel, Gesetzmäßigkeiten der Steuerungsprozesse in Natur, Technik und Gesellschaft zu erkennen und bewusst zur Synthese technischer wie zur Verbesserung natürlicher Systeme einzusetzen; im Ingenieurbereich auch synonym verwendet zu Systemtheorie, Automatisierungs- und Regelungstechnik.

Die Begriffsbestimmung für Modell variiert mit den Sichten der jeweiligen Wissenschaft auf den zu beschreibenden Prozess, vgl. Beispiel in ▶ Abb. 8.3.

Bereits etablierte Definition des Begriffes Modell aus unterschiedlichen Blickwinkeln:
Physiologie: Konzeptionsschema, das uns die Möglichkeit gibt, über unser geistiges Bild, das wir von der Welt haben, nachzudenken und es zu testen, z. B. [Grodins 1981]
Physik: natürliches oder künstliches Objekt, das sich in Übereinstimmung mit dem erforschten Objekt oder mit einer seiner Seiten befindet, z. B. [Venikov 1976]

Mathematik: formale Beschreibung des dynamischen Systems, das simuliert werden soll; es besteht aus Größen und Funktionen, die die Größen miteinander verknüpfen, z. B. [Rechenberg 1972]

Regelungstechnik: kybernetisches Modell: besteht in Beziehungen, die die Abhängigkeit der betrachteten Ausgangs- und Zustandsgrößen von den betrachteten (steuerbaren) Eingangsgrößen und ggf. vom Anfangszustand vollständig beschreiben, z. B. [Reinisch 1974, 1996]

Informatik: Simulationsmodell: Soft- und Hardware, gebildet aus dem mathematischen Modell des Systems, z. B. [Uhlmann 1977]

Steht ein glaubwürdiges Modell zur Verfügung, lassen sich die Experimente am realen Objekt auf die Modellebene übertragen. Der Begriff der Simulation wird unterschiedlich interpretiert: er schließt den Prozess der Modellierung als Voraussetzung für die Experimente am Modell mit ein, wodurch die Simulation als die letzte Arbeitsstufe des Modellierungsprozesses selbst gilt, oder er bezieht sich allein auf die Experimente anhand des vorher erstellten Modells, s. auch ▶ Kap. 8.6.

Simulation (*lat. simulatio* Vorspiegelung; Imitation, Verstellung; medizinisch auch Vortäuschung von Krankheitszuständen): Übertragen der Experimente am System auf die Modellebene; Implementierung und experimentelle Nutzung von Modellen zum Erkenntnisgewinn wie zur Lösung realer Problemstellungen.

8.1.3 Anwendung von Modellierung und Simulation in der Biomedizinischen Technik

Theoretische wie praktische Anwendungen von Modellierung und Simulation findet man im gesamten Bereich der Biomedizinischen Technik. Deren Vielfalt lässt sich anhand der mittels Modell zu lösenden Aufgabe bzw. Zielsetzung in den folgenden Gebieten demonstrieren.

Modellanwendungen in der medizinischen Forschung zur Beschreibung der funktionellen und/oder strukturellen Eigenschaften des biomedizintechnischen Systems oder Prozesses aus Sicht des Forschers und Entwicklers

Modellierung und Simulation finden Verwendung in der Klinik (bzgl. Anatomie, Morphologie, Physiologie) und der biomedizinischen Grundlagenforschung. Sie werden eingesetzt zur Informationsgewinnung über unbekannte Eigenschaften des Systems und damit zur Erweiterung des anatomischen/morphologischen/physiologischen Wissens bzgl. verschiedener Betrachtungsebenen:

– dem Zusammenleben von Organismen bzw. Individuen einer Gruppe
– komplexer Körperfunktionen
– auf Organebene

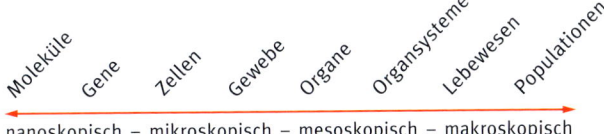

nanoskopisch – mikroskopisch – mesoskopisch – makroskopisch

Abb. 8.4: Betrachtungsebenen zur Abbildung des biomedizintechnischen Prozesses.

- auf zellulärer Ebene
- auf molekularer Ebene, s. ▶ Abb. 8.4 und ▶ Abb. 10.8 und vgl. auch Beschreibungstiefe s. ▶ Kap. 8.4.3.

Modellanwendungen in der medizinischen Praxis zur Charakterisierung des Objekts oder des Prozesses und ggf. bis hin zum zielgerichteten Eingriff aus Sicht des medizinischen Personals

Modellierung und Simulation finden Verwendung in allen Phasen des medizinischen Betreuungsprozesses s. ▶ Kap. 1, 2, beispielsweise in der Diagnose und der Therapie zur Erkennung und Benennung von Objekteigenschaften und zur Beschreibung von Strukturen, Prozessen, Zuständen und Zuordnung von Klassen zur computergestützten **Entscheidungsfindung** bis hin zu **Expertensystemen** wie auch zur gezielten Beeinflussung der Eigenschaften des Objekts oder des Prozesses. Aus Ingenieursicht bedeutet das, sie werden zur Systemsteuerung, -regelung und/oder Prozessoptimierung verwendet und damit zur technischen bzw. biomedizinischen Nutzung der durch Forschung gewonnenen Erkenntnisse über den Prozess.

Modellanwendungen im medizinisch-technischen Gerätebau und zur Verfahrensoptimierung zur Lösung der medizinischen Fragestellung aus Sicht des Herstellers bzw. Betreibers

Die Bereitstellung gerätetechnischer Lösungen, Produkte oder Verfahren bildet die Basis für die bereits genannten Aspekte aus Hersteller- und Anwendersicht:

- für zielgerichtete Untersuchungen am biologisch-technischen Modell (Simulation), die am System nicht möglich sind, weil sie mit zu großem Risiko verbunden sind, aus ethischen Gründen, oder weil die Anzahl der Variablen bzw. die Komplexität der Zusammenhänge im System nicht zu beherrschen sind. Simuliert wird bei isolierter Variation der Systemstruktur, -parameter und -eingangsgrößen multimodal, also unter Einbeziehung mehrerer auf unterschiedliche Weise gewonnener Informationen, und
- für die Ermittlung der Bedingungen und/oder der System- oder Prozesseigenschaften, die ein gewünschtes, optimales Verhalten nach sich ziehen. Die Adaption der Modelleigenschaften entsprechend der Zielstellung des Modelleinsatzes führt zur Optimierung von Therapiemaßnahmen und allgemein zur optimalen Adaption technischer Mittel an Lebensfunktionen.

Modellanwendungen zum temporären oder permanenten Ersatz bzw. zur Ergänzung des Systems durch das Modell im Lebensprozess aus Sicht des Patienten

Technisch generierte Modelle können über Zeiträume hinweg pathologisch eingeschränkte, ausgefallene oder ausgeschaltete Lebensstrukturen oder -funktionen ersetzen bzw. ergänzen. Sie stellen dabei Strukturersatz oder -erweiterung, Funktionsersatz oder -erweiterung oder eine Kombination aus beidem dar.

Modellanwendungen in der Didaktik, der Aus- und Weiterbildung u. a. im Fach Biomedizinische Technik

Die Abbildung des technikgestützten medizinischen Objekts bzw. Prozesses mit Hilfe von Modellierung und Simulation zum Systemverständnis, zur Darstellung und Vermittlung gewonnener Erkenntnisse erleichtert das Lehren und Lernen. Abhängig vom Umfang der Vermittlung bestimmter Fähigkeiten und Fertigkeiten im Umgang mit biomedizintechnischen Prozessen unterscheidet man Lern- und Trainingssysteme.

Neben den in den ▸ Abb. 8.3, 8.7 und 8.8 angedeuteten Beispielen finden sich ausführlich diskutierte Anwendungen von Modellierung und Simulation in ▸ Band 4.

8.1.4 Das Zusammenwirken biologischer und technischer Systeme

Ein biomedizintechnisches System stellt – abstrakt betrachtet – im wissenschaftssystematischen Sinn ein hybrides System im biomedizintechnischen Prozess dar: Technik (Geräte und Verfahren) bildet das (technische) Bindeglied zwischen zwei am Gesamtprozess beteiligten lebenden, biologischen Systemen unterschiedlicher Prozessfunktionalität, z. B. Arzt und Patient. Damit sind zwei funktionell unterschiedliche Arten von Benutzerschnittstellen (*Life-Technology Interfaces*) zu beachten: die Schnittstelle Arzt/Forscher – Technik und die Schnittstelle Patient/biologisches System – Technik. Je nach konkreter Konfiguration des biomedizintechnischen Systems und des Prozesses, innerhalb dessen die Beteiligten zusammenwirken, können bis zu 6 verschiedene **„Koppelebenen"** zwischen technischem und biologischem Systemteil auftreten, s. ▸ Abb. 1.1 in ▸ Kap. 1.

Lebender Organismus: von der Umwelt abgegrenztes lebendes Gebilde mit vielfältigen, individuellen Eigenschaften, komplexes selbstorganisierendes kommunikatives und selbststabilisierendes (Homöostase) System mit Informations-, Stoff- und Energieaustausch (in Fließgleichgewicht) mit seiner Umgebung.

Zelle (*lat. cella* Kammer, Zelle): kleinste Einheit (Element) des lebenden Organismus.

Population (*lat. populatio* Volk): Gruppe von entsprechend einem Kriterium gleichartigen Organismen in abgeschlossenem Betrachtungsbereich (Grundgesamtheit).

technisches System	biologisches System
• existierte nicht, bevor es nicht vom Menschen erdacht und erbaut wurde	• existierte lange vor seiner Erforschung
• bestimmter, relativ begrenzter Zweck	• „geheimnisvoller" Zweck
• Ingenieur kennt „Anatomie" und „Physiologie" – Rauschen minimiert – klar strukturiert – technische Unterlagen vorhanden – technische Parameter bekannt	• Optimierung oft menschlichen Einsichten nicht zugänglich – verrauscht – vieldimensional, schwer zu isolieren – widerspenstig gegenüber Versuch, das Entwurfsgeheimnis zu lüften – hoch redundant
„organisierte Einfachheit"	„desorganisierte Komplexität"

Abb. 8.5: Unterschiede zwischen biologischen und technischen Systemen und Prozessen, nach [Grodins 1981].

Biologische Systeme unterscheiden sich in ihren Eigenschaften, die im Modell abgebildet werden, stark von den mit ihnen vernetzten technischen Systemen, s. ▶ Abb. 8.5.

Merkmale biologischer Systeme (lebender Materie):
- Metabolismus/Kommunikation: Informations-, Stoff- und Energieaustausch innerhalb eines lebenden Organismus und mit seiner Umgebung
- Reizbarkeit und Erregungsfähigkeit: gezielte Reaktionen auf Reize aus der Umwelt bzgl. Reizverstärkung oder Reizvermeidung sowie interne Erregungen
- Entwicklung: Fähigkeit zu selbstorganisierter Differenzierung, Wachstum und Selbstreparatur gesteuert durch interne Prozesse und äußere Einflüsse, dadurch dynamischer Formwechsel
- Selbstreproduktion: Fähigkeit der Vermehrung zur Erhaltung der Art
- Adaption: Fähigkeit zur Anpassung an sich ändernde Umweltbedingungen innerhalb der Lebenszeit eines Organismus und durch Vererbung, Mutation und Selektion über Generationen hinweg.
- Individualität: Repräsentation der Variabilität von Eigenschaften innerhalb eines für die Art spezifischen Bereiches.

Die Beschreibung der biologischen wie technischen Teile im Gesamtprozessmodell beim Einsatz in der Biomedizinischen Technik, die Modellierung und Simulation, muss nach einheitlichen Kriterien erfolgen, um konsistent und praktisch nutzbar zu bleiben.

8.2 Arbeitsstufen der Modellierung und Simulation

Um mit Modellen anstelle der Originale arbeiten zu können, müssen bestimmte Etappen als ▸ „**Arbeitsstufen der Modellierung**" im Modellbildungsprozess durchlaufen werden, s. ▸ Abb. 8.6:

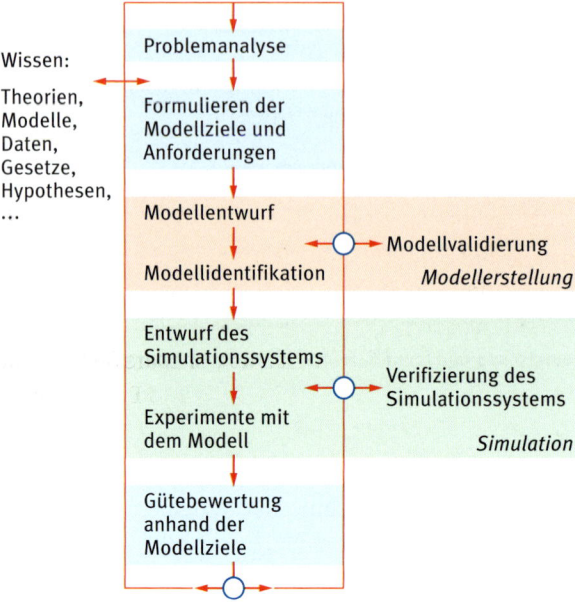

Abb. 8.6: Arbeitsstufen der Modellierung inkl. Simulation.

Problemanalyse auf der Basis vorhandenen Wissens

Das Original (Objekt; Signal, System, Prozess) wird dargestellt und in einer den Beteiligten bekannten Sprache formuliert. Grundlage für dieses Nachdenken über das Problem bildet alles verfügbare theoretisch wie empirisch zusammengetragene Hintergrundwissen: Gesetze, Bilanzen, Theorien, bereits vorhandene, gesicherte Modelle, formulierte Hypothesen, erfasste Daten und Informationen. Von PYTHAGORAS ist die Aussage überliefert „Die Zahl ist das Maß aller Dinge.", und so werden auch Modelle im (biomedizin-)technischen Bereich meist mathematisch formuliert. Mathematik bietet unzweideutige Beschreibungsmöglichkeiten mit fixierten Regeln und lässt sich mit verschiedenen **Werkzeugen** im technischen Bereich praktikabel handhaben. Das Nachdenken über zwei in Wechselwirkung stehende Variablen ohne Hilfe der Mathematik bleibt unscharf. Weitere Abbildungsformen werden in ▸ Kap. 8.4 vorgestellt.

Formulieren der Ziele und Anforderungen

Die Zielstellung für die Anwendung des Modells in einem begrenzten, beschreibbaren Anwendungsbereich und die Anforderungen an die Modellanwendung müssen formuliert werden. Nur, wenn das Ziel der gewünschten Experimente am Modell festgelegt ist, lassen sich die zum Erreichen dieses Ziels nötigen Arbeitsschritte mit überschaubarem Aufwand durchführen. Eine vollständige Abbildung aller Objekteigenschaften im Modell unter Offenhaltung der Zielstellung kann aufgrund der Komplexität der Interaktionen im biomedizintechnischen Prozess nicht gelingen. Der zukünftige Nutzer benennt ausgewählte, von ihm als wichtig eingeschätzte Eigenschaften des Originals, um den Aufwand zu reduzieren (**Reduktion**).

Modellentwurf

Auf der Basis des verfügbaren Wissens und der formulierten Problemstellung für eine eingegrenzte Zielstellung wird das Modell entworfen. Bestehende Lücken im Hintergrundwissen werden vorerst durch Hypothesen geschlossen. Das Originalsystem wird in identifizierbare physische und/oder funktionell abgrenzbare Subsysteme (Elemente, Kompartimente) unterteilt (**Dekomposition**). Umfang und Betrachtungstiefe des Modells bzgl. Raum, Zeit und Struktur wie Funktionalität werden festgelegt. Alle den Anwendungsbereich einschränkenden Annahmen, Voraussetzungen und Randbedingungen werden während des Entwurfsprozesses notiert. Die Subsysteme werden einzeln beschrieben und ihre Wechselwirkungen untereinander abgebildet. Entsprechend der Zielstellung kann beim Zusammenfügen der Teilsysteme zum Gesamtsystem (**Synthese**, **Aggregation**) optimiert werden. Die Fragestellung des Modellentwurfs lautet: Welcherart Modell ist auf der Grundlage welcher Informationen (Wissen, Messungen, Beobachtungen) mit welcher Methode/Strategie für welche Aufgabe mit welcher Zielstellung zu entwickeln? Mittels Signal-, System- oder Prozessanalyse entsteht das Signal-, System- oder Prozessmodell.

Modellidentifikation

Anhand vorliegender Daten werden **Modellstruktur** und ggf. Modellparameter geschätzt, d. h. an die konkreten und im Anwendungsbereich variablen Originaleigenschaften angepasst. Im biomedizintechnischen Bereich spricht man bei der Anpassung des Modells an die Eigenschaften des speziellen Patienten von **individualisierten** oder **personalisierten Abbildungen**. Bezieht man Störungen in die Abbildung des realen Prozesses durch das Modell ein, bezeichnet man den Identifikationsprozess als Schätzung. Das Ziel besteht darin, die Parameterschätzmethode so zu wählen, dass die Abweichung zwischen Modell und Original bzgl. Modellstruktur und/oder -funktion minimiert wird.

Erstellen des Simulationssystems (optional)

Mithilfe einer Simulationssprache ist das entworfene Modell in ein Simulationsmodell umzusetzen und in das Simulationssystem zu integrieren, mit dem die gewünschten Experimente durchgeführt werden können. Ergänzend ist eine Nutzeroberfläche zu entwerfen, um die Handhabung des Modells während der Experimente zu vereinfachen. (Die Begriffe Simulationssprache und Nutzeroberfläche wurden aus dem Bereich der in der Biomedizintechnik häufig angewendeten Informatik übernommen und sind hier im übertragenen Sinne auch für Experimente mit physikalischen Modellen zu verstehen.)

Bewertung, Prüfen auf Glaubwürdigkeit und Gültigkeit

Bevor die ersten Experimente am Modell anstelle des Systems durchgeführt werden dürfen, ist das entworfene Modell auf Glaubwürdgkeit zu prüfen (▶ **Validierung**). Um mit einem glaubwürdigen Modell gesicherte Simulationsergebnisse erzielen zu können, ist das Simulationssystem auf Gültigkeit zu prüfen (▶ **Verifizierung**). Wurden Modell und Simulationssystem positiv evaluiert, dürfen im Anwendungsbereich unter den geltenden Annahmen und Randbedingungen Analogieschlüsse vom Modell auf das Original abgeleitet werden bzw. kann das Modell anstelle des Originals verwendet werden.

Experimente am validierten Modell mit einem verifizierten Simulationssystem (Simulation; optional)

An einem für glaubwürdig befundenen Modell mithilfe eines als gültig nachgewiesenen Simulationssystems sind in einem entsprechend der Zielstellung umschriebenen Anwendungsbereich nun Experimente durchzuführen. Durch konkrete Zuweisung und Variation von (ggf. hypothetischen) Modellcharakteristika werden Simulationsergebnisse ermittelt, die zu dokumentieren, zu sichern, zu vergleichen, zu bewerten und zu interpretieren sind.

Gütebewertung der Simulationsergebnisse anhand der Zielstellung (Evaluation)

Die Diskussion der Simulationsergebnisse anhand formulierter Kriterien und weiterer experimentell oder logisch abgeleiteter Erkenntnisse ermöglicht es zu prüfen, ob die erwünschten Zielstellungen erreicht werden konnten. Der festgelegte Gültigkeitsbereich von Modellierung und Simulation darf dabei nicht überschritten werden. Konnten die Ziele nicht erreicht werden, ist der gesamte Prozess der Modellierung und Simulation erneut zu durchlaufen. Durch Verfeinerung einzelner Arbeitsschritte ist iterativ eine bessere Übereinstimmung zwischen Original und Modell bzw. eine höhere Simulationsgenauigkeit zu erreichen. Mithilfe der Simulation können bisher als Hypothesen formulierte Vermutungen geprüft und bestätigt oder verworfen werden.

Aus der **Interpretation** der Ergebnisse leiten sich neben den gezielt abgeleiteten Erkenntnissen und Voraussagen (**Prognosen**) meist auch mehrere neue Fragen, neue Hypothesen bzgl. der Modelleigenschaften und eine Reihe neuer **Simulationsaufgaben** zu deren Prüfung ab. Damit werden die hier dargestellten Arbeitsstufen der Modellierung mehrfach durchlaufen und führen letztlich „spiralförmig" zur Modellverbesserung, wobei der gesicherte Wissenspool angereichert wird, so dass sich der Kreis auf einer höheren Wissensebene schließt.

Arbeitsstufen der Modellierung:
- Problemanalyse auf der Basis vorhandenen Wissens
- Formulieren der Ziele und Anforderungen an das Modell und ggf. die Simulation
- Modellentwurf
- Modellidentifikation
- Erstellen des Simulationssystems
- Prüfen auf Glaubwürdigkeit und Gültigkeit
- Experimente am validierten Modell mit einem verifizierten Simulationssystem
- Gütebewertung anhand der Modellziele (Evaluation).

8.3 Merkmale eines Modells

Beim Modellentwurf konzentriert man sich auf die Abbildung der für den zukünftigen Nutzer im Sinne der Zielstellung wesentlichen Eigenschaften des Originals. Durch Abgrenzung (s. Festlegung der Systemgrenze) wird der Abbildungsumfang verringert und um Details auf feiner gegliederten Ebenen reduziert. Ist der Prozess der Modellierung einmal durchlaufen, steht als Ergebnis ein Modell zur Simulation zur Verfügung, das methodenbedingt folgende **Merkmale** aufweist, u. a. nach [Stachowiak1973], s. Beispiele in ▶ Abb. 8.7:
- **Abbildungsmerkmal**: Modelle sind Abbildungen, Repräsentationen bestimmter natürlicher oder künstlicher Originale, die selbst wieder Modelle sein können. Wird ein Original im Modell beispielsweise zu didaktischen Zwecken schematisch, verbal und mathematisch abgebildet, lässt es sich als solches als „Bauanleitung" für ein physikalisches Modell nutzen, anhand dessen reale Simulationen anstelle von Experimenten am Original erfolgen können.
- **Auswahlmerkmal (Verkürzungsmerkmal)**: Modelle erfassen nicht alle Eigenschaften des Originals, sondern nur die dem Nutzer und/oder dem Ersteller als relevant erscheinenden. Entsprechend der formulierten Zielstellung für Modellierung und Simulation sollte das Original so genau wie nötig, aber nicht so genau wie möglich abgebildet werden, um den Beschreibungsumfang und damit das Aufwand-Nutzen-Verältnis zu optimieren.
- **pragmatisches Merkmal**: Modelle sind ihren Originalen nicht eindeutig zugeordnet. Sie bilden das Original jeweils hinsichtlich der formulierten Zielstellung

ab. Ein Modell kann auf seiner Abstraktionsstufe Repräsentant verschiedener Originale sein, und ein Original kann auf verschiedene Art und Weise, durch unterschiedliche Modelle, repräsentiert werden. Das pragmatische Merkmal kommt der effektiven Arbeitsweise des Ingenieurs entgegen, indem erstellte Modelle variabler Eigenschaften mehrfach in unterschiedlichen Anwendungsbereichen genutzt werden können. Über Analogiebeschreibungen weist man die jeweiligen Eigenschaften des Originals den Modelleigenschaften zu.

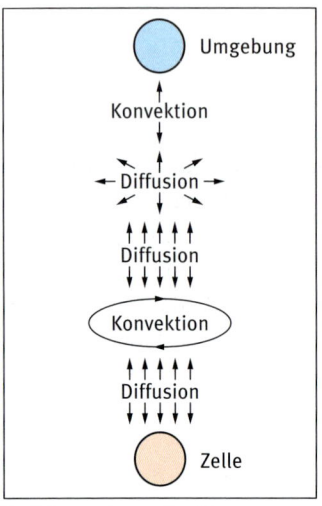

1 Abbildungsmaterial
2 Auswahlmerkmal
3 pragmatisches Merkmal

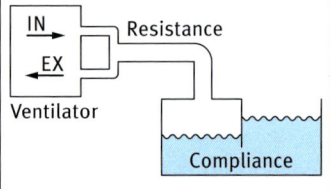

Funktionsschema der Atmung (Gastransportmechanismus)

1 Respiratorisches System
2 Prinzip Gasaustausch
   Umgebung – Zelle

passives physikalisches Lungenmodell

1 Respiratorisches System
2 Ventilationsmechanik (passiv)

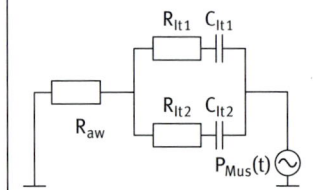

$$P(t) = \frac{1}{C} \cdot V(t) + R \cdot V'(t) + I \cdot V''(t)$$

$$y(t) = k_1 \cdot x(t) + k_2 \cdot x'(t) + k_3 \cdot x''(t)$$

elektrische Analogie zur Ventilationsmechanik bei Spontanatmung

1 Respiratorisches System
2 Ventilationsmechanik (aktiv)
3 vgl. Blutkreislauf

Beschreibung des ventilationsmechanischen Verhaltens mittels Dgl.

1 Respiratorisches System
2 Ventilationsmechanik (aktiv)
3 vgl. Feder-Masse-Dämpfungs-
   System

Abb. 8.7: Beispiele aus dem Bereich der Modellierung der maschinellen **Beatmung** zur Erläuterung der drei **Modellmerkmale**: Abbildungs-, Verkürzungs- und pragmatisches Merkmal mit Druck P, Volumen V, Volumenstrom V', Voumenbeschleunigung V'', Resistance R, Compliance C, Atemweg aw, Gewebe (engl. *tissue*) t, Muskulatur Mus, vgl. auch ▶ Kap. 13.

8.4 Klassifikation von Modellen

Durch den Abbildungsprozess werden ausgewählte Eigenschaften des Originals abstrahiert im Modell dargestellt. Eine **Klassifizierung** von Signalen, Systemen oder Prozessen kann nur durch eine solche abstrakte Beschreibung ermöglicht werden, indem ähnliche Eigenschaften zu Abbildungsklassen zusammengefasst werden. Damit ergibt sich eine Systematik zur **Modellklassifizierung**, abhängig von der jeweiligen Zielstellung der Modellanwendung, s. ▶ Kap. 8.2.

8.4.1 Struktur- und Funktionsmodelle

Abhängig vom Modellprinzip unterscheidet man **Struktur-** und **Funktionsmodelle** bzw. Kombinationen beider. Wird Wert auf die Abbildung der Eigenschaften der Systemelemente und ihre morphologischen Verknüpfungen, ihre Anordnung, gelegt, ist die Struktur des Originals abzubilden (***White Box***). Liegt der Schwerpunkt der Abbildung auf dem bestimmungsgemäßen Verhalten, ohne auf die Gliederung des Originals Rücksicht zu nehmen, wird ein funktionelles Modell erzeugt, anhand dessen die Struktur des Originals nicht erkennbar sein muss (***Black Box***). Im biomedizintechnischen Anwendungsbereich spielt häufig die Kombination von Struktur und Funktion eine wesentliche Rolle in der Modellierung, da Modelle zur Hypothesenbildung bzgl. Anatomie, Morphologie (Struktur) und Physiologie (Funktion) des Patienten bzw. lebender Systeme benutzt werden und eine **Interpretation** beider Aspekte im Sinne des biologischen **Regelsystems**, des Patienten bezweckt wird, s. z. B. [Khoo 2000]. Da oft nicht alle als wesentlich erkannten Eigenschaften des Originals im Modell auch tatsächlich abgebildet werden können, weil wichtige Voraussetzungen zur Erzeugung eines glaubwürdigen Modells fehlen – z. B. die Messbarkeit abzubildender Vergleichsgrößen (Zustandsgrößen) zur Gütebewertung – wird ein nicht allen Anforderungen bzgl. Funktions- und Strukturabbildung genügendes Modell erzeugt (***Grey Box***).

8.4.2 Modellart und -form

Entsprechend der **Modellart** und **-form** unterscheidet man in
- **verbale Modelle** (*narrative models*)
- **schematische Modelle** (*graphical models*)
- **mathematische Modelle** (*mathematical models*), umgesetzt in Software im Computer-Simulationsmodell (*computational models, In-silico*-Simulation)
- **physische, physikalische Modelle** (*physical models*): Die reale Abbildung der zu beschreibenden Eigenschaften wird neben der allgemeinen Bezeichnung als Modell auch als **Phantom**, künstliches Organ, **Demonstrator**, Muster, **Prüfkörper**, **Prototyp**, **Replik** oder auch ***Manikin*** (nach *niederl. **manneken*** – kleiner Mann)

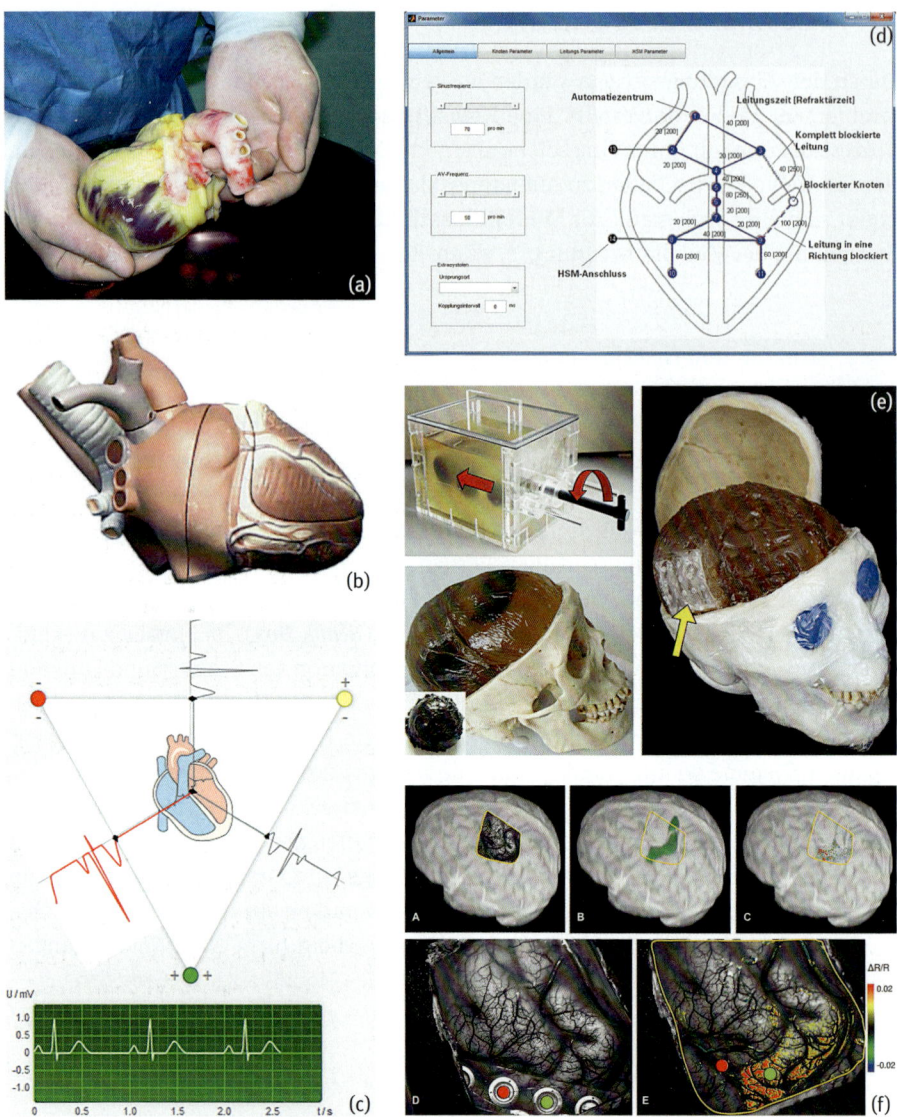

Abb. 8.8: Modellarten und -beispiele: (a) Fotographie eines explantierten menschlichen **Herzens**, (b) Fotographie eines physikalischen Herzmodells, beide aus [Unser Herz 2013]; (c) interaktive Animation zur Entstehung des **Elektrokardiogramms** aufgrund der projektiven Extremitätenableitung für didaktische Zwecke, (d) Matlab-Programm zur Simulation pathophysiologischer Zustände mit Anschlussmöglichkeit implantierbarer elektronischer **Herzschrittmacher** zur Demonstration der Applikation biomedizinischer Technik, beide aus [TheraGnosos 2013]; (e) deformierbares (s. rote Pfeile) multimodal verwendbares technisches Phantom und anthropomorphes Kopfphantom inkl. Elektrodenpad (s. gelber Pfeil) zur Qualitätssicherung von MRT-, CT- und US-Aufnahmen, aus [Meyer 2013b]; (f) postoperative Validierung berechneter Aktivitätskarten nach intraoperativer optischer Bildgebung am offenen Hirn inkl. Elektrodenposition für Elektrophysiologie, aus [Meyer 2013a].

bezeichnet. Handelt es sich dabei um komplexe, vernetzte (adaptive) Systeme, die mittels elektronischer Regelung auf der Basis computerisierter Algorithmen teilweise auch über Fernkommunikation reale Prozesse beeinflussen, bezeichnet man sie als **cyber-physische Systeme/Modelle** (*cyber-physical systems/models*).

Mithilfe von **Analogien** können gleichartige Modelle für unterschiedliche Abbildungsbereiche von Originalen genutzt werden, s. ▶Kap. 8.3: Abbildungsmerkmal eines Modells. Modellumgebungen verschiedener Anwendungsbereiche lassen sich über Analogiebeziehungen transformieren. Solche Modelle (auch als **Analogiemodelle** bezeichnet) bilden im biomedizintechnischen Bereich z. B. die Eigenschaften biologischer Originale mittels naturwissenschaftlich-technischer Form- und/oder Verhaltensanalogien ab. Damit ergeben sich Überlappungen zur **Bionik** (s. ▶Kap. 1), wenn lebende Systeme als Vorbild für technische Umsetzungen verwendet werden. Ein **biologisches Modell** bilden Organismen oder Teile von Lebewesen, die im Verhältnis zum Untersuchungsobjekt ähnliche, oft vereinfachte, aber möglichst experimentell besser zugängliche und überschaubare Strukturen und Funktionen aufweisen, aus [Heynert 1976, Nachtigall 2002].

Zerlegt man komplexe Systeme in Systemelemente, deren zeitliches Verhalten durch den Zusammenhang zwischen **Fluss-** und **Differenzgröße** an diesem Element beschrieben werden kann (s. ▶Abb. 8.9), lassen sich übliche Ingenieurwerkzeuge zur Behandlung komplexer Netzwerke bekannter Grundelemente analog verwenden. Es können im Modell neben den strukturbildenden Systemeigenschaften sowohl Masse-(Stoff-), als auch Energie- und Informationsflüsse inkl. Erhaltungssätze abgebildet werden. Vergleichsbasis dieser Anwendung technischer Modelle bildet die physikalische Größe Leistung als Produkt aus Fluss- und Differenzgröße am Element. Die Impedanz des Elements errechnet sich analog aus dem Quotienten beider Größen.

Beispiele solcher analogen Abbildungen sind Verhaltensweisen biologischer Systeme, bei denen massebehaftetes Medium entgegen dämpfenden Widerständen in dehnbarer Umgebung bewegt wird (Blut, Gas, Gewebe, Umwelt). Darunter zählen die Vitalfunktionen des Menschen (Spontanatmung, Blut-Kreislauf-Funktion, Nierenfunktion, Muskelfunktion) ebenso wie die Dynamik einzelner Muskelfasern, Ionen oder Gene oder, auf hoher Abstraktionsstufe, z. B. das Zusammenleben größerer Populationen von Einzellebewesen oder auch soziale Bewegungen, Entwicklungen von Datenströmen bei der Kommunikation o. ä.

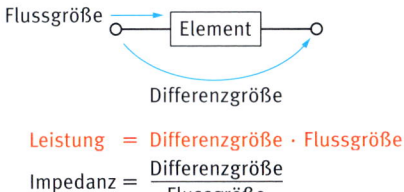

Leistung = Differenzgröße · Flussgröße

$$\text{Impedanz} = \frac{\text{Differenzgröße}}{\text{Flussgröße}}$$

Abb. 8.9: Die Leistung als Produkt aus Fluss- und Differenzgröße an einem Element eines dynamischen Systems als Basis für die Erstellung vergleichbarer Analogiemodelle.

Tab. 8.1: Mathematische Modelle auf Basis von Analogiebeziehungen Elektrotechnik – Mechanik – Akustik – **Ventilationsmechanik** (als Beispiel aus der Biomedizinischen Technik) zur Beschreibung komplexer dynamischer LTI-Systeme (linearer zeitinvarianter Systeme) mit dem Ziel der effektiven Nutzung von Ingenieurwerkzeugen für die Abbildung biologischer Systeme, erweitert nach [Lenk 1971]. Impedanz – Standwert, Admittanz – Mitgang.

Elektrotechnik	Mechanik		akustisch	Ventilations-technik
	translatorisch			
Flussgröße i	Geschwindigkeit v	Kraft F	Volumenfluss	Volumenstrom $\dot{V}$
Differenzgröße u	Kraft F	Geschwindigkeit v	$q = \frac{dV}{dt}$	Druck P
Leistung P			Druck p	
$[P] = V \cdot A = \frac{Nm}{s}$	$P = v \cdot F$	$P = F \cdot v$	$P = q \cdot p$	$L = \dot{V} \cdot P$
	$[P] = \frac{m}{s} \cdot N = \frac{Nm}{s}$	$[P] = N \cdot \frac{m}{s} = \frac{Nm}{s}$	$[P] = \frac{N}{m^2} \cdot \frac{m^3}{s} = \frac{Nm}{s}$	$[L] = \frac{m^3}{s} \cdot \frac{N}{m^2} = \frac{Nm}{s}$
Impedanz Z	Mitgang h	Impedanz Z	Standwert z	Impedanz Z
Elemente				
Widerstand R	Dämpfung R	Reibungsmitgang h	akustische Resistanz r	Resistance R
$u = R \cdot i$	$F = R \cdot v$	$h = \frac{1}{r}$ $F = h \cdot v$	$p = r \cdot q$	$P = R \cdot \dot{V}$
Kapazität C	Feder D	Masse m	akustische Nachgiebigkeit n	Compliance C
$u = \frac{1}{C} \cdot \int i\,dt$	$F = D \cdot \int v\,dt$	$F = \frac{1}{m} \cdot \int v\,dt$	$p = \frac{1}{n} \cdot \int q\,dt$	$P = \frac{1}{C} \cdot \int \dot{V}\,dt$
Induktivität L	Masse M	Nachgiebigkeit n	akustische Masse m	Inertance I
$u = L\frac{di}{dt}$	$F = M \cdot \frac{dv}{dt}$	$F = n \cdot \frac{dv}{dt}$	$p = m \cdot \frac{dq}{dt}$	$P = I \cdot \frac{d\dot{V}}{dt}$ $= I \cdot \ddot{V}$

So lassen sich biologische, medizinische, elektrische, mechanische, akustische oder andere Analogien erzeugen und verwenden, Beispiele s. Tab. 8.1.

8.4.3 Modellumfang, Beschreibungstiefe

Im Modell werden nicht alle Eigenschaften des Systems in Raum und Zeit erfasst (vgl. ▶ Kap. 8.3: **Auswahlmerkmal**, **Reduktion**), daher gibt es verschiedene Kriterien zur Beschreibung des **Modellumfangs**:

- **Beschreibungstiefe/Strukturumfang** (Raummaßstab: mikro- bis makroskopische Beschreibung s. ▶ Abb. 8.4): Beispielsweise lässt sich die elektrische Regelung der mechanischen Pumpfunktion des Herzens über die Beschreibung des Diffusionsprozesses von Natrium-, Kalium- und Kalziumionen über Herzmuskelfaserzellmembranen oder auch über mehrdimensionale Finite-Elemente-Simulation des elektromagnetischen Feldes zur Beschreibung der räumlich und zeitlich veränderlichen elektrischen Erregungsbildung und -ausbreitung zum Vergleich mit summaren gemessenen Elektrokardiogrammen abbilden.

- **Beschreibungstiefe/Funktionsumfang**: Nutzt man beispielsweise das bereits 1915 von FRITZ ROHRER (1888–1926) eingeführte Modell der Ventilationsmechanik des Respiratorischen Systems des Menschen mit zwei charakeristischen Parametern Resistance R und Compliance C zur Beschreibung, lassen sich die beiden Pathologien Obstruktion und Restriktion diagnostizieren, aber keine Verteilungsstörungen abbilden. (Dieses einfache Modell einer Differentialgleichung 1. Ordnung liegt auch heute noch dem Routinemonitoring beatmeter Patienten auf Intensivtherapiestationen zugrunde.) Will man z. B. den Sinn einer insufflatorischen Pause im Beatmungsmuster zum Ausgleich zwischen inhomogenen Lungenkompartimenten demonstrieren, wird zur Abbildung demnach ein Zweikompartimentmodell mit mindestens vier Modellelementen benötigt, s. ▶ Abb. 8.7 (c).
- **Beschreibungstiefe/Zeitmaßstab**: Simuliert man sehr schnelle Prozesse mit moderner Rechentechnik in Echtzeit, ist das technisch möglich, aber schwierig auswertbar. Gleiches gilt beispielsweise für langsames Tumorwachstum. Daher wird der Zeitmaßstab wie der Raummaßstab den Zielstellungen der **Modellierung** angepasst. Deshalb werden z. B. Lernstrategien oder Vererbungsprozesse über mehrere Generationen zeitlich gerafft abgebildet, schnelle physiologische Reaktionen auf einen künstlichen Testsignalsprung dagegen offline verlangsamt dargestellt.

Umfasst eine Abbildung Repräsentationen des Originals auf unterschiedlichen Betrachtungsebenen/unterschiedlicher Beschreibungstiefe (was in dem interdisziplinären, komplexen und inhomogenen Feld der Biomedizinischen Technik häufig der Fall ist), spricht man von **Multiskalenmodellierung** (*multi-scale modelling*).

Nach diesen Betrachtungen lässt sich die Modelldefnition präzisieren:

Unter einem **Modell** versteht man eine zweckorientierte idealisierte, abstrakte Abbildung ausgewählter Eigenschaften eines objektiv gegebenen Sachverhalts, die Struktur und/oder Funktionalität wiedergibt, die in Beschreibungstiefe bzgl. Struktur- und Funktionsumfang, Raum- und Zeitmaßstab den Zielen gerecht werden muss, aber in Art und Form entsprechend verfügbaren Werkzeugen und Erfahrungen frei gewählt werden kann (Darstellung schematisch, verbal, mathematisch-rechentechnisch, physikalisch, in elektrischen, mechanischen, pneumatischen, akustischen, medizinisch-biologischen und weiteren Analogien).

Ein Modell repräsentiert bestimmte natürliche oder künstliche Objekte (Originale), die selbst wieder Modelle sein können. Es reduziert das Original auf eine Abbildung der als relevant ausgewählten Charakteristika (Abstraktion) und ist seinem Original nicht eindeutig zugeordnet.

> Die Struktur des Originals kann im **Strukturmodell** über die inneren Zusammenhänge zwischen abgebildeten Subsystemen beschrieben werden (*White Box*) oder im Funktionsmodell über die Beschreibung der Interaktionen mit der Umgebung, auch ohne die interne Objektstruktur adäquat zu repräsentieren (*Black Box*) bzw. in einer Mischform (*Grey Box*).
>
> Ein Modell ist veränderlich, da der Prozess der Modellierung und Simulation zu Erkenntnissen führt, die, um logisch und experimentell gewonnene Erkenntnisse ergänzt, zur Bewertung der Abbildungsgüte (Validierung des Modells und Verifizierung des Simulationssystems) dienen und damit das Modell ständig weiterentwickeln und verbessern.

8.5 Voraussetzungen und Methoden für Modellentwurf und Identifikation

Für die **Modellierung** sind Randbedingungen wie auch der **Gültigkeitsbereich** für das zu entwickelnde Modell aus Sicht des Modellerstellers und des zukünftigen Modellanwenders festzulegen, anhand derer dann geprüft werden kann, ob das gesteckte Ziel für die Modellanwendung erreicht wurde. Drei wesentliche Voraussetzungen müssen erfüllt sein, damit ein Signal, System oder Prozess adäquat abgebildet werden kann:

Erste Voraussetzung: Beschreibbarkeit des Originals

Ein System ist beschreibbar (modellierbar), wenn durch Beobachten und/oder Messen Kenntnisse gewonnen werden können, die sich zu Hypothesen (Modellen) formulieren lassen, und mit deren Hilfe diese Hypothesen überprüft werden können.

Zweite Voraussetzung: Werkzeuge zum Erstellen der Abbildung

Für Modellierung wie Simulation werden **Werkzeuge** für die wissenschaftliche Arbeit benötigt zum:

- Beobachten/Messen als Grundlage möglichst objektiver Information und Erstellen der Datenbasis
- Kodieren, ggf. Komprimieren und Sichern der Daten und der **Kommunikation** als Voraussetzung für einen Vergleich
- Verarbeiten/Auswerten, um das Modell entwerfen, identifizieren und validieren zu können, Hypothesen aufstellen und mittels Simulation am verifizierten System prüfen zu können für die Bewertung des Ergebnisses.

Wesentlich ist die Möglichkeit des Vergleichs, um werten zu können. **Vergleichbarkeit** zur Evaluation ist nur gegeben, wenn das Neue mit Bewährtem, Gesichertem in Beziehung gesetzt werden kann, und das unter gleichen, am günstigsten für weitere Anwendungen standardisierten, Rahmenbedingungen. Im medizinischen Anwendungsbereich findet man häufig den Begriff des „**Goldstandards**" für bewährte, gesicherte und bereits eingeführte Objekte oder Methoden.

In der Biomedizinischen Technik spielen die Kodierung der erfassten Daten zur Präsentation mittels Symbolen, Grauwerten oder Falschfarben und bestimmte Vereinbarungen zu Datenformaten inkl. Zusatzinformationen (z. B. DICOM 3.0-Standard für die Organisation von Bilddaten im PACS), für die Lage der verschiedenen Koordinatensysteme im Raum bzw. für definierte, standardisierte Ableitsysteme für Biosignale (z. B. Extremitäten- und Brustwandableitungen des EKG) und deren Transformation sowie das einheitliche Größen- und Maßeinheitensystem für die Modellierung eine wesentliche Rolle, s. ▶Kap. 6, 9, 10, 11, 12, 16.

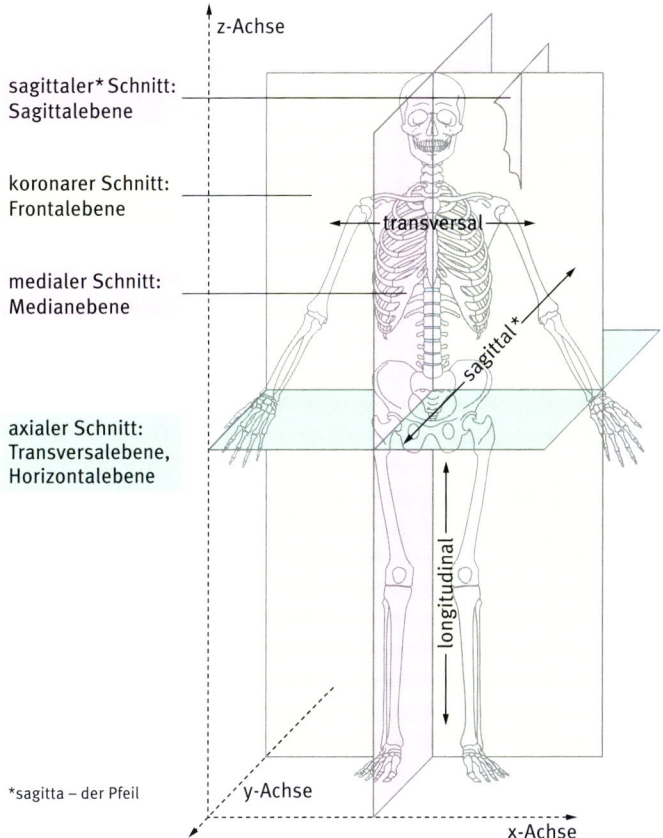

Abb. 8.10: Häufig verwendete Vereinbarung des **Koordinatensystems** für die Abbildung des Patienten im dreidimensionalen Raum: das anatomische (auf den Patienten bezogene) Koordinatensystem ist dem Weltkoordinatensystem (x, y, z) zugeordnet, s. auch ▶Abb. 12.8 und ▶Kap. 17 sowie [SLICER 2012]. Dargestellt ist das „Right-Anterior-Superior(RAS)-System", bei dem die Achsen von links (left) nach rechts (right), von hinten (posterior) nach vorn (anterior) und von unten (inferior) nach oben (superior) zeigen. In DICOM-formatierten Bildern dagegen wird das Left-Posterior-Superior(LPS)-System verwendet, bei dem die beiden erstgenannten Achsen gegenüber RAS gespiegelt sind. Zur Schichtdarstellung werden oft die orthogonalen **Schnittebenen** genutzt.

Dritte Voraussetzung: Formulieren des Ziels hinsichtlich der geplanten Modellanwendung

Benötigt wird vor Beginn des Modellentwurfs eine klare Aufgabenstellung mit formulierten Zielen bzgl. der vorgesehenen Anwendung des Modells und unter Beachtung der Randbedingungen zur Erstellung sowie ggf. auch der Produktion und der Bewirtschaftung des Modells/Simulationssystems als Produkt. Ist diese Voraussetzung nicht konkret genug im Anforderungskatalog formulierbar, kann der geforderte Gültigkeitsbereich nicht konkret abgesteckt werden, und die Arbeit mit den verfügbaren Werkzeugen zur Modellierung demzufolge weder effektiv noch effizient ausgeführt werden, s. ▶ Kap. 8.

Die Methoden zur **Modellbildung** (Modellentwurf und Identifikation) werden in ▶ Band 4 der Lehrbuchreihe ausführlich behandelt. Je nach Zielstellung werden Verfahren zur Signal-, System- und Prozessmodellierung vorgestellt. Je nach Art des abzubildenden Originals werden Werkzeuge zur Beschreibung hinsichtlich der Quantisierung charakteristischer Größen, Raum und Zeit (analog/diskret; kontinuierlich/diskontinuierlich), Determiniertheit, Linearität, Zeitvarianz, Dynamik, Übertragungs- und Übergangsverhalten und Stabilität vorgestellt. Bei der vereinfachten Betrachtung komplexer nichtlinearer hierarchischer biologisch-technischer Hybridsysteme wird auf die Wichtigkeit der Abgrenzung des **Gültigkeitsbereiches** hingewiesen.

8.6 Simulation: Experimente am Modell anstatt am System

8.6.1 Simulation als Experimentieren am Modell

Die **Simulation** erlaubt das Experimentieren an einem Modell anstatt am realen System für alle drei **Ingenieurgrundaufgaben** zur Problemlösung: zur **Analyse** des Prozesses zur Erkenntnisgewinnung, zur **Identifikation** konkreter Eigenschaften und Merkmalszuordnung (Entwurf, Design) und zur ▶ **Synthese** eines Ersatzsystems entsprechend einem **Optimierungskriterium** gemäß der Zielstellung (**Regelung**, **Optimierung**, **Intervention**). Das „Durchspielen" von Szenarien unter veränderten Bedingungen ermöglicht Prognosen (Vorhersagen, Spekulationen zur Formulierung neuer Hypothesen) über das reale **Systemverhalten** mittels Experimenten im Modellraum. Auf der Grundlage der Simulationsergebnisse kann eine optimierte Simulation über die Ergänzung realer oder hypothetischer Systeme durch Simulationssysteme bis hin zum vollständigen Ersatz der Systeme in der Wirklichkeit führen.

> **Analyse** (*griech. analysis* Zergliederung, Auflösen in Einzelbestandteile, Untersuchung): Abbildung eines Prozesses, Systems oder Signals auf ein Modell des Prozesses, Systems oder Signals durch Zerlegen in seine Bestandteile, Gliedern, Verarbeiten und Bewerten: Beschreibung der Beziehungen von Eingangs-, Ausgangs- und Zustandsgrößen (Signalen), die durch das betrachtete System im Prozess verbunden sind.

Identifikation (*engl.* ***to identify*** bestimmen, *lat.* ***idem*** derselbe, ***facere*** machen; Übereinstimmung feststellen, einander gleichsetzen): theoretische und/oder experimentelle Kennzeichnung von Signal-, System-, Prozesseigenschaften in Modellen mit konkreter Zuweisung charakteristischer Werte (Benennung mit Maß und Zahl) wie Parameter und/oder Modellordnung.

Synthese (*griech.* ***synthesis*** Zusammensetzung, Verknüpfung): Vereinigung von Teilen zum Ganzen unter Verwendung eines Zielfunktionals in festgelegten Grenzen; bei minimaler Variationsbreite des Zielfunktionals wird eine optimale Synthese erreicht.

Je nach Zielstellung des Anwenders setzen die Definitionen des Begriffes Simulation unterschiedliche Schwerpunkte:

Definition des Begriffes Simulation aus unterschiedlichen Blickwinkeln:

- „*Imitation of the operation of a real-world process or system over time*", aus [Banks 2001]
- „Verhaltensstudium, das durch wiederholte, zielgerichtete Experimente (Simulationsexperimente) und unter Ausnutzung der jeweils während des Experimentierens erhaltenen Informationen als Ergebnis (Simulationsergebnisse) zum Ziel hat, interpretierbare Rückschlüsse auf das Original bzw. die Realität zu erlauben", aus [Lehmann 2002]
- „Nachbilden eines Systems mit seinen dynamischen Prozessen in einem experimentierfähigen Modell, um zu Erkenntnissen zu gelangen, die auf die Wirklichkeit übertragbar sind", aus [VDI-Richtlinie 3633]
- „Berechnung der gesteuerten Variablen eines mathematischen Modells für verschiedene Werte der Zeitvariablen t", aus [Rechenberg 1972]
- „*Use of a model of a physical or abstract system (usually within a computer by means of a computer programme) to study the behaviour of the original system*", aus [van Bemmel 1997]

Teils wird der Prozess der Modellierung dem Begriff der Simulation untergeordnet (Simulation als „Aufstellung ... von Modellen" nach [Lehmann 2002], „Arbeit mit Modellbibliotheken ..." [Janschek 2012], „Optimierung als systematische Untersuchung des entworfenen Modells" [Liu 2006].), da Simulation ohne vorherigen Modellentwurf unmöglich durchzuführen ist.

Spricht man von „Modellierung und Simulation", sind Entwurf, Anpassung und Validierung eines Modells (Modellierung) Voraussetzung für die Erstellung des „experimentierfähigen Simulationsmodells" für die Simulation. Entsprechend den Methoden zur Erkenntnisgewinnung s. ▸ Kap. 8.1 unterscheidet man zwischen „Gedankenexperimenten", Experimenten in der realen Welt und Experimenten am Modell, d. h. der Simulation. Für die Simulation werden im Experiment die vom Nutzer als relevant ausgewählten Eigenschaften des realen Signals, Systems oder Prozesses in einem validierten Modell nachgebildet, um zu Erkenntnissen zu gelangen, die auf die Wirklichkeit übertragbar sind, und die die Lösung realer Problemstellungen bis zum teilweisen oder vollständigen Ersatz der Realität durch ein Simulationssystem erlauben.

Simulation: Experimentieren an einem Simulationsmodell, das die vom Nutzer unter einer formulierten Zielstellung als relevant ausgewählten Eigenschaften eines Originals (eines realen oder hypothetischen Prozesses) nachbildet. Ziel der Simulation ist es, zu Erkenntnissen zu gelangen, die auf die Wirklichkeit übertragbar sind, indem komplexe Zusammenhänge zur Erklärung experimentell erfasster Phänomene oder logisch abgeleitete Hypothesen überprüft werden, sowie reale Problemstellungen zu lösen, indem die Realität teilweise oder vollständig durch ein Simulationssystem ersetzt wird.

Eine Simulation am Modell anstatt am System selbst ist angebracht, wenn:

- **Experimente** am Prozess selbst nicht möglich sind, weil das System z. B. nicht verfügbar ist oder in Realität nicht handhabbare Dimensionen hat,
- die Anzahl komplexer Parameter des Systems experimentell nicht zu beherrschen ist (z. B. häufig bei komplexen biologischen Systemen),
- Experimente am System selbst zu gefährlich oder mit zu hohem Risiko behaftet wären (z. B. das Risiko für den Patienten bei Variation von Beatmungsparametern während der Intensivbeatmung zur Demonstration der Wirkungsweise von Ventilationsmustern),
- Experimente am System selbst ethisch nicht vertretbar wären (häufig im medizinischen Bereich, vor allem beim Erforschen von Grenzsituationen und *Worst-case*-Fällen),
- Experimente am System zu teuer, d. h. ökonomisch nicht vertretbar sind (z. B. Konzeption, Konstruktion und Herstellung innovativer medizinischer Großgeräte wie Computertomographen),
- das Beobachtungsfenster der menschlichen Sinnesorgane sich nicht mit dem Experimentierfenster deckt (deswegen z. B. Umsetzung einer detektierten Röntgenstrahlprojektion nach Durchgang durch den Patienten zur Visualisierung in den Frequenzbereich des sichtbaren Lichtes),
- computergestützte Verarbeitung großer Datenmengen den kognitiv behandelbaren Umfang des Menschen übersteigt (beispielsweise Vorhersagestrategien bei multivariaten Prozessen, z. B. Vitalfunktionen im menschlichen Organismus, Epidemien),
- der Anwendungsbereich des Modells klar abgrenzbar ist, so dass das direkte therapeutische Eingreifen nur auf der Grundlage modellbasierter Strategien im geschlossenen biologisch-technischen Regelkreis funktioniert (z. B. elektronischer **Herzschrittmacher**),
- Dimensionen in Zeit und/oder Raum mit herkömmlichen technischen Mitteln schwer handhabbar sind (z. B. Materialermüdungserscheinungen zu langsam und damit in der Beobachtung zu zeitraubend, neuronale Erregungsweiterleitung zu schnell, genetische Variation zu klein, epidemiologische Studien zu groß).

An obigen Beispielen wird der hohe Stellenwert der Simulation in der Biomedizinischen Technik deutlich.

8.6.2 Simulationssystem und Simulationsprozess

Für die Experimente stehen alle in ▸ Kap. 8.4.2 beschriebenen Modellarten zur Verfügung, um Ausssagen über das Verhalten des Systems unter definierten und reproduzierbaren Bedingungen treffen zu können. Häufig basiert die Simulation auf einem abstrakten, virtuellen System („**Simulationsprogramm**", z. B. Computerprogramm auf der Grundlage eines analytisch erstellten mathematischen Modells). Sie kann aber auch auf einem realen physikalischen System beruhen (z. B. bei der vorschriftengerechten Überwachung der medizinischen Gerätetechnik mittels Prüfkörpern, Phantomen für die **Bildgebung**, einem „*Manikin*" im Simulations- und Trainingslabor für medzinische Ausbildung oder einem **Tiermodell** für Klinische Forschungsstudien). Arbeitet das Simulationssystem selbst als Ersatz der Wirklichkeit im therapeutischen Prozess, bildet z. B. der Patient gemeinsam mit den biomedizintechnischen Geräten (beispielsweise einem elektronischen Herzschrittmacher s. ▸ Kap. 13 oder einer Prothese s. ▸ Kap. 14) das biologisch-technische Simulationsmodell.

Anwenderfreundliche, verifizierte Simulationssysteme auf der Basis validierter Modelle des biologisch-technischen Gesamtsystems sind:
– in der Bedienung leicht erlernbar
– in Aufbau und Funktionalität überschaubar
– im Betrieb zuverlässig
– in der Ergebniserzeugung unter gleichen Anwendungsbedingungen reproduzierbar
– schnell unter verschiedenen Fragestellungen einsetzbar
– modular aufgebaut, und daher einfach zu variieren und zu erweitern.

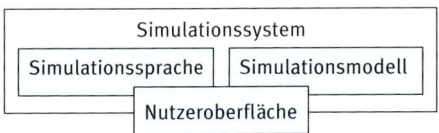

Abb. 8.11: Simulationssystem, das mittels Simulationssprache das Simulationsmodell über eine Nutzeroberfläche handhabbar macht.

Bildet man die Prozesseigenschaften mittels **Simulationssprache** in einem computergestützten **Simulationsmodell** ab, wird ein **Simulationssystem** (auch Simulationsprogramm genannt) mit einer Nutzeroberfläche für den Bediener des Modells erzeugt. Diese Oberfläche muss in der Biomedizinischen Technik (anders als bei rein technischen Simulationen) an den nicht technisch oder informatisch geschulten Bediener, beispielsweise den Arzt oder Biologen oder auch den Patienten selbst, adaptiert werden.

In Abhängigkeit von der Simulationsebene können die verwendeten **Softwarewerkzeuge** unterteilt werden in:
Ebene 0: allgemeine integrierte Entwicklungsumgebung (IDE) für Programmiersprachen wie z. B. JAVA, C++,

Ebene 1: numerische Programmierumgebung wie z. B. MATLAB, GNU OCTAVE, MODE-LICA

Ebene 2: multidisziplinäre Modellierungswerkzeuge mit grafischer Nutzerschnittstelle (GUI), vorgefertigten Modellbibliotheken und integrierten Analysealgorithmen wie z. B. SIMULINK, MODELMAKER, DYMOLA, LABVIEW, SIMULATIONX

Ebene 3: interdisziplinäre anwendungsspezifische Simulationsumgebung zur Modellvariation mithilfe grafischer Nutzerschnittstellen (GUI) und vorgefertigter Szenarien wie z. B. SIMUVENT: maschinelle **Beatmung** am 10-Kompartiment-Patientenmodell [Winkler 2000, 2005], EVITA4-Trainingssoftware: interaktives Beatmungstraining für Kliniker [Drägerwerk 2011], acCELLerate: Entwicklungssoftware für die Elektrophysiologie des Herzens [Seemann 2013], CREATURES: Hybridmodell künstlicher Lebensform [Gameware Development 2013], CREO MANIKIN EXTENSION: digitale Mensch-Maschine-Modellierung für 3D-CAD [Creo 2013], PHYSIOME: Sammlung von Modellen und Simulationswerkzeugen [Physiome 2013]; modifiziert nach [Bungartz 2009].

8.7 Nachweis von Glaubwürdigkeit und Gültigkeit, Evaluation und Gütebewertung

8.7.1 Validierung des Modells und Verifizierung des Simulationssystems

Die Experimente mit Originalsystemen können erst auf die Modellebene übertragen werden, wenn der Nachweis der ▶ **Glaubwürdigkeit des Modells** wie der ▶ **Gültigkeit des Simulationssystems** erbracht wurde, d. h. wenn

- das Modell validiert wurde
- das Simulationssystem verifiziert wurde und
- das Modell hinsichtlich Arbeitsbereich und Genauigkeit auf Sensibilität untersucht wurde.

Validierung, Validation (*lat. validus* gültig, gesichert, kräftig, stark, wirksam, wertvoll, glaubwürdig; *engl. value* Wert): Glaubwürdigkeitsnachweis; Nachweis der Glaubwürdigkeit einer Methode, der Wichtigkeit, der Zuverlässigkeit, des Wertes entsprechend festgelegten Kriterien bzgl. Zweckmäßigkeit und Regelwerk; Plausibilitätstest (auf das betrachtete System bezogen extern entsprechend fixierten Anwendungskriterien – vgl. Verifizierung).

Validierung des Modells Überprüfen der Glaubwürdigkeit des Modells im zielgerichteten Vergleich mit der Realität unter definierten Anforderungen und Randbedingungen und mittels anderer Daten als der, anhand derer das Modell identifiziert wurde; Beantworten der Frage: „Bildet das Modell das Original entsprechend der gestellten Ziele im Geltungsbereich korrekt ab?".

Glaubwürdigkeit bedeutet, ein objektiver Nachweis, dass festgelegte Anforderungen erfüllt wurden, ist erbracht.

Ausreichend validierte Modelle sind Modelle, für die der Nachweis der unzutreffenden oder unzureichenden Systembeschreibung (Falsifizierung) innerhalb eines bestimmten Gültigkeitsbereiches bzw. Parameterraumes nicht erbracht werden konnte. Sie können in diesem definierten Bereich bzw. Parameterraum (s. ▶ Kap. 8.5: Voraussetzungen für die Modellierung) als Ersatzsysteme (z. B. für Experimente) verwendet werden.

> **Verifizierung, Verifikation** (*lat. veritas* Wahrheit; *facere* machen): Gültigkeitsnachweis, Bestätigung; objektiver Nachweis der Gültigkeit, Plausibilitätstest (auf das betrachtete System bezogen intern entsprechend fixierten Erstellungskriterien – vgl. Validierung).
>
> **Gültigkeit**: objektiver Nachweis der „Wahrheit" ist erbracht, wobei dieser nie vollständig erreicht werden kann, sondern nur im begrenzten Betrachtungsbereich unter fixierten Randbedingungen entsprechend der formulierten Zielstellung.
>
> **Verifizierung des Simulationssystems**: Überprüfen des Simulationssystems, um die Richtigkeit der Umsetzung des Modells im geprüften Geltungsbereich zu bewerten; Beantwortung der Frage: „Funktioniert das Simulationssystem (das implementierte Modell eingeschlossen) korrekt entsprechend den Anforderungen?".

Im englischen Sprachraum werden Validierung und Verifizierung nicht immer sprachlich getrennt. So empfiehlt **Cobelli** folgende Kriterien zur Validierung (*engl. **validation***):
- interne Kriterien:
  - **Konsistenz**: Das Modell darf keine logischen, mathematischen oder konzeptionellen Widersprüche enthalten.
  - **algorithmische Validität**: Die Algorithmen für die Problemlösung oder die Simulation sind geeignet und führen zu akkuraten Ergebnissen.
- externe Kriterien:
  - **empirische Validität**: Das Modell soll mit verfügbaren Daten korrespondieren.
  - **theoretische Validität**: Das Modell soll mit akzeptierten Theorien übereinstimmen.
  - **pragmatische Validität**: Der Bereich, in dem das Modell die Zielstellungen erfüllt, ist zu testen.
  - **heuristische Validität**: Das heuristische Potential des Modells, z. B. für wissenschaftliche Erklärungen, Entdeckungen, Test von Hypothesen, ist zu untersuchen, nach [Cobelli 2008].

Die algorithmische Validität des Modells wird – wenn man Validierung und Verifizierung sprachlich trennt – durch die „Verifizierung des Simulationssystems" (in dem das „Simulationsmodell" enthalten ist, s. ▶ Abb. 8.6) erreicht.

8.7.2 Bewertung (Evaluation) der Modellbildungs- und Simulationsergebnisse

Gütekriterien zur Bewertung der Identifikation/Schätzung

Um die Qualität der Abbildung des Originals im Modell einschätzen zu können, sind **Gütekriterien** festzulegen und Fehlerbetrachtungen anzustellen. Durch Vergleich des Ergebnisses mit der Zielstellung anhand eines spezifischen Gütemaßes lässt sich die „Genauigkeit" der Abbildung z. B. über die Parameter Richtigkeit und Präzision (vgl. ▸ Kap. 12) fassen. Gütemaße werden im Rahmen des **Qualitätsmanagements** über das Denken in Kosten und Zeit (entspricht einer bestimmten Menge im festgelegten Rhythmus bei bestimmter Dauer) und der Qualität (abhängig vom Maß der Erfüllung von fachlichen Zielkriterien) gewählt und bilden die Effektivität und Effizienz des Verfahrens ab – in diesem Fall der Modellierung und Simulation. Neben Funktionsfähigkeit und Wirtschaftlichkeit sind auch „Wohlstand, Sicherheit, Gesundheit, Umweltqualität sowie Persönlichkeitsentfaltung und Gesellschaftsqualität" mit zu bedenken [Fischer 2004, VDI 1991]. Das Ziel der medizinischen Betreuung wird folgendermaßen formuliert:

– maximaler Informations- und Erkenntnisgewinn in der Diagnose
– maximaler Behandlungserfolg in der Therapie bei
– minimalen Sekundäreffekten/minimaler Patientenbelastung und
– minimalem Risiko.

Um das Erreichen des Ziels quantitativ fassen zu können, sind Modellparameterbereiche als Qualitätsmaß festzulegen. Vergleiche zwischen Original und Modell lassen sich beispielsweise ziehen anhand von:

– physikalischer Ähnlichkeit (Abweichungen zwischen physikalisch messbaren Größen)
– Isomorphie (Form-, Strukturgleichheit)
– mathematischer Abbildung der Signale und Systeme
– Vergleich mit gesichertem Wissen einer Datenbank oder Wissensbasis.

> Generell muss die **Modellbewertung** anhand anderer experimentell gewonnener Vergleichsdatensätze durchgeführt werden als jener, die zur Identifikation bzw. Parameterschätzung verwendet wurden.

Würde man beispielsweise mit den gleichen Datensätzen prüfen, hätte man nur ein Maß für die Genauigkeit der ▸ **Identifikation** des Modells erhalten. Steht für die Bewertung der **Modellierung** nur ein einziger Datensatz im Anwendungsbereich zur Verfügung (was in der Biomedizintechnischen Grundlagenforschung nicht selten im ersten Durchlauf der Arbeitsstufen der Modellierung der Fall ist), muss man sich notfalls durch Teilung des Datensatzes für Identifikation und Modellvalidierung behelfen. Vor dem Hintergrund des Modellbasierten Testens (MBT) im Softwarebereich werden daher Systemmodelle und Testmodelle unterschieden [Roßner 2010].

Fehler können in jedem einzelnen Schritt des Modellierungs- und Simulationsprozesses entstehen:

– Datenfehler bei Erfassung, Verarbeitung, **Kommunikation** und Sicherung der Informationen
– Modellbildungsfehler im Entwurfs- und Identifikationsprozess
– Denk-, Rechen- und Programmierfehler beim Erstellen des Simulationssystems wie auch
– Interpretationsfehler mit einer stark subjektiven Komponente bei der Diskussion und Auswertung der Simulationsergebnisse im klinisch-biologischen Anwendungsbereich.

Die Güte von im Modell widergespiegelten Signalen oder Bildern bewertet man beispielsweise mittels Kriterien wie:

– Detailerkennbarkeit, Orts- und Zeitauflösung, Kontrast
– Signal-Rausch-Verhältnis, Modulationsübertragungsfunktion
– spezifischer Parameter wie Mittelwert/Standardabweichung, Korrelationskoeffizient, *Figure of Merit*, *Fiducial Registration Error*
– Unschärfe durch Bewegung oder Nachbarschaftseffekte
– Arbeitspunkt, Trend, s. u. a. [Uhlemann 2006], ▸ Band 5, 7, und 10.

Die Güte von optimierten Eingriffen in biomedizintechnische Prozesse bewertet man beispielsweise mittels medizinischen Klassifikationskriterien wie Mortalität (Sterblichkeit) oder Morbidität (Erkrankungshäufgkeit) oder über das Vierfeldermodell mit statistischen Parametern für die Zuverlässigkeit eines Verfahrens (hier: des Modells) wie Sensitivität, Spezifität, Genauigkeit und Trefferquote.

Evaluierung, Evaluation: Bewertung; Werkzeug des **Qualitätsmanagements**.

Allen diesen Bewertungsverfahren liegt ein Vergleich zugrunde, ein Vergleich des Neuen mit Gesichertem. Im Bereich der Lebenswissenschaften basiert das Vergleichskriterium oftmals auf der Anwendung eines bereits bewährten Verfahrens, dessen Wahrheitsgehalt allerdings oft auch nicht genau bekannt ist. Für neu entwickelte Verfahren, deren Genauigkeit nicht nachgewiesen werden kann (auch mittels bester technischer Möglichkeiten, weil eben dieser gesicherte Vergleichsstandard fehlt), nutzt man häufig Modelle, deren technisch generierte Eigenschaften man selbst definiert hat. Anstelle des unbekannten biologischen Objekts nutzt man damit zum Vergleich z. B. physikalische Modelle, s. in ▸ Kap. 8.4.2.

Um die Qualität der Abbildung auch für reale Patientendatensätze weltweit mit einheitlichem Vergleichsmaß bewerten zu können, werden für eine Reihe von anatomischen und morphologischen Strukturen sowie physiologischen und pathophysiologischen Signalen bzw. Bilddatensätzen mehrdimensionale Modelldatensätze inkl.

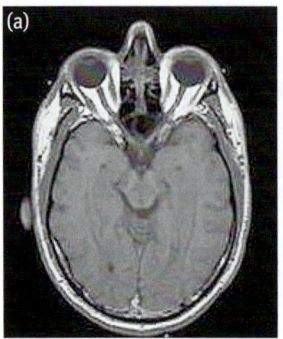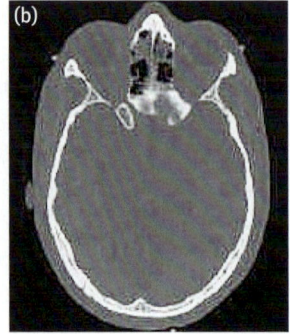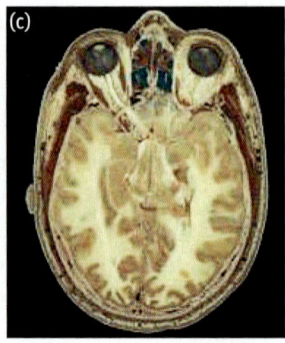

Abb. 8.12: Referenzschnittbilder aus dem männlichen Visible-Human-Datensatz: Magnetresonanztomographie (T1-gewichtet), Computertomographie und Fotografie des Kryoschnittes, aus [Uhlemann 2006].

Bewertungsexpertisen zur Verfügung gestellt. Auf dem Gebiet der Signalverarbeitung steht die PHYSIONET-Datenbank [PHYSIONET2013] zur Verfügung, beispielsweise EKG-Datensätze zur ▸**Evaluierung** von Algorithmen zur Bestimmung der Herzratenvariabilität, einem Signalmodellparameter. Für die Prüfung von Bildverarbeitungs- und Visualisierungsalgorithmen zur Erzeugung von Abbildungen (Modellen) struktureller und/oder funktioneller Eigenschaften liegen z. B. tomographische Daten des VISIBLE-HUMAN-Projekts [VISIBLE HUMAN 1995] vor, s. auch ▸Kap. 1, ▸Abb. 1.5.

Die Bestimmung der Güte einer Modellierung/Simulation ist für die gesamte Strecke zwischen Quelle und Senke (s. ▸Abb. 1.1, ▸Abb. 1.5) nötig: Es wird beispielsweise bei jeder medizinischen Diagnostik in der (Informations-)Senke (z. B. Arzt) mittels technischer Präsentation/Visualisierung ein Modell (Abbild) der (Informations-)Quelle (z. B. Patient) erzeugt. Dieses Modell ist wegen der subjektiven Verarbeitung objektiver Reize im Menschen anfällig für Fehlinterpretationen (z. B. optische Täuschungen). Es empfiehlt sich daher ein Gütetest des Kanals, also hier der Bild- bzw. Signalerfassungs- und -verarbeitungsstrecke mittels Phantomen oder bekannten Referenzmodellen.

8.8 Der Umgang mit Modellen bei der Simulation

Bei der Festlegung des Beschreibungsumfangs des Originals im Modell in Raum, Zeit, Struktur und Funktionalität ist immer ein Kompromiss zwischen dem nötigen Aufwand zur Abbildung des Originalprozesses und der erreichten Genauigkeit der Beschreibung einzugehen. Je größer der definierte Anwendungsbereich ist, desto besser ist das Modell in der Lage, das Original unter variablen Randbedingungen zu repräsentieren.

Detailgetreue Modelle (*High-Fidelity*-Modelle) weisen kleinstmögliche Modellfehler auf, was mit hohem Aufwand bzgl. Systemordnung und Komplexität der Abbildung erkauft wird.

In praktischen biomedizintechnischen Anwendungen ist die Toleranzgrenze von Qualitätsparametern gegenüber dem festgelegten Zielwert erfahrungsgemäß breiter als bei rein technischen Lösungen. Häufig wird mit Faustregeln gearbeitet, beispielsweise bei der Einstellung der Amplitude des Stimulationsimpulses eines elektronischen **Herzschrittmachers** (einem wichtigen **Modellparameter** im hybriden Simulationssystem): er wurde aus Sicherheitsgründen lange Zeit mit einem Faktor 2 bis 3 über dem ausgemessenen Reizschwellenwert belegt. Die Frage „unter welchen Umständen ist das Ziel der Modellierung/Simulation erreicht?" beantwortet der Ingenieur häufig unscharf. Das Original wird nicht so genau wie möglich, sondern entsprechend der Zielstellung so genau wie nötig abgebildet.

Das Modell als Abbildung eines komplizierten biologisch-technischen Systems stellt einen Mittler zwischen allen am biomedizintechnischen Prozess Beteiligten dar: dem Patienten/dem biologischen System, zu dessen Nutzen das Modell generiert wurde, dem Arzt/Forscher, der es als Hilfsmittel im medizinischen Betreuungs-/Forschungsprozess anwendet, und den Erstellern, Produzenten und Bewirtschaftern, die es generieren, für Glaubwürdigkeit und Gültigkeit im festgelegten Geltungsbereich sorgen und es ständig adaptieren und optimieren. So spielen Modelle und Simulationen für aktuelle Schwerpunkte der BMT wie **Individualisierte, Personalisierte Medizin**, **modellbasierte Therapie**, **Molekulare Bildgebung**, Intelligente Implantate, und vor allem für alle Formen biologisch-technischer **Regelsysteme** in der **Theragnostik** eine bedeutende Rolle – wenn auch nicht immer auf den ersten Blick erkennbar.

Quellen

Adamatzky A. (Edt.): Artificial Life. Kybernetes. The International Journal of Systems and Cybernetics. 32(2003)1,2.

Banks J., Carson J., Nelson B., Nicol D.: Discrete-Event System Simulation. Englewood Cliffs: Prentice Hall 2001.

Borda M.: Fundamentals in Information Theory and Coding. Berlin Springer-Verlag 2011.

Brockhaus. Enzyklopädie in 30 Bänden. 21. Auflage. F. A. Brockhaus, Leipzig, Mannheim 2006.

Bungartz H.-J., Buchholz M., Pflüger D., Zimmer St.: Modellbildung und Simulation. Eine anwendungsorientierte Einführung. Berlin: Springer-Verlag 2009.

Cobelli C., Carson E.: Introduction to Modeling in Physiology and Medicine. Amsterdam: Academic Press/Elsevier Inc. 2008.

CREO MANIKIN EXTENSION: Ellwangen: INNEO Solutions GmbH. Online im Internet: http://www. inneo.de/produkte/produktdetails/showdetail/creo"=manikin"=extension"=00000139/, Stand: 1. 8. 2013.

DAR Deutscher Akkreditierungsrat. DAR-Datenbank. Validierung im Prüfwesen. Empfehlung für Prüflaboratorien und Begutachter. ATF/27/96 26. 03. 1996. Online im Internet: http://www.dar.bam.de/pdf/027atf96.pdf. Stand: 1. 11. 2012.

Der Brockhaus. Naturwissenschaft und Technik. Hrsg. Verlage F. A. Brockhaus und Spektrum Akademischer Verlag 2003.

Drägerwerk AG: Trainingssoftware Evita 4. Lübeck: Dräger academy 2011.

Duden. Band 5, Fremdwörterbuch. Dudenverlag Mannheim Leipzig Wien Zürich: Bibliographisches Institut und Mannheim: F. A. Brockhaus AG 2001.

Duden. Elektronisches Lexikon. Bibliographisches Institut GmbH 2012. Online im Internet: http://www.duden.de. Stand: 3.10.2012.

DWDS – Digitales Wörterbuch der Deutschen Sprache. Ein Projekt der Berlin-Brandenburgischen Akademie der Wissenschaften 2012. Online im Internet: http://www.dwds.de. Stand: 1.10.2012.

Fischer P.: Philosophie der Technik. UTB 2504. München: Wilhelm Fink Verlag 2004.

Forth E., Schewitzer E.: Bionik. Leipzig: VEB Bibliographisches Institut 1976.

Gabler Verlag (Hrsg.): Gabler Wirtschaftslexikon. Online im Internet: http://wirtschaftslexikon.gabler.de/Archiv/75634/wissen-v3.html. Stand: 1.11.2012.

Gameware Development: CREATURES. Online im Internet: http://www.gamewaredevelopment.com/creatures_index.php. Stand: 1.10.2012.

Glaser W.: Von Handy, Glasfaser und Internet. So funktioniert moderne Kommunikation. Braunschweig/Wiesbaden: Vieweg Verlagsgesellschaft 2001.

Grodins F. S.: Models. In: Hombein T. F. (Edt.): Regulation of Breathing. New York: Marcel Dekker 1981.

Heynert H.: Grundlagen der Bionik. Heidelberg: Hüthig-Verlag 1976.

Höher P. A.: Grundlagen der digitalen Informationsübertragung. Von der Theorie zu Mobilfunkanwendungen. Berlin: Springer-Verlag 2011.

Isermann R.: Identifikation dynamischer Systeme 1. Grundlegende Methoden. Berlin: Springer-Verlag 1992.

Isermann R., Münchhof R.: Identification of dynamic systems. Berlin Heidelberg: Springer-Verlag 2011.

Janschek K.: Systementwurf mechatronischer Systeme / Methoden – Modelle – Konzepte. Berlin, Heidelberg: Springer-Verlag 2010.

Khoo M. C.K.: Physiological Control Systems. Analysis, Simulation, and Estimation. In: Akay M. (Edt.): IEEE Press Series on Biomedical Engineering. New York: Institute of Electrical and Electronics Engineers, Inc. 2000.

Lehmann Th. M., Ammenwerth E.: Handbuch der medizinischen Informatik. München, Wien: Hanser-Verlag 2002.

Lenk A.: Elektromechanische Systeme 1: Systeme mit konzentrierten Parametern. Berlin: Verlag Technik 1971.

Leo GmbH: Online-Wörterbuch deutsch-englisch. Sauerlach 2012. Online im Internet: http://dict.leo.org/. Stand: 1.10.2012.

Liu S., Lin Y.: Grey Information: Theory and Practical Applications. Berlin: Springer-Verlag 2006.

Jeschke S., Isenhardt I., Henning K. (Edt.): Automation, Communication, and Cybernetics in Science and Engineering 2009/2010. Berlin: Springer-Verlag 2011.

Meyer T., Sobottka St. B., Kirsch M., Schackert G., Steinmeier R., Koch E., Morgenstern U.: Intraoperative optical imaging of functional brain areas for improved image-guided surgery. Biomedizinische Technik/Biomedical Engineering. 58(2013a)3, 225–36.

Meyer T., Kuß J., Uhlemann F., Wagner St., Kirsch M., Sobottka St. B., Steinmeier R., Schackert G., Morgenstern U.: Autostereoscopic 3D visualization and image processing system for neurosurgery. Biomedizinische Technik/Biomedical Engineering. 58(2013b)3, 281–91.

Meyers Neues Lexikon. Leipzig: VEB Bibliographisches Institut 1977.

Mildenberger O. (Hrsg.): Informationstechnik kompakt. Braunschweig/Wiesbaden: Friedrich Vieweg & Sohn Verlagsgesellschaft mbH 1999.

Morgenstern U., Kaiser S.: Mathematical Modelling of Ventilation Mechanics. Int. Journal of Clinical Monitoring and Computing 12(1995)2, 105-12.

Münz E.: Identifikation und Diagnose hybrider dynamischer Systeme. Schriften des Instituts für Regelungs- und Steuerungssysteme. Karlsruhe: Universitätsverlag 2005.

Nechansky H.: Cybernetics as the science of decision making. Selected Papers from Conferences of the Cybernetics Society. In: Smith M.(Edt.): Emerald Group Publishing Limited Series: Kybernetes 40(2011)1&2, 63–80.

PHYSIOME Project: Collection of biophysical and physiological models. University of Washington, 17. 7. 2013. Online im Internet: http://www.physiome.org/, Stand: 1. 8. 2013.

PHYSIONET: Research resource for complex physiologic signals. National Institute of Biomedical Imaging and Bioengineering, National Institute of General Medical Sciences. NIH 16. 12. 2011. Online im Internet: http://www.physionet.org/, Stand: 1. 8. 2013.

Pschyrembel. Klinisches Wörterbuch online. Berlin: Verlag Walter de Gruyter 2012. Online im Internet: http://www.degruyter.com. Stand: 3. 10. 2012.

Rechenberg P.: Die Simulation kontinuierlicher Prozesse mit Digitalrechnern. Braunschweig: Verlag Friedrich Vieweg und Sohn 1972.

Reinisch K.: Kybernetische Grundlagen und Beschreibung kontinuierlicher Systeme. Berlin: VEB Verlag Technik 1974.

Reinisch K.: Analyse und Synthese kontinuierlicher Steuerungs- und Regelungssysteme. Berlin: Verlag Technik 1996.

Roßner Th., Brandes Ch., Götz H., Winter M.: Basiswissen Modellbasierter Test. Heidelberg: dpunkt.verlag 2010.

Seemann G.: acCELLerate: Entwicklungssoftware für die Elektrophysiologie des Herzens. Karlsruhe: Karlsruher Institut für Technologie 2013. Online im Internet: https://www.ibt.kit.edu/acCELLerate.php, Stand: 1. 5. 2013.

Slicer. Software package for 3D and medical image computing. Coordinate Systems. Online im Internet: http://www.slicer.org/slicerWiki/index.php/Coordinate_systems. Stand: 2. 8. 2012.

Stachowiak H.: Allgemeine Modelltheorie. Wien: Springer-Verlag 1973.

THERAGNOSOS: Lernsoftwaresystem Biomedizinische Technik. Technische Universität Dresden und GWT-TUD GmbH Dresden. Online im Internet: http://www.theragnosos.de/, Stand: 1. 10. 2013.

Uhlmann H.: Grundlagen der elektrischen Modellierung und Simulationstechnik. Leipzig: Akademische Verlagsgesellschaft Geest & Portig 1977.

Uhlemann F.: Wahrscheinlichkeitsbasiertes Modell zur verknüpften Segmentierungs- und elastischen Deformationsanalyse in der medizinischen Bildverarbeitung. Dissertation Technische Universität Dresden, Institut für Biomedizinische Technik. Dresden: TUpress 2006.

UNSER HERZ. Lernsoftware und Material für Kindergarten und Grundschule. Technische Universität Dresden und GWT-TUD GmbH Dresden. Online im Internet: http://www.unser-herz-in-der-kiste.de/, Stand: 1. 10. 2013.

vanBemmel J. H.: Handbook of medical informatics. Houten: Bohn Stafleu van Loghum 1997.

Venikov V. A.: Teoria podobia i modelirovanie. Moskva: Vysaja skola 1976.

VISIBLE HUMAN Project: National Library of Medicine, Washington D. C., USA 1995. Online im Internet: http://www.nlm.nih.gov/research/visible/visible_human.html, Stand: 23. 5. 2012.

Wiener N.: Cybernetics or Control and Communication in the animal and the machine. The interaction of man and machine. Paris: Hermann 1958.

Wikipedia: Die freie Enzyklopädie. Online im Internet: www.wikipedia.org. Stand: 7. 10. 2012.

Winkler T.: Ventilationsmechanik und Gasaustausch / Identifikation eines vereinigten Modells bei maschineller Beatmung. Dresdner Forschungen Medizintechnik, Band 1. Dresden: Technische Universität Dresden, Dissertation 2000.

Winkler T., Mitchell R., Venegas J. G.: Computer Simulation and a Realistic Simulator in Conjunction with the New Educational Style How People Learn (HPL) to Improve Learning Achievements. Harvard Medical School/Harvard-MIT Division of Health Sciences & Technology (HST)/Massachusetts Institute of Technology (MIT). Proceedings of the 2005 American Society for Engineering Education. Portland: Annual Conference & Exposition. 2005.

Verzeichnis weiterführender Literatur

Für eine Vertiefung dieses Kapitels siehe ▶ Band 4 der vorliegenden Lehrbuchreihe „Biomedizinische Technik".

Bosl A.: Einführung in MATLAB/Simulink: Berechnung, Programmierung, Simulation. München: Carl Hanser Verlag GmbH & Co. KG 2011.

Bossel H.: Systeme, Dynamik, Simulation: Modellbildung, Analyse und Simulation komplexer Systeme. Norderstedt: Books o Demand 2004.

Cobelli C., Carson E.: Introduction to Modeling in Physiology and Medicine. Amsterdam: Academic Press/Elsevier Inc. 2008.

Fliege N., Frey Th., Bossert M.: Signal- und Systemtheorie. Braunschweig: Vieweg&Teubner Verlag 2008.

Glaser R.: Biophysics. Berlin: Springer-Verlag 2012.

Handels H.: Medizinische Bildverarbeitung: Bildanalyse, Mustererkennung und Visualisierung für die computergestützte ärztliche Diagnostik und Therapie. Braunschweig: Vieweg&Teubner Verlag 2009.

Isermann R., Münchhof R.: Identification of dynamic systems. Berlin Heidelberg: Springer-Verlag 2011.

Janschek K.: Systementwurf mechatronischer Systeme / Methoden – Modelle – Konzepte. Berlin, Heidelberg: Springer-Verlag 2010.

Klüver Ch., Klüver J., Schmidt J.: Modellierung komplexer Prozesse durch naturanaloge Verfahren. Soft Computing und verwandte Techniken. Wiesbaden: Springer Fachmedien 2012.

Lunze J. Regelungstechnik 1: Systemtheoretische Grundlagen, Analyse und Entwurf einschleifiger Regelungen. Springer-Verlag 2012.

Nollau R.: Modellierung und Simulation technischer Systeme. Berlin: Springer-Verlag 2009.

Reinisch K.: Analyse und Synthese kontinuierlicher Steuerungs- und Regelungssysteme. Berlin: Verlag Technik 1996.

Reinschke K.: Lineare Regelungs- und Steuerungstheorie. Berlin: Springer-Verlag 2006.

Scherf H. E.: Modellbildung und Simulation dynamischer Systeme. Mit Matlab- und Simulink-Beispielen. München: Oldenbourg Wissenschaftsverlag GmbH 2003.

Wernstedt J.: Experimentelle Prozessanalyse. Leipzig: Verlag Technik 1989.

Standards und Richtlinien

VDI 3633: Simulation von Logistik-, Materialfluss- und Produktionssystemen. VDI-Richtlinie 1999.

VDI 3780: Technikbewertung: Begriffe und Grundlagen. VDI-Richtlinie. 1991.

Hagen Malberg, Gerald A. Urban, Georg Kaltenborn

9 Biosignale und Monitoring

Zusammenfassung: Die Ableitung von Signalen aus dem Körper und deren Verarbeitung und Darstellung (Signalgebung und Monitoring) sind wesentliche Grundlagen der medizinischen Diagnostik. Diese Biosignale lassen sich auch zur kontinuierlichen Überwachung von Vitalparametern und zur Steuerung von Organunterstützungssystemen nutzen. Dabei gewinnt die Messung von physikalischen und chemischen Größen immer mehr an Bedeutung. Präventive und personalisierte Diagnostik, die heute mit vergleichsweise kostengünstiger Technik möglich sind, finden neben der klinischen Anwendung auch in mobile Applikationen Eingang.

Abstract: Measuring signals from the body, their processing and representation (data acquisition and monitoring) are fundamentals of medical diagnostics. These biological signals are also used for continuous monitoring of vital parameters and for control of organ assistance devices. The measurement of physical and chemical quantities becomes more and more important. The so-called personalised and preventive medicine will be based on miniaturised, decentralised and cost effective bioanalysis systems, which will be used in clinical application as well as in mobile home appliances.

9.1 Einführung

Eine möglichst umfassende Erkenntnis über die Gesundheit oder den pathologischen Zustand eines Menschen erfolgt immer über multimodalen Informationsaustausch zwischen Patient und Arzt. Diese Informationen wurden in der Vergangenheit wie auch heute durch sensorische Prüfung übermittelt:
- über optische Modalitäten, wie z. B. Aussehen, Körperhaltung und Farbe der Haut (der „klinische Blick"),
- über akustische Modalitäten, wie z. B. Abhören (Auskultation),
- über die chemosensorische Prüfung von z. B. Urin.

Im Zuge der GALILEIschen Prämisse „Man muss messen, was messbar ist, und was nicht messbar ist, messbar machen" wurde die biologische Messtechnik erweitert und mittels technischer Systeme sowohl qualitativ als auch quantitativ zugänglich gemacht. Aufgrund der Komplexität biologischer Systeme und insbesondere des Menschen mussten diese Instrumente mehr und unterschiedlichere physikalische Eigenschaften erfassen und vielfach überhaupt erst neu erfunden werden. In den vergangenen Jahrzehnten wurden diese physikalischen und elektrischen Modalitäten zur Erfassung von Biosignalen um Messtechnik für chemische und biochemische Größen erweitert, um einen möglichst umfassenden Einblick in die biologische Funktion (Physiologie) und die Eigenschaften biologischen Regelkreise zu erhalten. Hierbei ist man beim zweiten Teil der GALILEIschen Prämisse angekommen, da man von vielen Erkrankungen bisher weder die Ursache noch die notwendigen Messgrößen zur Beschreibung und Bewertung kennt!

9.1.1 Einführung in die Sensorik

In jedem Fall müssen die notwendigen Instrumente zum Informationsgewinn über den Weg der biomedizintechnischen Grundlagenforschung entwickelt, adaptiert und optimiert werden. Diese diagnostischen Instrumente basieren je nach Fachgebiet auf der Messwerterfassung mittels **Sensoren** [DIN 1319-1] oder auf Verfahren zum Nachweis von Substanzen, **analytische Assays** genannt.

> **Sensor** (*lat. sentire* fühlen, empfinden): Messfühler, Mittel, Messeinrichtung zur Erfassung und Wandlung von Messgrößen; für spezielle Anwendungen auch Detektor oder Elektrode genannt. Ein Sensor ist das erste Element in der Messkette, das auf die Messgröße unmittelbar anspricht. Dabei wird eine physikalische, elektrische oder chemische Größe (Messgröße, Eingangsgröße) in eine andere physikalische, meist elektrische Größe (Ausgangsgröße) gewandelt.
>
> **Analytischer *Assay*** (*engl. assay* Test, Probe): standardisierte Methode in der biochemischen Analytik zur qualitativen oder quantitativen Bestimmung (zum Nachweis) von Substanzen.

Um der Multidimensionalität komplexer biologischer Systeme und der deswegen notwendigen **Multimodalität** der Messtechnik Rechnung zu tragen, werden Sensoren im medizintechnischen Bereich in bioelektrische, biophysikalische und biochemische Sensoren unterteilt. Dabei werden in heutiger Zeit mehrere Sensoren als unabhängige Einzelelemente oder in Vielzahl angeordnet als **Array** (*engl.* Feld, Matrix) am oder in den Körper eingebracht.

Grundlage der **Sensorik** ist der Informationsaustausch, wobei dieser oft mit einem Energie- oder Stoffaustausch verbunden ist. Die Basiswissenschaften sind die Thermodynamik und die Informationstheorie, die wiederum über den Entropiebegriff miteinander verbunden sind [Shannon 1948]. Schon aus dieser Betrachtungsweise ergibt sich die logische Verbindung der Sensorik mit der **Messtechnik** und der informationstechnischen Biosignalverarbeitung.

Die thermodynamische Betrachtungsweise führt aber konsequenterweise zur bionischen Sicht: Die Natur hat im Laufe der Jahrmilliarden immer komplexere Systeme bis hin zu lebendigen Organismen hervorgebracht, die sich weitab vom thermodynamischen Gleichgewicht befinden. Dies wurde in der Biologie durch die Evolution von Rezeptoren, also biologischen Sensoren, möglich, die eine dynamische Regelung des Organismus gewährleisten. Die Natur hat also die notwendige Sensorentwicklung schon vor mehreren Milliarden Jahren vorweggenommen! Diese *a priori* dynamische Regelung macht aber auf eine weitere wichtige Dimension der Sensorik aufmerksam – die Erfassung des zeitlichen Verlaufs der Biosignale.

9.1.2 Einführung in die Biosignalverarbeitung

Die Messbarkeit von physiologischen Signalen ist eine notwendige Voraussetzung für die Biosignalverarbeitung. Letztere stellt innerhalb der Biomedizinischen Technik eine klassische Disziplin dar, in der aus Signalableitungen mittels technischer Verfahren physiologische Informationen über den Organismus gewonnen werden. Zudem kommt ihr als funktioneller Diagnostik eine sehr große Bedeutung in der Präventivmedizin zu, wenn es darum geht, individuelle Risiken und Erkrankungen vor der Genese zu erkennen und dann ggf. präventiv zu behandeln. Dafür ist die enge Verbindung zur Telemedizin und anderen Fachgebieten der Biomedizinischen Technik notwendig. Eine weitere wichtige Aufgabe besteht darin, zukünftig die nichtinvasive Diagnose im Umfeld aller diagnostischen Möglichkeiten durch die relativ kostengünstig verfügbare Rechentechnik weiter zu stärken, um damit frühzeitig schwere Erkrankungen zu erkennen.

Biosignalverarbeitung: informationstechnische Analyse biologischer (meist physiologischer) Signale, die direkt oder indirekt durch Vorgänge in biologischen Systemen verursacht und verändert werden, um aus ihnen Informationen über Zustand (Funktion und Gestalt) bzw. Zustandsänderungen des beobachteten biologischen Systems zu extrahieren. Das Ziel der klinischen Biosignalverarbeitung ist die Gewinnung diagnostischer Informationen, die eine Grundlage für therapeutische Handlungen sein können.

Unterstützt durch die rasante Entwicklung der Mikrocomputertechnik in den 1980er Jahren und den daraus resultierenden verfügbaren großen Rechenleistungen entwickelte sich die **Biosignalverarbeitung** zu einer wesentlichen Triebfeder für Innovationen im Bereich der Biomedizinischen Technik.

Die Entwicklung informationstechnischer Verfahren zur Gewinnung physiologischer Informationen geschieht unter folgenden Gesichtspunkten:
- automatisierte Beurteilung von Signalen und Bildern (Diagnoseunterstützung, **Screening**: s. ▶ Kap. 10 und 11)
- Überwachung und Kontrolle von Vitalfunktionen (**Monitoring**, z. B. in der Intensivmedizin, Alarmgebung: s. ▶ Kap. 10)
- formale Beschreibung von z. T. unbekannten physiologischen Wechselwirkungen (medizinisch-physiologische **Grundlagenforschung**: s. ▶ Kap. 8)
- Steuerung und Regelung physiologischer Funktionen durch medizinische Geräte (z. B. Organersatz, funktionelle Stimulation, aktive Prothetik: s. ▶ Kap. 12, 13, 14 und 15).

Die Biosignalverarbeitung basiert auf der klassischen Signalverarbeitungskette und ist in ihren Grundbestandteilen in ▶ Abb. 9.1 dargestellt: von der Signalaufnahme, der Vorverarbeitung und der Übertragung der Signale bis zur Analyse mittels Rechentechnik. Die Ableitung einer therapeutischen Entscheidung aus automatisiert gewonnenen, physiologischen Informationen obliegt allerdings allein dem ärztlichen Personal.

Da sich jedes lebendige System ununterbrochen auf neue Umgebungsbedingungen einstellen muss, entstanden in der Evolution kontinuierlich arbeitende Rezeptoren als Sensoren zur Messung/Beobachtung lebenswichtiger biologischer Größen. In der technischen Sichtweise wird diese Vorgehensweise als „**Monitoring**" (kontinuierliche Überwachung von Messwerten) beschrieben.

Monitoring (*engl. to monitor* beobachten, kontrollieren, prüfen): kontinuierliche Überwachung von Messgrößen und Kennwerten (Erfassung, Verarbeitung, Protokollierung, Präsentation und ggf. Alarmierung, s. a. ▶ Kap. 1).

Eine weitere Besonderheit des Lebens ist dessen stochastische Vorgehensweise zur Stabilisierung von Lebensvorgängen mittels dynamischer Regelung. Der Organismus

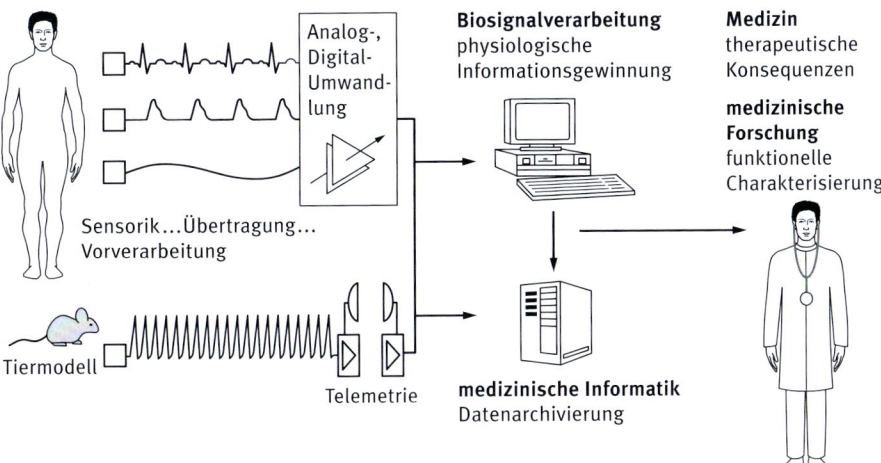

Abb. 9.1: Grundprinzip der medizinischen Signalverarbeitung (Biosignalverarbeitung), das die Wechselbeziehung zwischen der eigentlichen Signalaufnahme über eine Sensorik, die medizinische Messtechnik, die Biosignalverarbeitung und informationstechnische Infrastruktur (medizinische Informatik) bis zur klinisch-therapeutischen Konsequenz darstellt.

reagiert auf externe Einflüsse durch nichtlineare und nichtstationäre Änderungen der Regelparameter. Die Multimodalität der sensorischen Erfassung hat für den biomedizintechnisch arbeitenden Wissenschaftler und Ingenieur die interessante Konsequenz, unbedingt interdisziplinär zu arbeiten, da man sowohl physikalische als auch biochemische und informationstechnische Grundlagen benötigt.

Das aus Routineuntersuchungen allgemein bekannteste Biosignal im „Biosystem Mensch" ist das Elektrokardiogramm (EKG). Aus ihm lassen sich mit einfachen Methoden biologische Basiskenngrößen extrahieren. Mittels komplexer mathematischer Verfahren können aus dem EKG Informationen zur Diagnose und **Risikostratifizierung** (Abschätzung des Risikos in der Medizin: s. ▶Kap. 16) sowie zur Steuerung und Regelung medizintechnischer Geräte (z. B. Herzschrittmacher) gewonnen werden. Doch dies ist nicht auf das EKG beschränkt, vielmehr stellt die Biosignalverarbeitung aufgrund ihrer Vielschichtigkeit in vielen klinischen Bereichen ein unverzichtbares Basiselement im medizinischen Alltag dar: in der Herz-Kreislauf- bzw. Intensivmedizin, in der Neurologie und Neurochirurgie, in der Schlafmedizin, in der Physiotherapie, in der Rehabilitation und in weiteren Fachgebieten. Dazu kommen anwendungsorientierte Bereiche, wie z. B. die Sportwissenschaften, Ergonomie, Arbeitswissenschaften und Psychologie sowie die biologische Grundlagenforschung.

Trotz dieses großen Anwendungsspektrums ist der wirkliche Nutzungsgrad der durch die Biosignalverarbeitung eröffneten Potentiale besonders im klinischen Bereich durchaus kritisch zu betrachten. So kann beispielsweise die manuelle, meist sehr eintönige, ermüdende und folglich auch fehlerbehaftete Auswertung von Biosignalen am Bildschirm durch eine automatisierte Bewertung verbessert werden: In der Klinik wird zwar eine Vielzahl von Biosignalen aufgezeichnet, jedoch keineswegs optimal analysiert. Im Gegensatz dazu besteht aber ein sehr großer Bedarf, mehr Informationen über den *Status quo* (den aktuellen Zustand) des Patienten zu gewinnen, wie beispielsweise auf Intensivstationen. So gibt es eine sehr große Nachfrage an klinisch validierten und praxistauglichen Verfahren zur Analyse von Biosignalen und – darauf aufbauend – zur klinischen Interpretation der ermittelten Parameter. Letztendlich finden alle neu vorgestellten Verfahren der Biosignalverarbeitung ihre Publizität, Anerkennung und routinemäßige Verwendung in der Klinik erst, wenn sie an mehreren Tausend Patienten validiert wurden und eine signifikante Verbesserung der klinischen Diagnose bzw. Therapie nachgewiesen werden konnte. Dabei sind Diskussion und Kooperation zwischen Ingenieuren und klinischen Partnern essenziell. Vor diesem Hintergrund wird deutlich, dass, trotz allen Fortschritts, in der Biosignalverarbeitung noch ein sehr großes Entwicklungspotential vorhanden ist und ihre Grenzen derzeit nicht absehbar sind [Wolf 2006].

Den Kern der Biosignalverarbeitung stellen die linearen und nichtlinearen Methoden der univariaten und der multivariaten Signalverarbeitung und deren Weiterentwicklung dar. Die Besonderheiten bei der Anwendung von mathematisch-technischen Analyse- und Regelungsmethoden für physiologische Fragestellungen stellen eine große Herausforderung dar, die schon 1966 von MILHORN [Milhorn 1966] wie folgt beschrieben worden ist:

– die Relationen zwischen variablen biologischen Systemen verlaufen in der Regel nichtlinear,
– biologische Systeme besitzen in der Regel keinen Sollwert,
– biologische Systeme sind nicht stetig und
– biologische Systeme sind weitaus komplexer als technische Systeme.

9.2 Sensorik für die Medizin

Zur Messung und Bestimmung des komplexen physikalisch-chemischen Informationsgehalts im lebenden System und insbesondere am Menschen sind spezielle Messeinrichtungen, sogenannte **Sensoren** oder **Detektoren**, notwendig. Für die Messung von elektrischen Signalen werden als Sensoren **Elektroden** verwendet, die Signalspannungen im μV-Bereich abgreifen können.

Detektor (*lat. detector* der Aufspürer, Offenbarer, Entdecker): spezielle Bezeichnung für einen Sensor, z. B. zur Erfassung von Röntgenbildern.

Elektrode: spezielle Bezeichnung für einen Sensor zur Erfassung elektrischer Biosignale wie EKG, EEG, EMG; Elektronenleiter, der in Kontakt mit einem Elektrolyten den Übergang zwischen Elektronen- und Ionenleitung ermöglicht.

Elektrolyt: chemische Verbindung, die (teilweise) in Ionen dissoziiert ist und damit Ionenleitung ermöglicht.

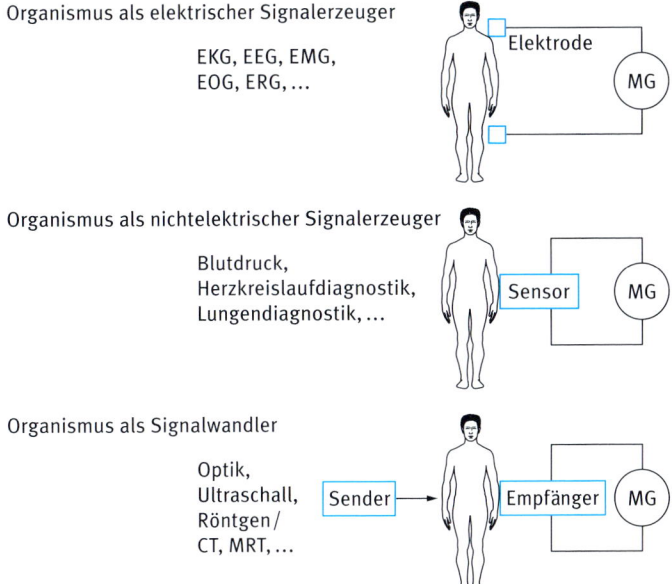

Organismus als elektrischer Signalerzeuger

EKG, EEG, EMG,
EOG, ERG, …

Elektrode

MG

Organismus als nichtelektrischer Signalerzeuger

Blutdruck,
Herzkreislaufdiagnostik,
Lungendiagnostik, …

Sensor   MG

Organismus als Signalwandler

Optik,
Ultraschall,
Röntgen/
CT, MRT, …

Sender   Empfänger   MG

Abb. 9.2: Schematische Darstellung der bioelektrischen und biophysikalischen Informationsgewinnung aus dem Organismus (MG = Messgerät).

In jedem Fall ist eine direkte und in vielen Fällen langfristige Kopplung des Sensors an das Gewebe notwendig, was hohe Anforderungen an die Sterilisierbarkeit, Bioverträglichkeit und Sensorstabilität stellt. Deshalb versucht man verstärkt, die invasive Messtechnik durch minimal- oder nichtinvasive Messtechnik zu ersetzten. Spektroskopische und bildgebende Verfahren haben einen hohen Reifegrad erlangt und beruhen auf der Einstrahlung von externer Energie wie Licht, Ultraschall oder einem Magnetfeld und der Messung der transmittierten, respektive reflektierten Energie mittels Detektoren. Sie haben aber in vielen Fällen nicht die notwendige Ortsauflösung oder die Möglichkeit, elektrische wie metabolische Größen selektiv und kontinuierlich zu messen und sind im Allgemeinen sehr aufwändig.

In ▸ Abb. 9.2 sind die Grundprinzipien der bioelektrischen und biophysikalischen Informationsgewinnung aus dem Organismus dargestellt. So lassen sich
– die bioelektrischen Signale mit Kontaktelektroden direkt,
– die biophysikalischen Signale mit einer direkten physikalisch-elektrischen Umwandlung,
– die Signale durch die Absorption oder Reflexion einer zusätzlichen Größe (z. B. ein Feld) indirekt messen.

Für die Messung von elektrischen Potentialen kommen Metallelektroden oder niederohmige Ag/AgCl-Elektroden zum Einsatz. Für die Messung von physikalischen

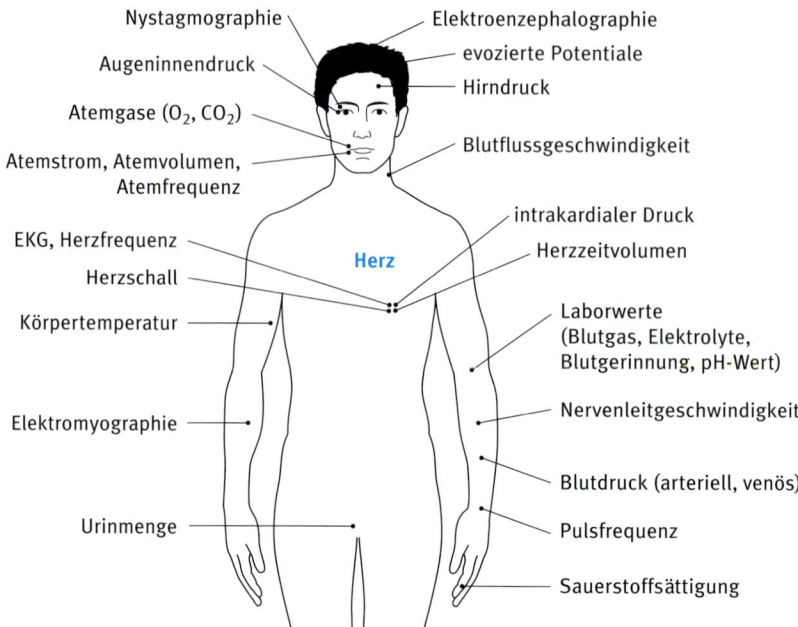

Abb. 9.3: Zusammenstellung von physiologischen elektrischen, biophysikalischen und biochemischen Messgrößen und abgeleiteten Parametern in der klinischen Routine, wobei als elektrische Ableitungen die Registrierung der Summe der elektrischen Aktivität im untersuchten Körperteil zu verstehen ist. Herz: die Elektrokardiographie (EKG), Gehirn: die Elektroenzephalographie(EEG), Muskeln: die Elektromyographie (EMG), Nystagmographie (Augenmuskelaktivität); Nerven: die Elektroneurographie (ENG).

Parametern sind miniaturisierte und mikrosystemtechnische Sensoren z. B. zur Messung von Impedanz, Temperatur, Druck und Schall, Beschleunigung, Rotationsgeschwindigkeit (Drehrate), elektromagnetischer Energie und Durchfluss anwendbar. Physikalische Sensoren, insbesondere Inertialsensoren (Beschleunigungssensoren), zeichnen sich durch hohe Robustheit aus und sind in Bezug auf Biostabilität als unkritisch anzusehen. Eine unvollständige Übersicht zur Anwendung dieser Sensoren ist in ▶ Abb. 9.3 dargestellt.

Für die Bestimmung von Laborparametern sind elektrochemische und optische Verfahren im Einsatz und für metabolische Parameter komplexe Chemo- und Biosensoren [Thevenot 1999]. Bei der Bestimmung von klinisch-chemischen Parametern unterscheidet man zwischen Zentrallaborverfahren, welche mittels automatisierter Verfahren standardisierte biochemische Reaktionen durchführen und deren Reaktionsendpunkte detektiert werden, und den sogenannten **Point-of-Care-** oder **Near-Patient-Verfahren** (POC- bzw. NP-Verfahren). Bei diesen wird ein dezentrales Labor oder *Lab-on-a-Chip*-System in der Nähe des Patienten platziert, und es werden

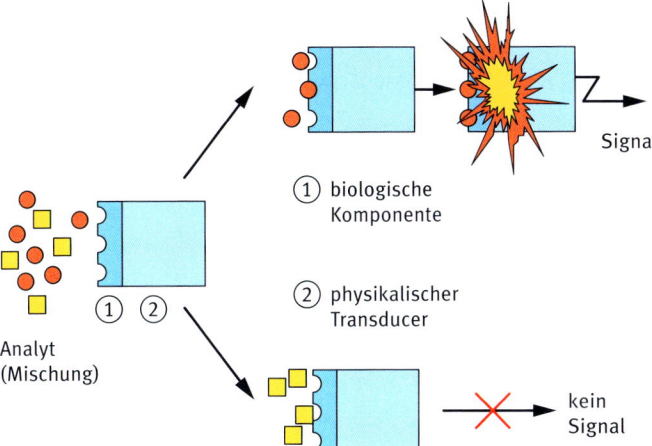

Abb. 9.4: Schematische Darstellung des Funktionsmechanismus eines Biosensors.

vornehmlich elektrochemische oder optische Bio- und Chemosensoren[1] verwendet (▶ Abb. 9.4).

Biosensor: Sensor, der biologische Erkennungselemente, z. B. Enzyme oder Mikroorganismen, zur Signalerfassung verwendet.

Chemosensor: Sensor, der chemische Erkennungselemente, z. B. bestimmte kleine Moleküle in Gasen oder Flüssigkeiten, selektiv (trennscharf) und sensitiv (feinfühlig, hoch aufgelöst) zur Signalerfassung verwendet.

Lab-on-a-Chip: vollständige oder teilweise Implementierung von Laborabläufen auf einem Mikrochip durch Integration unterschiedlicher Elemente (meist Fluidik und Sensorik).

Die biologischen Elemente wie z. B. Enzyme, Mikroorganismen, Proteine oder Zellen dienen zur Stofferkennung, sind direkt an den Transducer gekoppelt und mehrfach verwendbar. Die entstehende chemische oder physikalische Veränderung der biologischen Komponente wird am Transducer in ein detektierbares Signal gewandelt. Als Transducer kommen beispielsweise ionenselektive Elektroden, optische Sensoren (**Optroden**), Thermistoren oder Piezokristalle zum Einsatz.

---

1 Die übliche, hier verwendete Definition für Bio- bzw. Chemosensoren klassifiziert nach dem Messprinzip und damit nach der Art des Erkennungselements des Sensors. Eine andere Variante der Begriffsbestimmung richtet sich nach der Art der abzubildenden Signale: Biosensoren messen biologisch erzeugte Signale („Biosignale"), Chemosensoren weisen – z. B. als Sonderform des Biosensors – chemische Substanzen nach.

Diese Biosensoren arbeiten sehr selektiv und sensitiv und werden deshalb routinemäßig in der klinischen Analytik eingesetzt. Solche Biosensoren werden nicht nur im Akutlabor, sondern auch im häuslichen Bereich (*Home Care*) zur Bestimmung des Blutzuckers oder für Schwangerschaftstests eingesetzt.

9.3 Elektrische Biosignale

Seit der Entdeckung elektrischer Phänomene im Organismus ist die Ableitung der daraus resultierenden Signale ein wesentlicher Schwerpunkt in Diagnose und Überwachung.

Dazu wird eine geeignete Kontaktfläche, die Elektrode, benötigt, die den Übergang von der ionischen Leitung im Gewebe zur Elektronenleitung in der Signalleitung vermittelt (▶ Abb. 9.5).

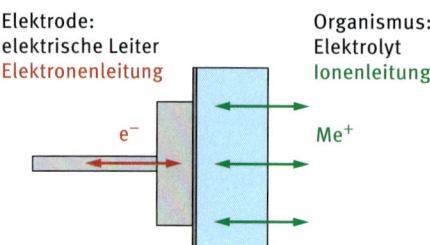

Abb. 9.5: Darstellung der Grenzfläche zwischen Organismus und Metallelektrode.

Das kapazitive Verhalten der Metallelektrode führt zu Potentialabfall und Hochpasseigenschaften. Materialien mit unterschiedlichen chemischen und elektrischen Potentialen führen zur Aufladung der Elektrode und sind als eine Störgröße zu betrachten. Deshalb können nur Messungen von Differenzen der elektrischen Potentiale relativ zu einer Referenzelektrode (z. B. Wasserstoffnormalelektrode) durchgeführt werden.

Dabei gibt es Folgendes zu beachten: Metallelektroden verhalten sich im Allgemeinen wie eine Kapazität (C) mit nur einem geringen OHMschen Anteil (R), ebenso ist auch das Gewebe als RC-Glied aufzufassen (▶ Abb. 9.6).

Ebenso stellt die Haut ein RC-Glied dar, das als Störgröße in die Messung mit eingeht. Die Hautzellen sind durch ihren wasserundurchlässigen Schichtaufbau, der den Ladungsträgertransport hemmt, als Kapazität anzusehen. Die Drüsen wirken dagegen als OHMscher Leiter. Die Minimierung dieser Störgröße, also die Absenkung der Impedanz, kann durch Elektrodenpaste, durch Entfetten der Haut bzw. durch Oberflächenbehandlung erreicht werden.

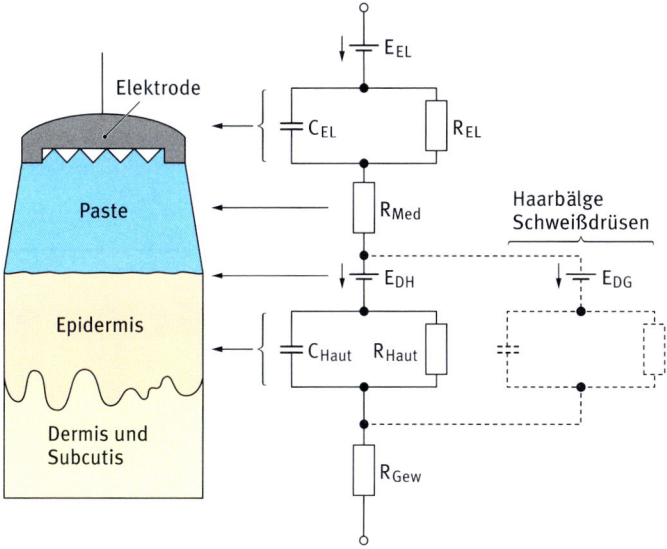

Abb. 9.6: Ersatzschaltbild der Kontaktstelle zwischen der Haut (dargestellt als Unter- und Oberhaut) und der Metallelektrode, die sowohl das Elektrodengel als auch den Salz/Salz-Ionenaufbau und den metallischen Leiter enthält, C = Kapazität, R = Oʜᴍscher Widerstand, E = elektrischer Potentialunterschied.

Die wichtigsten in der klinischen Routine angewendeten elektrischen Biosignale sind in Tab. 9.1 aufgeführt (modifiziert nach [Seelos 1997]).

In der klinischen Diagnose und Therapie werden darüber hinaus noch weitere biosignalbasierte Methoden angewendet, die ausführlich in ▶ Band 5 der Lehrbuchreihe vorgestellt werden. Die messtechnische Herausforderung besteht in der Kombination von:

– kleinen Potentialdifferenzen bei großem Hintergrundsignal,
– einer relativ großen Quellimpedanz, welche eine sehr große Eingangsimpedanz des Verstärkers erfordert,
– einer reinen Wechselstrommessung bei Vorliegen von Metallelektroden.

Die Lösung dieses messtechnischen Problems liegt in der Verwendung von Differenzspannungsverstärkern mit hoher Unterdrückung des Gleichtaktanteiles (▶ Abb. 9.7).

Spielen bei der Messung von elektrischen Signalen die Erzielung eines möglichst hohen Signal-Rausch-Abstandes und die nachfolgende komplexe Weiterverarbeitung die Hauptrolle, so ist die Erzielung der notwendigen Spezifität und Sensitivität der eingesetzten Sensoren bei der Messung von nichtelektrischen Größen als größte Herausforderung anzusehen.

Tab. 9.1: Die wichtigsten in der klinischen Routine angewendeten elektrischen Biosignale (A = Amplitude, f = Frequenz). Abb. a, b, c mit freundlicher Genehmigung von Prof. T. Penzel, Charite – Universitätsmedizin Berlin, Schlafmedizinisches Zentrum.

Elektrische Potentialquelle	Diagnostik	Klinische Anwendung	Beispiel (Abszisse: Zeit Ordinate: Spannung)	Messorte und Signalcharakteristik
Herz	Elektrokardiogramm (EKG)	kardiale Diagnostik, intensivmedizinische Überwachung, Herzschrittmacher		extrakorporal mit Hautelektrode, A: 1 µV bis 4 mV (meist 1 bis 3 mV), f: 0,01 bis 50 Hz
Gehirn	Elektroenzephalogramm (EEG)	neurologische und psychiatrische Diagnostik, Schlafmedizin		extrakranial mit Skalpelektroden, A: 1 bis 100 µV (meist 30 µV), f: 0,01 bis 100 Hz
Nerven	Elektroneurogramm (ENG)	neurologische Diagnostik, Schlafmedizin		intrakorporal mit Nadelelektroden A: 0,01 bis 3 mV, f: 0 bis 10 kHz, Aktionspotentialmessungen mit Mikroelektroden
Muskeln	Elektromyogramm (EMG)	orthopädische Diagnostik, Rehabilitation, Steuerung von Prothesen		an den Extremitäten mit Haut- od. Nadelelektroden, 100 µV bis 1 mV, f: 1 bis 5 kHz

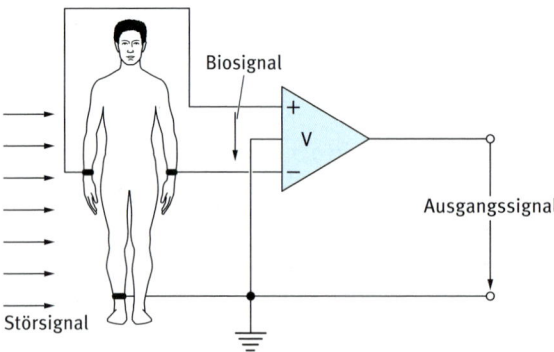

Abb. 9.7: Messung von extrakorporalen Potentialdifferenzen am Beispiel der EKG-Ableitung nach EINTHOVEN I. Am Ausgang wird das Biosignal von Störsignalen überlagert.

9.4 Nichtelektrische Biosignale

9.4.1 Biophysikalische Messgrößen

Zur Messung von biophysikalischen Größen werden vornehmlich Sensoren verwendet, um das zu untersuchende physikalische Phänomen in eine automatisiert zu verarbeitende elektrische Signalform zu überführen. Die wichtigsten Anwendungen sind in Tab. 9.2 aufgeführt.

Spezielle, in der Klinik häufig angewendete Messprinzipien werden nachfolgend vorgestellt.

Temperaturmessung

Als bekanntestes Messinstrument ist wohl der **Temperatursensor** zu nennen, der heutzutage mittels Thermistortechnik sehr klein, robust und handlich ausgeführt und auch für berührungslose Messungen der Körpertemperatur geeignet ist (▸ Abb. 9.8).

Thermistor: Bauelement, das eine negativ exponentielle Temperaturkennlinie des elektrischen Widerstandes aufweist und deswegen hochempfindlich messen und durch Mikrominiaturisierung implantiert werden kann [Jones 2009].

Impedanzbestimmung

Sensoren können auch zur Steuerung und Regelung von medizintechnischen Systemen eingesetzt werden. Ein prominentes Beispiel ist der moderne Herzschrittmacher, der die elektrische Stimulation des Herzens den physiologischen Bedürfnissen anpassen muss (s. ▸ Kap. 13.2). Die „Messung" der Impedanz wird in der Herzschrittmachertechnologie zur Bestimmung hämodynamischer Parameter verwendet, wobei die Schrittmacherelektrode gleichzeitig als Messelektrode verwendet werden kann.

Impedanzmessung: Bestimmung des (Wechselstrom-)Widerstands zwischen zwei definierten Messstellen; im Allgemeinen stellt die Impedanz eine komplexe, frequenzabhängige Größe dar.

Durch die Bestimmung der Impedanz zwischen Elektrode und Schrittmachergehäuse werden die Ejektionsphase des Ventrikels und damit die Hämodynamik des Auswurfvolumens und der zeitlichen Abfolge der Erregung ermittelt. Damit kann die Herzschrittmacherstimulation geregelt zum richtigen Zeitpunkt erfolgen [Anna 1992] (▸ Abb. 9.9).

Tab. 9.2: Beispiele einiger, in der klinischen Routine angewendeter biophysikalischer Messgrößen und Parameter (A = Amplitude, f = Frequenz).

Biologische Funktionalität, Messgrößen und Parameter	Messverfahren	Anwendung und Signalcharakteristik
Hämodynamik	Impedanzbestimmung	Herzschrittmacher f: bis 100 Hz
Blutdruck	Druck auskultatorisch, oszillometrisch, nach RIVA-ROCCI, invasiv mit Katheter	kardiovaskuläre Diagnostik, Monitoring an Extremitäten, A: bis 250 mmHg, f: bis 50 Hz
Blutfluss	Geschwindigkeit mittels Laserdopplerverfahren, Ultraschalldopplerverfahren, elektromagnetische Messung, Pulsplethysmographie	kardiovaskuläre Diagnostik extrakorporal an Blutgefäßen A: bis 300 ml/s f: bis 20 Hz
Herzzeitvolumen	Blutvolumen pro Zeit durch Indikatordilution mit Thermosensorik	kardiovaskuläre Diagnostik A: 4 bis 25 l/min
Körperbelastung	Kraftmessung mit Silizium-Dehnungsmess-Streifen	orthopädische Implantate, Kaudrucksensoren A: 1 μN bis mehrere N f: bis einige Hz
Körperbewegung, -beschleunigung	Mikrobeschleunigungssensoren, Gyrosensoren	Herzschrittmacher, Vitalitätsmonitor A: 0,1 bis 2 g f: bis 100 Hz
„Respiration": Druck, Gaspartialdruck, Atemgasfraktion O_2, CO_2, Volumenstrom	Differenzdruckverfahren, Kapnometrie, Oxymetrie, Spirometrie, Pneumotachographie	kardiopulmonale Diagnostik Atemgasstrom: A: bis 200 l/min, f: bis 40 Hz, Atemzugvolumen: A: 50 ... 1000 ml
Herz- und Gefäßschall	Schalldruckmessung mittels Mikrofon (Phonokardiographie)	kardiopulmonale Diagnostik thorakal für Herz- und Lunge, auf Gefäßen für Strömungsgeräusche (Stenosen): Dynamik: 80 dB, f: bis 2 kHz
fetale Herzaktivität, Uterusaktivität	mechanische Bewegungsmessung mittels Ultraschall (Kardiotokogramm)	Geburtsmedizin am Uterus
Körpertemperatur	Temperaturmessung mittels Thermometer, Bolometer	allgemeine Diagnostik intra- oder extrakorporale Messung, A: 34 bis 42°C, f: bis 1 Hz

(a)

(b)

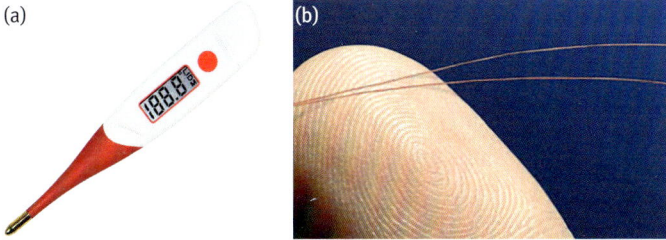

Abb. 9.8: (a) Fieberthermometer auf Thermistorbasis, (b) hochminiaturiserter Thermistor für biome-dizintechnische Anwendungen mit 0,5 mm Außendurchmesser.

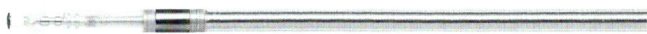

Abb. 9.9: Herzschrittmacherelektrode zur Stimulation und gleichzeitigen Impedanzbestimmung, Katheterdurchmesser 2 mm.

Beschleunigungsmessung

Um Herzschrittmacher zu steuern, wird aber nicht nur das hämodynamische Profil benötigt, sondern es muss auch das Aktivitätsprofil des Patienten aufgenommen wer-den, was beispielsweise mit einem mikromechanischen Beschleunigungssensor reali-siert wird. Moderne Beschleunigungssensoren beruhen auf mikromechanischen Ferti-gungsverfahren der Siliziumtechnologie, wobei z. B. die Bewegung einer seismischen Masse kapazitiv detektiert wird. Einen in Oberflächenmikromechanik ausgeführten Beschleunigungssensor zeigt ▶ Abb. 9.10.

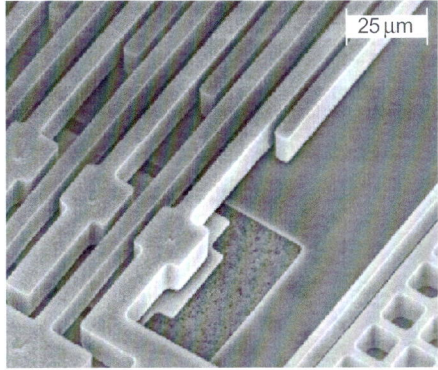

25 µm

Abb. 9.10: Oberflächenmikromechanischer Beschleunigungssensor.

Druckmessung

Die Messung des Blutdruckes nach RIVA-ROCCI hat eine lange Tradition in der Medizin. Aktuelle Versionen von Blutdruckmessgeräten verwenden miniaturisierte Drucksensoren und Mikrofone mit integrierter Miniaturpumpe (▶ Abb. 9.11).

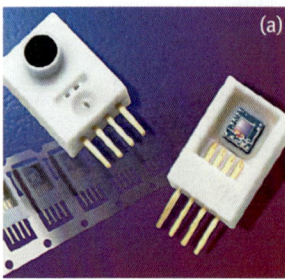
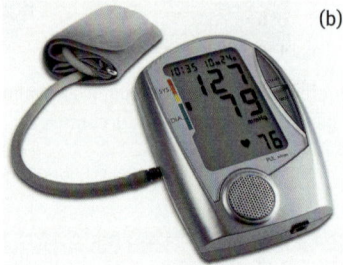

Abb. 9.11: (a) Mikromechanischer Drucksensor als Chip und im Gehäuse, (b) mobiles Blutdruck-messsystem.

Durch die verwendete Miniaturisierungstechnologie ist es auch möglich, Mikro-drucksensoren mit $1\,mm^2$ Oberflächenabmessung zu fertigen, die für die intrakraniale Hirndruckmessung auf der Intensivstation verwendet werden können (▶ Abb. 9.12). Damit kann der Gehirndruck z. B. bei Schädelhirntrauma überwacht und ein Hirn-ödem frühzeitig erkannt werden [Fernandes 1998].

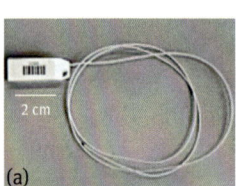
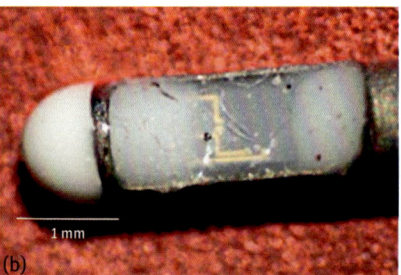

Abb. 9.12: (a) Gehirndrucksensor für intensivmedizinische Anwendungen, (b) vergossene Sensor-spitze mit integriertem Drucksensor.

9.4.2 Biochemische Messgrößen

Biochemische Prozesse werden in der klinischen Routine vielfältig analysiert (Tab. 9.3). Im Sinne der Biosignalverarbeitung sind dies jedoch quasikontinuier-liche Analysen, da die Messwerterfassung und -analyse im Vergleich zur Analyse elektrophysiologischer Signale sehr große Zeitkonstanten besitzt.

Tab. 9.3: Auswahl einiger in der klinischen Routine angewendeter biochemischer Messgrößen.

Messgröße	Messverfahren	Anwendung
Sauerstoffsättigung	Pulsoxymetrie	kardiovaskuläre Diagnostik, Monitoring, Schlafmedizin
Elektrolytkonzentration	ionenselektive Elektroden	klinische Chemie, Notfallmedizin
Blutgase	elektrochemische und optische Sensoren	Notfallmedizin
Emergency-Metabolite	Biosensoren	Notfallmedizin, klinische Chemie
Metabolite	Laborchemie	klinische Chemie
Biomarker	Immunologie, Biochips	immunologische Diagnostik

Die genaue Bestimmung biochemischer Parameter stellt eine technische Herausforderung dar, wobei insbesondere das (kontinuierliche) Monitoring nur für ausgewählte Analyten möglich ist. Zu den Hauptmethoden gehören optische und elektrochemische Verfahren. Optische Verfahren sind im Allgemeinen **Absorptionsmessungen,** die den Farbumschlag einer chemischen Reaktion quantitativ nach dem LAMBERT-BEERschen Gesetz bestimmen, womit man die Menge einer Substanz z. B. im Blut nachweisen kann [Beer 1952].

Pulsoxymetrie

Die nichtinvasive Bestimmung der Sauerstoffsättigung ist mittels **Absorptionsspektroskopie** nach LAMBERT und BEER möglich. Dabei wird über zwei Lichtstrahlen – einen Referenzstrahl bei 1 µm und einen Messstrahl bei 650 nm Wellenlänge (s. ▶Kap. 6) – die Größe der Absorption des Lichts im Hämoglobin bestimmt, die eine Funktion der Sauerstoffbeladung ist (▶Abb. 9.13).

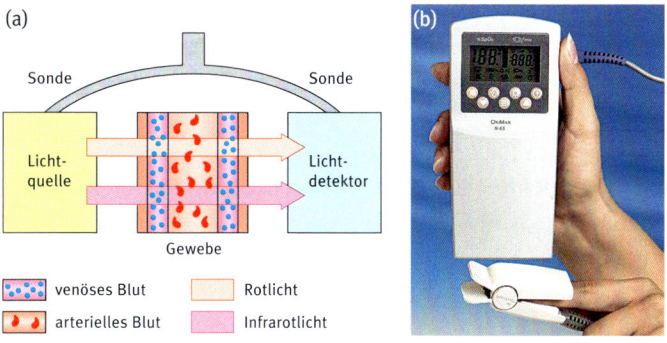

Abb. 9.13: (a) Prinzip der Pulsoxymetrie, (b) klinische Anwendung.

Sauerstoffsättigung: in der Medizin übliche Bezeichnung für den Anteil des mit Sauerstoff beladenen Hämoglobins im Blut; die korrekte Bezeichnung müsste Sauerstoffkonzentrationsverhältnis lauten, denn die Sättigung wird erst bei einem maximal möglichen Verhältnis von 1 (100 % oxygeniertes Hämoglobin) erreicht.

Diese Methode ist für das Langzeitmonitoring im Intensivbereich sehr gut geeignet. Da es sich hier um eine reine Farbmessung handelt, kann es aber zu Störungen durch mangelnde Durchblutung, Bewegungen oder äußere Einflüsse kommen.

Messung von Blutgasen und Elektrolyten

Sauerstoff- und CO_2-Partialdruck, pH-Wert und Ionen werden mittels Elektroden nach CLARK und SEVERINGHAUS [Clark 1953, Severinghaus 1986] und mittels ionenselektiver Elektroden [Simon 1970] bestimmt. Die Sauerstoffsättigung (Sauerstoffkonzentration) steigt nichtlinear mit dem Sauerstoffpartialdruck im Blut. Dieser Zusammenhang wird in der sogenannten Sauerstoffbindungskurve (s. ▶ Band 2, Kap. 2) dargestellt.

Eine ionenselektive Elektrode verwendet pH-Glasmembranen [Cremer 1906] oder Polymermembranen für die Messung von K^+-, Na^+- und Ca^{2+}-Ionen. Durch die selektive Aufnahme von H^+-Ionen in einer speziellen Glasmembran oder die Immobilisierung sogenannter Ionophore (Moleküle, die Ionen durch eine Membran transportieren) in einer Polymermembran wird die selektive Aufnahme der Ionen durch Messung eines elektrischen Potentials gegen eine Referenzelektrode bestimmt. Die Abhängigkeit der Messspannung von der Ionenkonzentration kann mittels der NERNSTschen Gleichung angegeben werden (E = Elektrodenpotential, E_0 = Standardelektrodenpotential, R = Gaskonstante, T = absolute Temperatur, n = Anzahl der übertragenen Elektronen, F = FARADAY-Konstante, a = Aktivität des Redoxpartners (a_{Ox} oxidierte Form, a_{red} reduzierte Form):

$$E = E_0 + \frac{RT}{nF} ln \frac{a_{Ox}}{a_{red}} \,. \tag{9.1}$$

Die Sauerstoffkonzentration wird mittels der **CLARK-Elektrode** bestimmt (▶ Abb. 9.14).

Hierbei diffundiert der gelöste Sauerstoff aus dem Blut durch eine Teflonmembran zur Kathode und wird dort elektrochemisch reduziert. Dabei ist der Reduktionsstrom bei Diffusionslimitierung durch die Membran linear abhängig von der Sauerstoffkonzentration. Somit kann durch eine einfache Messung des Reduktionsstroms der Sauerstoffgehalt im Blut bestimmt werden (▶ Gl. 9.2; j = Stromdichte, D = Diffusionskonstante des Mediums, c = Sauerstoffkonzentration im Innenelektrolyten, x = Ortskoordinate):

$$j = -nFD\frac{\partial c}{\partial x} \,. \tag{9.2}$$

Im Gegensatz zur Pulsoxymetrie misst dieses Verfahren direkt die Sauerstoffkonzentration. Blutgase und Elektrolyte werden im Allgemeinen nicht kontinuierlich gemes-

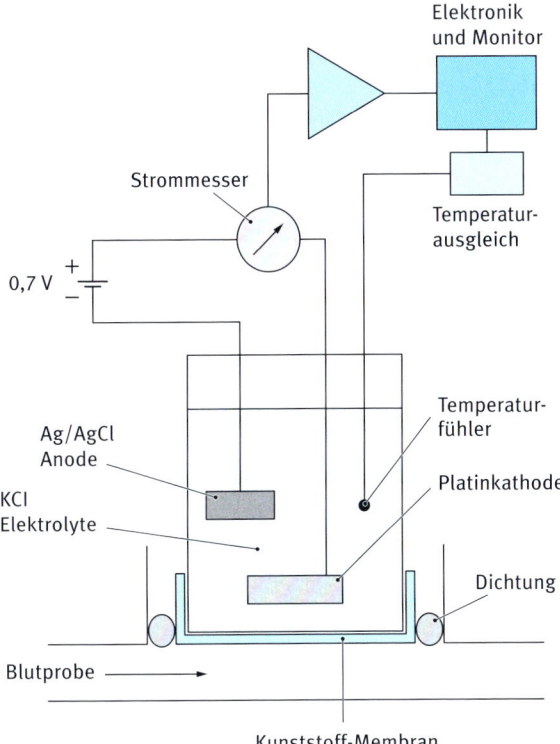

Elektronik
und Monitor

Strommesser

Temperatur-
ausgleich

0,7 V

Temperatur-
fühler

Ag/AgCl
Anode

Platinkathode

KCl
Elektrolyte

Dichtung

Blutprobe

Kunststoff-Membran

Abb. 9.14: Prinzip der Sauerstoffreduktion in einer CLARK-Elektrode mit zusätzlichem Thermistor zur Temperatur-Kompensation.

sen, sondern nach einer Blutabnahme im Akutlabor diskret verarbeitet. Durch Miniaturisierung ist es möglich, alle Sensoren, einschließlich der Biosensoren, auf einem Chip zu integrieren und in eine mikrofluidische *Cartridge* (Modul) zu implementieren (▶Abb. 9.15).

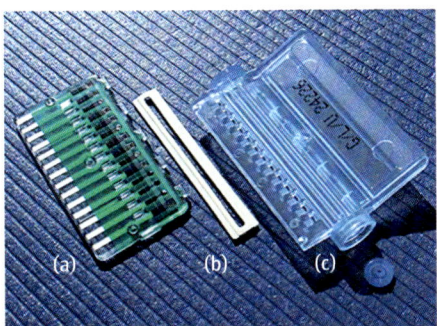

(a)   (b)   (c)

Abb. 9.15: Sensormodul mit Mikrofluidik zur Messung von metabolischen Parametern, (a) Sensorarray, (b) Dichtung, (c) Mikrofluidik.

Biosensoren

Metabolite (Zwischenprodukte im Stoffwechselvorgang) wie Glukose, Laktat, Pyruvat, Neurotransmitter oder Aminosäuren können mittels Biosensoren gemessen werden. Als bekanntester **Biosensor** ist der Glukosesensor zu nennen, der für die Bestimmung des Blutzuckers bei Diabetikern im *Home-Care*-Bereich nicht mehr wegzudenken ist. Dieser Biosensor steht also exemplarisch für alle anderen Biosensor-Variationen, die sich nur durch die Verwendung unterschiedlicher Enzyme unterscheiden.

Für die selektive Messung und Umsetzung des Blutzuckers in Wasserstoffperoxid wird das Enzym Glukoseoxidase (GOx) auf dem Sensor adsorbiert und das Enzym-Reaktionsprodukt elektrochemisch gemessen (▶ Gl. 9.3):

$$\text{Glukose} + O_2 \rightarrow \text{Glukonolacton} + H_2O_2; \quad \text{Enzym: GOx}. \tag{9.3}$$

Die elektrochemische Reaktion des Wasserstoffperoxids als Enzymprodukt wird an der Anode bei einer Spannung von +0,4 V bezüglich einer Ag/AgCl-Referenzelektrode durchgeführt (▶ Gl. 9.4):

$$H_2O_2 \rightarrow 2H^+ + O_2 + 2e^-. \tag{9.4}$$

Der Messstrom ist dabei wie im Falle der Sauerstoffmessung proportional zur Glukosekonzentration im Blut. Die Reaktion wird für die Einmalbestimmung des Blutzuckers verwendet und kann von jedem Patienten zu Hause durchgeführt werden (▶ Abb. 9.16).

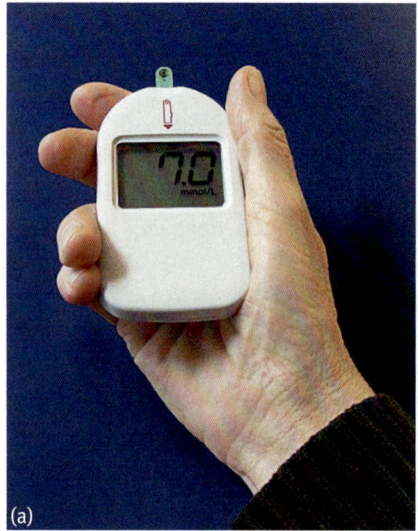
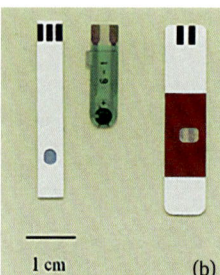

Abb. 9.16: (a) Blutzuckermessgerät für die Home-Care-Anwendung, (b) Teststreifen von unterschiedlichen Herstellern.

9.4.3 Klinische Labor- und Analysenmesstechnik

Die Bestimmung der biochemischen Parameter erfolgt hauptsächlich diskontinuierlich in den klinisch-chemischen Laboren. Nach der Blutabnahme am Patienten folgen der Transport und die Analyse der Proben. Im Zentrallaboratorium werden alle klinisch-chemischen Messgrößen bestimmt, die für laboratoriumsdiagnostische Fragestellungen in einem Klinikum notwendig sind. Blutgas-, Elektrolyt- und Substratanalysen mit patientennaher Versorgungsstruktur (*Point-of-Care Testing*, POCT) werden zur Sicherung der erforderlichen Maßnahmen zur Qualitätskontrolle klinikweit betreut. Dabei erfolgt die Messung nach optischen und elektrochemischen Verfahren wie in den obigen Kapiteln besprochen, wobei einige Millionen Blutproben pro Jahr verarbeitet werden müssen.

Point-of-Care Testing (**POCT**): patientennahe (dezentrale) Diagnostik am Ort der Behandlung.

In der Laboratoriumsmedizin stehen die Menschen mit der Laboranalytik in Interaktion und tauschen Informationen, Daten sowie Materialien aus. Praktisch kommunizieren dabei Patient, Arzt und Krankenhaus mit dem Laborsystem. Der Arzt löst eine Anforderung aus und erhält nach dem Prozessdurchlauf am Ende den fertigen Befund. Dieser Gesamtablauf unterteilt sich in fünf Teilprozesse und zahlreiche Daten- und Materialflüsse, die den Laborkomponenten direkt zugeordnet werden können (▶ Abb. 9.17).

Die klinische Analysenmesstechnik ist in ihrer Anwendung sehr flexibel und vielseitig und basiert aktuell auf drei Komponenten: modularen *Stand-Alone*-Geräten, multivariaten *Black-Box*-Systemen und kleinen bettseitig anwendbaren POCT-Techniken (▶ Abb. 9.17).

Im zentralen Großlabor (▶ Abb. 9.17, grüne Markierungen) beginnt der Laborprozess zeitversetzt erst mit der Probenannahme (Prozess 1). Dabei kommen Geräte zum Einsatz, die einen sehr hohen Probendurchsatz bei bester Analysenqualität durch Qualitäts- und Plausibilitätskontrollen ermöglichen. Es dominiert aktuell die Nass-Chemie unter Nutzung von vorwiegend Antigen-Antikörper-Reaktionsmethoden mit hoher Analysenempfindlichkeit. Über eine computertechnische Steuerung im Laborinformationssystem (LIS) werden alle Laborprozesse erfasst, zeitoptimal koordiniert, die Einzelergebnisse zu Befunden zusammengestellt und direkt über das Krankenhausinformationssystem (KIS) an die Stationen gesendet.

Die POCT-Geräte (▶ Abb. 9.17, blaue Markierungen) auf den dezentralen Klinik- und Intensivstationen starten den Laborprozess unmittelbar nach der Probenahme am Patienten (Prozess 2), vermindern damit präanalytische Fehler und erhalten die Analysenergebnisse nach kurzer Zeit, jedoch bei geringerer Qualität. Die eingesetzte Analysenmesstechnik wird immer stärker miniaturisiert und tendiert hier zu *Lab-on-a-Chip*-Systemen.

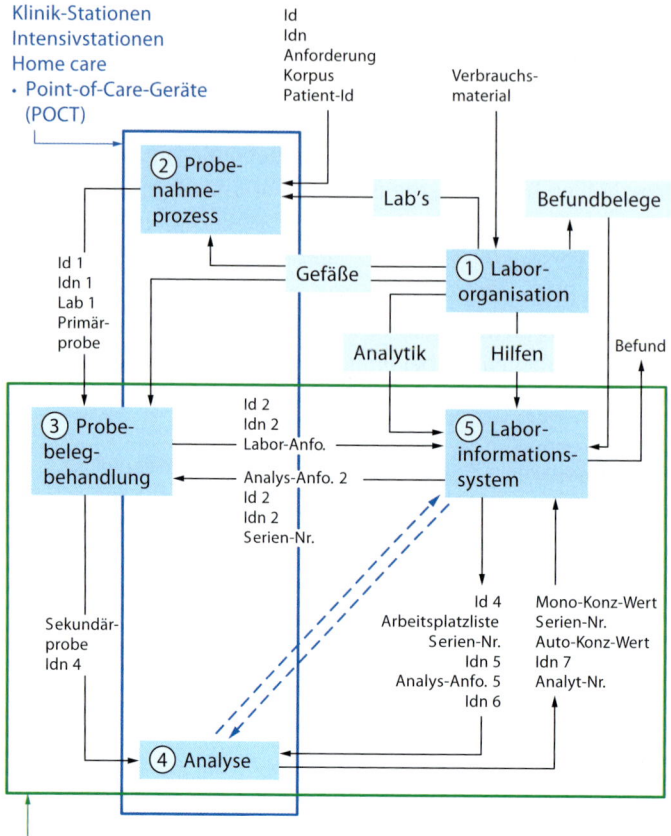

Klinik-Stationen
Intensivstationen
Home care
· Point-of-Care-Geräte
(POCT)

Zentrales Großlabor
· Stand-alone-Geräte
· Black-Bo x-Systeme

Abb. 9.17: Laborsystem, Niveau 1; Zuordnung von Laborsystemprozessen und Komponenten der Analysenmesstechnik.

Die medizinische Forschung (▶ Abb. 9.18, rote Markierungen) nutzt im Analysenbereich (Prozess 3) vorwiegend die hochspezialisierte Messtechnik der *Black-Box*-Systeme wie Kapillarelektrophoresen in der Genomik oder die der *Stand-Alone*-Geräte wie Massenspektrometer in der Proteomik. Im *Life-Science*-Bereich finden immer mehr Mikro- und Nanotechniken in den *Microarray*-Systemen Anwendung.

Ein Beispiel für Geräte in der biomedizintechnischen Forschung ist in ▶ Abb. 9.19 dargestellt.

Analysensysteme sind sehr vielseitig und haben durch die Robotik besonders in der Präanalytikphase einen hohen Automatisierungsgrad erreicht. Die Analysenmesstechnik nutzt lichtoptische oder elektrochemische Systeme und tendiert bei den Sensoren zur Mikro- und Nanominiaturisierung.

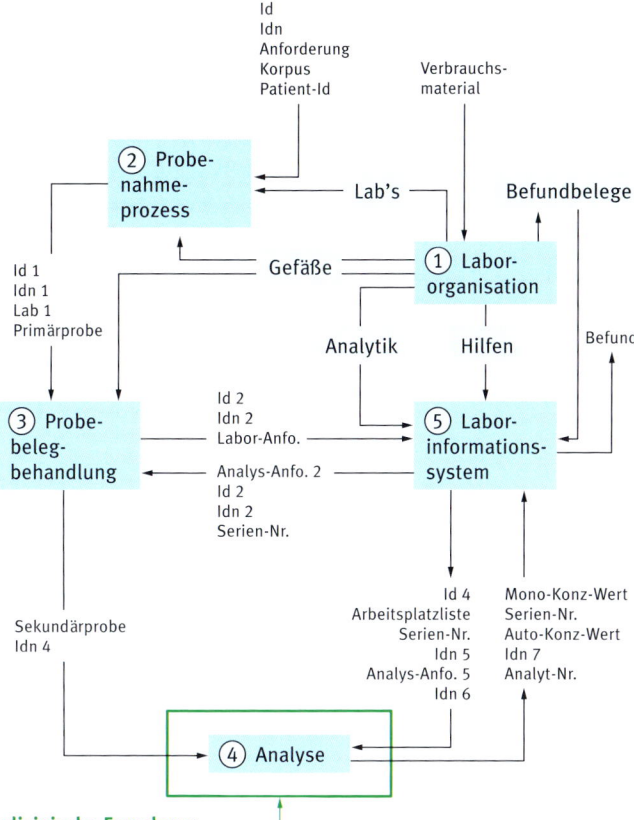

Id
Idn
Anforderung
Korpus
Patient-Id

Verbrauchs-
material

② Probe-
nahme-
prozess

Lab's

Befundbelege

Id 1
Idn 1
Lab 1
Primärprobe

Gefäße

① Labor-
organisation

Analytik

Hilfen

Befund

③ Probe-
beleg-
behandlung

Id 2
Idn 2
Labor-Anfo.

⑤ Labor-
informations-
system

Analys-Anfo. 2
Id 2
Idn 2
Serien-Nr.

Sekundärprobe
Idn 4

Id 4
Arbeitsplatzliste
Serien-Nr.
Idn 5
Analys-Anfo. 5
Idn 6

Mono-Konz-Wert
Serien-Nr.
Auto-Konz-Wert
Idn 7
Analyt-Nr.

④ Analyse

Medizinische Forschung
- Stand-alone-Geräte
- Black-box-Systeme
- Mikroarray-Systeme
- Lab-on-a-Chip

Abb. 9.18: Laborsystem auf dem Niveau der klinischen Forschung.

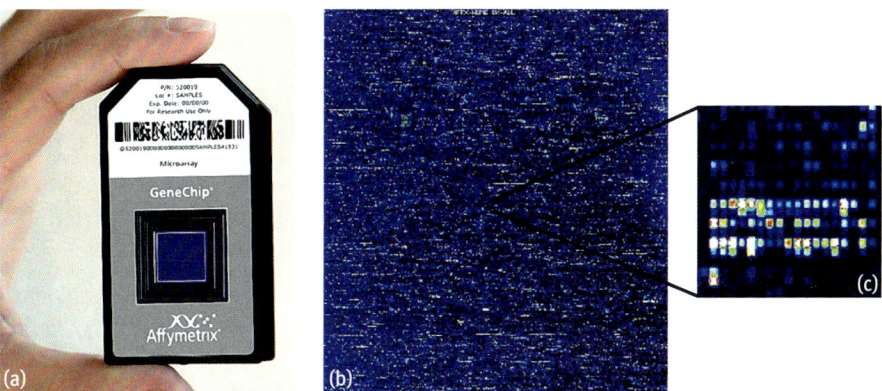

Abb. 9.19: Genarray für die biomedizintechnische Forschung, bei der bis zu 940 000 Genvariationen auf einem Chip detektiert werden können.

9.5 Biosignalverarbeitung

Mit der Biosignalverarbeitung wird die eigentliche Informationsgewinnung über Lebensprozesse auf der Basis der gemessenen Biosignale erzielt. Häufig genügt schon ein „erfahrener Blick auf die Kurven" um zu sehen, welches Phänomen vorliegt. In der Regel müssen aber Algorithmen diese Aufgabe der Auswertung übernehmen, insbesondere dann, wenn die Signale einen großen Datenumfang aufweisen oder eine Überwachungsaufgabe zu erfüllen ist. In Anlehnung an ▸ Abb. 9.1 sind in ▸ Abb. 9.20 die Schritte der Biosignalverarbeitung dargestellt.

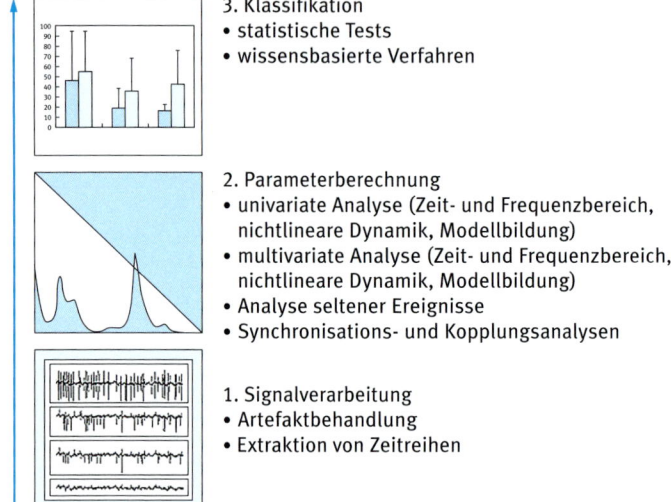

Gewinnung physiologischer Informationen

3. Klassifikation
• statistische Tests
• wissensbasierte Verfahren

2. Parameterberechnung
• univariate Analyse (Zeit- und Frequenzbereich, nichtlineare Dynamik, Modellbildung)
• multivariate Analyse (Zeit- und Frequenzbereich, nichtlineare Dynamik, Modellbildung)
• Analyse seltener Ereignisse
• Synchronisations- und Kopplungsanalysen

1. Signalverarbeitung
• Artefaktbehandlung
• Extraktion von Zeitreihen

Abb. 9.20: Arbeitsschritte der Biosignalverarbeitung. Unten Beispiel eines synchron aufgezeichneten EKGs und des dazugehörigen Blutdruckverlaufes.

9.5.1 Signalvorverarbeitung

Der Signalvorverarbeitung kommt eine zentrale Rolle bei der gesamten Signalverarbeitung zu. Sie umfasst im Wesentlichen die Erkennung und Elimination von Artefakten und Signalrauschen.

Artefakt: Signalanteil, der nicht durch den untersuchten physiologischen Prozess verursacht wird, sondern durch andere Quellen (Zuordnung entsprechend der Zielstellung) (s. a. ▶ Kap. 1).

Dabei ist eine strenge Unterscheidung zwischen Artefakt und Rauschen nicht möglich. Artefakten wird im klinischen Alltag eher ein kurzfristiger und Rauschen eher ein langfristiger Störprozess zugeordnet.

Signalstörungen müssen nicht technischer Natur sein. Physiologische Prozesse wie Bewegungen, Respiration, Herz-, Muskel-, Hirnaktivität, aber auch Extrasystolen können entsprechend dem zu beobachtenden physiologischen Prozess als physiologische Störgrößen gelten. Technische Störgrößen dagegen werden direkt oder indirekt durch den Messprozess verursacht. Dazu zählen die sensorspezifischen Gegebenheiten wie z. B. Ankopplung, Sensormaterial, Kontaktfläche, die Bewegung der Kabel, die Übersteuerung der Verstärkung, die Abtastung, externe elektromagnetische Störquellen, Störungen bei telemetrischer Übertragung u. a.

9.5.2 Parameterberechnung

Das Kernstück der Biosignalverarbeitung ist die Parameterberechnung. Sie stellt die Projektion eines physiologischen Phänomens auf statistisch und individuell aussagekräftige Parameter dar. Die besondere Problematik in der klinischen Biosignalverarbeitung besteht darin, die charakteristischen Unterschiede in einem Biosignal – beispielsweise eines Hochrisikopatienten im Vergleich zu einem Patienten mit einer positiven Prognose – zu finden. Dieser Unterschied muss aber eine klinische Relevanz besitzen, um aus den physiologischen Ursachen eine therapeutische Handlungsanweisung ableiten zu können.

Ideale Voraussetzung wäre die genaue Kenntnis der pathophysiologischen Mechanismen, um einen Parameter so zu entwerfen, dass manifestiertes physiologisches Wissen darin repräsentiert ist. Dies ist in der Grundlagenforschung meistens nicht möglich. Hier werden in der Regel Parameter entwickelt und angewendet, die unspezifisch sind, miteinander hoch korrelieren können und damit schlecht interpretierbar sind. So kommt der Statistik und Klassifikation ein wesentlich größeres Gewicht zu, da die physiologisch aussagekräftigen Parameter erst identifiziert werden müssen. Daher ist die Betrachtung des multiplen Testproblems von besonderem Interesse. In der medizinischen/medizintechnischen Forschung ist dieser zweite Weg eher verbreitet, in der klinischen Praxis werden hingegen nur wenige, aber dafür hoch signifikante Parameter bestimmt.

Mit der strukturierten Vorgehensweise in der Biosignalverarbeitung, die in ▶ Abb. 9.20 schematisch dargestellt ist, haben sich in der klinischen Praxis bisher nur wenige, in der Forschung jedoch sehr viele methodische Ansätze etabliert. Methoden der Zeit- und der Frequenzbereichsanalyse haben in verschiedene klinische

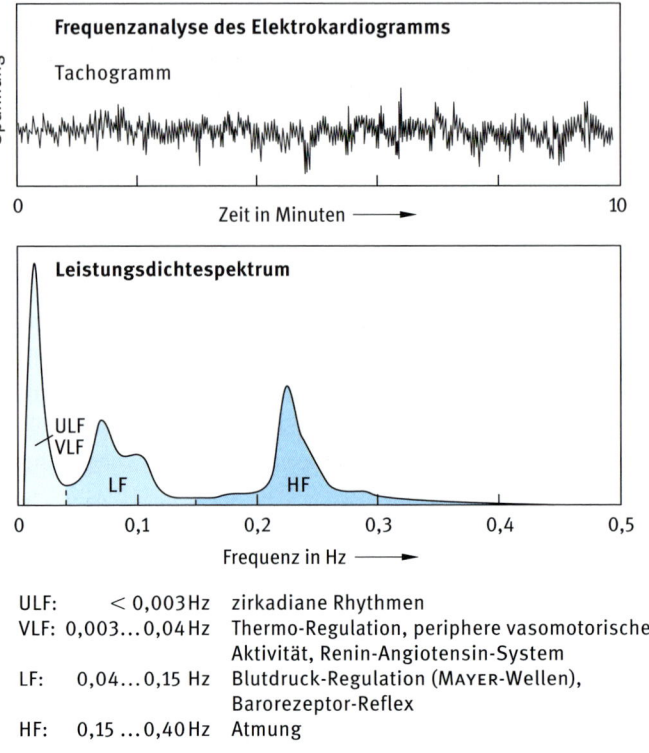

ULF: < 0,003 Hz zirkadiane Rhythmen
VLF: 0,003...0,04 Hz Thermo-Regulation, periphere vasomotorische
Aktivität, Renin-Angiotensin-System
LF: 0,04...0,15 Hz Blutdruck-Regulation (MAYER-Wellen),
Barorezeptor-Reflex
HF: 0,15 ...0,40 Hz Atmung

Abb. 9.21: Frequenzanalyse der HRV mit physiologischer Zuordnung der einzelnen Frequenzbänder; ULF/VLF = Ultra/Very Low Frequency, LF = Low Frequency, HF = Low Frequency.

Anwendungen Eingang gefunden: Dazu zählen im Zeitbereich die Mittelwerte, verschiedene Streuungsmaße wie sdNN (Standardabweichung der Dauer des Schlag-zu-Schlag-Intervalls NN), RMSSD (Quadratwurzel aus dem Mittelwert der Summe der quadratischen Abweichungen zwischen aufeinander folgenden QRS-Intervallen), Entropiemaße u. a. Neben den Zeitbereichsparametern haben sich verschiedene Frequenzparameter etabliert. Am Beispiel der Herzfrequenzregulation lassen sich einzelne Frequenzanteile im Spektrum des Elektrokardiogramms physiologischen Mechanismen zuordnen [Force 1996] (▶ Abb. 9.21).

> **Herzfrequenzvariabilität (HRV):** Fähigkeit des Organismus, die Periodendauer des Herzrhythmus (und damit die Herzfrequenz) kurz- und langfristig zu regulieren; Quantifizierung über den Parameter *Heart Rate Variability* (HRV), die Schwankungsbreite der Dauer des Schlag-zu-Schlag-Intervalls des Herzens (NN).

In ▶ Abb. 9.21 ist unten das Leistungsdichtespektrum als Amplitudenspektrum des darüber abgebildeten Tachogramms dargestellt. Das Tachogramm zeigt die Zeitreihe der Dauer der Schlag-zu-Schlag-Intervalle des Herzens an. Mithilfe der Frequenzanalyse lassen sich schnelle und langsame Mechanismen der autonomen Regulation im Organismus – wie beispielsweise die sympathische und die parasympathische Regulation – charakterisieren. Werden beispielsweise Unterschiede in den Frequenzanteilen eines gemessenen Biosignals im Vergleich zu denen eines vergleichbaren Normkollektivs festgestellt, so kann auf eine spezielle pathophysiologische Veränderung im Regulationssystem des beobachteten Organismus geschlossen werden.

9.5.3 Klassifikation

Die statistische Auswertung von berechneten Parametern ist grundlegend notwendig, um klinische Aussagen einer Untersuchung zu bewerten [Wernstedt 1989]. Es ist letztendlich die Rückprojektion einer gemessenen Veränderung auf einen verursachenden physiologischen Prozess und ist daher unabdingbar für den klinischen Einsatz. Dazu zählt auch das Gebiet der instrumentellen Diagnoseunterstützung, die aber immer nur eine Assistenzfunktion für den Kliniker hat.

Um dieses Ziel zu erreichen, müssen mehrere Gebiete betrachtet werden: die Fallzahlabschätzung [u. a. Varnell 2004, Delucchi 2004], das Studiendesign mit der Definition der Ausschlusskriterien und insbesondere die an das Studienziel angepasste statistische Analyse (s. ▶ Kap. 16).

Der Nachweis von Unterschieden zwischen verschiedenen Gruppen wird bei einer klinischen Studie in der Regel mit **Signifikanztests** durchgeführt. Zur Auswahl des statistischen Verfahrens müssen folgende Informationen bekannt sein:
- die Anzahl der zu analysierenden Stichproben
- der Abhängigkeitsstatus der Stichproben
- das Messniveau (Untersuchung anhand nominaler, ordinaler, metrischer Merkmale) und die Verteilung der zu analysierenden Zielvariablen.

9.6 Klinische Anwendungen

Die Anwendungen der Biosignalverarbeitung sind vielfältig. Sie reichen von der stationären, intensivmedizinischen Überwachung (Monitoring, ▶ Abb. 9.22) bis zur häuslichen Überwachung (*Ambient Assisted Living*, AAL), bei der mobile Geräte eingesetzt werden. Dabei ist ein Ende der Entwicklung kaum abzusehen, da generell der Trend zu erkennen ist, die aus der klinischen Anwendung bekannten Biosignale zunehmend auch in außerklinischen Bereichen auszuwerten. Beispiele dafür sind die Blutdruck- bzw. Blutzuckermessung oder die häusliche Überwachung der Physiologie älterer Menschen.

Die routinemäßige Verarbeitung von klinisch erfassten Biosignalen erfolgt u. a. in den Bereichen der Intensiv- und Schlafmedizin, der Herzkreislaufmedizin sowie der vor- und nachgeburtlichen Überwachung.

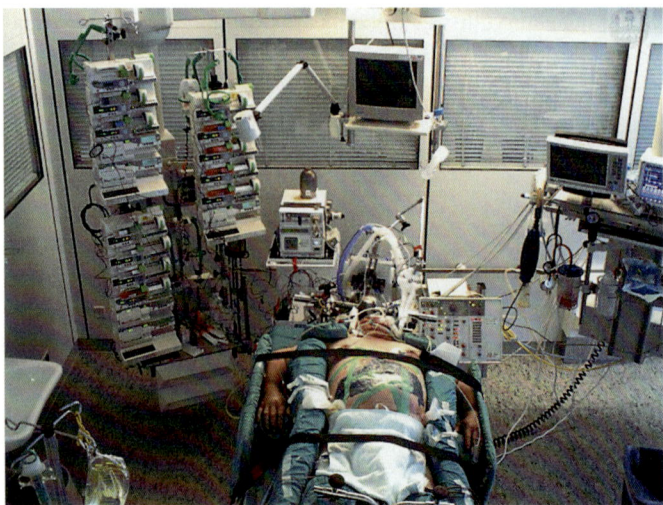

Abb. 9.22: Intensivmedizinisch überwachter Patient.

Das Monitoringgerät (auch Vitaldatenmonitor) ist das klassische Überwachungsgerät in Kliniken. Mit ihm lassen sich die Vitalparameter des Patients bestimmen und weiterleiten, so dass beim Auftreten kritischer bzw. lebensbedrohlicher Situationen Alarm ausgelöst werden kann. Angewendet wird dies u. a. während der Narkose bei Operationen, bei lebensbedrohlichen Erkrankungen, aber auch in Notfällen, bei denen mobile Geräte zum Einsatz kommen.

Das klassische Monitoringgerät (▶ Abb. 9.23) misst und überwacht mindestens folgende Biosignale:

- das Elektrokardiogramm zur Beurteilung des Herzrhythmus,
- den Blutdruck entweder nichtinvasiv über eine Manschettenmessung oder invasiv über einen Katheter, der in eine Arterie eingeführt ist,
- die Sauerstoffsättigung über einen optischen Sensor.

Zusätzlich können die Körpertemperatur, der Kohlendioxidanteil in der Ausatemluft, der zentrale Venendruck, der Hirndruck, das Herzminutenvolumen, weitere pulmonalarterielle Blutdruckwerte sowie spezielle Arten der Hirnaktivität gemessen bzw. bestimmt werden.

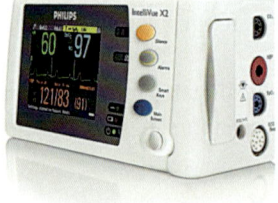

Abb. 9.23: Beispiel für ein medizinisches Überwachungsgerät, das sowohl die Herzfrequenz, den Blutdruck und die Sauerstoffsättigung als auch die Körpertemperatur misst und überwacht.

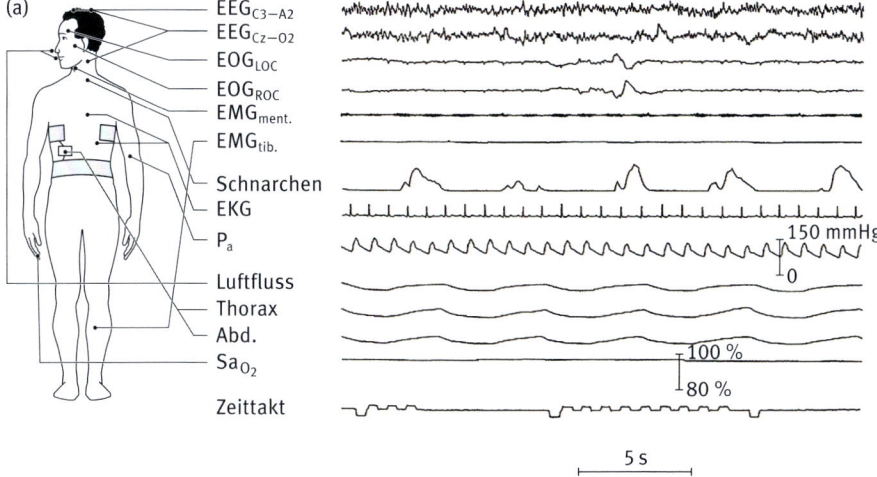

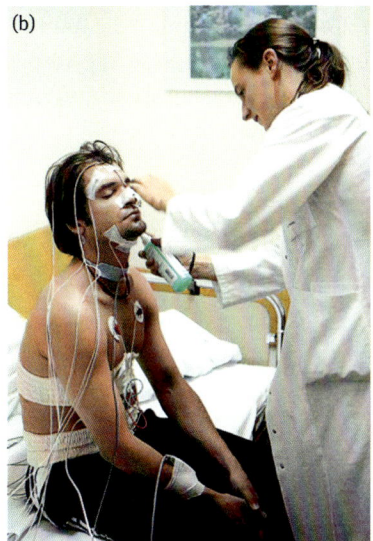

Abb. 9.24: (a) Messkonfiguration bei der kardiorespiratorischen Polysomnographie (EEG = Elektroenzephalogramm, EOG = Elektrookulogramm, EMG = Elektromyogramm, Schnarchen = Atemgeräusche, EKG = Elektrokardiogramm, P_a = arterieller Blutdruck, Luftfluss, abdominale und thorakale Bewegung, Sa_{O_2} = Sauerstoffsättigung), (b) Anwendung in der klinischen Praxis.

Potentiell gibt es einen großen Bedarf an der Weiterentwicklung von Überwachungsgeräten: Ein VDE-Positionspapier aus dem Jahre 2010 [Borowski 2010] fokussiert den Blick auf einen Bedarf an neuen Geräten zur Überwachung. Eine Wahrscheinlichkeit von 85 % für Alarme, die nicht klinisch relevant sind wie von [Siebig 2010] beschrieben, stellt ein wesentliches Problem dar, das messtechnische, datenanalytische, organisatorische, aber auch psychologische Aspekte besitzt.

Einen weiteren komplexen Schwerpunkt bei der Erfassung und Auswertung von Biosignalen bildet die schlafmedizinische Diagnostik. Sie beschäftigt sich sowohl mit Schafstörungen als auch mit deren Auswirkungen auf den Organismus. Aus diesem Grunde wurde die klassische **Polysomnographie**, welche die Registrierung

- des Elektroenzephalogramms (EEG) zur Beobachtung der Hirnaktivität,
- des Elektrookulogramms (EOG) zur Messung der Augenbewegung sowie
- des Elektromyogramms (EMG) zur Abbildung der Kinnmuskulaturaktion

umfasst, um zusätzliche kardiorespiratorische Signale zur kardiorespiratorischen Polysomnographie erweitert (▸ Abb. 9.24).

> **Kardiorespiratorische Polysomnographie:** schlafmedizinische Untersuchung, die zusätzlich zur Aufzeichnung von EEG, EOG und EMG der klassischen Polysomnographie auch kardiorespiratorische Messgrößen einschließt.

So werden Biosignale wie das EKG (daraus die Herzfrequenz errechnet), die Atembewegung an Brust und Bauch, der Atemvolumenstrom an Mund und Nase, die Körperlage, Schnarchgeräusche sowie die Sauerstoffsättigung im Blut gemessen. Aufgrund der Vielzahl der Sensoren verbleibt der Patient für zwei Nächte (eine Eingewöhnungs- und eine Messnacht) im Schlaflabor.

Der „Goldstandard" der schlafmedizinischen Datenanalyse ist die manuelle Anwendung der bereits 1968 vorgestellten Regeln zur Schlafphasenklassifikation von Rechtschaffen und Kales [Rechtschaffen 1968], die sehr stark individuell geprägt ist. Die automatisierte Schlafanalyse hat sich noch nicht in der klinischen Routine durchgesetzt, hier besteht Entwicklungsbedarf.

9.7 Ausblick

Messung und Analyse von Biosignalen sind klassische Disziplinen der Biomedizinischen Technik. Auch wenn die Entdeckung der Bioelektrizität durch Luigi Galvani eine der ersten Querverbindungen zwischen der Physik und der Medizin herstellte, konnte erst die ingenieurmäßige Umsetzung von Messverfahren (z. B. des Elektrokardiogramms 1902 durch Willem Einthoven und August Waller) zur klinischen Anwendung physikalischer Methoden im medizinischen Bereich führen und so eine neue Ingenieurdisziplin, die Biomedizinische Technik, mitbegründen. Moderne Geräte zur EKG-Messung stellen ein Beispiel für den aktuellen Trend hinsichtlich Mobilität, Telemonitoring, automatisierten Datenanalysen und Personalisierung in der Biomedizinischen Technik dar (s. ▸ Kap. 10).

Auch wenn Biosignalmessungen und -verarbeitungen etabliert sind und klinisch routinemäßig angewendet werden, können wir momentan von einer Renaissance sprechen. Aktuelle technische Entwicklungen werden die klinischen Anwendungen der biosignalbasierten Verfahren und des Monitorings in näherer und weiterer

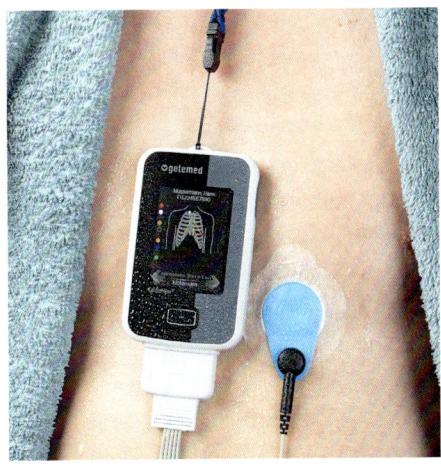

Abb. 9.25: Beispiel für ein modernes EKG-System (CardioMem CM 4000) zur Langzeitaufzeichnung.

Zukunft gravierend erweitern. Dazu zählen u. a.:

– neue Sensorkonzepte, die z. B. mittels Mikro- und Nanotechnologien miniaturisiert, autonom (z. B. implantierbar) und körperfern (z. B. berührungslos) Biosignale erfassen können,

– neue Biosignalübertragungswege (z. B. telemetrische Kommunikation) sowie

– neue Ansätze der Biosignalverarbeitung, die klassische Methoden um nichtlineare und modellbasierte Ansätze sowie um Ansätze der wissensbasierten und individualisierten Entscheidungsunterstützung ergänzen.

Bezogen auf die Anwendung können ebenfalls mehrere Entwicklungstrends festgestellt werden. Biosignalbasierte Verfahren finden Verwendung:

– im außerklinischen Bereich, z. B. in der häuslichen Umgebung oder in Fahrzeugen,

– in implantierbaren theragnostischen Systemen sowie

– zur multimodalen Diagnostik durch die Integration mehrerer sensorischer Ansätze.

Diese Trends sollen beispielhaft durch die Darstellung eines kontaktarmen Messverfahrens und eines implantierbaren Mikrosystems illustriert werden.

Kapazitive EKG-Messung

Die Entwicklung von Sensoren zur kontaktlosen bzw. kontaktarmen Messung von kardiovaskulären Signalen ist ein aktuelles Forschungsgebiet. Dabei benötigen die Elektroden, die auf der kapazitiven Auskopplung des EKGs aus dem Körper basieren, im Gegensatz zu Standardelektroden keinen direkten Kontakt zur Hautoberfläche, was die EKG-Messung durch die Kleidung hindurch ermöglicht. Dabei wird ein Kondensator zwischen der Hautoberfläche und einer leitfähigen Sensorfläche gebildet, der weder Kontaktgel noch -spray benötigt. Die Integration in einem Vielkanalsystem ermög-

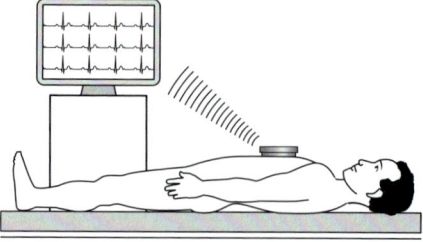

Abb. 9.26: Kontaktarmes kapazitives EKG, das ohne fixierte Elektroden durch die Kleidung Mehrkanalaufzeichnungen durchführt.

licht eine deutliche Vereinfachung der Messung und eine Verringerung des Aufwands, weil keine Elektroden mehr geklebt werden müssen [Oehler 2008] (▶Abb. 9.26).

Verzeichnis weiterführender Literatur

Für eine Vertiefung dieses Kapitels siehe ▶ Band 5 der vorliegenden Lehrbuchreihe „Biomedizinische Technik".

Gardner J.: Microsensors – Principles and Applications. New York: Wiley & Sons 1994.
Hamann C. H., Vielstich W.: Elektrochemie. Weinheim: Wiley-Chemie 1998.
Turner A. P.F., Karube I., Wilson G. S.: Biosensors: Fundamentals and Applications. Oxford: Oxford University Press 1987: 770.
Urban G.: BIOMEMS. New York: Springer-Verlag 2006.
Wächter M.: Chemielabor. Einführung in die Laborpraxis. Weinheim: Wiley-VCH 2011.

Standards

DIN 1319-1:1995. Grundlagen der Messtechnik.

Abbildungsquellen

– ▶Abb. 9.8 mit freundlicher Genehmigung der Fa. QTI QUALITY THERMISTORS.
– ▶Abb. 9.9 mit freundlicher Genehmigung der Fa. BIOTRONIK.
– ▶Abb. 9.10 und 9.15 mit freundlicher Genehmigung der Fa. BOSCH.
– ▶Abb. 9.11 mit freundlicher Genehmigung der Fa. FREESCALE.
– ▶Abb. 9.12 mit freundlicher Genehmigung der Fa. CODMAN.
– ▶Abb. 9.16 mit freundlicher Genehmigung Fa. ROCHE, BAYER, MEDISENSE.
– ▶Abb. 9.17 und 9.18 modifiziert nach Priv.-Doz. Dr. G. KALTENBORN.
– ▶Abb. 9.19 mit freundlicher Genehmigung der Fa. AFFYMETRIX.
– ▶Abb. 9.22 mit freundlicher Genehmigung durch Priv.-Doz. Dr. med. CHRISTIAN WREDE.
– ▶Abb. 9.23 mit freundlicher Genehmigung der Fa. PHILIPS.
– ▶Abb. 9.24 mit freundlicher Genehmigung Prof. THOMAS PENZEL.
– ▶Abb. 9.25 mit freundlicher Genehmigung der Fa. GETEMED.

Hartmut Dickhaus, Petra Knaup-Gregori

10 Medizinische Informatik

Zusammenfassung: Die Medizinische Informatik ist ein interdisziplinäres, methoden- und problemlösungsorientiertes Fachgebiet mit erheblichem Einfluss auf die Medizin und das Gesundheitswesen. Mit ausgewählten Beispielen aus Forschung und Anwendung wird das breite Spektrum der Medizinischen Informatik vorgestellt. Neben den klinischen Informationssystemen als pragmatisches Anwendungsfeld findet die forschungsorientierte Medizinische Bioinformatik ebenfalls Erwähnung. Die Medizinische Bildverarbeitung in ihren mannigfachen Bezügen zur klinischen Diagnostik und Therapie sowie Methoden und Anwendungsbeispiele zum Thema *eHealth* werden erläutert.

Abstract: Medical Informatics is a highly interdisciplinary, methods and problem-solving oriented subject which influences modern health care and medical research considerably. Several selected topics in this chapter show the variety and scope of Medical Informatics. Clinical information systems as a pragmatic application field as well as the scientific field of medical bioinformatics are introduced. Medical image processing has proven successful with manifold relations to clinical diagnostics and therapy. Finally, examples show that *eHealth* is already part of modern health care.

10.1 Einführung in die Medizinische Informatik

Mit der Entwicklung der **elektronischen Datenverarbeitung** (**EDV**) in den letzten 50 Jahren hat sich auch die Medizinische Informatik als Fachgebiet etabliert. Ähnlich wie die Biomedizinische Technik zeigt sie eine zunehmende Dynamik; beide Fachgebiete erhielten wesentliche Impulse durch den rasanten Fortschritt der Elektrotechnik und Elektronik im vergangenen Jahrhundert.

> **Medizinische Informatik** (*engl. medical informatics, biomedical informatics, health informatics*): Wissenschaft von der systematischen Verarbeitung von Daten, Information und Wissen in der Medizin.

Die Medizinische Informatik ist ein problemlösungs- und methodenorientiertes Fachgebiet und keine Grundlagenwissenschaft wie die Mathematik oder die Physik. Dieser Sachverhalt schränkt die Bedeutung der Medizinischen Informatik aber keineswegs ein. Im Gegenteil: Grundlegende Veränderungen in unserer Gesellschaft, unserem Gesundheitswesen und in der Medizin sind mit dem Einsatz moderner Computertechnik und der sich parallel entwickelnden Informationsverarbeitung verknüpft. Alle Bereiche der Lebenswissenschaften (Medizin, Biologie, Biochemie, Molekularbiologie, Biophysik u. a.) könnten heute ohne den Einsatz moderner **Informationstechnologie** (**IT**) nicht vorangetrieben werden.

Vor diesem Hintergrund werden einige typische und aktuelle Anwendungsfelder der Medizinischen Informatik prinzipiell erläutert und beispielhaft dargestellt: Vielfältige klinische Informationssysteme bilden im Krankenhaus ein Netzwerk, das den Informationsaustausch für die Bedürfnisse von Patienten, Ärzten, Pflegekräften und auch für die klinische Forschung gewährleistet. Für die medizinische Grundlagenforschung und **personalisierte Medizin** gewinnt der expandierende Bereich der Medizinischen Bioinformatik zunehmend an Bedeutung. Spezifisch ausgerichtete bildgebende Verfahren sind Schlüsseltechnologien in der klinischen Diagnostik und Voraussetzung für eine nachhaltige und schonende Therapie. Unter dem Stichwort *eHealth* werden am Ende dieses Kapitels aktuelle Möglichkeiten der medizinischen Versorgung beschrieben, die auf elektronischer Kommunikation basieren und zum Teil auch Sensortechnik einbeziehen.

10.1.1 Charakteristika der Medizinischen Informatik

Medizinische Informatik ist ein hochgradig interdisziplinäres Fachgebiet (▶ Abb. 10.1). Medizin, Biologie, Biochemie, Informatik, Ingenieurwissenschaften, aber auch Psychologie und Sozialwissenschaften gehören zu den Bereichen, welche die Medizinische Informatik beeinflussen und deren Methoden sie synergistisch anwendet, um medizinische Forschung und Versorgung voranzubringen.

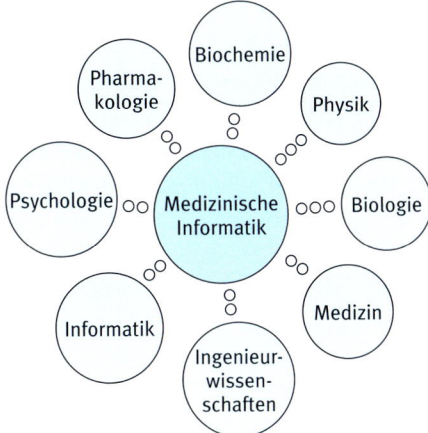

Abb. 10.1: Überschneidungen der Medizinischen Informatik mit weiteren Fachgebieten.

Zum Basiswissen eines medizinischen Informatikers gehören das Verständnis medizinischer, biologischer und molekularer Zusammenhänge und Kenntnisse über Versorgungsprozesse und administrative Prozesse im Gesundheitswesen. Ebenso ist ein Grundverständnis technischer Aspekte wie **vernetzte Datenverarbeitung**, Speichertechnologien, Signal- und Bildverarbeitung sowie Datenübertragung nötig. Von besonderer Bedeutung ist für viele Aufgaben das *Software Engineering*.

Medizinische Informatik erfordert Denken in Systemen und die Integration unterschiedlicher Wissensbereiche für Problemlösungen. Diejenigen, welche das Fachgebiet maßgeblich beeinflussen, müssen sich auch im Wissens- und Methodenrepertoire der einander ergänzenden Fachgebiete auskennen, deren Sprache sprechen, mit den verschiedenen Denkkulturen vertraut sein und sie zu vereinen wissen.

In den angelsächsischen Ländern hat man teilweise den Begriff der Medizinischen Informatik zu „*Biomedical Informatics*" oder „*Health Informatics*" erweitert, um den größeren Rahmen des Anwendungsfeldes auszudrücken.

Bei dem Versuch, Medizinische Informatik zu definieren, hat schon Bruce Blum, einer ihrer Pioniere von der Johns Hopkins University, in den 1970er Jahren zwischen **Daten, Information und Wissen** unterschieden: Daten, die unmittelbar als quantitative oder qualitative Charakteristika von Merkmalen erfasst werden; Information, die darüber hinausgehend Bedeutung hat und einen zusätzlichen Wert darstellt, und schließlich Wissen als abstrakte Formulierung mittels Regeln, Formeln oder Heuristiken [Blum 1990]. So unterscheidet man heute in der Tat zwischen Daten-, Informations- und Wissensverarbeitung mit zunehmender Abstraktion und Komplexität der Objekte.

Jan van Bemmel formulierte in den 1980er Jahren: „*Medical Informatics comprises the theoretical and practical aspects of information processing and communication, based on knowledge and experience derived from processes in medicine and health care*" [van Bemmel 1984]. Sowohl der wissenschaftliche Charakter als auch die pragmatische Anwendungsnähe sind charakteristische Wesenszüge des Fachgebiets.

10.1.2 Herausforderungen der Medizinischen Informatik

Eine wesentliche Herausforderung für die Medizinische Informatik besteht in der Unterstützung der **translationalen Forschung** in der Medizin [Kulikowski 2009]. Daraus ergeben sich zahlreiche Aufgaben, die teilweise schon erfolgreich bearbeitet werden. So liegt z. B. eine Schlüsselaufgabe für eine stärker individualisierte Medizin in wissensgetriebenem *Data Mining* und der Interpretation genomischer Daten. Die systematische Exploration großer Datenbestände hinsichtlich patientenorientierter Forschung ist ebenso wichtig wie die Entwicklung eingebetteter Systeme zur Datenakquisition und die Verarbeitung durch Sensornetzwerke. Intelligente medizinische Unterstützungssysteme und Prothesen zur Substitution von Organfunktionen gehören genauso zu den Herausforderungen der Medizinischen Informatik wie *Tissue Engineering* und intelligente Mensch-Maschine-Schnittstellen. Selbstorganisierende und adaptierende Software, sogenanntes *„Organic Computing"* nach dem Vorbild biologischer Systeme, könnte Organisationsstrukturen hinsichtlich ihrer informationsverarbeitenden Prozesse robuster machen [Müller-Schloer 2011]. Simulation und Modellierung komplexer biologischer Systeme (s. ▶ Kap. 10.3) soll ein größeres Verständnis für die ineinander verwobenen Beziehungen von Zell- und Organfunktionen auf unterschiedlichem Skalierungsniveau ermöglichen. Ähnliche Erwartungen hat man auch an die Modellierung des Ausbreitungsverhaltens von Viren und anderen Krankheitserregern, um epidemiologische Aussagen treffen und, aufgrund von Prognosen, geeignete Gegenmaßnahmen ergreifen zu können.

Diesen zukunftsweisenden Beispielen steht eine ebenso bedeutsame Palette von pragmatischen Problemstellungen einer globalen Gesundheitsversorgung gegenüber, die von der **Weltgesundheitsorganisation (*World Health Organization*, WHO)** schon länger erkannt wurden, aber aufgrund ihrer Vielschichtigkeit und ihren politischen und gesellschaftlichen Implikationen nach wie vor als ungelöst gelten. Dazu zählen z. B. die ungleiche Verteilung von Nahrungsmitteln, einseitige Ernährung und verseuchtes Trinkwasser in vielen Entwicklungsländern der Erde [WHO 2011]. Auch in Ländern mit etablierten Gesundheitssystemen ist häufig die Gesundheitsversorgung der Bevölkerung unzureichend koordiniert. Vermehrt gelten unterschiedliche Standards in der medizinischen Versorgung unterschiedlicher sozialer Schichten. Aufgrund neuer Erreger mit hoher Resistenz gefährden Pandemien inzwischen global die Bevölkerungen aller Kontinente. Chronische Krankheiten wie Diabetes, Bluthochdruck und kardiovaskuläre Erkrankungen nehmen in den hoch entwickelten westlichen Ländern in erschreckender Weise zu und verursachen somit enorme Behandlungskosten.

Die sich verändernde Altersstruktur der Bevölkerung und die damit zunehmende Komorbidität und notwendige Pflege der Patienten werfen finanzielle Probleme auf, für die sich noch keine Lösung abzeichnet. Der durch zivilisatorische Errungenschaften veränderte Lebensstil verursacht aufgrund ungesunder Ernährung, Bewegungsmangel, Alkohol und Nikotin neue Krankheitsbilder.

Die globale Vernetzung zwischen Industrie-und Schwellenländern erfordert insbesondere im Gesundheitswesen ein verantwortungsvolles, an Werten orientiertes pragmatisches Handeln. Auch hier kann die Medizinische Informatik als methodenorientierte Wissenschaft bei der Analyse und Implementierung solcher Maßnahmen einen hilfreichen Beitrag leisten.

10.2 Klinische Informationsverarbeitung

Zu den originären und pragmatischen Aufgaben der Medizinischen Informatik gehört die klinische Informationsverarbeitung, denn ärztliches Handeln erfordert permanente Entscheidungen auf Basis von Information und Wissen. Betrachtet man Krankenhäuser der Maximalversorgung (Versorgungsstufe III) mit ca. 50 000 stationären und 200 000 ambulanten Fällen pro Jahr, so kann man sich vorstellen, welche große Menge an Informationen zu sammeln, zu archivieren und bereitzustellen ist. Zu ihrer systematischen Verarbeitung werden klinische Informationssysteme benötigt, dazu gehört auch die **elektronische Patientenakte**. Da in unterschiedlichen Bereichen im Krankenhaus häufig heterogene Systeme vorhanden sind, werden für einen elektronischen Datenaustausch **Kommunikationsschnittstellen** und **Kommunikationsserver** benötigt.

10.2.1 Krankenhausinformationssysteme

Klinische Aufgaben, die vom medizinischen und pflegerischen Personal durchgeführt werden, sind vor allem Behandlungsplanung, klinische Dokumentation, Leistungsanforderung und Tätigkeiten zur Arbeitsorganisation. Diese Aufgaben fallen in nahezu allen Bereichen des Krankenhauses an.

> **Krankenhausinformationssystem (KIS**; *engl. **hospital information system**,* **HIS)**: System zur Unterstützung der vielfältigen Aufgaben eines Krankenhauses durch geeignete Erfassung und Bereitstellung von Informationen.

Ein KIS soll eine ganzheitliche Sicht auf den Behandlungsprozess ermöglichen, Arbeitsschritte optimieren und zur Qualitätssicherung, Patientensicherheit, Wirtschaftlichkeit und Forschung beitragen. Alle medizinischen Daten, die mit der Versorgung eines Patienten zusammenhängen, müssen im Krankenhaus bis zu 30 Jahre aufbewahrt werden. Dabei werden zunehmend papierbasierte Archive von digitalen **Archivierungssystemen** abgelöst. In Ergänzung dazu ist das *Picture Archiving and Communication System* (**PACS**) besonders wichtig, das die Aufnahmen der bildgebenden Verfahren, wie z. B. Röntgen- und CT- Aufnahmen (s. ▶ Kap. 10.4.1) verwaltet.

Picture Archiving and Communication System (PACS): Bildarchivierungs- und Kommunikationssystem zur Verwaltung und Bereitstellung medizinischer Bilddaten.

Ein Krankenhaus hat aber auch Spezialaufgaben, die von unterschiedlichen Abteilungen (z. B. Labor, Blutbank, Geburtshilfe, Radiologie und Kardiologie) erbracht werden und die von speziellen Informationssystemen für die jeweilige Abteilung unterstützt werden. Spezialaufgaben und diagnostische Verfahren, die in mehreren Abteilungen eine Rolle spielen, sind z. B. Intensivmedizin, EKG, Endoskopie oder Sonographie.

Ein wichtiger Bestandteil der patientenfernen, administrativen Aufgaben ist vor allem die Abrechnung der Behandlung. Diese erfolgt in Deutschland seit 2003 über **diagnosebezogene Krankheitsklassen** (*Diagnosis Related Groups*, **DRG**), die maßgeblich den Rechnungsbetrag bestimmen. Voraussetzung für eine korrekte Zuordnung einer Behandlung zu einer DRG ist eine korrekte Dokumentation der Diagnosen und durchgeführten Prozeduren. Wie in jedem Unternehmen fallen auch in einem Krankenhaus branchenübergreifende Aufgaben an, wie Buchhaltung, Materialwirtschaft und Personalwesen. Für diese betriebswirtschaftlichen Aufgaben werden die in anderen Branchen ebenfalls üblichen *Enterprise-Resource-Planning-Systeme* (**ERP-Systeme**) eingesetzt.

*Enterprise-Resource-Planning-*System (ERP-System): Planungssystem für betriebswirtschaftliche Aufgaben und Ressourcen (Kapital, Betriebsmittel und Personal).

Krankenhausinformationssysteme sollen diese Funktionen, Tätigkeiten und Aufgaben in ihrer Vielfalt unterstützen (▶ Abb. 10.2). Manche Softwareprodukte bieten die

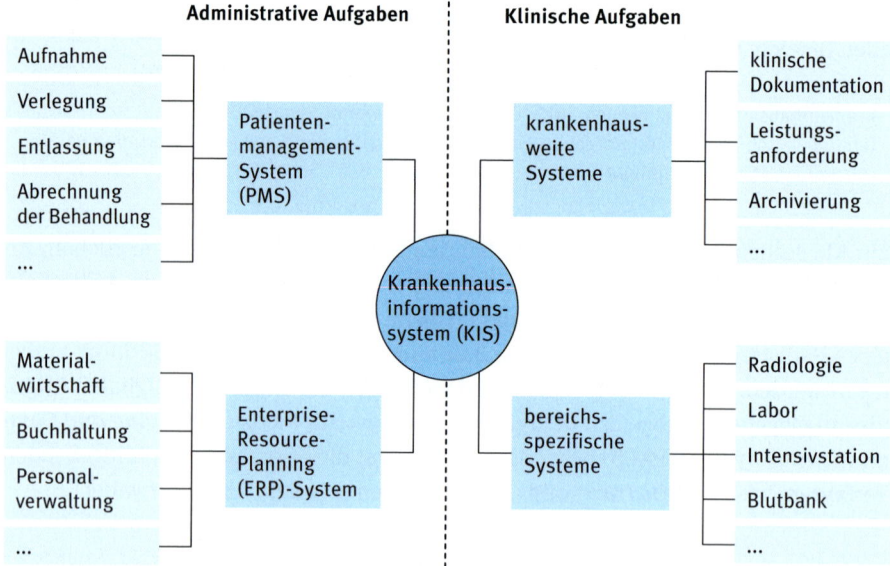

Abb. 10.2: Komponenten eines Krankenhausinformationssystems (KIS) und dessen Aufgaben.

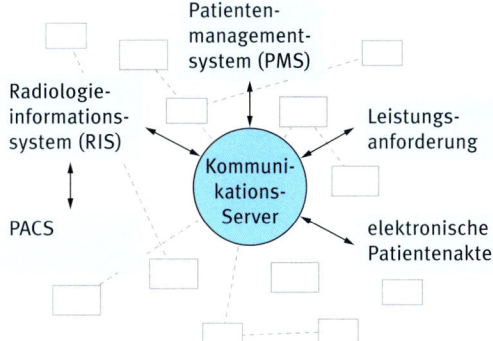

Abb. 10.3: Beispiel eines Ausschnitts aus der Architektur eines KIS. Die Architektur wird wesentlich dadurch bestimmt, welche Komponenten des KIS miteinander Daten austauschen. Hier kommunizieren RIS und PACS direkt miteinander, die übrigen Komponenten nutzen den Kommunikationsserver.

Unterstützung von klinischen, administrativen und betriebswirtschaftlichen Aufgaben in einem System an und ermöglichen eine **monolithische Systemarchitektur**. Dies führt zu einer optimierten Infrastruktur mit relativ einheitlicher Benutzeroberfläche, die aber Nachteile bei Spezialfunktionen und eine hohe Herstellerabhängigkeit mit sich bringt.

In größeren Krankenhäusern kann die Vielfalt an Aufgaben häufig nur unterstützt werden, indem verschiedene Informationssysteme unterschiedlicher Hersteller bereitgestellt werden und diese über möglichst standardisierte Schnittstellen die Informationen miteinander austauschen. Die Heterogenität der klinischen Arbeit spiegelt sich somit in der Systemarchitektur wider. Oft sind Schnittstellen zur Daten- und Aufrufintegration herstellerspezifisch und proprietär. Um ihre Vielzahl effizient verwalten und sicher betreiben zu können, wird häufig ein **Kommunikationsserver** eingesetzt, der den Nachrichtenaustausch steuert. Anhand des beispielhaften Auszugs aus der Architektur eines **KIS** in ▶ Abb. 10.3 kann man folgenden möglichen Informationsfluss nachvollziehen: Ein Patient wird im Krankenhaus aufgenommen, und seine Stammdaten werden im **Patientenmanagementsystem** (**PMS**) erfasst. Sie stehen über den Kommunikationsserver auch anderen Komponenten des KIS zur Verfügung und werden z. B. in der elektronischen Leistungsanforderung genutzt, wenn für den Patienten eine Röntgenaufnahme angefordert wird.

> **Patientenmanagementsystem** (**PMS**): System zur Verwaltung der administrativen Daten der Patienten im Krankenhaus.

Die Leistungsanforderung wird über den Kommunikationsserver an das **Radiologie-Informationssystem** (**RIS**) übermittelt. Nachdem die Röntgenaufnahme im PACS vorliegt, wird sie im RIS von einem Radiologen befundet. Der Befund wird über den Kom-

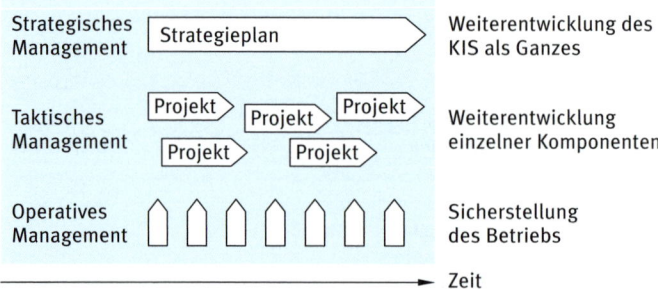

Abb. 10.4: Managementebenen von KIS. Entscheidungen des strategischen Managements beziehen sich auf einen längeren Zeitraum, z. B. drei bis fünf Jahre. Projekte des taktischen Managements sind deutlich kürzer, und die Aufgaben des operativen Managements fallen kontinuierlich an.

munikationsserver in die elektronische Patientenakte gespeichert und steht damit für die weitere Behandlung des Patienten auf Station zur Verfügung.

Die Komplexität und Vielfalt von Aufgaben, Informationssystemen, Berufsgruppen und nicht zuletzt Krankheitsbildern erfordert ein systematisches Management der Informationsverarbeitung, um wirklich allen im Krankenhaus Tätigen geeignete Informationen bereitzustellen. Das betrifft auch nichtrechnerunterstützte Komponenten wie konventionelle Archive, deren Bestand verwaltet und deren Ausleihe organisiert werden muss (**Archivmanagementsystem**).

Grundsätzlich kann man strategisches, taktisches und operatives Management unterscheiden [Ammenwerth 2005] (▶ Abb. 10.4). Das strategische Management legt fest, wie sich die Informationsverarbeitung in dem gesamten Krankenhaus in den nächsten Jahren entwickeln soll. Ein strategisches Ziel könnte z. B. sein, dass in fünf Jahren alle konventionellen Archive durch digitale abgelöst sein sollen. Das strategische Management muss planen, steuern und überwachen, wie dieses anspruchsvolle Ziel erreicht werden kann. Dazu wird es Projekte initiieren, die schrittweise die Umstellung erlauben. Die Planung und Durchführung der konkreten Projekte erfolgt durch das taktische Management. Ein Beispiel für ein solches Projekt wäre die Einführung eines einheitlichen Intensivdokumentationssystems auf den Intensivstationen des Krankenhauses.

Aufgrund neuer Vorgaben, Anforderungen und technischer Entwicklungen müssen immer wieder weitere Komponenten in die Gesamtarchitektur des KIS integriert werden. Ein Krankenhaus ist ein Unternehmen, das seine Aufgaben 24 Stunden am Tag und 7 Tage in der Woche erfüllen muss. Dies stellt einen sehr hohen Anspruch an die Verfügbarkeit der Systeme, zumal die Sicherheit in der Medizin einen besonders hohen Stellenwert hat. Die Bereitstellung und der Betrieb der Informationssysteme werden durch das operative Management geplant, gesteuert und überwacht. Dazu gehören z. B. Ressourcenplanung, Ausfallkonzepte und Personalschulungen.

10.2.2 Elektronische Patientenakte

Die **elektronische Patientenakte** ist zentraler Bestandteil des klinischen Informationssystems. Dennoch existiert das Konzept der Patientenakte auch außerhalb des Krankenhauses und wird zunehmend zur einrichtungsübergreifenden Kommunikation oder im Sinne einer Gesundheitsakte als eine patientenzentrierte Dokumentation genutzt.

> **Elektronische Patientenakte** (EPA; *engl. **electronic patient record**, EPR): Sammlung elektronisch verfügbarer Informationen, die alle digitalen Daten und Dokumente enthält, die im Laufe der medizinischen Untersuchung und Behandlung eines Patienten in einer Versorgungseinrichtung entstehen.

In einer Arztpraxis enthält die Patientenakte Informationen über die einzelnen Besuche in der Praxis, die jeweiligen Beschwerden, verordnete Medikamente oder Berichte von Kollegen aus anderen Versorgungseinrichtungen (Fachärzte, Krankenhäuser). Eine Patientenakte im Krankenhaus ist im Allgemeinen viel umfangreicher. Sie enthält Dokumente zur Anamnese, Befunde von Untersuchungen wie Labor oder bildgebende Verfahren, OP-Berichte und Arztbriefe. Es ist durchaus keine Seltenheit, dass sich mehr als 50 Dokumente in einer Patientenakte befinden. Das kann in einem Krankenhaus der Maximalversorgung dazu führen, dass pro Jahr 1500 Regalmeter Akten zu archivieren sind und ihre Ausleihe organisiert werden muss. Der dadurch entstehende Aufwand, vor allem für Raum und Personal ist so groß, dass eine **digitale Archivierung** in Form der elektronischen Patientenakte günstiger erscheint. Diese hat gegenüber der konventionellen Akte den Vorteil, dass Medienbrüche vermieden und auch Röntgenbilder, Videos und Tonaufnahmen gespeichert werden können. Darüber hinaus kann auf eine elektronische Patientenakte von verschiedenen Orten zugegriffen werden, und man ist bei ihrer Einsicht nicht auf die Öffnungszeiten eines Archivs angewiesen. Dennoch fällt das konsequente Arbeiten mit elektronischen Patientenakten oft noch schwer. Bei der Dokumentation bevorzugen viele Mitarbeiter die eigene Handschrift. Bei der Einsicht von Befunden bei einer Visite können sich manche auf Papier einen besseren Überblick verschaffen. Nicht nur deshalb werden sich in absehbarer Zeit Papierdokumente in Krankenhäusern nicht ganz vermeiden lassen. Es wird nach wie vor technische Geräte geben, die nicht ausreichend in das Informationssystem integriert sind, oder ein Patient bringt Belege von anderen Einrichtungen mit. Im Falle einer digitalen Archivierung müssen diese Dokumente eingescannt und in die elektronische Patientenakte integriert werden.

Häufig beschränkt sich die Behandlung eines Patienten nicht auf eine Einrichtung. Der Fortschritt in der Medizin hat zu einer hohen Spezialisierung geführt, so dass für manche Entscheidungen weitere Ärzte zurate gezogen werden. Auch sind die Patienten insgesamt mobiler, sie ändern den Wohnort oder holen eine zweite Meinung ein. Um zu vermeiden, dass Untersuchungen mehrfach durchgeführt werden und um zu gewährleisten, dass medizinische Entscheidungen auf allen relevanten Informationen beruhen, müssen Daten und Dokumente zwischen Versorgungseinrichtungen ausgetauscht werden. Wenn dies auf elektronischem Wege erfolgt, ist besonders darauf zu achten, dass alle Bestimmungen des Datenschutzes eingehalten und alle Daten und Dokumente eindeutig dem richtigen Patienten zugeordnet werden können. Haben sich mehrere Versorgungseinrichtungen auf einen elektronischen Datenaustausch verständigt, spricht man von einer **einrichtungsübergreifenden elektronischen Patientenakte**.

Über diese Entwicklungen hinaus ist die **elektronische Gesundheitsakte** von Interesse. Diese ist einrichtungsunabhängig und der Patient erhält die Hoheit über seine Daten und Dokumente. Die Inhalte der Gesundheitsakte beschränken sich nicht auf eine akute Erkrankung, sondern begleiten den Patienten idealerweise sein Leben lang. Um die Gesundheit einer Person in ihrer Gesamtheit erfassen zu können, sollte eine Gesundheitsakte nicht nur medizinische Daten enthalten, sondern z. B. auch Informationen über Physiotherapie oder sportliche Aktivitäten. Die genannten Charakteristika führen in einer Gesundheitsakte zu einem erheblichen Umfang an Informationen ganz unterschiedlicher Art und Herkunft. Daher gilt es mit Methoden der Informationsverarbeitung, einem Nutzer einen geeigneten Zugang zu den Informationen zu bieten. Es werden ausgereifte Berechtigungskonzepte benötigt, damit der Inhaber der Gesundheitsakte festlegen kann, wer auf welche Daten zugreifen darf. Technisch kann eine Gesundheitsakte auf einem tragbaren Medium realisiert oder aber über sichere Server im Internet bereitgestellt werden. ▶ Abb. 10.5 fasst die unterschiedlichen Arten von Patientenakten zusammen.

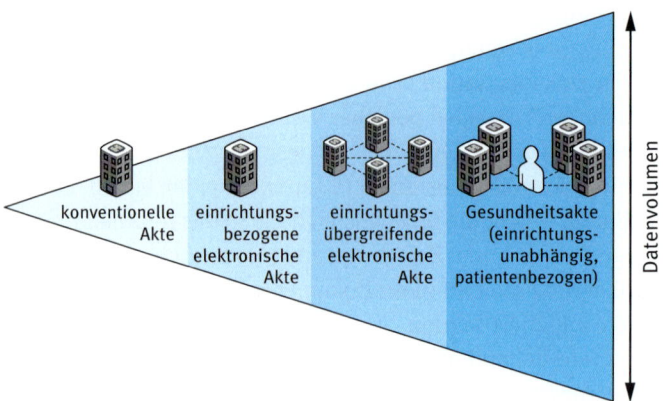

Abb. 10.5: Arten von Patientenakten. Ausgehend von der konventionellen Akte bis hin zur Gesundheitsakte steigt der Umfang an verfügbaren Informationen.

10.2.3 Informationssysteme für die klinische Forschung

In der medizinischen Forschung kann die Grundlagenforschung, die häufig von Experimenten im Labor geprägt ist, von der klinischen Forschung unterschieden werden. Die **translationale Forschung** versucht Forschungsergebnisse frühzeitig für die Behandlung von Patienten zu nutzen. Man umschreibt dies oft mit *„from bench to bedside"*. Die klinische Forschung basiert auf umfangreichen Datensammlungen über Diagnosen, Therapie und Verlauf der Erkrankungen einzelner Patienten, die dazu in auswertbarer Form vorliegen müssen (strukturierte Datensammlung). Da ähnliche Merkmale bereits in elektronischen Patientenakten erfasst werden, liegt es nahe, diese auch für die klinische Forschung zu nutzen. Jedoch liegen Daten in elektronischen Patientenakten häufig noch als Dokumente vor, die nicht automatisch auswertbar sind. An die Daten in klinischen Studien werden sehr hohe Anforderungen gestellt. Gesetzliche und organisatorische Anforderungen, wie z. B. die Umsetzung der **„guten klinischen Praxis"** (*engl. **Good Clinical Practice**, **GCP***) müssen berücksichtigt und besondere Vorkehrungen zum Datenschutz getroffen werden. IT-Systeme, die Daten von Arzneimittel- oder Medizinprodukte-Studien verarbeiten, müssen vor ihrem Einsatz in der Praxis validiert werden. Alle Änderungen an einem validierten System müssen gemäß einem klar definierten ***Change-Management-Prozess*** durchgeführt und dokumentiert werden.

Eine besondere Herausforderung stellen multizentrische, also auf mehrere Standorte verteilte, Forschungsprojekte dar. Wenn keine Papierformulare für die Studie genutzt werden, werden sogenannte ***Remote-Data-Entry*-Systeme** (**RDE-Systeme**) bereitgestellt, die dazu dienen, die Daten vor Ort zu erfassen. Anschließend werden die Daten in einer zentralen Datenbank gespeichert und gemeinsam ausgewertet. Neben

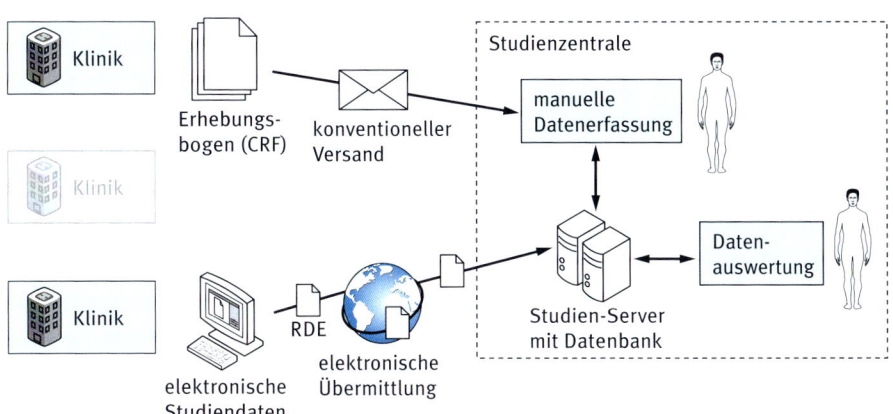

Abb. 10.6: Datenübermittlung an klinische Studien. Bei der konventionellen Übermittlung werden die Daten in der Studienzentrale zweimal unabhängig voneinander erfasst (Sicherung der Datenqualität). Beim *Remote Data Entry* (RDE) erfolgt die elektronische Datenerfassung bereits in der Klinik.

Client-Server-Anwendungen sind dafür heute webbasierende RDE-Systeme verbreitet (▶ Abb. 10.6), da aus dem gut geschützten Netzwerk einer Klinik meist ohne spezielle Firewall-Konfigurationen auf Internetseiten zugegriffen werden kann. Der hohe Organisations-, Kommunikations- und Kollaborationsaufwand kann durch moderne IT-gestützte **Kollaborationsplattformen** effizient unterstützt werden.

Die Abnahme und Aufbewahrung menschlicher Körpersubstanzen wie Blut, Urin und Gewebe für spätere molekulargenetische Analysen ist eine wichtige Komponente medizinischer Forschungsprojekte. Das qualitätsgesicherte Management dieser Biomaterialien und ihrer **Metadaten** erfolgt in **Biobanken** und erfordert leistungsfähige IT-Werkzeuge. Ohne Metadaten, welche die Biomaterialprobe näher beschreiben, wären die Proben wertlos, da sie entweder nicht gefunden würden oder ihre Spezifika unklar blieben.

10.2.4 Entscheidungsunterstützung in der Medizin

Entscheidungen in der Medizin bringen häufig Konsequenzen mit sich, die für den Patienten von hoher Bedeutung, ja vielleicht sogar für sein gesamtes weiteres Leben maßgebend sind. Relevante Informationen über den Patienten sind Grundlage für eine Entscheidung, welche Diagnose zutrifft oder welche Therapie gewählt werden soll, so dass möglichst geringe negative Konsequenzen auftreten. Aber auch das Wissen über ähnliche Situationen mit vergleichbaren Ausgangsdaten ist hilfreich: Handbücher zur Differentialdiagnose oder Therapie, Tabellen mit Normwerten, Ablauf- oder Entscheidungsdiagrammen, klinische **Behandlungspfade** oder **diagnostische Leitlinien** unterstützen solche Entscheidungen.

Der wachsende Umfang medizinisch und klinisch validierten Wissens erfordert verlässliche Methoden, mit denen Information aufgearbeitet und dem Kliniker bei seiner täglichen handlungs- und entscheidungsorientierten Arbeit verfügbar gemacht werden. Ein Beispiel für eine elektronische Unterstützung bei der Verordnung von Medikamenten sind Warnhinweise bei kontraindizierten Medikamentenkombinationen.

Entscheidungsunterstützende Systeme erleichtern zunächst den Zugriff auf entscheidungsrelevante Informationen. Sie können aber auch neue Hypothesen aufstellen oder Wissen aus großen Datenbeständen ableiten. Hierfür werden mathematisch-statistische Methoden des *Data Mining* angewendet. Grundlagen entscheidungsunterstützender Systeme oder Systemkomponenten sind meist die Stochastik und symbolische Wissensverarbeitung, insbesondere die logikbasierende formale Wissensrepräsentation und daraus abgeleitete Schlussfolgerungen in Form von Aussagen. Entscheidungen bedeuten immer auch eine Klassifikation bzw. die Wahl zwischen verschiedenen Optionen, z. B. bei der Ableitung einer Diagnose aus einem Bündel ähnlicher Symptomkomplexe.

Auf einer nächsten Stufe können entscheidungsunterstützende Systeme auch Entscheidungshilfen in Form von Wissen, wie z. B. Nachschlagewerke oder wissen-

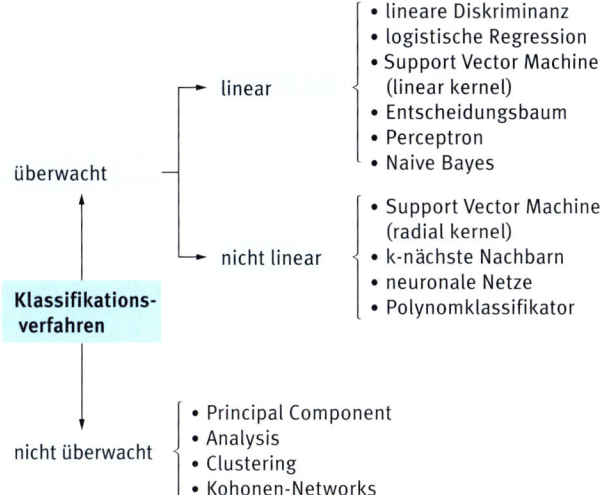

Abb. 10.7: Kategorisierung verschiedener Klassifikationsverfahren.

schaftliche Literatur, gezielt und schnell zugänglich machen. Besonders wirkungsvoll erweisen sich in diesem Zusammenhang **Expertensysteme**.

> **Expertensystem** (*engl.* ***expert system***, **XPS**): System, das durch Verfahren der Künstlichen Intelligenz (klinische) Daten algorithmisch verarbeitet, im Kontext interpretiert und daraus neue Schlussfolgerungen zieht bzw. Handlungsempfehlungen generiert.

Sie sind meistens nur für spezialisierte Fragestellungen, z. B. in der Differentialdiagnostik effektiv anwendbar.

 Klassifikationsverfahren und Methoden der Mustererkennung sind somit geeignete Werkzeuge und Instrumente zur Entscheidungsunterstützung. Hierfür stehen eine Reihe unterschiedlicher methodischer Ansätze (**Klassifikatoren**) zur Verfügung (▶ Abb. 10.7). Beispiele sind Support-Vektor-Maschinen, Clusterverfahren, Neuronale Netzwerke sowie Bayes- und Diskriminanzverfahren, bei denen Trennfunktionen mithilfe von zu ermittelnden Wahrscheinlichkeiten aufgestellt werden.

 Häufig sind Ansätze der multivariaten Statistik nötig. Dies gilt immer dann, wenn sich bei diagnostischen Fragestellungen die registrierten Muster aus verschiedenen Zeitreihen im Verbund mit diskreten Variablen konstituieren.

 Ontologien (formale Repräsentationssysteme) sind wichtig, um medizinisches Wissen strukturiert erfassen und rechnerunterstützt verarbeiten zu können. In einfachen Fällen ergeben sich Begriffshierarchien. Umfangreichere Ontologien spannen ein Netz vielfach miteinander assoziierter Begriffe auf, das automatische Schlussfolgerungen und Konsistenztests ermöglicht. Sie spielen z. B. bei der Nutzung molekularbiologischen Wissens eine zentrale Rolle, das im folgenden Kapitel genauer beschrieben wird.

Komplette Systeme zur computergestützten medizinischen Diagnostik, die versucht haben, die Expertise und Kompetenz menschlicher Experten nachzubilden, haben sich nur partiell bewährt. Heute bevorzugt man eher modulare, in klinische Informationssysteme integrierte assistierende Komponenten. Solche können die Anwendung diagnostischer Leitlinien oder Behandlungspfade unterstützen, die Verordnung von Medikamenten mit Warnhinweisen verbessern oder Vitalparameter überwachen. Die allmählich wachsende Verbreitung derartiger Komponenten macht es nötig, die Zusammenarbeit mit anderen Systemkomponenten und die mehrfache Verwendung z. B. der aufwändig erfassten Wissensbasen durch Standards zu erleichtern. Die Arden-Syntax, das *Guideline Interchange Format*, der *Infobutton*-Standard sowie das *Decision Support Service Functional Model* finden bereits als praxisrelevante Ansätze Verwendung [Spreckelsen 2008].

10.3 Medizinische Bioinformatik

Bioinformatik: interdisziplinäre Wissenschaft, die sich mit Methoden zur quantitativen Untersuchung molekularer und genetischer Mechanismen, den Zusammenhängen zwischen Phänotyp und Genotyp sowie systembiologischen Modellen beschäftigt.

Die Bioinformatik hat zu wesentlichen Erkenntnissen der modernen Biologie und Medizin beigetragen. Sie nutzt informationstechnische Verfahren und Algorithmen zur Speicherung, Aggregation und zum Auffinden krankheits- oder patientenbezogener molekularer und genetischer Daten. Methoden und Werkzeuge aus dem Bereich der Informatik sind für die Erfassung und Auswertung dieser Massendaten fundamental.

10.3.1 Entwicklung der Bioinformatik und ihre Arbeitsgebiete

Mit den Fortschritten der Grundlagenforschung in Medizin und Biologie wurde Anfang der 1990er Jahre die Bioinformatik als neues Fachgebiet weltweit etabliert. Das in diesem Zusammenhang bekannteste und größte Projekt war das 1990 gestartete internationale *Human Genome Project*, das die ehrgeizige Aufgabe hatte, die Sequenz des menschlichen Genoms mit ca. drei Milliarden Basenpaaren zu bestimmen. Zwar konnte das Projekt 2003 durch den massiven Einsatz computergestützter Methoden erfolgreich abgeschlossen werden, doch der daraus abgeleitete Gewinn für praktische Fragestellungen ist bislang hinter den Erwartungen zurückgeblieben.

Die klassischen Arbeitsgebiete der Bioinformatik waren die **Sequenzanalyse** und das **Design von Proteinen**. Beide Gebiete wurden bereits viele Jahren in der Biomathematik, Biochemie und Biophysik bearbeitet. Mit dem Aufbau der Bioinformatik und der Verbreitung des Internets begann eine neue Zeitrechnung der molekularen

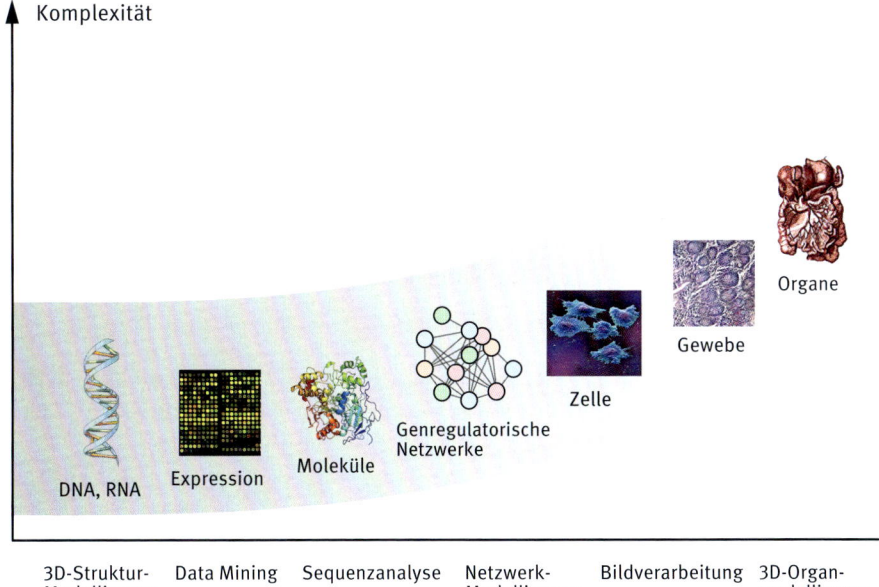

Abb. 10.8: Methoden der medizinischen Bioinformatik.

Biologie. So führte die Automatisierung der molekularen Analyse – bis hin zu den heutigen Hochdurchsatz-Geräten – zu einer molekularen Revolution. In wenigen Jahren wurden über tausend Datenbanken entwickelt, welche molekularbiologische Daten weltweit erfassen und über das Internet verfügbar machen. Heute kann mit benutzerspezifischen **Data-Warehouse-Systemen** auf die gewünschten Daten und spezifische Analysen zugegriffen werden. Dazu werden Methoden aus den Bereichen der Künstlichen Intelligenz, dem *Text Mining* und dem *Data Mining* eingesetzt. Sie führen zu riesigen Datenbeständen, die durch spezielle Filter oder Visualisierungswerkzeuge bereinigt bzw. spezialisiert werden müssen.

Das in der Medizinischen Bioinformatik derzeit angewendete Methodenspektrum reicht – mit steigender Komplexität der untersuchten biologisch-medizinischen Strukturen – von der Sequenzanalyse, dem *Data Mining*, der Strukturmodellierung einzelner Moleküle über genregulatorische Netzwerke bis zur Modellierung von Organen und deren funktionellen Abhängigkeiten (s. ▶ Abb. 10.8).

In den vergangenen Jahren rückte die Medizin mehr und mehr in den Anwendungsschwerpunkt der Bioinformatik [Buehler 2005]. In der Medizinischen Bioinformatik werden insbesondere Fragen der onkologischen Forschung (z. B. nach einer Therapie für bestimmte Krebsarten) vehement vorangetrieben. Der Wunsch nach individualisierten therapeutischen Konzepten besteht aber auch für viele andere Erkrankungen. Die permanenten Fortschritte der Sequenzanalyse zur Diagnose spezieller Erkrankungen und die damit verbundenen Vorhersagen von eventuell eintretenden

Erbkrankheiten beeinflussen zunehmend die moderne Medizin. Bisher ungelöst sind die hierdurch entstehenden ethischen Probleme, die sich aus den Risikoprognosen für die Gesellschaft ergeben.

10.3.2 Systembiologie

Ein aktuelles Gebiet im Kontext der Bioinformatik ist die **Systembiologie**. Sie versucht Organismen sowohl in ihrer Gesamtheit als auch in ihrer Komplexität zu verstehen.

> **Systembiologie** (*engl. systems biology*): Zweig der Biowissenschaften, der komplexe biologische Prozesse mithilfe von mathematischen Modellen und anhand experimenteller Daten zur Prädiktion des Systemverhaltens unter bestimmten Einflüssen untersucht und beschreibt.

Systembiologie ist als wissenschaftliches Fachgebiet durch ein interdisziplinäres Methodenspektrum aus den Bereichen Biologie, Biochemie, Physik, Mathematik und nicht zuletzt der Bioinformatik gekennzeichnet. Die Systembiologie verfolgt das Ziel, verschiedene theoretische Modelle mit experimentellen Daten und Experimenten zu koppeln [Kitano 2001]. Sie strebt durch einen Zyklus von Hypothesengenerierung (auf Grundlage von biologischen Daten) die Vermehrung des systematischen biologischen Wissens an. Dazu bedarf es der Erstellung theoretischer Modelle mit anschließender **In-silico-Simulation** zur Generierung von Modelldaten bzw. -prognosen. Die anschließende Modellvalidierung geschieht durch speziell entworfene *In-vitro-* sowie *In-vivo*-Experimente (▶ Abb. 10.9).

Das Design von Modellen findet auf unterschiedlichen Abstraktionsebenen statt. Die Modellvielfalt reicht von der biochemischen Beschreibung über die Gen- bzw. Proteinebene, die Zell- und Gewebeebene bis hin zur Organebene. Während systembio-

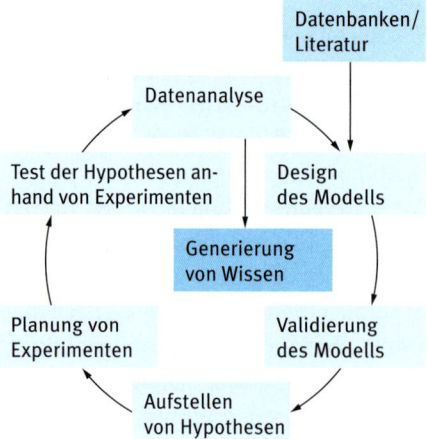

Abb. 10.9: Systembiologischer Forschungszyklus zur Generierung von Wissen.

logische Modelle und Simulationen sich anfangs auf eine der genannten Abstraktionsebenen beschränkten, wird heute die Kopplung von Modellen unterschiedlichen Abstraktionsgrades vorangetrieben. Die Ergebnisse werden als **Multiskalenmodell** bezeichnet.

Die medizinische Systembiologie erlangt zunehmend klinische Relevanz. Ein Beispiel ist die Erforschung des Wundheilungsprozesses, der durch eine gezielte Therapie mit Wachstumsfaktoren unterstützt oder im Falle von chronischen Wunden erst ermöglicht werden soll. Ein patientenzentriertes optimiertes Wirkstoffdesign auf der Grundlage von multiskalierten, möglichst ganzheitlichen Patientenmodellen ist ein langfristiges Ziel der personalisierten Medizin.

10.3.3 Molekulare Biologie

Die Methoden der molekularen Biologie bilden die Grundlage der experimentellen Datengewinnung auf Zell- und Genom-Ebene. Für die parallele Hochdurchsatzanalyse des Aktivierungszustandes von vielen Genen kommen **Microarrays**, auch **Biochips** genannt, zum Einsatz. Sie ermöglichen computergestützt die vergleichende Analyse der Aktivität von mehreren zehntausend Genen gleichzeitig [Niederacher 2004].

▶ Abb. 10.10 zeigt das prinzipielle Vorgehen bei der **Microarray-Analyse**. Nachgewiesen wird bei *Microarrays* nicht die RNA, die aus den Zellen oder dem Gewebe gewonnen wurde, sondern die aus der RNA mittels reverser Transkription gewonnene komplementäre DNA (cDNA).

Mittels eines *Microarrays* werden normale Zellen mit veränderten Zellen hinsichtlich der Aktivierungszustände ihrer Gene verglichen. Häufig wird mit *Microarrays* auch die Veränderung des Aktivierungszustandes eines Gens über die Zeit dargestellt, um neue Erkenntnisse über genregulatorische Zusammenhänge zu gewinnen.

10.3.4 Pathway- und Gewebesimulation

Ausgehend von einer Krankheit können mit den Methoden der Bioinformatik heute **biologische *Pathways*** erstellt werden. Ein *Pathway* beschreibt die Weiterleitung eines spezifischen Signals – beispielsweise das Binden eines Liganden an einen Rezeptor – von der Zellmembran in das Zellinnere und umgekehrt. Aber auch metabolische Zusammenhänge, Protein-Protein-Interaktionen und die Genregulation können mit einem biologischen *Pathway* beschrieben werden. Erst die Simulation von *Pathways* erlaubt deren tiefere Analyse und die Generierung von Vorhersagen, beispielsweise über den Aktivierungszustand eines oder mehrerer Gene. Mit einem *Pathway* können nur Vorhersagen generiert werden, wenn die zugrunde liegende Repräsentationsform dies erlaubt. Ein *Pathway* kann lediglich eine grafische Darstellung der beteiligten Komponenten und deren Vernetzung sein, ohne dass über die Art der Interaktion der

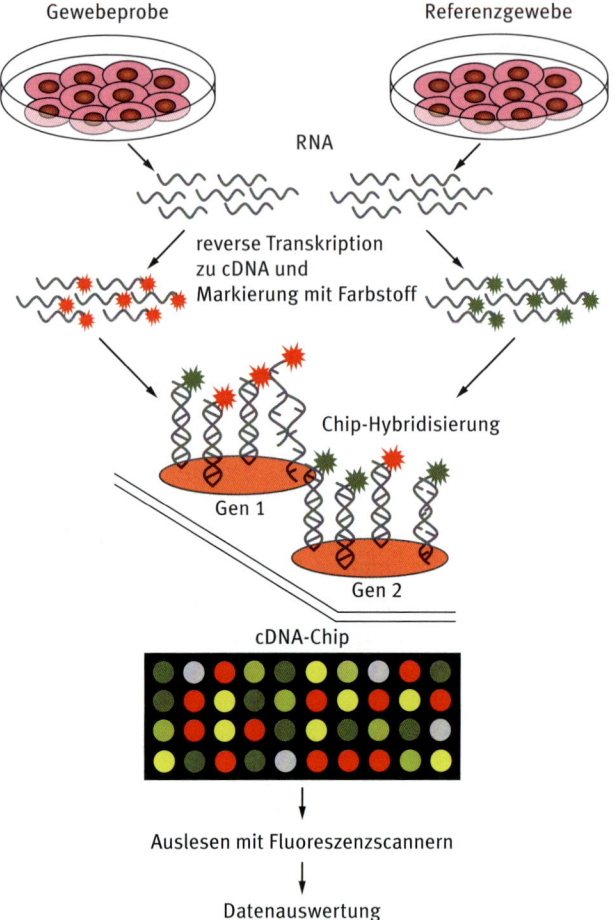

Abb. 10.10: Schematischer Ablauf der *Microarray*-Analyse mit cDNA.

einzelnen Komponenten (Proteine, Moleküle etc.) eine Aussage gemacht wird. *Pathways* in Form von Booleschen Netzen erlauben die diskrete Simulation und die Generierung von qualitativen Aussagen, z. B. ob ein Gen hochreguliert ist oder nicht. Mittels Petri-Netzen und insbesondere mit Differentialgleichungssystemen lassen sich dynamische Simulationen durchführen, die zeitabhängige kontinuierliche Daten liefern, die wiederum quantitative Aussagen ermöglichen. Auf einem anderen Abstraktionsniveau wird das Verhalten einzelner Zellen in einem Gewebekontext modelliert. Bei der **zellbasierten Gewebesimulation** werden zum Beispiel Zellen im zweidimensionalen Fall als Kreise, Ellipsen oder auch als Polygone simuliert. Im dreidimensionalen Fall werden entsprechend Kugeln oder Polyeder angenommen. Eine weitere Variante, Zellen im Gewebekontext zu modellieren, ist das *Cellular Potts Model*, in dem Zellen als zusammenhängende Pixel in einem Gitter abgebildet werden. Es gibt verschiedene

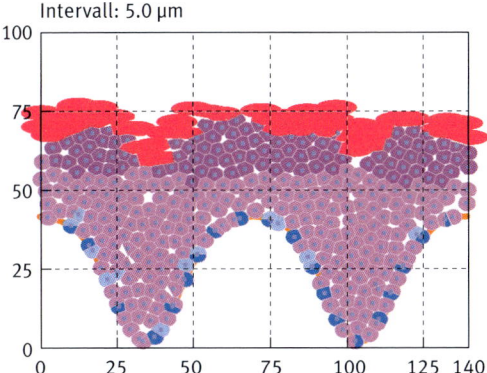

Intervall: 5.0 µm

Abb. 10.11: Episim-Plattform; Visualisierung der Multi-agentenbasierten Simulation von epithelialem Gewebe als 2D-Schnittebene [Sütterlin 2009].

Plattformen, die sich auf die Modellierung und Simulation von Zellverhalten im Gewebe spezialisiert haben. Die Episim-Plattform erlaubt die grafische Modellierung des Zellverhaltens in epithelialen Geweben [Sütterlin 2009]. Grafische Prozessdiagramme können automatisch in ausführbare Softwarekomponenten übersetzt werden. Diese Komponenten kommen in einer auf multiagentenbasierenden Gewebesimulation zum Einsatz und steuern dort einen Agenten, der auf der Gewebeebene einer Zelle entspricht. Das Verhalten eines Agenten und somit der Zelle ist dadurch charakterisiert, dass er auf Grundlage der empfangenen Signale seiner unmittelbaren Umgebung seinem innerem Programm folgend unabhängig handelt und seinerseits Signale an die unmittelbar benachbarten Agenten aussendet. Aus dem lokalen Verhalten der einzelnen Zellen ergibt sich die globale Gewebemorphologie. ▶ Abb. 10.11 zeigt hierzu ein Beispiel.

Im Bereich der **Gewebesimulationen** wird gegenwärtig in multiskalierten Ansätzen die subzelluläre Ebene mit der zellulären Ebene verbunden. Die Integration von qualitativen und quantitativen *Pathways* in ein Zellverhaltensmodell ist hierbei eine der aktuellen Herausforderungen.

10.4 Medizinische Bildverarbeitung

Die medizinische Bildverarbeitung hat für viele Anwendungen und Problemlösungen der Medizinischen Informatik eine zentrale Bedeutung. Bilder und Bildserien unterschiedlicher Art werden für die medizinische Forschung, die klinische Diagnose und auch therapeutische Zwecke benötigt, z. B. in der Operationsplanung und -durchführung sowie der Bestrahlungsplanung in der Onkologie. Entsprechend vielgestaltig sind auch die Bildquellen, bilderzeugenden Verfahren und Bildformate (s. auch ▶ Kap. 11).

10.4.1 Bildgebende Verfahren

Neben den mikroskopischen Verfahren, die vergrößerte Abbildungen von präparierten, teilweise gefärbten Gewebeschnitten ermöglichen, konnten durch das vor ca. 100 Jahren entwickelte Röntgenverfahren erstmals auch dem Auge verborgene anatomische Strukturen sichtbar gemacht werden. Davon ausgehend wurden im Laufe des letzten Jahrhunderts durch konsequente Weiterentwicklung physikalisch-technischer Prinzipien wie der Ultraschalltechnik oder der Beeinflussung des Kernspins verschiedener Atomarten die uns heute bekannten bildgebenden Verfahren entwickelt. Die aktuellen Schnittbild- oder Tomographieverfahren, bei denen überlagerungsfreie anatomische Abbildungen entstehen, konnten erst durch computergestützte Verarbeitungstechniken realisiert werden. Das **Ultraschallverfahren** (**US**) oder Sonographie, die **Computertomographie** (**CT**) und die **Magnetresonanztomographie** (**MRT**) haben heute ihren festen spezifischen Anwendungsbereich

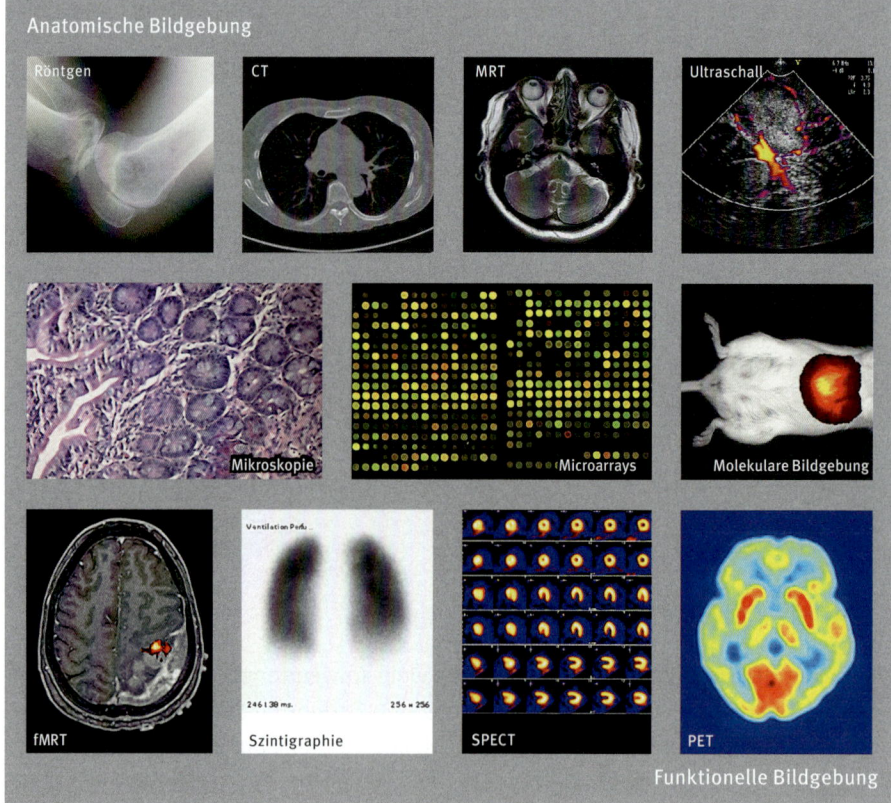

Abb. 10.12: Überblick über bildgebende Verfahren zur Darstellung anatomischer und funktioneller Informationen.

in der klinischen Diagnostik (s. ▸ Kap. 11 und 12). Neben den anatomischen Abbildungsverfahren spielen in der modernen Diagnostik die sogenannten funktionellen bildgebenden Verfahren eine zunehmende Rolle. ▸ Abb. 10.12 zeigt die Ergebnisse verschiedener bildgebender Verfahren, die sowohl anatomische Sachverhalte als auch Organ- oder Zellfunktionen visualisieren.

Schon relativ früh, in der Mitte des vergangenen Jahrhunderts, entwickelte man aufgrund der Emission radioaktiver Strahlung von Isotopen die **Szintigraphie** und die **Positronen-Emissionstomographie** (**PET**). Ebenfalls wurde die MRT-Technik durch spezielle Anregungstechniken der gepulsten Magnetfeldsequenzen zur **funktionellen Magnetresonanztomographie** (**fMRT**) erweitert, die insbesondere den Sauerstoffverbrauch an bestimmten Strukturen abzubilden vermag. Eine weitere Kategorie bildgebender Verfahren wird durch den Begriff **molekulare Bildgebung** umschrieben. Hier wird mittels Transportmolekülen, meistens Nanopartikeln, ein signalgebendes Molekül an bestimmte Wirkungsorte mit bestimmten veränderten Zellstrukturen oder Stoffwechseleigenschaften befördert und dann dort identifiziert. Auch PET und **Einzelphotonen-Emissions-Computertomographie** (SPECT) können als derartige Methoden bezeichnet werden.

Als letzte Gruppe bildgebender Verfahren sei auf die im vorigen Abschnitt teilweise schon besprochenen Gen-, Protein- oder *Tissue-Microarray*-Verfahren hingewiesen. Hier entstehen durch spezielle Reaktionen von Antikörpern mit RNA und DNA detektierbare, farblich unterschiedliche Reaktionsmuster an vielen gleichzeitig untersuchten Proben auf kleinster Fläche.

10.4.2 Computergestützte Diagnose und Therapie

Von besonderem Interesse für Diagnose und Therapie sind Überlagerungen anatomischer Darstellungen von Organen mit ihren visualisierten ortsabhängigen Funktionen. Der Therapieeffekt kann dadurch für bestimmte Medikamente über die Zeit kontrolliert werden. Weiterhin kann die jeweils kontrastreichere und präzisere Abbildung verschiedener Gewebearten (z. B. Knochen bei CT und Weichteile bei MRT) durch Überlagerung der Bilddaten aus verschiedenen Modalitäten optimiert werden (▸ Abb. 10.13).

Diese maßstabsgerechten Überlagerungs- oder Abbildungsverfahren werden als **Bildregistrierungs**- oder *Matching***verfahren** bezeichnet und umfassen eine große Palette unterschiedlich komplexer Methoden [Zitova 2003]. Besonders attraktiv, aber auch aufwändig sind elastische Registrierungsverfahren, bei denen die Abbildung des zu registrierenden Bildes sich der darunterliegenden Zielstruktur in den verschiedenen räumlichen Dimensionen unterschiedlich stark anpasst und dazu deformiert werden muss.

Bildverarbeitung wird auch auf kleinste Strukturen und Objekte angewendet, die durch verschiedene mikroskopische Verfahren zugänglich werden, z. B. bei der Zell-

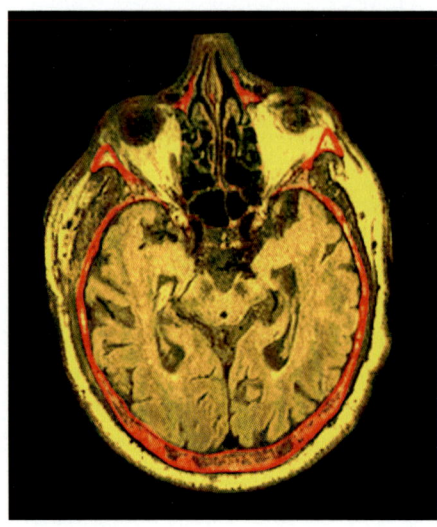

Abb. 10.13: Registrierung, die ein MRT-Schnitt-bild des Gehirns (gelb) mit der überlagerten knöchernen Schädelstruktur aus dem CT (rot) zeigt.

bildanalyse. Strukturen im Nanobereich, subzelluläre Organellen oder gar Chromosomen gehören hier u. a. zu den abzubildenden und zu analysierenden Objekten.

Von besonderem Interesse ist die dynamische Verfolgung (*Tracking*) bestimmter Objekte in Bildsequenzen über die Zeit (z. B. beim Strömungsverhalten von Blut in Gefäßen, dem Kontraktionszyklus des Herzens oder Bewegungen einzelner Organstrukturen, wie z. B. Herzklappen). Auch bei der Verfolgung des zeitlichen Migrationsverhaltens von Krankheitserregern oder dem Zellteilungsprozess können mit analysierten Bildsequenzen wesentliche Einsichten in die biologischen Abläufe gewonnen werden.

Weiterhin spielt die Bildverarbeitung in der Aufbereitung optischer Informationen von Kameras, Sensoren und Scannern zur Steuerung von Abläufen und bei Kontrollfunktionen eine wichtige Rolle. Derartige Aufgaben werden in der navigierten Chirurgie oder bei robotergestützten minimalinvasiven Eingriffen realisiert.

Die **Strahlentherapie** benötigt zur genauen Definition des Zielvolumens eine dreidimensionale Modellierung des betroffenen Organs bzw. des Körpers, in dem dieses eingebettet ist, um die berechnete Isodosenverteilung (Gebiete gleicher Strahlendosis) rund um das Zielvolumen und die angrenzenden Organe beurteilen zu können (▶ Abb. 10.14).

Bei den oben genannten Anwendungsbeispielen spielt die **Segmentierung** von Strukturen und Objekten in den Bildern, Volumendaten oder Bildsequenzen eine entscheidende Rolle.

Segmentierung: Abgrenzung relevanter Bildbereiche vom Hintergrund oder von anderen Objekten durch Zuordnung von Bildelementen (Pixeln, Voxeln) zu Bildteilen (Segmenten) einheitlicher, entsprechend einem Homogenitätskriterium definierter Eigenschaften.

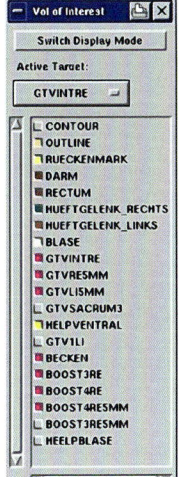
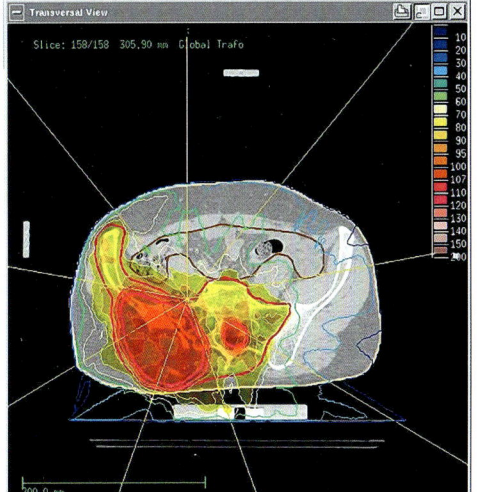

Abb. 10.14: Transversalschnitt durch ein Abdomen mit eingeblendeten Isodosenlinien, die eine möglichst effiziente Bestrahlung des Tumors bei gleichzeitiger Schonung des umgebenden Gewebes gewährleisten sollen.

Die hierfür verwendeten Methoden sind zahlreich und reichen von einfachen schwellwertbasierten Verfahren und Bereichswachstum über *Level Sets* bis zu modellbasierten Ansätzen [Handels 2009].

Bemerkenswert ist, dass, trotz erheblicher Bemühungen bei fast allen Anwendungen eine zufriedenstellende automatische Segmentierung für eine Vielzahl von Bildern derselben Problemstellung nicht gelingt. Die hohe individuelle Variabilität des Bildmaterials erfordert fast immer benutzerabhängige interaktive Eingriffe, wenn optimale Ergebnisse erstellt werden sollen.

10.4.3 Visualisierung

Eine wichtige auf die Bildverarbeitung aufbauende Methode ist die computergestützte Visualisierung des Bildmaterials. Aufgrund schneller angepasster Prozessoren ist diese Aufgabe bei Objekten mit einem Volumen von einhundert Millionen Voxeln in weniger als einer Sekunde möglich, so dass auch sogenannte 3D-Bildfolgen in Echtzeit visualisiert werden können.

Hier spielt vor allem **oberflächen- oder volumenbasiertes** *Rendering* eine Rolle. Auch die implementierten Shadingverfahren und Beleuchtungsmodelle, mithilfe derer Objekte realistisch dargestellt werden, sind teilweise aufwändig, jedoch mit moderner Hardware und Grafikprozessoren schon schnell und kostengünstig zu realisieren (▶ Abb. 10.15).

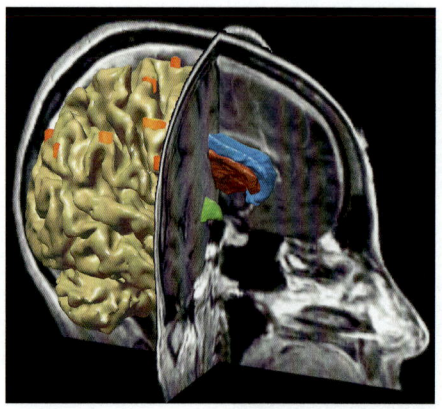

Abb. 10.15: Dreidimensionale Visualisierung einer MRT-Aufnahme des menschlichen Kopfes mit segmentierten Strukturen. Gezeigt werden sich kreuzende Schichten der Originalaufnahme in sagittaler und frontaler Ebene, ein Ausschnitt des Cortex (beige), Corpus callosum (blau), Ventriculus lateralis (rot), Putamen (grün) und aktivierte Hirnareale (Motorik rechter Fuß) aus einer fMRT-Aufnahme (orangefarbene Flecken).

10.5 eHealth

eHealth (**Gesundheitstelematik**; auch: *E-Health, e-health*): einrichtungsübergreifende und ortsunabhängige Verfahren im Gesundheitswesen unter Einsatz von Informations- und Kommunikationstechnologie.

Beispiele für *eHealth*-Anwendungen sind einrichtungsübergreifende Patientenakten oder RDE-Systeme zur Unterstützung der Dokumentation in multizentrischen Studien. Auch das **elektronische Rezept**, elektronische Gesundheitskarten und Patientenportale sind wesentliche *eHealth*-Komponenten.

eHealth bietet eine Grundlage, um die Verfügbarkeit und Qualität der medizinischen Versorgung zu gewährleisten und dem Druck der demografischen Entwicklung, dem Anstieg der Zahl chronisch Kranker, einer abnehmenden Zahl von Ärzten, einer zunehmenden Spezialisierung in der Medizin sowie einem zunehmenden Kostendruck standzuhalten. Dazu werden im Folgenden Beispiele aus den Bereichen Telemedizin und Assistenzsysteme für ein auch im Alter selbstbestimmtes Leben vorgestellt. Der Einsatz von Assistenzsystemen erfolgt häufig im Rahmen des so genannten *Ambient Assisted Living* (**AAL**).

Verlassen gesundheitsbezogene Daten eine Einrichtung oder werden sie zu einem anderen als dem ursprünglich gedachten Zweck genutzt, so werden besonders hohe Anforderungen an den Datenschutz gestellt. Die Funktionsfähigkeit der miteinander gekoppelten unterschiedlichen Komponenten kann nur durch stringente Berücksichtigung von Interoperabilitätsbedingungen und IT-Standards gewährleistet werden.

10.5.1 Telemedizin

Telemedizin: Teilbereich von *eHealth*, in dem Informations- und Kommunikationstechnologien zur Überbrückung einer räumlichen Distanz zwecks diagnostischer und/oder therapeutischer Interaktion eingesetzt werden.

In der Telemedizin werden unterschiedliche Szenarien realisiert, bei denen verschiedene Gruppen von Betroffenen durch telemedizinische Konzepte und Einrichtungen profitieren. Telemedizinische Einrichtungen stellen für Entwicklungsländer und medizinisch unterversorgte Gebiete eine wertvolle Ergänzung in der flächendeckenden medizinischen Versorgung dar. ▸ Abbildung 10.16 zeigt ein typisches Szenario einer telemedizinischen Konsultation mit Satellitenübertragung. Die WHO sieht in der Telemedizin eine Schlüsseltechnologie [WHO 2009].

Telemonitoring (Fernüberwachung): Teilbereich der Telemedizin zur Fernüberwachung von Vitalfunktionen.

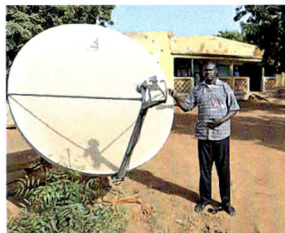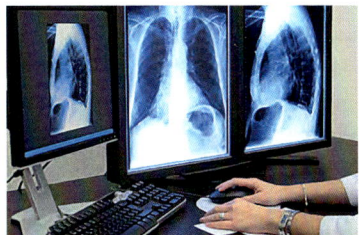

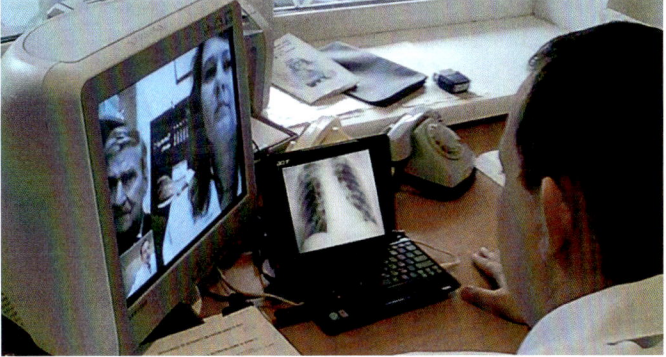

Abb. 10.16: Beispiel einer teleradiologischen Befundung. Vor Ort gewonnene diagnostische Bilddaten werden per Satellitenübertragung an einen konsiliarischen Teleradiologiedienst übertragen und aus der Ferne befundet.

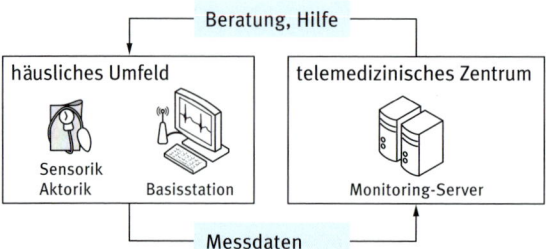

Abb. 10.17: Zentrale Komponenten des Telemonitorings.

Telemonitoring eröffnet chronisch kranken Patienten oder solchen mit erhöhtem gesundheitlichem Risiko eine neue Qualität ärztlicher Betreuung bei gleichzeitiger Mobilität. Dazu werden telemedizinische Servicezentren etabliert (▶Abb. 10.17), die Vitaldaten, z. B. Blutdruck, Herzfrequenz, Aktivität, Körpergewicht etc. erfassen und bewerten. Der Patient erhält eine indirekte Betreuung in seinem häuslichen Umfeld, die ihm ein Sicherheitsgefühl vermittelt und erlaubt, besser mit seinen gesundheitlichen Einschränkungen in der eigenen Wohnung zu leben. Zur Übertragung der Vitaldaten wird eine häusliche Basisstation (z. B. ein Mobiltelefon, ein PDA oder ein PC) verwendet. Das **telemedizinische Zentrum** kann den Patienten auch proaktiv betreuen und z. B. bei bedenklich veränderten Vitaldaten intervenieren oder an die Einnahme von Medikamenten erinnern.

Der klassische Bereich der Telemedizin ist jedoch die Konsultation von nicht vor Ort verfügbaren Experten für die Diagnosestellung oder zur Einholung einer Zweitmeinung. Dabei werden Bilder, Signale oder weitere erhobene Daten übertragen (▶Abb. 10.18). Dies umfasst u. a. **Teleradiologie**, **Telepathologie**, **Telekardiologie** und **Telechirurgie**. Jeder dieser Bereiche zeichnet sich durch spezifische Indikationen, Beteiligte, Anforderungen und Umsetzungsszenarien – einschließlich Betreiberstrukturen und Qualitätsmaßstäbe – aus.

Die Teleradiologie beinhaltet den Austausch von radiologischen Bilddaten und Befunden zwischen zwei Versorgungseinrichtungen. Damit ermöglicht sie sowohl das

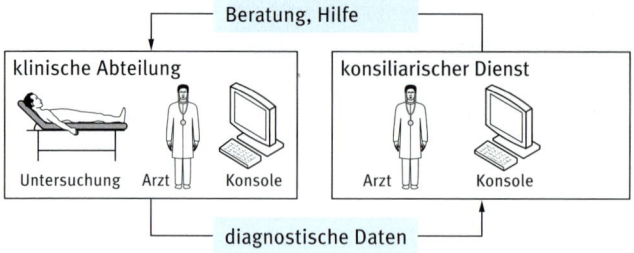

Abb. 10.18: Zentrale Komponenten und Beteiligte bei einrichtungsübergreifenden Telekonferenzen.

Einholen einer zweiten Meinung als auch die verantwortliche Durchführung einer Untersuchung in der radiologischen Praxis bzw. Abteilung durch den Teleradiologen einer anderen Einrichtung.

10.5.2 Ambient Assisted Living (AAL)

Aufgrund des demografischen Wandels sind insbesondere für ältere Menschen tief gehende Veränderungen in den Versorgungsstrukturen der Gesellschaft zu erwarten. Künftig wird einer steigenden Anzahl von pflegebedürftigen Menschen eine immer geringere Zahl von Pflegepersonal gegenüberstehen [Statistisches Bundesamt 2010]. Hierbei wird sich nicht nur die Zahl der Pflegefälle erhöhen, sondern auch die Intensität der Pflege. Da Krankheiten immer früher erkannt und behandelt werden können, steigt die Lebenserwartung, und es gibt mehr Menschen, die gleichzeitig an verschiedenen Erkrankungen leiden. Deshalb werden assistierende technische Verfahren entwickelt und erprobt, die unter dem Begriff *Ambient Assisted Living* (AAL) zusammengefasst werden.

Ambient Assisted Living (**AAL**; *dt.* umgebungsgestütztes Leben): Bereitstellung von technischen Verfahren und Systemen zur Unterstützung eines selbstbestimmten Lebens im gewohnten Umfeld der Patienten (s. a. ▶ Kap. 1).

Assistenzsysteme sollen es älteren oder chronisch kranken Menschen erlauben, weitestgehend selbstbestimmt und selbstständig in ihrer häuslichen Umgebung zu verbleiben. Dies soll nicht zuletzt das Gesundheitswesen finanziell entlasten.

Wichtige Anwendungsbeispiele für technische Assistenzsysteme sind die Erkennung von Notfallsituationen, Vitaldatenübermittlung, Beurteilung des gesundheitlichen Zustands (Monitoring), Unterstützung bei häuslichen Verrichtungen, Erinnerungsfunktionen, Unterhaltungs- und Kommunikationsfunktionen sowie Unterstützung des Pflegepersonals. Aktuelle Herausforderungen liegen in der Gewährleistung einer hohen Robustheit der Systeme, der Interoperabilität verschiedener Komponenten und in einer einfachen, zielgruppenorientierten Bedienbarkeit. So sollten Systeme nicht manuell konfiguriert werden müssen und Daten sollten zueinander in Bezug gesetzt werden können, die von unterschiedlichen Sensoren erfasst wurden.

Eine systematische Zusammenführung und Weiterverarbeitung der durch technische Assistenzsysteme gewonnenen Daten verspricht eine nachhaltige Unterstützung der assistierten Person und kann auch zu einer besseren Gesundheitsversorgung beitragen. Dazu muss geplant werden, welche der Daten in eine elektronische Gesundheitsakte übernommen werden sollten. Welche Benutzer(-gruppen) dürfen in welcher Situation auf welche Daten zugreifen?

Neben der Akquisition der Daten spielen Algorithmen zur Weiterverarbeitung und Interpretation eine wichtige Rolle. So möchte man aus den Sensordaten auf das Verhalten, die Intentionen und Vorlieben gefährdeter Personen zu Hause schließen und Abweichungen vom Normalverhalten erkennen können. Zur Integration einer solchen Funktionalität in ein Assistenzsystem muss zunächst das Wissen über das erwartete Verhalten oder über die erwartete Aktivität in dem System repräsentiert werden. Grundlage dafür sind verlässliche Modelle, die das individuelle Verhalten von Menschen und ihre Aktivitäten in Form von zeitabhängigen Profilen beschreiben. Bei der Modellierung des Wissens unterscheidet man die **semantische Modellierung**, bei der durch Interpretation der Sensordaten direkt auf ihre Bedeutung geschlossen wird, und die **statistische Modellierung**, bei der aus der sensorgestützten Beobachtung von Menschen und deren Umgebung über einen längeren Zeitraum Erkenntnisse gewonnen werden. Diese Ansätze können auch sinnvoll kombiniert werden. In Ergänzung zur expliziten formalen Repräsentation von Wissen werden auch selbstlernende Ansätze zum Einsatz kommen.

Ein Assistenzsystem hat auch die Aufgabe mit Menschen zu kommunizieren, z. B. um den Betroffenen Zugriff auf die Funktionen zu ermöglichen oder um Pflegepersonal über das aktuelle Befinden der betreuten Person zu informieren. Abhängig von der Rolle, die ein Nutzer gegenüber dem System einnimmt, ergeben sich unterschiedliche Anforderungen an die Benutzerschnittstellen.

Bei AAL werden häufig heterogene Komponenten modernster Technologien zu komplexen Systemen kombiniert. Ihre Funktionen sind stark von den Bedürfnissen abhängig, aber auch Ängsten und Vorbehalten der Zielgruppe unterworfen und sollten durch Informationssysteme sinnvoll ergänzt werden, damit auch in Zukunft eine effiziente Versorgung der Bevölkerung gewährleistet werden kann.

10.5.3 Interoperabilitäts-Standards in der Medizin

Die vorangegangenen Abschnitte haben gezeigt, dass die Zusammenführung und der Austausch von Daten in der Medizin eine wichtige Rolle spielen, um eine ganzheitliche Sicht auf den Patienten oder auf Forschungsergebnisse zu gewährleisten. Nur so können Entscheidungen von hoher Qualität getroffen werden. Für einzelne Aufgaben werden jedoch Systeme von unterschiedlichen Anbietern mit unterschiedlichen Funktionen eingesetzt, so dass Daten in unterschiedlichen Formaten und verschiedener Semantik vorliegen. Für eine sinnvolle Zusammenarbeit müssen die Systeme miteinander kommunizieren.

> **Interoperabilität:** Fähigkeit zur problemlosen und korrekten Kommunikation (s. a. ▶ Kap. 18).

Bei Interoperabilität geht es zum einen darum, Informationen auszutauschen (**syntaktische Interoperabilität**), und zum anderen darum, die Bedeutung der Informationen zu verstehen, damit sie kontextgerecht verarbeitet werden können (**semantische Interoperabilität**).

Standards erleichtern den Austausch von Gesundheitsinformationen wesentlich, indem sie bei allen Beteiligten für ein gemeinsames Verständnis sorgen. In Bezug auf syntaktische Interoperabilität können Standards die auszutauschenden Informationen einheitlich zusammenstellen und die Art und Weise des Austauschs vorgegeben. Hier sind im Laufe der Zeit und der technischen Entwicklungen viele Möglichkeiten entstanden: Vom Kommunizieren über Nachrichten bis hin zu Schnittstellen zwischen Systemen, die bestimmte vollständige Funktionen zur Verfügung stellen (Services). Semantische Interoperabilität beinhaltet auch Vereinbarungen über die Bedeutung einzelner Begriffe, die zu verwendenden sprachlichen Mittel (Terminologien) und Einigkeit über die zugrunde liegenden Prozesse.

In der Medizin sind verschiedene nationale und internationale Standards und Initiativen entstanden, um Interoperabilität zu erreichen. Als Standard für den Nachrichtenaustausch alphanumerischer Daten (Patientenstammdaten, Diagnosen, Befunde, Laborwerte etc.) wird in der Regel der **HL7-Standard** (*Health Level Seven*) eingesetzt, für den Austausch von Bilddaten der **DICOM-Standard** (*Digital Imaging and Communications in Medicine*). Standards für die klinische Forschung entwickelt u. a. das *Clinical Data Interchange Standards Consortium* (**CDISC**).

Ergänzend hierzu tragen u. a. folgende Terminologien zur semantischen Interoperabilität bei [Ingenerf 2007]: Die **ICD** (*International Classification of Diseases*) hat international eine große Bedeutung für die Verschlüsselung von Krankheiten und ist auch in Deutschland Grundlage für die DRGs. Die ICD hat eine einfache hierarchische Struktur. Ein komplexes semantisches Begriffsnetz ist Grundlage für **SNOMED CT** (*Systematized Nomenclature of Medicine – Clinical Terms*). **LOINC** (*Logical Observation Identifier Names and Codes*) wurde ursprünglich für die Kommunikation zwischen Laborsystemen entwickelt.

10.6 Ausblick

Die gesamte Bandbreite der Medizinischen Informatik in ihren vielfältigen Anwendungsbereichen konnte in diesem Kapitel nicht dargestellt werden. Ebenfalls wurden die skizzierten Sachverhalte und ausgewählten Beispiele nur oberflächlich und qualitativ illustriert. Zur Vertiefung sei auf die weiterführende Literatur und ▶ Band 6 der vorliegenden Reihe verwiesen. Ein kurzer Einblick in die Bedeutung und Faszination dieses interdisziplinären und zukunftsorientierten Fachgebiets konnte hoffentlich gegeben werden. Die Schnittstellen zur Biomedizinischen Technik sind mannigfaltig und ermöglichen synergistische Problemlösungen. Medizinische Informatik (bzw. *Health Informatics*) gehört heute zum festen Bestandteil medizinischer Curricula und wird darüber hinaus in zahlreichen eigenständigen Studiengängen im In- und Ausland gelehrt.

Danksagung

Wir danken den folgenden Kolleginnen und Kollegen sehr herzlich für ihre Unterstützung bei der Erstellung dieses Kapitels: Christoph Auer und Matthias Ganzinger (beide Universitätsklinikum Heidelberg); Dr. Kai-Uwe Heitmann (Heitmann Consulting and Services); Prof. Ralf Hofestädt (Universität Bielefeld); Dr. Christian Kohl und Dr. Ulrike Kutscha (beide Universitätsklinikum Heidelberg); Prof. Hans-Ulrich Prokosch (Universität Erlangen); Dr. Cord Spreckelsen (RWTH Aachen); Thomas Sütterlin (Universitätsklinikum Heidelberg); Prof. Martin Staemmler (Hochschule Stralsund) und Prof. Gudrun Stockmanns (Hochschule Niederrhein).

Quellenverzeichnis

Ammenwerth E., Haux R.: IT-Projektmanagement in Krankenhaus und Gesundheitswesen. Stuttgart: Schattauer 2005.

Blum B. I., Duncan K. A.: History of Medical Informatics. ACM Press. New York: Addison-Wesley Publishing Company 1990.

Buehler L. K., Hooman H., Rashidi H.: Bioinformatics Basics. Boca Raton: CRC Press; 2005.

Handels H.: Medizinische Bildverarbeitung. Wiesbaden: Vieweg und Teubner; 2009.

Ingenerf J.: Terminologien oder Klassifikationen – Was bringt die Zukunft. Bundesgesundheitsblatt Gesundheitsforschung Gesundheitsschutz 50(2007): 1070–1083.

Kitano H.: Foundations of Systems Biology. Cambridge, MA: MIT Press 2001.

Kulikowski C. A., Kulikowski C. W.: Biomedical and Health Informatics in Translational Medicine. Methods Inf Med 48(2009): 4–10.

Müller-Schloer C., Schmeck H., Ungerer T.: Organic Computing – A Paradigm Shift for Complex Systems. Basel: Birkhäuser 2011.

Niederacher D.: Genchipdiagnostik. Gynäkologie 37(2004): 203–209.

Spreckelsen C., Spitzer K.: Wissensbasen und Expertensysteme in der Medizin: KI-Ansätze zwischen klinischer Entscheidungsunterstützung und medizinischem Wissensmanagement. Wiesbaden: Vieweg und Teubner 2008.

Statistische Ämter des Bundes und der Länder: Demographischer Wandel in Deutschland. Heft 2: Auswirkungen auf Krankenhausbehandlungen und Pflegebedürftige im Bund und in den Ländern. Ausgabe 2010.

Sütterlin T., Huber S., Dickhaus H., Grabe N.: Modeling multi-cellular behavior in epidermal tissue homeostasis via finite state machines in multi-agent systems. Bioinformatics 25(2009): 2057–2063.

van Bemmel, J. H.: The Structure of Medical Informatics. Med. Inform. 9(1984): 175–180.

WHO. Telemedicine: opportunities and developments in Member States: report on the second global survey on eHealth. Geneva: WHO Press 2009.

WHO:The WHO Agenda. World Health Organization 2011 [Online] unter http://www.who.int/about/agenda/en/index.html, Stand: 14. 08. 2011.

Zitova B., Flusser J.: Image Registration Methods: a survey. Image and Vision Computing 21(2003): 977–1000.

Verzeichnis weiterführender Literatur

Für eine Vertiefung dieses Kapitels siehe ▶ Band 6 der vorliegenden Lehrbuchreihe „Biomedizinische Technik".

Buehler L. K., Hooman H., Rashidi H.: Bioinformatics Basics. Boca Raton: CRC Press 2005.

Foley J., Dam V. A., Hughes J. F.: Computer Graphics: Principles and Practice. Addison Wesley 1990.

Haas P.: Medizinische Informationssysteme und elektronische Krankenakten. Berlin: Springer-Verlag 2004.

Haas P.: Gesundheitstelematik. Berlin: Springer-Verlag 2006.

Handels H.: Medizinische Bildverarbeitung. Wiesbaden: Vieweg und Teubner 2009.

Hastie T., Tibshirani R., Friedman J.: The Elements of Statistical Learning. New York: Springer-Verlag 2009.

Haux R., Winter A., Ammenwerth E., Brigl B.: Strategic Information Management in Hospitals. New York: Springer-Verlag 2010.

Heidenreich G., Blobel B.: IT-Standards für telemedizinische Anwendungen. Der Weg zum effizienten Datenaustausch in der Medizin. Bundesgesundheitsblatt Gesundheitsforschung Gesundheitsschutz 52(2009): 316–323.

Klipp E., Liebermeister W., Wierling C., Kowald A., Lehrbach H., Herwig R.: Systems Biology: A Textbook. Weinheim: Wiley-VCH 2009.

Lehmann T.: Handbuch der Medizinischen Informatik. München, Wien: Hanser; 2007.

Leiner F., Gaus W., Haux R., Knaup-Gregori P., Pfeiffer K.-P., Wagner J.: Medizinische Dokumentation. Grundlagen einer qualitätsgesicherten integrierten Krankenversorgung. Stuttgart: Schattauer 2012.

Ratzum O., Zeeb H., Laaser U.: Globalisierung – Gerechtigkeit – Gesundheit: Einführung in International Public Health. Bern: Huber-Verlag 2006.

Shortliffe E. H., Cimino J. J.: Biomedical Informatics. New York: Springer-Verlag 2006.

Spreckelsen C., Spitzer K.: Wissensbasen und Expertensysteme in der Medizin: KI-Ansätze zwischen klinischer Entscheidungsunterstützung und medizinischem Wissensmanagement. Wiesbaden: Vieweg und Teubner 2008.

Vaidya S., Yoshida H.: Advanced Computational Intelligence Paradigms in Healthcare – 2: v. 2 Studies in Computational Intelligence. Berlin, Heidelberg: Springer-Verlag 2007.

Abbildungsquellen

- ▶ Abb. 10.13 mit freundlicher Genehmigung der Abteilung „Radiologie" am Deutschen Krebsforschungszentrum Heidelberg.
- ▶ Abb. 10.14 mit freundlicher Genehmigung der Abteilung „Medizinische Physik in der Strahlentherapie" am Deutschen Krebsforschungszentrum.
- ▶ Abb. 10.16 mit freundlicher Genehmigung der WHO; Quelle [WHO 2009].
- ▶ Abb. 10.17 und 10.18 modifiziert nach Prof. MARTIN STAEMMLER, Fachhochschule Stralsund.

Olaf Dössel, Thorsten M. Buzug

11 Bildgebung

Zusammenfassung: Die wichtigsten bildgebenden Verfahren in der Medizin sind: Projektionsröntgen, Computertomographie (CT), Szintigraphie und Einzelphotonen-Emissions-Computertomographie (SPECT), Positronen-Emissionstomographie (PET), Ultraschallbildgebung (US), Magnetresonanztomographie (MRT) und Endoskopie. Nach einer kurzen Einführung in die Qualitätsmerkmale abbildender Systeme werden für diese Verfahren jeweils die Abbildungsgleichung, die räumliche und zeitliche Auflösung, das Rauschen, der Kontrast, die Artefakte, die Qualitätssicherung und die medizinischen Applikationen kurz erläutert.

Abstract: After an introduction to the quality measures of imaging systems, this chapter describes the most important imaging systems in medicine: Projection X-ray, Computed Tomography (CT), Scintigraphy and Single Photon Emission Computed Tomography (SPECT), Positron Emission Tomography (PET), Ultrasound Imaging (US), Magnetic Resonance Tomography (MRT), and Endoscopy. For each case imaging equations, spatial and temporal resolution, noise, contrast, artifacts, quality assurance and medical applications are briefly outlined.

11.1 Bedeutung der bildgebenden Verfahren in der Medizin

Der Wunsch des Arztes, in den Körper des Patienten hineinzuschauen, ist sehr alt und naheliegend. Beim Sezieren von Leichen hatte man bei kranken Menschen typische Gewebeveränderungen entdeckt. Die Möglichkeit, diese Veränderungen schon frühzeitig am lebenden Patienten zu sehen, kann die Diagnose verbessern und somit helfen, die richtige Therapie auszuwählen und damit eine Heilung ermöglichen bzw. beschleunigen. WILHELM CONRAD RÖNTGEN erkannte am 8. November 1895 sofort, dass er einen Weg zum „Blick in das Innere eines Patienten" gefunden hatte (s. ▸ Kap. 4.4). Inzwischen sind zur RÖNTGEN-Technik viele andere Verfahren – man spricht auch von bildgebenden **Modalitäten** – hinzugekommen. Parallel zu den technischen Systemen der Bildgebung haben sich medizinische Fachdisziplinen entwickelt, die sich mit der richtigen Aufnahme und Interpretation der Bilder befassen: die **Radiologie** und die **Nuklearmedizin**. Die Vorbereitung des Patienten, seine richtige Lagerung im bildgebenden System, die Aufnahmeparameter, welche den optimalen Informationsgewinn versprechen, die Auswahl eines geeigneten Tracers (radioaktiver Indikator) bei den nukleardiagnostischen Verfahren und das Erstellen des Befunds (das ist die medizinische Interpretation der Bilder) sind wichtige Themen der Radiologie und Nuklearmedizin, aber nicht Gegenstand dieser Darstellung. Trotzdem soll in jedem Kapitel ein kurzer Blick auf die medizinischen Fragestellungen und Indikationen gegeben werden, bei denen die jeweilige Modalität heute die Methode der ersten Wahl ist.

Die medizinische Bildgebung begann mit der Abbildung und Erkennung von Tumoren und Knochenbrüchen. Frühzeitig kam auch die Abbildung von Blutgefäßen (**Angiographie**) hinzu, mit der beispielsweise Stenosen (Gefäßverengungen) oder Aneurysmen (Gefäßaussackungen) entdeckt werden können.

Es folgte die Erweiterung auf die Abbildung von krankhaften Gewebeveränderungen und Malformationen (Fehlbildungen) jeglicher Art zu einem möglichst frühen Zeitpunkt.

Ein neues Kapitel der Bildgebung wurde dann mit der **funktionellen Bildgebung** eröffnet. Beispielsweise wird hierbei die zeitliche Dynamik bestimmt, mit der ein Kontrastmittel in ein Organ oder ein Gewebe einfließt und wieder herausgespült wird, um so funktionelle Prozesse in diesem Organ zu studieren. Auch Bewegungsabläufe von Gelenken oder vom kontrahierenden Herzen können dargestellt werden. Die **funktionelle Magnetresonanztomographie** fMRT kann zeigen, welcher Teil des Gehirns nach einem sensorischen Stimulus zu arbeiten beginnt.

Die **quantitative Bildgebung** liefert dem Arzt nicht nur Grauwertbilder, sondern Zahlen auf einer metrischen Skala, die also physikalischen Messgrößen entsprechen. So kann die Computertomographie den Röntgenschwächungskoeffizienten genau bestimmen und damit beispielsweise zur Osteoporosediagnostik (Knochenschwund) einen wichtigen Beitrag liefern. Andere Größen wie die Perfusion von Gewebe oder der Blutfluss in den Gefäßen sind ebenfalls quantitative Messgrößen, die mit bildgebenden Systemen erfasst werden.

Mit der **molekularen Bildgebung** wird derzeit erneut ein weiteres Kapitel der medizinischen Bildgebung aufgeschlagen. Lange bevor sich in den konventionellen Bildern Gewebeveränderungen in einem erkrankten Organ zeigen, laufen dort biochemische Vorgänge in krankhaft veränderter Form ab. Diese sichtbar zu machen ist das Ziel der molekularen Bildgebung. Beispielsweise sollen **Biomarker**, die auf eine Erkrankung hinweisen, ortsaufgelöst dargestellt werden.

Die **interventionelle Bildgebung** ist eine weitere besondere Form der Bildgebung: Während eines ärztlichen Eingriffs in den Körper des Patienten sollen quasi in Echtzeit Bilder aufgenommen werden, die dem Arzt die Navigation erleichtern und ihm zeigen, ob das Ziel der Intervention (z. B. die Resektion eines Tumors oder die Aufweitung eines Blutgefäßes) vollständig erreicht ist.

Oft beantwortet eine bildgebende Modalität alleine noch nicht alle offenen Fragen des Arztes. Zur Lösung sind hier die Systeme der **multimodalen Bildgebung** entstanden, wie z. B. die Kombination aus PET und CT. Alle diese Aspekte der medizinischen Bildgebung sollen hier zusammen mit den Grundprinzipien der wichtigsten Modalitäten kurz vorgestellt werden. Die ausführliche Beschreibung erfolgt in ▸ Band 7 dieser Reihe.

11.2 Übersicht über die Verfahren der medizinischen Bildgebung

Tab. 11.1 zeigt eine Übersicht über die heute in der medizinischen Diagnostik eingesetzten bildgebenden Verfahren.

Das älteste bildgebende Verfahren in der Medizin ist das **Projektionsröntgen**, bei dem Röntgenstrahlen den Körper des Patienten durchdringen und das „Schattenbild" der Röntgenabschwächung mit einem flächenhaften Detektor für Röntgenstrahlen (vom Röntgenfilm bis zum *Flat Dynamic X-Ray-Detector*) aufgezeichnet wird. Das Verfahren ist vergleichsweise preiswert, leicht zu bedienen, liefert sehr schnell gute Bilder und ist damit die Basismodalität der medizinischen Bildgebung.

Mit der **Computertomographie** (*Computed Tomography*, CT) gelingt es, überlagerungsfreie Schichtbilder des Körpers zu erzeugen.

Die Frage „Was liegt davor und was liegt dahinter?", die beim Projektionsröntgen noch offen bleibt, kann so beantwortet werden. Aus einem Stapel von mehreren Schichtbildern entsteht ein 3D-Datensatz. Bei der CT rotieren Röntgenröhre und Detektorzeile bzw. -fläche um den Patienten und nehmen Daten auf, aus denen der Computer ein Bild berechnen kann.

Bei der **Einzelphotonen-Emissions-Computertomographie** (*Single Photon Emission Computed Tomography* SPECT) werden Moleküle in den Körper gebracht (durch Injizieren, Schlucken oder Inhalieren), die einen Gammastrahler enthalten. Durch den Nachweis der aus dem Körper emittierten Gammaquanten mit einer Gammakamera kann ein Bild der Gammaaktivität rekonstruiert werden und damit der Weg des Gammastrahlers (Tracer) im Körper des Patienten verfolgt werden.

Tab. 11.1: Aktuelle in der Diagnostik eingesetzten bildgebenden Verfahren (Auswahl)

Bildgebende Modalität	Beschreibung des Verfahrens
Projektionsröntgen	Aufnahme von Schattenbildern des Körpers mit Röntgenstrahlen
Computertomographie (CT)	Schichtbildverfahren zur Abbildung des Röntgen-Schwächungskoeffizienten
Szintigraphie und Einzel-photonen-Emissions-Computertomographie (*Single Photon Emission Computed Tomography*; SPECT)	Abbildung der Aktivitätsverteilung von mit einem Gammastrahler markierten Molekülen
Positronen-Emissions-tomographie (PET)	Abbildung der Aktivitätsverteilung von mit einem Positronenstrahler markierten Molekülen
Magnetresonanztomographie (MRT)	Abbildung eines Produktes aus Protonendichte und Funktionen der Relaxationszeiten T1 und T2 mithilfe von Magnetfeldern
Ultraschallbildgebung (US)	Darstellung des Ultraschallechos von Gewebegrenzflächen und der rückgestreuten Schallintensität von Gewebe
Endoskopie	Blick in den menschlichen Körper durch natürliche Körperöffnungen oder kleine Einschnitte, unter Nutzung von optischen Linsensystemen, Glasfaserbündeln und Bildsensoren
Optische Kohärenztomographie (OCT)	ein interferometrisch strukturabbildendes Verfahren auf Basis kohärenter optischer Strahlen; Darstellung der optischen Rückstreuung in den obersten 100 bis 500 µm eines Organs (z. B. der Netzhaut)

Im Gegensatz zur SPECT werden bei der **Positronen-Emissionstomographie** (PET) Positronenstrahler in den Körper gebracht. Da die emittierten Positronen aber schon nach ca. 1 mm im Körper mit einem Elektron kollidieren und dabei zwei Gammaquanten entstehen, werden außerhalb des Körpers wieder Gammaquanten nachgewiesen. Die Tatsache, dass die beiden Gammaquanten genau in entgegen gesetzte Richtungen von ihrem Entstehungsort wegfliegen, führt dazu, dass mit einem **Koinzidenzdetektor** und einem geeigneten Algorithmus ein sehr genaues Bild der Aktivitätsverteilung im Körper rekonstruiert werden kann.

Bei der **Ultraschallbildgebung** wird eine Schallwelle im Frequenzbereich von typischerweise 1 bis 20 MHz in den Körper des Patienten gesendet und das zurückkommende Echo aufgezeichnet. An Grenzflächen zwischen zwei Gewebearten mit unterschiedlicher Schallimpedanz kommt es zu starken Reflexen. Wird eine schmale „Schallkeule" durch den Körper geschwenkt, kann so ein Bild dieser Grenzflächen ähnlich wie beim Radar dargestellt werden. Die Echos und Streusignale von bewegten Objekten zeigen wegen des DOPPLER-Effektes eine charakteristische Frequenzverschiebung, die zur quantitativen Bestimmung von Blutfluss und Gewebebewegung genutzt werden kann.

Die **Magnetresonanztomographie** (MRT) ist das jüngste unter den abbildenden Verfahren in der Medizin mit einer weltweit herausragenden Bedeutung. Der Patient wird in ein sehr starkes und sehr homogenes statisches Magnetfeld gelegt (magnetische Flussdichten z. B. 1 T oder 3 T). Dadurch werden die Protonenspins, die sich in allen gebundenen H-Atomen in großer Zahl im Körper des Menschen befinden, ausgerichtet und zur **Präzession** gebracht. Ein hochfrequentes (HF), mit genau dieser Präzessionsfrequenz rotierendes, elektromagnetisches Feld (Frequenz z. B. 42,6 MHz bei einer Flussdichte von 1 T oder 127,8 MHz bei 3 T) kann diese Spins umklappen. Nach Abstellen des HF-Feldes klappen die Spins zurück in den Grundzustand und senden dabei selber HF-Signale aus, die mit Antennen aufgenommen werden. Durch geschickt überlagerte Magnetfeldgradienten kann der Ort der Protonen über das ausgesendete HF-Signal verschlüsselt werden. So entstehen am Ende mithilfe eines **Rekonstruktionsalgorithmus** Bilder der Protonendichte (genauer: der Dichte von gebundenen H-Atomen) die zusätzlich mit Funktionen der zwei charakteristischen Abklingkonstanten (T_1 und T_2) gewichtet sind. Während Knochen wegen ihres niedrigen Gehalts an gebundenen H-Atomen weitgehend unsichtbar bleiben, können die Weichteile des Körpers hervorragend sichtbar gemacht werden.

Auch die **Endoskopie** hat das Ziel, Bilder vom Inneren des Körpers darzustellen. In der traditionellen Endoskopie werden Bilder der inneren Organe und Gewebe erzeugt, so wie sie sich darstellen würden, wenn der Körper aufgeschnitten und direkt betrachtet würde. Ausgerüstet mit Linsensystemen oder miniaturisierten Bildsensoren werden die starren oder flexiblen Endoskope vom Arzt durch natürliche oder mittels kleiner Schnitte künstlich geschaffene Körperöffnungen in die Hohlräume des Patienten geschoben. Die Möglichkeit, ein krankhaft verändertes Organ auch im gleichen Arbeitsschritt mittels im Endoskopschaft vorgeschobener Instrumente zu behandeln, macht das Endoskop zu einem der wichtigsten Werkzeuge der minimalinvasiven Chirurgie.

Die **optische Kohärenztomographie** (OCT) ist in der Lage, optische Eigenschaften (Reflexionskoeffizienten) von Gewebe in den obersten Schichten (typisch 0,1 bis 1 mm) eines Organs abzubilden. Im klinischen Einsatz ist das Verfahren heute bei der spezifischen Diagnostik der Netzhaut des Menschen. Andere Anwendungen, wie z. B. die Abbildung von Stenosen in Blutgefäßen, mit dem Ziel, *vulnerable Plaques* (gefährliche Ablagerungen) zu erkennen, oder die Abbildung von Melanomen (Pigmentzellentumoren) mit dem Ziel, Hautkrebs zu erkennen, sind Gegenstand der medizinischen Forschung. Die OCT soll in diesem Kapitel nur kurz erklärt werden. Sie wird in ▸ Band 7 der vorliegenden Lehrbuchreihe umfassend dargestellt.

Neben den oben genannten bildgebenden Verfahren, die in der Klinik eine große Bedeutung haben, gibt es andere Methoden, die noch im Stadium der Forschung sind und/oder sich bis heute nur in einzelnen spezifischen medizinischen Fragestellungen als vorteilhaft erwiesen haben (Tab. 11.2). Sie können in diesem Kapitel nicht beschrieben werden, werden aber im ▸ Band 7 dieser Lehrbuchreihe ausführlich erklärt.

Tab. 11.2: Bildgebende Verfahren der Medizin, die sich noch im Stadium der Forschung und Entwicklung befinden.

Phasenkontraströntgen und Phasenkontrast-Computertomographie	Bestimmung von Bildern des Brechungsindex von Gewebe bei Photonenenergien im Bereich der Röntgenstrahlung
Impedanzbildgebung und -tomographie	Abbildung der elektrischen Impedanz von Gewebe (Realteil und/oder Imaginärteil bzw. ε und σ, d. h. Dielektrizitätskonstante und Leitfähigkeit)
Abbildung bioelektrischer Quellen	Abbildung der bioelektrischen Ströme und Quell-Spannungen im Körper, z. B. im Kopf (EEG/MEG) oder im Herzen (EKG/MKG)
Digitale Tomosynthese	Abbildung von Schichten, berechnet aus mehreren Röntgenprojektionen, aufgenommen aus einem eingeschränkten Winkelbereich
Magnetic Particle Imaging	Abbildung von kleinsten Mengen magnetischer Nanopartikel im Körper für die Angiographie und für die molekulare Bildgebung
Mikrowellen und Terahertzbildgebung	Abbildung der Streueigenschaften von Gewebe für Mikrowellen oder für Terahertzstrahlung
Thermographie	Abbildung der Temperaturverteilung an der Körperoberfläche, um daraus Rückschlüsse auf die darunter liegenden Organe zu ermöglichen (z. B. Erkennung von Entzündungen)
Diffuse optische Bildgebung	Durch- oder Beleuchten des Körpers mit Licht im sichtbaren bzw. nahinfraroten Spektralbereich bzw. Abbildung von fluoreszierenden Stoffen im Körper

11.3 Allgemeine Qualitätskriterien für Systeme der medizinischen Bildgebung

Für die Bewertung der Qualität eines abbildenden Systems in der Medizin sind die Größen „räumliche Auflösung", „zeitliche Auflösung" und damit in engem Zusammenhang die Aufnahmezeit und das Signal-Rausch-Verhältnis (*Signal-to-Noise Ratio*, SNR) bzw. der erreichbare Kontrast von großer Bedeutung.

Auflösung: räumlich bzw. zeitlich: Parameter, der angibt, welches die kleinsten Strukturen sind, die im Bild noch dargestellt werden können bzw. welches die kleinstmögliche Zeitdauer ist, die für eine Bildaufnahme nötig ist.

Signal-Rausch-Verhältnis (*engl. signal-to-noise ratio*, **SNR**): Verhältnis der Signalleistung bezogen auf die Rauschleistung.

Kontrast: Parameter, der angibt, wie gut sich zwei Gewebearten in einem Bild unterscheiden lassen, bzw. wie stark sich ein Gewebe vom Hintergrund abhebt.

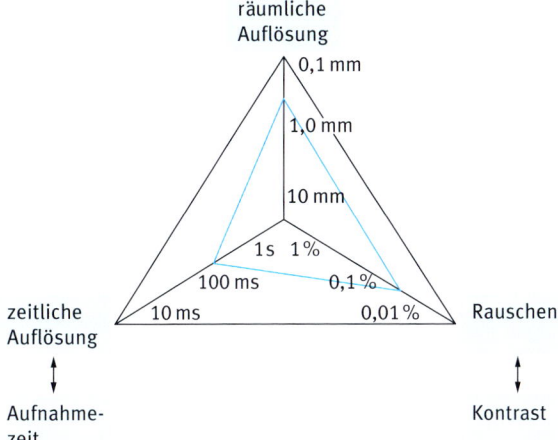

Abb. 11.1: Dreieck aus räumlicher Auflösung, zeitlicher Auflösung (bzw. Aufnahmezeit) und Signal-Rausch-Verhältnis (bzw. Kontrast); in blau: ein willkürliches Beispiel mit einer mittelmäßigen zeitlichen Auflösung, einer recht guten räumlichen Auflösung und einem sehr guten Signal-Rausch-Verhältnis.

Aus diesen Größen kann ein Qualitätsdreieck konstruiert werden (▶ Abb. 11.1). Es stellt sich heraus, dass oft die eine Größe zu Lasten einer anderen „verbessert" werden kann. Wird beispielsweise eine längere Aufnahmezeit in Kauf genommen, so kann das Rauschen im Bild verkleinert werden. Ebenso kann durch den Verzicht auf räumliche Auflösung (auch durch nachträgliche Bildbearbeitung) das Rauschen im Bild vermindert werden. Der Kontrast (genaue Definition siehe Kasten) gibt an, wie gut sich zwei Gewebearten (z. B. erkranktes und gesundes Gewebe) bzgl. der Signalwerte im Bild voneinander trennen lassen. Es gibt einen indirekten Zusammenhang zwischen Kontrast und SNR. Ob der Kontrast für die diagnostische Fragestellung ausreichend ist, hat zunächst weniger mit der technischen Qualität des Gerätes zu tun, sondern viel mehr damit, ob die Modalität überhaupt für diese Fragestellung geeignet ist. Durch geschickte Wahl der Aufnahmeparameter lässt sich der Kontrast dann oft noch verbessern (z. B. durch die richtige Wahl der Anodenspannung beim Röntgen, die richtige Wahl der Pulssequenz bei der MRT oder durch den Übergang zu einer anderen Sendefrequenz bei der Ultraschallbildgebung). Nach dieser Optimierung entscheidet am Ende das Signal-Rausch-Verhältnis der Aufnahme, ob es gelingt, kleinste Signalunterschiede in benachbarten Bildgebieten als unterschiedlich wahrzunehmen.

Die Größen „räumliche Auflösung", „zeitliche Auflösung" und „Aufnahmezeit", „Signal-Rausch-Verhältnis" und „Kontrast" werden in ▶ Band 7 dieser Reihe genau definiert und quantitativ dargestellt.

Bei der **räumlichen Auflösung** eines abbildenden Systems stellt sich die Frage: Wie klein sind die feinsten Strukturen, die das System noch trennen kann? Das quantitative Maß hierfür ist die Modulationsübertragungsfunktion (*Modulation Transfer Function*, MTF) oder auch die Punktbildfunktion (*Point Spread Function*, PSF).

Modulationsübertragungsfunktion (*engl. modulation transfer function*, **MTF**): Funktion, die angibt, wie gut (mit welcher Modulationsamplitude) eine Raumfrequenz aus dem Original in das Bild übertragen wird.

$$MTF(u,v) = \left| \frac{H(u,v)}{H(0,0)} \right|,$$

mit $H(u,v)$: komplexe Systemübertragungsfunktion

Raumfrequenz: Kehrwert der räumlichen Periodenlänge. Dominiert in einem Bild ein sinusförmiges Signal in x-Richtung mit der Wellenlänge λ, so zeigt die Fouriertransformierte des Bildes (das Spektrum) ein Maximum bei der Raumfrequenz $u = 1/\lambda$.

Punktbildfunktion (*engl. point spread function*, **PSF**): Beschreibung des Bildes am Ausgang eines bildgebenden Systems, wenn auf den Eingang ein einziger Punkt mit sehr starkem Kontrast gegeben wird.

An der MTF lässt sich erkennen, welches die größten Raumfrequenzen sind, die noch ohne Verlust vom System übertragen werden (hier ist die MFT = 1) und wie stark die höheren Raumfrequenzen gedämpft werden (hier geht die MTF gegen null). Unter „räumlicher Auflösung" kann man nun das Reziproke derjenigen Raumfrequenz verstehen, bei der die MTF auf 50 % oder auf 10 % gesunken ist.

Die **zeitliche Auflösung** gibt an, wie lang das kleinstmögliche Zeitfenster ist, das für die Datenaufnahme eines Bildes verwendet werden kann. Eine kurze zeitliche Auflösung ist zunächst immer vorteilhaft, da die Bilder dann seltener verwackelt sind. Bewegungen des Patienten, z. B. aufgrund der Atmung, sind nie ganz vermeidbar. Eine gute zeitliche Auflösung ist notwendig, wenn Organbewegungen abgebildet werden sollen, wie z. B. das schlagende Herz, oder wenn dynamische Vorgänge, wie z. B. das Einfließen und Ausspülen eines Kontrastmittels, dargestellt werden sollen.

Für die **gesamte Aufnahmedauer** gibt es unterschiedliche Definitionen: Manchmal ist die reine Zeit der Datenakquisition für das Bild gemeint, manchmal werden „Rüstzeiten" wie z. B. die richtige Einstellung des Systems und die Lagerung des Patienten hinzugerechnet.

Das **Signal-Rausch-Verhältnis** im Bild ist der dritte Qualitätsfaktor von zentraler Bedeutung. Hierbei ist zu beachten, dass bei einigen abbildenden Systemen in der Medizin nicht das Gerät selber für das Rauschen im Bild verantwortlich ist, sondern andere Faktoren, die der Hersteller des Gerätes nicht beeinflussen kann. So zeigen beispielsweise alle Röntgenbilder ein sogenanntes **Quantenrauschen**. Jede Zählrate von Röntgenquanten zeigt eine statistische Schwankung, die mit der Poisson-Statistik beschrieben werden kann. Deren Standardabweichung ist so groß wie die Quadratwurzel aus dem Mittelwert. Das führt dazu, dass das Signal-Rausch-Verhältnis linear mit der Zahl der nachgewiesenen Röntgenquanten besser wird. Daraus folgt, dass das Rauschen im Bild nicht als Qualitätsmerkmal eines Systems verwendet werden kann, denn es lässt sich z. B. durch längere Aufnahmezeiten oder eine höhere Röntgenleistung leicht verändern. Ein besseres Maß für die Qualität eines Detektorsystems ist die Angabe, wieviel Rauschen das Detektorsystem zu dem natürlichen und unvermeidlichen Rauschen hinzufügt. So gelangt man zu folgender Definition der detektiven Quantenausbeute (*Detective Quantum Efficiency*):

Detektive Quantenausbeute (*engl. detective quantum efficiency*, **DQE**): Zahl der nachgewiesenen Röntgen- bzw. Gammaquanten bezogen auf die Zahl der auf den Detektor einfallenden Röntgen- oder Gammaquanten. Die DQE gibt an, mit welchem Faktor sich das Signal-Rausch-Verhältnis durch ein abbildendes System verschlechtert.

$$DQE(u, v) = \frac{\text{(Signalleistung/Rauschleistung) am Ausgang}}{\text{(Signalleistung/Rauschleistung) am Eingang}}$$

Ein perfektes Detektorsystem hat bis zu hohen Raumfrequenzen eine DQE von 1. Typisch für Röntgensysteme sind Werte zwischen 0,3 (Speicherfolien) und 0,6 bis 0,7 (Flachbilddetektoren).

Für den **Kontrast** gibt es mehrere ähnliche Definitionen, von denen eine hier genannt werden soll:

Kontrast:

$$\text{Kontrast} = \frac{\text{(Signal im Gebiet 1)} - \text{(Signal im Gebiet 2)}}{\text{(Signal im Gebiet 1)} + \text{(Signal im Gebiet 2)}}$$

Damit hängt der Kontrast im Wesentlichen davon ab, ob sich die zu trennenden Gebiete durch die bildgebende Modalität und die gewählten Aufnahmeparameter unterscheiden. Zeigen zwei Gebiete einen großen Signalunterschied, so ist der Kontrast auch bei stark verrauschten Bildern gut zu erkennen.

Ein bildgebendes System hört beim **Leuchtkasten** bzw. dem **Befundungsmonitor** auf. Auch an diese Geräte werden besondere Qualitätsanforderungen gestellt, da das visuelle System des Menschen berücksichtigt werden muss (Perzeption). So kann das Auge beispielsweise kleine Grauwertunterschiede bei einer relativ großen Grundhelligkeit besser wahrnehmen.

11.4 Projektionsröntgen

11.4.1 Grundzüge des Verfahrens

Beim Projektionsröntgen befindet sich auf der einen Seite des Patienten eine möglichst punktförmige **Röntgenquelle** und auf der anderen Seite ein flächenhafter **Röntgendetektor**, also z. B. ein **Röntgenfilm**, eine Speicherfolie, ein **Röntgenbildverstärker** oder eine flache Matrix aus Halbleiter-Röntgendetektoren (▶ Abb. 11.2). Mit

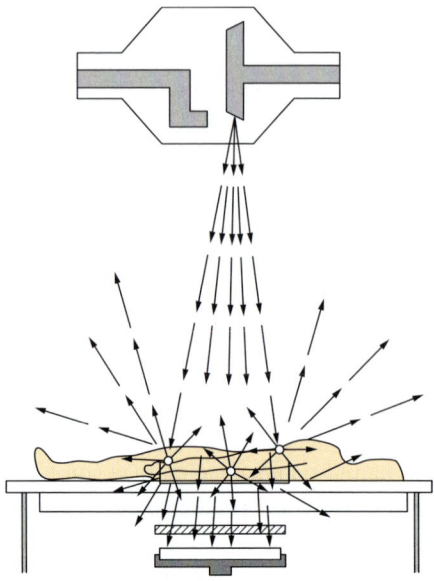

Abb. 11.2: Schematischer Aufbau eines Systems für das Projektionsröntgen.

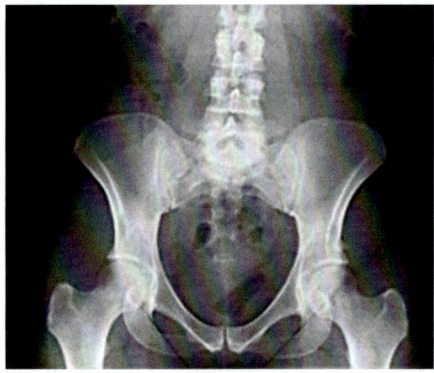

Abb. 11.3: Röntgenaufnahme des Beckenbereichs.

dem Röntgendetektor werden Schattenbilder der Röntgenabschwächung (Projektionen) durch den Patienten aufgezeichnet (▸ Abb. 11.3).

Projektion: Integral der abgebildeten Gewebseigenschaften längs des Strahlwegs. Bei der Röntgenbildgebung: Integral des Röntgenschwächungskoeffizienten durch den Körper des Patienten hindurch, entweder als einzelner Nadelstrahl oder als eine Linie aus vielen parallelen Nadelstrahlen.

Projektionsröntgen: strukturabbildendes projektives Verfahren in der Medizin auf Basis von Röntgenstrahlen.

11.4.2 Technik des Projektionsröntgens

Eine diagnostische **Röntgenröhre** ist eine möglichst punktförmige Quelle von Röntgenstrahlen mit einstellbarem Röntgenspektrum und hoher Leistung. Es handelt sich um Vakuumröhren mit einer Glühkathode, einer Drehanode (meistens aus Wolfram) und einem Hochspannungsanschluss. Bei diesem können Anodenspannungen U_{Anode} im Bereich von 80 bis 150 kV bei Anodenströmen von typischerweise 100 bis 600 mA (aber auch 10 mA, z. B. bei der **Mammographie**, oder bis 1 A bei CT) eingestellt werden. Die Elektronen werden aus der Glühkathode abgesaugt und mit der Hochspannung auf die Anode hin beschleunigt, wo sie mit hoher Energie $E_{\text{kin-Elektron}}$ in das Anodenmaterial geschossen werden. Das **Spektrum einer Röntgenröhre** besteht aus einem Bremsstrahlungsanteil und den charakteristischen Linien. Die höchste Quantenenergie E_{max} der Bremsstrahlung ergibt sich unmittelbar aus der angelegten Anodenspannung.

$$E_{\text{Photon}} = h \cdot f \quad E_{\text{kin-Elektron}} = e \cdot U_{\text{Anode}} \Rightarrow f_{\text{max}} = \frac{e U_{\text{Anode}}}{h}$$

$$h = \text{Plancksches Wirkungsquantum}, \quad e = \text{Ladung des Elektrons}.$$

(11.1)

Da der überwiegende Teil der in die Röntgenröhre hineingesteckten elektrischen Leistung in Wärme und nur etwa 0,7 bis 1 % in nutzbare Röntgenleistung umgewandelt wird, ist eine recht aufwendige Kühlung der Röntgenröhre notwendig. Ein **Hochspannungsgenerator** liefert die notwendigen Spannungen und Ströme und erlaubt das schnelle An- und Abschalten der Röntgenleistung, um so die richtige Belichtung des Röntgendetektors zu erreichen.

Röntgenröhren werden immer in ein Gehäuse eingesetzt, welches die Kühlung der Röhre ermöglicht. Es dient auch dazu, die in unerwünschte Richtungen abgestrahlte Röntgenstrahlung zu absorbieren – insgesamt spricht man von einem „Strahler". Ein Aluminiumfilter im Austrittsfenster unterdrückt weiche Röntgenstrahlung, die den Körper des Patienten nicht durchdringen kann und daher keine Beiträge zur Bildqualität liefert, sondern nur zu einer unnötigen Strahlenbelastung führen würde.

Der erste **flächenhafte Röntgendetektor** war der Röntgenfilm, welcher dem klassischen Schwarz-Weiß-Film der Fotografie sehr ähnlich ist. Mit dem Ziel, die Quanten-Nachweiswahrscheinlichkeit (und damit die DQE) zu steigern, wurden Verstärkerfolien und Speicherfolien entwickelt. Eine Durchleuchtung bei möglichst niedriger Röntgendosis ermöglicht der Röntgenbildverstärker. Heute werden in immer stärkerem Maße flache digitale Röntgendetektoren eingesetzt. Hierbei wird meistens die einfallende Röntgenstrahlung zunächst mit einer fluoreszierenden Schicht in sichtbares Licht umgewandelt, welches dann mit einer Matrix aus Photodioden nachgewiesen wird (indirekte Detektoren).

Die **Wechselwirkung von Röntgenstrahlung mit Materie** kann in folgende Gruppen eingeteilt werden: Photoabsorption, RAYLEIGH-Streuung, COMPTON-Streuung, Paarbildung und Kernreaktionen, wobei die letzten beiden Wechselwirkungen bei den typischen Quantenenergien der diagnostischen Röntgenstrahlung unmöglich bzw. unwahrscheinlich sind. Die überwiegende Wechselwirkungsart von Röntgenstrahlen im Energiebereich von 100 keV mit Körpergewebe ist die COMPTON-Streuung. Das bedeutet, dass die auf den Patienten auftreffenden Röntgenquanten nicht absorbiert werden, sondern in eine andere Richtung weiterfliegen. So wird der Patient bei einer Röntgenaufnahme selbst zu einem Röntgenstrahler. Auch Teile seines Körpers, die nicht dem Primärstrahl ausgesetzt sind, werden von Röntgen-strahlen getroffen und können möglicherweise hierdurch geschädigt werden. Und das medizinische Personal muss sich bei Röntgenaufnahmen auch dann schützen, wenn es sich nicht im Strahlengang der Röhre aufhält. Es bedeutet auch, dass die Röntgenbilder unter einem diffusen Streuhintergrund leiden. Mit **Bleirastern**, die bei der Aufnahme üblicherweise schnell vor dem Röntgendetektor hin- und her bewegt werden, kann ein Teil des Streulichtes unterdrückt werden („BUCKY-Technik").

Der sogenannte **C-Bogen** besteht aus einer Röntgenröhre an einem Ende eines großen „C" mit ca. 1,5 m Durchmesser und einem Röntgendetektor am anderen Ende. Die Einheit kann starr verbunden um den Körper des Patienten herum bewegt werden, um Aufnahmen aus verschiedenen Richtungen zu ermöglichen.

> **C-Bogen** (*engl. C-arm*): System aus Röntgenröhre und flächenhaftem Röntgendetektor. Beide sind in Form eines großen „C" fest miteinander verbunden und können zusammen um den Patienten herum bewegt werden.

Mit neueren Techniken kann aus einer Bilderserie, bei der ein C-Bogen um den Pati-enten rotiert, ein 3D-Datensatz rekonstruiert werden (*Cone Beam CT*).

11.4.3 Abbildungsgleichung

Die erste grundlegende mathematische Beziehung, welche die Abbildung beim Pro-jektionsröntgen beschreibt, ist der Strahlensatz (▶Abb. 11.4):

$$\frac{a}{b} = \frac{a'}{b'} \quad \text{Bedeutung der Größen: ▶Abb. 11.4.} \tag{11.2}$$

Eine Vergrößerung des Bildes lässt sich einstellen, wenn die Detektorebene vom Pa-tienten entfernt wird. Dies wird manchmal bei der Mammographie genutzt. Meistens

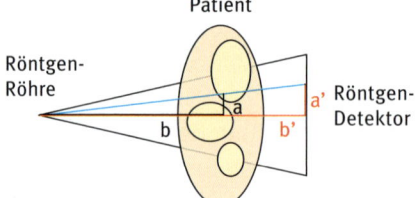

Abb. 11.4: Strahlensatz als mathematische Grundgleichung für das Projektionsröntgen.

befindet sich der Detektor aber unmittelbar hinter dem Patienten, so dass ungefähr von einer 1 : 1-Abbildung ausgegangen werden kann.

▶ Gleichung 11.3 beschreibt die Schwächung eines einzelnen (monochromatischen) Röntgenstrahls durch den Körper, der auf seinem Weg auf Materialien mit unterschiedlichen Schwächungskoeffizienten μ trifft (LAMBERT-BEERsches Schwächungsgesetz):

$$I = I_0 e^{-\int \mu(s)ds} \qquad \begin{aligned} I &= \text{Röntgenintensität hinter dem Patienten} \\ I_0 &= \text{Röntgenintensität vor dem Patienten} \\ \mu(s) &= \text{Röntgenschwächungskoeffizient} \end{aligned} \qquad (11.3)$$

Es wird deutlich, dass immer das Integral des Röntgen-Schwächungskoeffizienten im Exponenten einer e-Funktion die Abschwächung der Röntgenintensität im Bild bestimmt.

11.4.4 Räumliche Auflösung

Die räumliche Auflösung, die beim Projektionsröntgen erreicht werden kann, hängt zunächst von der Größe des Fokus in der Röntgenröhre ab. Weiterhin geht die Punktbildfunktion des Detektors ein. Das klassische Röntgenfilm-Folien-System kann Auflösungen im Bereich von 30 μm erreichen. Wird – wie bei Verstärkerfolien, Speicherfolien, Bildverstärkern und flachen Röntgendetektoren üblich – zunächst sichtbares Licht aus der Röntgenstrahlung erzeugt, so wird der aus einem Röntgenquant erzeugte Lichtkegel das Signal in der Bildebene „verschmieren". Je dicker die Fluoreszenzschicht, desto besser die Nachweisempfindlichkeit (und desto besser damit die DQE), aber desto schlechter ist auch die räumliche Auflösung.

11.4.5 Zeitliche Auflösung und Aufnahmezeit

Die zeitliche Auflösung wird zunächst dadurch beeinflusst, dass die Röntgenröhre an- und abgeschaltet werden muss. Zusätzlich können digitale Detektorsysteme für kurze Zeit abgetastet werden. So lassen sich Belichtungszeiten auf 1 ms verkürzen. Leider werden Röntgenbilder mit immer kürzerer Belichtungszeit immer verrauschter, wenn nicht gleichzeitig die Leistung der Röntgenröhre entsprechend erhöht wird. Da dem Grenzen gesetzt sind, liegen typische kleinste Aufnahmezeiten bei ca. 30 ms.

Bei einem Röntgenbildverstärker und dem flachen dynamischen Röntgendetektor wird die zeitliche Auflösung durch die Rate bestimmt, mit der die Bilder ausgelesen werden können. Es werden heute Bildraten von 30 Bildern pro Sekunde erreicht.

11.4.6 Rauschen

Das Rauschen in den Bildern wird im Wesentlichen durch das Quantenrauschen bestimmt (s. ▶ Kap. 11.3). Aus der POISSON-Statistik folgt, dass die Standardabweichung der bei einer Aufnahme in einem Pixel gezählten Quanten gleich der Wurzel aus dem Mittelwert der gezählten Quanten ist. Je größer die Dosis bei der Aufnahme, desto besser ist das **Signal-Rausch-Verhältnis**. Der Hersteller des Systems hat die Aufgabe, die Zahl der nachgewiesenen Quanten zu optimieren, also die DQE möglichst nahe an 1 zu bringen. Für eine qualitativ hochwertige Röntgenaufnahme ist eine gewisse Strahlenbelastung für den Patienten damit aber unvermeidbar.

11.4.7 Kontrast und Kontrastmittel

Knochen sind in jedem Röntgenbild hervorragend zu erkennen. Schwieriger ist es, die verschiedenen weichen Organe zu unterscheiden. Sie alle haben ungefähr den gleichen Röntgen-Schwächungskoeffizienten. Damit ist der Weichteilkontrast bei Röntgenaufnahmen immer sehr klein.

Um die Blutgefäße besser im Röntgenbild sichtbar zu machen, bedient man sich eines Kontrastmittels, welches kurz vor der Aufnahme in die Blutbahn injiziert wird. Beispielsweise wird bei der Koronarangiographie mit einem Katheter ein jodhaltiges Kontrastmittel direkt in die Herzkranzgefäße injiziert.

11.4.8 Artefakte

Artefakte sind Strukturen im Bild, die nicht der Wirklichkeit entsprechen. Die Bildunschärfe durch eine schlechte MTF und das Rauschen gehören nicht zur Klasse der Artefakte. Beim Projektionsröntgen mit Film-Folien-Systemen und Flachbilddetektoren sind zunächst keine Artefakte zu erwarten, es sei denn, einige der Detektorelemente sind defekt. Streustrahlraster können Streifenartefakte verursachen. Röntgenbildverstärker zeigen Verzeichnungen und s-förmige Verzerrungen durch Abbildungsfehler in der Elektronenoptik und durch Wechselwirkungen mit dem Magnetfeld der Erde.

11.4.9 Biologische Wirkung ionisierender Strahlung

Die Untersuchung und Beschreibung der biologischen Wirkung ionisierender Strahlung auf den Körper ist ein eigenes Fachgebiet, welches hier nicht beschrieben werden kann. Es muss auf die entsprechende Fachliteratur verwiesen werden.

Bei Röntgenaufnahmen sind unmittelbare Strahlenschäden (deterministische Schäden) nicht zu erwarten. Problematisch sind die stochastischen Schäden: Jede

Röntgenaufnahme kann mit einer kleinen, aber nicht zu vernachlässigenden Wahrscheinlichkeit beim Patienten Krebs auslösen oder Keimzellen schädigen.

Die **Röntgenenergiedosis** wird in der Einheit GRAY (Gy) gemessen. Sie gibt an, welche Energie pro Kilogramm im Körper deponiert wurde (JOULE pro Kilogramm). Die Äquivalentdosis berücksichtigt noch mit einem strahlenabhängigen Faktor die biologische Wirksamkeit und wird in SIEVERT (Sv) gemessen. Der Faktor wurde für Röntgenstrahlung auf 1 festgesetzt, so dass sich für Röntgenstrahlen bei der Energiedosis und der Äquivalentdosis – in GRAY und SIEVERT – der gleiche Zahlenwert ergibt.

> **Röntgenenergiedosis:** Maß für die mit Röntgenstrahlen im Körper deponierte Energie, bezogen auf das Gewicht des Gewebes bzw. Organs. Sie wird in der Einheit GRAY (Gy) angegeben.
>
> **Äquivalentdosis** (*engl.* *equivalent dose*, *equivalent absorbed radiation dose*): Produkt aus Energiedosis und einem strahlenartabhängigen Faktor, der die biologische Wirksamkeit berücksichtigt. Dieser Faktor wurde für Röntgenstrahlen auf 1 festgelegt. Die Äquivalentdosis wird in der Einheit SIEVERT (Sv) angegeben.

Nur um eine Größenordnung anzugeben sei hier gesagt, dass eine einfache Röntgenaufnahme des Thorax (ca. 0,1 bis 0,5 mSv) ungefähr zu der gleichen Strahlenbelastung führt, wie sie jeder Mensch in ein paar Wochen bzw. Monaten durch die natürliche Höhenstrahlung (1 bis 2 mSv/Jahr – je nach Wohnort) erfährt. Wegen der Gefahren von Röntgenstrahlen für den Körper des Patienten dürfen Röntgenaufnahmen nur durchgeführt werden, wenn der diagnostische Nutzen den potentiellen Schaden überwiegt.

11.4.10 Qualitätssicherung und Verordnungen

Eine große Zahl von Verordnungen regelt den sachgerechten Umgang mit diagnostischer Röntgenstrahlung, allen voran die Röntgenverordnung (RöV). Jedes diagnostische Röntgensystem muss eine besondere Bauartzulassung haben, und es muss eine Genehmigung durch die zuständige Behörde für den Betrieb der Anlage vorliegen. Weiter müssen ein Strahlenschutzverantwortlicher und ein Strahlenschutzbeauftragter mit Nachweis der erforderlichen Fachkunde eingesetzt werden. Die „Konstanzprüfung" ist eine vorgeschriebene Prozedur nach DIN 6868 (Sicherung der Bildqualität in röntgendiagnostischen Betrieben), mit der die Qualität des Röntgengerätes bei der Bauartzulassung, bei der Abnahme und im laufenden Betrieb regelmäßig (täglich/wöchentlich/monatlich, je nach Prüfprozedur) geprüft werden muss. Das Personal, welches im Umfeld von Röntgensystemen beschäftigt ist, gehört zur Gruppe der „beruflich strahlenexponierten Personen". Für sie sind die Messung der Personendosis und das Führen eines Strahlenpasses vorgeschrieben. Die Anwendung von Röntgenstrahlen am Patienten darf nur durch Ärzte erfolgen, welche die erforderliche Fachkunde erworben haben. Die Anwendung unterliegt mehreren ärztlichen Leitlinien, von denen nur in begründeten Fällen abgewichen werden darf.

11.4.11 Medizinische Fragestellungen

Die Abbildung von Knochen bei Verdacht auf einen Bruch ist eine besonders wichtige Anwendung der Röntgentechnik. Hierbei ist eine hervorragende Auflösung gefordert, damit auch kleine Haarrisse nicht unerkannt bleiben.

Ein weiterer Schwerpunkt der Röntgentechnik ist die **Angiographie**, also die Darstellung der Blutgefäße im Körper (z. B. Koronarangiographie = Darstellung der Herzkranzgefäße; **zerebrale Angiographie** = Darstellung der Blutgefäße im Gehirn). Bei der Digitalen **Subtraktionsangiographie** (DSA) werden die logarithmierten Bilder mit Kontrastmittel (Fülllauf) und ohne Kontrastmittel (Maske) subtrahiert, um so die Blutgefäße ohne eventuell davor oder dahinter liegende andere Organe (z. B. Knochen) darzustellen.

> **Angiographie:** Abbildung der Blutgefäße.
>
> **Digitale Subtraktionsangiographie (DAS):** Gefäßdarstellung mittels Röntgenstrahlen, bei der zwei logarithmierte Bilder subtrahiert werden, eines mit Kontrastmittel (Fülllauf) und eines ohne Kontrastmittel (Maske). So werden nur die Blutgefäße dargestellt, in die das Kontrastmittel hineingelangt ist.
>
> **Mammographie:** Abbildung der weiblichen Brust zur Erkennung von Tumoren, meistens mittels Röntgenstrahlen.

Zeigt sich bei einer Koronarangiographie eine Stenose in den Herzkranzgefäßen, so beginnt der Kardiologe sofort mit einer Aufweitung des verstopften Gefäßes (**Ballondilatation**, Perkutane Transluminale Koronare Angioplastie, PTCA) und platziert dann eine Gefäßstütze (Stent). All dies erfolgt unter **Röntgenkontrolle**. Auch Herzschrittmacher und Defibrillatoren werden unter Röntgenkontrolle implantiert.

Die Mammographie ist bis heute die beste Methode, um Tumoren in der weiblichen Brust zu erkennen und zu klassifizieren (gutartig – bösartig). Viele Lungenerkrankungen können im Röntgenbild deutlich erkannt werden. Der Gastrointestinaltrakt wird beispielsweise bei Verdacht auf Darmverschlingung mit Kontrastmitteln untersucht. Nierensteine können im Röntgenbild erkannt werden, und die Navigation bei der Nierensteinzertrümmerung mit Ultraschall erfolgt überwiegend unter Röntgenkontrolle. In Operationssälen wird immer öfter ein mobiler C-Bogen eingesetzt, um während der Operation eine Röntgenaufnahme durchführen zu können.

11.4.12 Neue Entwicklungen und Trends

Die Entwicklung neuer flacher Röntgendetektoren hat zu einer weiteren Verbesserung der Datenaufnahme geführt. Folgende Messwerte lassen sich dabei aktuell erzielen:
– Detektorgröße bis 43×43 cm
– Zahl der Bildpunkte bis 4000×4000 Pixel

- Pixelgröße bis 140 × 140 µm (bei der Mammographie bis 50 × 50 µm)
- Zeitauflösung im Bereich 1 bis 30 ms
- Dynamikbereich der Signalamplitude 14 bis 16 bit.

Mit einem C-Bogen können Röntgenröhre und Detektor in ca. 3 s einen Winkelbereich von 180 Grad um den Patienten herum überstreichen. Mit Methoden der Computertomographie (s. ▶ Kap. 11.5) kann daraus ein 3D-Datensatz berechnet werden. So ist es heute möglich, im Operationssaal in 3 s mit einem C-Bogen einen 3D-Datensatz zu generieren.

Neue Röntgendetektoren befinden sich in der Entwicklung, bei denen die Röntgenstrahlung direkt in einer Halbleiterdiode absorbiert wird (*Direct Conversion*), ohne den Umweg über die Fluoreszenzschicht und die Umwandlung in sichtbares Licht zu nehmen. So könnte ein energieselektiver Röntgendetektor entstehen, mit dem beispielsweise die Unterdrückung der Streustrahlung besser gelingen könnte.

11.5 Computertomographie

11.5.1 Grundzüge des Verfahrens

Bei der Computertomographie (CT) rotieren eine Röntgenröhre und eine bzw. mehrere Detektorzeilen um den Patienten. Bei sehr vielen Winkeleinstellungen und mindestens über einen Winkelbereich von 180 Grad wird die Röntgenstrahlenschwächung gemessen. Ein Algorithmus berechnet aus diesen Daten Schnittbilder des Röntgen-Schwächungskoeffizienten.

> **Computertomographie (CT):** abbildendes Verfahren in der Medizin zur überlagerungsfreien Schnittbilddarstellung auf Basis von Röntgenstrahlen.

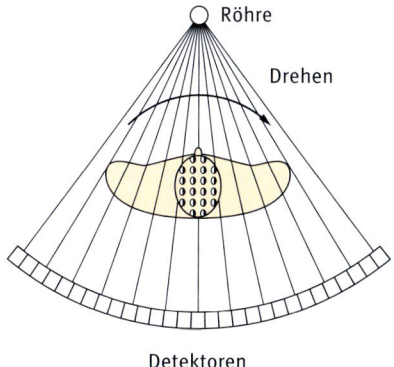

Abb. 11.5: Schematische Darstellung eines CT-Systems.

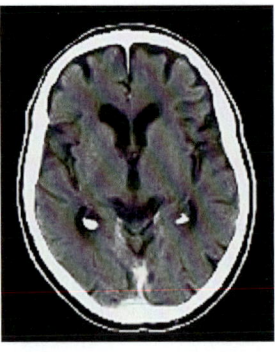

Abb. 11.6: CT-Bild des Kopfes.

Das Verfahren wurde von GODFREY NEWBOLD HOUNSFIELD im Jahre 1970 erfunden. Auch ALLAN MCLEOD CORMACK hat wesentliche Beiträge dazu geliefert. Beide bekamen 1979 hierfür den Nobelpreis. ▸ Abbildung 11.5 zeigt den schematischen Aufbau eines CT-Systems und ▸ Abb. 11.6 ein rekonstruiertes CT-Bild vom Kopf.

11.5.2 Technik der Computertomographie

Eine Hochleistungs-Röntgenröhre erzeugt einen Fächer von Röntgenstrahlen, der den gesamten Körper des Patienten überstreicht und um den Körper des Patienten rotiert. Es hat sich als vorteilhaft erwiesen, auch den Hochspannungsgenerator rotieren zu lassen und über einen Schleifring die elektrische Leistung (bis 60 kW) im Niedervoltbereich zu übertragen. Gegenüber der Röntgenröhre befindet sich mindestens eine Zeile aus beispielsweise 900 Röntgendetektoren. Heute werden auch sogenannte „Mehrzeiler" (Mehrzeiler-CT) eingesetzt. Hierbei liegen bis zu 64 Zeilen von Röntgendetektoren übereinander, so dass die Signale von $900 \times 64 = 57\,600$ Detektoren abgetastet und über einen Schleifring an den Computer übertragen werden müssen.

11.5.3 Abbildungsgleichung

Um den Algorithmus zu verstehen, mit dem aus den Messdaten das Bild rekonstruiert wird, muss der Begriff der „Projektion" eingeführt werden (vgl. ▸ Abb. 11.7).

Projektion: Ein Linienintegral über eine Funktion f(x,y) ist gegeben durch:

$$p(\theta, s) = \int_{\text{Linie } \ell} f(x, y)\, d\ell$$

Stellt man alle Linienintegrale zu einem festen Winkel θ als Funktion von s dar, so erhält man eine Projektion $p_\theta(s)$.

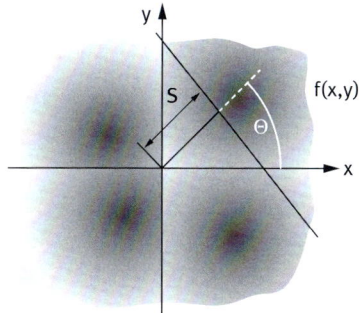

Abb. 11.7: Linienintegral durch die Funktion $f(x,y)$

Bei der CT können Projektionen (also Linienintegrale) $p_\theta(s)$ zu allen Winkeln θ gemessen werden, denn es gilt:

$$I = I_0 e^{-\int \mu(x,y)d\ell} \Rightarrow \ln(I_0/I) = \int_{\text{Linie } \ell} \mu(x,y)\,d\ell. \tag{11.4}$$

Dem ersten Algorithmus zur Rekonstruktion des Bildes, der hier vorgestellt werden soll, liegt das FOURIER-Scheiben-Theorem zu Grunde:

> **FOURIER-Scheiben-Theorem**: Die 1D-Fouriertransformierte einer Projektion beschreibt die Werte der 2D-Fouriertransformierten einer Funktion $f(x,y)$ auf einem Radialstrahl zu dem Winkel, der zu der Projektion gehört: Sei $f(x,y)$ ein in einem begrenzten Gebiet von Null verschiedene Funktion und $F(u,v)$ ihre 2D-Fouriertransformierte, und sei weiter $p_\theta(s)$ eine Projektion und $P_\theta(w)$ ihre 1D-Fouriertransformierte, dann beschreibt $P_\theta(w)$ die Werte von $F(u,v)$ auf einem Radialstrahl zum Winkel θ. w ist hierbei die zum Parameter s (Ortsraum) gehörende Raumfrequenz im FOURIER-Raum.

Damit kann das erste Rekonstruktionsverfahren beschrieben werden:

Man messe viele Projektionen $p_\theta(s)$ unter vielen Winkeln θ und überstreiche dabei möglichst dicht den Winkelbereich von 180 Grad. Als nächstes berechne man die 1D-Fouriertransformierten dieser Projektionen $P_\theta(w)$. Dann trage man alle diese transformierten Projektionen unter dem jeweiligen Winkel θ in eine Matrix $F(u,v)$ ein, wobei geschickt auf ein kartesisches Raster interpoliert werden muss (*gridding*). Schließlich berechne man die inverse Fouriertransformierte von $F(u,v)$, und man erhält das Bild $f(x,y)$.

Ein weiterer Rekonstruktionsalgorithmus wird „gefilterte Rückprojektion" genannt. Dieser Algorithmus geht von folgender Gleichung aus:

$$f(x,y) = \int_0^\pi \left[\int_{-\infty}^{+\infty} P_\theta(w)\,|w|\,e^{j2\pi ws}\,dw \right] d\theta \quad s = x\cos\theta + y\sin\theta. \tag{11.5}$$

Der Ausdruck in der eckigen Klammer ist eine gefilterte Projektion $\tilde{p}_\theta(s)$:

$$p_\theta(s) = \int\limits_{-\infty}^{+\infty} P_\theta(w)|w|e^{j2\pi ws}\,dw. \tag{11.6}$$

Das Integral über alle Winkel θ von 0 bis π ist eine Rückprojektion der gefilterten Projektionen in den Ortsraum:

$$f(x,y) = \int\limits_{0}^{\pi} \tilde{p}_\theta(x\cos\theta + y\sin\theta)d\theta. \tag{11.7}$$

So erhält man ein Bild, indem alle gemessenen Projektionen geeignet gefiltert und dann unter dem Winkel θ rückprojiziert werden. Die oben genannte mathematisch richtige Filterung (▶Gl. 11.6) geht davon aus, dass die Projektionen bis zu beliebig hohen Raumfrequenzen w hin bekannt sind. Das ist wegen der diskreten Abtastung mit einer Detektorzeile nicht möglich. Daher wurden verschiedene Kompromisse für die Filterfunktion vorgeschlagen, die mit realen Messdaten gut funktionieren und dabei dem mathematischen Ideal möglichst nahe kommen (z. B. der Filter von RAMA-CHANDRAN und LAKSHMINARAYAN „RL" oder der Filter von SHEPP und LOGAN „SL").

Bei der Spiral-CT rotieren Röhre und Detektorzeile kontinuierlich um den Patienten und gleichzeitig wird der Patient kontinuierlich vorgeschoben (z-Richtung). Ziel ist es, 3D-Bilder vom Körper zu generieren. Da zunächst keine in sich konsistenten Projektionen (180 Grad) zu einem einzigen z-Wert vorliegen, muss geschickt zwischen den gemessenen Projektionen bei unterschiedlichen z-Werten interpoliert werden.

11.5.4 Räumliche Auflösung

Die Modulationsübertragungsfunktion bei der CT setzt sich aus einem Teil zusammen, der die realistische Geometrie des Röntgenstrahls berücksichtigt, und einem zweiten Teil, der den Einfluss der notwendigen Dateninterpolation und der praktikablen Filterfunktion einbezieht:

$$\mathrm{MTF_{CT}} = \left|\frac{\sin(\pi b_F w)}{\pi b_F w}\right| \cdot \left|\frac{\sin(\pi b_D w)}{\pi b_D w}\right| \cdot \left|\frac{\sin(\pi \Delta sw)}{\pi \Delta sw}\right|^2 \cdot \frac{|H(w)|}{|w|}$$

$$b_F = \text{Größe des Röntgen-Fokus}\,, \quad b_D = \text{Größe des Detektors}$$

$$\Delta s = \text{Abtastabstand}\,, \quad H(w) = \text{Fouriertransformierte des Filters} \tag{11.8}$$

Das bedeutet, dass Röntgenfokus, Detektorbreite und Abtastabstand möglichst klein sein sollten und dass die gewählte Filterfunktion $H(w)$ möglichst wenig von dem mathematisch richtigen Filter $|w|$ abweichen sollte.

11.5.5 Zeitliche Auflösung und Aufnahmezeiten

Eine einzige Schicht von einem ruhenden Objekt kann in der Zeit aufgenommen werden, in der der Winkelbereich von 180 Grad überstrichen wird. Das sind bei heute erreichten drei Umdrehungen pro Sekunde ca. 150 ms.

Eine einzelne Schicht vom bewegten Herzen kann z. B. mit einem 50-ms-Zeitfenster aufgenommen werden, wenn drei aufeinanderfolgende Herzschläge gleich verlaufen und bei jedem neuen Umlauf von einem anderen Sektor die Projektionen EKG-getriggert akquiriert werden. Dann ist die Zeitauflösung 50 ms, die gesamte Aufnahme dauert aber ca. 3 s.

Sollen 3D-Datensätze mit einem CT-System mit nur einer Detektorzeile aufgenommen werden, so muss der Vorschub des Patienten pro 360 Grad Umlauf auf relativ kleine Werte eingestellt werden (*pitch*-Faktor: Tischvorschub pro Umlauf bezogen auf die Schichtbreite). Ein 3D-Datensatz von sechs Schichten à 3 mm Dicke dauert dann 1 s (3 × 0,33 s). Mit Mehrzeiler-CTs kann der Vorschub ohne Informationsverlust größer gewählt werden. Mit einem „16-Zeiler" können 500 mm mit 2,5 mm Schichtdicke in 16 s aufgenommen werden und mit einem modernen 64-Zeiler **Dual-Source-System** (zwei rotierende Röntgenröhren, s. u.) können heute 3D-Datensätze vom schlagenden Herzen (4D-Datensätze) in wenigen Sekunden aufgenommen werden.

11.5.6 Rauschen

Das Rauschen im CT-Bild kann durch ▶ Gl. 11.9 beschrieben werden:

$$\sigma^2_{\text{Pixel}} = \frac{\pi^2 \Delta s}{M \cdot \bar{N}} \int\limits_0^{w\,\text{max}} |H(w)|^2 dw . \tag{11.9}$$

Damit geht der Abtastabstand linear ein, und im Nenner stehen die Zahl der gemessenen Projektionen M und die mittlere Quantenzählrate in den Detektoren $\bar{N}$. Ebenfalls spielt die gewählte Filterfunktion $H(w)$ eine Rolle: Schneidet der Filter höhere Raumfrequenzen ab, so wird das Rauschen kleiner, aber die MTF wird auch schlechter.

11.5.7 Kontrast und Kontrastmittel

Mit der CT können Knochen und bedingt auch Weichteile hervorragend abgebildet werden. Auch bei der CT werden für die Darstellung von Blutgefäßen meistens Kontrastmittel eingesetzt. Im Gegensatz zum Projektionsröntgen entsteht hier ein vollständiger 3D-Datensatz des Gefäßbaums (**computertomographische Angiographie**, CTA).

11.5.8 Artefakte

Bei der CT können eine ganze Reihe von Artefakten auftreten: Bewegungsartefakte, Streustrahlungsartefakte, Artefakte durch stark absorbierende Objekte, Teilvolumen-artefakte und Artefakte durch **Strahlaufhärtung**. All diesen Artefakten liegt das Problem zu Grunde, dass manchmal bei der Akquisition nichtkonsistente Datensätze entstehen, d. h., dass die eine aufgenommene Projektion nicht exakt zu einer unter einem anderen Winkel aufgenommenen Projektion passt. Bei der Rekonstruktion mit der gefilterten Rückprojektion wird dann beim Abarbeiten einer Projektion ein Wert in eine Linie quer durch das Bild eingeschrieben, der beim Abarbeiten der anderen Projektionen nicht vollständig kompensiert wird. So bleiben Streifen übrig, die sich quer durch das ganze Bild erstrecken.

11.5.9 Strahlendosis, Qualitätssicherung und Verordnungen

Die bei einer CT-Aufnahme von einer einzigen Schicht applizierte Strahlendosis ist gleich oder tendenziell eher niedriger als die Dosis beim Projektionsröntgen. Bei 3D- bzw. 4D-Datensätzen steigt natürlich die applizierte Dosis. Für eine Abdomenaufnah-me muss mit einer Gesamtdosis von etwa 20 mSv gerechnet werden.

CT-Systeme unterliegen den gleichen Verordnungen wie Projektionsröntgensys-teme. Sie sind in der Röntgenverordnung (RöV) festgelegt und wurden bereits in ▸ Kap. 11.4.10 kurz beschrieben.

11.5.10 Medizinische Fragestellungen

Die CT ist die erste Wahl zur schnellen Untersuchung eines Unfallopfers mit Verdacht auf schwere innere Verletzungen. Sie ist hervorragend geeignet für 3D-Darstellungen des Knochens, z. B. für die Planung einer Hüft- oder Knie-Endoprothese. Die 3D-Dar-stellung von Gefäßbäumen (z. B. Kopf, Herz) gelingt mit **Spiral-CT** und Kontrastmittel. Schlaganfall-Diagnostik und Tumordiagnostik sind weitere wichtige Anwendungsfel-der der CT. Die exakte Planung einer Strahlentherapie wird überwiegend mit 3D-CT-Bildern durchgeführt.

11.5.11 Neue Entwicklungen und Trends

Seit kurzer Zeit ist es möglich, zwei Röntgenröhren (inkl. Generatoren) in einem CT-System unterzubringen (**Dual-Source-CT**). Werden die beiden Röhren mit der glei-chen Anodenspannung betrieben, so lassen sich noch schneller 3D-Datensätze auf-nehmen, z. B. vom schlagenden Herzen. Es ist aber auch möglich, beide Röhren mit unterschiedlicher Anodenspannung zu betreiben. Dann ergeben sich zwei CT-Bilder

(*Dual-Energy*-CT), aus deren Vergleich sich wichtige Informationen für die Befundung ergeben können.

Mit der **Phasenkontrast-CT** wird ein ganz neues Kapitel der Abbildung mit Röntgenstrahlen aufgeschlagen. Erste Bilder (aufgenommen im Jahr 2011) zeigen einen hervorragenden Weichteilkontrast.

11.6 Szintigraphie und Einzelphotonen-Emissions-Computertomographie

11.6.1 Grundzüge des Verfahrens

Zunächst wird dem Patienten eine Substanz injiziert (bzw. durch Schlucken oder Inhalieren in den Körper gebracht), die ein radioaktives Isotop enthält, welches Gammastrahlen aussendet. Diese Substanz hat eine genau bekannte Aktivität. Mit der Szintigraphie und den **SPECT**-Systemen (SPECT steht hier für *Single Photon Emission Computed Tomography*; Einzelphotonen-Emissions-Computertomographie) wird beobachtet, wie viel von der applizierten Aktivität in welcher Zeit an verschiedenen Orten im Körper ankommt. Das markierte Molekül wird deshalb auch als „Tracer" bezeichnet. Im einfachsten Fall will der Arzt nur beobachten, wo das Blut die Substanz hin transportiert und wie schnell das geschieht. Oft ist das radioaktive Isotop aber an ein Molekül gebunden, welches im Körper eine besondere Funktion hat. An den Orten, an denen das Molekül besonders viel bei einer Körperfunktion „gebraucht" (also verstoffwechselt) wird, da wird es sich anreichern. Auch Informationen über die Dynamik, mit der das Molekül wieder in einem Organ abgebaut wird, können einen hohen diagnostischen Nutzen haben.

Szintigraphie: funktionsabbildendes projektives Verfahren in der Medizin auf Basis von Gammastrahlenemission durch in den Körper eingebrachte Radiopharmaka.

Tracer (*engl. to trace* verfolgen): mit einem radioaktiven Isotop (Gammastrahler oder Positronenstrahler) markiertes Molekül in der nuklearmedizinischen Diagnostik, das man im Körper verfolgen möchte.

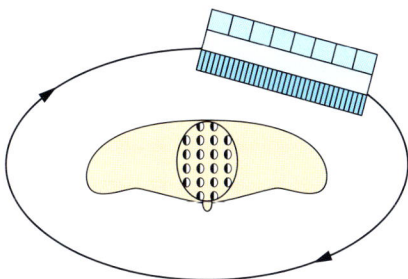

Abb. 11.8: Schematischer Aufbau eines SPECT-Systems.

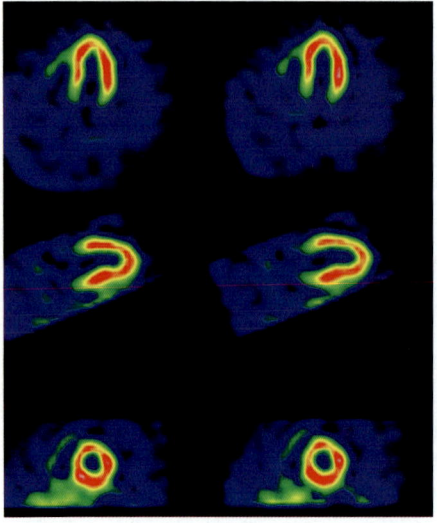

Abb. 11.9: SPECT-Aufnahme des Herzens mit dem Tracer 99mTc.

> **Einzelphotonen-Emissionscomputertomographie** (*engl. single photon emission computed tomography*, **SPECT**): funktionsabbildendes Verfahren in der Medizin zur überlagerungsfreien Schnittbilddarstellung auf Basis von Gammastrahlenemission von in den Körper eingebrachten Radiopharmaka.

Die Szintigraphie liefert ähnlich wie das Projektionsröntgen Bilder der durch den Körper integrierten Aktivität, während die SPECT ein Schnittbildverfahren ist und überlagerungsfreie Bilder der Aktivität im Körper darstellen kann. ▶ Abb. 11.8 zeigt schematisch den Aufbau eines SPECT-Systems und ▶ Abb. 11.9 eine SPECT-Aufnahme vom Herzen.

11.6.2 Technik der Szintigraphie

Kernkomponente der Szintigraphie ist die Gammakamera. Eine Gammakamera besteht aus einem Kollimator, einem Szintillator und vielen hochempfindlichen Fotodetektoren bzw. Fotomultipliern (Sekundärelektronenvervielfacher). Der Kollimator besteht aus Tausenden dicht gepackten Röhrchen, die dafür sorgen, dass nur Gammaquanten aus einem kleinen Öffnungswinkel durchgelassen werden. Der Szintillator erzeugt aus jedem einfallenden Gammaquant einen Lichtblitz. Wird nicht jedes Gammaquant nachgewiesen, so verringert sich die Detektive Quantenausbeute (DQE) entsprechend (typische Werte: DQE = 0,6). Die Fotodetektoren weisen die Lichtblitze nach und ermitteln den genauen Einfallsort des Gammaquants. In klassischen Gammakameras werden viele Fotomultiplier als Lichtdetektoren eingesetzt. Heute kommen auch sogenannte *Avalanche*-Fotodioden zum Einsatz, bei denen durch Verstärkerprozesse in der Diode mehr freie Ladungsträger erzeugt werden als ursprünglich durch das einfallende Photon erzeugt wurden.

Hal Anger hat 1957 einen Trick gefunden, der dazu führt, dass nicht hinter jedem der vielen Tausend Kollimatorröhrchen ein eigener Fotodetektor platziert werden muss: Aus den Signalen mehrerer benachbarter Fotodetektoren wird der Schwerpunkt ermittelt, der dann dem genauen Einfallsort des Gammaquants entspricht.

Ein Impulshöhenanalysator eröffnet die Möglichkeit, Lichtsignale mit zu kleiner Intensität zu unterdrücken: Diese stammen mit großer Wahrscheinlichkeit von gestreuten Gammaquanten und kommen daher nicht auf direktem Wege vom Entstehungsort.

Die Gammakamera wird so dicht wie möglich am Körper des Patienten oberhalb des zu untersuchenden Organs positioniert. Nach einer Messzeit von typischerweise 5 bis 10 min wird die gemessene Zählrate als Funktion des Einfallsortes in der Gammakamera dargestellt.

11.6.3 Technik der Einzelphotonen-Emissions-Computertomographie

Nach Applikation der Aktivität (Tracer) liegt der Patient im SPECT-System und eine Gammakamera umkreist ihn. Die Gammakamera misst orts- und zeitaufgelöst die Gammaquanten, die den Körper des Patienten in Richtung des Detektors verlassen. Die Gammakamera ist weitgehend mit der Gammakamera der Szintigraphie identisch. Aus den Zählraten wird ein Bild der Aktivität im Körper des Patienten rekonstruiert.

11.6.4 Abbildungsgleichung

Zunächst muss der Begriff der **Aktivität** eingeführt werden. Die Aktivität einer radioaktiven Probe – gemessen in Bequerel (Bq) – gibt die Zahl der Zerfälle pro Sekunde an. Mit der Zahl der radioaktiven Kerne N, die durch den Zerfall abnimmt, lassen sich die Aktivität A und die Zerfallskonstante λ definieren:

Aktivität (A): Zerfallsrate, Zahl der radioaktiven Zerfälle pro Sekunde in einer radioaktiven Probe.

$$A = -\frac{dN}{dt}$$

Zerfallskonstante (λ):

$$(\lambda): \quad \frac{dN}{dt} = -\lambda N; \quad N = N_0 e^{-\lambda t}$$

Radioaktives Zerfallsgesetz:

$$A(t) = \lambda N_0 e^{-\lambda t}$$

Da die Zahl der radioaktiven Kerne exponentiell mit einer charakteristischen Zerfallskonstanten λ (Wahrscheinlichkeit für den Zerfall eines Atomkerns pro Zeiteinheit) ab-

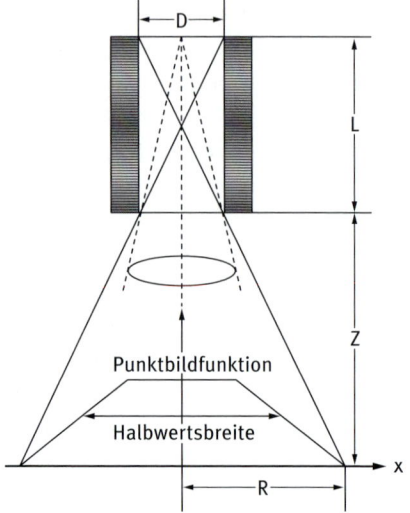

Abb. 11.10: Öffnungswinkel für ein einzelnes Kollimatorröhrchen; R = Radius der Punktbildfunktion, D = Durchmesser der Kollimatorröhrchen, L = Länge der Kollimatorröhrchen, z = Entfernung von der Gammaquelle.

nimmt, wird auch die Aktivität einer Probe mit der Zeit exponentiell kleiner. Weil die Gammakamera die vielen Projektionen zu unterschiedlichen Zeiten aufnimmt, wird jede gemessene Zählrate mithilfe der bekannten Zerfallskonstanten λ auf die Aktivität zu der Zeit t = 0 zurückgerechnet. Typisch in der Nuklearmedizin sind verabreichte Aktivitäten von 100 bis 1000 MBq.

Die Abbildungsgleichung ist im ersten Schritt durch den Strahlensatz gegeben. ▶ Abb. 11.10 zeigt, wie aus dem Durchmesser und der Länge des Kollimatorröhrchens der Öffnungswinkel bestimmt werden kann, in dem die Gammaquanten nachgewiesen werden. Dabei gilt:

$$R = \frac{D}{L}\left(z + \frac{L}{2}\right).$$ (11.10)

Die Gammakamera sammelt (integriert) damit alle Ereignisse, die in einem schmalen Öffnungskegel unterhalb der einzelnen Röhrchen des Kollimators stattgefunden haben. Approximieren wir den Nachweiskegel durch einen Zylinder, so werden also Linienintegrale der gesuchten Aktivität gemessen. Alle bei der CT besprochenen Rekonstruktions-Algorithmen sind damit geeignet, ein Bild der Aktivität im Körper des Patienten zu rekonstruieren.

$$S = \int\limits_{\text{Zylinder}} A(x,y)d\ell; \quad S = \text{auf die Zeit} \quad t = 0 \text{ korrigierte Zählrate}$$ (11.11)

Bei der SPECT wird in zunehmendem Maße ein weiterer Rekonstruktionsalgorithmus wichtig: Das Problem, aus gemessenen Integralen die Funktion selber zu berechnen, lässt sich in digitalisierter Form auch als lineares Gleichungssystem schreiben. Es hat so viele Unbekannte wie das Bild Pixel hat. Mit iterativen Methoden lässt sich eine Lösung approximieren. Hierbei können erfolgreich Regularisierungstechniken verwendet werden und Randbedingungen berücksichtigt werden, beispielsweise, dass die Aktivität in einem Pixel nie kleiner als Null sein kann.

11.6.5 Räumliche Auflösung

Aus ▶ Gl. 11.10 folgt unmittelbar die Punktbildfunktion: Je kleiner der Quotient aus Kollimator-Röhrchen-Durchmesser D und Länge L ist, und je kleiner der Abstand von der Gammakamera zur Quelle z ist, desto besser ist die Auflösung. Wird der Quotient D/L verkleinert, mit dem Ziel, die Auflösung zu verbessern, so verringert sich immer auch die Nachweiswahrscheinlichkeit und damit die DQE. Daher gibt es für SPECT-Systeme hochauflösende Kollimatoren (mit vergleichsweise niedriger Empfindlichkeit) und hochempfindliche Kollimatoren (mit vergleichsweise niedriger Auflösung). Das Kollimator-Prinzip lässt nur Auflösungen im Bereich von 5 bis 10 mm zu.

11.6.6 Zeitliche Auflösung und Aufnahmezeiten

Jede Zählrate weist wieder eine statistische Schwankung auf, die durch die POISSON-Verteilung beschrieben werden kann. Je größer die Zählrate, desto kleiner die relative Unsicherheit.

Die Aufnahmezeit in einem SPECT-System richtet sich also sehr stark danach, wie groß die Aktivität war, die appliziert wurde, wie groß die Zeitkonstante der radioaktiven Substanz ist (es sollten möglichst viele Tracer-Moleküle in der Messzeit ihr Gammaquant aussenden), und welches Rauschen der Arzt noch in Kauf nehmen kann. Typisch sind Messzeiten im Bereich von 15 bis 30 min.

Auch hier können EKG-getriggerte Aufnahmen vom Herzen mit hoher Zeitauflösung realisiert werden, indem alle Signale nach einem Triggersignal in unterschiedliche „Zeit-Schachteln" einsortiert werden (vgl. *Multigated-Acquisition*, MUGA). Damit verlängert sich aber die Messzeit, bzw. es muss eine größere Aktivität appliziert werden.

11.6.7 Rauschen

Wie bereits erwähnt, unterliegen die Zählraten der POISSON-Statistik. Sie bestimmt im Wesentlichen das Rauschen in den Bildern. Es ist daher unvermeidlich, dass die SPECT-Bilder relativ stark verrauscht sind, wenn man hohe Aktivitäten und sehr lange Messzeiten vermeiden will. Durch die Wahl des Filters bei der gefilterten Rückprojektion kann auch nachträglich ein Bild so verändert werden, dass es eine höhere Auflösung zeigt (aber mehr Rauschen) oder weniger Rauschen aufweist (aber eine schlechtere Auflösung).

11.6.8 Kontrast und Tracer

Ein Bild entsteht bei der SPECT nur nach Applikation eines Gammastrahlers (des Tracers). Durch geschickte Wahl des Tracers können verschiedene Fragen an den Ablauf biologischer Prozesse im Körper gestellt werden. Beispielsweise kann mit einem radioaktiven Iodpräparat (^{123}I) die Schilddrüsenfunktion bestimmt werden.

11.6.9 Absorptionskorrektur und Artefakte

Die Gammaquanten können auf dem Weg vom Entstehungsort zur Gammakamera im Körper des Patienten absorbiert werden. Dies führt zu inkonsistenten Datensätzen und damit zu Artefakten. Darüber hinaus wird der absolute Wert der Aktivität im Quellorgan nicht richtig wiedergegeben. Es muss daher immer eine Absorptionskorrektur durchgeführt werden. Hierzu wird meistens vor der Applikation des Tracers die Absorption des Körpers längs aller Projektionen mit einer Gammaquelle gemessen. Hieraus lässt sich näherungsweise eine Absorptionskorrektur für die später gemessenen Projektionen bestimmen. Es verbleiben aber fast immer Artefakte durch die „Selbstabsorption". Auch können gestreute Quanten, die nicht durch den Impulshöhenanalysator eliminiert wurden, das Bild verfälschen.

11.6.10 Strahlendosis, Qualitätssicherung und Verordnungen

Die Gammastrahlung des Tracers führt zu einer Strahlenbelastung für den Patienten. Die Verteilung der Dosis im Körper ist bei jedem Tracer verschieden und naturgemäß im Zielorgan, in dem sich der Tracer anreichert, besonders groß. Aber auch die Organe, über die der Tracer wieder ausgeschieden wird, werden belastet. Bei einfachen SPECT-Untersuchungen ist die Dosis für den Patienten mit einer einfachen Röntgenaufnahme vergleichbar (Größenordnung 0,1 bis 1 mSv).

Die für SPECT-Systeme maßgebliche Verordnung ist die Strahlenschutzverordnung (StrSchV). Auch SPECT-Systeme unterliegen der Genehmigung und Überwachung durch die zuständige Behörde und müssen arbeitstäglich (Energiefenster, Untergrundzählrate) bzw. wöchentlich (Homogenität, örtliche Auflösung) auf ihre Funktion geprüft werden (DIN 6855, Qualitäts- und Konstanzprüfung nuklearmedizinischer Messsysteme). Das Personal unterliegt der Strahlenschutzkontrolle, und es müssen Dosimeter getragen werden. Die Anwendung von radioaktiven Substanzen am Patienten darf nur durch Ärzte erfolgen, welche die erforderliche Fachkunde nachweisen können. Auch hier unterliegt die Anwendung mehreren ärztlichen Leitlinien, von denen nur in begründeten Fällen abgewichen werden darf. Der Umgang mit radioaktiven Substanzen unterliegt weiteren besonderen Bestimmungen. Auch die Exkremente der Patienten (insbesondere der Urin) sind möglicherweise radioaktiv belastet und müssen den Vorschriften entsprechend entsorgt werden.

11.6.11 Medizinische Fragestellungen

Häufig wird mit SPECT die Vitalität des Herzmuskels nach einem Infarkt bestimmt (^{99m}Tc- und ^{201}Tl-Verbindungen) oder auch die Funktion der Schilddrüse überprüft (^{123}I- und ^{131}I-Verbindungen, „heiße" und „kalte Knoten", das sind Gebiete mit einer Über- bzw. Unterproduktion von Schilddrüsenhormonen). Mit der Nierenszintigraphie kann die **renale *Clearance*** gemessen werden (^{99m}Tc-Verbindungen). Mit ^{99m}Tc-Phosphaten gelingt es, Knochentumore zu erkennen.

11.6.12 Neue Entwicklungen und Trends

Die iterativen Rekonstruktionsverfahren werden immer besser und es werden verschiedene neue Algorithmen und Regularisierungstechniken untersucht. Die ursprünglich vergleichsweise langen Rechenzeiten für die iterativen Rekonstruktionsverfahren werden durch den Einsatz programmierbarer Grafikkarten immer kürzer.

11.7 Positronen-Emissionstomographie

11.7.1 Grundzüge des Verfahrens

Bei der Positronen-Emissionstomographie (PET) wird ein **Radiodiagnostikum** in den Körper gebracht (durch Injizieren, Inhalieren oder Schlucken), welches ein **Isotop** enthält, das spontan ein Positron aussendet (▶ Abb. 11.11 und ▶ Abb. 11.12). Dieses Positron ist das Antiteilchen des Elektrons und kollidiert nach einem mittleren Weg von

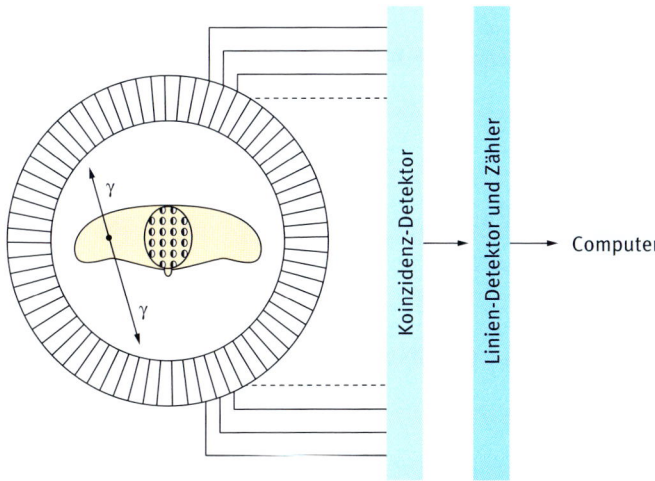

Abb. 11.11: Schematischer Aufbau eines PET-Systems.

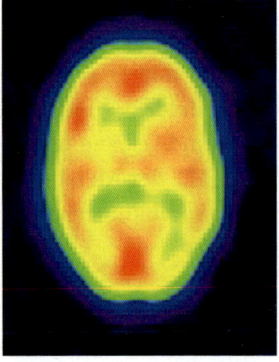

Abb. 11.12: PET-Aufnahme des Kopfes.

ca. 1 bis 2 mm mit einem Elektron, wobei unter Vernichtung beider Kollisionspartner (Annihilation) zwei Gammaquanten entstehen, die in genau entgegengesetzter Richtung vom Entstehungsort wegfliegen. Werden beide Gammaquanten in zwei Detektoren gleichzeitig nachgewiesen (**Koinzidenzdetektion**), so ist bekannt, dass der Entstehungsort genau auf der Verbindungslinie zwischen diesen beiden Detektoren gelegen hat. Werden ausreichend viele Koinzidenzereignisse nachgewiesen, so kann aus den Daten ein Bild der Aktivität des **Positronenstrahlers** rekonstruiert werden.

Positronen-Emissionstomographie (PET): funktionsabbildendes Verfahren in der Medizin zur überlagerungsfreien Schnittbilddarstellung auf Basis von Positronenemission durch in den Körper eingebrachte Radiopharmaka.

11.7.2 Technik der Positronen-Emissionstomographie

Die Reaktionsgleichung, die dem Positronenzerfall am Beispiel von ^{11}C zugrunde liegt, lautet:

$$^{11}_{6}\text{C} \rightarrow\, ^{11}_{5}\text{B} + \text{e}^+ + \nu_\text{e}$$

$$\text{p} \rightarrow \text{n} + \text{e}^+ + \nu_\text{e} \tag{11.12}$$

$\text{e}^+ = \text{Positron}\,;\quad \nu_\text{e} = \text{Neutrino}\,;\quad p = \text{Proton}\,;\quad n = \text{Neutron}\,.$

Der Zusammenstoß mit einem Elektron führt zur Annihilation:

$$\text{e}^+ + \text{e}^- \rightarrow 2\gamma\,. \tag{11.13}$$

Beide Gammaquanten haben eine Energie, die genau der Ruhemasse des Elektrons bzw. Positrons entspricht: 511 keV. Dies folgt unmittelbar aus der von ALBERT EINSTEIN gefundenen Masse-Energie-Äquivalenz.

Um den Patienten herum befindet sich ein geschlossener Ring aus einem oder mehreren Reihen von Gamma-Detektoren (▶ Abb. 11.11). Da die Energie der entstehenden Gammaquanten genau 511 keV beträgt, sind die Detektoren für diese Energie optimiert. Es handelt sich um kleine Szintillator-Kristalle z. B. aus einer Wismut-Germanat-Verbindung (BGO). Hinter den Szintillator-Kristallen befinden sich *Photomultiplier* oder *Avalanche*-Fotodioden, welche die Lichtblitze, die nach dem Einfall eines Gammaquants entstehen, nachweisen. Der Einfallsort wird mit dem ANGER-Prinzip (s. SPECT, ▶ Kap. 11.6.2) auf den Millimeter genau bestimmt.

Ein Koinzidenzdetektor überträgt ein Ereignis nur in den Speicher, wenn zwei Detektoren genau gleichzeitig (z. B. in einem Zeitfenster von 3 ns) ansprechen. Aus den zwei Detektoren wird die Linie ermittelt, auf der die Quelle gelegen haben muss. Zu jeder Linie durch den Körper des Patienten gibt es im Computer einen Speicher, zu dem bei einem Ereignis auf dieser Linie eine 1 hinzugezählt wird. Nach Millionen von Ereignissen entsteht im Speicher ein Datensatz, der alle Integrale von Ereignissen auf allen möglichen Linien durch den Patienten enthält.

11.7.3 Abbildungsgleichung

Die Koinzidenzdetektoren und die Summenbildung führten zu Daten, die proportional zu den Linienintegralen der Aktivität sind. Daher können wieder alle Rekonstruktionsalgorithmen, die bei der Computertomographie vorgestellt wurden, verwendet werden, z. B. die gefilterte Rückprojektion (▶ Kap. 11.5.3). Auch das iterative Rekonstruktionsverfahren, welches im ▶ Kap. 11.6.4 (SPECT) kurz beschrieben wurde, ist sehr gut geeignet, um PET-Bilder zu rekonstruieren.

11.7.4 Räumliche Auflösung

Die Positronen legen einen kurzen Weg (im Mittel 1 bis 2 mm) zurück, bevor sie mit einem Elektron kollidieren. Da die Detektoren den Entstehungsort der Gammaquanten und nicht den Entstehungsort der Positronen anzeigen, liegt hier eine grundsätzliche Grenze für die erreichbare Auflösung vor. Weiterhin ist zu beachten, dass die beiden Gammaquanten nicht immer exakt einen Winkel von 180 Grad bilden, sondern dass hier eine Streubreite von ca. 0,3 Grad auftritt. Dies führt ebenfalls zu Ortsunschärfen im Bereich von einem Millimeter. Schließlich gibt es eine kleine Ungenauigkeit bei der Bestimmung des Einfallsortes des Gammaquants in den Detektor. Alle diese Unsicherheiten führen zu einer räumlichen Auflösung von einigen Millimetern, die nicht unterschritten werden kann. Im Vergleich zu SPECT wird bei PET wegen des elektronischen **Kollimators** (der Koinzidenz-Detektion) eine deutlich bessere Auflösung erreicht.

Mit der ***Time-of-Flight*-PET** (TOF-PET) gelingt es, ein Ereignis noch genauer einem Zielgebiet zuzuordnen und damit das Signal-Rausch-Verhältnis (SNR) zu verbessern. Die Gammaquanten werden mit einer Zeitauflösung von z. B. 500 ps nachgewiesen. Aus dem zeitlichen Abstand der beiden Ereignisse im Koinzidenzdetektor kann der Entstehungsort auf ca. 8 cm eingegrenzt werden – eine Information, die in einem iterativen Rekonstruktionsalgorithmus gut für eine bessere Bildqualität genutzt werden kann.

11.7.5 Zeitliche Auflösung und Aufnahmezeiten

Für PET gilt hier das Gleiche, was schon bei SPECT gesagt wurde: Da die detektierten Ereignisse der POISSON-Statistik unterliegen, müssen ausreichend viele Ereignisse in jedem Kanal nachgewiesen werden, andernfalls wird das Rauschen im Bild zu groß. Einen wichtigen Unterschied gibt es aber im Vergleich zur SPECT: Viele Positronenstrahler haben eine sehr kurze Halbwertszeit (^{11}C: 20,4 min, ^{13}N: 9,9 min, ^{15}O: 2,03 min, ^{18}F: 109,7 min). Dies erscheint zunächst als Nachteil, denn das Isotop muss unmittelbar vor der Injektion hergestellt werden, sonst ist der überwiegende Teil schon vor der Applikation zerfallen. Es ist aber auch ein Vorteil, da in einer Messzeit von 10 bis 20 min alle entstehenden Gammaquanten (die in den Raumwinkel des Detektors fallen) nachgewiesen werden können. Nach der Untersuchung bleibt keine Aktivität im Patienten zurück, die nur zu einer zusätzlichen Strahlenbelastung führte, aber nichts mehr zum Bild beitrüge.

11.7.6 Rauschen

Auch hier gilt das Gleiche wie bei der SPECT (▶ Kap. 11.6.6). Je größer die applizierte Aktivität und je besser die DQE des Detektorringes, desto kleiner ist das Rauschen. Durch Verschlechterung der räumlichen Auflösung mit einem Filter (räumlicher Tiefpass) kann das Rauschen reduziert werden.

11.7.7 Kontrast und Tracer

Der Kontrast kommt ausschließlich über den in den Körper eingebrachten Tracer zustande. Der Positronenstrahler wird in ein Molekül eingebunden, welches eine wichtige Rolle bei der Körperfunktion einnimmt. Diese Funktion kann dann mit PET dargestellt werden. Wichtige PET-Tracer sind beispielsweise: ^{18}F-2-Desoxy-D-Glukose, ^{18}F-FLT, ^{11}C-Glukose, ^{11}C-Cholin, ^{15}O-Wasser, ^{11}CO$_2$-Kohlendioxid, ^{13}NH$_3$-Ammoniak, ^{11}C-Palmitinsäure, ^{11}C-Acetat.

Zur Herstellung der Positronenstrahler wird in der Nähe der Klinik (vorzugsweise im Keller der Klinik) ein **Zyklotron** betrieben. In diesem werden Protonen auf Energien von einigen MeV beschleunigt und auf eine Vorläufer-Substanz geschossen, die dann am Ende das gewünschte Isotop enthält. Aus dieser Verbindung muss sich schnell und in wenigen Arbeitsschritten, die weitgehend automatisiert ablaufen, die gewünschte Substanz darstellen lassen, die dann in den Körper des Patienten eingebracht wird.

11.7.8 Absorptionskorrektur und Artefakte

Auch bei der PET spielt die Absorption der Gammaquanten im Körper des Patienten eine wichtige Rolle: Sie führt – wenn sie nicht korrigiert wird – zu Artefakten und zu quantitativ fehlerhaften Aktivitäten. Die Tatsache, dass hier aber im Gegensatz zur SPECT zwei Gammaquanten den Körper verlassen, führt dazu, dass eine exakte Absorptionskorrektur möglich wird, wenn die Transmission des Körpers für Gammaquanten von 511 keV für alle Linien durch den Körper bekannt ist. Erfolgt die Transmissionsmessung aber bei einer anderen Gammaenergie, sind durch Fehler bei der Extrapolation auf 511 keV Artefakte erneut nicht vollständig vermeidbar.

11.7.9 Strahlendosis, Qualitätssicherung und Verordungen

Die Strahlendosis wird – wie bei SPECT – je nach eingesetztem Tracer in unterschiedlichen Organen deponiert. Da wegen der kurzen Lebensdauer der PET-Strahler nach der Untersuchungszeit von 10 bis 20 min fast keine Aktivität im Körper zurück bleibt, und da die Sensitivität dank der elektronischen Kollimation besser ist, ist die applizierte Dosis bei der PET tendenziell eher kleiner als bei SPECT. Auch PET-Systeme werden durch die zuständige Behörde überwacht und müssen regelmäßig (arbeitstäglich bzw. wöchentlich) auf ihre Funktion (Empfindlichkeit und räumliche Auflösung) geprüft werden. Das Personal unterliegt der Überwachung in Hinblick auf unbeabsichtigte Exposition. Im Vergleich zur CT kommt der Umgang mit radioaktiven Substanzen hinzu, der besonderen Bestimmungen unterliegt.

11.7.10 Medizinische Fragestellungen

Eine der wichtigsten Anwendung der PET liegt in der Onkologie, der Neurologie, der Kardiologie und in der Entzündungsdiagnostik:
– Onkologie:
  – Tumordiagnostik
  – Tumorlokalisation
  – Aufklärung der Metastasierung
  – Verlaufskontrolle einer Chemotherapie oder Strahlentherapie (*Staging*)
– Neurologie:
  – Schlaganfalldiagnostik
  – Alzheimerdiagnostik
  – Epilepsiediagnostik
– Kardiologie:
  – Durchblutung und Stoffwechsel im Myokard
  – Vitalitätsdiagnostik nach Infarkt
– Entzündungsdiagnostik.

Darüber hinaus ist die PET ein wichtiges Werkzeug der Pharmaforschung. Mit PET kann hervorragend beobachtet werden, welche Substanzen auf welche Art in die Körperfunktion eingreifen. Aus diesem Grunde ist auch die Kleintier-Bildgebung (z. B. an Mäusen) mit PET sehr wichtig.

11.7.11 Neue Entwicklungen und Trends

Heute werden PET-Systeme überwiegend in der Kombination mit einem CT-System eingesetzt. Die beiden Systeme stehen im Raum unmittelbar hintereinander, so dass wenige Sekunden nach der PET-Aufnahme die CT-Aufnahme stattfinden kann.

Auch gibt es eine ähnliche Kombination mit MRT. Das erste integrierte PET-MRT-System, bei dem die beiden Bilder genau gleichzeitig akquiriert werden, wurde im Jahre 2011 in München in Betrieb genommen.

Auch bei PET werden neue iterative Rekonstruktionsverfahren entwickelt, mit denen noch bessere Bilder dargestellt werden können (höhere Auflösung, größeres SNR).

11.8 Ultraschallbildgebung (Sonographie)

11.8.1 Grundzüge des Verfahrens

Ein **Ultraschallsender** (US-Sender) erzeugt einen kurzen Signalimpuls, der sich innerhalb einer schlanken **Strahlkontur (Schallkeule)** ausbreitet und in den Körper des Patienten gesendet wird. Gleich nach dem Senden werden die US-Sender auf „Empfang" geschaltet. Sie werden damit zu US-Detektoren und empfangen das aus dem Körper zurück kommende **US-Echo**. Die zurückkommenden **US-Signale** (US-Echos) werden über der Zeit aufgetragen und unter der Annahme einer mittleren Schallgeschwindigkeit im Körper in ein Tiefenprofil übersetzt (▶ Abb. 11.13). Die Echos entstehen vorwiegend an Grenzflächen zwischen Gebieten mit unterschiedlicher **Schallimpedanz**. Auch zeigen verschiedene Gewebearten einen unterschiedlichen **Rückstreukoeffizienten** und können so unterschieden werden.

Um zu einem Bild zu gelangen, müssen viele solche Schallkeulen nacheinander in einem Fächer in den Körper gesendet und die Echos zu einem Bild zusammengesetzt werden. Dabei darf erst dann eine neue Schallwelle in den Körper gesendet werden, wenn alle Echos der vorhergehenden Schallwelle abgeklungen sind (Beispiel siehe ▶ Abb. 11.14).

Sonographie, Ultraschallbildgebung (US): strukturabbildendes Verfahren in der Medizin auf Basis reflektierter und rückgestreuter Schallwellen.

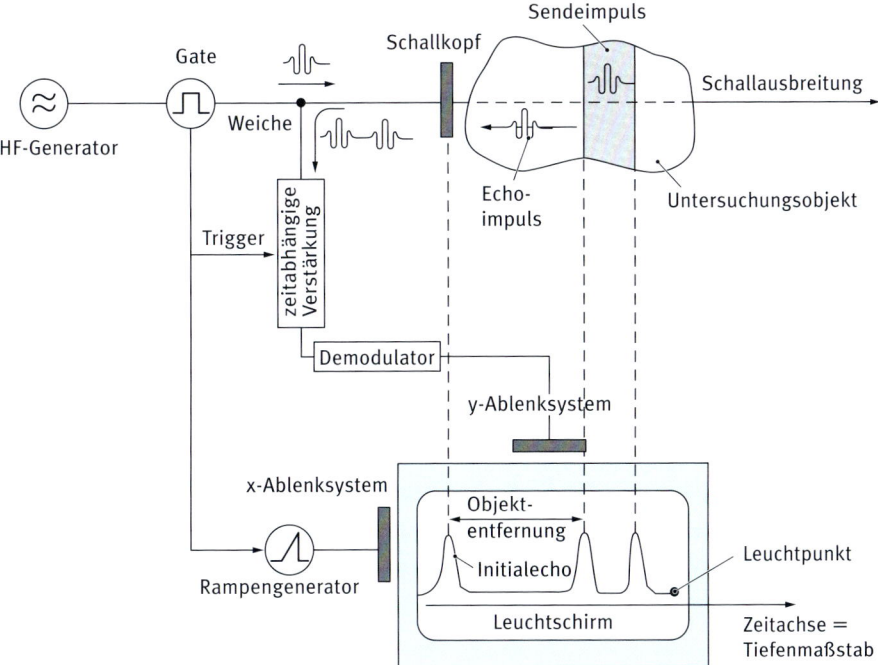

Abb. 11.13: Schematische Darstellung eines US-Systems im A-Mode. (A-Mode bedeutet hierbei: Blick in den Körper auf einem einzigen Strahl. Ein Gate schneidet aus einem kontinuierlich laufenden Oszillator ein kurzes Wellenpaket heraus.)

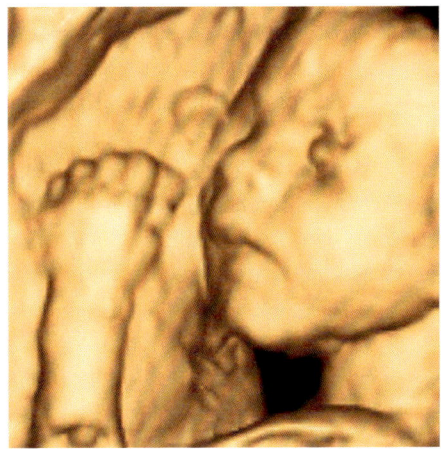

Abb. 11.14: Ultraschallbild eines Embryos.

Bei der Wahl der geeigneten US-Frequenz f ist darauf zu achten, dass die räumliche Auflösung mit steigender Frequenz zunimmt (s. ▶ Kap. 11.8.4), dass aber die Eindringtiefe x in den Körper dabei abnimmt (Größenordnung $f = 1$ MHz: $x = 300$ mm, $f = 5$ MHz: $x = 100$ mm, $f = 10$ MHz: $x = 30$ mm).

11.8.2 Technik der Ultraschallbildgebung

In der einfachen Variante handelt es sich bei den US-Sendern um einzelne **Wandler** (***Transducer***) aus einem piezoelektrischen Material (typischerweise eine Blei-Zirkon-Titanat-Keramik, PZT), die von einem Hochfrequenzgenerator angesteuert werden. In besseren Varianten werden mehrere nebeneinander liegende kleine Sender eines ***Linear Arrays*** angesteuert. In den besten Versionen erhalten diese US-Sender auch noch eine individuelle Phasenlage, so dass ein Fokussieren und ein Schwenken der Schallkeule elektronisch möglich wird (***Phased Array***).

Über eine Schichtfolge von Materialien mit ausgesuchter Dicke und Schallimpedanz wird die Schallwelle in den Körper eingekoppelt. Hierbei ist Luft zwischen dem **Schallkopf** und dem Körper unbedingt zu vermeiden, da an solch einer Luftschicht der überwiegende Teil der Schallenergie reflektiert würde. Ein Gel, welches auf den Körper des Patienten aufgetragen wird, verbessert die Einkopplung.

Das zurückkommende Echo wird mit dem gleichen *Transducer*, der auch für das Senden verwendet wurde, detektiert. Da die Amplitude des Signals mit zunehmender Tiefe exponentiell abnimmt, wird eine Verstärkerstufe verwendet, deren Verstärkung mit der Zeit nach dem Senden exponentiell zunimmt (***Time Gain Compensation***, TGC).

Das Schwenken der Schallkeule, welches für die Bildgebung nötig ist, wird bei einfachen Geräten durch eine Mechanik im Schallkopf erreicht. In *Linear Arrays* werden Gruppen von Schallsendern angesteuert und sukzessive weitergeschaltet. Bei *Phased Arrays* werden sehr viele *Transducer* gleichzeitig angesteuert, ihre relative Phasenlage wird aber so eingestellt, dass sich eine fokussierte Schallkeule ergibt, die sich in eine durch die Phasenlage definierte Richtung ausbreitet.

Für die Geschwindigkeitsmessung mithilfe des **Doppler-Effektes** wird ein **Quadraturdetektor** verwendet. Von dem zurückkommenden Echo wird ein kleines Segment herausgeschnitten und mit der Sendefrequenz gemischt (multipliziert). Dabei entstehen ein DC-Signal (DC =*Direct Current*; Gleichstrom bzw. Gleichspannung), ein Signal mit der doppelten Sendefrequenz und ein Signal mit der Differenzfrequenz. Das DC-Signal und das Signal mit der doppelten Frequenz werden herausgefiltert und verworfen. Übrig bleibt das Signal mit der Differenzfrequenz. Es enthält die Dopplerfrequenz und damit eine Information über die Geschwindigkeit des Streuers in Richtung auf den Sender.

Doppler-Sonographie: Methode zur Bestimmung der Geschwindigkeit von fließendem Blut (oder auch der Bewegung von Gewebe) mithilfe eines Ultraschallsystems. Die Methode basiert auf dem Doppler-Effekt (benannt nach Christian Doppler).

Mit einem *Pulsed-Wave-* oder einem ***Colour*-Doppler-System** können komplette Bilder der Blutgeschwindigkeit aufgenommen werden.

11.8.3 Abbildungsgleichung

Zum genauen Verständnis der Ultraschallbildgebung ist die Wellengleichung für Druck in fluiden Medien (z. B. Flüssigkeiten) wichtig:

$$\nabla^2 p - \rho_0 \kappa \frac{\partial^2 p}{\partial^2 t} = 0$$

p: Wechselanteil des Drucks („Schalldruck")

ρ_0: Dichte des Ausbreitungsmediums

κ: Kompressibilität des Ausbreitungsmediums (11.14)

∇: Nabla-Operator

Der Ausdruck $c = \sqrt{\frac{1}{\rho_0 \kappa}}$ steht hier für die Schallgeschwindigkeit. Ebene Wellen und Kugelwellen sind besonders wichtige Lösungen dieser Wellengleichung.

Die Schallimpedanz Z ist eine wichtige Materialgröße. An Grenzflächen zwischen zwei Materialien mit unterschiedlicher Schallimpedanz wird besonders viel Schallleistung reflektiert.

Schallleistung wird im Gewebe absorbiert. Auch hier gilt das klassische Schwächungsgesetz, wobei J_0 die auftreffende und J die transmittierte Schallleistung ist:

$$J = J_0 e^{-\mu z} . \tag{11.15}$$

Der Schwächungskoeffizient μ nimmt mit steigender Frequenz zu.

Typische Werte für die genannten Größen sind:
- $f = 1$ bis $40\,\text{MHz}$
- $c_{\text{Wasser}} = 1{,}49\,\text{m/s}$
- $Z_{\text{Wasser}} = 1{,}49 \times 10^6\,\text{kg/m}^2\text{s}$
- $Z_{\text{Fett}} = 1{,}42 \times 10^6\,\text{kg/m}^2\text{s}$
- $Z_{\text{Muskel}} = 1{,}63 \times 10^6\,\text{kg/m}^2\text{s}$
- $J \leq 720\,\text{mW/cm}^2$

Die eigentliche Abbildungsgleichung ist die mathematische Beschreibung eines Echos von einer Druckwelle, die in den Körper gesendet wurde. Hinzu kommen die Übertragungsfunktionen des Senders und des Empfängers.

Ein einziger extrem kurzer Schallimpuls wäre vielleicht mathematisch am günstigsten. Dann könnten im Prinzip alle Echos mit einer beliebig genauen Ortsauflösung detektiert und den Grenzflächen zugeordnet werden. Dies würde aber einen Sender, einen Empfänger und einen *Transducer* mit unendlich großer Bandbreite erfordern, den es nicht gibt. Auch würde die Dispersion (die Schallgeschwindigkeit und die Dämpfung sind von der Frequenz abhängig) den scharfen Puls im Körper sofort verschmieren. Daher werden kurze Wellenpakete in den Körper gesendet und die Echos detektiert (Dauer z. B. $0{,}5\,\mu\text{s}$ bei $f = 5\,\text{MHz}$).

Beim sogenannten **Harmonic Imaging** wird auf einer bestimmten Frequenz gesendet und auf der doppelten Frequenz empfangen. So kann die hohe Eindringtiefe einer Schallwelle bei niedriger Frequenz mit der hohen Auflösung einer reflektierten Welle bei der doppelten Frequenz kombiniert werden. Unterschiedliche Gewebearten zeigen verschiedene nichtlineare Effekte und damit eine unterschiedliche Übersetzung der Sendeleistung in die doppelte reflektierte Frequenz.

11.8.4 Räumliche Auflösung

Eine genaue Analyse der Ortsauflösung wird in ▸ Band 7 der Lehrbuchreihe beschrieben. An dieser Stelle muss eine kurze Plausibilitätsbetrachtung genügen. Auf der Basis einer einfachen Betrachtung kann ein Wellenpaket nur dann von einem zweiten Wellenpaket unterschieden werden, wenn der Abstand der reflektierenden Grenzflächen größer ist als die Pulslänge. Wegen des Zusammenhangs der Pulslänge mit der Signalbandbreite Δf erhalten wir für die räumliche Auflösung δ_{Tiefe} in z-Richtung:

$$\delta_{\text{Tiefe}} = \frac{c}{\Delta f} \,. \tag{11.16}$$

In lateraler Richtung ist die Breite der Schallkeule entscheidend. Sie ergibt sich in der zentralen Abstrahlrichtung

$$\delta_{\text{lateral}} = \frac{c}{f_0} \frac{2z}{D} \,.$$

z = axialer Abstand zum Schallsender

D = Durchmesser des Schallsenders   (11.17)

f_0 = Mittenfrequenz des Schallsignals

In größeren Tiefen nimmt die laterale Auflösung wegen der Aufweitung der Schallkeule kontinuierlich ab. Ein kleiner Durchmesser D des Senders erscheint zunächst vorteilhaft. Dies ist aber ein Trugschluss, denn die optimale Tiefe $z_{\text{opt}} = \frac{D^2}{4\lambda}$ rückt damit immer näher an den Sender heran und das Organ, welches dargestellt werden soll, befindet sich schon in dem Bereich, in dem die Schallkeule sehr weit ist.

11.8.5 Zeitliche Auflösung und Aufnahmezeiten

Je nach Frequenz sind alle Echos eines Schallpaketes nach 100 bis 300 µs abgeklungen. Dann kann die nächste Schallkeule in eine etwas unterschiedliche Richtung gesendet werden. Die Schallimpulse können also mit einer Wiederholfrequenz von typischerweise 3 kHz ausgesendet werden. Ein Bild aus 100 Linien kann damit in ca. 30 ms aufgenommen werden, die Bildwiederholrate liegt bei ca. 30 Hz.

Es gibt heute auch Systeme, die mit *Transducer*-Matrizen arbeiten, bei denen jeder *Transducer* mit einer bestimmten Phasenlage senden kann und bei denen die Signale aller *Transducer* mit Amplitude und Phasenlage detektiert werden können. Diese Systeme können breitere Schallkeulen aussenden und aus der relativen Phasenlage der Echos den genauen Ort des Reflektors ermitteln. Damit sind 4D-Bilder von einem einzigen Herzschlag möglich.

11.8.6 Rauschen

Je größer die Tiefe ist, aus der das Echo kommt, desto kleiner ist das Echo, desto stärker müssen die Signale verstärkt werden (**Time Gain Compensation**, TGC) und desto schlechter ist das Signal-Rausch-Verhältnis. Abhängig von der verwendeten Frequenz werden also die Bilder in großen Tiefen immer stark verrauscht sein.

Neben diesem eher „Weißen Rauschen" beobachtet man beim Ultraschall noch das sogenannte **Speckle Noise**. Da die Schallquelle eine kohärente Wellenquelle ist, kommt es durch Streuung an Objekten, die kleiner als die Wellenlänge des Ultraschalls sind, im Empfänger manchmal zu positiver und manchmal zu negativer Interferenz der zurückgestreuten Wellen. Dieses führt zu einem Echomuster, dessen räumliche Verteilung eine gewisse Ähnlichkeit zu Rauschvorgängen im Zeitbereich hat. Das Auftreten von *Speckle Noise* ist unvermeidlich und kann vom Arzt auch als Information über das Gewebe genutzt werden.

Beim **Spatial Compounding** wird die Schallkeule so gesteuert, dass sie das gleiche Gebiet immer aus zwei (oder mehr) leicht unterschiedlichen Richtungen „beleuchtet". Damit kann das Speckle Noise sehr effektiv reduziert werden, und die Bildqualität nimmt deutlich zu.

11.8.7 Kontrast und Kontrastmittel

Lange Zeit glaubte man, dass es für die Ultraschallbildgebung keine Kontrastmittel geben kann. Heute weiß man, dass Gasbläschen von 1 µm bis 10 µm Durchmesser den Schall sehr gut reflektieren. Auch können sie aus Materialien hergestellt werden, die für den Körper gut verträglich sind und leicht wieder abgebaut werden können. Damit kann beispielsweise ein Bolus aus Kontrastmittel mit hoher Konzentration an einer Stelle in die Blutbahn injiziert werden und der Fluss dieses Bolus durch den Körper verfolgt werden.

Durch *Harmonic Imaging* und spezielle kontrastmittelspezifische Pulssequenzen (z. B. **Konversionspulsbildgebung**) können die Sensitivität und Spezifität für diese Kontrastmittel weiter erhöht werden.

11.8.8 Artefakte

Durch die automatische Anhebung der Signale aus größeren Tiefen (TGC) kann es hinter schwach absorbierenden Gebieten zu einer Signalanhebung kommen. An sehr glatten Grenzflächen kann es zu Reflexionen wie an einem Spiegel kommen. Die Brechung des Schalls an Grenzflächen mit unterschiedlicher Schallgeschwindigkeit führt dazu, dass Objekte in den äußeren Bereichen des Bildes verschoben und verzerrt dargestellt werden.

11.8.9 Potentielle Schädigung des Körpers durch Ultraschall, Qualitätssicherung und Verordnungen

Ultraschall kann im Körper des Patienten eine Schädigung hervorrufen, wenn die vorgeschriebenen Grenzwerte nicht eingehalten werden. Es kann zu einer Erwärmung des Gewebes kommen, und es kann durch eine sehr starke Schallwelle (Überdruck-Unterdruck) zu mechanisch verursachten Schäden an Zellen kommen. Die sogenannte **Kavitation** ist ein Phänomen, bei dem sich in der Unterdruckphase einer Schallwelle Gasbläschen bilden, die in der Folge kollabieren. Dabei können Zellen geschädigt werden.

Entsprechend den beiden Formen der Wechselwirkung mit Gewebe wurden ein **thermischer Index** und ein **mechanischer Index** eingeführt, die von jedem Gerät angezeigt werden müssen (IEC 61157 und IEC 60601-2-37) und deren Grenzwerte bei diagnostischem Ultraschall nicht überschritten werden dürfen. In den thermischen Index gehen die Ultraschallleistung und die Bestrahlungsdauer ein. Der mechanische Index wird wesentlich von der Amplitude der Schallwelle bestimmt.

Technische Normen für Sonographiesysteme sind in der IEC 60601-2-37 festgelegt. Mit Phantomen bzw. Prüfkörpern lassen sich verschiedene Eigenschaften der Ultraschallbildgebung quantitativ und reproduzierbar überprüfen. Medizinische Leitlinien, apparative Voraussetzungen und **Konstanzprüfungen** (alle vier Jahre) sind in der „Vereinbarung von Qualitätssicherungsmaßnahmen" nach § 135 Abs. 2 SGB V zur Ultraschalldiagnostik (Ultraschall-Vereinbarung) vom 31. 10. 2008 beschrieben.

11.8.10 Medizinische Fragestellungen

Da Ultraschall vergleichsweise preiswert, flexibel und schnell überall verfügbar ist, ist es eine weit verbreitete Modalität. Im Vordergrund der medizinischen Fragestellungen stehen: der Gastrointestinaltrakt (Leber, Niere, Bauchspeicheldrüse, Milz, Blase, Prostata), das Herz (Ventrikelbewegung, Klappen, Fluss) und Blutgefäße (Stenosen, Aneurysmen, Fluss). Es gibt wichtige Anwendungen in der Gynäkologie (Uterus, Ovarien) und bei der Untersuchung der weiblichen Brust (US-Mammographie). Mit Ultraschall können wichtige Informationen zu einer Schwangerschaft gewonnen werden (Mehrlingsgeburten, Entwicklungsstand des Fetus, Missbildungen).

11.8.11 Neue Entwicklungen und Trends

Interessant sind Entwicklungen zur Ultraschalltomographie, bei der tomographische Prinzipien zur Bildakquisition und Rekonstruktion eingesetzt werden. Es ist dabei zu beachten, dass Ultraschall sich wie eine Welle ausbreitet und die Schallgeschwindigkeit in unterschiedlichen Materialien verschieden ist. Daher ist der mathematische Ansatz sehr verschieden von der Computertomographie, bei der nadelförmige Strahlen durch den Körper gehen. Man spricht bei US auch von **Diffraktiver Tomographie**

Wird der Ultraschallkopf periodisch in den Körper eingedrückt („*wobbeln*"), so kann aus der Serie von Ultraschallbildern ein Bild der elastischen Eigenschaften von Gewebe bestimmt werden. Mit dieser **Elastographie** hofft man, bösartige Brust- oder Prostata-Tumore besser identifizieren zu können.

IVUS steht für **Intravaskulärer Ultraschall**. Blutgefäße werden von innen mit hoher Frequenz und hoher Auflösung dargestellt, um z. B. Stenosen zu charakterisieren (vulnerabler Plaque). Mit Frequenzen im Bereich von 40 bis 60 MHz können Bilder mit einer Auflösung von 50 µm erzeugt werden. Vielleicht lässt sich damit in Zukunft eine bessere Hautkrebs-Früherkennung realisieren. Wegen der höheren Absorption der Schallenergie bei diesen Frequenzen im Gewebe ist dabei aber wieder an den thermischen Index zu denken.

Bei der **photoakustischen Bildgebung** wird durch die starke Absorption von Licht in einem Kontrastmittel eine kleine Schallwelle ausgelöst, die mit einem Ultraschallsystem detektiert und lokalisiert werden kann. Diese Kombination aus optischer und akustischer Bildgebung verspricht interessante Optionen bei der **molekularen Bildgebung**.

11.9 Magnetresonanztomographie

11.9.1 Grundzüge des Verfahrens

Der Patient liegt in einem starken statischen magnetischen Grundfeld mit einer magnetischen Induktion B von typischerweise 1 bis 3 T (Tesla). Die Kerne von Wasserstoffatomen (Protonen) in seinem Körper besitzen einen **Kernspin** und richten sich auf Grund des ZEEMAN-Effekts unter einem Winkel entlang oder entgegengesetzt zum **Grundfeld** aus und beginnen mit der charakteristischen LARMOR-Frequenz zu präzedieren. Da die Ausrichtung eines Kernspins entlang des Grundfeldes energetisch günstiger ist, sind im thermischen Gleichgewicht ein wenig mehr Kernspins entlang des Grundfeldes ausgerichtet. Dadurch ergibt sich eine sehr kleine Magnetisierung entlang des Grundfeldes, die mit steigendem Grundfeld B_0 immer größer wird. Ein zusätzliches hochfrequentes (HF) elektromagnetisches **Wechselfeld** mit einer B-Feld-Komponente senkrecht zum statischen Grundfeld kippt die **Spins** aus ihrer Ruhelage. Wird das HF-Feld abgeschaltet, senden die Kernspins dabei selber HF-Signale aus, die detektiert werden. Die angeregten Kernspins kehren in ihre Ruhelage zurück – ein Vorgang, der durch zwei für das Gewebe charakteristische **Relaxationsmechanismen** (charakterisiert durch die Längsrelaxationszeit T_1 und die Querrelaxationszeit T_2) beschrieben wird. Mit zusätzlichen magnetischen **Gradientenfeldern** lassen sich diese Signale so bezüglich ihrer Frequenz und Phase kodieren, so dass daraus ein Bild rekonstruiert werden kann. Es gibt im Wesentlichen drei Varianten für die Bildgebung: die Darstellung von Bildern mit einer Protonendichte-Gewichtung, mit einer T_1-Gewichtung oder mit einer T_2-Gewichtung.

> **Magnetresonanztomographie (MRT;** *engl.* ***magnetic resonance tomography, nuclear magnetic resonance imaging,*** **NMRI):** strukturabbildendes Verfahren in der Medizin zur überlagerungsfreien Schnittbilddarstellung auf Basis von Kernspinresonanz.

Das Verfahren wurde von PAUL LAUTERBUR im Jahre 1973 erfunden und von SIR PETER MANSFIELD entscheidend weiterentwickelt. Beide bekamen im Jahre 2003 hierfür den Nobelpreis.

11.9.2 Technik der Magnetresonanztomographie

Zur Erzeugung des magnetischen Grundfeldes wird meistens ein **supraleitender Magnet** verwendet. Im Zentrum des Magneten wird eine sehr hohe Homogenität des Feldes gefordert: maximal 1 ppm Abweichung in einer Kugel von 20 cm Durchmesser. Bei der Installation vor Ort und in regelmäßigen Abständen ist ein Feinabgleich der Homogenität nötig – man spricht von *„shimming"*. Das Grundfeld zeigt üblicherweise in die z-Richtung des Koordinatensystems.

Gradientenspulen erzeugen einen Feld-Gradienten der z-Komponente der magnetischen Induktion – G_x, G_y und G_z sind möglichst lineare Änderungen von B_z in die jeweilige Raumrichtung. Bei klinischen Systemen werden Werte um 40 mT/m erreicht. Da diese Gradientenspulen unvermeidlich eine Induktivität haben, sind für das schnelle Schalten der Gradientenspulen sehr leistungsstarke Verstärkereinheiten nötig. Auch verursacht das schnelle Schalten sehr große Kräfte auf den Trägerkörper der Spulen, die zu einem Schallereignis führen, welches trotz vielfältiger Stabilisierungsmaßnahmen recht laut sein kann (▸ Abb. 11.15 und ▸ Abb. 11.16).

Die Anregung der Spins erfolgt mit HF-Spulen, welche mit einer Frequenz senden, die genau der LARMOR-Frequenz bei der Grundfeldstärke entspricht (B_0 = 1 T: ω_0 = 42,6 MHz; B_0 = 3 T: ω_0 = 127,8 MHz). Sie erzeugen ein in der x-y-Ebene hochfrequent rotierendes Magnetfeld mit einer Amplitude von typischerweise 20 µT. Die

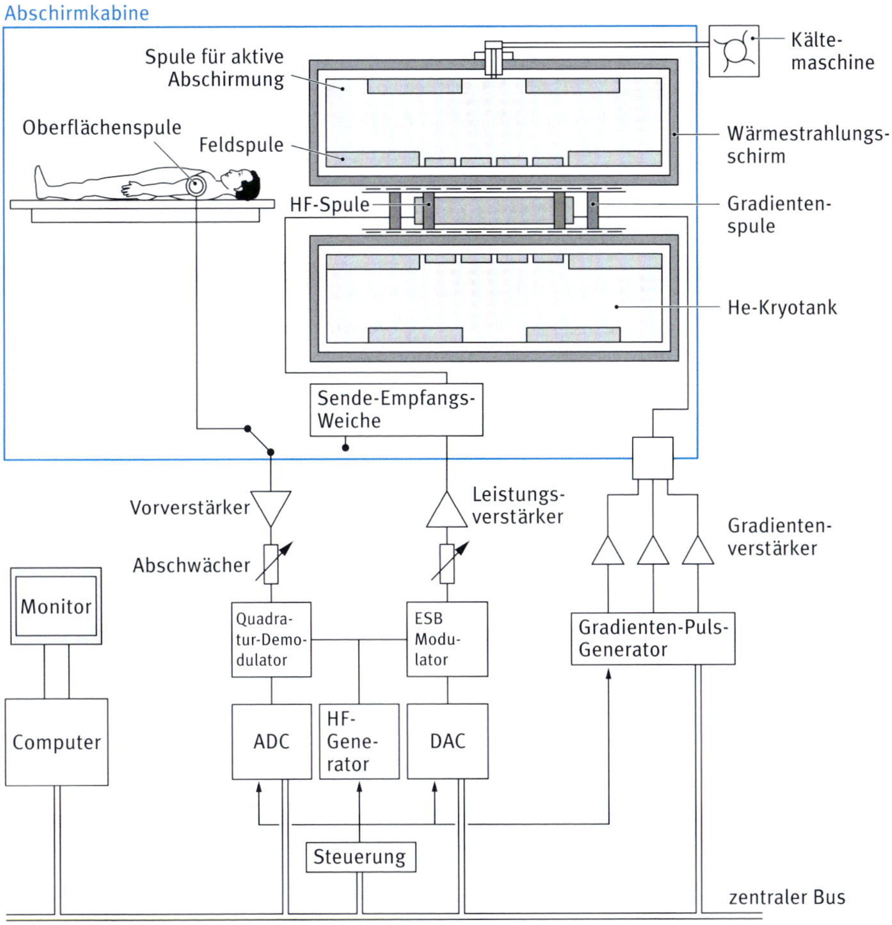

Abschirmkabine

Spule für aktive Abschirmung

Oberflächenspule

Feldspule

HF-Spule

Kälte-maschine

Wärmestrahlungs-schirm

Gradienten-spule

He-Kryotank

Sende-Empfangs-Weiche

Vorverstärker

Abschwächer

Leistungs-verstärker

Gradienten-verstärker

Monitor

Quadra-tur-Demo-dulator

ESB Modu-lator

Gradienten-Puls-Generator

Computer

ADC

HF-Gene-rator

DAC

Steuerung

zentraler Bus

Abb. 11.15: Übersicht über die Komponenten eines Magnetresonanztomographen.

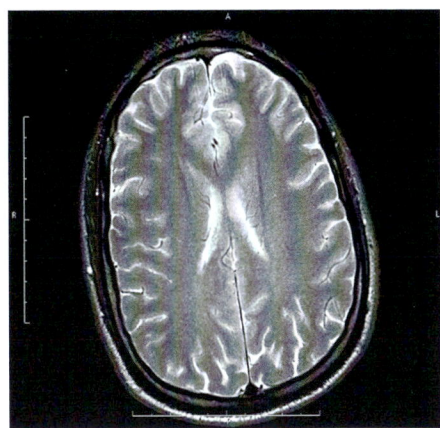

Abb. 11.16: MRT-Bild eines Kopfes.

Amplitude sollte im Patienten möglichst homogen sein, damit man eine gleichmäßige Anregung und damit eine gleichmäßige Helligkeit im Bild erhält. Für eine schnelle Aufnahme eines MR-Bildes wird eine schnelle Folge von HF-Anregungen verwendet. Dies führt notwendigerweise zu einer leichten Erwärmung des Körpers. Daher wurden Grenzwerte für die **Specific Absorption Rate** (SAR) festgelegt (s. potentielle Schäden, ▶ Kap. 11.9.9).

Die vom Körper abgestrahlten HF-Signale werden entweder von den oben genannten Sendespulen (**Ganzkörperspule**) oder von speziellen **Oberflächenspulen**, die um den Körper des Patienten angeordnet werden, detektiert. In einem **Quadraturdetektor** wird das Signal mit einem Oszillator der LARMOR-Frequenz herunter gemischt, so dass man die Differenzfrequenz zur LARMOR-Frequenz mit Amplitude und Phasenlage erhält. Diese Signale werden mit einem AD-Konverter digitalisiert und dem Computer übergeben.

11.9.3 Abbildungsgleichung

Die Präzessionsfrequenz (LARMOR-Frequenz) eines magnetischen Kreisels in einem Feld B_0 beträgt:

$$\omega_0 = \gamma \cdot B_0\,;$$
$$\omega_0 = \text{Larmorfrequenz}\,;$$
$$B_0 = \text{magnetische Induktion im Zentrum}\,;$$
$$\gamma = \text{gyromagnetisches Verhältnis}$$

(11.18)

Je größer das Grundfeld B_0, desto größer ist der Energieunterschied zwischen den Spins, die in Feldrichtung und denen, die gegen die Feldrichtung ausgerichtet sind. Im thermischen Gleichgewicht ergibt sich nur eine sehr kleine Überschussmagnetisierung, die mit steigendem Grundfeld B_0 immer größer wird.

Wird auf ein Spin-Ensemble ein mit der LARMOR-Frequenz rotierendes Magnetfeld eingestrahlt, so wird die Richtung der Magnetisierung in die transversale Ebene umgekippt (*flipping*):

$$\omega_F = \frac{d\alpha}{dt} = -\gamma \cdot B_1\,;$$
$$\omega_F = \text{Flip-Winkelgeschwindigkeit}\,;$$
$$B_1 = \text{Amplitude des rotierenden HF-Feldes}$$

(11.19)

Schaltet man während der Wirkung des HF-Feldes einen Gradienten in z-Richtung ein (G_z), so erreicht man, dass nur eine einzige Schicht im Körper des Patienten angeregt ist, nämlich die, bei der die lokale LARMOR-Frequenz zu der HF-Frequenz genau passt.

Wird danach ein Gradient in y-Richtung für eine kurze Zeit T_y eingeschaltet, kann man den präzedierenden Spins eine für den Ort charakteristische Phase aufprägen:

$$\underline{M}'_T(y) = \underline{M}'_{T_0}(y) \cdot \exp\left(-j\gamma G_y y T_y\right) ;$$

$$\underline{M}'_T(y) = \text{komplexe transversale Magnetisierung} .$$

(11.20)

Wird nun weiterhin während der Zeit, in welcher der Körper HF-Signale abstrahlt, ein Gradient in x-Richtung eingeschaltet, so senden alle Spin-Ensembles mit unterschiedlichen x-Werten mit einer etwas anderen Frequenz:

$$\underline{M}'_T(x) = \underline{M}'_{T0}(x) \cdot \exp\left(-j\gamma G_x x t\right) .$$

(11.21)

Üblicherweise werden Spin-Echos detektiert. Diese entstehen, wenn nach einer Zeit $T_E/2$ ein 180°-HF-Signal eingestrahlt wird.

Dann ergibt sich das Signal hinter dem Quadraturdetektor zu (s. ▶ Band 7)

$$\underline{S}\left(k_x, k_y\right) = \iint \underline{M}'_T(x,y) \cdot \exp\left(-jk_x x - jk_y y\right) dx dy$$

$$k_x = \gamma G_x t$$

$$k_y = \gamma G_y T_y .$$

(11.22)

Diese Gleichung beschreibt, dass das gemessene Signal $S(k_x, k_y)$ die Fouriertransformierte der transversalen **Magnetisierungsverteilung** in der angeregten Schicht ist. Man erhält daher ein Bild der Magnetisierungsverteilung durch eine inverse Fouriertransformation des Signals.

Die angeregte transversale Magnetisierung kehrt, zwei Zerfallsgesetzen folgend, in das thermische Gleichgewicht zurück, d. h. in die longitudinale Magnetisierung entlang des Grundfeldes (M_{z0}). Das erste Zerfallsgesetz bezieht sich darauf, dass die longitudinale Magnetisierung mit der Zeitkonstanten T_1 in das thermische Gleichgewicht zurückkehrt:

$$\underline{M}'_z(t) = \underline{M}'_{z0} \cdot \left(1 - \exp\left(-t/T_1\right)\right) .$$

(11.23)

Die Zeit T_1 wird **Längsrelaxationszeit** genannt und beruht auf der **Spin-Gitter-Relaxation**. Wird vor Ablauf einer Zeit von mehreren Spannen T_1 eine neue HF-Anregungswelle eingestrahlt, so steht die volle Magnetisierung noch nicht wieder zur Verfügung, und es kommt zu einem Signalverlust.

Das zweite Gesetz beschreibt, wie schnell ein präzedierendes Spin-Ensemble aus der Phase läuft, was zu einer **Dephasierung** und damit zu einem Zerfall der transversalen Magnetisierung führt:

$$\underline{M}'_T(t) = \underline{M}'_{T0} \cdot \exp\left(-t/T_2^*\right) .$$

(11.24)

Die Zeit T_2 wird **Querrelaxationszeit** genannt und wird verursacht durch eine **Spin-Spin-Wechselwirkung**. T_2^* berücksichtigt zusätzlich, dass alle Spins in einem Volumenelement ein etwas unterschiedliches Magnetfeld sehen und deshalb zusätzlich dephasieren. Um diesen Effekt zu kompensieren, werden Spin-Echos detektiert. Dazu wird nach einer Zeit $T_E/2$ (T_E = Echozeit) nach der HF-Anregung ein zusätzliches 180°-HF-Feld eingestrahlt. Dieses bewirkt eine Refokussierung der dephasierten Spins. Nimmt man alle diese Prozesse zusammen, erhält man für ein Spin-Echo die folgende Gleichung für die Magnetisierung, die dann das oben genannte Signal verursacht:

$$\underline{M_T'}(x,y) = K \cdot \rho(x,y) \left\{ 1 - \exp\left(\frac{-T_R}{T_1(x,y)} \right) \right\} \cdot \exp\left(\frac{-T_E}{T_2(x,y)} \right) \tag{11.25}$$

$\rho(x,y)$ = Protonendichte; $\quad T_R$ = Repetitionszeit; $\quad T_E$ = Echozeit.

So kann man durch geschickte Wahl von T_R und T_E Bilder erzeugen, die überwiegend die **Protonendichte** $\rho(x,y)$, die Längsrelaxationszeit T_1 oder die Querrelaxationszeit T_2 des Gewebes darstellen.

11.9.4 Räumliche Auflösung

Die Schichtdicke wird dadurch bestimmt, wie gut die anregende Frequenz zu der LARMOR-Frequenz in einer dünnen Schicht passt. Eine genauere Betrachtung ergibt:

$$\Delta z = \frac{\Delta\omega}{\gamma G_z} ;$$

Δz = Dicke der angeregten Schicht;

$\Delta\omega$ = Bandbreite des Anregungspulses. $\tag{11.26}$

Die Auflösung in y-Richtung ergibt sich aus dem Produkt der Stärke des Gradienten in y-Richtung und der Zeit T_y, in der dieser Gradient eingeschaltet ist:

$$\Delta y = \frac{\pi}{\gamma G_{y\,max} T_y} . \tag{11.27}$$

Schließlich findet man die Auflösung in x-Richtung durch den Gradienten in x-Richtung und die Messzeit (das ist praktisch die Dauer des Echos):

$$\Delta x = \frac{\pi}{\gamma G_x T_s} . \tag{11.28}$$

Pauschal gesagt kann die Auflösung in allen Raumrichtungen durch steilere Gradienten verbessert werden. Man erreicht heute eine Auflösung von ca. 1 mm in allen drei Raumrichtungen. Der Steigerung der Gradienten sind physiologische Grenzen gesetzt: Das schnelle Schalten von extrem steilen Gradienten führt zu **Wirbelströmen** im Körper, die ein Zucken von Muskeln im Abdomen und in den Beinen anregen können.

11.9.5 Zeitliche Auflösung und Aufnahmezeiten

Würde man nach jeder HF-Anregung nur eine Zeile im FOURIER-Raum aufnehmen, so würden sich sehr lange Aufnahmezeiten ergeben, da man eine Vielzahl von HF-Anregungen und Aufnahmen braucht, um alle Zeilen zu messen. Die Aufnahmedauer für einen isotropen 3D-Datensatz ($1 \times 1 \times 1$ mm) vom Kopf liegt heutzutage bei 10 min. Mit geschickten **Pulssequenzen** gelingt es aber, das Bild einer Schicht auch schon nach einer einzigen Anregung aufzunehmen (z. B. *Echo Planar Imaging*, EPI). Mit diesen Verfahren (und noch einigen anderen Maßnahmen mehr) kann die Aufnahmezeit für eine Schicht heute auf unter 100 ms reduziert werden.

Werden *Arrays* aus vielen Empfangsspulen eingesetzt, gibt es die Möglichkeit, die Zahl der Zeilen im FOURIER-Raum zu reduzieren und die zusätzliche Information der örtlich verteilten Spulenempfindlichkeiten in der Bildrekonstruktion zur verwenden. Das führt zu einem weiteren Beschleunigungsfaktor, der es erlaubt, Bilder in Echtzeit mit einer Zeitauflösung von unter 50 ms pro Bild (z. B vom schlagenden Herzen) aufzunehmen.

11.9.6 Rauschen

Das Rauschen im Bild wird im Wesentlichen dadurch verursacht, dass die Empfangsspulen induktiv mit einem OHMschen Leiter von 37 °C – nämlich dem Patienten – beladen werden. Das Rauschen der Verstärker ist dagegen vernachlässigbar. Das Signal-Rausch-Verhältnis kann mit Oberflächenspulen verbessert werden, da diese nur das Rauschen des Körperteils direkt unter der Spule empfangen.

11.9.7 Kontrast und Kontrastmittel

Die oben genannte Formel der erzeugten Magnetisierung M_T im Körper zeigt, dass es möglich ist, verschiedene Bilder des Patienten aufzunehmen: ρ, T_1- oder T_2-gewichtet. Inzwischen liegen umfangreiche Untersuchungen vor, die angeben, bei welcher diagnostischen Fragestellung welche Gewichtung zum bestmöglichen Kontrast führt.

Kontrastmittel, die magnetische Substanzen wie z. B. Gadolinium(Gd)-Verbindungen enthalten, können die Relaxationszeiten T_1 und T_2 stark reduzieren. Eine Reduktion von T_1 führt z. B. bei Aufnahmen mit kurzen Repetitionszeiten T_R zu einer starken Aufhellung des Gebietes mit Kontrastmittel. Beobachtet man die zeitliche Dynamik, mit der ein Kontrastmittel von einem Gewebe aufgenommen und wieder abgebaut wird, so kann man die Perfusion des Gewebes sichtbar machen (*Late-Enhancement*-**MRT**).

Auch superparamagnetische Nanopartikel und paramagnetische Liposomen und Mizellen, wie sie für die molekulare Bildgebung vorgeschlagen werden, können über T_1-, T_2- und T_2^*-gewichtete Aufnahmen sichtbar gemacht werden.

Blut mit hohem Desoxyhämoglobinanteil zeigt eine etwas kürzere Querrelaxationszeit T_2 als Oxyhämoglobin. So können Bereiche des Gehirns sichtbar gemacht werden, die bei einer bestimmten Aufgabe besonders aktiv sind *(Blood Oxygenation Level Dependent Contrast*, BOLD-Kontrast; funktionelle MRT, fMRT).

11.9.8 Artefakte

Bewegungen des Patienten während der Aufnahme führen wie bei der Computertomographie zu inkonsistenten Datensätzen im FOURIER-Raum und damit zu großen Artefakten im Ortsraum. Auch der Blutfluss kann zu unerwarteten Effekten von Signalauslöschung oder Signalaufhellung führen.

Grenzen zwei Gebiete mit stark unterschiedlicher **Suszeptibilität** aneinander, so kommt es in der Umgebung zu Verzerrungen des Grundfeldes, die im einfachsten Fall zu Verzerrungen im Bild und im Extremfall sogar zu Signalauslöschungen führen können.

Die **chemische Verschiebung**, die bei der Magnetresonanzspektroskopie die entscheidende Größe ist, führt bei der MRT dazu, dass Gewebearten mit stark unterschiedlicher chemischer Verschiebung im Bild gegeneinander verschoben sind.

Der Abstand der gemessenen Zeilen in der Matrix $S(k_x, k_y)$ (vgl. ▶ Gl. 11.22) korrespondiert umgekehrt proportional zur Bildgröße im Ortsraum. Wird der Abstand der Zeilen zu klein gewählt, so kommt es zu **Aliasing-Artefakten**. Dabei werden die äußeren Bereiche des Bildes in das Bild zurück gespiegelt.

11.9.9 Potentielle Schädigung des Körpers, Qualitätsicherung und Verordnungen

Potentiell könnten das Grundfeld, die Gradientenfelder und die HF-Felder dem Menschen schaden. Dabei ist das Grundfeld harmlos: bis hin zu den extrem hohen Feldstärken von 7 T sind keine bleibenden Beeinträchtigungen des menschlichen Körpers in diesen Feldern bekannt. Bei den sehr großen Feldstärken kann es während einer schnellen Bewegung zu Schwindelgefühlen und optischen Sinneseindrücken kommen.

Die Gradientenspulen werden sehr schnell ein- und ausgeschaltet. Die zeitliche Änderung der magnetischen Induktion B induziert im Körper Wirbelströme. Bei extrem großen und extrem schnell geschalteten Gradientenfeldern kann es dadurch zu einer Muskelstimulation und zu einem für den Patienten unangenehmen Zucken kommen. Dazu wurde ein internationaler Standard (IEC-Norm) zur Vermeidung der **peri-**

pheren Nervenstimulation (PNS) definiert, welcher Grenzen für das schnelle Schalten von Gradienten setzt.

Die wichtigste potentielle Beeinträchtigung des Körpers bei der MRT ist die hohe HF-Leistung, die im Körper des Patienten zu einer Erwärmung führt. Diese Erwärmung darf die natürlichen Erwärmungen, für die der Körper Kompensationsmechanismen vorgesehen hat (z. B. das Schwitzen), nicht überschreiten. Daher gibt es Grenzwerte für die sogenannte *Specific Absorption Rate* (SAR):

$$\text{SAR} = \frac{\text{deponierte Leistung in W}}{\text{Gewicht der Probe in kg}}. \tag{11.29}$$

Hierbei wird zwischen der über den Kopf gemittelten SAR (max. 4 W/kg), über den Körper gemittelten SAR (max. 8 W/kg) und der über die Extremitäten gemittelten SAR (max. 12 W/kg, jeweils **instantaneous** SAR) unterschieden; hinzu kommen Grenzwerte zu verschiedenen Varianten der zeitlichen Mittelung. Patienten mit Implantaten, insbesondere mit aktiven Implantaten wie Herzschrittmachern, dürfen im Allgemeinen nicht in einem MRT-System untersucht werden, da es im Bereich des Implantates durch die HF-Einkopplung zu starken Erwärmungen kommen kann (inzwischen gibt es auch spezielle Herzschrittmacher, die für MRT zugelassen sind).

Das Schalten der Gradientenspulen verursacht Schall oder besser gesagt Lärm. Der Patient sollte sein Gehör durch Ohrenschützer vor Schaden bewahren.

Die einzigen ernsthaften Schäden, die bisher von der MRT ausgegangen sind, wurden durch magnetische Teile verursacht, die aus Unachtsamkeit in der Nähe des MRT-Systems liegen gelassen wurden. Sie können zunächst sehr langsam und dann immer schneller vom Magneten angezogen werden und schließlich mit sehr hoher Geschwindigkeit in die Öffnung des Magneten fliegen. Liegt dann ein Patient im MRT-System, so kann es zu schwerwiegenden Verletzungen kommen.

Die Bundesärztekammer hat am 29. 01. 1999 Leitlinien zur Qualitätssicherung bei der Magnetresonanztomographie festgelegt. Hier werden nicht nur Aufnahmeparameter für verschiedene medizinische Fragestellungen festgelegt, sondern auch Mindestanforderungen an die Qualität des MRT-Systems. Die oben genannten SAR-Werte sind in den IRPA/INIRC-*Guidelines on „Protection of the Patient undergoing a Magnetic Resonance Examination"* von 1991 festgelegt.

11.9.10 Medizinische Fragestellungen

MRT hat einen hervorragenden Weichteilkontrast. Die Abbildung des Gehirns bei Tumorverdacht oder bei neurologischen Erkrankungen ist eine Domäne der MRT. Auch der Spinalkanal kann hervorragend abgebildet werden. Hinzu kommen wichtige diagnostische Fragen in der Gastroenterologie (Leber, Gallenblase, Pankreas), Urologie (Blase, Prostata) und Gynäkologie (Uterus).

Auch Erkrankungen der Gelenke (Entzündungen, Knorpeldefizite) werden zunehmend mit MRT untersucht. Knochen sind aber auf MRT-Bildern nicht gut sichtbar.

Herzkreislauferkrankungen werden mittlerweile verstärkt mithilfe der MRT diagnostiziert. Dabei ist es von Vorteil, dass neben der Anatomie auch eine Reihe anderer diagnostischer Parameter wie Herzfunktion, Blutfluss, Gewebeperfusion und Myokardviabilität (*engl.* **viability** Lebensfähigkeit) in einer funktionellen MRT-Untersuchung erfasst werden kann.

11.9.11 Neue Entwicklungen und Trends

Der Empfang des HF-Signals mit Oberflächenspulen wird immer wichtiger. Der Trend geht zu immer mehr Spulenelementen (heute werden bis zu 32-Kanal-*Arrays* eingesetzt). Werden auch zum Senden Spulen-*Arrays* verwendet, kann man durch Vorgabe von Amplitude und Phase jeder Spule ein bestimmtes Anregungsprofil im Körper erzeugen und/oder die SAR besser verteilen.

Die Zeitauflösung wird durch neue Techniken immer besser. Das ist insbesondere für die Herzbildgebung wichtig. Vielleicht wird es einmal möglich, mithilfe der multiparametrischen MRT eine Therapieentscheidung nach einem Herzinfarkt zu unterstützen.

Die quantitative Bildgebung ist ein wichtiges Zukunftsfeld. Heute gelingt es bereits, Fluss und Perfusion quantitativ genau abzubilden. Auch können 3D-Geschwindigkeitsfelder von Gewebe und die Gewebedehnung (**Strain Encoded Imaging and Tagging**) dargestellt werden. Es ist ebenso möglich, T_1 und T_2 quantitativ von jedem Gewebetyp im Körper zu bestimmen und daraus Bilder zu generieren.

Die diffusionsgewichtete MRT wird neben der Schlaganfalldiagnostik auch zunehmend für onkologische Anwendungen eingesetzt und erlaubt eine empfindliche Detektion von Tumoren. Darüber hinaus lässt sich die **Diffusionstensor-MRT** (*Diffusion Tensor Imaging*, DTI) zur Darstellung des Verlaufs von Nervenfasern im Gehirn anwenden.

Die Grundfeldstärke geht im Forschungsbereich immer weiter nach oben. Neben einer Reihe von klinischen 7-Tesla-Systemen werden bereits Geräte mit Feldstärken von 9,4 Tesla und höher installiert. Allerdings werden diese Geräte mehr oder weniger ausschließlich zu Forschungszwecken eingesetzt, so dass der breite klinische Nutzen noch gezeigt werden muss.

Ein weiterer Trend ist die Entwicklung kombinierter Geräte. Dabei werden verstärkt die Kombination von Röntgenanlagen und MRT zur Durchführung und Kontrolle von Interventionen eingesetzt. In den letzten Jahren wurden kombinierte PET-MRT-Geräte entwickelt, um eine verbesserte Diagnose durch Kombination der verschiedenen Bildinformationen zu erreichen. Darüber hinaus kann die MRT dazu verwendet werden, unerwünschte Bewegungen während der langen PET-Messung zu erfassen, was dann für eine bewegungskompensierte PET-Rekonstruktion genutzt werden kann.

Die molekulare Bildgebung mit funktionalisierten Nanopartikeln ist eine weitere interessante Option der MRT.

11.10 Endoskopie

11.10.1 Grundzüge des Verfahrens

Bei der Endoskopie wird ein starres oder flexibles Rohr in den Körper eingeführt (durch natürliche Körperöffnungen wie Mund oder Anus oder durch kleine Schnitte) und das Körperinnere betrachtet. Dazu muss Licht in den Körper hinein und ein Bild wieder heraus gebracht werden. Für die Beleuchtung haben sich in der Vergangenheit Glasfaserbündel durchgesetzt, die das Licht einer extern stehenden Lichtquelle in den Körper hinein transportieren (Kaltlichtquelle). Das Bild wird im Körper über eine Linse erfasst und über ein Linsensystem nach außen transportiert. Alternativ werden Bilder mit einem am distalen Ende des Endoskops befestigten miniaturisierten Bildsensor aufgenommen und elektronisch übertragen.

> **Endoskopie**: optisch abbildendes Verfahren in der Medizin zur Darstellung körperinnerer Strukturen.

Ein wichtiger Aspekt der Endoskopie ist die Möglichkeit, mittels in den Endoskopieschaft integrierter Arbeitskanäle **Biopsieproben** von suspektem Gewebe zu entnehmen oder sogar mit geeigneten Instrumenten operative Maßnahmen durchzuführen. Für die **minimalinvasive Chirurgie** ist die Endoskopie ein unverzichtbares Werkzeug. In diesem Kapitel soll aber nur von der Bildgebung die Rede sein.

11.10.2 Technik der Endoskopie

Man unterscheidet flexible und starre Endoskope – wie der Name schon sagt, basieren die einen auf starren und die anderen auf flexiblen Rohren. Welches Endoskop verwendet wird, hängt vom Einsatzort im Körper ab. In den Nasen- und Rachenraum kann man z. B. besser mit einem starren Rohr vordringen, Magen oder Darm müssen durch einen flexiblen Schlauch betrachtet werden (s. a. ▶ Abb. 11.17 und ▶ Abb. 11.18). Starre Endoskope enthalten eine Serie aus Stablinsen, die das Bild optisch nach außen übertragen. Bei flexiblen Endoskopen wird das Bild entweder mit einer Linse erfasst und mit einem geordneten Faserbündel übertragen (*Fiberskopie*), oder sie enthalten am Ende einen kleinen Bildsensor (**Videoendoskopie**) mit einem lichtempfindlichen Chip (z. B. *Charged Coupled Devices*, CCD bzw. CMOS-Chips). Hier wird das Bild elektronisch nach außen übertragen.

> **Videoendoskopie**: Methode der Endoskopie, bei der das Bild auf einem Monitor dargestellt wird. Die dazu notwendige Kamera kann sich außerhalb des Körpers am Ende des Endoskops oder innerhalb des Körpers an der Spitze des Endoskops befinden.

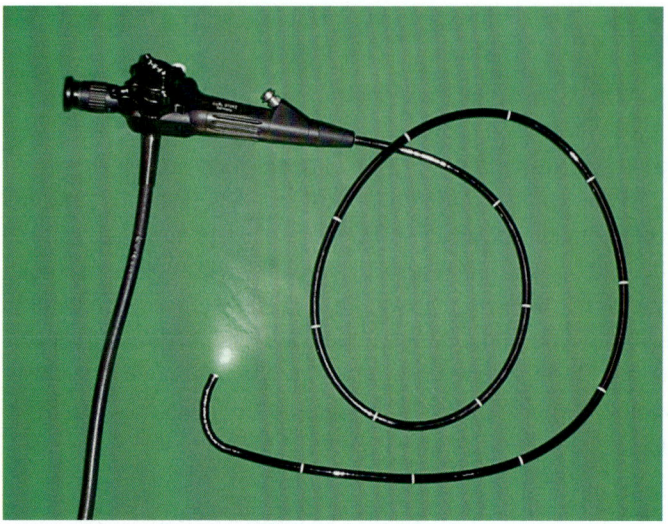

Abb. 11.17: Koloskop zur Darmuntersuchung.

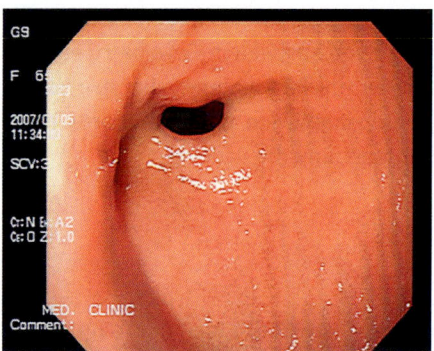

Abb. 11.18: Bild des Magens mit einem Gastroskop.

Als Lichtquelle werden überwiegend Xenon-Hochdrucklampen eingesetzt, neuerdings kommen auch sehr lichtstarke Leuchtdioden zum Einsatz. Die Lichtquellen befinden sich überwiegend außerhalb des Körpers, das Licht wird mit einem Glasfaserbündel in das Endoskop eingekoppelt. Eine moderne Alternative dazu bilden LEDs, die direkt an der Spitze des Endoskops befestigt sind und mit in den Körper geschoben werden.

Endoskope besitzen unterschiedliche Sichtwinkel und damit unterschiedliche Sichtfelder von 30 bis 90 Grad. Bei vielen Endoskopen ist die Spitze beweglich und kann etwas nach rechts und links geschwenkt werden, so dass sich unterschiedliche Blickwinkel ergeben. Es existieren sogar Endoskope, die zurück in Richtung Endoskopschaft blicken können.

11.10.3 Abbildungsgleichung, räumliche und zeitliche Auflösung, Verzerrungen

Die Gleichungen der klassischen abbildenden Optik beschreiben die Bildaufnahme. Das Objektiv kann dabei je nach Bedarf vergrößern oder verkleinern. Ein wichtiger Aspekt ist die Tiefenschärfe: Diese sollte möglichst groß sein, da sonst nur Objekte in einer genau definierten Entfernung scharf abgebildet werden.

Die räumliche Auflösung hängt sowohl von der Optik (vergrößernd/verkleinernd) und (bei flexiblen Endoskopen) von der Bildauflösung des Bildsensors ab. Sie liegt heute je nach System zwischen 480×576 (PAL) bis 1920×1080 (HDTV) Bildpunkten. Die Bilder sind oft recht stark verzerrt (Tonnenverzerrung), da die Ärzte ein möglichst großes Sichtfeld bevorzugen, das sich i. d. R. nur mit einem Weitwinkelobjektiv realisieren lässt. Die Aufnahmegeschwindigkeit von Videoendoskopen entspricht üblicherweise dem der verwendeten Videoformate, d. h. in Europa (PAL/SECAM) 25 Voll- bzw. 50 Halbbilder pro Sekunde, in den USA (NTSC) 30 Voll- bzw. 60 Halbbilder. Bei den traditionellen Videosystemen sind die Aufnahmen daher auch mit sogenannten *Interlacing*-**Artefakten** verbunden, da die Halbbilder zeitlich versetzt aufgenommen, aber dann zusammen angezeigt werden.

11.10.4 Rauschen und Ausleuchtung, Bildfehler und Farbfehler

Das Rauschen im Bild wird wesentlich dadurch beeinflusst, wie gut das Objekt durch die Lichtquelle ausgeleuchtet wird. Da auch die Farbe eines Organs für die Diagnostik wichtig sein kann, muss die Farbwiedergabe sehr gut reproduzierbar sein. Die Lichtquelle muss daher eine genau definierte Lichtfarbe besitzen und die Kamera sollte regelmäßig bezüglich ihrer Farbwiedergabe geprüft werden. Vor der Verwendung von Video-Endoskopen bzw. Endoskopiekameras wird daher ein **Weißabgleich** der Kameras empfohlen, bei dem die Endoskopspitze über einen weißen Gegenstand (z. B. ein Blatt Papier) gehalten wird, und intern eine Gewichtungsmatrix für die drei Farbkanäle Rot-Grün-Blau berechnet wird.

11.10.5 Farbkontrast und Fluoreszenzmarker

Die Endoskopie kommt in Wesentlichen ohne Kontrastmittel aus. Allerdings werden in vielen Anwendungen zur optischen Kontrastanhebung die zu untersuchenden Organoberflächen mit verdünnter Essigsäure besprüht. Alternativ werden in der Gastroenterologie (Untersuchung von Magen und Darm) auch kontrastanhebende Farbstoffe wie Methylenblau oder Indigokarmin verwendet (**Chromoendoskopie**).

Seit ca. zehn Jahren wird auch gefiltertes Licht für eine verbesserte Kontrastbildgebung eingesetzt. Beim *Narrow-band Imaging* (NBI) wird bei der Beleuchtung ein schmalbandiger Farbfilter verwendet, der zu einer Reduktion des Lichtspektrums für oberflächlich eindringendes Licht führt und damit die Darstellung von neoplastischem Gewebe unterstützt (das ist u. a. durch Tumorwachstum neu entstandenes Gewebe).

Neuere Entwicklungen kommen aus dem Bereich der biomolekularen Bildgebung: Ein systemisch oder lokal applizierter **Biomarker** kann sich beispielsweise in einem Tumor anreichern oder umwandeln und dort zu einer erhöhten **Fluoreszenz** führen (**endoskopgestützte Fluoreszenzdiagnostik** und photodynamische Therapie).

> **Fluoreszenzdiagnostik:** Methode, bei der die Fluoreszenz von Gewebe mit dem Ziel gemessen und analysiert wird, eine Erkrankung des Gewebes (meist eine Tumorerkrankung) zu erkennen. Hierbei kann es sich um die natürliche Fluoreszenz von Stoffen im Körper des Patienten handeln oder um die Fluoreszenz künstlich applizierter Stoffe.

So gelingt es heute, das Harnblasenkarzinom mit Hexaminolevulinat und den Gebärmutterhalskrebs mit einem 5-Aminolävulinsäure-Marker (5-ALA) endoskopisch sichtbar zu machen.

11.10.6 Potentielle Schädigung des Körpers bei der Endoskopie, Qualitätssicherung und Verordnungen

Beim Einbringen des Endoskops über natürlichen Körperöffnungen muss eine Schädigung des Gewebes, beispielsweise des Harnleiters, durch die starke Aufweitung vermieden werden. Wird ein Koloskop (▶ Abb. 11.17) durch den Darmausgang über mehr als einen Meter in den Körper vorgeschoben, so kann eine Verletzung der Darmwand durch die Biegesteifigkeit des Endoskops sowie die für den Vorschub notwendigen Manöver nicht gänzlich ausgeschlossen werden.

Werden für den endoskopischen Zugang kleine Schnitte gesetzt, wie z. B. bei der Bauchraumchirurgie, werden diese mit **Trokaren** (Einführungshilfen) versehen, die eine Einführung der Endoskope erleichtern und zudem eine mögliche Kontamination des sterilen Bauchraums vermeiden.

Von besonderer Bedeutung ist das Desinfizieren und Sterilisieren. Endoskope müssen nach Gebrauch eine aufwendige Reinigungsprozedur durchlaufen (i. d. R. **Autoklavieren**), um eine Infektion des nächsten Patienten auszuschließen. Insbesondere ist dabei auf die Reinigung der für die chirurgischen Instrumente notwendigen Arbeitskanäle zu achten, da sich dort vermehrt Bakterien und Schmutz ansiedeln können.

Qualitätsstandards in der Endoskopie werden durch ärztliche Leitlinien festgelegt. Beispielsweise beschreibt die „Empfehlung der Bundesärztekammer zur Qualitätssicherung in der gastrointestinalen Endoskopie" vom 17./18. 12. 1999 die medizinischen und technischen Voraussetzungen in diesem Bereich. Dort werden auch die notwendigen Maßnahmen zum Desinfizieren bzw. Sterilisieren des Endoskops ausführlich festgelegt.

11.10.7 Medizinische Fragestellungen

Die vielfältigen medizinischen Anwendungen werden an den Namen der Endoskope erkennbar (Auswahl):
- Antroskop (Nase und Nebenhöhlen)
- Arthroskop (Gelenkhöhlen)
- Bronchoskop (Luftröhre und Bronchien)
- Laryngoskop (Kehlkopf)
- Cholangioskop (Gallenwege)
- Cystoskop (Harnblase)
- Duoendoskop (Zwölffingerdarm)
- Enteroskop (Illeum / Dünndarm)
- Gastroskop (Magen)
- Koloskop (Enddarm)
- Laparoskop (Bauchhöhle)
- Oesophagoskop (Speiseröhre)
- Otoskop (Ohr)
- Pelviskop (Bauchraum mit gynäkologischer Fragestellung)
- Rhino-Endoskop (Nase und Rachen)
- Uretoskop (Harnleiter)
- Vaginoskop/Kolposkop (Vagina).

11.10.8 Neue Entwicklungen und Trends

Bei den flexiblen Videoendoskopen werden Systeme mit CMOS-Bilddetektoren immer wichtiger. Zudem entwickeln sich – basierend auf dem Wandel von der Analog- zur Digitaltechnik für Fernsehen und Video – neue Videoformate wie HD (*High Definition*) oder ähnliche höher aufgelöste Bildformate, die auch immer mehr in Videoendoskopen verwendet werden.

Ungefähr seit dem Jahr 2000 werden die sogenannten **Pillcams** in der klinischen Routine verwendet und seit 2010 auch von den Krankenkassen nicht nur als private Zusatzleistung, sondern bei einer entsprechenden Indikation auch regulär abgerechnet. Diese „Endoskopiekapseln" sind Endoskope in Tablettengröße. Sie sind ca. 3 bis 4 cm lang, haben einen Durchmesser von 8 bis 12 mm. Sie beinhalten neben einem kleinen Bildsensor und einigen LEDs auch Batterien mit einer Laufzeit von bis zu acht Stunden sowie einen Sender, der die Bilder zu einem am Körper getragenen Antennensystem ca. alle 500 ms aus dem Körper heraus funkt. Die Bilder werden auf einer am Gürtel getragenen Speichereinheit archiviert. Eingesetzt werden diese „Endoskopiekapseln" sowohl für die Untersuchung des Dünndarms, der mit konventionellen Videoendoskopen nicht oder nur schwer zugänglich ist, als auch vermehrt im Dickdarm.

Die Möglichkeiten, mithilfe von Endoskopen minimalinvasive Interventionen durchzuführen, werden immer vielfältiger, sind aber nicht Gegenstand dieses Kapitels.

11.11 Zusammenfassung und Ausblick

Bildgebende Verfahren sind nach wie vor ein Flaggschiff der Medizintechnik und ihre Bedeutung in der Medizin wächst weiter.

Eine Gruppe von technischen Neuerungen bezieht sich darauf, die Fläche des Dreiecks aus räumlicher Auflösung, zeitlicher Auflösung und Signal-Rausch-Verhältnis zu vergrößern (vergl. ▸ Abb. 11.1). Dabei spielen solche Innovationen eine besondere Rolle, bei denen die eine Größe nicht zu Lasten einer anderen verbessert wird. Die Bilder werden – wo immer möglich – „quantitativ", d. h., die Grauwerte lassen sich umrechnen in physikalische oder chemische Größen, die für den Arzt von Bedeutung sind – und eventuell sogar in Leitlinien eingehen und somit zur Entscheidung zwischen alternativen Behandlungspfaden beitragen.

Die interventionelle Bildgebung wird den Arzt bei minimalinvasiven Eingriffen noch besser unterstützen. Das betrifft sowohl die **Navigation** (wo bin ich, und wo will ich hin) als auch die schnelle und präzise Gewebecharakterisierung während eines Eingriffs (**histologische Schnitte** mit bildgebenden Verfahren).

Mit der funktionellen Bildgebung wird es immer besser gelingen, eine Funktionsstörung sehr genau abzubilden, um eine präzise Diagnostik zu ermöglichen. Die biomolekulare Bildgebung lässt erwarten, dass krankhafte Vorgänge schon detektiert werden, bevor Gewebeveränderungen sichtbar werden. Die rasante Entwicklung auf dem Gebiet der Biomarker wird sich auf bildgebenden Verfahren ausweiten, mit denen die räumliche Verteilung von Biomarkern im Körper erfasst werden kann. Dies ist ein weiterer Schritt in Richtung auf die **Personalisierte Medizin**, bei der jeder Patient eine für ihn optimale Therapie bekommt.

Verzeichnis weiterführender Literatur

Für eine Vertiefung dieses Kapitels siehe ▸ Band 7 der vorliegenden Lehrbuchreihe „Biomedizinische Technik".

Beutel J., Kundel H. L., van Metter R. L. (Hrsg.): Handbook of Medical Imaging, Vol.1: Physics and Psychophysics. SPIE Press 2000.

Oppelt A. (Hrsg.): Imaging Systems for Medical Diagnostics. Erlangen: Publicis Corporate Publishing 2005.

Projektionsröntgen und Computertomographie

Buzug T.: Computed Tomography: From Photon Statistics to Modern Cone-Beam CT. Berlin, New York: Springer-Verlag 2008.

Kalender W. A.: Computed Tomography – Fundamentals, System Technology, Image Quality, Applications, Erlangen: Publicis Corporate Publishing 2005.

Overdick M.: Detectors for X-Ray Imaging and Computed Tomography. In: Spekowius G., Wendler T. (Hrsg.): Advances in Healthcare Technology. Philips Research Book Series Volume 6, Berlin, New York: Springer-Verlag 2006.

Einzelphotonen-Emissions-Computertomographie

Holly A. T. et al: Single photon-emission computed tomography. Journal of Nuclear Cardiology 17(2010)5: 941.

Positronen-Emissionstomographie

Bailey D. L., Townsend D. W., Valk P. E., Naisey M. N. (Hrsg.): Positron Emission Tomography. London: Springer-Verlag 2005.

Phelps M. E. (Hrsg.): PET: Physics, Instrumentation, and Scanners. New York: Springer Science+Business Media 2006.

Ultraschallbildgebung – Sonographie

Szabo T. L.: Diagnostic Ultrasound Imaging: Inside Out. San Diego, London, Boston: Elsevier Academic Press 2004.

VDE: Ultraschall in der Medizin, Grundlegende Aspekte zur sicheren Anwendung von Ultraschall in der Diagnostik. VDE 2004.

Wells P. N.T.: Ultrasound Imaging, Review, Phys. Med. Biol. 51(2006): R83-R98.

Magnetresonanztomographie

Haacke E. M., Brown R. W., Thompson M. R., Venkatesan R.: Magnetic Resonance Imaging: Physical Principles and Sequence Design. New York: Wiley & Sons 1999.

Liang Z. P., Lauterbur P. C.: Principles of Magnetic Resonance Imaging – A Signal Processing Perspective. New York: IEEE Press 2000.

Endoskopie

Feußner H., Schneider A., Meining A.: Endoskopie, minimal-invasive Chirurgie und navigierte Systeme. In: Medizintechnik: Life Science Engineering. Berlin, Heidelberg: Springer-Verlag 2009: 915–955.

Standards

DIN 6855-1: Qualitäts- und Konstanzprüfung nuklearmedizinischer Messsysteme.

DIN 6868-1: Sicherung der Bildqualität in röntgendiagnostischen Betrieben.

IEC 60601-2-37: Medical electrical equipment. Part 2-37. Particular requirements for the basic safety and essential performance of ultrasonic medical diagnostic and monitoring equipment.

IEC 61157: State system for ensuring the uniformity of measurements. Medical electrical equipment. Devices for ultrasonic diagnostics. Requirements for the declaration of acoustic output parameters in technical documents.

Tim C. Lüth

12 Bild- und computergestützte Interventionen

Zusammenfassung: Der ärztliche Eingriff (Intervention) am Patienten, zur Behandlung (Therapie) oder zur Befundung (Diagnose), ist zentrales Element der Medizin. In der Human- und Zahnmedizin finden diese Eingriffe keimarm oder steril in Behandlungszimmern bzw. Operationssälen statt. Jede Fachdisziplin verfügt dabei über zahlreiche medizinische Instrumente. Seit 1990 sind mit den Computern, der tomographischen Bildgebung, der dreidimensionalen Koordinatenmesstechnik und Instrumentennavigation, der Videoendoskopie und Mikroskopie sowie den *Rapid-Prototyping*-Verfahren leistungsfähige Geräte in der Medizin im Einsatz. Roboter können als Telemanipulatoren, Operationsautomaten oder Assistenzsysteme die Instrumentenführung übernehmen. In der Strahlentherapie und in der Minimalinvasiven Chirurgie werden diese Geräte seit vielen Jahren erfolgreich angewendet.

Abstract: Medical interventions on patients for treatment or diagnosis purposes are a central element in medicine. In humane medicine and dentistry these operations are carried out in semi-sterile or sterile treatment and operation rooms. Every medical discipline possesses a variety of medical instruments. A new class of devices has been used in medicine since the 1990s such as computers, tomographic imaging, 3D coordinate measuring techniques and instrument navigation, video endoscopy and microscopy, as well as Rapid-Prototyping-processes. Robots can take over instrument navigation as telemanipulators, automatic operations or assistance systems. In radiotherapy and in minimally invasive surgery these devices have already been successfully used for many years.

In dem vorliegenden Kapitel werden in komprimierter Form die Anwendungen, Methoden und Technologien vorgestellt, die bei der bild- und computergestützten Chirurgie zum Einsatz kommen. Viele Aspekte können nur schlaglichtartig oder stark gekürzt wiedergegeben werden. Es wurde hier vor allem auf eine durchgehende mathematische Beschreibung der Verfahren Wert gelegt. ▶ Band 8 der Lehrbuchreihe enthält eine umfassende und vollständige Darstellung der Verfahren, die den aktuellen Stand der Technik bilden. Darüber hinaus enthält ▶ Band 8 ein wichtiges Kapitel zum Thema der Medizinproduktegesetz-konformen Entwicklung, Zulassung und Produktion derartiger mechatronischer Produkte. Ein weiteres Kapitel widmet sich der klinischen Prüfung bzw. der Durchführung von Messungen und Studien, die den statistischen Anforderungen in der Medizintechnik standhalten müssen.

12.1 Der moderne Operationssaal und Interventionsraum

Die **bildgestützte bzw. computergestützte Intervention** hat sich sowohl von den medizinischen Anwendungen als auch als von der Seite der technischen Infrastruktur in den letzten 20 Jahren stark weiterentwickelt.

> **Intervention (IV;** *dt.* Eingriff; *lat.* ***intervenire*** einschreiten): Eingriff am Patienten zu diagnostischen (Befundung) und/oder therapeutischen (Behandlung) Zwecken. Während die Chirurgie immer als Intervention betrachtet wird, gilt die Radiologie mit Ausnahme der interventionellen Radiologie nicht als Intervention.

Anfang der 1990er Jahre wurde die neue Technik noch durch Einzelgeräte im Operationssaal (OP-Saal) für spezielle medizinische Eingriffe realisiert. Inzwischen sind die technischen Verfahren zur räumlichen Integration von Bilddaten, die computerbasierte Interventionsplanung, die Interventionsaufzeichnung und -auswertung, aber auch die intraoperative computerbasierte Unterstützung methodisch weitgehend standardisiert. Dies wird nun auch von der technischen Infrastruktur in der Klinik erwartet. Beim Neubau oder Umbau von Kliniken wird immer häufiger ein „**Integrierter Operationssaal**" gefordert. Er soll eine computergestützte Verschaltung und Steuerung der Bildgebung, der Computerprogramme zur Interventionsplanung und -ausführung und auch der aktiven Medizingeräte im Saal erlauben.

Der „**klassische Operationssaal**" ist ein heller Raum, geprägt durch gut abwischbare Wände und Fußböden sowie ein spezielles Belüftungssystem, das die Luft von der Decke zum Boden fallen lässt. In der Mitte des Raums befinden sich verstellbare lichtstarke OP-Leuchten und darunter der Platz für einen OP-Tisch. Für die Betrachtung von **Röntgenbildern** (Positivfilme) ist an der Wand ein **Leuchtkasten** mit Hintergrundbeleuchtung angebracht. An einer Armaturentafel können Schläuche für **Betriebsmittel** wie Sauerstoff, Unterdrucksystem (Vakuum) sowie ein

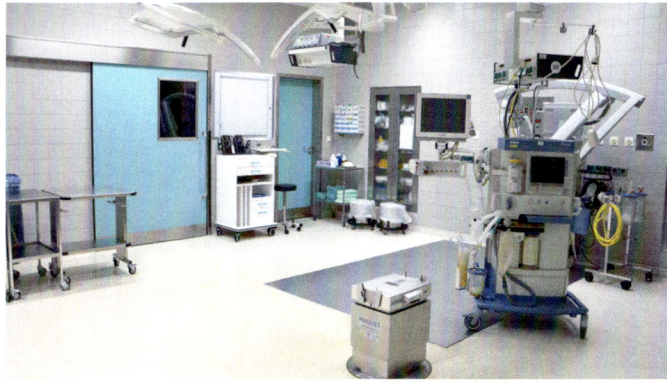

Abb. 12.1: Beispiel eines großen, klassischen Operationssaals für Neurochirurgie.

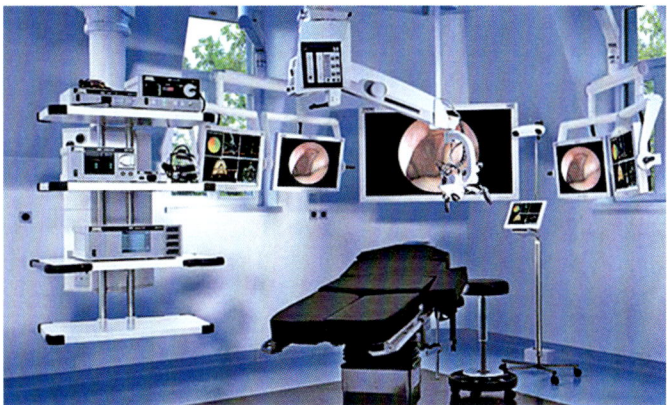

Abb. 12.2: Beispiel für einen modernen Operationssaal für die Hals-Nasen-Ohren-Chirurgie und Schädelbasischirurgie. Zu sehen sind High-Definition-Television-Endoskopie (HDTV-Endoskopie), Mikroskopie, Instrumenten-Navigation und die Verschaltung auf unterschiedliche Monitore.

elektrisches Erdungskabel angeschlossen werden. Notwendige Medizingeräte werden bei Bedarf mit Gerätewagen hineingefahren, s. ▶ Abb. 12.1.

Ein moderner High-Tech-Operationssaal erscheint dagegen mehr wie ein Informationszentrum bzw. wie ein Flugzeugcockpit für den Chirurgen. Die sensorischen Leistungen der Augen und Hände, einzelne kognitive Fähigkeiten, wie das Orientierungsvermögen und die manuelle Tätigkeit der Ärzte, werden während der Intervention durch Medizintechnik ergänzt und unterstützt, s. ▶ Abb. 12.2.

Aus technischer Sicht vollzieht sich hier zunehmend ein regelungstechnischer oder kybernetischer Übergang von der alleinigen sensorischen, kognitiven und interagierenden Leistung des Menschen zu einer weiterführenden Unterstützung durch computergestützte Systeme, s. ▶ Abb. 12.3.

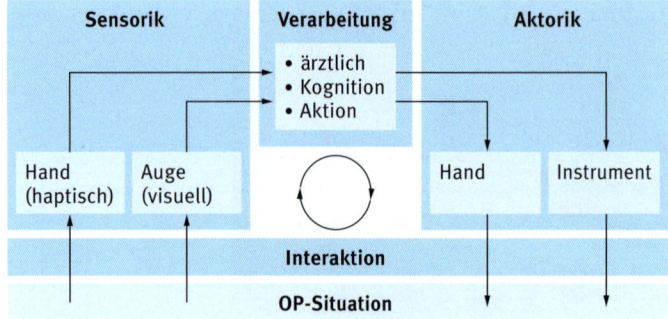

Abb. 12.3: Erweiterung der menschlichen Leistung durch computergestützte Techniken.

12.1.1 Die veränderte Nutzung präoperativer Bilder im Operationssaal

Der Operationssaal hat sich vor allem durch die veränderte Nutzung der anatomischen Bildgebung durch die Ärzte verändert. Ursprünglich wurde die **Bildgebung** nur zur **Diagnose** verwendet. Sie fand durch den Radiologen vor dem eigentlichen Eingriff statt. Anhand der **Röntgenbilder**, später auch der **tomographischen Bilder**, wurde in der „**Röntgenbesprechung**" auf Basis der ausgedruckten Röntgenfilmpositive z. B. vom Radiologen und Chirurgen gemeinsam besprochen, welche Diagnose vorliegt und wie der Eingriff durchgeführt werden könnte. Der Chirurg machte sich

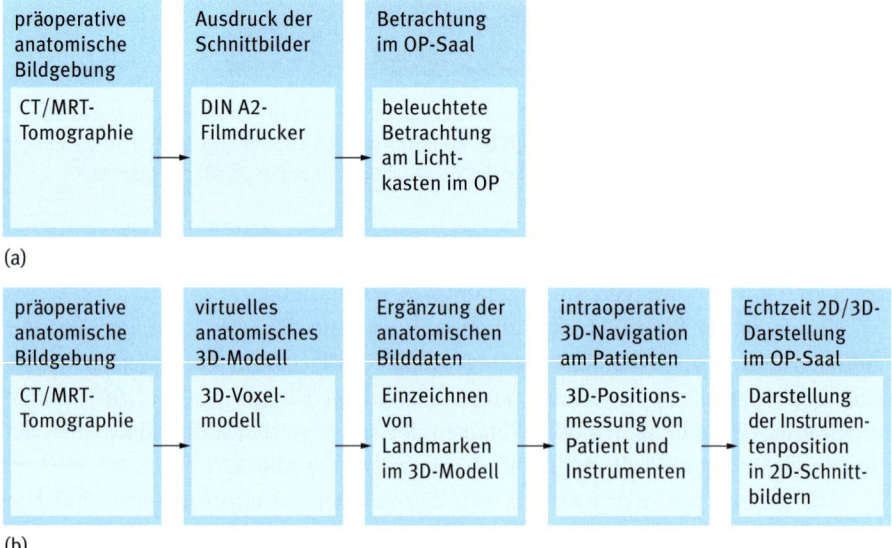

Abb. 12.4: (a) Einfaches Betrachten gedruckter Röntgenbilder am Leuchtkasten, (b) dynamische Berechnung unterschiedlicher Bildansichten und Einblendung der Instrumente ins Bild.

Notizen, zeichnete mit einem Stift auf die Röntgenfilme und hängte die Röntgenbilder im Operationssaal an den **Leuchtkasten** an der Wand. Während des Eingriffs ging er gelegentlich vom OP-Tisch zum Leuchtkasten, um sich erneut zu orientieren, s. ▶ Abb. 12.4 (a).

Durch die computerbasierte Verarbeitung der tomographischen 3D-Bilder, die Leistungsfähigkeit der Grafikkarten der Computer und kontrastreiche Flachbildschirme wurde es prinzipiell möglich, die tomographischen Bilder im Operationssaal in beliebigen Ansichten als virtuelle Patientenmodelle optimal für den Arzt und den Eingriff darzustellen. Schnell entstand der Wunsch, auch am Computer Landmarken zur Eingriffsplanung grafisch einzuzeichnen. Dann sollten auch die Instrumente an der richtigen Position in den Bildschirmdarstellungen des virtuellen Modells erscheinen. Zuletzt sollten noch Instrumente durch einen **Roboter** bewegt und die Leistung der **aktiven Instrumente** automatisch gesteuert werden. Häufig werden auch maßgetreue plastische **Patientenmodelle** des Patientenschädels abgegossen oder dreidimensional ausgedruckt, s. ▶ Abb. 12.4 (b).

12.1.2 Die veränderte Nutzung intraoperativer Bilder im Operationssaal

Mit der Einführung der digitalen **Videotechnik** hat sich auch die Nutzung der **intraoperativen Bildgebung** elementar verändert. Intraoperative Bildgebung beschränkte sich früher in erster Linie auf einen mobilen Röntgenapparat mit analo-

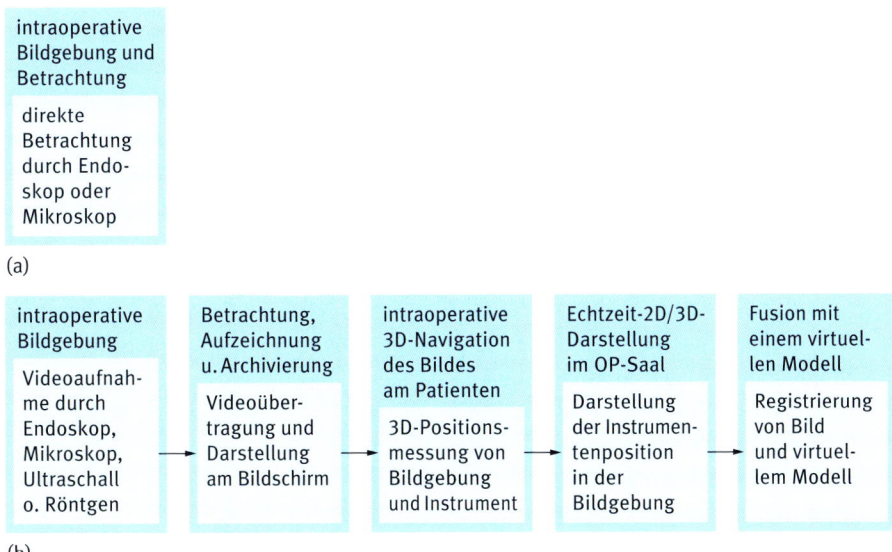

Abb. 12.5: (a) Direkte optische Betrachtung, (b) dynamische Verrechnung und Fusion unterschiedlicher Bildmodalitäten, Modelle und Einblendung der Instrumente ins Bild.

gem Bildschirm oder ein optisches **Endoskop** oder **Mikroskop**. Damit war es dem Arzt möglich, sich während des Eingriffs einen optischen Eindruck zu verschaffen, s. ▸ Abb. 12.5 (a). Heute lassen sich – mithilfe digitaler Videobildverarbeitung und automatisierter Navigationstechniken – bereits mehrere Bilder unterschiedlicher **Bildmodalitäten** in Echtzeit fusionieren und positionsgenau überblendet auf einem Bildschirm darstellen, s. ▸ Abb. 12.5 (b).

12.1.3 Abbildungsmodelle der prä- und intraoperativen Bildgebung

Die bild- und **computergestützte Intervention** nutzt digitalisierte anatomische Patientenbilder als Grundlage der Erstellung von virtuellen Patientenmodellen im Computer.

> **Anatomische Bildgebung**: Verfahren zur Erzeugung von strukturellen (morphologischen) Abbildungen der Patientenanatomie. Die wichtigste Voraussetzung für bild- und computergestützte Interventionen ist die geometrische Abbildungstreue. Unterschieden werden Aufsichtbilder, Durchsichtbilder, Projektionsbilder, Reflexionsschnittbilder und tomographische Bilder unterschiedlicher bildgebender Modalitäten.

Für das Verständnis der folgenden Abschnitte werden die bildgebenden Systeme nach ihren Abbildungsprinzipien unterschieden (▸ Abb. 12.6):

– **Aufsichtbilder**: Dieser Bildtyp erfasst mit einer Foto- oder Videokamera Gewebeoberflächen des Patienten ähnlich dem Auge. In diese Gerätegruppe gehören: Endoskope, Mikroskope oder Videokameras. Es entstehen zweidimensionale Pixelbilder.

– **Reflexionsschnittbilder**: Bei diesem Bildtyp werden Wellen in den Körper gesendet, die auf dem Weg durch den Körper an unterschiedlichen Grenzflächen reflektiert werden. Die Reflexionen werden zu Flächenschnittbildern gewandelt. In diese Gerätegruppe gehört die Ultraschallbildgebung. Es entstehen zweidimensionale Pixelbilder.

– **Durchsichtbilder**: Bei diesem Bildtyp werden Wellen durch den Körper gesendet und das Projektionsbild des strahlabschwächenden Gewebes wird auf der anderen Körperseite erfasst. In diese Gerätegruppe gehören Röntgenapparate, C-Arm-Röntgengeräte oder Angiographen. Es entstehen zweidimensionale Pixelbilder.

– **Tomographiebilder**: Bei diesem Bildtyp wird z. B. über Röntgenstrahlung, Infrarotlicht oder Magnetresonanz ein dreidimensionales Volumenbild erzeugt, das quasi aus mehreren parallel zueinander angeordneten Schnittbildern entsteht. In diese Gerätegruppe gehören Computertomographen, Magnetresonanztomographen, *Conebeam*-CT, 3D-C-Arme und die Infrarottomographie. Es entstehen mehrere parallele zweidimensionale Pixelbilder in Richtung der Patientenlängsachse (z), die als dreidimensionale Voxelbilder bezeichnet werden. Inzwischen wird auch dreidimensionale Bildgebung mittels Ultraschall angeboten.

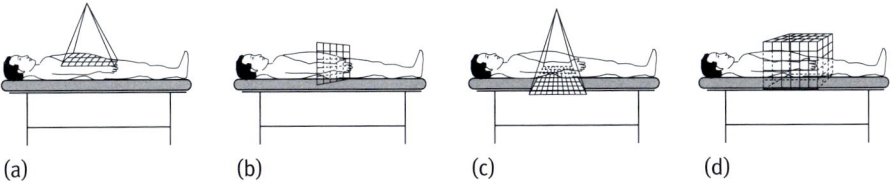

Abb. 12.6: (a) Aufsichtbilder, (b) Reflexionsschnittbilder, (c) Durchsichtbilder, (d) tomographische 3D-Bilder ggf. aus rekonstruierten Schnittbildern zusammengesetzt.

Zeitlich werden Bilddaten unterschieden, die vor der Intervention (präoperativ), während der Intervention (intraoperativ) oder nach der Intervention (postoperativ) erstellt werden. Ganz wesentlich ist auch die maximale Aufnahmefrequenz, mit der die Bilder erzeugt werden können:

– **Echtzeitbilder** können mehrfach pro Sekunde erzeugt werden und liefern ab einer Bildwiederholrate von 25 Hz eine ruckelfreie Echtzeitvideodarstellung der OP-Situation. Dies gelingt mit Endoskopen, Mikroskopen und teilweise auch mit dem Ultraschall. Diese Form der Bildgebung ist nicht verletzend (**nichtinvasiv**).

– Im **Sekundenabstand** können Röntgenprojektionsbilder aus einer Richtung oder synchron aus zwei Richtungen (Angiographie) aufgenommen werden. Da es jedoch während der gesamten Aufnahmezeit zu einer Strahlenexposition für Patient und medizinisches Personal kommt, gilt diese Bildgebung als verletzend (**invasiv**) und ist auf kurze Zeiträume begrenzt.

– Im **Minutenabstand** können dreidimensionale tomographische Voxelbilder aufgenommen werden. Die ionisierenden, auf Röntgenstrahlung beruhenden oder nuklearmedizinischen Verfahren sollten jedoch unter Beachtung des Strahlenschutzes nur selten im Jahr eingesetzt werden. Bei der Magnetresonanztomographie (MRT) beschränken die Kosten die Häufigkeit tomographischer Aufnahmen, sie werden daher typischerweise präoperativ und seltener intraoperativ oder postoperativ erstellt (vgl. ▶ Kap. 12.5).

12.2 Medizinische und technische Aufgabenstellungen

Die bild- und computergestützte Intervention kommt als Methode immer dann zum Einsatz, wenn ein Eingriff ohne Computerunterstützung von Arzt, Patient oder Klinik als risikoreicher empfunden wird oder überhaupt nicht möglich ist. Aufgrund der hohen Zahl unterschiedlicher medizinischer Fachrichtungen ist das Spektrum der ärztlichen Eingriffe außerordentlich breit. In diesem Kapitel werden daher typische Eingriffsformen mit beispielhaften Anwendungen verdeutlicht und aus technischer Sicht abstrakt beschrieben.

12.2.1 Zuordnung von medizinischen Bilddaten zur Patientenanatomie

Steht ein Arzt mit einem typischen Röntgenbild vor seinem Patienten, dann ist es für ihn oft nicht leicht zu interpretieren, was auf dem Röntgenbild zu sehen ist. Noch schwieriger ist es jedoch, z. B. vor einem ersten Schnitt durch die Haut, anzugeben, wo genau sich das, was auf dem Röntgenbild zu sehen ist, unter der Haut des Patienten befindet. Diese räumliche Zuordnung von Bilddaten zu einem Patienten im Interventionsraum nennt man in der Technik **Registrierung** [Korb 2004].

Der Arzt erledigt diese Aufgabe auf Basis seiner **visuellen und räumlichen Erfahrung**. Das gelingt aber nur auf etwa 1 cm genau und kann subjektiv variieren. Technik liefert hier zuverlässigere Werte (Auflösung von kleiner als 2 bis hin zu 0,5 mm), mit denen dann Bildelemente z. B. positionsgenau auf die Haut des Patienten projiziert werden können.

12.2.2 Planung von Eingriffen bzw. Zugangswegen

Nach einer schweren **Kopfverletzung** kann es vorkommen, dass der knöcherne Bereich des Gesichts in viele Trümmerstücke zerbrochen ist. Während der Operation steht der Arzt am geöffneten Patienten somit vor einer „Puzzle-Aufgabe", die sich häufig nur durch „Probieren" lösen lässt. Eine weitere Herausforderung ist es, nach einem Bandscheibenvorfall mehrere Schrauben in die **Lendenwirbelkörper** einzuschrauben, um diese anschließend in ihrer Anordnung zueinander zu verblocken. Derartige Aufgaben wurden bis Ende der 1980er Jahre ausschließlich mit Erfahrung und Augenmaß gelöst. Inzwischen wird erwartet, dass eine räumlich-grafische Planung von Bohrungen anhand dreidimensionaler virtueller **Patientenmodelle** an einem Computerbildschirm erfolgen kann.

> **Virtuelles Patientenmodell:** anatomisches, digitales Oberflächen- oder Voxelmodell des Patienten, das aus den anatomischen Bilddaten eines Patienten berechnet und auf einem Bildschirm dargestellt oder mit einem Projektor projiziert werden kann. Das gebräuchlichste Modell besteht aus kleinen Raumelementen (*Voxel*).

Für den **Trümmerbruch** oder anatomische Umstellungen des Knochens wünscht man sich zusätzlich ein anfassbares und bearbeitbares dreidimensionales plastisches Patientenmodell, um die Operation vorab durchspielen zu können. Technisch wird dazu das virtuelle Patientenmodell am Computer digital modifiziert und als plastisches Modell durch einen **3D-Drucker** gefertigt.

> **Plastisches Patientenmodell:** anatomisches dreidimensionales Modell (Replik) des Patienten, hergestellt als Abdruck, Abguss, Ausguss oder im *Rapid-Prototyping*-Verfahren. Plastische Modelle können in die Hand genommen werden und mit Instrumenten bearbeitet werden.

12.2.3 Minimalinvasives Führen von Instrumenten im Körperinneren

Ein wichtiges Teilgebiet der bild- und computergestützten Interventionen ist die Durchführung von Eingriffen durch natürliche Körperöffnungen (*Natural Orifice Transluminal Endoscopic Surgery*, NOTES) oder kleine operativ erstellte Körperöffnungen (**Ports**). Dies betrifft nicht nur die Allgemeinchirurgie, sondern vor allem auch die Neurochirurgie, die Hals-Nasen-Ohren-Heilkunde oder die Wirbelsäulenchirurgie [Nolte 1995]. In der Neurochirurgie wird z. B. durch die Nasenlöcher und die Keilbeinhöhle hindurch an der Hypophyse (Hirnanhangsdrüse) operiert. Werden Instrumente jedoch im Körperinneren bewegt, kann der Arzt von außen nicht mit eigenen Augen sehen, wo sich die Instrumente befinden.

> *Natural Orifice Transluminal Endoscopic Surgery* (**NOTES**): endoskopische Operation durch natürliche Körperöffnungen wie Bauchnabel, Rektum, Mund/Speiseröhre/Magen. Es handelt sich um die Weiterentwicklung der minimalinvasiven Chirurgie.

In vielen Fällen kommen dann **Videoendoskope** zur Echtzeit-Bildgebung zum Einsatz. Gelingt dies nicht, muss über 3D-Messverfahren und virtuelle Computermodelle (von Patient und Instrument) die Lage des Instruments im Patienten berechnet und dargestellt werden. Diese Aufgabe war der Auslöser für die große und schnelle Verbreitung der bild- und computergestützten Interventionen.

12.2.4 Gewebepunktierung und lineare Instrumentenbewegung

Wird in einem MRT-Bild eine Gewebestelle vom Radiologen als potentiell tumorös eingestuft, muss eine Gewebeprobe mit einer **Biopsie-Nadel** genommen werden, die dann von einem Pathologen zellbiologisch untersucht wird. Die Herausforderung besteht darin, ein Instrument exakt an die im Bild erkannte Position im Inneren des Körpers zu bewegen, um genau dort die Gewebeprobe zu entnehmen. Gleichzeitig muss ein Zugangsweg geplant werden, so dass die Biopsie-Nadel auf dem Weg zum Gewebe nicht mit einem Knochen kollidiert, abgelenkt wird oder gar ein Gefäß oder Organ verletzt. Wird Gewebe nicht an der richtigen Position entnommen, kann es passieren, dass die Tumorerkrankung nicht erkannt wird. Für die Überwachung der Instrumentenbewegung muss das MRT-Bild mit dem Patienten im Operationssaal technisch „registriert" werden. Zusätzlich muss die Möglichkeit bestehen, die Position und Orientierung der Instrumente relativ zum Patienten in Echtzeit, d. h. verzögerungsfrei (Totzeit < 40 ms) und mit einer Frequenz von mehr als 10 Hz, zu messen. Soll darüber hinaus die Bewegung des Instruments nicht freihändig, sondern automatisiert erfolgen, dann wird ein Roboter erforderlich.

12.2.5 Gewebebearbeitung und räumliche Instrumentenbewegung

Um im Körper Gewebe zu schneiden oder abzutragen, wird vom Arzt nicht nur das Skalpell, sondern auch aktive Instrumente, wie z. B. **Bohrer**, **Fräser**, **Laser**, *Shaver*, **Wasserstrahlskalpell**, **Ultraschalldissektor** oder **Hochfrequenz-Elektrode** (HF-Elektrode, HF-Messer) verwendet. Bei einigen Eingriffen ist es z. B. erforderlich, nach geplanten Vorgaben Knochen zu schneiden oder eine Vertiefung (Kavität) exakt passend zu einem **Implantat** zu fräsen. Technisch wird dies dadurch erreicht, dass ein Instrument entlang einer räumlichen Linie am Patienten bewegt wird, die durch eine Abfolge von Einzelpunkten definiert werden kann. Aufgrund der Beschränkung in der Orientierung, d. h. einer Vorgabe der Instrumentenrichtung, entspricht dies einer vorgegebenen Bahn und vorgegebener Einschränkung der Instrumentenausrichtung. Auch hier gilt: Soll die Bewegung des Instruments nicht freihändig, sondern automatisiert erfolgen, dann wird ein Roboter erforderlich.

12.2.6 Räumlich-zeitliche Instrumentenbewegungen und Leistungssteuerung

Spielt die während der Instrumentenbewegung durch das Instrument in das Gewebe eingebrachte Energie eine wesentliche Rolle bei der Intervention, dann müssen die Ausbreitung der Energie im Gewebe modelliert und die emittierte Instrumentenleistung gemeinsam mit der Instrumentenbewegung gesteuert oder geregelt werden. Hier ist eine Intervention ohne Computerunterstützung weitgehend unmöglich. Beispiele für diese kombinierte Betrachtung der eingebrachten Instrumentenleistung in Kombination mit einer räumlich-zeitlich vorgegebenen Bewegung (**Trajektorie**) ist die intensitätsmodulierte **Strahlentherapie**.

Hier wird während einer schnellen Bewegung einer Strahlenquelle um den Patienten herum zur Bestrahlung des Tumors auch noch die Leistung der Strahlenquelle variiert. Für diese Aufgabe wurden schon frühzeitig Roboter zur Bewegung von Strahlenquelle und Patient sowie Strahlblendensysteme (Kollimatoren) verwendet. Bei anderen Aufgabenstellungen mit freihändiger Bewegung ohne Roboter, z. B. beim Einsatz eines Lasers, wird zumindest die Leistung des Instruments kontrolliert.

> **Trajektorie**: Abfolge (Bewegungsbahn) von Raumpositionen und Raumorientierungen eines Objekts in Kombination mit jeweils einem Zeitpunkt. Während die Bewegungsbahn nur eine räumliche Vorgabe darstellt, ist eine Trajektorie eine räumlich-zeitliche Vorgabe. Trajektorien spielen in der Strahlentherapie eine wichtige Rolle.

12.3 Grundlegende technische Vorgehensweise

Hinter dem Begriff der bild- und computergestützten Intervention verbirgt sich die Kombination einer **dreidimensionalen Messtechnik** im Operationssaal mit den individuellen Bilddaten des Patienten. Analog zur Navigation in der Seefahrt und der Straßennavigation werden:

- zwei- oder dreidimensionale Landkarten (hier Patientenbilddaten oder medizinische Atlanten) verwendet,
- grafische Planungen für Zugangswege, Sperrgebiete oder Arbeitsgebiete durchgeführt,
- die aktuelle Position von Patient und Instrumenten mehrfach pro Sekunde gemessen,
- die aktuelle Position der Instrumente relativ zu der Landkarte, d. h. den Bilddaten, an einem Bildschirm zwei- und dreidimensional dargestellt,
- Warnungen an den Arzt ausgegeben oder notfalls Sicherheitsfunktionen ausgelöst.

Weiterführende technische Ansätze erlauben darüber hinaus noch:
- die Aufzeichnung und spätere **Simulation** aller Bewegungen während eines Eingriffs,
- die bild- und signalbasierte **Ansteuerung** oder Abschaltung von Instrumenten,
- die robotergestützte **Bewegung** von Instrumenten relativ zum Patienten und
- die bilddatenbasierte **Ansteuerung** von Fertigungsmaschinen für anatomische Modelle.

> **Computergestützte Intervention:** Überbegriff für medizinische Interventionen (Eingriffe), bei denen maßgeblich computerbasierte Verfahren wie Navigation, Robotik, Schablonen, Interventionsplanung oder *Rapid Prototyping* zum Einsatz kommen. Die Verarbeitung medizinischer Bilddaten und die grafische Visualisierung zählen allein nicht als Intervention.

12.3.1 Räumliche Modellbildung

Zur technischen Umsetzung dieser Verfahren werden Methoden der **Analytischen Geometrie** verwendet. Alle Verfahren werden in ▸ Band 8 der Lehrbuchreihe ausführlich beschrieben und hergeleitet. Die Darstellung in diesem Einführungsband ist stark verkürzt.

Generell wird sowohl allen im Operationssaal vorhandenen **realen Objekten** als auch den im Computer als Modell verwendeten **virtuellen Objekten** ein Koordinatensystem zugeordnet. Dieses Koordinatensystem gibt mit einem **Translationsvektor t**

Auskunft über die Position des Objektursprungs und mit drei orthogonalen Einheitsvektoren $\mathbf{e}_x$, $\mathbf{e}_y$ und $\mathbf{e}_z$ über die räumliche Ausrichtung eines Objekts. Wir verwenden in dem Buch grundsätzlich die homogenen Transformationsmatrizen zur Beschreibung der Lage eines Koordinatensystems.

Es handelt sich um eine 4×4-Matrix, bei der die ersten drei Zeilen die vier Vektoren $\mathbf{e}_x$, $\mathbf{e}_y$, $\mathbf{e}_z$ und $\mathbf{t}$ als Spalten enthalten. Die vierte Zeile enthält immer die Werte 0, 0, 0, 1. Vektoren werden vor der Multiplikation mit einer **Matrix** immer um eine vierte Zeile mit einer 1 ergänzt.

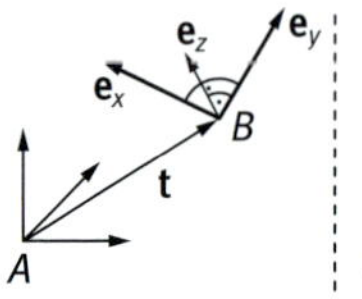

$$^{A}\mathbf{T}_B = \begin{bmatrix} \mathbf{e}_x & \mathbf{e}_y & \mathbf{e}_z & \mathbf{t} \\ 0 & 0 & 0 & 1 \end{bmatrix} = \begin{bmatrix} {}^x\mathbf{e}_x & {}^x\mathbf{e}_y & {}^x\mathbf{e}_z & {}^x\mathbf{t} \\ {}^y\mathbf{e}_x & {}^y\mathbf{e}_y & {}^y\mathbf{e}_z & {}^y\mathbf{t} \\ {}^z\mathbf{e}_x & {}^z\mathbf{e}_y & {}^z\mathbf{e}_z & {}^z\mathbf{t} \\ 0 & 0 & 0 & 1 \end{bmatrix}$$

Abb. 12.7: Ein Koordinatensystem B wird relativ zum Koordinatensystem A mit einer homogenen Transformationsmatrix $^{A}\mathbf{T}_B$ durch die Lage der drei Einheitsvektoren $\mathbf{e}_x$, $\mathbf{e}_y$, und $\mathbf{e}_z$ und der Verschiebung $\mathbf{t}$ angegeben.

Homogene Transformation: Verfahren zur Umrechnung der Koordinaten eines Koordinatensystems in die Koordinaten in einem anderen Koordinatensystem in einem Schritt mittels einer Kombination aus Rotation und Translation, beschrieben durch eine 4 × 4-Matrix.

Da die Angabe eines Koordinatensystems immer relativ zu einem anderen Koordinatensystem erfolgt, wird sowohl bei Vektoren als auch bei Matrizen immer links oben das Ursprungskoordinatensystem angegeben. Rechts unten steht die Bezeichnung des durch Matrix oder Vektor beschriebenen Koordinatensystems oder Punkts. Entsprechend beschreibt $^{A}\mathbf{T}_B$ das Koordinatensystem B, während $^{A}\mathbf{p}_i$ oder $^{A}\mathbf{t}_k$ den Punkt i oder den Vektor k angeben. In allen drei Fällen ist das Bezugskoordinatensystem jeweils A. Ist umgekehrt die Beschreibung des Koordinatensystems A im Bezugssystem B gesucht, dann müssen wir die Matrix $^{A}\mathbf{T}_B$ invertieren (▶ Gl. 12.1):

$$^{B}\mathbf{T}_A = \left(^{A}\mathbf{T}_B\right)^{-1} \quad \text{und} \quad ^{A}\mathbf{T}_B = \left(^{B}\mathbf{T}_A\right)^{-1} \tag{12.1}$$

Möchte man die homogenen **Transformationsmatrizen** systematisch benutzen, dann muss für jedes reale und virtuelle Objekt die Position eines dazugehörigen Koordinatensystems am Objekt definiert werden. Bei dreidimensionalen Bilddaten liegt das Koordinatensystem typischerweise in einer der Bildecken. Bei Instrumenten zeigt es meist in der **Instrumentenspitze** liegend mit dem Vektor $\mathbf{e}_z$ weg von Instrument.

Ist für alle Objekte ein Koordinatensystem definiert, kann die relative Lage eines Objekts zu einem anderen mit einer Matrix angegeben werden. Das Bezugskoordinatensystem wird dabei wie bereits erwähnt immer links oben geschrieben. Das Koor-

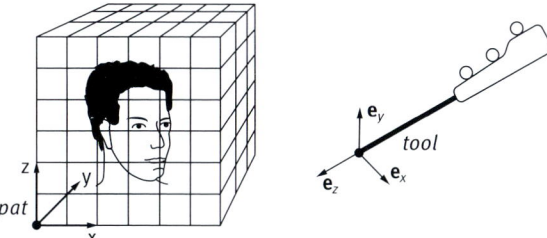

Abb. 12.8: Definition eines Koordinatensystems sowohl für reale als auch virtuelle Objekte.

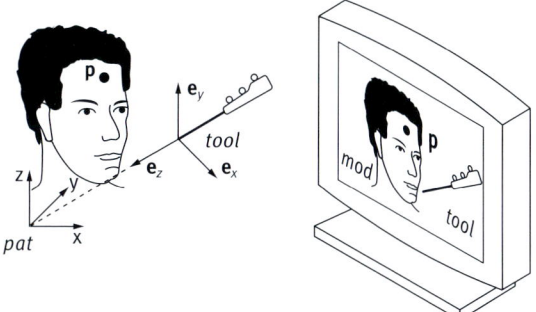

Abb. 12.9: Die Position eines Punktes relativ zum Patienten wird mit $^{pat}\mathbf{p}$ angegeben. Position und Orientierung eines Instruments über das Koordinatensystem $^{pat}\mathbf{T}_{tool}$ der Instrumentenspitze. Analog gilt im virtuellen Modell mod im Computer: $^{mod}\mathbf{T}_{tool}$ und $^{mod}\mathbf{p}$.

dinatensystem des Patienten heißt *pat*, das Koordinatensystem des Instruments *tool*, s. ▶ Abb. 12.8.

Über die Multiplikation und die **Inversion** der Transformationsmatrizen können jetzt Punkte und Koordinatensysteme in andere Koordinatensysteme überführt werden. So kann die Lage des Punktes an einem Patienten $^{pat}\mathbf{p}$ in die Position $^{tool}\mathbf{p}$ relativ zum Instrument umgerechnet werden, wenn die Lage $^{pat}\mathbf{T}_{tool}$ des Instruments zum Patienten bekannt ist (▶ Gl. 12.2):

$$^{tool}\mathbf{p} = {}^{tool}\mathbf{T}_{pat} \cdot {}^{pat}\mathbf{p} = \left({}^{pat}\mathbf{T}_{tool}\right)^{-1} \cdot {}^{pat}\mathbf{p} \tag{12.2}$$

Die Methodik der homogenen Transformationsmatrizen wird nicht nur in der räumlichen **Messtechnik**, sondern auch in der **multimodalen tomographischen Bildgebung**, der Computergrafik und in der Robotik als Grundlage genutzt.

12.3.2 Messverfahren für die räumliche Navigation

Zur Realisierung der Navigation wird im Operationssaal eine *dreidimensionale Messtechnik* als zentraler Bestandteil der bild- und computergestützten Intervention benötigt. Erforderlich sind **Messverfahren**, die mit hoher Genauigkeit die räumliche Position und **Orientierung** von **Messmarken** für das menschliche Auge quasikontinuierlich, d. h. mit einer Messfrequenz von etwa 20 Hz, bestimmen können. Bei dieser Frequenz können quasikontinuierliche Berechnungen zu ruckelfreien Darstellungen am Bildschirm erreicht werden.

> **Medizinische Navigation:** Verfahren zur räumlichen Orientierung des Arztes während der Intervention am Patienten mittels Koordinatenmesssystems (stereotaktischer Rahmen, Stereokamera etc.). Ursprünglich wurden nur Position und Orientierung eines Instruments relativ zu dreidimensionalen anatomischen Bilddaten eines Patienten angezeigt. Mit heutiger Technologie werden auch die Bildgebung und die Bilddarstellung navigiert.
>
> **Messmarke:** Messpunkt, dessen räumliche Position von einem Koordinatenmesssystem mit hoher Genauigkeit (Richtigkeit und Präzision) eingemessen werden kann. Messmarken werden an Instrumenten, bildgebenden Systemen, Bildschirmen und am Patienten befestigt, um deren relative räumliche Position zueinander vermessen zu können

Auf dem Markt gibt es zwei verbreitete Messverfahren, die teilweise konkurrierend, teilweise aber auch ergänzend zum Einsatz kommen:

1. **Optische Messverfahren mit Stereokameras**, s. ▶ Abb. 12.10 (a): Bei diesen Verfahren werden kleine Messmarken in Form von kugelförmigen Reflektoren am Patienten durch eine Stereokamera in ihrer Position vermessen.
   Die Kamera muss auf den Patienten ausgerichtet sein, und die Messmarken müssen für die Kamera sichtbar sein. Die Stereokamera verwendet ein Infrarot-Blitzgerät, das mit 20 Hz Signalfrequenz die Reflektoren anstrahlt. Aus drei Reflektoren mit bekannten Abständen können dann Position und Orientierung eines Instruments berechnet werden. Eine solche Dreierkombination der Reflektoren wird auch *Tracker* genannt. Ein *Tracker* entspricht daher einem Koordinatensystem.

> ***Tracker*** (*engl.* ***to track*** verfolgen, aufspüren, ausfindig machen): Messkörper in der Koordinatenmesstechnik, der aus einer oder mehreren Messmarken besteht. Mit seiner Hilfe können Position und Orientierung eines Objekts im Raum gemessen werden. Der *Tracker* muss fest mit dem Objekt verbunden sein. In der Praxis spricht man von 5D- oder 6D-Trackern, je nachdem, ob die Position und eine Orientierungsachse oder die Position und drei Orientierungsachsen bestimmt werden können. Die Abfolge der Messdaten ergibt die Bewegungsspur (*engl. track*) aus Position und Orientierung des Objekts. Während eine Messmarke nur einen einzelnen Punkt bestimmt, definiert ein 5D- oder 6D-Tracker eine homogene Transformationsmatrix.

Die Kamera liefert direkt die Transformationsmatrix $^{cam}\mathbf{T}_{track}$ für einen bekannten 6D-*Tracker* oder die Position $^{cam}\mathbf{p}_{stray}$ der sichtbaren Einzelreflektoren im Koordinatensystem *cam*. Das Verfahren kommt ohne Kabel aus. Die *Tracker* werden an Patient und Instrument befestigt. Die absolute *Richtigkeit* (früher absolute Genauigkeit genannt) der Position liegt derzeit bei ca. 0,2 mm.

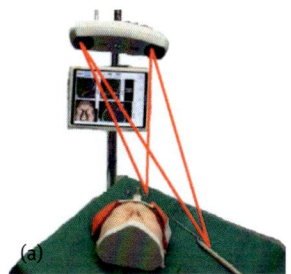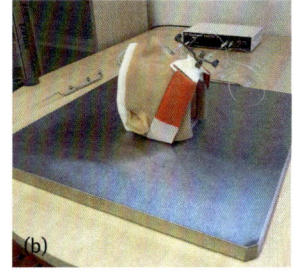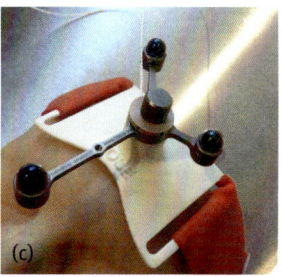

Abb. 12.10: (a) Optisches Messsystem, d. h. Stereokamera vermisst 3-Kugel-Tracker, (b) elektromagnetisches Messsystem, d. h. Feldgenerator in Metallplatte vermisst Spulen-Tracker, (c) Hybridsystem, bei dem die Messspulen an den Messreflektoren befestigt sind. (Hybridsysteme verbinden optimale Genauigkeit mit optimaler Sichtbarkeit.)

2. **Elektromagnetische Messverfahren**, s. ▶ Abb. 12.10 (b): Bei diesem Messverfahren befindet sich unter dem Patienten ein **Feldgenerator** in Form einer Platte, in der sich mehrere elektrische Generatorspulen in unterschiedlicher Ausrichtung befinden. Diese Spulen erzeugen elektromagnetische Felder oberhalb der Platte, d. h. auch in und um den Patienten. Die Messmarken sind als kleine elektrische Spulen ausgelegt. Mit diesen wird die Feldstärke der **Generatorspulen** erfasst und auf die Positionen zurückgerechnet. Eine einfache Spule kann die Position und eine Orientierungsachse ($\mathbf{e}_z$) im Raum berechnen und entspricht einem 5D-*Tracker*. Aus zwei Spulen (5D-*Tracker*) kann ein komplettes Koordinatensystem (entspricht 6D-*Tracker*) berechnet werden. Das elektromagnetische *Tracking (emt)* liefert direkt die Transformationsmatrix $^{emt}\mathbf{T}_{track}$ für einen bekannten Spulen-*Tracker*. Das Verfahren benötigt eine elektrische Verbindung zwischen *Tracker* und Messgerät. Die *Tracker* werden an Patient und Instrument befestigt. Die absolute Richtigkeit der Position liegt gegenwärtig unter optimalen Bedingungen bei ca. 0,8 mm.

> **Genauigkeit:** Maß für die Exaktheit von Berechnungs- oder Messverfahren, das durch die Parameter Richtigkeit und Präzision definiert wird. **Präzision** steht für die Streuung der Messwerte bei wiederholten Messungen. **Richtigkeit** steht für die Abweichung zwischen dem tatsächlichen Wert und dem gemessenen bzw. berechneten Wert.

Der *Tracker* $^{cam}\mathbf{T}_{track}$ bzw. $^{emt}\mathbf{T}_{track}$ am Patienten meldet Positionen im Koordinatensystem *pat*.

12.3.3 Grafische Darstellung am Bildschirm

Die nächste Aufgabe stellt die Darstellung der dreidimensionalen medizinischen Bilddaten am Bildschirm vergleichbar zu einem Bildbetrachter („Viewer") dar. Dabei

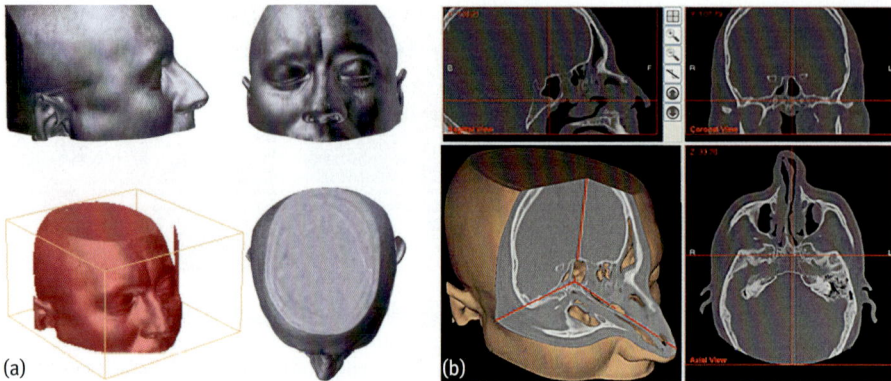

(a)

(b)

Abb. 12.11: (a) Dreidimensionales virtuelles Oberflächenmodell mit (beginnend rechts unten gegen den UZS): Aufsicht (axial), Vorderansicht (koronar) und Seitenansicht (sagittal), (b) die Schnittbilder zeigen für einen definierten Punkt im Modell die jeweiligen Schnittebenen in axialer, koronarer und sagittaler Sicht. In manchen 3D-Viewern kann das Modell aufgeschnitten angezeigt werden (links unten).

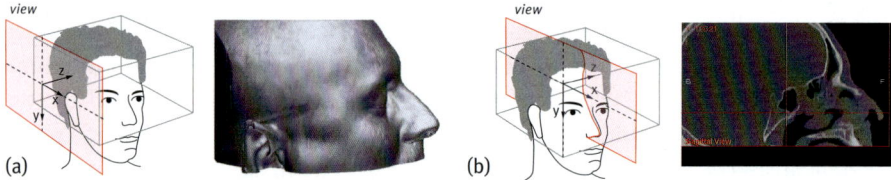

(a)

(b)

Abb. 12.12: (a) Bildebene für ein Sagittal-Tiefenbild, (b) Bildebene für eine Sagittal-Schnittbild.

werden in der Medizin drei Ansichten, analog zu den drei Ansichten bei technischen Zeichnungen [ISO 5456], verwendet. Ein dreidimensionaler Bilddatensatz wird daher von oben (Aufsicht, *axial*), von vorne (Vorderansicht, *koronar*) und von der Seite (Seitenansicht, *sagittal*) dargestellt, s. ▸ Abb. 12.11.

Die Berechnung einer Projektionssicht oder einer Schnittdarstellung ist zwar nicht kompliziert, sie wird aber heutzutage über eine softwarebasierte offene Grafik-bibliothek (OPENGL) realisiert. Das Bildmodell liegt im Speicher entweder als Voxel-modell (Volumenmodell) oder als Oberflächenmodell vor. Der Grafikkarte werden die Koordinaten der Volumenelemente/Oberflächenelemente im Koordinatensystem *mod* übergeben. Die Darstellung einer Bildansicht erfolgt dann durch die Definition einer Bildebene *view*, die ebenfalls durch eine homogene Transformation (HT-Matrix) $^{mod}\mathbf{T}_{view}$ beschrieben werden kann. Alle Bildelemente $^{mod}\mathbf{p}_i$ werden in dieses Bild-koordinatensystem transformiert: $^{view}\mathbf{T}_{mod}\,^{mod}\mathbf{p}_i$. Im Fall eines Schnittbilds werden nur die Bildelemente dargestellt, die genau in der Schnittebene ($z = 0$) liegen. Im Fall eines **Tiefenbildes** werden alle Bildelemente in Richtung der $\mathbf{e}_z$-Achse ($z \geq 0$) dargestellt, s. ▸ Abb. 12.12.

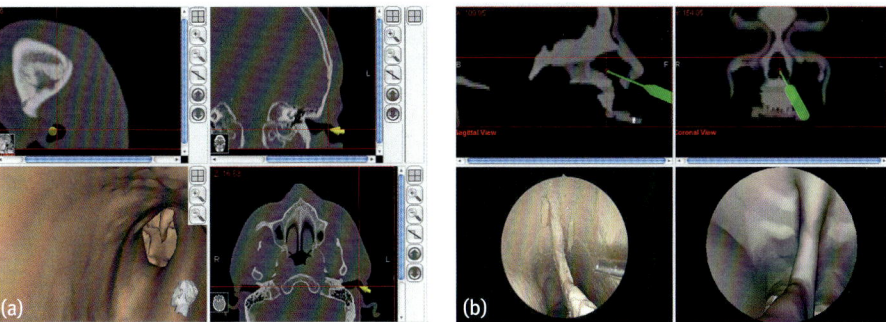

Abb. 12.13: (a) Darstellung eines berechneten Tiefenbilds aus einem CT-Volumendatensatz (virtuelle Endoskopie) für eine definierte Position (gelber Pfeil), (b) Vergleich einer echten Endoskopansicht (linker Kreis) mit einer aus CT-Daten berechneten virtuellen Endoskopansicht (rechter Kreis).

Da moderne Grafikkarten die Tiefenbilder für virtuelle Modelle extrem realistisch berechnen (*rendern*) können, ist es möglich, z. B. aus *Voxelmodellen* eines Computertomographen das Videobild eines Endoskops zu simulieren, in dem die Bildebene *view* an die Stelle bewegt wird, an der sich die Endoskop-Optik befinden würde. Diese berechnete Bildgebung nennt man **virtuelle Endoskopie**, virtuelle Gastroskopie usw. [Krueger 2008], s. ▶ Abb. 12.13.

12.3.4 Registrierung von Koordinatensystemen

Der letzte methodische Baustein zur Kombination der dreidimensionalen Messtechnik im Operationssaal mit den virtuellen Patientenmodellen im Computer ist die Registrierung der Koordinatensysteme des virtuellen Modells *mod* und des realen Patienten im Operationssaal *pat*.

Registrierung: Verfahren zur Berechnung der homogenen Transformationsmatrix zwischen zwei Koordinatensystemen. Die Registrierung ist bei bildgestützten Interventionen für die Transformation zwischen realem Patient/Messmarken-*Tracker* und virtuellem Patientenmodell/Bilddatensatz erforderlich. Weiterführende Verfahren registrieren zwei Instrumente zueinander, zwei Messsysteme, Instrumente und Bildgebung, Instrumente und Visualisierung usw. Die Registrierung von zwei Patientenmodellen/Bilddatensätzen wird Bildfusion genannt.

In diesem Kapitel wird ein einfaches und häufig genutztes Verfahren vorgestellt. Grundlage des Verfahrens sind sogenannte 3-Punkt-Koordinatensysteme, die jederzeit aus drei Punkten in einem bekannten Bezugssystem A berechnet werden können, sofern die Punkte nicht auf einer Gerade liegen und unterschiedliche Abstände zueinander besitzen. Für drei bekannte Punkte $\mathbf{p}_1$, $\mathbf{p}_2$, $\mathbf{p}_3$ kann man festlegen, dass der Ursprung im Punkt $\mathbf{p}_1$ liegt, die *x*-Achse auf der Strecke $\mathbf{p}_1$ zu $\mathbf{p}_2$ liegt und die *z*-Achse

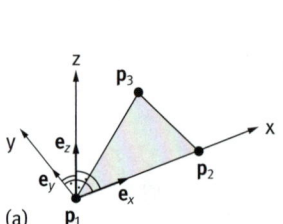
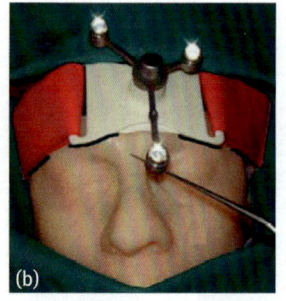
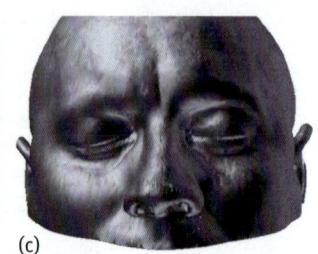

Abb. 12.14: Registrierverfahren zur Berechnung der Übergangsmatrix zwischen zwei Koordinaten-systemen auf der Basis von drei Punkten bzw. Landmarken.

senkrecht zu der zwischen $\mathbf{p}_1$, $\mathbf{p}_2$ und $\mathbf{p}_3$ aufgespannten Fläche liegt (▶ Gl. 12.3), s. ▶ Abb. 12.14:

$$^{A}\mathbf{T}_{3P} = \begin{pmatrix} \mathbf{e}_x & \mathbf{e}_y & \mathbf{e}_z & \mathbf{t} \\ 0 & 0 & 0 & 1 \end{pmatrix}; \quad \mathbf{t} = \mathbf{p}_1;$$

$$\mathbf{e}_x = \frac{\mathbf{p}_2 - \mathbf{p}_1}{|\mathbf{p}_2 - \mathbf{p}_1|}; \quad \mathbf{e}_z = \frac{\mathbf{e}_x \times (\mathbf{p}_3 - \mathbf{p}_1)}{|\mathbf{e}_x \times (\mathbf{p}_3 - \mathbf{p}_1)|}; \quad \mathbf{e}_y = \mathbf{e}_z \times \mathbf{e}_x$$

$$(12.3)$$

Zur Registrierung, d. h. zur Berechnung der Übergangsmatrix $^{mod}\mathbf{T}_{pat}$ des virtuel-len Modells, werden nun drei anatomische Landmarken, d. h. gut erkennbare Punkte, im Koordinatensystem des Modells ausgewählt.

> **Landmarke:** in der Messtechnik gut erkennbarer und identifizierbarer Punkt im Messraum. **Ana-tomische Landmarken** sind gut erkennbare Punkte in der Patientenanatomie oder im virtuellen Modell. **Künstliche Landmarken** sind auf den Patienten aufgeklebte Objekte aus röntgenopakem Material, die in der Bildgebung besonders gut erkennbar sind. Landmarken gehören zum Objekt. Messmarken gehören zum Messsystem.

Aus $^{mod}\mathbf{p}_1$, $^{mod}\mathbf{p}_2$, $^{mod}\mathbf{p}_3$ berechnen wir: $^{mod}\mathbf{T}_{3P}$. Analog dazu berühren wir genau diese 3 Punkte mit dem Instrument und berechnen mit dem Messsystem diese Instrumen-tenposition (Translationsvektor von $^{cam}\mathbf{T}_{tool}$) relativ zu dem Patientenkoordinatensys-tem pat: $^{pat}\mathbf{p}_i = (^{cam}\mathbf{T}_{pat})^{-1} \cdot {}^{cam}\mathbf{p}_{tool}$. Aus den drei Punkten folgt: $^{pat}\mathbf{T}_{3P}$.

Da es sich bekanntermaßen um exakt dieselben drei Punkte bzw. Landmarken handelt, kann nun die Übergangsmatrix zwischen den beiden Koordinatensystemen des Modells *mod* und des realen Patientenbezugssystems, d. h. Messmarken-*Tracker pat*, erfolgen (▶ Gl. 12.4):

$$\underbrace{^{mod}\mathbf{T}_{pat}}_{\substack{\text{Registrierung der} \\ \text{Koordinatensysteme}}} = \underbrace{^{mod}\mathbf{T}_{3P}}_{\substack{\text{3 Punkte am virtuellen} \\ \text{Modell ausgewählt}}} \cdot \underbrace{\left(^{pat}\mathbf{T}_{3P}\right)^{-1}}_{\substack{\text{3 Punkte im OP am} \\ \text{Patienten gemessen}}} \qquad (12.4)$$

Registrierverfahren werden allgemein auch dazu verwendet, um verschiedene Bilddaten desselben Patienten in ein gemeinsames virtuelles Modell umzurechnen.

12.4 Medizinische Navigationssysteme

Ende der 1980er Jahre stellten medizinische Navigationssysteme erstmals die Verbindung aus dreidimensionaler Bildgebung, dreidimensionaler Messtechnik und intraoperativer Darstellung der drei Bildansichten in einem **klinischen Navigationssystem** her.

> **Klinisches Navigationssystem**: Medizingerät zur Umsetzung von bild- und computergestützten Interventionen mittels Navigation.

12.4.1 Orientierungsnavigation mit präoperativen tomographischen Bilddaten

Die Grundform der medizinischen Navigation ist die intraoperative Nutzung der präoperativ gewonnenen dreidimensionalen Bilder eines **Computertomographen** während des Eingriffs. Der Arzt verwendet dazu einen Bildschirm zur Darstellung der Patientenbilddaten in mehreren Ansichten sowie ein steriles Navigationsinstrument. Bei der optischen Navigation sind an dem Instrument drei **Reflektormarken** befestigt. An dem Patienten werden ebenfalls drei Reflektormarken (Patienten-*Tracker*) mit einem **Klettband** oder einer **Knochenschraube** befestigt [Gunkel 2000], s. ▶ Abb. 12.15.

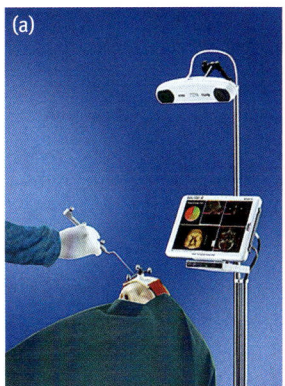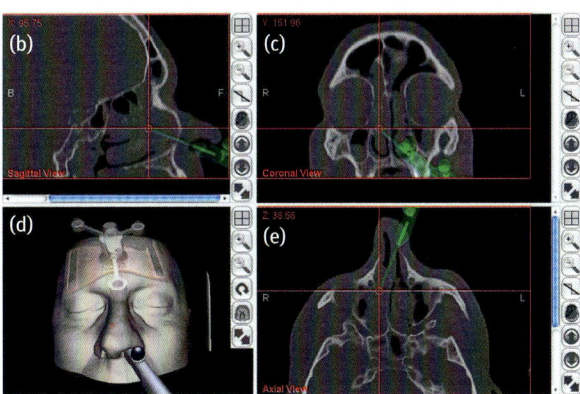

Abb. 12.15: (a) Tragbares chirurgisches Navigationssystem mit Stereokamera und Reflektoren, (b) Am Bildschirm sind die drei Ansichten axial, koronar und sagittal sowie eine 3D-Ansicht dargestellt. Ein Fadenkreuz an der Position des Navigationsinstruments symbolisiert, welche Schnittansicht aktuell angezeigt wird.

Zunächst werden die Patientendaten (mittels CD-ROM, Netzwerk, PACS oder USB-Stick) als virtuelles Modell *mod* in den Computer geladen. Anschließend wird der Patienten-*Tracker* am Patienten befestigt und die **Stereokamera** auf diesen ausgerichtet. Durch das Berühren des Patienten mit dem **navigierten Instrument** *tool* an mindestens drei Landmarken, die in den Patientenbilddaten ausgewählt wurden, werden die Koordinatensysteme des virtuellen Modells und des Patienten registriert: ${}^{mod}\mathbf{T}_{pat}$. Danach kann mithilfe der Positionsdaten des Patienten-*Trackers* ${}^{cam}\mathbf{T}_{pat}$ und des Instruments ${}^{cam}\mathbf{T}_{tool}$, die beide von der Stereokamera kontinuierlich gemessen werden, die Position des Instruments im virtuellen Modell berechnet und am Bildschirm angezeigt werden. Die folgende Gleichung beschreibt die Navigation mathematisch (▶ Gl. 12.5):

$$
{}^{mod}\mathbf{T}_{tool} = \underbrace{{}^{mod}\mathbf{T}_{pat}}_{\substack{\text{Registrierung der} \\ \text{Koordinatensysteme}}} \cdot \underbrace{\left({}^{cam}\mathbf{T}_{pat}\right)^{-1} \cdot {}^{cam}\mathbf{T}_{tool}}_{\substack{\text{Echtzeit-Position von} \\ \text{Patient und Instrument}}} \tag{12.5}
$$

Der Translationsvektor in ${}^{mod}\mathbf{T}_{tool}$ beschreibt die Position des Fadenkreuzes am Bildschirm.

> **Bildgestützte Orientierungsnavigation**: Navigationsverfahren, bei dem mittels Koordinatenmesssystem die Position und Orientierung von Instrumenten relativ zu den anatomischen Bilddaten eines Patienten angezeigt wird. Die Verfahren kommen z. B. in der Neurochirurgie und der Hals-Nasen-Ohren-Heilkunde zum Einsatz.

12.4.2 Planungsbasierte Navigation

Eine Erweiterung der reinen **Orientierungsnavigation** ist die Navigation, bei der die präoperativen Bilder eines Computertomographen mit einem grafischen Planungsprogramm am Bildschirm um Zusatzinformationen angereichert werden. Dabei werden geometrische Punkte, Landmarken, Bohr- oder Strahlachsen, Trennflächen, Arbeits- oder Sperrvolumen in die Patientenbilddaten eingezeichnet [Oldhafer 2009]. **CAD-Modelle** wie virtuelle Implantate können ebenfalls in den Bilddaten am Bildschirm positioniert und in ihren Winkeln ausgerichtet werden.

Position und Ausrichtung der virtuellen Objekte wie z. B. eines Implantats *imp* werden immer relativ zum Modell *mod* als Punkte ${}^{mod}\mathbf{p}_{imp}$ und Koordinatensysteme ${}^{mod}\mathbf{T}_{imp}$ angegeben.

Da bei der planungsbasierten Navigation die Orientierung in erster Linie an den zusätzlichen **Landmarken**, Achsen, Flächen etc. erfolgt, werden spezielle Darstellungen gewählt, die die Lage der Instrumente relativ zu diesen virtuellen Objekten anzeigen. So werden z. B. der Abstand, der Winkel und die Entfernung von einer **Bohrachse** bei **Zahnimplantaten** mit einem Fadenkreuz und einem Bohrkanal angezeigt, s. ▶ Abb. 12.16. Dazu wird die Instrumentenposition *tool* in das Koordina-

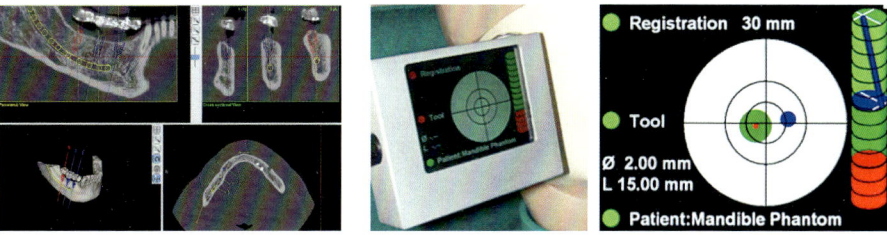

Abb. 12.16: Positionierung und Ausrichtung von Zahnimplantaten im Patientenkiefer. Kleinbildschirm mit Zielansicht neben Patientenkopf. Zielansicht relativ zur Bohrachse.

tensystem des jeweiligen Implantats *imp* umgerechnet (▶ Gl. 12.6):

$$
{}^{imp}\mathbf{T}_{tool} = \underbrace{\left({}^{mod}\mathbf{T}_{imp}\right)^{-1}}_{\substack{\text{Implantatposition}\\\text{im Modell}}} \cdot \underbrace{{}^{mod}\mathbf{T}_{pat}}_{\substack{\text{Registrierung der}\\\text{Koordinatensysteme}}} \cdot \underbrace{\left({}^{cam}\mathbf{T}_{pat}\right)^{-1} \cdot {}^{cam}\mathbf{T}_{tool}}_{\text{3D-Messverfahren}} \tag{12.6}
$$

Die planungsbasierte Navigation ist für jede Form des Robotereinsatzes oder der automatisierten Bewegung von Instrumenten zwingend erforderlich. Während ein Arzt sich während der planungsbasierten Navigation parallel auch immer die Position der Instrumente relativ zu den anatomischen Strukturen anzeigen lässt, richten sich Bewegungsautomaten z. B. in der Strahlentherapie ausschließlich nach den Programmen, die auf den Positionen und Koordinatensystemen der Planung beruhen.

12.4.3 Bildfreie Navigation in der Orthopädie

Mit der Erzeugung von computertomographischen 3D-Bilddaten der Patienten mit dem Computertomographen (CT) ist immer auch eine Röntgenstrahlenbelastung verbunden. Bei bild- und computergestützten Operationen an Armen, Hüfte und Beinen müssen daher große Volumina des Körpers bestrahlt werden. So entstanden Ende der 1990er Jahre bildfreie Verfahren zur Navigation.

> **Bildfreie Navigation**: Navigationsverfahren, bei dem mittels Koordinatenmesssystem anatomische und biomechanische Eigenschaften wie Abstände, Oberflächen, Achsverläufe oder Gelenkpositionen vermessen und angezeigt werden können. Die Verfahren kommen z. B. in der Orthopädie, der Unfallchirurgie und der Mund-, Kiefer- und Gesichtschirurgie zum Einsatz.

Das hier nur stark vereinfacht beschriebene Verfahren beruht darauf, dass beim Austausch eines Drehgelenks wie beispielweise des Kniegelenks (Anm.: Das Kniegelenk ist in Wirklichkeit kein einfaches Drehgelenk), der Drehpunkt des Ersatzgelenks nach der Operation relativ zu dem oberen Hüftgelenk und unteren Sprunggelenk wieder exakt an derselben Stelle liegen muss.

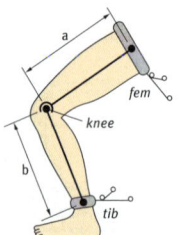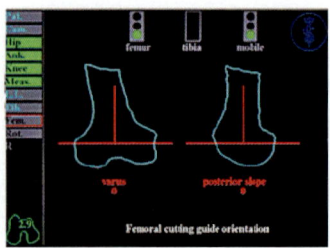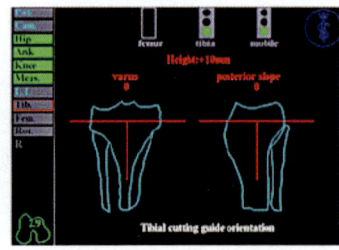

Abb. 12.17: Die bildfreie Navigation nutzt kein virtuelles anatomisches Modell eines CT-Bildes, sondern ein biomechanisches Modell der Bein-Kinematik. Dieses wird mit dem Navigationssystem selbst intraoperativ vermessen und erstellt. Dazu werden an Femur und Tibia Messmarken-Tracker angebracht.

Mithilfe der Navigationsmesstechnik wird intraoperativ ein mechanisches Modell der **Kinematik** des **Kniegelenks** vermessen. Dazu wird vor der Entfernung des natürlichen Kniegelenks am Oberschenkel (Femur) und in der Nähe des Sprunggelenks ein *Tracker* befestigt. Der Unterschenkel (Tibia) wird nun zum Oberschenkel gewinkelt und gestreckt. Misst man während der Bewegung des Unterschenkels die relative Position des Femur-*Trackers fem* zu dem Tibia-*Tracker tib*, dann erhält man aus den Messungen dreier unterschiedlicher Positionen die Lage eines **Drehgelenks** und aus vier unterschiedlichen Positionen die Lage eines Kugelgelenks relativ zum Femur-*Tracker* $^{fem}\mathbf{T}_{knee}$, s. ▶Abb. 12.17.

Dieses Koordinatensystem ist dann das Bezugssystem für die Führung aller Instrumente *tool* während der bildfreien planbasierten Navigation (▶Gl. 12.7):

$$^{knee}\mathbf{T}_{tool} = \underbrace{\left(^{fem}\mathbf{T}_{knee}\right)^{-1}}_{\text{eingemessene Knieposition}} \cdot \underbrace{\left(^{cam}\mathbf{T}_{fem}\right)^{-1} \cdot {}^{cam}\mathbf{T}_{tool}}_{\text{3D-Messverfahren}} \tag{12.7}$$

Alle operativen Eingriffe (Zurechtsägen von Tibia und Femur, Einbringen des **Implantats** und **Verblockung**) werden mithilfe der Navigation so durchgeführt und geleitet, dass das künstliche Kniegelenk nach der Operation exakt an der vorberechneten Position des alten Gelenks sitzt und sowohl Tibia als auch Femur wieder die ursprüngliche Länge bzw. Abstand zu den **Gelenken** besitzen [Radermacher 1998].

12.5 Navigierte intraoperative Bildgebung und Augmented Reality

Bisher wurde erläutert, wie ein virtuelles Patientenmodell durch die 3D-Messtechnik als räumliche Landkarte zur Orientierung der Instrumente verwendet werden kann. Das virtuelle Patientenmodell beruhte auf präoperativ aufgenommen tomographischen Bilddaten. Daraus entwickelten sich die im Folgenden beschriebenen Verfahren zur Navigation der intraoperativen Bildgebung und der Integration von Echtzeitbild und virtuellem Modell.

12.5.1 Navigation mit intraoperativer Bildgebung

Befestigt man an einem System zur intraoperativen Bildgebung, wie z. B. an einer **Ultraschallsonde** oder an einem **Videoendoskop**, einen Messmarken-*Tracker*, dann kann mit dem 3D-Messsystem die Position und Ausrichtung des Bildes vermessen und durch ein Koordinatensystem *img* beschrieben werden: $^{cam}\mathbf{T}_{img}$. Jeder aufgenommene Bildpunkt $^{img}\mathbf{p}_i$ des Bildes *img* besitzt dann eine Raumkoordinate relativ zu dem **3D-Messsystem**. In anderen Worten: Jedem Raumpunkt kann automatisch ein Bildpunkt zugeordnet werden, wenn das bildgebende System dort ein Bild aufnimmt.

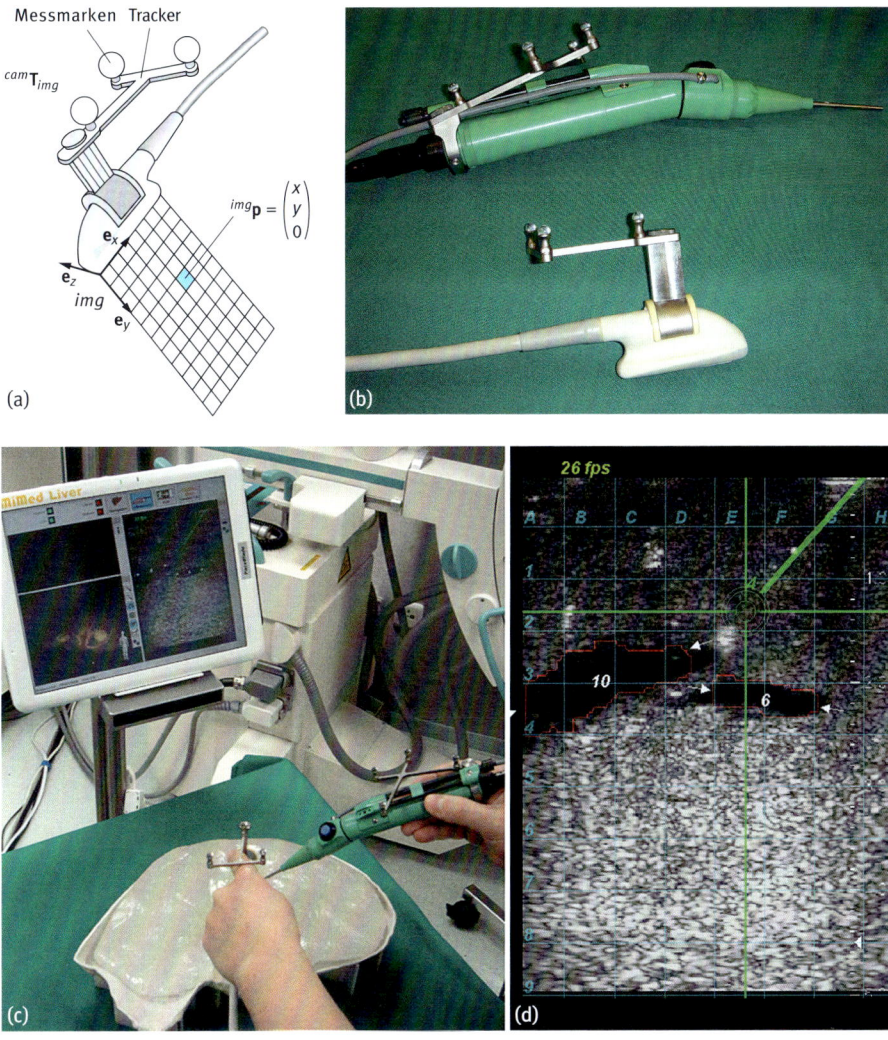

Abb. 12.18: Prinzip (a) und Realisierung (b) der Befestigung von Messmarken an der Ultraschallsonde und an einem US-Dissektor. Anzeige der realen (c) Instrumentenposition im Echtzeitbild (d) mit überlagertem Koordinatensystem (grün).

Bei einem navigierten **Ultraschallbild** wird ständig parallel zur Bildaufnahme die Position des Bildes vermessen und die Position eines Instruments *tool* relativ zum Bildkoordinatensystem *img* berechnet. Es ist dann möglich, die Position des Instruments kontinuierlich zum **Echtzeitbild** an einem Bildschirm darzustellen. Diese Einblendung von Informationen in Echtzeitbilder wird *Augmented Reality* genannt. Die Position des Instruments zum Echtzeitbild berechnet sich mit (▶ Gl. 12.8):

$$
{}^{img}\mathbf{T}_{tool} = \underbrace{\left({}^{cam}\mathbf{T}_{img}\right)^{-1} \cdot {}^{cam}\mathbf{T}_{tool}}_{\text{3D-Messverfahren}}
\tag{12.8}
$$

Die Position des Fadenkreuzes im Echtzeitbild wird aus dem Ursprungspunkt/Translationsvektor der Matrix in der vierten Spalte berechnet, wobei die z-Koordinate den Abstand des Instruments zur Bildebene angibt, s. ▶ Abb. 12.18.

> **Augmented Reality** (**AR;** *dt.* erweiterte Realität): computergestützte Erweiterung der Wahrnehmung der Wirklichkeit. Im medizinischen Bereich eine Variante der Navigationsverfahren, bei der – direkt auf den Patienten projiziert oder in Videobilder (Endoskop, Mikroskop) eingeblendet – Orientierungshilfen für den Arzt gegeben werden, vergleichbar mit den Navigationssystemen im Pkw. Dort gibt es neben der Navigationsbildschirmdarstellung auch das direkte Einblenden von Informationen auf die Windschutzscheibe (*Head-up Display*).

Die navigierte Bildgebung gibt es nicht nur für Ultraschall, Endoskopie [Olbrich 2005] und Mikroskopie, sondern auch für **Röntgen**, **C-Bögen** und die **tomographische Bildgebung**, d. h. drei- und mehrdimensionale Bilder.

12.5.2 Fusion von präoperativer und intraoperativer Bildgebung

Durch die navigierte Echtzeit-Bildgebung entstand naheliegend der Wunsch, diese **Echtzeitbilder,** bzw. intraoperativ aufgenommenen Bilder, in ein virtuelles Modell wie bei der **Orientierungsnavigation** aufzunehmen [Lamadé 2002]. Dazu muss das Koordinatensystem *img* der oben beschriebenen navigierten Bildgebung mit dem des virtuellen Modells *mod* registriert werden. Eine einfache und verbreitete Variante ist es, dies über die Patientenregistrierung der präoperativen Bilddaten ${}^{mod}\mathbf{T}_{pat}$ mit einem Patienten-*Tracker pat* zu erreichen. Die einzelnen Koordinaten der Bildpunkte im Koordinatensystem *img* des zwei- oder dreidimensionalen Bilds ${}^{img}\mathbf{p}_i$ müssen alle in das **Modellkoordinatensystem** transformiert und in das virtuelle Modell eingezeichnet werden, s. ▶ Abb. 12.19.

Die Transformation der Bildpunkte geschieht formal durch (▶ Gl. 12.9):

$$
{}^{mod}\mathbf{p}_i = \underbrace{{}^{mod}\mathbf{T}_{pat}}_{\substack{\text{Registrierung der} \\ \text{Koordinatensysteme}}} \cdot \underbrace{\left({}^{cam}\mathbf{T}_{pat}\right)^{-1} \cdot {}^{cam}\mathbf{T}_{img}}_{\substack{\text{3D-Messverfahren für} \\ \text{Patient und Bildgebung}}} \cdot \underbrace{{}^{img}\mathbf{p}_i}_{\substack{\text{Koordinate} \\ \text{Bildpunkt}}}
\tag{12.9}
$$

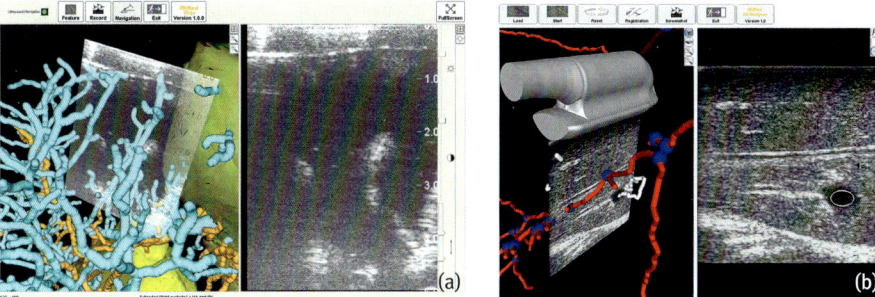

Abb. 12.19: (a) Ein navigiertes Ultraschallbild der Leber wird in Echtzeit positionsgenau in ein virtuelles Modell der Leber eingezeichnet, (b) 2D-Bildmerkmale wie Gefäße werden räumlich vermessen, erfasst und in Echtzeit zu einem virtuellen 3D-Gefäßmodell verarbeitet.

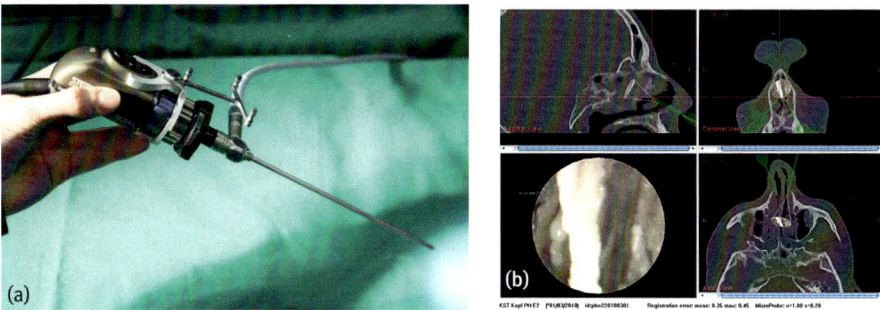

Abb. 12.20: (a) Endoskop mit Tracker, (b) Einblenden der Echtzeitbilder in das virtuelle Modell.

Analog wird das Verfahren auch für Endoskope angewendet. Am Endoskop befindet sich ein *Tracker*, mit dem die Position des Endoskops berechnet werden kann. Die Bildebene wird so im einfachsten Fall in einem festen Abstand zur Optik definiert. Sind die Bilder einmal registriert, kann das Bild kontinuierlich in die **Schnittbilder** des virtuellen Modells eingeblendet werden, s. ▶ Abb. 12.20.

12.5.3 Navigierte Bildbetrachtung und Augmented Reality

Als nächste Technologie entstand das Konzept der **navigierten Bildbetrachtung**. Bei der navigierten Bildbetrachtung wird ein Flachbildschirm bzw. ein Panel-PC mit einem Messmarken-*Tracker* ausgestattet. Bei der Verwendung der 3D-Messtechnik und der Navigation ist es dann möglich, intraoperativ auf dem **Flachbildschirm** immer den Teil des virtuellen Modells anzuzeigen, der sich direkt unter dem Flachbildschirm befindet. Der Arzt erhält so ein „Fenster" in den Patienten hinein. Durch die Bewegung des Bildschirms über den Patienten und um ihn herum kann man sehr intuitiv einen

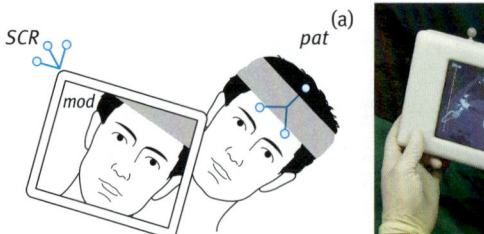
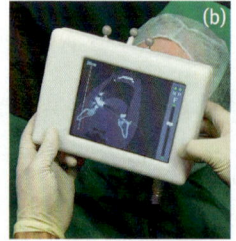
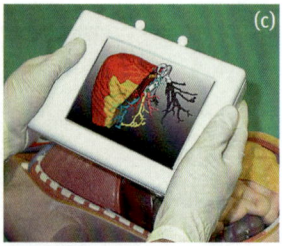

Abb. 12.21: (a) Prinzip der navigierten Bildbetrachtung, (b) Einblendung von Schnittbildern, (c) Einblendung von räumlichen virtuellen Modellen.

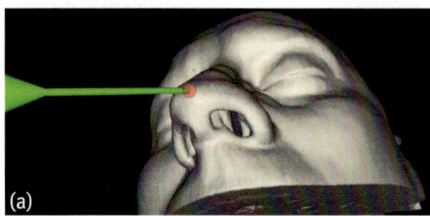
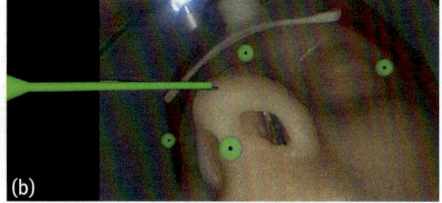

Abb. 12.22: (a) Darstellung des virtuellen Modells, (b) Überblendung von virtuellen Informationen, hier vier Punkte, in das Echtzeit-Videobild.

Einblick in den Patienten erhalten bzw. die **Bilddaten** räumlich am Patienten auffinden, s. ▶ Abb. 12.21.

Die Berechnung der **Bildebene *view*** relativ zum virtuellen Modell *mod* kann direkt aus der Position des Bildschirms *screen* relativ zum Patienten *pat* berechnet werden (▶ Gl. 12.10):

$$^{mod}\mathbf{T}_{view} = \underbrace{^{mod}\mathbf{T}_{pat}}_{\substack{\text{Registrierung der} \\ \text{Koordinatensysteme}}} \cdot \underbrace{\left(^{cam}\mathbf{T}_{pat}\right)^{-1} \cdot {}^{cam}\mathbf{T}_{screen}}_{\substack{\text{3D-Messverfahren für} \\ \text{Patient und Bildschirm}}} \tag{12.10}$$

Befestigt man an der Rückseite des Flachbildschirms eine Videokamera, dann ist es möglich, auf diese Art und Weise die navigierte Bildgebung mit den realen Echtzeit-Bildern und die **navigierte Bilddarstellung** intuitiv zu verbinden. Es lassen sich dann z. B. am Bildschirm auf der Hautoberfläche Bildpunkte oder Markierungen darstellen. Hier werden in Zukunft noch weitere innovative computerbasierte Methoden entstehen, s. ▶ Abb. 12.22.

Alternativ wurden navigierte deckenmontierte oder handgeführte Projektoren zum Projizieren der Bildpunkte direkt auf den Patienten entwickelt. Das Mitte der 1990er Jahre eingeführte SURGISCOPE (Firma ELEKTA-IGS) hatte als navigiertes **Mikroskop** bereits zwei Laser zur Projektion von Zielpunkten im **OP-Gebiet**.

12.6 Bild- und signalgestützte Leistungssteuerung von Instrumenten

Die navigierten Verfahren ermöglichen es dem Arzt, sich an dem virtuellen Bildschirmmodell des Patienten zu orientieren, während das reale Instrument am Patienten eingesetzt wird. Handelt es sich um ein aktives Instrument, wie z. B. eine Fräse, einen Laser oder einen Dissektor (Gewebetrennungsinstrument), dann besteht selbst bei einem navigierten Eingriff immer noch die Gefahr, dass versehentlich oder bei einer fehlerhaften Interpretation der Situation das Instrument an einer unerwünschten Stelle am Patienten eingesetzt wird. Dies kann den Patienten gefährden oder verletzen, worauf die Verfahren der navigierten Leistungssteuerung (*Navigated Control*) reagieren. Auf der Basis von navigierter Bild- oder Signalinformation reduzieren diese Verfahren automatisch die Leistung aktiver Instrumente, wenn ein Gefährdungsrisiko erkannt wird.

Da der Mensch eine Totzeit bei der Wahrnehmung von etwa 0,2 Sekunden und eine Reaktionszeit von etwa 0,8 Sekunden hat, ist die menschliche Reaktionszeit deutlich länger als die Messperiode der 3D-Messverfahren und die **Regelungszyklen** einer Steuerung. Ein 3D-Messsystem kann innerhalb von 0,05 Sekunden die Gefahr einer Berührung sensibler Strukturen durch das Instrument messen und ein aktives Instrument stoppen.

12.6.1 Anwendungen der Leistungssteuerung von aktiven Instrumenten

Anwendungen für die Leistungssteuerung liegen überall dort vor, wo man durch Zittern der Hand, fehlerhafte Einschätzung der Lage der Instrumentenspitze oder versehentliches Abrutschen gefährliche Komplikationen auslösen kann. Drei Beispiele verdeutlichen dies:

1. Bei der **funktionellen Sinuschirurgie** (*Functional Endoscopic Sinus Surgery*, FESS) werden mit einem Fräser im Inneren der Nase verknöcherte Lamellen entfernt. In direkter Nähe befindet sich hinter einer dünnen Knochenwand das Auge und an anderer Stelle die Keilbeinhöhle, hinter der sich direkt ein Teil des Gehirns anschließt (Hypophyse). Keinesfalls möchte der Arzt versehentlich mit dem laufenden Fräser durch die Knochenwand fräsen, s. ▶ Abb. 12.23 (a).

2. Beim freihändigen Bohren in den Knochen, wie z. B. in der dentalen **Implantologie** aber auch in der Wirbelsäulenchirurgie, zieht ein Bohrer sich nach einigen Millimetern selbstzentriert seinen Gang und seine Richtung weiter. Nur auf den ersten Millimetern der Bohrung hat man die Möglichkeit, die Richtung zu korrigieren. Danach ist dies nicht mehr sinnvoll. Fehler sind kaum korrigierbar, s. ▶ Abb. 12.23 (b).

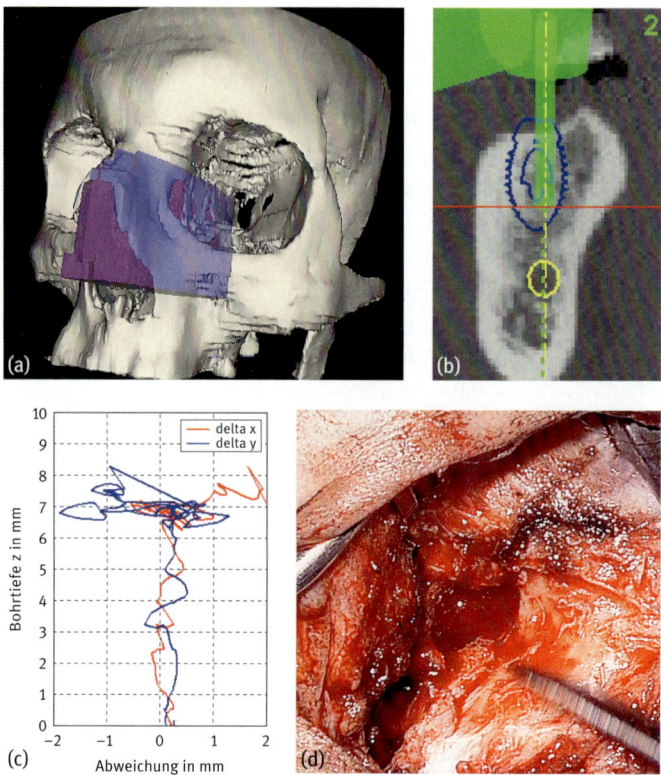

Abb. 12.23: (a) Arbeitsgebiet bei der FESS, (b) und (c) beschränkte Möglichkeit der Positionskorrektur bei Tiefenbohrungen in den Knochen, (d) reale OP-Sicht kurz vor der Offenlegung eines *Nervus facialis*.

3. Bei der Entfernung von entzündeten Knochen in der Nähe des Ohres (**Mastoidektomie**) kann leicht der Gesichtsnerv (*Nervus facialis*) versehentlich mit der Fräse verletzt werden. Dies würde in Folge zu erheblichen Einschränkungen des Patienten führen. Dennoch ist im OP-Gebiet nicht visuell zu erkennen, wo der **Gesichtsnerv** im Knochen verläuft, s. ▶ Abb. 12.23 (c).

12.6.2 Technisch-mathematisches Modell der Leistungssteuerung

Grundsätzlich beruht die Vorgehensweise darauf, eine vom Chirurgen meist mit dem **Fußpedal** vorgegebene Drehzahl in Abhängigkeit von einem Risikowert zu begrenzen und notfalls zu stoppen. In der Praxis reduziert man die Drehzahl eines Werkzeugs wie Bohrer oder Fräser im Knochen nicht auf Null, da sich das Werkzeug sonst im Knochen verklemmen kann.

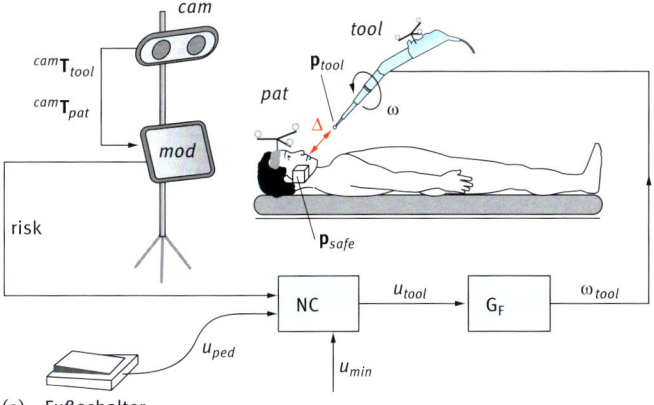

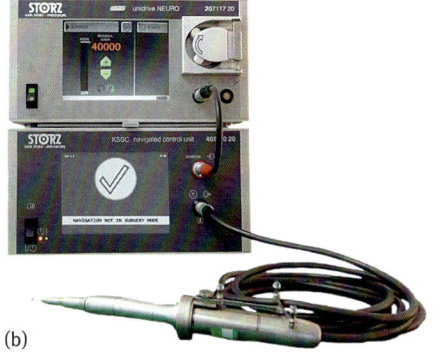

Abb. 12.24: (a) Schematische Skizze einer navigierten Leistungssteuerung, (b) Medizingerät zur navigierten Leistungssteuerung einer elektrisch betriebenen chirurgischen Fräse.

Die Leistungssteuerung beschreibt die Reduktion der **Instrumentenleistung** u_{tool} zwischen der Pedal-Leistung u_{ped} und der Minimalleistung u_{min}, während das Risiko zwischen 0 und 1 ansteigt (▶ Gl. 12.11), s. ▶ Abb. 12.24:

$$u_{tool} = \begin{cases} u_{ped} & \text{risk}(tool) = 0 \\ u_{ped} - (u_{ped} - u_{min}) \cdot \text{risk}(tool) & 1 > \text{risk}(tool) > 0 \\ u_{min} & \text{risk}(tool) \geqslant 1 \end{cases} \qquad (12.11)$$

Risiko: Das Risiko R ist das Produkt aus Auftretenswahrscheinlichkeit p und Konsequenz C:

$$R = p \cdot C$$

Der Wertebereich für p liegt zwischen 0 und 1. Der Wertebereich für C ist als Kostenfunktion im Prinzip beliebig. Jedoch kann mit $C = 1$ eine Toleranzgrenze festgelegt werden (s. a. ▶ Kap. 16).

Die **Risikofunktion** risk(*tool*) ist eine anwendungsspezifische Funktion, die z. B. auf dem Abstand der Spitze $^{mod}\mathbf{p}_{tool}$ des navigierten Instruments zu mindestens einer Ebene oder zu einem Punkt $^{mod}\mathbf{p}_s$ im virtuellen Patientenmodell basieren kann. Das Risiko wird zwischen einem **Minimalabstand** d_{min} und einem **Maximalabstand** d_{max} von Eins auf Null sinken (▶ Gl. 12.12):

$$\text{risk}(^{mod}\mathbf{p}_{tool}) = \begin{cases} 0 & \left|^{mod}\mathbf{p}_{tool} - {}^{mod}\mathbf{p}_s\right| > d_{max} \\ \frac{\left|^{mod}\mathbf{p}_{tool} - {}^{mod}\mathbf{p}_s\right|}{\left|d_{max} - d_{min}\right|} & d_{max} > \left|^{mod}\mathbf{p}_{tool} - {}^{mod}\mathbf{p}_s\right| > d_{min} \\ 1 & \left|^{mod}\mathbf{p}_{tool} - {}^{mod}\mathbf{p}_s\right| < d_{min} \end{cases} \qquad (12.12)$$

Es gibt jedoch auch Anwendungen, in denen nicht nur Abstände, sondern auch Orientierungsabweichungen zu einer geplanten Bohrachse von Bedeutung sind. Eine weitere Möglichkeit besteht darin, die **Risikofunktion** z. B. in der **Zahnheilkunde** oder der **Neurochirurgie** direkt durch ein **intraoperatives Messgerät** zu erfassen.

12.6.3 Risikoanzeige und Distanzkontrolle

Bei der **Risikoanzeige** wird der Abstand zum Risikowert 1 berechnet und farblich kodiert gezeigt, s. ▶ Abb. 12.25.

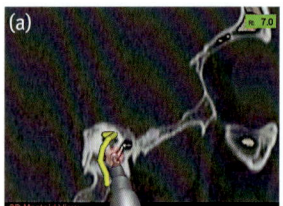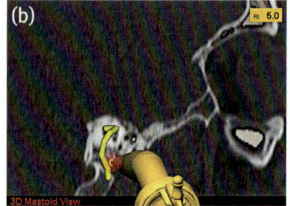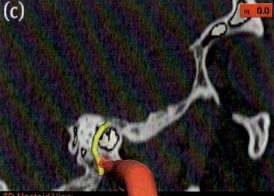

Abb. 12.25: Risikoanzeige für unterschiedliche Abstände zum Nerven.

12.6.4 Bildgestützte navigierte Leistungssteuerung

Bei der navigierten **Leistungssteuerung** wird entweder ein **Sperrbereich** oder ein **Arbeitsraum** während der Planung definiert bzw. Zugangsachsen und -wege geplant. Im einfachsten Fall handelt es sich um eine Anzahl von Sperrpunkten, die im virtuellen Modell definiert worden sind. Die Position des Instruments relativ zum Patienten wird in das **virtuelle Modell** transformiert, und die Abstände zu den dort gespeicherten Sperrpunkten führen zur **Risikoberechnung**. Das Risiko wird für alle Punkte einzeln berechnet und der höchste berechnete Wert entspricht dem Gesamtrisiko.

12.6.5 Echtzeitbild – signalgesteuerte Leistungssteuerung

Bei der **signalgesteuerten Leistungssteuerung** wird die Risikoberechnung des Instruments am Patienten durch eine Sensorik ersetzt, s. ▶Abb. 12.26. Diese ermittelt die Risikofunktion des Instruments im OP-Gebiet, ohne dass eine Navigation zwingend erforderlich ist. Derartige Systeme werden aktuell auf zwei Gebieten angeboten:

1. In der Zahnheilkunde schaltet sich ein Laser zur Ablation von kariösem Gewebe automatisch ab, wenn der Laser versehentlich auf gesundes Gewebe gerichtet wird.
2. In der Neurochirurgie wird während des Fräsens am Knochen parallel mit der Fräse auch ein Nerven-Monitoring ermöglicht. Dadurch kann in Echtzeit eine akustische Ausgabe des Nervensignals für den Arzt erfolgen und gleichzeitig ein **Risikoindex** für die Nähe zum Nerv berechnet werden.

In beiden Fällen ist eine direkte Regelung auch ohne Navigation möglich. Bei komplexeren Eingriffen ist es jedoch sinnvoll, die Messwerte zusätzlich dazu zu verwenden, die virtuellen Modelle anzureichern, um dann den Nervverlauf auch postoperativ in den Bilddaten betrachten zu können.

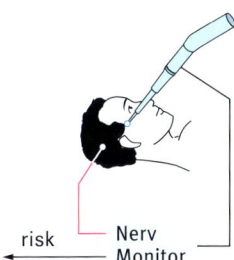

Abb. 12.26: Schematische Darstellung der Ermittlung des Risikos mit einem Nerven-Monitoring während des Fräsens mit einer chirurgischen Fräse.

12.7 Medizinische Robotersysteme

Die navigierten Verfahren erlauben es dem Arzt, sich durch die virtuellen Bildschirmdarstellungen zu orientieren und vorgeplante Zielpunkte im Patienten zu erreichen. In der reinen Navigation wird das Instrument jedoch immer von Hand geführt.

Medizinische Roboter wurden eingeführt, um ein Instrument nach Vorgaben des Arztes genauer oder sicherer bewegen zu können, als es die Hand des Arztes könnte [Lueth 1998].

Roboter: System zur motorisierten Führung von Instrumenten. Dies kann mittels direkter Steuerung durch den Arzt (Telemanipulation) auf Basis von Roboterprogrammen (*Offline*-Programmierung) oder durch das gemeinsame Führen von Instrumenten durch Roboter und Arzt (*Hands-on*) geschehen.

Ein Roboter ist ein programmierbarer Bewegungsautomat mit mindestens drei Bewegungsfreiheitsgraden. Die Nutzung eines medizinischen Roboters wird gegenwärtig durch drei Steuerungskonzepte umgesetzt, mit denen das am Roboter befestigte Instrument bewegt wird [Troccaz 1998].

– **Bahnprogrammierte Roboterbewegungen** (programmierter Automat): Die Bewegungen des Roboters beruhen auf einer automatisch generierten Abfolge von Positionen relativ zu dem Patienten. Die Roboterbewegungen werden aus den medizinischen Bilddaten und einer Planungsvorgabe berechnet. Der Arzt überwacht den Eingriff. Er berührt weder den Roboter noch das Instrument.

– **Ferngesteuerte Roboterbewegungen** (Telemanipulator): Die Bewegungen des Roboters beruhen auf einer direkten Bewegungsvorgabe des Arztes mit einem Joystick unter direkter Sicht oder Videoübertragung. Die Roboterbewegungen werden aus den Joystickbewegungen berechnet. Der Arzt steuert direkt den Eingriff. Er berührt weder den Roboter noch das Instrument.

– **„Hands-on"-Roboterbewegungen** (manuell geführtes Assistenzsystem): Die Bewegungen des Roboters beruhen auf der direkten Bewegungsvorgabe des Arztes am robotergehaltenen Instrument. Die Roboterbewegungen werden aus zwei Komponenten berechnet. Es sind zum einen gemessene Kräfte und Momente, die der Arzt mit seiner Hand auf das Instrument ausübt. Zum anderen sind es virtuelle Kräfte und Momente, die aus der Position des Instruments relativ zu medizinischen Bilddaten und Planungsvorgaben berechnet werden. Der Arzt steuert direkt den Eingriff. Er berührt dabei das robotergehaltene Instrument mit seiner Hand.

12.7.1 Anwendungen der medizinischen Robotersysteme

Die unterschiedlichen Steuerungsverfahren basieren auf den einzelnen medizinischen Anwendungen, in denen sie benötigt werden.

Bahnprogrammierte Roboter werden dann verwendet, wenn z. B. in der Orthopädie für ein vorgegebenes Hüftimplantat exakt an der richtigen Position und im richtigen Winkel eine entsprechende Kavität (Vertiefung) in den Oberschenkelknochen gefräst werden muss. Da ein Hüftimplantat keinen zylindrischen, sondern einen komplex geformten Schaft besitzt, ist es für einen Arzt mit der **Bohrmaschine** freihändig nicht einfach, das exakt passende Gegenstück in den Knochen zu fräsen. Der Roboter wird hier wie eine automatische **Fräsmaschine** eingesetzt [Taylor 1999], s. ▶ Abb. 12.27 (a).

Die aktuell wichtigste Anwendung für bahnprogrammierte Roboter ist die **intensitätsmodulierte Strahlentherapie**. Dabei bewegt der Roboter einen Linearbeschleuniger als Gammastrahlenquelle um den Patienten herum und bestrahlt z. B. einen Tumor im Gehirn. Da der Strahl nicht nur das Tumorgewebe, sondern auch das gesunde Gehirn schädigt, darf der Strahl das gesunde Gewebe nur extrem kurz

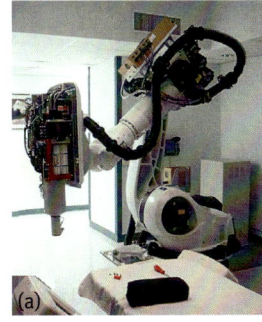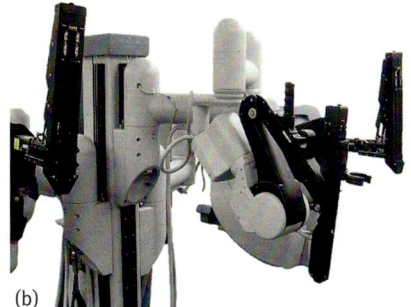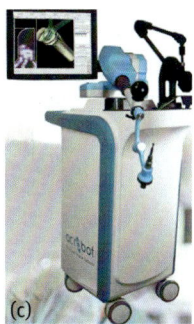

Abb. 12.27: (a) Bahnprogrammierter Roboter CYBERKNIFE bzw. KUKA-Roboter: Der Linearbeschleuniger ist auf den Boden ausgerichtet, (b) telemanipulierter DAVINCI-Roboter: An den drei schwarzen Schienen werden die Instrumente angebracht, (c) Hands-on-Roboter ACROBOT SCULPTOR: Die robotermontierte Fräse kann vom Arzt freihändig bewegt werden.

durchdringen. Den Tumor soll er jedoch während der gesamten **Bestrahlungszeit** durchdringen. Der Strahl muss eine schnelle räumliche Bewegung mit dem Tumor im Zentrum ausführen [Schweikard 1994].

Telemanipulatoren werden aktuell hauptsächlich in der minimalinvasiven Chirurgie eingesetzt, d. h., wenn durch kleine Körperöffnungen (*Ports*) hindurch mit Instrumenten im Körperinneren operiert wird, während die Instrumente von außen eingeführt und durch den Chirurgen bedient werden. Der Arzt sitzt an einer Steuerkonsole und hat in jeder Hand einen *Spezial-Joystick*. Mit diesem kann er die Instrumente im Körperinneren bewegen. Eine Kamera im Körperinneren zeigt ihm die OP-Situation [Omote 1999]. Die Bewegungen der Hände am Joystick werden in Bewegungen der Instrumente umgewandelt. Robotergeführte Instrumente können sich in mehr Freiheitsgraden bewegen als klassische minimalinvasive Instrumente, s. ▸ Abb. 12.27 (b).

Hands-on-Roboter sind nicht immer eindeutig als Roboter erkennbar [Jakopec 2003]. Vom schweren motorisierten oder gebremsten OP-Mikroskop-Ständer bis hin zur robotergestützten Fräse in der Orthopädie wurden viele Varianten realisiert und klinisch eingesetzt. Bekannte Robotikprodukte wie bei den **Telemanipulatoren** oder bahnprogrammierten Robotern haben sich bisher nicht in großen Stückzahlen profilieren können. Mehrere Hersteller bieten inzwischen Roboter an, die im Operationssaal die **Navigationskameras** halbautomatisch ausrichten, s. ▸ Abb. 12.27 (c).

12.7.2 Technisch-mathematisches Modell der Roboter

Roboter bestehen aus einer Verkettung von mehreren mechanischen Gelenken, die jeweils mindestens einen **Bewegungsfreiheitsgrad** besitzen. Mit sechs motorisierten Gelenken kann man einen Bewegungsautomaten realisieren, der sechs räumliche Freiheitsgrade (*Degree of Freedom*, DoF) besitzt. Die bekannteste Roboterform ist die

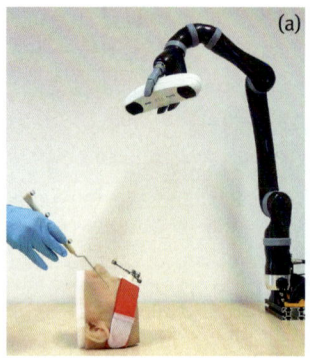 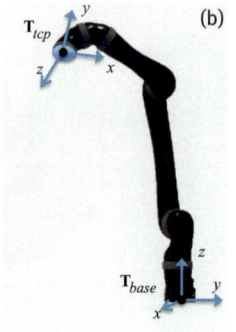 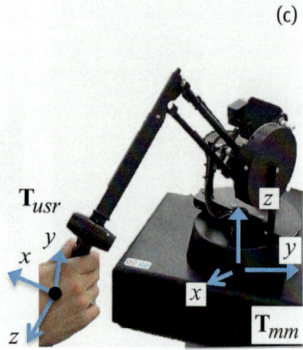

Abb. 12.28: (a) JACO-Roboter der eine 3D-Messkamera hält, (b) Koordinatensysteme *base* und *tcp* eines Roboters, (c) Joystick/Mastermanipulator mit Koordinatensystemen *mm* und *usr*.

sequentiell verkettete Kinematik (PUMA-Type, benannt nach dem ersten kommerziellen Industrieroboter). Dieser Roboter kann prinzipiell innerhalb seines Arbeitsraums jeden Punkt in jeder Orientierung ansteuern. Die Gelenkstellung an einem definierten Punkt mit definierter Orientierung nennt man Pose, die entsprechende Transformationsmatrix häufig *Frame*.

Definiert man nun ein Koordinatensystem *base* am Fußpunkt (Basis) des Roboters und ein Koordinatensystem *tcp* im Zentrum des Endeffektors (*Tool-Center-Point*), dann wird deutlich, dass die Pose eines Roboters direkt einer Transformation zwischen den Koordinatensystemen *base* und *tcp* entspricht, s. ▶ Abb. 12.28 (b). Ein **Roboterbewegungskommando** `robmove` führt also dazu, dass der Roboter eine definierte Pose einnimmt: `robmove(`$^{base}\mathbf{T}_{tcp}$`)`. Eine Veränderung der aktuellen Pose des Effektors zu einem Zielpunkt *dest* wird dann z. B. als Translation im Koordinatensystem *tcp* angegeben (▶ Gl. 12.13):

$$\texttt{robmove}\left(^{base}\mathbf{T}_{tcp} \cdot {}^{tcp}\mathbf{T}_{dest}\right) \tag{12.13}$$

Ist an der Roboterbasis ein Mess-*Tracker rob* befestigt, und ist dessen Lage zur Basis *base* bekannt, kann das 3D-Messsystem die Lage der Basis berechnen (▶ Gl. 12.14):

$$^{cam}\mathbf{T}_{base} = {}^{cam}\mathbf{T}_{rob} \cdot {}^{rob}\mathbf{T}_{base} \tag{12.14}$$

12.7.3 Bahnprogrammierte Roboteranwendungen

In Kombination mit der **planungsbasierten Navigation** bewegen sich **bahnprogrammierte Roboter** entlang einer Folge von Zielpunkten *dest*[k], die relativ zum Patientenmodell $^{mod}\mathbf{T}_{dest[k]}$ definiert sind. Die Berechnung der Roboterposen erfolgt mit (▶ Gl. 12.15):

$$^{base}\mathbf{T}_{tcp[k]} = \underbrace{^{base}\mathbf{T}_{rob}}_{\text{konstruiert}} \cdot \underbrace{^{rob}\mathbf{T}_{cam} \cdot {}^{cam}\mathbf{T}_{pat}}_{\text{3D-Messverfahren}} \cdot \underbrace{^{pat}\mathbf{T}_{mod}}_{\text{Registrierung}} \cdot \underbrace{^{mod}\mathbf{T}_{dest[k]}}_{\text{geplantes Ziel}} \tag{12.15}$$

12.7.4 Telemanipulierte Roboteranwendungen

Bei telemanipulierten Roboterbewegungen wird die Veränderung der Pose durch einen Joystick vorgegeben, s. ▶Abb. 12.28 (c). Der Joystick ähnelt dabei in seinem Aufbau oft selbst einem Roboter mit sechs Freiheitsgraden. Er verfügt jedoch über keine Motoren und wird Mastermanipulator *mm* genannt. Der Mastermanipulator *mm* liefert die Vorgabe des Nutzers *usr* zum Zeitpunkt k: $^{mm}\mathbf{T}_{usr[k]}$. Die Veränderung des Mastermanipulators zwischen zwei Messzeitpunkten k und $k+1$ kann dann direkt in eine entsprechende Roboterbewegung umgerechnet werden (▶Gl. 12.16):

$$\underbrace{^{base}\mathbf{T}_{tcp[k+1]}}_{\text{neue Pose}} = \underbrace{^{base}\mathbf{T}_{tcp[k]}}_{\text{alte Pose}} \cdot \underbrace{^{usr[k]}\mathbf{T}_{mm} \cdot {}^{mm}\mathbf{T}_{usr[k+1]}}_{\text{relative Masterbewegung}} \tag{12.16}$$

12.7.5 Hands-on interaktive Roboteranwendungen

Interaktive Robotersysteme verfügen meist über einen Sensor am TCP, mit dem Kräfte und Momente, die auf den TCP wirken, kontinuierlich gemessen werden (*kms*). Über eine Umrechnung können diese Kräfte in gewünschte Positions- und Orientierungsänderungen am TCP umgerechnet werden. So folgt der Roboter in z-Richtung, wenn der Arzt in dieser Richtung zieht (▶Gl. 12.17):

$$\underbrace{^{base}\mathbf{T}_{tcp[k+1]}}_{\text{neue Pose}} = \underbrace{^{base}\mathbf{T}_{tcp[k]}}_{\text{alte Pose}} \cdot \underbrace{^{tcp[k]}\mathbf{T}_{kms[k]}}_{\text{gemessene Kräfte/Momente}} \tag{12.17}$$

12.8 Bildgestütztes patientenindividuelles Rapid Manufacturing

Unabhängig, aber zeitlich parallel zu der Entwicklung der bild- und computergestützten Interventionsverfahren haben sich auch die **generativen Fertigungsverfahren** entwickelt.

> *Rapid Prototyping* (dt. schnelle Prototypenentwicklung): Überbegriff für generative Fertigungsverfahren (Stereolithographie, Selektives Laser-Sintern, *Fused Deposition Modelling*, 3D-Druck etc.) zur Erzeugung von abbildungsgetreuen Repliken (plastischen Modellen) der Patientenanatomie zwecks Anschauung und Interventionsplanung oder zur Schablonen- bzw. Implantatherstellung und für das *Tissue Engineering*.

Unter den bekannteren Begriffen ***Rapid Prototyping***, ***Rapid Manufacturing*** oder **3D-Druck** versteht man die direkte Umsetzung eines räumlichen virtuellen Computermodells in ein reales Modell aus Kunststoff, Metall oder Keramik. Das virtuelle Modell des Objekts liegt dabei vor als:

– **Voxelmodell**: Das Modell setzt sich aus isometrischen Quadern, z. B. $1 \cdot 1 \cdot 1\,\text{mm}^3$ zusammen.

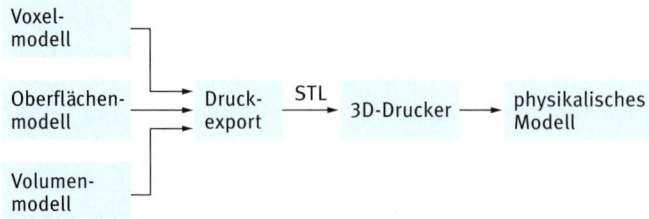

Abb. 12.29: Schematisches Bild vom Computermodell zum 3D-Druck.

–   **Oberflächenmodell**: Das Modell besteht aus dreieckigen Flächen, die ein Volumen bilden.
–   **Volumenmodell**: Das Modell ist eine Kombination beliebiger geometrischer Grundformen (Würfel, Zylinder etc.).

12.8.1 Herstellungsverfahren der generativen Fertigung

Bisher basieren die meisten Verfahren der **generativen Fertigung** auf einem schichtweisen Aufbau eines Objekts aus einem homogenen Grundmaterial. Die wichtigsten Herstellungsverfahren sind:

–   **Stereolithographie** (STL): Ein Laser härtet die Oberfläche eines flüssigen Harzes zur Schicht.
–   *Fused Deposition Modelling* (FDM): Mit einem Kunststofffaden wird eine Schicht gezeichnet.
–   **3D-Druck** (3DP): Die glatte Oberfläche eines Gipspulverbetts wird mit Farbtinte verklebt.
–   **Selektives Laser-Sintern** (SLS): Ein Laser verschmilzt die Oberfläche eines Kunststoffpulvers.

Seitdem im Internet mehrere Firmen das Hochladen und Ausdrucken von STL-Dateien anbieten, sind alle diese Verfahren für jeden zugänglich. Die Preise für den 3D-Druck und das SLS-Verfahren mit Kunststoffen sind so niedrig, dass inzwischen selbst mechanische Bauelemente bei kleinen Stückzahlen gedruckt werden.

12.8.2 Patientenindividuelle Anatomiemodelle (Replik)

Vor einem Eingriff möchte sich der Arzt gerne einen Eindruck von der intraoperativen Situation verschaffen, s. ▶Abb. 12.5 a. Dazu kann er an einem Computerbildschirm das virtuelle Modell betrachten oder sich das Patientenmodell, d. h. die Anatomie des Patienten, dreidimensional ausdrucken, s. ▶Abb. 12.30 und 12.31. Für viele räumliche

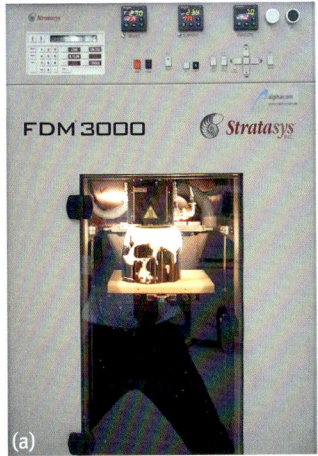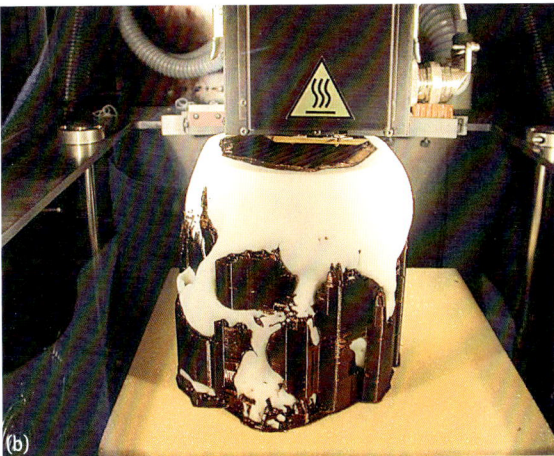

Abb. 12.30: (a) Drucker zur Herstellung eines Schädels im FDM-Verfahren, (b) Druckkopf während der Druckvorgangs im Bauraum der Maschine. Das braune Material ist sprödes Stützmaterial, das weiße Material ist schlagfester Kunststoff. Das braune Material lässt sich leicht abbröseln.

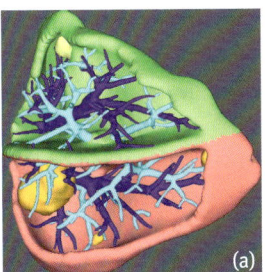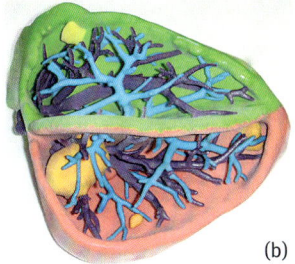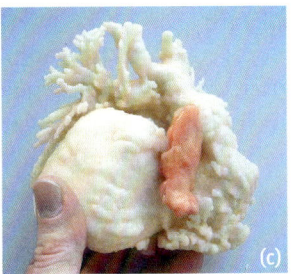

Abb. 12.31: (a) Bildschirmdarstellung eines virtuellen Lebermodells, (b) 3D-Farbdruck des virtuellen Modells auf einem 3D-Drucker, (c) 3D-Ausdruck eines Kinderherzmodells vor der OP.

Eingriffe ist der 3D-Ausdruck extrem hilfreich, da man z. B. bei plastischen Operationen am Gesichtsknochen das gedruckte Modell auch analog zur Operation zersägen und anschließend neu zusammensetzen kann. Daher ist diese Technik seit Mitte der 1990er Jahre in der Mund-, Kiefer- und Gesichts-Chirurgie (MKG-Chirurgie) im Einsatz. In anderen Disziplinen wird das Verfahren ebenfalls zunehmend eingesetzt, um vor schwierigen Operationen etwas „probieren" zu können, s. ▶ Abb. 12.5 b.

12.8.3 Schablonen und Führungshilfen handgeführter Instrumente

Bei aller Begeisterung für die Verfahren der Navigation und der Robotik darf nicht übersehen werden, dass die 3D-Messtechnik im **Operationssaal** mit höheren Investitionskosten und einer komplexeren Instrumentierung (Messmarken-*Tracker*) verbun-

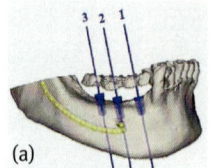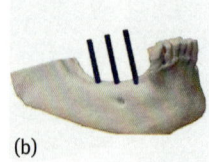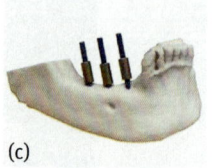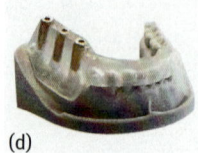

(a) (b) (c) (d)

Abb. 12.32: (a) Virtuelles Modell, (b) 3D-Druck des Modells mit Implantatachsen, (c) auf die Bohrachsen aufgesteckte Führungshülsen, (d) abnehmbare Bohrschablone für die drei Bohrungen.

den ist. In einigen Disziplinen wie der Zahnheilkunde, aber auch in der Orthopädie haben sich daher bild- und computerbasierte Verfahren zur Herstellung einer Schablonentechnik (*engl. templates*) durchgesetzt.

> **Schablone:** Führungshilfe für ein Instrument, z. B. eine Bohrschablone oder Sägeschablone, die am Patienten befestigt wird. Das Instrument wird durch die Schablone geführt. Die exakte Schablonengeometrie berechnet sich aus der Interventionsplanung (Eingriffsplanung), die auf dreidimensionalen anatomischen Bilddaten beruht. Die Herstellung erfolgt durch *Rapid Prototyping*.

Bei der dentalen **Implantologie** wird z. B. die Lage der Implantate am Bildschirm grafisch geplant. Anschließend wird ein 3D-Ausdruck des **Patientenkiefers** erzeugt, der die Bohrachsen mit enthält, s. ▶Abb. 12.32. Auf diese werden Metallhülsen zur Führung der Bohrer aufgesteckt. Die Metallhülsen werden nun gemeinsam mit einem Teil des Kiefers und der Restbezahnung vom Zahntechniker in transparentes Polymethylmethacrylat (PMMA, Plexiglas) eingebettet.

Die so entstandene Bohrschablone wird auf den Kiefer des Patienten aufgesetzt. Anschließend werden durch die Bohrhülsen hindurch die Bohrungen für die Implantate eingebracht. Einige Firmen drucken inzwischen direkt die endgültige Bohrschablone auf der Basis der Bilddaten.

12.8.4 Patientenindividuelle Implantate und Epithesen

Durch die Verarbeitung von biokompatiblen Materialien ist es möglich, patientenindividuelle Implantate in der Orthopädie, Zahnheilkunde und MKG-Chirurgie herzustellen. Heutzutage beruhen die meisten Verfahren noch auf der spanenden Bearbeitung von Metallen und Keramiken. Die CNC-Programme der Werkzeugmaschinen (*Computerised Numerical Control*, CNC) basieren jedoch bereits auf den individuellen Bilddaten der Patienten.

Mit den generativen Verfahren können **Implantate** oder **Prothesen** ebenfalls hergestellt werden. Das folgende Bild (s. ▶Abb. 12.33) zeigt die Herstellung eines künstlichen Gesichtsteils (ästhetischer Ausgleich von Körperdefekten mittels körperfremdem

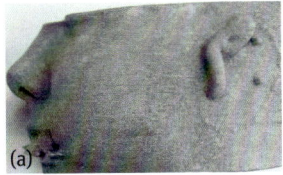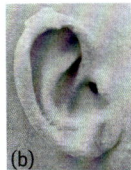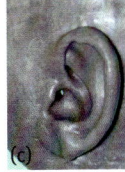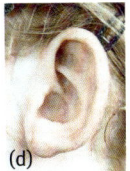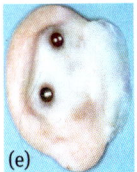

(a)　　　　　　　　　(b)　　　　　(c)　　　　　(d)　　　　(e)

Abb. 12.33: (a) 3D-Druck von Patient mit fehlender Ohrmuschel links, (b) vorhandene Ohrmuschel rechts, (c) 3D-Wachsdruck der gespiegelten rechten Ohrmuschel, (d) endgültige – aus der Wachsmuschel erzeugte – Silikonmuschel (Epithese) am Patienten, (e) Rückseite mit einer Magnetverstiftung.

Material: **Epithese**), eines fehlenden linken Ohrs, das durch die CT-Bildgebung und Spiegelung der Anatomie sowie des 3D-Drucks als gespiegelte Kopie des rechten Ohrs entstanden ist.

12.8.5　Individuelle Scaffolds für das Tissue Engineering

Für das Ziel des *Tissue Engineering*, d. h. in Zukunft biologisches Gewebe als Transplantat zu züchten, muss das Gewebe in eine bestimmte geometrische Form gebracht werden. Zu diesem Zweck wird eine dreidimensionale Struktur gedruckt, und anschließend werden darauf Zellen angesiedelt, die dann in einer Nährflüssigkeit über mehrere Tage in die richtige Form wachsen dürfen. Als 3D-Druckmaterial wird dazu das Mineral Hydroxylapatit verwendet. Die Zellen wachsen auf dem Material und binden es in ihre Struktur ein, s. ▶ Abb. 12.34.

> *Tissue Engineering* (*dt.* Zell- und Gewebekulturtechnik): biomedizintechnisches Forschungsgebiet, in dem Verfahren und Geräte zur gezielten Züchtung biologischer Gewebe, Zellverbände mit Gefäßstrukturen und Nervenverbindungen entwickelt werden. Für die Formgebung im *Tissue Engineering* werden häufig generative Fertigungsverfahren wie das „Drucken von Zellen" eingesetzt (s. a. ▶ Kap. 7).

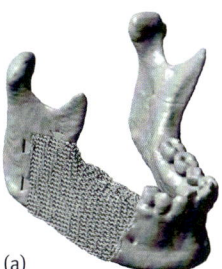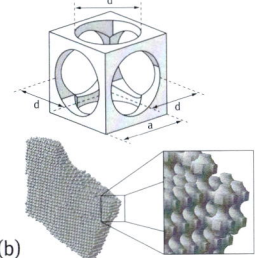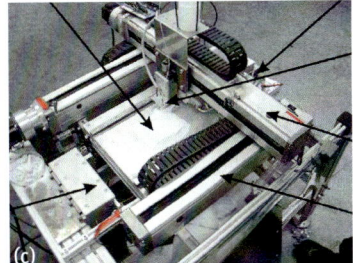

(a)　　　　　　　　　(b)　　　　　　　　　(c)

Abb. 12.34: (a) Unterkieferdefekt mit Planung eines passenden autologen Implantats, (b) poröse Struktur mit Raum für die körpereigenen Zellen, (c) Spezialdrucker für Hydroxylapatit.

12.8.6 Patientenindividuelle Instrumente für die minimalinvasive Chirurgie

Verfahren zur Herstellung **patientenindividueller Instrumente** für einen Eingriff befinden sich aktuell in der Entwicklung. Ziel ist es, bestimmte Strukturen durch **natürliche Körperöffnungen** hindurch zu erreichen, ohne dafür Material abtragen zu müssen.

Quellenverzeichnis

Gunkel A. R., Freysinger W., Thumfart W. F.: Experience with various 3-dimensional navigation systems in head and neck surgery. Arch. Otolaryngol. Head Neck Surg. 126(2000)3: 390–395.

Jakopec M., Rodriguez y Baena F., Harris S. J., Gomes P., Cobb J., Davies B. L.: The hands-on orthopaedic robot „acrobot": Early clinical trials of total knee replacement surgery, IEEE Transactions on Robotics and Automation 19(2003)5: 902–911.

Keeve E., Girod S., Pfeifle P., Girod B.: Anatomy-based facial tissue modeling using the finite element method. Conference on proceedings of Visualization 1996: 21–28.

Korb W., Bodenmüller T., Eggers G., Ortmaier T., Schneberger M., Suppa M., Wiechnik J., Marmulla R., Hassfeld S.: Surface-based image-to-patient registration using a hand-guided laser-range scanner system. Conference on proceedings of computer assisted radiology and surgery 2004: 1268–1328.

Krueger A., Kubisch C., Strauss G., Preim B.: Sinus Endoscopy – Application of Advanced GPU Volume Rendering for Virtual Endoscopy. IEEE Transactions on Visualization and Computer Graphics 14(2008)6: 1491–1498.

Lamadé W., Vetter M., Hassenpflug P., Thorn M., Meinzer H.-P., Herfarth C.: Navigation and image-guided HBP surgery: a review and preview. J. Hepatobiliary Pancreatic Surg. 9(2002)5: 592–599.

Lueth T. C., Hein A., Albrecht J., Demirtas M., Zachow S., Heissler E., Klein M., Menneking H., Hommel G., Bier J.: A surgical robot system for maxillofacial surgery. In: Conference on proceedings of the IEEE Industrial Electronics Society. 4(1998): 2470–2475.

Nolte L. P., Visarius H., Arm E., Langlotz F., Schwarzenbach O., Zamorano L.: Computer-aided fixation of spinal implants, J. Image Guid. Surg. 1(1995)2: 88–93.

Olbrich B., Traub J., Wiesner S., Wichert A., Feussner H., Navab N.: Respiratory motion analysis: towards gated augmentation of the liver. Proceedings of computer assisted radiology and surgery 2005: 248–253.

Oldhafer K. J., Stavrou G. A., Prause G., Peitgen H.-O., Lueth T. C., Weber S.: How to operate a liver tumor you cannot see. Langenbecks Arch. Surg. 394(2009)3: 489–494.

Omote K., Feussner H., Ungeheuer A., Arbter K., Wei G.-Q., Siewert J. R., Hirzinger G.: Self-guided robotic camera control for laparoscopic surgery compared with human camera control. Am. J. Surg. 177(1999)4: 321–324.

Radermacher K., Portheine F., Anton M., Zimolong A., Kaspers G., Rau G., Staudte H.-W.: Computer assisted orthopaedic surgery with image based individual templates. Clin. Orthop. Relat. Res. 354(1998): 28–38.

Schweikard A., Tombropoulos R., Kavraki L., Adler J. R., Latombe J.-C.: Treatment planning for a radiosurgical system with general kinematics. Conference on proceedings of the IEEE robotics and automation society 2(1994): 1720–1727.

Taylor R. H., Joskowicz L., Williamson B., Guéziec A., Kalvin A., Kazanzides P.,Vorhis R. v., Yao J., Kumar R., Bzostek A., Sahay A., Börner M., Lahmer A.: Computer-integrated revision total hip replacement surgery: concept and preliminary results. Med. Image Anal. 3(1999)3: 301–319.

Troccaz J., Peshkin M., Davies B.: Guiding systems for computer-assisted surgery: Introducing synergistic devices and discussing the different approaches. Med. Image Anal. 2(1998)2: 101–119.

Verzeichnis weiterführender Literatur

Für eine Vertiefung dieses Kapitels siehe ▸ Band 8 der vorliegenden Lehrbuchreihe „Biomedizinische Technik".

Gebhard A.: Generative Fertigungsverfahren: Rapid Prototyping – Rapid Tooling – Rapid Manufacturing., München: Carl Hanser Verlag 2007.

Handels H.: Medizinische Bildverarbeitung: Bildanalyse, Mustererkennung und Visualisierung für die computergestützte ärztliche Diagnostik und Therapie. Wiesbaden: Vieweg und Teubner 2009.

Kramme R. (Hrsg): Medizintechnik: Verfahren – Systeme – Informationsverarbeitung, Berlin: Springer-Verlag 2006.

Liehn M., Middelanis-Neumann I., Steinmüller L., Döhler J. R. (Hrsg.): OP-Handbuch: Grundlagen, Instrumentarium, OP-Ablauf. Berlin: Springer-Verlag 2007.

Standards

ISO 5456: Technische Zeichnungen – Projektionsmethoden.

Abbildungsquellen

– ▸ Abb. 12.1 mit freundlicher Genehmigung von T. MEYER und S. HEBESTADT, TU Dresden, IBMT und der Klinik für Neurochirurgie (Direktor: Prof. Dr. G. Schackert).

– ▸ Abb. 12.2 mit freundlicher Genehmigung des INTERNATIONAL REFERENCE AND DEVELOPMENT CENTRE FOR SURGICAL TECHNOLOGY (IRDC), Leipzig.

– ▸ Abb. 12.27c mit freundlicher Genehmigung durch BRIAN L. DAVIES.

– ▸ Abb. 12.34 mit freundlicher Genehmigung der TECHNISCHEN UNIVERSITÄT MÜNCHEN.

Jürgen Werner

13 Automatisierte Therapiesysteme

Zusammenfassung: Technische Therapiesysteme, die physiologische Funktionen von Organen und Organsystemen unterstützen und – falls nötig – ersetzen, sind durch einen hohen Automatisierungsgrad gekennzeichnet. Neben der Vermittlung des technischen sowie physiologischen und klinischen Basiswissens liefert dieses Kapitel einen Überblick über die wichtigsten Gerätestrukturen und Automatisierungskonzepte. Beschrieben werden Herzschrittmacher, Defibrillatoren, Herzunterstützungs- und Herzersatzsysteme, Herz-Lungen-Maschinen, Beatmungs- und Narkosesysteme, Dialysemaschinen, Pankreas- und Leberersatzsysteme sowie Systeme zur Wiederherstellung motorischer Funktionen.

Abstract: The chapter deals with technical therapy systems assisting or substituting physiological functions of organs or organ systems. Such systems are characterised by a high degree of automation. A survey is given on the basics of the technical and physiological/clinical know-how and on the most important instrumentation and control concepts for heart pacemakers, defibrillators, heart assist devices, artificial hearts, heart-lung machines, dialysis machines, pancreatic and hepatic assist systems as well as systems restituting motor functions.

13.1 Einführung

13.1.1 Automatisierung, Steuerung und Regelung

Die Methoden und Werkzeuge der **Automatisierungstechnik** ermöglichen es, beliebige Prozesse in ihrem selbsttätigen Ablauf so zu gestalten, dass auch bei vorliegenden internen und externen Störungen vorgegebene Ziele erreicht werden. Mit dieser allgemeinen Zielsetzung hat sich die Automatisierungstechnik trotz mancher emotionaler Vorbehalte in allen Lebensbereichen etabliert. Die heutigen Fahrzeug- und Verkehrssysteme, die Produktions-, Logistik- und Verfahrenstechnik, die Kommunikations- und Datentechnik sind ohne automatisierungstechnische Assistenz nicht mehr denkbar.

> **Automatisierungstechnik:** Teildisziplin der Ingenieurwissenschaften, die es ermöglicht, Prozesse in ihrem selbsttätigen Ablauf ggf. auf mehreren Ebenen so zu gestalten und zu beeinflussen, dass auch bei internen und externen Störungen vorgegebene Ziele erreicht werden. Der gerätetechnischen Umsetzung geht in der Regel eine mathematische Systemanalyse und -synthese voraus.

Die Einflussnahme auf die Prozesse kann auf mehreren hierarchisch gegliederten Ebenen (▶ Abb. 13.1) erfolgen. Die für Entwurf und Ausführung des Gesamtsystems Verantwortlichen sollten auf jeder Stufe entscheiden können, welcher Grad an Automatisierung realisiert werden soll und in welchem Ausmaß sie sich Entscheidungs- und Einwirkungsmöglichkeiten vorbehalten wollen und müssen.

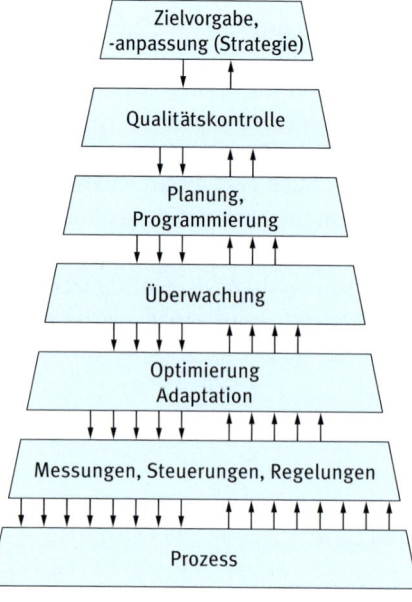

Abb. 13.1: Beispiel eines hierarchischen Automatisierungskonzepts.

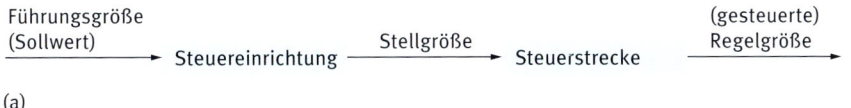

(a)

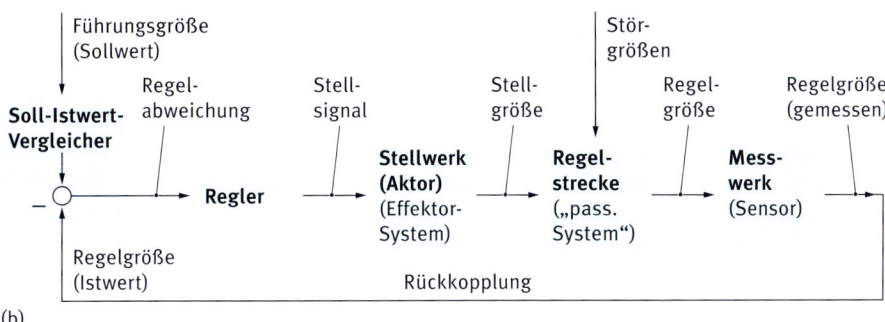

(b)

Abb. 13.2: Komponenten und Signale; (a) in einer Steuerkette, (b) in einem Regelkreis.

Das theoretische Fundament bildet insbesondere die **System- und Regelungstheorie** mit zahlreichen Weiterentwicklungen und Randgebieten. Sie ermöglicht es, Systeme und Prozesse unabhängig von ihrer physikalischen Erscheinungsform abstrakt mathematisch darzustellen und zu analysieren und sie mit adäquaten Zusatzkomponenten wie **Sensoren**, **Prozessoren** und **Aktoren** zu einem Gesamtsystem so zusammenzufügen, dass das Erreichen der definierten Ziele garantiert werden kann.

Mit einer **Steuerung** (▶ Abb. 13.2 (a)) in offener Wirkungskette, also einer Systembeeinflussung ohne Rückkopplung, kann ein solches Ziel nur erreicht werden, wenn das Verhalten der Störungen und Störprozesse vorab in seinem Zeitverlauf vollständig bekannt ist – und daher in dem Steuerungsalgorithmus berücksichtigt werden kann.

Das Charakteristikum einer **Regelung** (▶ Abb. 13.2 (b)) ist die **negative Rückkopplung** (*feedback*), durch die ein geschlossener Regelkreis entsteht.

Regelkreis: untere Ebene eines Automatisierungskonzepts, auf der eine Regelgröße durch Messung und negative Rückkopplung einem Regler (Prozessor) zugeführt wird, der über eine Stellgröße die Regelgröße so beeinflusst, dass sie auch bei Störeinflüssen einer vorgegebenen Führungsgröße folgt bzw. einen Sollwert einhält.

Das Kompartiment, in dem eine bestimmte Variable, die sogenannte **Regelgröße** (z. B. Temperatur, Druck, Volumen), geregelt werden soll, d. h. weitgehend unabhängig von externen oder internen **Störgrößen**, bezeichnet man als **Regelstrecke** (in der Regelungsphysiologie als „passives" System). Die Regelgröße wird dazu mittels Sensoren erfasst. Über die entstehende **Regelabweichung** (Differenz von Ist- und Sollwert) wird der **Regler** aktiviert, der über Stellsignale und ein Stellwerk (**Aktor-**

oder Effektorsystem) Veränderungen in der Regelstrecke vornimmt, die ihrerseits die Wirkungen der Störgrößen möglichst weitgehend kompensieren. Ein häufig realisierter Reglertyp ist der **PID-Regler** (Proportional – Integral – Differenzial-Regler), der proportional, (mathematisch) integrierend und differenzierend auf die Regelabweichung reagiert. Aufgrund des Integralanteils vermeidet er die (meist geringe) **bleibende Regelabweichung** des **Proportionalreglers**. Der Differenzialanteil ermöglicht eine schnellere Reaktion.

Natürlich beschäftigt sich auch die moderne Regelungstechnik längst nicht mehr vornehmlich mit einschleifigen Regelkreisen, sondern mit umfassenden hierarchischen Automatisierungskonzepten und -systemen. ▸ Abb. 13.1 zeigt z. B. ein Schema einer technischen **Mehrebenen-Automatisierung** mit Steuerungen und Regelungen auf der unteren Ebene, übergeordneten Optimierungen und weiteren Steuerebenen: Überwachung, Planung/Programmierung, Qualitätskontrolle, Zielvorgabe und -anpassung.

Auch die Informationsverarbeitung des menschlichen Körpers ist durch solche komplexen hierarchischen Strukturen gekennzeichnet. Prinzipien der Steuerung und Regelung sind eigentlich auch gar keine technischen Erfindungen, sind sie doch in den natürlichen Abläufen der Biologie und Physiologie, der Ökonomie, Ökologie und Soziologie seit jeher präsent. Allerdings ermöglichte erst die moderne System- und Regelungstheorie die Analyse auch solcher nichttechnischer Systeme und damit einen Einblick in ihre Funktionsweise.

13.1.2 Automatisierte Therapiesysteme

Selbstverständlich hat die Automatisierung auch Einzug in die Medizintechnik gehalten. Das betrifft zunächst die technische Ausstattung in Form von automatischen Steuerungen und Regelungen für Werkzeuge, Instrumente und Geräte der **physiologischen Funktionsanalyse** und der **klinischen Diagnostik** und **Therapie.** Darüber hinaus existieren insbesondere im Bereich der Klinischen Chemie vollautomatische Analyse- und Auswertesysteme.

Besonders anspruchsvoll im Entwurf sind automatisierte Trainings- und Therapiesysteme, die physiologische Systeme unterstützen oder im Extremfall ersetzen. Hier kommt es in der Regel zu einer Kooperation von technischen und physiologischen (Teil)Systemen. Die Entwicklung derartiger Therapiesysteme erfordert eine besonders enge Zusammenarbeit von Ingenieuren, Naturwissenschaftlern und Medizinern sowie weit überlappende Kenntnisse in den beteiligten Disziplinen. Die folgenden Abschnitte geben einen kurzen Überblick über das technische sowie physiologische und klinische Basiswissen sowie über die wichtigsten aktuellen Gerätestrukturen und Automatisierungskonzepte. In ▸ Band 9 der vorliegenden Lehrbuchreihe werden solche hybriden (technischen und physiologischen) Systeme ausführlich und gesondert behandelt.

13.2 Herzschrittmacher

13.2.1 Elektrophysiologie des Herzens

Das Herz besteht aus zwei Hauptkammern (**Ventrikel**) und zwei Vorhöfen (**Atria**). Es handelt sich um eine synchronisierte Doppelpumpe, deren rechter Teil sauerstoffarmes und kohlendioxidbeladenes Blut in die Lunge und deren linker Teil gleichzeitig sauerstoffreiches Blut in den Körperkreislauf pumpt.

Die rhythmischen Kontraktionen der Arbeitsmuskulatur (**Myokard**) des Herzens werden durch elektrische Impulse (**Aktionspotentiale**) ausgelöst, die im Herzen selbst entstehen. Eingelagert in die Arbeitsmuskulatur verfügt das Herz über ein spezifisches Fasersystem, das **Erregungsbildungs- und -leitungssystem**. Dieses verschafft dem Herzen die Eigenschaft der elektrischen Selbsterregung und damit der grundsätzlichen **Autorhythmie** und Autonomie. Die Aktionspotentiale entstehen normalerweise in einer besonderen Struktur der rechten Vorhofwand, dem **Sinusknoten**, mit einer Frequenz von ca. 70 /min. Für die Überleitung der Aktionspotentiale auf die Ventrikel steht nur eine besondere, lokal begrenzte Struktur zur Verfügung, der **Atrioventrikularknoten** (**AV-Knoten**), in dem eine veränderliche Überleitungsverzögerung auftritt. Über die weiteren ventrikulären Verzweigungen des Erregungsleitungssystems erreichen die Aktionspotentiale dann schnell die verschiedenen Regionen der Arbeitsmuskulatur des Herzens.

Unbeachtlich der Selbsterregung des Herzens unterliegt die Herzaktion der Steuerung durch das **autonome** (**vegetative**) **Nervensystem**. Dieses hat am Herzen hauptsächlich drei Eingriffsmöglichkeiten (vgl. ▶ Abb. 13.4): die Anpassung

- der Herzfrequenz (**Chronotropie**),
- der AV-Überleitungszeit (**Dromotropie**),
- der Kontraktionskraft (**Inotropie**).

13.2.2 Indikationen für die Implantation von Herzschrittmachern

Insbesondere zwei Störungen in dem Erregungsbildungs- und Leitungssystem (**bradykarde** Rhythmusstörungen) stellen Indikationen für einen technischen Schrittmacher dar:

- **partieller oder totaler Atrioventrikularblock** (teilweiser oder kompletter Ausfall von AV-Überleitungen),
- **Sinusknotenausfall bzw. chronotrope Inkompetenz** (keine herzeigene Erregung mit Normalfrequenz bzw. fehlende Anpassung der Herzfrequenz an Belastungen des Herz-Kreislauf-Systems).

13.2.3 Prinzipieller Aufbau eines Herzschrittmachers

Zu einem technischen Herzschrittmachersystem (▶ Abb. 13.3) gehören das **Schrittmachergerät** mit Batterie und Elektronik, die **Schrittmachersonde**, die das Gerät mit dem Myokard verbindet, und ein externes **Schrittmacher-Programmiergerät**, mit dem in größeren Abständen in der ärztlichen Praxis bidirektional Daten mit dem implantierten Gerät ausgetauscht werden können.

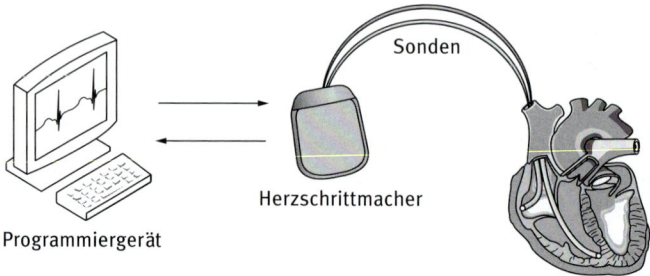

Abb. 13.3: Schrittmacheraggregat mit zwei Sonden im Herzen und externem Programmiergerät.

> **Herzschrittmacher**: Impulsgenerator, der bei Störungen der Erregungsbildung und -überleitung im Herzen durch elektrische Impulse die Herzmuskulatur zur Kontraktion anregt.

13.2.4 Transvenöse Implantation

Heutzutage werden Herzschrittmacher minimalinvasiv implantiert: Eine große Vene, meist die *Vena subclavia dextra*, wird punktiert, und ein oder zwei Sonden werden mithilfe eines Führungsdrahtes, der anschließend entfernt wird, unter gelegentlicher Röntgenkontrolle in das rechte Atrium oder/und den rechten Ventrikel vorgeschoben.

Das Schrittmachergehäuse ist kleiner als eine Streichholzschachtel, und der gesamte Schrittmacher wiegt zwischen 25 und 40 g. Das Gehäuse wird in einer operativ zu vernähenden Haut- oder Muskeltasche untergebracht und über Konnektoren mit den Sonden verbunden.

13.2.5 Elektroden

Die Schrittmachersonde enthält zwei leitfähige Drähte. Über entisolierte Bereiche des im Herzen befindlichen Endstückes der Sonde (**Elektroden**) werden die Impulse appliziert. Atriale Sonden haben meist Vorbiegungen, die ein Anliegen der Elektrode(n) am Myokard begünstigen, während insbesondere ventrikuläre Sonden meist über spezielle Endformen (Anker, Haken, Schrauben u. a.) verfügen, die eine Befestigung bzw. ein Einwachsen in das Ventrikelmyokard ermöglichen. Es werden auch Herzschrittmacher mit Sonden und Elektroden für die links- bzw. biventrikuläre Stimulation hergestellt.

13.2.6 Bedarfsschrittmacher

Moderne Schrittmacher sind Bedarfsschrittmacher, d. h., sie sind in der Lage festzustellen, ob eine physiologische Erregung vorliegt oder nicht. Diese **Wahrnehmungs-**, **Detektions-** oder **Sensing-Funktion** erfolgt gesteuert über dieselben Elektroden wie die **Stimulations-** oder **Pacing-Funktion**. Da beide Funktionen sowohl im Vorhof als auch in der Kammer präsent sein können, ergibt sich grundsätzlich eine große Vielfalt von **Schrittmachertypen** bzw. **-betriebsarten**.

13.2.7 Elektronik

Die Elektronik klassischer Herzschrittmacher teilt sich funktionell im Wesentlichen auf in:
– die Stimulationsfunktion (**Impulsgenerator**),
– die Wahrnehmungsfunktion (**EKG-Aufnahme und -Analyse**),
– die **zentrale Steuerlogik** (in Form integrierter Schaltungen und/oder Mikroprozessor(en) mit ROM- und RAM-Speicher und die Programmierungs- und Telemetriefunktion).

Bei dem sensorgesteuerten Herzschrittmacher (s. u.) kommt die Auswertelogik, nicht selten über einen eigenen Mikroprozessor, für die Sensorik hinzu.

Die Ausgangssignale der atrialen und/oder ventrikulären Eingangsverstärker werden im Allgemeinen einem **Störerkennungsprozess** unterworfen. Die Steuereinheit enthält u. a. Oszillatoren, *Timer*, *Marker*, Ereigniszähler, Erkennungsalgorithmen sowie die Logik für die Ermittlung bzw. **Programmierung zahlreicher Parameter** (Impulshöhe, -breite, Empfindlichkeit, Stimulationsintervall, Anpassungsparameter, Intervall, in denen Vorhof- oder Ventrikelsensing unterdrückt wird, obere Frequenzgrenzen, Schutzalgorithmen etc.).

13.2.8 Sensorgesteuerte Herzschrittmacher

Trotz der bidirektionalen Signalverarbeitung, die die Detektion herzeigener Erregung und bei Bedarf die Stimulation ermöglicht, wird ein Bedarfsschrittmacher, z. B. bei Sinusknotenausfall, nur eine fest eingestellte Stimulationsfrequenz abgeben. Das bedeutet aber, dass ein solches System in diesem Fall nicht in der Lage ist, die Herzfrequenz an Belastungen des Herz-Kreislauf-Systems anzupassen.

Ein **frequenzadaptives System** kann grundsätzlich realisiert werden durch technische Messung des physiologischen Status und/oder der einwirkenden Störgrößen und deren Rückmeldung an den technischen Schrittmacher, der dadurch „sensorgesteuert" wird. Bereits realisierte oder in Entwicklung befindliche Systeme nutzen verschiedene physikalische oder physiologische Sensorsignale und nähern sich vom systemtechnischen Konzept her in sehr unterschiedlicher Weise der Zielsetzung an, den ursprünglichen physiologischen Regelkreis wiederherzustellen. Im Wesentlichen lassen sich folgende Kategorien unterscheiden:

- Steuerung (***Open-Loop*-Systeme**, vor allem aktivitätsgesteuerte Schrittmacher mit Bewegungs- oder Beschleunigungssensoren),
- **geschlossene Systeme** durch Nutzung der mehr oder weniger starken Kopplung der Herz-Kreislauf-Regulation mit anderen physiologischen Systemen (z. B. durch Verwendung von Sensoren, die das Atemminutenvolumen oder die zentralvenöse Sauststoffsättigung ermitteln),
- echte ***Closed-Loop*-Schrittmacher** [Werner 1999]: Regelungen mithilfe **inotroper** oder **dromotroper Schrittmacher**, die durch Signale gesteuert werden, welche mit der Kontraktionskraft bzw. der AV-Überleitungszeit des Herzens direkt korreliert sind.

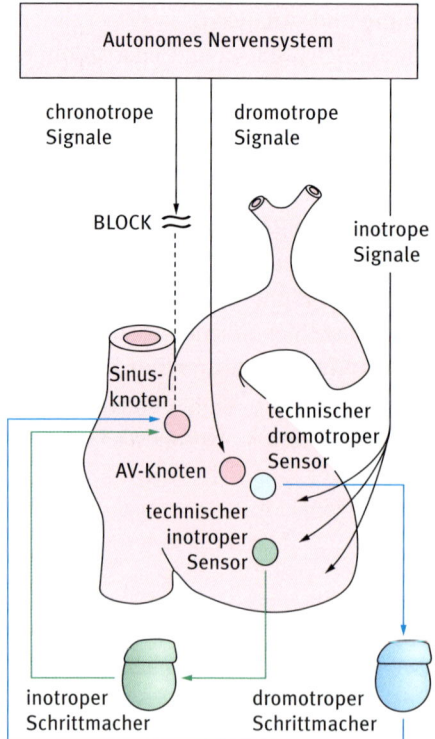

Abb. 13.4: Sowohl der dromotrope als auch der inotrope Schrittmacher schließen den kardiovaskulären Regelkreis wieder, indem statt der blockierten chronotropen Signale dromotrope bzw. inotrope Signale genutzt werden.

Der ideale frequenzadaptive Schrittmacher wird den unterbrochenen kardiovaskulären Regelkreis wieder schließen. Da die chronotrope Information bei Patienten mit Sinusknotensyndrom nicht zur Verfügung steht (▶Abb. 13.4), liegt es aufgrund der physiologischen Systemstruktur nahe, stattdessen die dromotrope oder die inotrope Information aus dem autonomen Nervensystem (ANS) zu messen. Erstere ist durch Messung der Verkürzung der atrioventrikulären Überleitungszeit bei **dromotropen Schrittmachern** [Hexamer 2004a] direkt erhältlich. **Inotrope Ansätze** [Schaldach 1992, Hoeland 2002] benutzen Parameter, die indirekt mit den Signalen des autonomen Nervensystems (ANS-Signalen) verknüpft sind, z. B. die elektrische Impedanz der Herzkammern, die Herzwandbeschleunigung oder das Schlagvolumen.

13.3 Defibrillatoren

13.3.1 Tachykarde Rhythmusstörungen

Zu den tachykarden Rhythmusstörungen zählen vor allem dauerhaft unphysiologisch erhöhte Herzfrequenzen (**Tachykardien**), die den regulären Ablauf der Herzmechanik stören bzw. unmöglich machen. Das gilt insbesondere für die Phänomene des **Flatterns** und **Flimmerns**. Unmittelbar lebensbedrohlich sind Kammerflattern bzw. -flimmern, welche sich im EKG durch unregelmäßige höherfrequente Potentialschwankungen äußern. Die Hämodynamik wird dadurch vollständig insuffizient, so dass es praktisch zum Kreislaufstillstand und zur Bewusstlosigkeit kommt. Der Kreislaufstillstand muss **innerhalb weniger Minuten** beseitigt werden, da er andernfalls zu irreversiblen Schädigungen bzw. zum Tode des Patienten führt. Flattern und Flimmern wird im Allgemeinen als Kreisen der elektrischen Erregung in den Netzwerkmaschen der Herzmuskelfasern gedeutet. Dies wird z. B. ermöglicht, wenn ein zusätzlicher, schädlicher überschwelliger Reiz in die **vulnerable Phase** des Herzzyklus (die ansteigende Flanke der T-Welle im EKG) fällt.

13.3.2 Grundprinzip der Defibrillation

Die Methode der Wahl bei der Bekämpfung von tachykarden Herzrhythmusstörungen ist die Applikation eines oder mehrerer kräftiger kurzer elektrischer Impulse (*shocks*) aus einem elektrischen Impulsgeber, dem Defibrillator. Der elektrische Impuls entsteht im Prinzip durch Auf- und Entladen eines Kondensators. Für externe Defibrillatoren kommen meist Spannungen von 2000 V bis 3000 V, für implantierbare Geräte mit intrakardialer Reizung bis etwa 750 V in Betracht.

> **Defibrillator:** Impulsgenerator, der bei Herzstillstand infolge hochfrequenter Eigenerregung (Flattern, Flimmern) Elektroschocks mit dem Ziel appliziert, einen Wiederbeginn (Neustart, *restart*) der normalen Eigenerregung zu erzeugen.

Liegt eine behandlungsbedürftige ventrikuläre Rhythmusstörung, aber keine Fibrillation vor, oder ist die tachykarde Rhythmusstörung auf die Vorhöfe beschränkt, muss die Impulsabgabe synchronisiert an die R-Zacke des EKGs erfolgen (**Kardioversion**), damit der externe Impuls nicht Kammerflimmern hervorruft.

Der Wirkungsmechanismus der Defibrillation kann prinzipiell so gesehen werden, dass eine synchrone Depolarisation möglichst aller Myokardbezirke erreicht wird, die dann refraktär werden. Tachykardien, die dadurch entstehen, dass aufgrund eines pathologischen Befundes mehrere Erregungszentren gebildet werden, werden durch Defibrillation nicht oder nicht dauerhaft beseitigt. Hier ist eine **Ablationstherapie** (Koagulation, „Verkochen" von Erregungsbahnen) angezeigt.

13.3.3 Automatisierte externe Defibrillatoren

Externe Defibrillatoren verfügen über zwei großflächige Elektroden (Durchmesser für Erwachsene ca. 10 cm) mit gut isolierten Griffen, die auf zwei Hautarealen des *Thorax* positioniert werden (▶ Abb. 13.5). Zur Herabsetzung des Übergangswiderstandes ist Elektrodengel zu verwenden. Da in mehr als 90 % der Fälle der Notarzt nicht rechtzeitig eintreffen kann, werden zunehmend halb- oder auch vollautomatische externe Systeme zur „**Früh- oder Laiendefibrillation**" entwickelt und an möglichst vielen Orten aufgestellt. Das EKG wird bei AEDs automatisch analysiert. Besteht eine Indikation zum Elektroschock, erfolgt die automatische elektrische Aufladung des Defibrillators mit einer voreingestellten Spannung. Je nach Automatisierungsgrad wird dann der Schock manuell vom Bediener (**Halbautomat**) oder auch automatisch (**Vollautomat**) ausgelöst. Die entsprechenden Detektionsalgorithmen sind dabei sehr leistungsfähig, da der externe Defibrillator kaum Einschränkungen in Bezug auf die für komplexere Analyse- und Entscheidungsprozesse benötigte Rechenkapazität und Energiebereitstellung unterliegt. So werden die Geräte immer zuverlässiger und die weitere Voll-

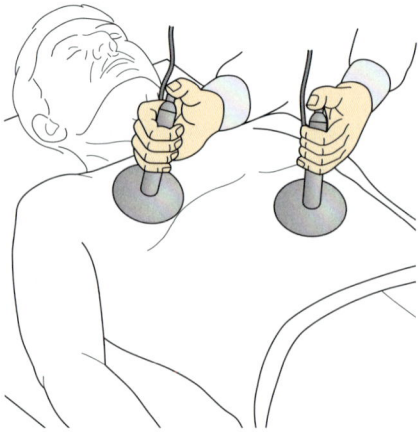

Abb. 13.5: Positionierung der Defibrillationselektroden bei externer Schockauslösung an den Handgriffen.

automatisierung – in Form der automatischen Schockauslösung – erweist sich als technisch relativ unproblematisch. Die Bewertung ethischer und rechtlicher Kriterien dieser Betriebsart ist noch nicht abgeschlossen. In Deutschland werden zurzeit nur Halbautomaten öffentlich aufgestellt.

Auch mit der weitergehenden Verfügbarkeit von automatischen externen Defibrillatoren (AEDs) wird nur mit einer Überlebensrate von max. 30 % gerechnet, so dass Patienten, bei denen lebensbedrohliche Tachykardien erwartet werden, mit einem automatischen implantierbaren Kardioverter/Defibrillator (*Automatic Implantable Cardioverter/Defibrillator*, AICD) ausgestattet werden.

13.3.4 Der automatische implantierbare Kardioverter/Defibrillator

Technologie, Form und Implantationsmethode (**transvenöse Implantation**) von AICDs und Schrittmachern sind sehr ähnlich. Allerdings sind AICDs, obschon von tolerabler Größe und Gewicht, etwas größer und schwerer als Schrittmacher, insbesondere weil große **Kondensator- und Batteriekapazitäten** benötigt werden. Darüber hinaus verfügen moderne AICDs auch über antibradykarde Stimulation und teilweise über biventrikuläre Stimulationsmöglichkeiten. AICDs sind mit besonderen Sonden mit Detektions- und Stimulationselektroden ausgestattet. Zurzeit kann für die meisten der für AEDs geeigneten Algorithmen aus Platz- und Energiegründen in AICDs keine ausreichende Hardware zur Verfügung gestellt werden.

13.4 Herzunterstützungssysteme und das künstliche Herz

13.4.1 Herzunterstützungssysteme

Herzunterstützungssysteme (*Ventricular Assist Devices*, **VADs**) werden in der Regel zur Verstärkung der Pumpfunktion des Herzens parallel zu einem Herzventrikel (oder beiden) betrieben. Wird die Funktion des Herzens komplett durch ein technisches Pumpsystem ersetzt, spricht man vom **künstlichen Herzen** (*Total Artificial Heart*, **TAH**). Der intrakorporale Einsatz wird durchgeführt bei dauerhafter Unterstützung oder Ersatz der Funktion des Herzens, bei schweren Infarkten oder irreparablem Leistungsmangel, insbesondere wenn ein Spenderherz zur Transplantation nicht zur Verfügung steht oder wenn eine Herztransplantation grundsätzlich nicht möglich ist.

Für die Herzunterstützungssysteme wurden **Pumpen** entwickelt, die bei extrakorporaler Anwendung meist pneumatisch, bei intrakorporaler Anwendung elektromagnetisch angetrieben werden. Im Gegensatz zum Herzmuskel arbeiten die benutzten technischen Pumpen nicht pulsatil. Für die kurzzeitige Anwendung der Herz-Lungen-Maschine und bei der zeitlich begrenzten extrakorporalen Herzunterstützung wird das als weitgehend problemlos angesehen. Hingegen stellt sich für die Langzeitimplantation die Frage nach einem physiologischerweise im Körper vorkommenden, also dem pulsatilen Betrieb. Die Bedenken gegenüber der quasikontinuierlichen Betriebsweise werden allerdings zurzeit durch die guten klinischen Ergebnisse relativiert.

Probleme bei der Anwendung von Blutpumpen entstehen vor allem durch Ablagerungen an blutbenetzten Oberflächen und durch **Blutschädigung**. Zur Blutschädigung kommt es generell, wenn das Blut mit künstlichen Oberflächen in Kontakt kommt oder im Strömungsfeld hohen Schubspannungen ausgesetzt wird. Bei geeigneter mechanischer Ventrikelunterstützung sind die Belastungen weit geringer als bei der Herz-Lungen-Maschine. **Extrakorporale Unterstützungssysteme** werden vor allem als Kurzzeitsysteme zur Herzunterstützung nach offener Herzchirurgie, aber auch zur längerfristigen Therapie von pädiatrischen Patienten sowie von Patienten mit biventrikulärem Herzversagen eingesetzt.

Intrakorporale Systeme sind vorrangig zur chronischen Linksherzunterstützung angezeigt. Miniaturisierte Axial- oder Zentrifugalpumpen werden dazu in den Brustraum des Patienten implantiert. Sie entnehmen das Blut aus dem Apex des linken Ventrikels und fördern es in die Aorta. Die Aufhängung der Rotoren erfolgt durch magnetische, hydrodynamische oder mechanische Lager verschleißfrei bzw. verschleißarm. Die Energieversorgung und Steuerung der Pumpen kann über ein perkutanes Kabel durch eine extern am Körper zu tragende Steuerung mit wiederaufladbaren Batterien erfolgen, wie beim INCOR-System der Firma BERLIN HEART, das mit einer magnetisch gelagerten Rotationspumpe (▶ Abb. 13.6) arbeitet. Da die Durchführung von Leitungen durch die Bauchhaut aber potentiell eine Quelle von Infektionen ist, wurden auch Systeme zur induktiven Energieübertragung durch die intakte Haut entwickelt.

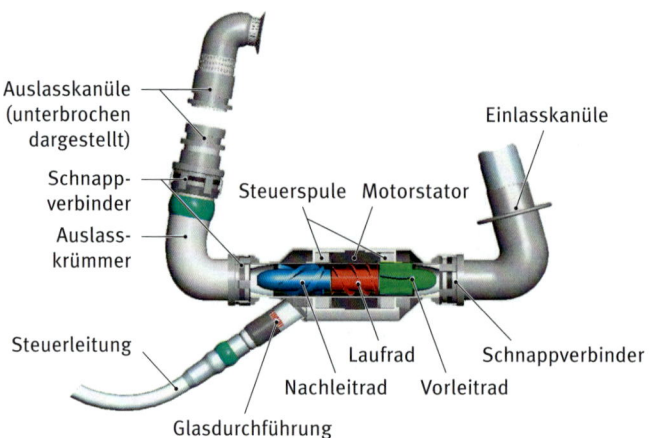

Abb. 13.6: Rotationspumpe und Anschlüsse des INCOR-Systems der Fa. BERLIN HEART.

13.4.2 Das künstliche Herz

Obwohl der größte Anteil der Patienten mit terminalem Herzversagen mithilfe von VADs behandelt werden kann, ist bei einigen Patienten der vollständige Ersatz des eigenen Herzens indiziert. Dies ist z. B. bei ausgedehnten Infarkten, nicht kontrollierbaren Herzmuskelentzündungen oder akuten Abstoßungsreaktionen nach Herztransplantation der Fall. In diesen Fällen werden meistens pneumatisch betriebene pulsatile künstliche Ventrikel eingesetzt.

Künstliches Herz: technische Pumpe, die intrakorporal die Funktion des Herzens an dessen Stelle übernimmt.

Zu Beginn der Kunstherzforschung stand der Ersatz des kranken Herzens durch pulsatil arbeitende Systeme im Fokus. Die dafür entwickelten Regelkonzepte, wie z. B. das

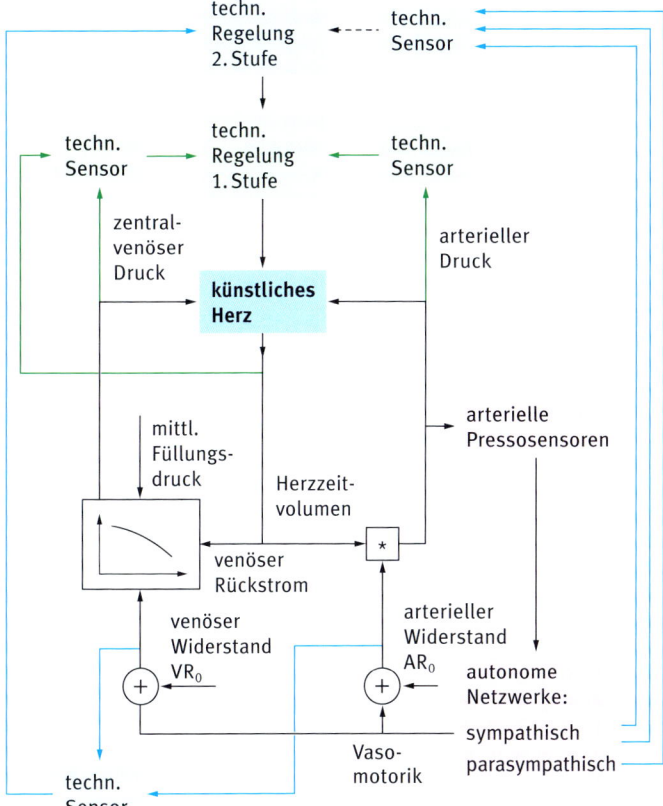

Abb. 13.7: Zweistufiges Automatisierungskonzept für das künstliche Herz: 1. Stufe grün, 2. Stufe blau gekennzeichnet.

der Saugdruck-gesteuerten Pumpenfüllung, wurden für pulsatile VADs übernommen. Somit besitzen pulsatil arbeitende Systeme eine inhärente Anpassung der Förderleistung an den Füllungsdruck und imitieren so den FRANK-STARLING-Mechanismus des Herzens.

Implantierbare Rotationsblutpumpen wurden klinisch ohne jegliche physiologische Regelung eingeführt, obwohl der geförderte Volumenstrom sich nur in sehr geringem Maße an den Füllungsdruck anpasst. Vielmehr ist der geförderte Volumenstrom eine Funktion des Differenzdruckes zwischen Auslass und Einlass, also näherungsweise der Differenz des Druckes zwischen Aorta und linkem Ventrikel. Der klinische Erfolg dieser Rotationspumpen ist der geringen Größe und der verbesserten Haltbarkeit der Systeme zu verdanken. Ein Regelkonzept zur automatischen Anpassung der Pumpleistung an den physiologischen Bedarf wurde bereits klinisch erprobt [Schima 2006] und alternative Ansätze werden erarbeitet [Arndt 2010, Moscato 2010]. Als Zielsetzung für die weitere Automatisierung des künstlichen Herzens kann das in ▶ Abb. 13.7 dargestellte zweistufige Automatisierungskonzept angesehen werden [Werner 2009].

13.5 Beatmungstechnik

13.5.1 Physiologische und pathophysiologische Grundlagen

Die Atmung sorgt für den Austausch von **Sauerstoff** (O_2) und **Kohlendioxyd** (CO_2) zwischen dem Organismus und der Umgebungsluft. Dazu werden zwei hintereinander geschaltete konvektive Transportsysteme für O_2 und CO_2 eingesetzt: die **Ventilation** der Lunge und das **Herzzeitvolumen** im Kreislaufsystem. Bei einer Insuffizienz oder gar bei einem Ausfall einer Teilfunktion in einem der beiden Transportsysteme ist stets die O_2-Versorgung der Körperzellen bzw. der Abtransport des von den Zellen gebildeten CO_2 betroffen. Die genaue Einstellung der Ventilation ist das Ergebnis der Wirkung eines negativ rückgekoppelten Systems mit Elementen einer Steuerung (Vorwärtsregelung = *feedforward control*).

Die Atmung ist ein **rhythmischer Vorgang**, der infolge der periodischen Kontraktion und Relaxation der Atemmuskulatur abläuft. Dieser Prozess wird durch rhythmische elektrische Entladung in Form von Aktionspotentialen gesteuert, die ihren Ursprung in den inspiratorischen Neuronen im Zentralnervensystem (Atemzentrum) haben.

Die Signale der peripheren **Chemorezeptoren** in besonderen Strukturen der Arterien (*Glomera carotica* und *aortica*), der Sensoren für O_2-, CO_2- und H^+-Konzentration des Blutes und der zentralen Chemosensoren (Messung der H^+-Konzentrationen der extrazellulären Flüssigkeit des Gehirns) stellen die Eingänge für das Atemzentrum dar.

Pathophysiologische Probleme ergeben sich bei Atemwegsverlegungen (**obstruktive Störungen**) und bei Elastizitätsverminderung (**restriktive Störungen**) der Lunge. Zentrale Störungen der Atmungsregulation sind besonders die Folge medikamentöser Depression der Atemzentren.

13.5.2 Aufgaben und Steuerung von Beatmungsgeräten

Beeinträchtigungen der Atmung durch Verletzung oder Erkrankung führen zu einer Unterversorgung des menschlichen Organismus mit Sauerstoff (Hypoxie) bzw. zu einer mangelhaften Abfuhr von Kohlendioxid (Hyperkapnie). Aufgabe von Beatmungsgeräten oder automatisierten Atemhilfen ist es, solche Beeinträchtigungen zu lindern, indem Funktionen der natürlichen Atmung ersetzt oder unterstützt werden. Wie auch bei der natürlichen Atmung, wird bei der exogenen Über- und Unterdruckbeatmung eine Druckdifferenz zwischen den Lungenbläschen (**Alveolen**) und der Umgebung erzeugt. Bei der meist eingesetzten maschinellen **Überdruckbeatmung** wird den oberen Atemwegen ein Überdruck aufgeprägt. Bei der **Unterdruckbeatmung** wird der Druck außerhalb des Thorax abgesenkt. Dazu wird der Körper des Patienten mit Ausnahme des Kopfes in einen Beatmungstank („**Eiserne Lunge**") gelegt.

> **Beatmungsgerät**: Gerät zur maschinellen Beatmung bei respiratorischer Insuffizienz, um Spontanatemfunktionen zu ersetzen oder zu ergänzen, angewendet bei allen Formen eines Sauerstoffmangelzustandes.

Zu den konkreten steuer- und regelungstechnischen Aufgaben eines Beatmungsgerätes gehören neben der Umsetzung des **Gasaustausches** die **Atemgasmischung und -konditionierung** (Anfeuchtung und Temperierung) sowie die **Überwachung** der respiratorischen Werte: inspiratorisches und exspiratorisches Volumen, Atemstromstärke (Flow) und Druck in den Atemwegen, inspiratorische O_2-Konzentration, exspiratorische CO_2-Konzentration des Atemgases und O_2-Sättigung des Blutes [Dietz 2005].

Als therapeutische Zielgrößen gelten in der Regel das Atemzeitvolumen sowie der Atemwegsdruck. Grundsätzlich kann eine der beiden Größen Druck oder Flow von außen auf das respiratorische System aufgeprägt werden. Die **Vorgabe eines Flows** bewirkt unmittelbar eine vollständig kontrollierte Beatmung (z. B. [Dietz 2004]). Der Atemwegsdruck ergibt sich als freie Größe, so dass der Patient keinen Einfluss mehr auf die Ventilation hat. Er kann mit der Atemmuskulatur den Alveolardruck und indirekt den Atemwegsdruck beeinflussen, nicht jedoch den Flow. Bei der **druckgesteuerten Beatmung** ist es dem Patienten hingegen möglich, die Druckdifferenz zwischen den äußeren Atemwegen und dem Alveolarbereich durch Spontanatmung zu verändern.

13.5.3 Aufbau von Beatmungsgeräten

Komponenten von Beatmungsgeräten (▶ Abb. 13.8) sind eine pneumatische Quelle als Antrieb für die Beatmung, ein oder mehrere Stellglieder zur Steuerung bzw. Dosierung der Beatmung und Sensoren für die Beatmungsregelung. Weiterhin dient ein Schlauchsystem zur flexiblen pneumatischen Anbindung des Gerätes an den Patienten. Zusätzliche Sensoren gewährleisten ein von der Regelung unabhängiges Patienten-Monitoring.

Ein Beispiel eines Intensivbeatmungsgerätes ist in ▶ Abb. 13.8 dargestellt. Als Gasquelle kommen zwei Niederdruckgasquellen, Luft und Sauerstoff, zum Einsatz. Nachgeschaltet ist eine Mischeinheit, welche verschiedene Mischungsverhältnisse der beiden Gase herstellen kann, und ein Noteinlassventil, um bei Ausfall der Gasversorgung eine Spontanatmung des Patienten zu ermöglichen. Ein Verdampfer versorgt das Atemgas mit der benötigten Feuchte und Wärme. Die In- und Exspiration wird mit getrennten Ventilen an den geräteseitigen Enden des Doppelschlauchsystems gesteuert. Dieses ist über ein Y-Stück und ein Tracheostoma (Beatmungszugang über einen Luftröhrenschnitt) mit den Atemwegen des Patienten verbunden.

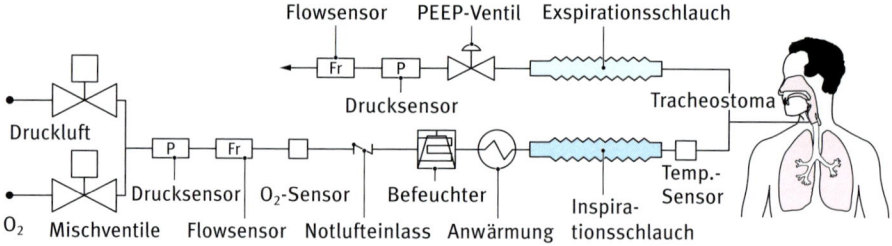

Abb. 13.8: Schema eines Intensivbeatmungsgerätes bestehend aus: Druckgasversorgung, Mischer, Verdampfer, Noteinlassventil, Zweischlauchsystem, In- und Exspirationsventil, Tracheostoma.

13.5.4 Interaktion zwischen physiologischem und technischem System

Entscheidend für eine effiziente Beatmung ist das **Zusammenspiel der maschinellen Beatmung mit den physiologischen Prozessen**, denn die Regelkreise der natürlichen Spontanatmung und eines Beatmungsgerätes wirken beide auf die Ventilation der Lunge. Allerdings besteht die entscheidende Einschränkung der heute etablierten Überdruckbeatmung in der Auftrennung der natürlichen Regelkreise. Ein Schließen der Regelkreise wäre grundsätzlich möglich durch Abgriff neuronaler Signale oder durch Rückkopplung des pH-Wertes und der arteriellen Partialdrücke aus einer Blutgasanalyse. Die Invasivität und/oder Diskontinuität der dazu nötigen Messungen verbietet jedoch derzeit den routinemäßigen Einsatz dieser Messverfahren für eine Automatisierung. Als Ersatz dienen daher derzeit die Synchronisierung mit der Spontanatmung mittels Triggerverfahren (automatische Erkennung des Exspirations- und Inspirationsbeginns) und die Einstellung der Beatmung durch den Arzt.

13.6 Narkosetechnik

13.6.1 Definitionen

Narkose ist als ein reversibler mit Schmerzfreiheit, Muskelentspannung und Reflexdämpfung verbundener Bewusstseinsverlust definiert. Das Ziel einer modernen Kombinationsnarkose besteht darin, die einzelnen Komponenten **Hypnose** (partielle Hemmung zentralnervöser Abläufe), **Analgesie** (aufgehobenes Schmerzempfinden) und **Relaxation** (Muskelentspannung und Reflexdämpfung) gezielt durch Medikamente zu steuern. Neben der Operationsart zwingt auch der Einsatz von Muskelrelaxanzien zum Einsatz von **Beatmungssystemen**. Darüber hinaus können sowohl Narkosegase als auch Hypnotika und Analgetika dosisabhängig atemdepressiv wirken.

> **Narkosegerät:** intraoperativ eingesetztes System, das mittels gezielter Steuerung durch Medikamente Schmerzfreiheit, Muskelentspannung und Reflexdämpfung durch reversiblen Bewusstseinsverlust erzeugt.

Die Grundelemente eines Narkosesystems sind die Vorrichtungen zur **Beatmung**, zur **Narkosemitteldosierung** und ein umfangreiches Geräte- und **Patienten-Monitoring**.

13.6.2 Inhalationsnarkosesysteme

Ausgehend von der Aufnahme des Gasgemisches (Sauerstoff, Lachgas/Luft und Narkosemittel) durch den Patienten lassen sich zwei große Systemgruppen definieren, **die Gleichgewichts- und die Überschuss-Systeme** [Simanski 2005]. Bei den Überschuss-Systemen ist das Volumen der zur Verfügung gestellten Gase größer als das tatsächlich vom Patienten aufgenommene. **Flowgesteuerte Nichtrückatemsysteme** sind Spülgassysteme, die keine Rückatmungsventile und kein Element zur Absorption des ausgeatmeten CO_2 enthalten. Um eine mögliche Rückatmung zu verhindern, sollte der Frischgasflow zwei- bis dreimal höher als das geschätzte Atemminutenvolumen sein. Bei den **ventilgesteuerten Nichtrückatemsystemen** wird durch ein patientennah angebrachtes Nichtrückatemventil eine Trennung von Inspirations- und Exspirationsluft vorgenommen. **Teilrückatemsysteme** führen einen Teil der Exspirationsluft nach Absorption des CO_2 und anschließender Anreicherung mit Narkosegasen wieder dem Patienten zu. Überschüssige Gase entweichen durch ein Überdruckventil.

Die Teilrückatemsysteme und die **vollständig geschlossenen Rückatemsysteme** sind als **Kreissysteme** konstruiert. Das Kreissystem entsteht durch die kreisförmige Anordnung der Beatmungsschläuche mit einem Inspirations- und einem Exspirationsschenkel. Im Kreissystem existiert ein durch Ventile gerichteter Gasstrom. Diese Anordnung erlaubt eine partielle oder vollständige Rückatmung der Exspirationsluft. Die Verwendung eines **CO$_2$-Absorbers** ist dabei notwendig.

Für die Medikamentendosierung existieren gegenwärtig zwei unterschiedliche Strategien: Während einige Narkosegeräte noch mit Flow-Messröhren (Rotameter) zur Dosierung von Sauerstoff, Luft und Lachgas sowie einem Verdampfer für die Dosierung des Inhalationsanästhetikums arbeiten, nutzen Narkosegeräte der neuen Generation für alle den Frischgasflow bildenden Komponenten elektronische Systeme. Sie sind somit einer rechnergestützen Überwachung und Automatisierung zugänglich. Vollständige Rückatemsysteme zeichnen sich durch eine **elektronische Narkosegasregelung** in einem geschlossenen Kreis aus. Der Sollwert der inspiratorischen Sauerstoffkonzentration wird ebenso wie das im System strömende Gasvolumen auf einen konstanten Wert geregelt. Über einen Einspritzmechanismus gelangt das flüssige Inhalationsanästhetikum in das System. Der exspiratorische Sollwert kann schnell erreicht werden und wird ebenfalls geregelt. Setzt man die absolute Dichtheit des Systems voraus, so werden nur die vom Patienten aufgenommenen Gasmengen ersetzt und in das System eingespeist.

13.6.3 Total intravenöse Anästhesien

Neben den Inhalationsnarkosen werden zunehmend **total intravenöse Anästhesien (TIVA)** eingesetzt. Bei der TIVA wird vollständig auf Inhalationsanästhetika verzichtet. Zum Einsatz kommen neue potente, kurzwirksame Anästhetika, die in ihren Nebenwirkungen begrenzt und gut steuerbar sind. Hypnotika, Opioide und Muskelrelaxanzien werden intravenös appliziert. Die Beatmung erfolgt mit reinem Sauerstoff,

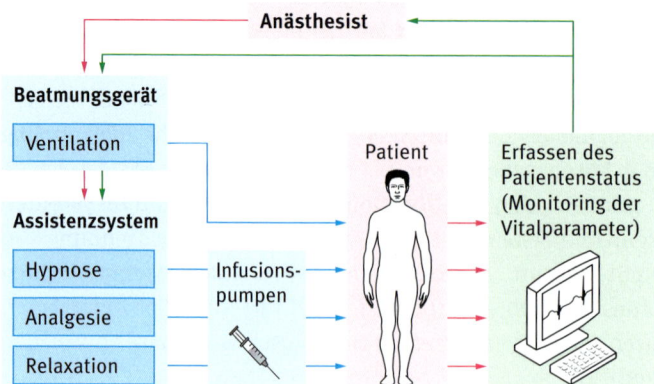

Abb. 13.9: Grundlage des Rostocker Assistenzsystems zur Narkoseführung (RAN): Parallel zu den Eingriffen des Anästhesisten wird eine Mehrgrößenregelung mit drei gekoppelten Regelkreisen etabliert.

bei der Ein- und Ausleitung mit einem Sauerstoff-Luft-Gemisch. Die Dosierungsregime orientieren sich an der Pharmakokinetik der Medikamente. Erste Ansätze, die Narkoseführung zu automatisieren, sind bereits realisiert. An einem System, das für die die drei Komponenten der Narkose – die Hypnosetiefe, die Muskelrelaxation und die Analgesie – drei geschlossene Regelkreise zu einer **Mehrgrößenregelung** führen soll, wird intensiv gearbeitet (Rostocker Assistenzsystem zur Narkoseführung (RAN), ▶ Abb. 13.9, [Simanski 2010]). Die neuromuskuläre Blockade könnte über das Elektromyogramm (EMG), die Hypnosetiefe über eine adäquate EEG- Analyse (Bispektralanalyse, BIS), und die Analgesie möglicherweise über die Herzfrequenzvariabilität (HRV) registriert werden.

13.7 Herz-Lungen-Maschinen und extrakorporale Membranoxygenierung

13.7.1 Indikation für den Einsatz einer Herz-Lungen-Maschine

Eine **Herz-Lungen-Maschine** (**HLM**) ist in der Lage, für eine begrenzte Zeit während einer Herzoperation die **Pumpfunktion des Herzens** und die **Oxygenierungsfunktion der Lunge** zu übernehmen. Obwohl in den letzten Jahren minimalinvasive Techniken vor allem zur Operation von Bypässen und Klappendefekten entwickelt wurden, muss nach wie vor die überwiegende Anzahl der Eingriffe am stillgelegten blutleeren Herzen durchgeführt werden. Mithilfe der **extrakorporalen Zirkulation** (**EKZ**) werden eine ausreichende Durchblutung des Patienten und damit eine ausreichende Sauerstoffversorgung sichergestellt. Trotz aller technischen Weiterentwicklungen der Herz-Lungen-Maschine stellt eine herzchirurgische Operation nach wie vor einen schwerwiegenden Eingriff in die Körperintegrität des Patienten dar. Sie birgt außerdem das Risiko postoperativer Schäden, die durch unerkannte Phasen der Minderperfusion während der Operation entstehen können.

> **Herz-Lungen-Maschine:** technisches Gerät, das bei bestimmten Herzoperationen vorübergehend die Pumpfunktion des Herzens und die Funktionen der Oxygenierung sowie der Kohlendioxideliminierung der Lunge übernimmt.

13.7.2 Aufbau und Komponenten der Herz-Lungen-Maschine

Die Gesamtsituation beim Einsatz einer HLM und eine typische Konfiguration sind in ▶ Abb. 13.10 dargestellt. Venöses Blut wird am rechten Herzen aus dem Körper entnommen und der HLM zugeführt. Erste Station ist der venöse Beutel, in dem es zwischengespeichert wird, die zweite Station ist die **arterielle Pumpe** (**Herzersatz**), die das

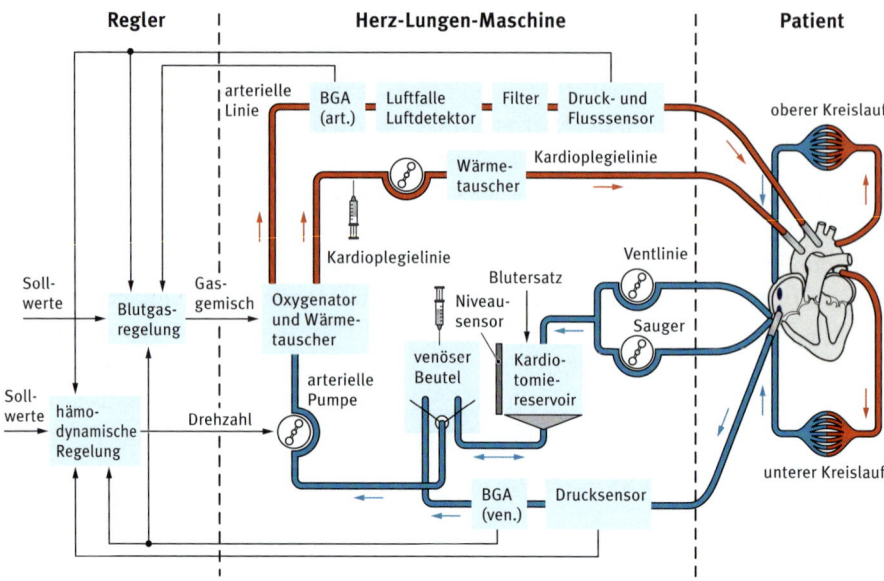

Abb. 13.10: Darstellung einer typischen Herz-Lungen-Maschine mit den in Entwicklung befindlichen Automatisierungsstufen.

Blut durch die HLM und den Körper treibt. Es folgt der **Oxygenator** (**Lungenersatz**), in dem der Gasaustausch stattfindet, d. h. die Beladung des Blutes mit Sauerstoff und der Entzug von Kohlendioxid durch Diffusion entlang einer großflächigen Membran, welche die Blut- und Gasseite im Oxygenator trennt. In einem **Wärmetauscher**, der meistens im Oxygenator integriert ist, wird das Blut bei Bedarf abgekühlt. Bevor es über die Aorta zurück in den Körper gelangt, wird es gereinigt und entlüftet. Neben dieser Hauptlinie gibt es noch drei Nebenlinien, die zur **Drainage des Herzens** (**Ventlinie**) und zur **Absaugung** des Operationsfeldes dienen. Diese Blutmenge wird nicht verworfen, sondern dem Kreislauf wieder zugeführt. Eine weitere Nebenlinie dient zur direkten Versorgung des Herzens mit oxygeniertem Blut, wobei dem Blut Substanzen zur temporären Lähmung des Herzens zugesetzt werden können (**Kardioplegie**). An allen wesentlichen Stellen des Systems befinden sich Sensoren zur Messung der Blutgasparameter, der Temperatur, des Blutdruckes und der Durchströmung. Die Messwerte werden durch eine zentrale Monitoringeinheit angezeigt und archiviert.

Eine vergleichbare Situation ist bei der **extrakorporalen Membranoxygenierung** (**ECMO**) gegeben, einer längerfristigen Intensivmaßnahme, die bei speziellen kardiochirurgischen Problemen indiziert ist. Ein System zur Durchführung der ECMO lässt sich direkt aus ▶ Abb. 13.10 ableiten, indem man sich die drei Nebenlinien (Kardioplegie, Ventlinie und Absaugung) und eventuell den venösen Beutel und das Kardiotomiereservoir wegdenkt.

Die meisten Herz-Lungen-Maschinen sind mit **Rollenpumpen** ausgestattet. Es handelt sich um Rotationspumpen mit einem rotierenden Pumpenarm, an dessen Ende zylindrische Rollen angebracht sind. In dem halbkreisförmigen Gehäuse liegt der Pumpenschlauch, der bei der Rotation des Rollenträgers alternierend zusammengedrückt wird und sich in Folge seiner Elastizität sofort wieder mit Blut füllt. Das Blut wird hierbei durch peristaltische, tangentiale Verdrängung gefördert.

Moderne Herz-Lungen-Maschinen verwenden **Membranoxygenatoren**, bei denen großflächige Membransysteme (Silikonmembran, mikroporöse Platten- oder Hohlfasermembran) die gasförmige Phase vom Blut trennen. Die mikroporösen Membranplatten oder Kapillaren bestehen aus hydrophobem Kunststoff, der mit Poren durchsetzt ist. Durch diese Poren kommt es zum direkten Gasaustausch. Wie in der Lunge erfolgt der Gasaustausch durch diese Membran hindurch über Diffusionsprozesse.

13.7.3 Automatisierung der Herz-Lungen-Maschine

Die Automatisierung der HLM zielt nicht auf die Vereinfachung einer klinischen Prozedur, sondern wird als ein Beitrag zur Qualitätssteigerung und damit zum Wohle des Patienten gesehen. Ein wesentlicher Schritt in diese Richtung ist die **Regelung der arteriellen Blutgase** (▶ Abb. 13.10), die zumindest in Teilaspekten erfolgreich demonstriert werden konnte [Hexamer 2004b]. Als weiterer Teilschritt ist die hämodynamische Regelung zu sehen. Es besteht allerdings noch erheblicher Bedarf an weitergehenden Arbeiten zu dieser Thematik. Klinischer Standard ist zurzeit noch ein **extensives Monitoring** (Blutgasparameter, Blutfluss, Blutdruck etc.), mit dessen Hilfe das Gesamtsystem manuell anhand vorgegebener Kriterien gesteuert wird.

13.8 Dialysetechnik

13.8.1 Funktionen der Nieren

Hauptaufgabe der Nieren ist die Regulierung des Flüssigkeitsvolumens und des Elektrolythaushalts des Körpers. Darüber hinaus werden verschiedene Stoffwechsel-Endprodukte, Fremdstoffe und Toxine über die Niere ausgeschieden (z. B. Harnstoff, Harnsäure, diverse Medikamentenwirkstoffe). Über die variierbare Ausscheidung von H^+- und HCO_3^--Ionen ist die Niere auch an der Regulation des Säure-Basen-Haushalts beteiligt. Schließlich hat die Niere noch verschiedene Funktionen im Stoffwechsel und bei der Hormonproduktion.

Die funktionellen Einheiten der Niere sind die ca. 1,2 Millionen **Nephrone**. Am Beginn des Nephrons liegt der **Glomerulus**. Dieser ist eine kleine Filtereinheit, die Zellen und größere Moleküle wie Proteine zurückhält, Wasser und kleinmolekulare Substanzen aber passieren lässt. Die Glomeruli beider Nieren erzeugen ca. 180 l Primärharn pro Tag. Dieses Filtrat gelangt dann weiter in die Tubuli der Nephrone, in denen große Anteile wieder resorbiert werden. Ein Tubulus besteht aus einem **proximalen Teil**, der HENLEschen **Schleife** und dem **distalen Teil**, der in ein **Sammelrohr** für den Urin mündet. Die Resorption im Tubulus erfolgt durch eine Vielzahl von aktiven und passiven Transportvorgängen. Wertvolle Bestandteile, wie z. B. Glukose und Aminosäuren, werden dabei durch aktive Transportprozesse resorbiert. Manche Stoffwechsel-Endprodukte werden zusätzlich noch durch transzelluläre Sekretion durch die Tubuluszellen in den Tubulusurin sezerniert. Im distalen Tubulus und im Sammelrohr wird die Na-Resorption durch die Hormone **Aldosteron** und **ANP (atriales natriuretisches Peptid)** gesteuert. Die Steuerung des Wasserhaushalts erfolgt durch das Hormon **Adiuretin** (adiuretisches Hormon, ADH), welches die Wasserdurchlässigkeit im distalen Tubulus und im Sammelrohr beeinflusst. Insgesamt kann hier die Wasserausscheidung zwischen 0,3 % und 20 % der glomerulär filtrierten Rate eingestellt werden.

13.8.2 Nierenversagen

Aufgrund der vielfältigen regulatorischen Funktionen der Niere führt ein Nachlassen der Nierenfunktion zu einer zunehmenden **Entgleisung des Wasser-, Elektrolyt- und Säure-Basen-Haushalts**, einer **Intoxikation** des Organismus sowie einer Beeinträchtigung weiterer Körperfunktionen. Ohne rechtzeitige Therapiemaßnahmen bildet sich bei Nierenkranken das **urämische Syndrom** aus, welches letztlich zu Koma und Tod führt.

Die häufigsten Ursachen des chronischen Nierenversagens sind **Diabetes**, **Bluthochdruck** und **entzündliche Nierenerkrankungen**. Für den Fall, dass sie kein Nierentransplantat erhalten, bedürfen die Patienten einer lebenslangen Nierenersatztherapie.

13.8.3 Technik der Hämodialyse

Bei weltweit über einer Million Patienten mit terminalem Nierenversagen wird die Nierenfunktion durch **Hämodialyse** [Krämer 2005] ersetzt. Dabei werden die Stoffwechsel-Endprodukte und Toxine sowie die akkumulierte Flüssigkeit über eine semipermeable Membran, mit einer Oberflächengröße von ca. 1 bis 2 m^2, entzogen. Das Blut des Patienten wird über einen geeigneten Zugang zum Blutgefäßsystem abgezogen, in einem extrakorporalen Kreislauf durch den Dialysator und dann wieder zurück zum Patienten geleitet (▶ Abb. 13.11).

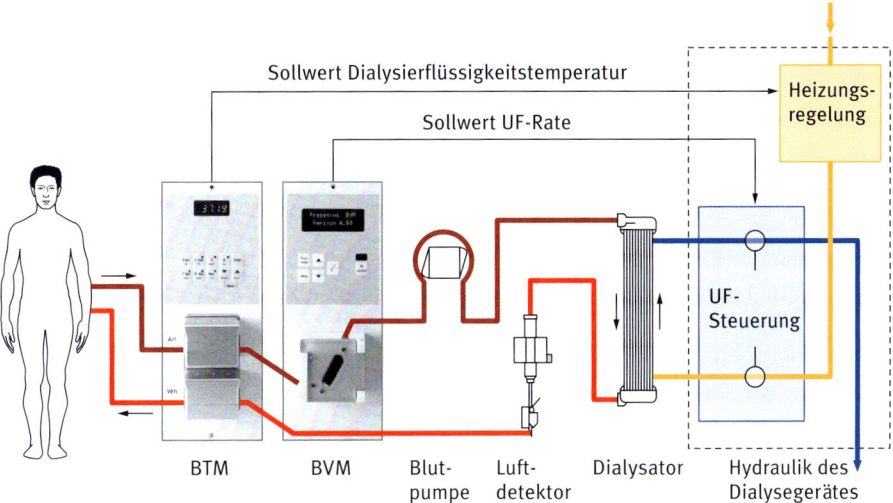

Abb. 13.11: Dialysegerät mit Dialysator, Blutpumpe, Luftdetektor, Hydraulik des Dialysegeräts mit Aufbereitung der Dialysierflüssigkeit, Steuerung der Ultrafiltration (UF) und Heizungsregelung; ferner Blutvolumenmonitor (BVM) und Bluttemperaturmonitor (BTM) als zwei vollautomatisierte physiologische Regelsysteme im extrakorporalen Kreislauf.

> **Dialyse** (*griech. dialysis* Auflösung): Blutreinigungsverfahren, das bei Nierenversagen dem Blut Stoffwechsel-Endprodukte und wasserlösliche Toxine sowie die akkumulierte Flüssigkeit über eine semipermeable Membran extrakorporal entzieht.

Der **Dialysator** ist die zentrale Komponente der Dialysetherapie. Er enthält die semipermeable **Dialysatormembran**, die als Bündel von einigen Zehntausend Hohlfasern realisiert ist. Das Patientenblut wird durch die inneren Lumina (Durchmesser ca. 0,2 mm) der Hohlfasern geleitet. Auf der Außenseite der Hohlfasern fließt dagegen eine gepufferte Elektrolytlösung, die **Dialysierflüssigkeit**. Diese enthält Na^+-, K^+-, Ca^{++}-, Mg^{++}- und Cl^--Ionen in physiologischen Konzentrationen, ein Puffersystem (heute meist Bicarbonat) und wahlweise Glukose. Die Membran erlaubt die Passage kleinerer Moleküle, jedoch werden große Proteine (z. B. Albumin) und Zellen zurückgehalten. Toxine diffundieren aus dem Blut durch die Dialysatormembran in die Dialysierflüssigkeit, welche nach Passage des Dialysators ins Abwasser geleitet wird. Die Elektrolytkonzentrationen im Blut gleichen sich im Laufe der Dialyse weitgehend den Konzentrationen in der Dialysierflüssigkeit an. Überschüssige Flüssigkeit wird dem Patienten durch Absaugen von Plasmawasser über die Dialysatormembran (**Ultrafiltration**, **UF**) entzogen. Dies geschieht unter Kontrolle eines geeigneten volumetrisch bilanzierenden Systems, um unkontrollierten Flüssigkeitsentzug zu vermeiden.

Der Stoffaustausch bei der Hämodialyse erfolgt nicht nur durch Diffusion entlang eines Konzentrationsgradienten. Der Stoffentzug enthält immer auch einen **konvekti-**

ven Anteil (d. h. Mitführung von Molekülen mit über die Membran abgezogenem Plasmawasser). Durch diesen Mitführeffekt gelingt eine effektivere Entfernung großmolekularer Toxine als durch Diffusion alleine.

Ein Vergleich des Prinzips der Hämodialyse mit den vielfältigen Funktion der Niere ergibt nur begrenzte Gemeinsamkeiten. Die Verwendung von Membranen (im Dialysator bzw. Glomerulus) zur Separation ist die auffälligste Gemeinsamkeit. Auch die Trenncharakteristiken der Glomeruli in der Niere und der für die Dialyse empfohlenen *High-Flux*-Membranen, die im Vergleich zu den früher benutzten Membranen durch größere Poren und höhere Wasserdurchlässigkeit gekennzeichnet sind, sind ähnlich. Jedoch benötigt die Niere weder Dialysierflüssigkeit noch Substitutionslösung. Die komplexen Resorptions- und Sekretionsvorgänge im Nierentubulus haben keine Entsprechung bei der Hämodialyse.

Die vielfältigen technischen Funktionen, die zur Durchführung einer Dialyse notwendig sind, werden von der **Dialysemaschine** (▶ Abb. 13.11) ausgeführt. Dazu zählen insbesondere:

- die Herstellung und Temperierung einer mikrobiologisch unbedenklichen Dialysierflüssigkeit aus einem Konzentrat und aufbereitetem Wasser,
- das Betreiben und sicherheitstechnische Überwachen des extrakorporalen Blutkreislaufs und des Dialysierflüssigkeitskreislaufs entsprechend den Vorgaben des Anwenders,
- die volumetrisch kontrollierte Ultrafiltration mit vorgegebener Rate und Menge,
- die Zudosierung eines Antikoagulans (i. A. Heparin) zur Vermeidung von Blutgerinnung im extrakorporalen Kreislauf,
- die Reinigung und Desinfektion des Dialysierflüssigkeitskreislaufs zwischen den Behandlungen.

13.8.4 Automatisierungstechnische Ansätze in der Dialysetherapie

Die Hämodialyse kann von einer Vielzahl leichter bis gravierender Nebenwirkungen begleitet sein (z. B. Übelkeit, Krämpfe, Schwindel, Kreislaufzusammenbrüche, Arrhythmien bis hin zum Herzstillstand). Diese hängen stark vom Zustand des Patienten ab, werden aber auch von vielen Aspekten der Dialysetherapie selbst beeinflusst. Ein weiteres Ziel ist daher, die Dialysetherapie so schonend durchzuführen, dass dialysebedingte Symptome möglichst gering gehalten werden. Der zunehmende Einsatz **automatisierungstechnischer Methoden** liefert äußerst wichtige Beiträge zur Verbesserung der **Therapiequalität** [Schneditz 2005, Krämer 2006]. Diese betreffen neben den rein technischen Aspekten (z. B. Temperaturregelung und Konzentrationsregelung für die Dialysierflüssigkeit, Flussregelung) auch den Ersatz bzw. die Unterstützung zentraler regulationsphysiologischer Funktionen des Körpers (**Blutdruck-, Blutvolumen-, Temperaturregulation**, ▶ Abb. 13.11), die entweder aufgrund der defekten Nieren gestört sind oder aber durch die Dialysetherapie beeinträchtigt werden.

13.9 Leberersatz

13.9.1 Funktion und Dysfunktion der Leber

Die Leber spielt eine zentrale Rolle im Kohlenhydrat-, Lipid-, Eiweiß- und Hormonstoffwechsel, sie produziert die für die Fettverdauung verantwortliche **Galle** und das für die Blutgerinnung unerlässliche **Fibrinogen**. Eine Kernfunktion der Leber ist ihre **Entgiftungsfunktion**. Toxine können hydrophil, also wasserlöslich, und hydrophob, also **albumin-**(protein-)**gebunden** sein. Die Leberzelle (**Hepatozyt**) nimmt hydrophobe Stoffe nach Abtrennung des Albumins auf und sorgt für die Ausscheidung.

Akutes Leberversagen führt zum Gerinnungsversagen, zur Hypoalbuminämie und zur fehlenden Entgiftungsfunktion für hydrophobe Substanzen (z. B. Bilirubin, Gallensäuren, Fettsäuren, Medikamente) und für hydrophile Substanzen (z. B. Ammoniak, Laktat und Aminosäuren).

Als Therapie kommen neben der Leberzelltherapie und der Lebertransplantation **extrakorporale Leberersatzverfahren** in Betracht – vor allem zur Überbrückung der Zeit bis zur Transplantation und zur Stimulation der Leberregeneration.

> **Leberersatztherapie:** extrakorporaler Ersatz der Entgiftungsfunktion der Leber, vor allem für hydrophobe Toxine. Hierzu werden Dialysesysteme um Anionenaustauscher und Aktivkohlefilter ergänzt.

13.9.2 Maschinelle Entgiftungsverfahren

Im Gegensatz zur Dialyse (s. ▶ Kap. 13.8) ist aus klinischer Sicht der große Durchbruch bei der Entwicklung einer Leberersatztherapie bislang noch nicht gelungen [Al-Chalabi 2009].

Bei der **Plasmapherese** (Plasmaaustausch) werden die korpuskulären Blutbestandteile durch eine hochpermeable Membran vom Plasma getrennt. Damit ist die Plasmapherese ein unspezifisches Verfahren zur Entfernung höhermolekularer Substanzen. Das Plasma wird entweder verworfen oder gereinigt und reinfundiert. Im ersten Fall wird eine Substitutionsflüssigkeit (z. B. Plasmakonserve) zugeführt. Dies ermöglicht nur eine vorübergehende Korrektur von Leberteilfunktionen und wird deshalb vorzugsweise nur bei spezifischen Vergiftungen angewandt.

Das **Molecular Adsorbents Recirculation System** (**MARS**) wurde 1993 für die Entgiftung von Patienten mit Leberversagen als ein Zusatzgerät für Hämodialysegeräte entwickelt [Stange 1993]. Der Prozess besteht aus zwei Schritten: Zunächst findet eine Hämodialyse mit albuminhaltigem Dialysat im Gegenstromverfahren statt. Nach Durchlaufen des Dialysators wird das Dialysat weiter verwendet und im **Sekundärkreislauf** einer **Low-flux-Hämodialyse** (zur Elimination der wasserlöslichen Toxi-

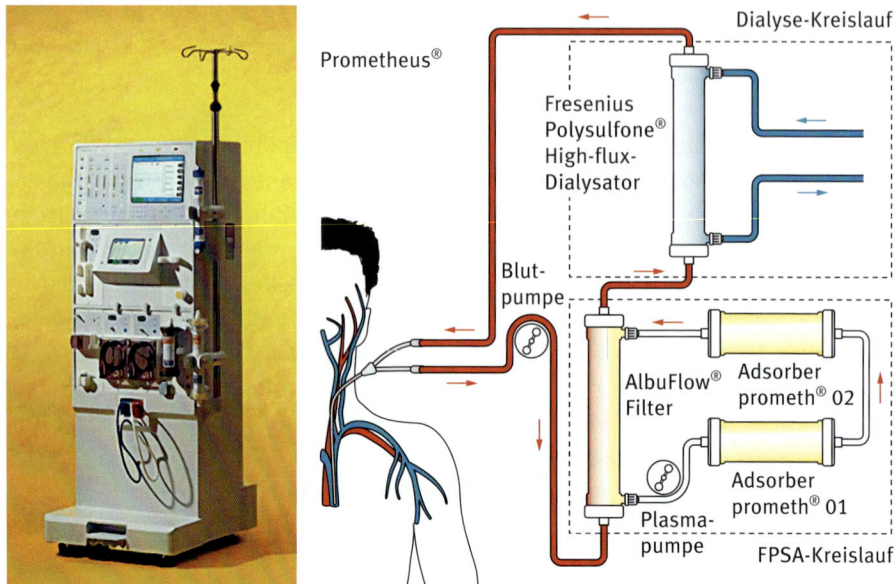

Abb. 13.12: Leberunterstützungsverfahren PROMETHEUS der Fa. FRESENIUS MEDICAL CARE.

ne), einem **Anionenaustauscher** (zur Elimination von Bilirubin u. a.) und einer **Aktivkohleeinheit** (zur Elimination lipophiler Substanzen) zugeführt.

Das **FPSA (Fractionated Plasma Separation and Adsorption)-Verfahren** [Falkenhagen 1999] (▶ Abb. 13.12), benutzt einen **albumindurchlässigen Filter**, mit dem das Plasma separiert wird und in einem **Sekundärkreislauf** einem **Neutralresinharz-Adsorber** und einem **Ionenaustauscher** zugeführt wird. Im Gegensatz zu MARS findet ein direkter Kontakt zwischen dem albuminhaltigen Plasma und dem Adsorber statt, der eine verbesserte Detoxifikation ermöglicht. Das Verfahren ist in eine herkömmliche Dialysemaschine der Firma FRESENIUS MEDICAL CARE integriert worden (PROMETHEUS). Sowohl das MARS- als auch das PROMETHEUS-System wurden in umfassenden klinischen Studien (RELIEF bzw. HELIOS) getestet. In der Gesamtheit konnte bisher keine signifikante Verbesserung der Überlebensrate gezeigt werden, allerdings ergaben sich in Untergruppen, insbesondere bei schwerem Leberversagen, beim PROMETHEUS-System signifikante Verbesserungen. Beide Technologien sind für den klinischen Einsatz zugelassen. Sie werden insbesondere für die Überbrückung bis zur Transplantation empfohlen und genutzt. An Weiterentwicklungen wird intensiv gearbeitet. Sowohl bei dem MARS- als auch dem PROMETHEUS-System besteht die Option der Einbringung von Hepatozyten und damit die eines Hybridorgansystems.

13.10 Artifizielles Pankreas

13.10.1 Physiologie des Pankreas

Die Bildung von Enzymen in den Endstücken der Drüsengänge, den sogenannten **Azini** des **Pankreas** (**Bauchspeicheldrüse**) und die Abgabe des Pankreassaftes in den Darmtrakt werden als **exokrine Pankreasfunktion** bezeichnet. Nach Aktivierung tragen diese Enzyme wesentlich zur Aufspaltung von Proteinen, Kohlenhydraten und Fetten in absorbierbare Komponenten bei. Die **endokrine Pankreasfunktion** besteht in der Bildung von Hormonen, wie z. B. Glukagon, Insulin und Somatostatin, welche in die Blutbahn sekretiert werden. Die genannten Hormone werden in den α-, β- und δ-Zellen der Langerhans-**Inseln** (**Inselzellen**) des Pankreas gebildet. **Insulin** und **Glukagon** sind wesentlich am Stoffwechsel und Energieumsatz der Nahrungsträger nach Absorption aus dem Verdauungstrakt beteiligt. Sie sind biologische Gegenspieler und werden bei normaler Pankreasfunktion invers, abhängig von der Blutglukosekonzentration, freigesetzt. Die Glukagonkonzentration nimmt bei abfallender Glukosekonzentration zu und stimuliert Prozesse, welche mit einer Glukoseerhöhung einhergehen. Gleichzeitig hemmt Glukagon die Insulinfreisetzung. Insulin dagegen wird bei ansteigender Glukosekonzentration freigesetzt und wirkt glukosesenkend. Die **glukosesenkende Wirkung des Insulins** stellt zweifellos die wichtigste Funktion des Pankreas dar. Während die exokrine Pankreasfunktion bei Verlust vom Körper kompensiert werden kann, führen sowohl ein völliger Insulinentzug als auch ein Überangebot an Insulin innerhalb kurzer Zeit zum Tod.

Die Erhaltung der Glukosehomöostase ist das Ergebnis des Zusammenwirkens **vermaschter Regelkreise**. Die β-Zelle (Aktor/Effektor) sekretiert Insulin oder Glukagon (Stellgrößen), deren Korrekturwirkungen die Regelgröße (Glukosekonzentration) wieder dem Sollwert angleichen.

13.10.2 Diabetes mellitus

Ein permanentes Missverhältnis zwischen Insulinbedarf und -bereitstellung führt zum Syndrom des **Diabetes mellitus** (**Zuckerkrankheit**), dem „honigsüßen Harnfluss". Der Diabetes mellitus ist durch eine Erhöhung der Glukosekonzentration im Blut (**Hyperglykämie**) und, ohne Behandlung bei Überschreiten der Nierenschwelle, durch Erscheinen der Glukose im Urin (**Glukosurie**) gekennzeichnet. Es wird zwischen zwei Hauptformen des Diabetes mellitus unterschieden, dem **Diabetes mellitus Typ 1 und Typ 2**. Dem **Typ 1-Diabetes** liegt ein völliger Insulinverlust infolge autoimmunologischer Zerstörung der Insulin produzierenden β-Zellen zugrunde. Der **Typ 2-Diabetes** beruht auf einem relativen Insulinmangel bzw. einer verminderten Insulinwirkung. Die Zahl der an Diabetes Erkrankten wird gegenwärtig weltweit auf über 150 Millionen geschätzt, mit stark ansteigender Tendenz.

13.10.3 Insulintherapie

Insulin wird in der Regel **subkutan** verabreicht und gelangt daher mit Verzögerung in die periphere Blutbahn und von dort in die Leber. Für eine bedarfsgerechte Dosisanpassung muss die verzögerte **Wirkungsdynamik des Insulins** gleichzeitig mit anderen Einflüssen wie Nahrungszufuhr und körperlicher Aktivität abgestimmt werden. Die Voraussage der Glukosedynamik stellt eine außerordentlich schwierige Aufgabe für den Betroffenen dar. Die adäquate Bestimmung der intrakorporalen Glukose zur Kontrolle der Stoffwechsellage ist unabdingbar. Daher gehen Möglichkeiten zur Feineinstellung der Insulinsubstitution eng mit der Weiterentwicklung von **Glukosemessmethoden** einher. Von entscheidender Bedeutung waren die Erschließung der **Elektrochemie in Kombination mit enzymatischen** Reaktionen zur Glukoseanalyse und der **Trockenchemie** auf der Basis enzymatischer Reaktionen in Form von **Teststreifen**. L. C. CLARK schlug erstmals die Nutzung der CLARK-**Sauerstoffelektrode** (CLARK-**Elektrode**) in Kombination mit dem Enzym **Glukoseoxidase** (**GOD**) als Glukosesensor vor. Das Angebot von Teststreifen zur Messung der Blutglukose, die stetige Verbesserung und Miniaturisierung entsprechender Messgeräte einschließlich der Verminderung von Probevolumen und Messzeit, brachten letztendlich den Durchbruch zum **Home-Monitoring** (Selbstbestimmung). Praktisch werden durchschnittlich zwischen zwei und sechs Messungen pro Tag vorgenommen.

Auf der Suche nach direkten Messmöglichkeiten blieb das enzymatisch-elektrochemische Glukoseerfassungsprinzip vorherrschend [Rebrin 2005]. Seit einiger Zeit auf dem Markt ist ein Einstich-Nadelsensor (MINIMED der Firma MEDTRONIC) zur kontinuierlichen Glukosebestimmung im subkutanen Gewebe (*Continuous Glucose Monitoring System*, **CGMS**), vornehmlich im abdominalen Bereich. Das System, basierend auf amperometrischer GOD/H_2O_2 Signalgewinnung, besteht aus drei Elektroden, der Arbeits-, Gegen- (beide Platinum) und Referenzelektrode (Ag/AgCl).

Eine Alternative zur kombinierten Langzeit-/Kurzzeit-Insulinverabreichung ist die kontinuierliche subkutane Insulininfusion mittels einer programmierbaren **Insulinpumpe**. Über einen subkutanen Infusionskatheter im abdominalen Bereich wird Insulin in Form variabler Basalraten mit zusätzlichen Boli für Mahlzeiten appliziert.

13.10.4 Technisches Pankreas

Pankreastransplantationen werden vergleichsweise selten ausgeführt. Dies ist zum einen durch die limitierte Verfügbarkeit von Organen bedingt, zum anderen durch die Tatsache, dass Pankreasgewebe, einschließlich der Inselzellen, im Unterschied zu Leber, Niere und Herz äußerst fragil ist. Es muss speziell konserviert und innerhalb von wenigen Stunden nach Explantation implantiert werden. Die Inselzelltransplantation befindet sich noch in der experimentellen Phase. Für absehbare Zeit bleibt daher die exogene Insulinzufuhr die effektivste Methode der Behandlung des insulinabhän-

gigen Diabetes. Die Entwicklung des künstlichen mechanischen Pankreas (artifizielles Pankreas) – und damit der technische Wiederherstellung einer physiologischen
Blutzuckerregelung [Steil 2004] – wird nach wie vor durch die technischen Möglichkeiten der entsprechenden Komponenten bestimmt, d. h. dem **Glukosemesssystem**
und dem **Insulininfusionssystem**. Voll implantierbare Systeme mit Glukosemessung
im Blut und intraperitonealer Insulinversorgung befinden sich derzeit noch im Geneh-
migungsverfahren.

Artifizielles Pankreas: technischer Regelkreis mit Glukosemessung und Insulinpumpe, der bei
Bauchspeicheldrüsendefekten die Regelung des Blutzuckerspiegels übernimmt.

Mit einem tragbaren *Closed-loop*-**Insulin-Infusionssystem** (▶ Abb. 13.13), basierend
auf subkutaner Glukosemessung und subkutaner Insulininfusion im Minutenzyklus,
wurden bereits Studien mit dem Ziel der Optimierung der Übertragungsfunktionen
und der Algorithmen durchgeführt.

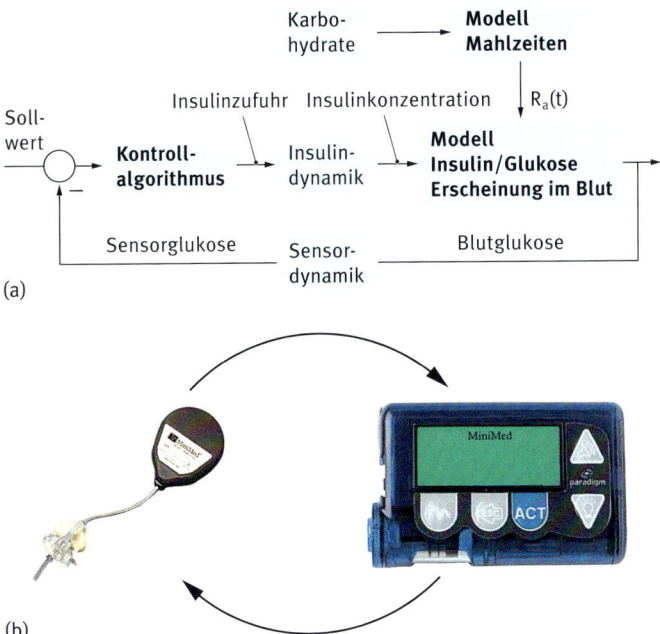

Abb. 13.13: Closed-loop-System des Glukose-/Insulinstoffwechsels bei subkutaner Glukosemessung und Insulingabe; (a) Regelkreis, (b) in Entwicklung befindlicher Prototyp MiniMed der
Fa. Medtronic.

13.11 Automatisierung in der Bewegungstherapie

13.11.1 Natürliche Bewegungsregelung

Die natürliche Bewegungskontrolle findet auf mehreren Ebenen des **zentralen Nervensystems** (ZNS) statt. Bewusst gesteuerte Muskelbewegungen (Willkürmotorik) werden nach Planung und Programmierung auf höheren Ebenen durch den **motorischen Kortex** des Großhirns veranlasst. Das **Kleinhirn** spielt eine zusätzliche Rolle bei der Umsetzung von Fein- und Zielmotorik und der Hand-Auge-Koordination. Muskeltonus, Eigen- und Fremdreflexe sowie periodische Aktivierungsmuster (z. B. bei Gehbewegungen) werden dagegen überwiegend über das **Rückenmark** geregelt.

Verschiedene Regelprinzipien kommen bei der natürlichen Kontrolle von Körperbewegungen zum Einsatz (▶ Abb. 13.14). Wesentlich ist hierbei das Prinzip des **Feedback**. Dabei wird der aktuelle Bewegungszustand aus Bewegungsrezeptoren gewonnen und mit einer Referenzbewegung („Wunschbewegung") verglichen. Die Abweichung zwischen tatsächlicher und gewünschter Bewegung unterliegt einem Regelmechanismus im Gehirn, der dafür sorgt, dass die für eine erfolgreiche Bewegung notwendigen motorischen Befehle generiert werden. Auch die spinalen Bewegungsvorgänge funktionieren nach diesem Prinzip, allerdings ohne unmittelbaren kortikalen Beitrag.

Bei der Bewegungskontrolle können aber auch **Feedforward-Strategien** zum Einsatz kommen. Auf der Basis von Erfahrungswerten und eventuell mit Unterstützung visueller und auditiver Reize werden dabei Bewegungsimpulse generiert, die annähernd zu der gewünschten Bewegung führen, ohne zunächst die Feedback-

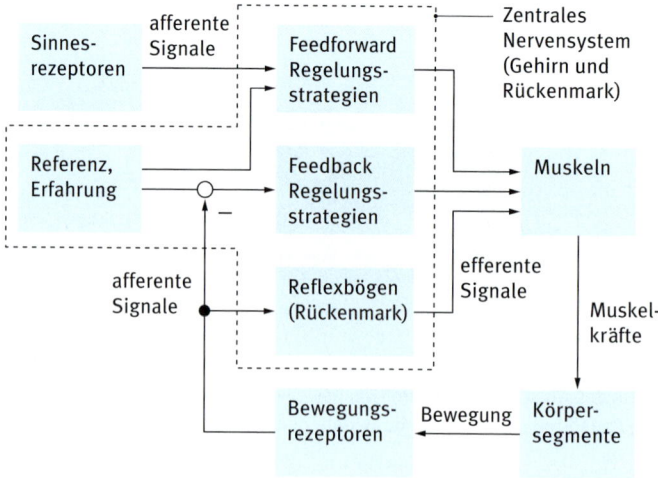

Abb. 13.14: Natürliche Bewegungsregelung als Kombination aus Feedforward- und Feedback-Strategien.

Signale der physiologischen Bewegungssensoren zu nutzen. Der Restfehler kann schließlich durch zusätzliche Feedback-Strategien korrigiert werden (▶ Abb. 13.14).

Die Ausführung kontrollierter Körperbewegungen kann durch Verletzungen oder Erkrankungen des zentralen oder peripheren Nervensystems sowie des Bewegungsapparates gestört sein. Je nachdem welche anatomische Körperregion betroffen ist, kommt es zu Defiziten bei der Bewegungsplanung, der Generierung oder Weiterleitung sensorischer Information oder der Bewegungsausführung.

13.11.2 Automatisierte Bewegungstherapie (Rehabilitationsrobotik)

Natürliche Mechanismen reichen häufig nicht aus, um die verloren gegangenen Bewegungsfunktionen wiederherzustellen. In solchen Fällen ist der Patient auf technische Hilfen angewiesen. Häufig ist Aktorik notwendig oder sinnvoll, um die Bewegung herbeizuführen oder die vom Patienten beabsichtigte Bewegung zu unterstützen. Hierbei sollte aber möglichst vermieden werden, dass das technische System dem Patienten ein festes Bewegungsmuster aufprägt. Vielmehr muss versucht werden, die Bewegungsintention und den muskulären Eigenbeitrag des Patienten zu erkennen und diese bei der technisch unterstützten Bewegungsumsetzung zu berücksichtigen [Riener 1997]. Mehrere wissenschaftliche Arbeitsgruppen verfolgen daher derzeit die Entwicklung interaktiver und kooperativer Strategien.

> **Rehabilitationsrobotik:** automatisierte Bewegungstherapie nach Schlaganfall und Querschnittlähmung, insbesondere mittels automatisierter Laufbänder, Ergometer, Gang- und Armroboter.

Das **Lokomotionstraining** [Riener 2005] auf dem Laufband wird seit vielen Jahren als Therapie bei der Rehabilitation von gehbehinderten Patienten eingesetzt. Dabei wird der Patient mittels einer speziellen Aufhängevorrichtung von seinem Körpergewicht entlastet. Diese Art der Bewegungstherapie hat sich speziell bei halbseitig gelähmten (z. B. nach einem Schlaganfall oder Schädel-Hirn-Trauma) und inkomplett querschnittgelähmten Patienten als sehr effektiv erwiesen. Grundlage der Therapie ist in beiden Fällen, dass periodisch wiederkehrende Bewegungsabläufe über taktile und propriozeptive Rezeptoren des Bewegungsapparats (in Fußsohlen, Muskeln, Sehnen, Gelenken) registriert und als afferente Signale ins zentrale Nervensystem geleitet werden und so die neuronalen Reorganisationsprozesse in Gang setzen. Die beiden bekanntesten Geräte sind der LOKOMAT von der Firma HOCOMA und der Gangtrainer der Firma REHA-STIM. In beiden Geräten werden die Beine des Patienten durch motorisierte Komponenten künstlich bewegt. Der wesentliche Unterschied liegt jedoch darin, dass beim LOKOMAT ein Exoskelett verwendet wird, wodurch die Bewegung direkt in die Beingelenke eingeprägt wird, während beim Gangtrainer mittels zweier aktuierter Plattformen das Gangmuster in die Patientenfüße eingeleitet wird. Ein Laufband wird demnach nur beim LOKOMAT verwendet.

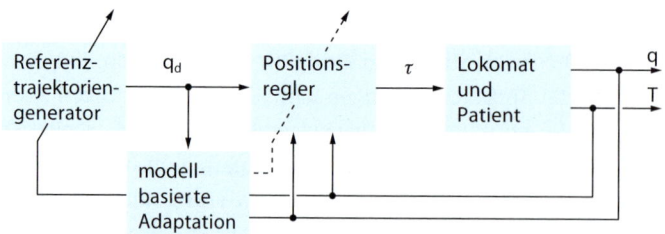

Abb. 13.15: Prinzip der modellbasierten adaptiven Regelung beim Gangroboter Lokomat. Kraft- und Bewegungssensorik ist im Modellblock „Lokomat und Patient" berücksichtigt. q_d = Referenztrajektorie, τ = Stellsignale, q = Knie- und Hüftwinkel, T = Knie- und Hüftdrehmomente.

Zur Erzeugung der gewünschten Bewegung können verschiedene Regelstrategien zum Einsatz kommen. Die einfachste Art der Bewegungsregelung ist eine **Positionsregelung**, bei welcher ein einfaches Regelgesetz dafür sorgt, dass die Bewegung der technischen Komponenten (vgl. ▶ Abb. 13.15) einem vorgegebenen Muster (Referenztrajektorie) folgt. Das Problem ist jedoch, dass jeder Patient seine individuelle, ja sogar zeitlich variable Referenzbewegung besitzt. Diese hängt ab von Körpergröße, Körpergewicht, Tagesform, Ermüdungszustand etc. Deshalb wird versucht, mittels modellbasierter, **adaptiver Strategien**, die **Referenztrajektorie** individuell anzupassen. ▶ Abb. 13.15 zeigt, wie eine solche Strategie beim Laufroboter Lokomat umgesetzt werden kann. Da der Roboter mit **Positions-** und **Kraftsensorik** ausgestattet ist, können sowohl Knie- und Hüftwinkel als auch Knie- und Hüftdrehmomente erfasst werden.

Quellenverzeichnis

Al-Chalabi A., Kreymann B., Langgartner J., Brünnler T.: Möglichkeiten und Zukunftsperspektiven der Leberersatztherapie. Intensivmed. 46(2009): 347–354.

Arndt A., Nüsser P., Lampe B.: Fully autonomous preload-sensitive control of implantable rotary blood pumps. Artif Organs. 34(2010)9: 726–735.

Dietz F.: Grundlagen der Beatmungstechnik. In: Werner J. (Hrsg): Kooperative und autonome Systeme der Medizintechnik. München: Oldenbourg Verlag 2005: 212–240.

Dietz F., Schlosser A., Abel D.: Nicht-invasive volumenkontrollierte Beatmung mit Rekonstruktion der Spontanatmung. at – Automatisierungstechnik 52(2004): 255–263.

Falkenhagen D., Strobl W., Vogt G., Schrefl A., Linsberger I., Gerner F. J., Schoenhofen M.: Fractionated Plasma Separation and AdsorptionSystem: A Novel System for Blood Purification to Remove Albumin Bound Substances. Artificial Organs 23(1999): 81–86

Hexamer M., Drewes C., Meine M., Kloppe A., Weckmüller J., Mügge A., Werner J.: Rate-responsive pacing using the atrio-ventricular conduction time: Design and test of a new algorithm.Med. Biol. Eng. Comput. 42(2004a): 688–697.

Hexamer M., Misgeld B., Prenger-Berninghoff A., Schütt U., Knobl H. J., Körfer R., Werner J.: Automatic control of the extra-corporal bypass: System analysis, modelling and evaluation of different control modes. Biomed. Tech. 49(2004b): 316–321.

Krämer M.: Physiological monitoring and control in hemodialysis: state of the art and outlook. Expert Review of Medical Devices 3(2006): 617–634.

Krämer M.: Wiederherstellung von Nierenfunktionen. In: Werner J. (Hrsg): Kooperative und autonome Systeme der Medizintechnik. München: Oldenbourg Verlag 2005: 277–347.

Rebrin K.: Wiederherstellung von Pankreasfunktionen. In: Werner J. (Hrsg): Kooperative und autonome Systeme der Medizintechnik. München: Oldenbourg Verlag 2005: 349–375.

Riener R.: Wiederherstellung motorischer Funktionen. In: Werner J. (Hrsg): Kooperative und autonome Systeme der Medizintechnik. München: Oldenbourg Verlag 2005: 377–432.

Riener R.: Neurophysiologische und biomechanische Modellierung zur Entwicklung geregelter Neuroprothesen. München: Herbert Utz Verlag 1997.

Schaldach M., Hutten H.: Intracardiac impedance to determine sympathetic activity in rate responsive pacing. PACE 15(1992):1778–1786.

Schima H., Vollkron M., Jantsch U., Crevenna R., Roethy W., Benkowski R., Morello G., Quittan M., Hiesmayr M., Wieselthaler G.: First clinical experience with an automatic control system for rotary blood pumps during ergometry and right-heart catheterization. J. Heart Lung Transplant. 25(2006)2: 167–173.

Schneditz D.: Technological aspects of hemodialysis and peritoneal dialysis. In: Nissenson A. R., Fine R. N. (Hrsg.): Clinical Dialysis. New York: McGraw-Hill 2005: 47–83.

Simanski O.: Entwicklung des „Rostocker Assistenzsystems zur Narkoseführung". Habilitationsarbeit. Rostock 2010.

Simanski O.: Grundlagen der Narkosetechnik. In: Werner J. (Hrsg): Kooperative und autonome Systeme der Medizintechnik. München: Oldenbourg Verlag 2005: 241–275.

Stange J., Mitzner S., Ramlow W., Gliesche T., Hickstein H., Schmidt R.: A new procedure for the removal of protein bound drugs and toxins. Asaio J. 39(1993): M621–M625.

Steil G. M., Panteleon A. E., Rebrin K.: Closed Loop Insulin Delivery – The Path to Physiological Glucose Control. Advanced Drug Delivery Reviews 56(2004):125–144.

Werner J.: Wiederherstellung von Herz-Kreislauf-Funktionen. In: Werner J. (Hrsg): Kooperative und autonome Systeme der Medizintechnik. München: Oldenbourg Verlag 2005: 41–192.

Werner J., Hexamer M.: System structure and control properties of cardiovascular regulation: Significance for the artificial heart. In: Dössel O., Schlegel W. C. (Hrsg.): IFBME-Proceedings Vol. 25/7. Berlin: Springer-Verlag 2009: 13–16.

Werner J., Hexamer M., Meine M., Lemke B.: Restoration of cardio-circulatory regulation by rate-adaptive pacemaker systems. IEEE Trans. Biomed. Eng. 46(1999): 1057–1064.

Verzeichnis weiterführender Literatur

Für eine Vertiefung dieses Kapitels siehe ▸ Band 9 der vorliegenden Lehrbuchreihe „Biomedizinische Technik".

Bolz A., Urbaszek W.: Technik in der Kardiologie. Berlin: Springer-Verlag 2002.

Cooley D. A.: The total artificial heart. Technology Trends 9(2003): 108–111.

Fischer W., Ritter P.: Praxis der Herzschrittmachertherapie. Berlin: Springer-Verlag 1997.

Fuhr T.: Ein kooperatives, patientengeführtes Regelungssystem zur Bewegungsrestitution mit einer Neuroprothese. Fortschritt-Berichte. Düsseldorf: VDI Verlag 2004.

Haufe G.: Medizintechnik in der Intensivmedizin. Renningen-Malmsheim: Expert-Verlag 1998.

Hoeland K., Kloppe A., Hexamer M., Nowack G., Werner J.: New sensor based on fiber optics for measurement of heart movement. Med. Biol. Eng. Comput. 40(2002): 571–575.

Hörl W. H., Wanner C. (Hrsg.): Dialyseverfahren in Klinik und Praxis. Stuttgart: Thieme 2003.

Lauterbach G., Aebert H. (Hrsg.): Handbuch der Kardiotechnik. München: Urban und Fischer 2002.

Moscato F., Arabia M., Colacino F. M., Naiyanetr P., Danieli G. A., Schima H.: Left ventricle afterload impedance control by an axial flow ventricular assist device: a potential tool for ventricular recovery. Artif. Organs 34(2010)9: 736–744.

Lunze J.: Automatisierungstechnik. München: Oldenbourg Verlag 2008.

Rathgeber J. (Hrsg.): Grundlagen der maschinellen Beatmung. Stuttgart: Thieme 2010.

Riener R., Fuhr T.: Patient-driven control of FES-supported standing-up: A simulation study. IEEE Transactions on Rehabilitation Engineering 6(1998): 113–124.

Schmidt R. F., Lang F., Heckmann M. (Hrsg.): Physiologie des Menschen. Berlin: Springer-Verlag 2011.

Schulte am Esch J.: Anästhesie. Stuttgart: Thieme 2006.

Silbernagl S., Lang F.: Taschenatlas Pathophysiologie. Stuttgart: Thieme 2009.

Thomas A.: Das Diabetes-Forschungsbuch. Mainz: Kirchheim-Verlag 2006

Tschaut R. J. (Hrsg.): Extrakorporale Zirkulation in Theorie und Praxis. Lengerich: Pabst Science Publishers 2005.

Werner J. (Hrsg.): Kooperative und autonome Systeme der Medizintechnik. München: Oldenbourg Verlag 2005.

Abbildungsquellen

- ▶Abb. 13.3, 13.4 und 13.5 modifiziert nach [Werner 2005].
- ▶Abb. 13.6 mit freundlicher Genehmigung der Fa. BERLIN HEART.
- ▶Abb. 13.7 modifiziert nach [Werner 2009].
- ▶Abb. 13.8 modifiziert nach [Dietz 2005].
- ▶Abb. 13.9 modifiziert nach [Simanski 2005].
- ▶Abb. 13.10 mit freundlicher Genehmigung durch M. HEXAMER.
- ▶Abb. 13.11 modifiziert nach [Krämer 2005], mit freundlicher Genehmigung der Fa. FRESENIUS MEDICAL CARE.
- ▶Abb. 13.12 mit freundlicher Genehmigung der Fa. FRESENIUS MEDICAL CARE.
- ▶Abb. 13.13 (a) modifiziert nach [Rebrin 2005], (b) mit freundlicher Genehmigung der Fa. MEDTRONIC.
- ▶Abb. 13.14 und 13.15 modifiziert nach [Riener 2005].

Marc Kraft, Wolfram Roßdeutscher, David Hochmann,
Peter Diesing, Stefan Hesse, Henning Schmidt, Thomas Schauer

14 Rehabilitationstechnik

Zusammenfassung: Die Rehabilitationstechnik ist ein Teilgebiet der Biomedizinischen Technik. Sie dient der Wiedereingliederung von behinderten Menschen in ihr familiäres und berufliches Umfeld, indem sie zum Ausgleich von funktionellen und gesundheitlichen Beeinträchtigungen beiträgt. Die in der Rehabilitationstechnik genutzten Medizinprodukte werden als Hilfsmittel direkt durch den Betroffenen oder durch seine Angehörigen und Pflegenden eingesetzt. Im Rahmen der Vergütung durch die gesetzlichen Krankenkassen in Deutschland unterliegen sie den medizinischen und technischen Vorgaben des Hilfsmittelverzeichnisses. Zu ihnen gehören die in diesem Kapitel vorgestellten Systeme der Gliedmaßenprothetik für Amputierte, der funktionellen Elektrostimulation sowie Rollstühle, Orthesen, Hilfsmittel gegen Dekubitus, Kommunikationshilfen, Hörhilfen und Sprechhilfen. Übungssysteme für die Bewegungstherapie nach Schlaganfall werden überwiegend in Rehabilitationseinrichtungen eingesetzt.

Abstract: Rehabilitation Engineering, a part of the Biomedical Engineering, provides for reintegration of handicapped people into their family and professional environment. The applied technical aids contribute to the compensation of functional and health-related deficits. Medical products for Rehabilitation Engeneering are used as aids by the patient himself or by relatives and caretakers. They are subject to the medical and technical guidelines of the aid catalog of the German health insurance companies. Examples are: systems of the limb prosthetics, the functional electrical stimulation, as well as wheelchairs, orthoses, aids against decubitus ulcer, communication aids and deaf and speaking aids, which are presented in this chapter. Training systems for exercise therapy after a stroke are predominantly used in rehabilitation facilities.

14.1 Einführung

Der Einsatz medizintechnischer Systeme wird häufig mit ihrer Anwendung zur Diagnostik und Therapie im Krankenhaus oder in der ambulanten medizinischen Versorgung in Verbindung gebracht. Sie werden dort genutzt, um festzustellen, woran ein Mensch erkrankt ist und um eine optimale Behandlung sicherzustellen. In einigen Fällen ist jedoch eine heilende Behandlung mit vollständiger Genesung nicht möglich oder die Therapie erstreckt sich über sehr lange Zeiträume. Auch in diesen Fällen kann durch Einsatz medizintechnischer Systeme geholfen werden. Sie dienen dann dem Betroffenen in seinem alltäglichen Umfeld zu diagnostischen Zwecken (z. B. zur Messung des Blutzuckerspiegels), zur Therapie (z. B. zur nächtlichen Überdruckbeatmung) oder zum Ausgleich von funktionellen Defiziten (z. B. als Ersatz für eine verlorene Gliedmaße). Einige dieser durch den Patienten selbst genutzten Hilfsmittel unterscheiden sich wenig von den Geräten und Systemen, die durch medizinisches Personal eingesetzt werden (z. B. Blutdruckmessgerät, Beatmungsgerät). Sie werden in den Kapiteln „Biosignale und Monitoring" und „Automatisierte Therapiesysteme" (▶Kap. 9 und 13) dieses Lehrbuchs besprochen. Im Folgenden werden hingegen Systeme vorgestellt, die dem Ausgleich von Behinderungen dienen und sich in wesentlichen Merkmalen von diagnostisch oder therapeutisch eingesetzten Medizinprodukten unterscheiden. In der Biomedizinischen Technik bilden diese medizintechnischen Systeme ein eigenes Teilgebiet, die Rehabilitationstechnik. Sie helfen bei der Wiedereingliederung von behinderten Menschen in ihr familiäres und berufliches Umfeld.

Um die **Rehabilitationstechnik** als Teilgebiet der Biomedizinischen Technik und die diesem Teilgebiet zugehörigen technischen Hilfsmittel gegenüber anderen Medizinprodukten abgrenzen zu können, müssen zunächst die Begriffe **Behinderung** und **Rehabilitation** geklärt werden. Im deutschen Sozialrecht (§ 2 SGB IX) wird der Begriff der Behinderung wie folgt definiert:

> **Behinderung**: anhaltender Status von Menschen, wenn ihre körperliche Funktion, geistige Fähigkeit oder seelische Gesundheit mit hoher Wahrscheinlichkeit länger als sechs Monate von dem für das Lebensalter typischen Zustand abweichen und daher ihre Teilhabe am Leben in der Gesellschaft beeinträchtigt ist.

Oft sind Menschen mit Behinderungen ihr Leben lang von Einschränkungen unterschiedlicher Art betroffen. Zu diesen behinderten Menschen gehören beispielsweise Personen, die mit einer anatomischen Fehlbildung geboren werden oder deren Gliedmaßen amputiert werden mussten. Das deutsche Sozialrecht gewährt behinderten Menschen nach § 10 SGB I ein Recht auf Hilfe „zur Förderung ihrer Selbstbestimmung und gleichberechtigten Teilhabe". Näheres dazu regelt das Neunte Sozialgesetzbuch (SGB IX) „Rehabilitation und Teilhabe behinderter Menschen", welches bereits im Titel den Begriff der Rehabilitation enthält. Grundlegend für das heutige Verständnis von Maßnahmen zur Rehabilitation ist die WHO-Definition im Technical Report 668/1981 [Bochdansky 2002].

Rehabilitation: koordinierter Einsatz medizinischer, sozialer, beruflicher, pädagogischer und technischer Maßnahmen sowie Einflussnahme auf das physische und soziale Umfeld zur Funktionsverbesserung zum Erreichen einer größtmöglichen Eigenaktivität zur weitestgehend unabhängigen Partizipation in allen Lebensbereichen, damit der Betroffene in seiner Lebensgestaltung so frei wie möglich wird.

Im deutschen **Sozialrecht** regelt der § 26 SGB IX, auf welche Leistungen der medizinischen Rehabilitation Behinderte und von Behinderung bedrohte Menschen Anspruch haben. Diese umfassen zum einen eine Behandlung durch Ärzte, Zahnärzte und Angehörige anderer Heilberufe und weitere medizinische Leistungen, zum anderen aber auch die Versorgung mit Arznei- und Verbandmitteln, Heil- und Hilfsmitteln. Der generelle Anspruch auf **Hilfsmittel** wird im § 33 SGB V geregelt. Dort ist formuliert „Versicherte haben Anspruch auf Versorgung mit Hörhilfen, Körperersatzstücken, orthopädischen und anderen Hilfsmitteln". Obwohl anhand der zuerst genannten Beispiele eine Einordnung des Begriffes „Hilfsmittel" vorgenommen wird, ist er im Gesetzestext nicht definiert. Die Abrenzung des Versorgungsanspruches mit Hilfsmitteln erfolgt deshalb u. a. durch die Rechtsprechung des Bundessozialgerichts, durch Verlautbarungen des Spitzenverbandes Bund der Krankenkassen (GKV-Spitzenverband) und durch Richtlinien des Gemeinsamen Bundesausschusses über die Verordnung von Hilfsmitteln in der vertragsärztlichen Versorgung. Diese Quellen zusammenfassend können die wichtigsten Eigenschaften von Hilfsmitteln wie folgt definiert werden [Kamps 2002]:

Hilfsmittel: sächliche Mittel oder technische Produkte, die den Erfolg einer Krankenbehandlung sichern, eine Behinderung ausgleichen oder einer drohenden Behinderung vorbeugen. Sie werden im allgemeinen Lebensbereich bzw. im häuslichen Umfeld des Betroffenen eingesetzt, dienen der Befriedigung der elementaren Grundbedürfnisse des täglichen Lebens, sind transportabel und werden von Leistungserbringern an Betroffene abgegeben.

Zahlreiche Hilfsmittel, insbesondere die komplexeren technischen Systeme, gehören gleichzeitig zur Gruppe der **Medizinprodukte** (s. ▶ Definition in ▶ Kap. 1) gemäß der Definition im Medizinproduktegesetz (MPG). Ein wesentliches Unterscheidungsmerkmal der als Hilfsmittel einzustufenden Medizinprodukte ist ihre Anwendung und Nutzung durch den Patienten bzw. durch seine Angehörigen und Pflegende, während andere Medizinprodukte üblicherweise durch medizinisches Personal am Patienten angewandt werden.

Im deutschen **Sozialrecht** (§ 139 SGB V) ist verankert, dass der Spitzenverband Bund der Krankenkassen ein systematisch strukturiertes **Hilfsmittelverzeichnis** erstellt, in dem die von der Leistungspflicht umfassten Hilfsmittel aufzuführen sind. Das Hilfsmittelverzeichnis enthält für zahlreiche Hilfsmittelkategorien indikations-

oder einsatzbezogene, besondere Qualitätsanforderungen, die auch festgelegt werden können, um eine ausreichend lange Nutzungsdauer oder in geeigneten Fällen den Wiedereinsatz von Hilfsmitteln bei anderen Versicherten zu ermöglichen. Das Hilfsmittel- und Pflegehilfsmittelverzeichnis umfasst heute ca. 40 Produktgruppen (u. a. Prothesen, Orthesen, Kommunikationshilfen, Hörhilfen, Hilfsmittel gegen Dekubitus).

Der Anspruch von Behinderten und von Behinderung bedrohten Menschen auf **Leistungen der medizinischen Rehabilitation** nach § 26 des SGB IX schließt, wie oben erwähnt, neben der Hilfsmittelversorgung auch die Behandlung durch Ärzte, Zahnärzte und Angehörige anderer Heilberufe, Heilmittel einschließlich physikalischer, Sprach- und Beschäftigungstherapie sowie die Belastungserprobung und Arbeitstherapie ein. Im Rahmen dieser rehabilitativen Maßnahmen können ebenfalls technische Systeme bzw. Medizinprodukte Einsatz finden (z. B. Trainigs- und Übungssysteme), die nicht an den Betroffenen abgegeben werden und damit keine Hilfsmittel sind. Um alle Systeme der „technisch assistierten" Rehabilitation über die Gruppe der Hilfsmittel hinaus bezeichnen zu können, wird der Begriff **Rehabilitationstechnik** verwendet. International sind die Bezeichnungen *„assistive devices and technologies for people with a loss in functioning"* bzw. *„technical aids"* gebräuchlich.

> **Rehabilitationstechnik:** Hilfsmittel und andere technische Systeme und Geräte, die einen Rehabilitationsprozess unterstützen.

Nachfolgend werden einige wichtige Teilgebiete der Rehabilitationstechnik im Überblick vorgestellt. In ▸ Band 10 dieser Lehrbuchreihe erfolgt eine ausführliche Darstellung der Rehabilitationstechnik.

14.2 Gliedmaßenprothetik (Exoprothetik der Extremitäten)

14.2.1 Zielstellung der Gliedmaßenprothetik

Prothesen sind künstliche Ersatzstücke zum Ersatz von Körperteilen [Pschyrembel 2011]. In der **Prothetik** wird zwischen **Endoprothesen** (*griech. endo* innen; auch Implantate) und **Exoprothesen**, also außen angebrachten Körperersatzstücken (*griech. exo* außen), unterschieden. Zu den Exoprothesen gehört auch die Gruppe der **Gliedmaßenprothesen** für die obere und untere Extremität, welche nachfolgend näher betrachtet wird. Gliedmaßenprothesen sind orthopädietechnische Hilfsmittel (neben Orthesen, Bandagen, Sitzhilfen, Schuhen und Einlagen). In der Statistik der schwerbehinderten Menschen von 2007 [Statistisches Bundesamt 2009] sind in Deutschland 73 831 Personen mit einem Verlust oder Teilverlust von Gliedmaßen erfasst.

> **Gliedmaßenprothetik:** Teilgebiet der Exoprothetik, das sich mit Körperersatzstücken für die obere und untere Extremität befasst.

Die wichtigsten **Amputationsursachen** sind arterielle Durchblutungsstörungen, Traumata, Tumore, venöse und lymphatische Zirkulationsstörungen, Infektionen, Lähmungen, angeborene Fehlbildungen und psychopathologische Ursachen [Baumgartner 1997]. Der Hauptanteil der Beinamputationen von 80 bis 90 % wird durch arterielle **Durchblutungsstörungen** verursacht [Baumgartner 1997]. Amputationen an den oberen Extremitäten sind im Vergleich zu den Beinamputationen deutlich seltener, hier liegen Traumafolgen an erster Stelle der Ursachen, in weitem Abstand gefolgt von Tumoren.

Nach der Amputation muss in der frühen Rehabilitationsphase zunächst entschieden werden, ob eine Prothesenversorgung durchführbar ist und ob der Patient die dazu erforderlichen Fähigkeiten prognostisch haben wird. Ist die prothetische Versorgung sinnvoll, können Körperersatzteile der oberen und unteren Extremität sowohl einen strukturell-funktionellen als auch den ästhetischen Ersatz für die verlorenen Gliedmaße bieten.

14.2.2 Gliedmaßenprothetik der unteren Extremität

Funktionelle Beinprothesen ermöglichen Amputierten das Stehen und das Gehen. **Kosmetische Prothesen** hingegen stellen nur das äußere Erscheinungsbild wieder her. Eine Mobilisierung Betroffener kann bei einer rein kosmetischen Versorgung unter Nutzung eines Rollstuhls erfolgen (s. ▶ Kap. 14.4). Die nachfolgend beschriebenen funktionellen Beinprothesen können heute auch ästhetische bzw. kosmetische Anforderungen erfüllen, sofern der Patient Wert darauf legt. Alternativ sind auch der biomechanisch zweckmäßigere Verzicht auf kosmetische Verkleidungen von Prothesenkomponenten und die Auswahl auffälliger Motive zur äußeren Gestaltung von Prothesenschäften möglich.

> **Funktionelle Beinprothese:** Prothese zur Versorgung von Amputationen im Bereich des Beines, mit deren Hilfe vorrangig die vom Patienten geforderte statische und dynamische Sicherheit beim Gehen und Stehen erreicht werden soll. Mobile Patienten erwarten die Nachbildung eines natürlichen Bewegungsablaufes. Eine Beinprothese sollte (bei Amputationen im und oberhalb des Kniegelenks) das Sitzen möglichst wenig behindern.

Ein **Gangzyklus** wird auch als **Doppelschritt** bezeichnet, der das Intervall zwischen zwei aufeinander folgenden initialen Bodenkontakten derselben Extremität beinhaltet. Die **Standphase** eines Beins beginnt mit dem initialen Bodenkontakt und endet mit dem Abstoßen der Zehen (ca. 60 % des Gangzyklusses); gleichzeitig beginnt die **Schwungphase**, welche mit dem erneuten Bodenkontakt endet (ca. 40 % des Gangzyklusses).

Beim Stehen und in der Standphase des Gangzyklusses benötigt jeder Beinamputierte eine **stabil belastbare Prothese**, unabhängig davon, ob er ein Innenbereichs-

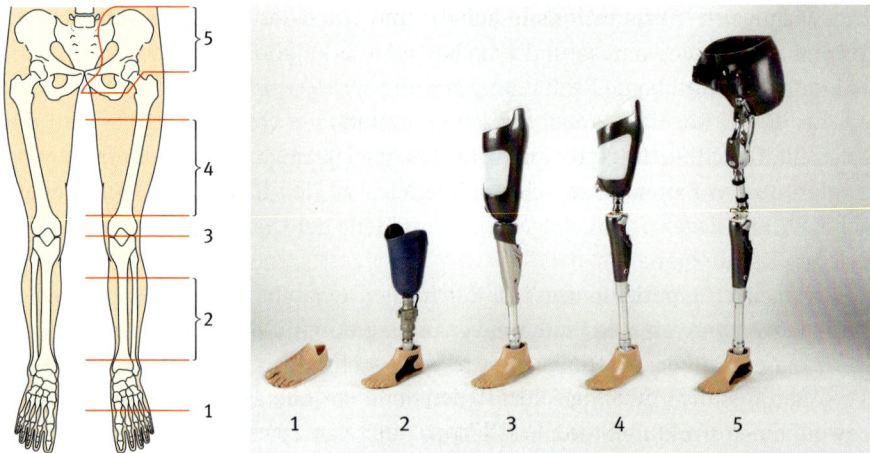

Abb. 14.1: Beinprothesen für verschiedene Amputationsniveaus ohne eine optional mögliche Kosmetikverkleidung aus hautfarbenem Schaumstoff. Prothesen für Fuß- (1), Unterschenkel- (2), Knie- (3), Oberschenkel- (4) und Hüft- bzw. Beckenamputierte (5).

geher mit niedrigem Mobilitätsgrad oder ein uneingeschränkter Außenbereichsgeher mit einem hohen Mobilitätsgrad ist. Die Anforderungen zur Gewährleistung eines **natürlichen Bewegungsablaufes** durch eine Beinprothese hängen hingegen sehr stark vom Amputationsniveau und der Mobilität des Betroffenen ab. Es ist sogar ein Verzicht auf die Nachbildung eines natürlichen Bewegungsablaufes möglich, wenn das Sicherheitsbedürfnis des Amputierten höher priorisiert ist. Dies kann z. B. bei Oberschenkelamputierten zur Verwendung gesperrter Kniegelenke führen, die keine Kniebeugung in der Schwungphase zulassen, aber in jeder Situation eine maximale Sicherheit bieten (das Gelenk kann nicht unbeabsichtigt einknicken).

Beinprothesen können nach unterschiedlichen Kriterien klassifiziert werden. Das wichtigste über die notwendigen Komponenten und die Komplexität des Systems entscheidende Kriterium ist das Amputationsniveau. So werden Beinprothesen für Fuß-, Unterschenkel-, Knie-, Oberschenkel- und Hüft- bzw. Beckenamputierte unterschieden (▶Abb. 14.1).

Heute sind Beinprothesen für Amputationen oberhalb des Fußes modular aufgebaut. Die lösbar miteinander verbundenen mechanischen Bauteile sind so dimensioniert, dass sie innerhalb einer kosmetischen Schaumstoffverkleidung untergebracht und ohne großen Aufwand ausgetauscht werden können. Korrekturen der Ausrichtung der Komponenten untereinander (statischer Aufbau der Prothese) sind reproduzierbar möglich und können sowohl während der Montage und Anprobe als auch nach der Fertigstellung der Prothese durchgeführt werden. Dieser modulare Aufbau wird auch Rohrskelett- oder **endoskelettale Bauweise** genannt, weil die innere Konstruktion die tragende Funktion übernimmt.

Eine modulare bzw. endoskelettale Beinprothese kann (abhängig vom Amputationsniveau) aus den nachfolgend detailliert erläuterten **Komponenten** bestehen:

–   Prothesenschaft oder Beckenkorb bzw. Stumpfankopplung,
–   Hüftgelenk (bei Becken- oder Hüftamputation),
–   Kniegelenk (bei Becken-, Hüft-, Oberschenkel- und Knieamputation),
–   Prothesenfuß (bei Becken-, Hüft-, Oberschenkel- und Knie-, Unterschenkel- und Fußamputation),
–   weitere Strukturkomponenten (z. B. Adapter, Torsions- und Stoßdämpfer),
–   kosmetische Verkleidungen (auf Wunsch des Patienten).

Für die Auswahl der innerhalb einer Beinprothese kombinierten funktionellen Komponenten sind die physiologischen Patientendaten (z. B. Alter, Geschlecht, Gewicht, Begleiterkrankungen, geistiger und körperlicher Allgemeinzustand) sowie die pathophysiologischen Bedingungen des Amputationsstumpfes entscheidend. Von ihnen hängt der erreichbare **Mobilitätsgrad** des Betroffenen ab, welcher vor einer prothetischen Versorgung abzuschätzen ist.

Exoprothesenschaft: Teil der Prothese eines Amputierten, der sowohl das Stumpfvolumen aufnimmt als auch statische wie dynamische Kräfte und Momente überträgt. Er beinhaltet die Kontaktflächen zur Haut und stellt die Ankopplung der Prothese an den Patienten sicher.

Die Lastübertragung am Schaft findet in Form von Druckbeanspruchungen an der Kontaktfläche zwischen Patient und Prothese statt. Da der Stumpf, je nach anatomischer Lage, durch Weichgewebe und oberflächennahe bzw. tiefer liegende knöchernde Strukturen charakterisiert ist, stellt eine gleichmäßige Druckverteilung über die Kontaktfläche kein Optimum dar. Die Druckverteilung im Prothesenschaft hat also nach physiologischen Kriterien stattzufinden, wobei belastbare und nichtbelastbare Bereiche berücksichtigt werden müssen. Der Beckenkorb ist eine Sonderform des Prothesenschaftes für Amputationen im Hüft- und Beckenbereich. Mit der Ankopplung prothetischer Versorgungen an knochenverankerten Implantaten mit Hautdurchtritt befassen sich einige Forschungsprojekte [Kraft 2007]. Diese Versorgungsform birgt jedoch noch ein hohes Infektionsrisiko und kommt nur für wenige Amputierte infrage.

Exoprothetisches Hüftgelenk: Teil der Prothese eines Amputierten, gelenkige Verbindung des Beckenkorbes mit den darunter befindlichen prothetischen Bauteilen, die zusammen eine Gliederkette bilden. Die Drehbewegung des Hüftgelenks findet in der Sagittalebene statt, muss aber nicht auf diese Ebene beschränkt sein. Das Hüftgelenk gewährleistet (gemeinsam mit dem Kniegelenk und dem Prothesenfuß) die Standphasensicherheit sowie ggf. die Schwungphasensteuerung der Beinprothese und ermöglicht das Sitzen.

Patienten mit Hüft- und Beckenamputationen können in der Schwungphase des Gehens nur das Becken aktiv bewegen. Die anderen prothetischen Komponenten müssen dieser Bewegung folgen, um einen Schrittzyklus durchzuführen. Das Erlernen des prothetischen Gehens nach einer Hüft- oder Beckenamputation stellt sehr hohe Anforderungen an den Betroffenen. Auf diesem hohen Niveau werden nur wenige Menschen amputiert. Die Vielfalt verfügbarer Hüftgelenke ist (im Vergleich mit anderen prothetischen Komponenten) sehr gering. Neben sehr einfach aufgebauten Scharniergelenksystemen ist seit wenigen Jahren auch ein komplexes Hüftgelenk mit Vier-Achs-Polyzentrik und einer Hydraulik zur Steuerung der Stand- und Schwungphasenwiderstände verfügbar.

> **Exoprothetisches Kniegelenk**: Teil der Prothese eines Amputierten, der die wichtigsten Funktionen des natürlichen Kniegelenks einschließlich des angrenzenden Band- und Muskelapparats ersetzt. Das Kniegelenk gewährleistet immer eine Sicherung im Stehen und in der Standphase des Gangzyklusses. Zusatzfunktionen ermöglichen u. a. die harmonische Beugung/Streckung in der Sagittalebene während der Schwungphase des Gangzyklusses (ggf. mit einer Gelenksverkürzung), eine Stoßdämpfung beim Fersenauftritt, die beugewinkelabhängige Verlagerung des Gelenkdrehpunktes, eine kontinuierlichen Vorwärtsbewegung des Körperschwerpunktes während der Standphase (Kniebeugung unter Last) und das alternierende Gehen über Treppen.

Die **Standphasensicherheit** einer Beinprothese wird neben den Funktionen des Kniegelenks auch durch den Prothesenfuß, das ggf. vorhandene Hüftgelenk, den statischen Prothesenaufbau (Ausrichtung der Komponenten untereinander) und die Stumpfleistungsfähigkeit des Amputierten beeinflusst (aktive Sicherung eines Kniegelenks). Die technischen Elemente der **Schwungphasensteuerung** eines Kniegelenks sind umso wichtiger, je höher der Mobilitätsgrad des Amputierten ist. Sehr mobile Patienten besitzen in der Regel eine höhere Stumpfleistungsfähigkeit, variieren ihre Gehgeschwindigkeit stärker und gehen auch mit höheren Geschwindigkeiten über weitere Strecken. Das prothetische Kniegelenk eines Amputierten sollte sich in der Schwungphase eines Gangzyklusses zunächst möglichst natürlich beugen und anschließend so strecken, dass es genau zum Zeitpunkt des beabsichtigten Fersenauftrittes die vordere Endlage erreicht. Möglichkeiten, ein Prothesenknie an diese Anforderungen anzupassen, bestehen u. a. in der Verwendung von mechanischen, pneumatischen oder hydraulischen Dämpfungs- oder Bremselementen.

Die **Klassifizierung von Prothesenkniegelenken** erfolgt heute überwiegend anhand der Elemente bzw. konstruktiven Merkmale, die zur Gewährleistung der Standphasensicherung und Schwungphasensteuerung und ggf. des Sitzens oder besonderer Funktionen (z. B. Knien mit maximalem Beugewinkel, Bewegen ohne Gelenkwiderstand beim Radfahren, Treppengehen) in die Systeme integriert sind. So werden u. a. Kniegelenke

– mit mono- oder polyzentrischem Aufbau (▶ Abb. 14.2 (a) und (b)),
– mit einer Sperre,
– mit Federn zur Unterstützung der Streckung in der Schwungphase,

Lage der Gelenkachsen

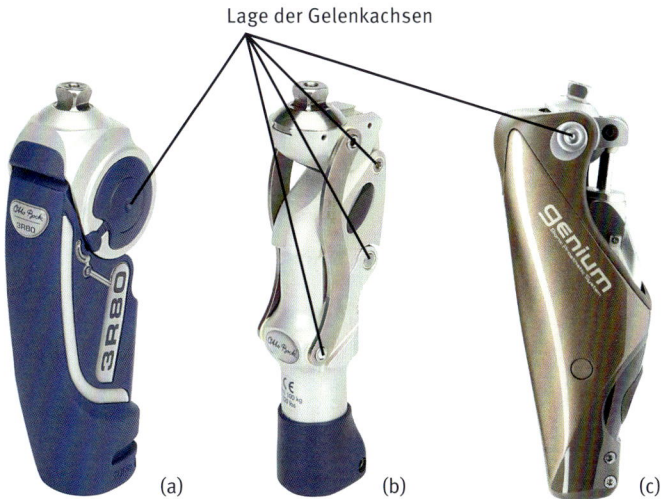

(a)　　　　　　(b)　　　　　　(c)

Abb. 14.2: Kniegelenke mit (a) monozentrischem Aufbau und mechanischer Stand- und Schwungphasenhydraulik, (b) polyzentrischem Aufbau und pneumatischer Schwungphasensteuerung und (c) elektronisch gesteuerter Stand- und Schwungphasenhydraulik.

– mit Reibungsbremsen für die Standphasensicherung oder Schwungphasensteuerung,
– mit elastisch einfedernden Elementen in der Standphase,
– mit pneumatischer Schwungphasensteuerung,
– mit hydraulischer Standphasensicherung oder Schwungphasensteuerung,
– mit elektronischer Steuerung (▶ Abb. 14.2 (c)) unterschieden.

In der Vergangenheit sind zum Teil sehr aufwändige Kniegelenksysteme entwickelt worden, die in definierten Lastsituationen, durch „bewusstes Gehen" des Amputierten, Standphasensicherungselemente aktivieren (▶ Abb. 14.2 (a) und (b)). Der Versorgte muss selbst in kritischen Situationen, wie beim Stolpern, die Prothese „richtig" belasten (z. B. mit einer definierten, für einen Ventilverschluss notwendigen Vertikalkraft), damit die Standphasensicherung ein Einknicken verhindert.

Funktionsweise hydraulisch gedämpfter Prothesenkniegelenke ℹ️
Ein im Prothesenknie verwendetes hydraulisches Dämpfungssystem kann (wie in ▶ Abb. 14.3 dargestellt) beispielsweise mit einem Kolben aufgebaut sein, der in einem druckdichten Zylinder verschiebbar angeordnet ist. Der Zylinderraum vor dem Kolben ist mit dem Zylinderraum hinter dem Kolben bei beidseitig gleicher Kolbenfläche verbunden. In der Verbindungsleitung sitzt eine einstellbare Drossel (bzw. ein Ventil).

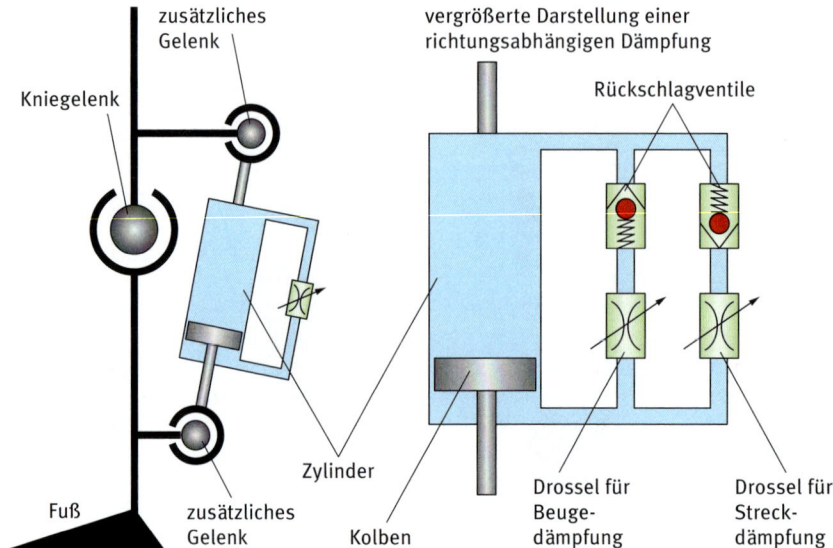

Abb. 14.3: Prinzipieller Aufbau einer hydraulischen Standphasensicherung und Schwungphasensteuerung. (Zur vereinfachten Darstellung wurde auf die Abbildung eines Ausgleichsbehälters oder einer durchgehenden Kolbenstange verzichtet – notwendig, um gleiche Fluidvolumina ober- und unterhalb der Kolbenstange zu verdrängen. Die hier dargestellte Hydraulik würde blockieren, eine Pneumatik dieser Bauweise wäre funktionsfähig.)

Wird die Drossel geschlossen, ist der hydraulische Dämpfer blockiert, ein Zustand, der ein Beugen des Knies (oder Einknicken) verhindert und für die Standphasensicherung gebraucht wird. Durch teilweise oder vollständige Öffnung der Drossel kann die Beweglichkeit des Kniegelenkes in der Schwung- bzw. Standphase eingestellt werden. Um eine separate Dämpfungseinstellung für die Kniebeugung bzw. -streckung zu ermöglichen, werden oft zwei, durch Rückschlagventile der Kolbenbewegungsrichtung zugeordnete Drosseln in den Verbindungsleitungen genutzt.

Ein Nachteil dieser rein mechanischen Systeme ist jedoch, dass der Amputierte durch „bewusstes Gehen" die Funktionen der Prothese auslösen muss. Weiterhin kann die Schwungphasendämpfung der Prothese nur für eine Gehgeschwindigkeit optimal eingestellt werden. Damit schwingt aber das Knie bei schnellerem Gehen bzw. Laufen zu langsam durch, die Schritte der prothetischen Seite sind dann zu kurz.

Um Beinamputierte von den sicherheitsrelevanten Überwachungsfunktionen mechanischer Kniegelenke zu entlasten und ein natürlicheres Gangbild zu ermöglichen, wurden bereits in den 1990er Jahren **mikroprozessorgesteuerte Kniegelenksysteme** in die Versorgung eingeführt (neueres System in ▶ Abb. 14.2 (c)). Diese sind in der Lage, die notwendigen Dämpfungen in der Stand- und Schwungphase in Abhängigkeit von der sensorisch erfassten Prothesenbeanspruchung elektronisch zu steuern. Die in einen Regelkreis eingebundene Sensorik bestand bisher aus einem Momentaufnehmer (Sensor zur Messung der über den Fußhebelarm eingeleiteten Kräfte) und

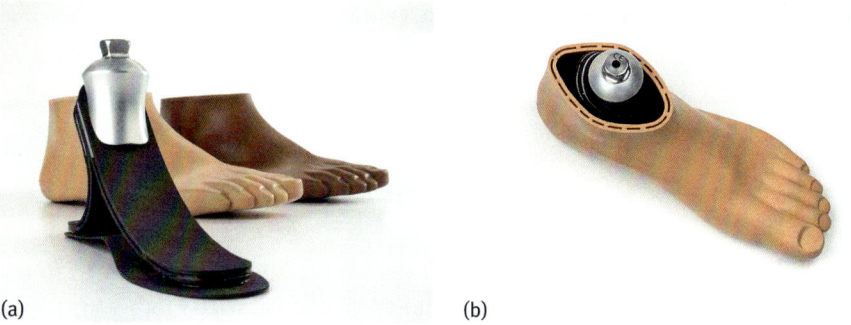

(a)   (b)

Abb. 14.4: Prothetischer Fuß mit einer Carbonfederkonstruktion mit (b) und ohne (a) Kosmetikverkleidung (die Kosmetikverkleidung von Fußprothesen hat funktionelle Aufgaben und ist nicht verzichtbar, wie ggf. der optionale kosmetische Schaumstoffüberzug der darüber liegenden Struktur- und Funktionselemente).

Kniewinkelsensoren. Inzwischen verfügbare Inertialsensoren zur Messung translatorischer und rotatorischer Beschleunigungen ermöglichen heute in der Beinprothetik eine erweiterte Funktionalität mikroprozessorgesteuerter Kniegelenke. Die Stolpersicherheit kann nun auch in Situationen gewährleistet werden, in denen bisher noch Fehlinterpretationen des Bewegungsablaufes möglich waren. Der Patient kann sich mit unterschiedlichen Gehgeschwindigkeiten in beliebigem Gelände unbeschwert bewegen, sogar ein alternierendes Treppensteigen wird möglich.

> **Exoprothetischer Fuß:** Teil einer Exoprothese, der (gemeinsam mit dem Schuh) den Bodenkontakt des Beinamputierten herstellt. Seine Funktionalität wird durch die Art der Einleitung von Kräften und Momenten, die Abrolleigenschaften in der Sagittalebene, die Anpassungsfähigkeit an Bodenunebenheiten, die Fähigkeit zum Zwischenspeichern und Abgeben potentieller Energie und die Dämpfungseigenschaften (u. a. beim Fersenauftritt) bestimmt.

Prothetische Füße sind heute als multiaxiale, Bodenunebenheiten ausgleichende und Bewegungsenergie federelastisch speichernde Systeme für die unterschiedlichen Anforderungen einer hohen bzw. geringeren Patientenmobilität verfügbar (▶ Abb. 14.4). Elektronische Regelungen für die Anpassung von Fußprothesen an Bewegungsabläufe konnten bereits eingeführt werden. Die sensorgestützte Verbesserung der Adaptivität von Fußprothesen bleibt mittelfristig ein wichtiges Ziel. Aktive Antriebe haben sich trotz kommerziell verfügbarer Systeme in der Beinprothetik bisher nicht in einer breiteren Anwendung durchsetzen können.

14.2.3 Gliedmaßenprothetik der oberen Extremität

Funktionelle Armprothese: Prothese zur Versorgung von Amputationen im Bereich des Ober- und Unterarms mit der Aufgabe, zahlreiche Bewegungsmuster nachzubilden. Die Schulter und das Ellbogengelenk erfüllen hauptsächlich den Zweck, die Hand an ein Zielobjekt in der jeweils günstigsten Positionierung heranzuführen. Die prothetische Hand ist das Greiforgan.

Gliedmaßenprothesen der oberen Extremität werden in **aktive und passive Systeme** unterteilt. **Kosmetische Armprothesen** gehören zu den passiven Prothesen, mit ihnen wird nur das äußere Erscheinungsbild wiederhergestellt. Zu den passiven Prothesen gehören ebenfalls die früher gebräuchlichen passiven **Arbeitsarme**. Sie können mit speziellen Ansatzstücken (Haken, Halterungen, Ringe oder Schutzpolster) versehen werden, welche passive Greif- oder Haltefunktion ausüben. Die erhaltene, kontralaterale Hand bedient (öffnet und schließt) diese Funktionselemente, eine amputationsseitige aktive Steuerung ist nicht möglich. Unter den **aktiven Armprothesen** werden mit Eigenkraft betriebene Systeme und Prothesen mit Fremdkraftantrieb unterschieden. Die Bewegung einer Arm- bzw. Handprothese mit **Eigenkraft** erfolgt heute über Zugbandagen, die (wie in ▶ Abb. 14.5 (a) erkennbar) Schulterbewegungen über Gurte und Seilzüge in Greif- und Unterarmbewegungen oder ein Sperren des Ellenbogengelenks der Prothese umformen.

Als zweite wichtige Gruppe der aktiven Systeme haben sich heute **fremdkraftgetriebene Prothesen** durchgesetzt. Sie sind in **Hybridprothesen** mit einer Eigenkraftnutzung (z. B. für die Bewegung/Sperre des Ellenbogengelenkes) kombinierbar und werden in aller Regel elektromechanisch angetrieben. Das Steuersignal generiert die am Stumpf vorhandene Muskulatur. Dazu messen spezielle, auf die Haut des Stumpfes aufgelegte Elektroden die bei der Muskelkontraktion entstehenden bioelektrischen Spannungen im µV-Bereich. Die notwendige Unempfindlichkeit dieser Systeme gegenüber elektromagnetischen Störungen wird u. a. über hohe Gleichtaktunterdrückungsverhältnisse der verwendeten Verstärker erreicht. Ansteuerbar sind Bewegungen bzw. die Sperre von Prothesen-Ellenbogengelenken, die Rotation von Prothesenhänden und deren Greifbewegung.

Obwohl die Einführung dieser **myoelektrischen Prothesen** ein großer Fortschritt in der Orthopädietechnik war, ist der Versorgte noch gezwungen, die Bewegung seiner Prothese visuell zu überwachen. Ihm fehlt die taktile Rückmeldung der natürlichen Hand. Um den Armamputierten auch in solchen Situationen von Überwachungsfunktionen zu entlasten, sind heute Handprothesen mit **Greifkraftregelung** verfügbar. Der integrierte taktile Rutschsensor misst die beim Greifen entstehende Kraft in Richtung und Größe. Allein die Tendenz eines Gegenstandes zum Rutschen beim Übergang von der Haft- zur Gleitreibung (gekennzeichnet durch eine bestimmte Lage des resultierenden Kraftvektors aus Greif- und Gewichtskraft) kann erkannt werden und bewirkt ein rechtzeitiges „Nachgreifen" der Prothese. Der Griff ist immer

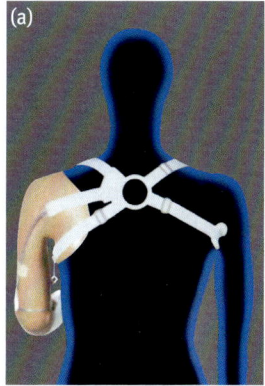
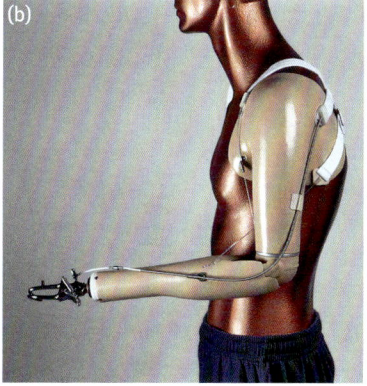
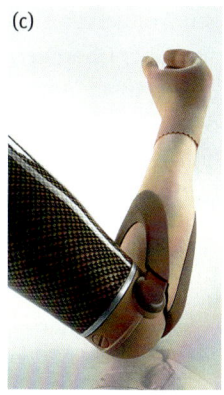

Abb. 14.5: Eigenkraftprothese der oberen Extremität mit Zugbandagen (a), Greifhaken (b) und myoelektrische Fremdkraftprothese mit elektronischer Regelung des Ellenbogengelenks und der Prothesenhand (c).

sicher und gerade so fest, wie es für ein sicheres Halten notwendig ist. Der Patient wird von der Unsicherheit befreit, versehentlich einen Gegenstand fallen zu lassen [Puchhammer 1999].

Patienten mit Amputationen im Bereich des **Oberarms** benötigen neben einer Prothesenhand auch eine Unterarmprothese mit Ellenbogengelenk und einen Stumpfschaft für den Oberarm. Der Verlust einer Vielzahl von Körperfunktionen führt bei diesem Amputationsniveau zu höheren Anforderungen an die Prothese. So können **mechanische Energiespeicher** die beim Strecken des Arms freigesetzte Energie zur Unterstützung der nächsten Armbeugung zur Verfügung stellen. **Hydrodynamische Dämpfungen** dienen der Bewegungssteuerung. **Elektronisch geregelte Ellenbogengelenke** (▶ Abb. 14.5) sind in der Lage, neben einem sehr feinfühligen Steuerungsverhalten eine schnelle Gelenkpositionierung mit hohen Hebe- und Haltekräften sowie ein sehr natürliches Freischwingverhalten zu gewährleisten. Die Systemsteuerung wertet neben myoelektrischen Muskel- bzw. Zuggurt-Schaltsignalen auch die Belastung des Arms (Gelenkmoment) sowie die Position und die Winkelgeschwindigkeit des Ellenbogengelenks aus.

Oberarmamputierte müssen das Bewegen einer myoelektrisch angesteuerten Handprothese neu erlernen, weil die ursprünglich ansteuernden Muskelgruppen des Unterarms verloren gegangen sind. Die prothetische Hand muss dann beispielsweise durch eine Kontraktion der Oberarmmuskulatur gesteuert werden.

Herausforderungen in der Weiterentwicklung von Armprothesen liegen in der Verbesserung ihrer **Ankopplung an das Nervensystem** [Kraft 2011]. Bei einigen Patienten gelang es bereits, die nach hohen Armamputationen (z. B. im Schultergelenk) im Stumpf vorhandenen Enden der Armnerven chirurgisch so umzulegen, dass sie in die nutzlos gewordene Brustmuskulatur einwuchsen (*Targeted Muscle Reinnervation*). Statt einer Bewegung der verloren gegangenen Muskelgruppen lösen diese ehemaligen Armnerven dann Kontraktionen von segmentierten Teilen der Brustmuskulatur aus. Über Oberflächenelektroden werden diese Signale an der Haut abgegriffen und für die Ansteuerung komplexer Armprothesen mit bis zu sieben Gelenken genutzt. Die Besonderheit dieser Technologie liegt nicht nur in der Verfügbarkeit einer deutlich höheren Anzahl von Ansteuersignalen, sondern vor allem in der Möglichkeit, eine **intuitive Bewegungssteuerung** aufzubauen. Werden die Areale der Brustmuskulatur zur myoelektrischen Ansteuerung einer Prothesenhand genutzt, in denen die ehemals die Hand ansteuernden Nerven eingewachsen sind, muss der Amputierte den Umgang mit der Prothese nicht neu erlernen. So wie er ursprünglich seine eigene Hand bewegte, folgt nun die Prothesenhand.

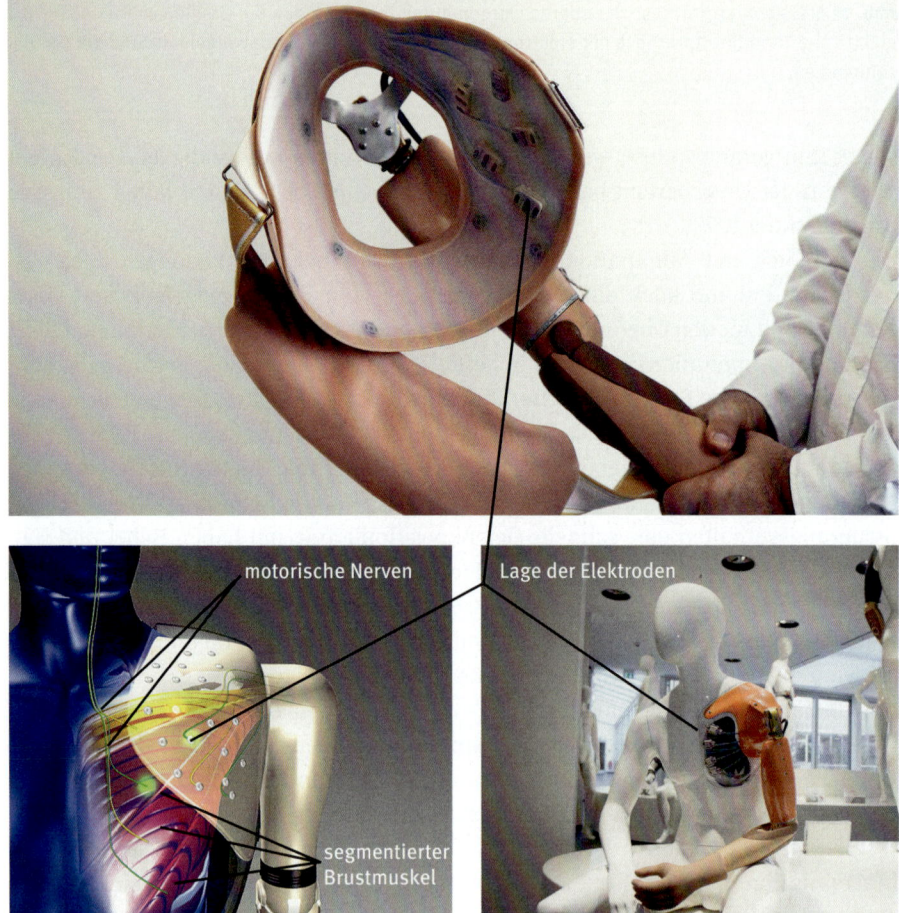

Abb. 14.6: Prinzip der gezielten Reinnervation des Brustmuskels mit der Ableitung von Oberflächenpotentialen zur Ansteuerung einer Armprothese.

Die nächste Herausforderung in der Weiterentwicklung der Armprothetik liegt in der zusätzlichen Reaktivierung sensibler Teile der Nervenenden eines Amputationsstumpfes (*Targeted Sensory Reinnervation*). Es könnte möglich werden, eine Prothese mit Berührungsdetektoren auszustatten, die ihre Signale auf die entsprechend reinnervierte (oder fremdinnervierte) Haut übertragen. Die taktile Berührung eines Gegenstandes mit der Prothesenhand wäre spürbar. Die „gedankengesteuerte" Armprothese könnte dann auch noch „gefühlt" werden. Alternativ zur Verwendung von indirekt die Muskelaktivitäten erfassenden Oberflächenelektroden wird in verschiedenen Forschungsprojekten an der direkten Kontaktierung von Nerven und **implantierbaren Elektroden** gearbeitet (s. ▸ Kap. 15 „Neurotechnik").

14.3 Orthesen

14.3.1 Aufgaben und Klassifizierung von Orthesen

> **Orthese**: extern angewandtes Hilfsmittel zur Veränderung der strukturellen und funktionellen Eigenschaften des neuromuskulären und des skelettalen Systems [ISO 8549-1].

Der Spitzenverband der gesetzlichen Krankenversicherung (GKV) beschreibt Orthesen in der Produktgruppe 23 des Hilfsmittelvereichnisses (PG 23) als funktionssichernde, körperumschließende oder körperanliegende Hilfsmittel, die von ihrer physikalischen/mechanischen Leistung konstruktiv stabilisieren, immobilisieren, mobilisieren, entlasten, korrigieren, retinieren (zurückhalten), fixieren, redressieren (richten) und ausgefallene Körperfunktionen ersetzen. Es können auch mehrere Eigenschaften kombiniert auftreten, insbesondere dann, wenn therapeutische und behinderungsausgleichende Maßnahmen gleichzeitig erforderlich sind. Die Anwendung von Orthesen kann an den Gliedmaßen, am Kopf (Hals) und am Rumpf (insbesondere an der Wirbelsäule) erfolgen.

Es sind sehr unterschiedliche **Klassifizierungssystematiken für Orthesen** gebräuchlich, die u. a. nachfolgende Kriterien verwenden:
– Anwendungsgebiet (z. B. Hals/Kopf, Rumpf, obere Extremität, untere Extremität) bzw. Applikationsort (internationale Klassifikation gemäß ISO 8549-3),
– Versorgungszweck (z. B. präventiv, rehabilitativ, dauerhaft, korrektiv),
– allgemeine Funktion (z. B. Lähmungs-, Entlastungsorthesen),
– funktionelle Aufgaben (z. B. Stabilisation, Fixation, Entlastung, Längenausgleich),
– Indikation (z. B. Epicondylitisorthese bei Sehnenansatzerkrankungen am Unterarm, Leistenbruchhose),
– konstruktive Merkmale bzw. Wirkprinzipien (z. B. Spiralschienenorthese, Beinorthese mit Beckenkorb),

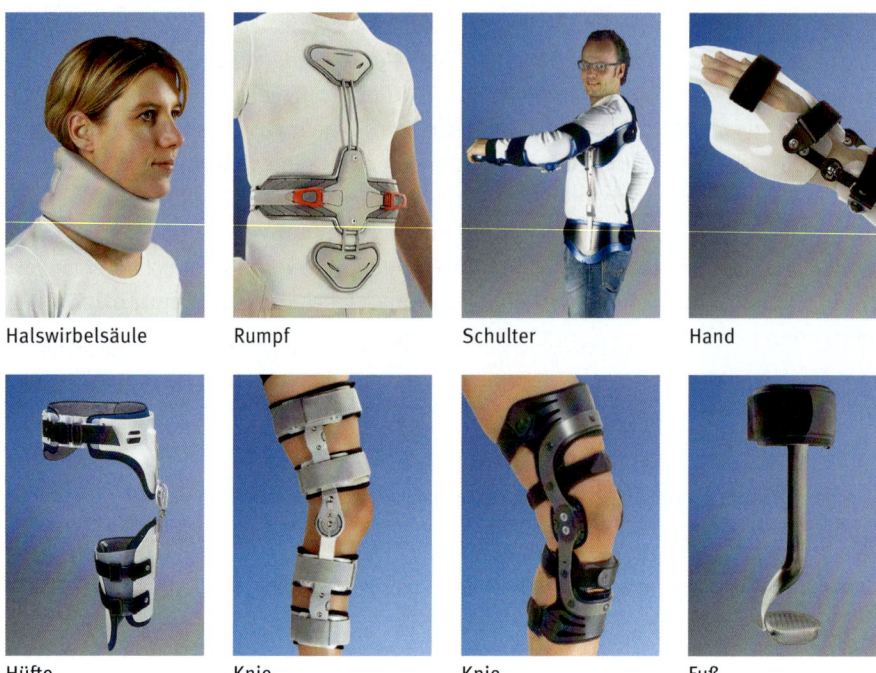

| Halswirbelsäule | Rumpf | Schulter | Hand |

| Hüfte | Knie | Knie | Fuß |

Abb. 14.7: Beispiele verschiedener Orthesen mit den jeweiligen Anwendungsgebieten.

– Name des Erfinders bzw. historische Bezeichnung (z. B. Orthese nach Allgöwer, Heidelberger Feder, Tübinger Hüftbeugeschiene),
– nach Art und Umfang der Fertigung (Fertigorthesen, Halbfertigfabrikate, individuelle Konstruktionen).

Die wichtigste Systematik ist die international standardisierte Klassifikation von Orthesen nach Applikationsort gemäß ISO 8549-3. Sie beschreibt jeweils die von der Orthesen bedeckten bzw. einbezogenen Körperregionen.

14.3.2 Aufbau und Einsatz von Knieorthesen

Die Orthesen und Bandagen zur Kniegelenkversorgung (Knieorthese nach der internationalen Orthesenklassifikation) haben den zweitgrößten Anteil an Gesamtumsatz von Orthesen und Bandagen [Frost 2004]. Unter den industriell vorgefertigten Orthesen haben die Knieorthesen den größten Marktanteil (Rückenorthesen werden zu großen Anteilen individuell gefertigt). Sie sollen hier exemplarisch näher vorgestellt werden.

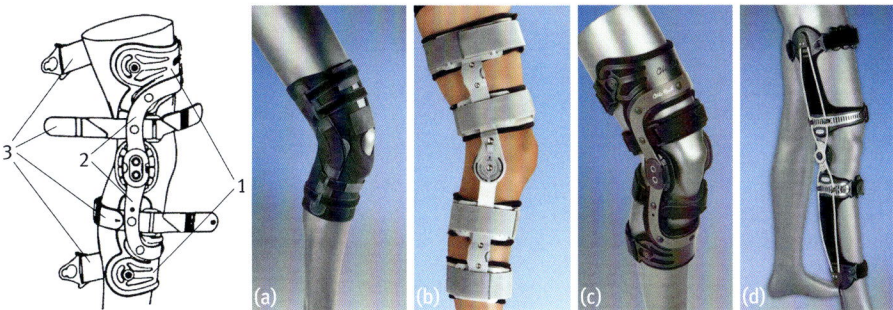

Abb. 14.8: links: Prinzipieller Aufbau einer Knieorthese (KO) (1 – Körperformteile, 2 – Gelenkschienen, 3 – Vergurtung), rechts: Beispiele unterschiedlicher Orthesentypen ((a) prophylaktische KO, (b) rehabilitative KO, (c) funktionelle KO, (d) entlastende KO).

> **Knieorthese (KO)**: unabhängig vom Typ lassen sich bei Knieorthesen folgende Konstruktionselemente unterscheiden (s. ▶ Abb. 14.8):
> – Körperformteile (oft mit Polster)
> – Gelenkschienen (mit Gelenk)
> – Vergurtung mit Verschlüssen.

Die Gestaltung der **Körperformteile**, die Anzahl und die Konstruktion der **Gelenkschienen**, die Position und die Elastizität der **Gurte** sowie die Positionierung der Pelotten (Polster) unterscheiden sich zwischen den Orthesentypen (▶ Abb. 14.8) sowie bei einzelnen Produkten erheblich. Sie sind primär vom beabsichtigten biomechanischen Effekt, aber auch von einer Reihe weiterer Faktoren wie den Weichgewebeverhältnissen, dem Mobilitätsgrad des Patienten und der zu erwartenden Therapiemitarbeit etc. abhängig.

14.4 Rollstühle

14.4.1 Rollstuhlarten

Rollstühle sind im Hilfsmittelverzeichnis der GKV in der Produktgruppe 18 (Kranken- und Behindertenfahrzeuge) vertreten [GKV Spitzenverband 2009].

> **Rollstuhl**: rollendes technisches Hilfsmittel, das bei Gehunfähigkeit oder stark eingeschränkter Gehfähigkeit von Personen mit Mobilitätseinschränkungen in allen Körperlagen (Sitzen, Stehen, Liegen) zur Anwendung kommt. Es ermöglicht den Betroffenen, sich im allgemeinen Lebensbereich allein oder mit fremder Hilfe fortzubewegen. Rollstühle werden individuell gefertigt, serienmäßig hergestellt oder erhalten als Basisprodukt zusätzliche individuelle Zurichtungen.

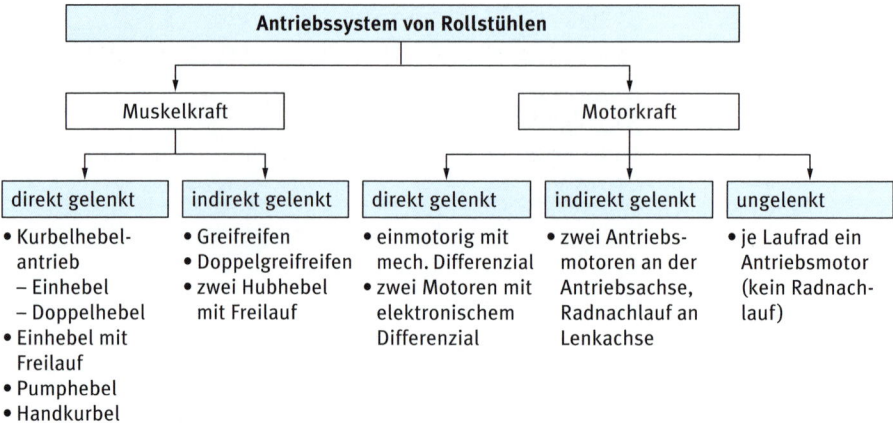

Abb. 14.9: Rollstuhlbauarten in Abhängigkeit von Antriebs- und Lenkungsart.

Im Hilfsmittelverzeichnis sind folgende **Anwendungsorte** und zugehörige **Untergruppen** von Kranken- und Behindertenfahrzeugen gelistet [GKV Spitzenverband 2009]:

- Innenraum (Toilettenrollstühle, Duschrollstühle, Rollstühle mit Einarmantrieb, Elektrorollstühle für den Innenraum),
- Innenraum und Außenbereich/Straßenverkehr (Schieberollstühle, Rollstühle mit Greifreifenantrieb, Adaptivrollstühle, Elektrorollstühle für den Innenraum und Außenbereich, Elektrorollstühle für Kinder),
- Straßenverkehr (Rollstühle mit Hebelantrieb, Elektrorollstühle für den Außenbereich, Vorspann-/Einhängefahrräder mit Handkurbelantrieb für Kinder, Elektromobile),
- Treppen (Treppenfahrzeuge),
- ohne speziellen Anwendungsort und Zusätze (Reha-Karren/Buggys, Spezialrollstühle zur aktiven Nutzung durch Kinder, Rollstühle mit Stehvorrichtung, Rollstuhl-Zug-/Schubgeräte zur Eigen- und Fremdnutzung, Rollstuhl-Aufsteck-/Radnabenantriebe, Rollstühle mit Hub-/Hebevorrichtung, behinderungsgerechte Sitzelemente, restkraftunterstützende Greifreifenantriebe).

Die verschiedenen Arten von **Krankenfahrzeugen** werden im Hilfsmittelverzeichnis nach Verwendungszweck, Antriebsart, Bauart und besonderen Merkmalen unterschieden. Die **Form des Antriebs** (Eigenkraft oder Fremdkraft) und die **Lenkungsart** (direkt oder indirekt) entscheiden über die konstruktive Ausführung und Bauart des Rollstuhls (z. B. Hebel-, Handkurbel-, Greifreifen-, Elektrorollstuhl). Der Verwendungszweck grenzt die für die jeweilige Versorgung geeigneten Bauarten ein. So können Einhänder nur Rollstühle mit Hebelantrieb und direkter Lenkung aus eigener Kraft bewegen.

Die Rollstuhlversorgung kann medizinisch indiziert sein bei:
- Gehunfähigkeit oder stark eingeschränkter Gehfähigkeit durch Lähmungen,
- Gliedmaßenverlust,
- Gliedmaßendefekt oder -deformation,
- Gelenkkontrakturen oder Gelenkschäden erheblichen Grades, die nicht ursächlich behandelbar sind,
- sonstige Erkrankungen (z. B. Herz und Kreislaufinsuffizienz, Gleichgewichtsstörungen) [GKV Spitzenverband 2009].

14.4.2 Aufbau und Einstellmöglichkeiten mechanischer Rollstühle

Bei der Kurvenfahrt eines Rollstuhls haben gleich große Räder unterschiedliche Drehzahlen bzw. Umfangsgeschwindigkeiten. Ausschlaggebende Bedingungen für das op-

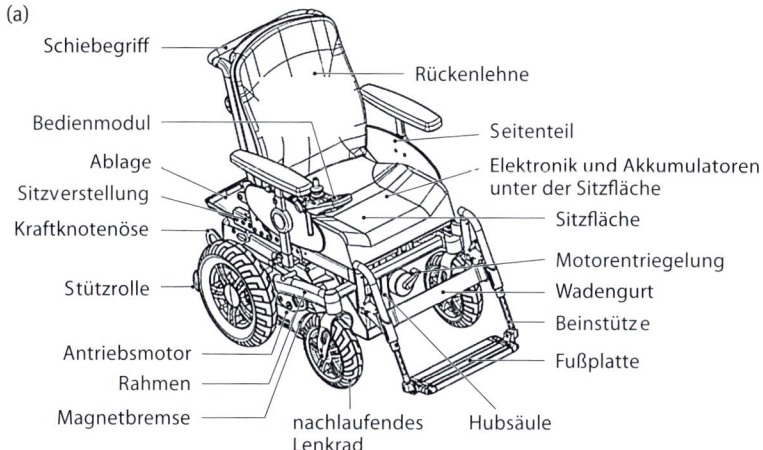

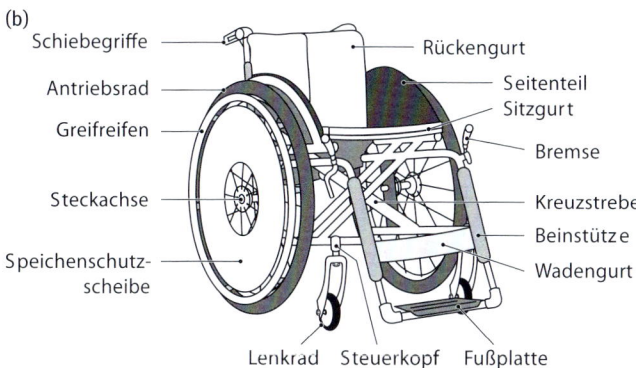

Abb. 14.10: Komponenten eines indirekt gelenkten Greifreifenrollstuhls (a) und eines Elektrorollstuhls (b).

timale Rollen aller Räder in der Kurve sind der entsprechende Lenkwinkel an den Lenkrädern und die unterschiedlichen Umfangsgeschwindigkeiten an allen Rädern [Weege 1992]. Da beide Bedingungen miteinander zusammenhängen, ist jedem Lenkwinkel ein bestimmtes Drehzahlverhältnis der Räder an der ungelenkten Achse zuzuordnen. Es muss sich stets eine Bedingung ergeben, wenn die andere Bedingung erzwungen wird. Werden die Lenkwinkel der Lenkräder durch eine **direkte Lenkung** (wie beim Pkw z. B. über das Lenkrad) vorgegeben, müssen sich die Drehzahlen der Antriebsräder frei einstellen können. Wird im Fall der **indirekten Lenkung** die Bahnkurve des Fahrzeuges durch unterschiedliche Antriebsdrehzahlen an der ungelenkten Achse vorgegeben (z. B. Greifreifenrollstuhl), so müssen sich die Lenkwinkel der Lenkräder selbständig einstellen können.

Ein indirekt gelenkter **Greifreifenrollstuhl** und ein **Elektrorollstuhl** besitzen die in ▶ Abb. 14.10 dargestellten Komponenten und zeichnen sich durch eine Vielzahl von Auswahl- und Anpassungsmöglichkeiten aus.

Über welche Ausstattung ein Rollstuhl verfügen muss, hängt von seinem Einsatzzweck ab und wird durch die für die Anmeldung im Hilfsmittelverzeichnis geforderten einsatzbezogenen bzw. indikationsbezogenen Eigenschaften des angemeldeten Rollstuhls festgelegt [GKV Spitzenverband 2009].

14.4.3 Aufbau und Steuerungsmöglichkeiten elektrischer Rollstühle

Die Fortbewegung von Rollstuhlfahrern mit stark eingeschränkten motorischen Körperfunktionen erfordert ein separates Antriebssystem des Rollstuhls. Ein Elektrorollstuhl kann mit einem oder mehreren elektrischen Antrieben ausgerüstet sein.

> **Antriebssystem elektrischer Rollstühle:** Das Antriebssystem elektrischer Rollstühle besteht aus der Steuer- und Leistungselektronik, einem Energiespeicher (Akkumulator) und einem (oder mehreren) Energiewandler (Antrieb), der die gespeicherte Energie in mechanisch nutzbare Energie umwandelt [Weege 1992].

Die Ausstattung eines **Elektrorollstuhls** muss sich ebenfalls an den geforderten einsatzbezogenen bzw. indikationsbezogenen Eigenschaften des Hilfsmittelverzeichnisses orientieren, sofern eine Abgabe über die GKV vorgesehen ist [GKV Spitzenverband 2009].

Die Ansteuerung des Rollstuhls geschieht in der Regel über ein **Steuergerät**. Die Mindestausstattung eines Steuergerätes besteht aus einem Ein-/Ausschalter und einem zweiachsigen Fahrhebel. Die Fahrbefehle für Fahrtrichtung und Geschwindigkeit ergeben sich aus der Auslenkung des Fahrhebels aus seiner Ruhelage (meist in zentraler Position). Die Fahrtrichtung und Geschwindigkeit können kontinuierlich vorgegeben werden. Durch geeignete Rückstellfedern des Fahrhebels muss sichergestellt sein, dass er in seine Ruhelage zurückkehrt, sobald der Fahrer ihn loslässt. Der

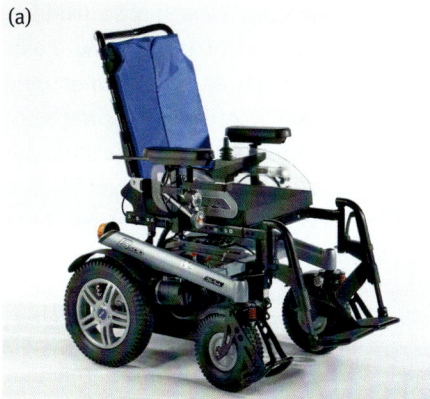
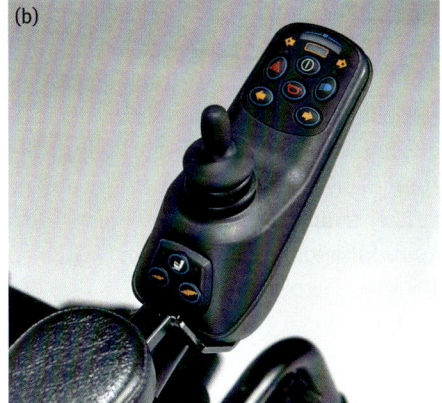

Abb. 14.11: (a) Elektrorollstuhl, (b) Steuergerät mit zentralem Fahrhebel.

Rollstuhl muss dann selbstständig zum Stillstand kommen (sogenanntes „Totmann"-Prinzip, d. h., eine passive Handlung führt zum Stillstand des Fahrzeugs) [Weege 1992]. Als weitere Bedienelemente kommen Schalter bzw. Taster für Fahrtrichtungsanzeiger links/rechts, Warnblinkanlage, Licht und Hupe hinzu. Weiterhin können Schalter für elektrische Sitzverstellungen oder sonstige Sonderfunktionen vorhanden sein. Abhängig von den motorischen Fähigkeiten des Fahrers werden diese Schaltelemente modifiziert (z. B. besonders leichtgängige Tasten für Patienten mit Muskelschwäche oder sehr solide Tasten für Patienten mit spastischen Lähmungen), ihre räumliche Anordnung auf dem Steuergerät verändert oder sogar andere Arten von Schaltelementen verwendet (Sondersteuerungen, wie z. B. Fußsteuerung, Kinnsteuerung oder Blas-Saug-Steuerung).

14.5 Hilfsmittel gegen Dekubitus

14.5.1 Entstehung von Dekubitalgeschwüren

Dekubitalgeschwüre (auch Dekubitus oder Druckgeschwüre genannt) stellen die Pflegenden immobiler Menschen vor eine große Herausforderung. Die Prävalenz dieser Erkrankung beträgt nach Schätzung unterschiedlicher Gruppen in der Bundesrepublik Deutschland zwischen 200 000 bis 1,5 Millionen Fälle pro Jahr, und die daraus resultierenden Kosten liegen im Bereich zwischen ein bis zwei Milliarden Euro. Die mikrobiologische Entstehung eines Dekubitus ist bisher nicht abschließend geklärt. Vielmehr existieren verschiedene Hypothesen. Das bekannteste Erklärungsmodell geht davon aus, dass es unter Einwirkung einer äußeren mechanischen Belastung im Weichgewebe zum Kollabieren der Kapillaren und damit zu einer Mangeldurchblutung kommt. Eine steigende mechanische Belastung führt damit zur

Verringerung der Sauerstoffperfusion, wodurch sich eine lokale Ischämie ausbildet, die im Zeitverlauf zu einer tiefen Gewebsnekrose führt. Kosiak stellte 1956 auf Basis von tierexperimentellen Untersuchungen an Beagle-Hunden den Zusammenhang zwischen der Einwirkungsdauer, dem Grad der Druckbelastung und der Wahrscheinlichkeit für eine Dekubitusentstehung her [Kosiak 1959]. An 16 Tieren wurde mit einer speziellen Vorrichtung Druck (p) unterschiedlicher Einwirkdauer (t) ausgeübt. Das Entstehen bzw. Ausbleiben eines Druckgeschwürs lässt sich durch die sogenannte Kosiak-Gleichung ausdrücken (▶ Gl. 14.1):

$$p \cdot t = \text{const.} \tag{14.1}$$

Die Konstante in dieser Formel wird im Allgemeinen als Ischämietoleranz bezeichnet und ist von den individuellen Risikofaktoren zur Dekubitusentstehung abhängig.

> **Dekubitalgeschwür:** Die Einflussfaktoren auf die Entstehung eines Dekubitalgeschwürs werden allgemein in extrinsische und intrinsische Faktoren unterteilt. Die intrinsischen Faktoren gehen dabei primär auf die physiologischen und pathologischen Eigenschaften des Patienten ein, während die extrinsischen Faktoren durch die pflegerischen und ärztlichen Handlungen am Patienten bestimmt werden.

Dekubitalgeschwüre treten an Körperstellen auf, an denen konvexe Skelettbereiche (Knochenvorsprünge) von einer Gewebeschicht bedeckt sind und gleichzeitig auf diesen Bereich eine Kraft einwirkt (Prädilektionsstelle). Besonders gefährdet sind Areale, bei denen diese prominenten Knochenvorsprünge direkt an das Unterhautfettgewebe grenzen und eine entlastende Muskulatur fehlt. Dementsprechend entstehen die meisten Druckgeschwüre an den Auflagepunkten, durch die das Körpergewicht in die Hilfsmitteloberfläche eingeleitet wird. Diese sind wiederum von der Lagerungsposition (liegend oder sitzend) und der Ausrichtung der Körperquerachse (Rückenlage, Seitenlage, Bauchlage) abhängig.

14.5.2 Arbeitsprinzipien von Hilfsmitteln gegen Dekubitus

Der Einsatz von Hilfsmitteln stellt nur einen Teil des Handlungskonzepts der Prophylaxe und Therapie von Dekubitus dar.

> **Antidekubitussystem:** Antidekubitussysteme verwenden unterschiedliche Arbeitsprinzipien, um das Risiko einer Druckgeschwürentstehung zu senken bzw. die Heilung zu beschleunigen. Sie versuchen die lokale mechanische Belastung zu verringern, deren Einwirkzeit zu verkürzen oder die weiteren Risikofaktoren zu minimieren.
> Entsprechend den patientenspezifischen Gefährdungen bzgl. der Ausbildung von Druckgeschwüren beim Liegen oder Sitzen werden folgende Hilfsmittel gegen Dekubitus verwendet: OP-Tischauflagen, Matratzen und Sitzkissen (für Rollstühle).

Die angebotenen Hilfsmittel kombinieren häufig mehrere Arbeitsprinzipien, um einen möglichst hohen prophylaktischen und therapeutischen Nutzen zu erreichen. Da die Optimierung eines Arbeitsprinzips aber andere Risikofaktoren negativ beeinflussen kann, kann sich ein Antidekubitussystem oft nur mit einem Kompromiss im Produktangebot positionieren. So erlaubt ein Produkt mit maximaler Weichlagerung zwar eine Verringerung der maximalen Auflagedrücke, schränkt aber die Möglichkeiten zur eigenständigen Mobilisierung damit ein. Für Patienten mit dem Therapieziel der schnellen Mobilisierung eignet sich demnach ein Produkt, das bei moderater Weichlagerung eine Eigenmobilität zulässt.

> **Arbeitsprinzipien von Hilfsmitteln gegen Dekubitus**: Orientiert man sich bei der Klassifizierung von Hilfsmitteln gegen Dekubitus an der Ursache und den Risikofaktoren für Druckgeschwüre, können folgende Arbeitsprinzipien definiert werden:
> – **Weichlagerung**
> – **Wechsel- bzw. Umlagerung**
> – **Freilagerung**
> – **Gleitlagerung**
> – **Wahrnehmungsförderung**
> – **aktive und passive Belüftung der Auflagefläche.**

Bei der **Weichlagerung** sinkt der Patient in das Hilfsmittel ein und vergrößert somit die Auflagefläche. Durch die größere Fläche verringert sich der maximal wirkende Druck auf das Gewebe. Das Gewebe wird weniger stark komprimiert und verschoben, wodurch die Durchblutung im Gewebe verbessert wird. Allerdings verschlechtert sich gleichzeitig die Möglichkeit für den Patienten, eine Eigenmobilität zu entwickeln und Spontanbewegungen auszuführen (▶ Abb. 14.12).

Hilfsmittel, die das Arbeitsprinzip der **Wechsel- bzw. Umlagerung** verwenden, ändern zeitlich und örtlich die Belastung auf die Kontaktfläche (▶ Abb. 14.12). Dabei wird jeweils ein Bereich belastet, während ein anderer Bereich entlastet wird. Im

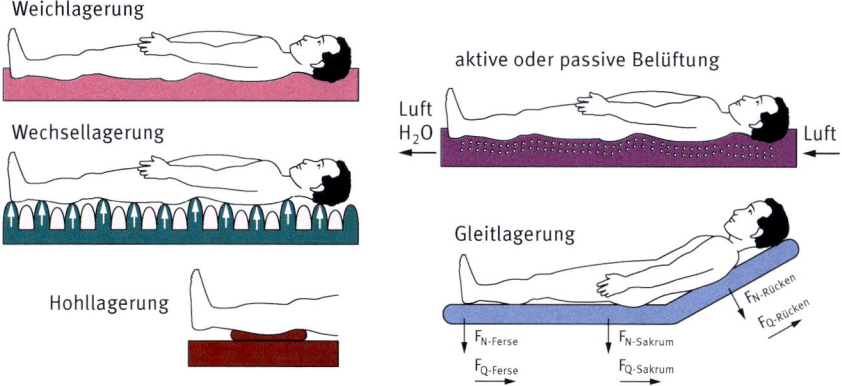

Abb. 14.12: Fünf Arbeitsprinzipien von Hilfsmitteln gegen Dekubitus.

entlasteten Bereich wird die Sauerstoffperfusion im Gewebe verbessert, während es im belasteten Bereich zu einer stärkeren mechanischen Belastung des Gewebes und damit zu einer Verschlechterung des Sauerstoffangebotes kommt. Damit der stärker belastete Bereich nicht geschädigt wird, wechselt man die Belastungs- und Entlastungszonen in einem vom Hilfsmittel festgelegten Rhythmus. Unter Wechsellagerung versteht man allgemein die wechselnde Belastung quer zur Körperlängsachse, während Umlagerung üblicherweise eine Drehung um die Körperlängsachse bedeutet.

Die **Frei- oder Hohllagerung** ist ein Sonderfall der Umlagerung, bei der ein Bereich vollständig entlastet und damit frei gelagert wird (▶Abb. 14.12). Die Kraft, die sonst auf diesem Gewebe lastet, muss von umliegenden Arealen aufgenommen werden. Im Unterschied zur Umlagerung wird bei der Freilagerung die Lagerung im Zeitverlauf nicht verändert; die Entlastung erfolgt andauernd. Zu beachten ist, dass die stärkere Belastung des die Belastung aufnehmenden Gewebes nicht zu einer Schädigung dieses Gewebes führen darf. Wichtig ist dieses Arbeitsprinzip insbesondere für die Ferse, da hier, wie in Untersuchungen mit Laser-Doppler-Sauerstoffperfusionsmessungen gezeigt wurde, auch durch eine Wechsellagerung keine adäquate Sauerstoffversorgung erfolgen kann [Salcido 1994].

Werden bei der Weich-, Um-, Wechsel- und Freilagerung nur die Normalkomponenten der mechanischen Belastung berücksichtigt, so bezieht die **Gleitlagerung** die senkrecht zur Normalkraft wirkende Scherkraft ein (▶Abb. 14.12). Beim Gleiten wird die durch Haftreibung und eine wirkende Normalkraft entstehende Querkraft gegenüber dem Haften verringert. Querkräfte entstehen zum einen durch Herabrutschen an schiefen Ebenen (hochgestelltes Kopfende) als auch beim Einsinken des Patienten in ein Hilfsmittel. Sie werden primär durch den Haftreibungskoeffizienten und die horizontale Steifigkeit eines Hilfsmittels bzw. dessen Bezug verursacht.

Im Unterschied zu den vorgenannten Arbeitsprinzipien orientiert sich die **Wahrnehmungsförderung** nicht an der Ursache „mechanische Belastung", sondern an den Risikofaktoren „Mobilität" und „Aktivität". Ziel dieses Arbeitsprinzips ist es, durch eine vom Hilfsmittel unterstützte Stimulation der sensorischen Nervenzellen im Kontaktbereich die Eigenmobilität des Patienten zu verbessern und somit das Dekubitusrisiko zu senken bzw. die Heilung zu fördern.

Die Arbeitsprinzipien **aktive und passive Belüftung** der Auflagefläche werden abgeleitet von dem Risikofaktor „Feuchtigkeit", der in vielen Risikobewertungstools aufgeführt ist. Durch dieses Prinzip wird der Abtransport von Feuchtigkeit vom Patienten gefördert, womit das Risiko zur Mazeration (Einweichen) der Haut verringert wird. Darüber hinaus hat trockene Haut einen deutlich kleineren Haftreibungskoeffizienten als feuchte Haut, womit gleichzeitig die Möglichkeit zur Einleitung von Querkräften vermindert wird. Von passiver Belüftung spricht man, wenn durch das Material (z. B. offenporige Schaumstoffe) bzw. die Struktur der Oberfläche ein Transport von Feuchte und Wärme auf Basis von Diffusionsprozessen erfolgen kann. Als aktive Belüftung bezeichnet man den durch eine motorisierte Hilfsenergie geförderten Abtransport von Feuchtigkeit (weg vom Patienten). Eine aktive Belüftung wird z. B. in Produkten mit Luftstromtherapie angewendet.

14.6 Kommunikationshilfen, Sehhilfen, Hörhilfen und Sprechhilfen

14.6.1 Kommunikationshilfen

Kommunikation bedeutet soziale Teilhabe und kennzeichnet zwischenmenschliche Beziehungen. Einschränkungen oder Ausfälle von sensorischen Wahrnehmungsfunktionen oder motorischen Ausdrucksfunktionen bewirken daher für den Betroffenen einen Verlust an Kommunikationsmöglichkeiten, der bis zur Isolation führen kann. Menschliche Kommunikation kann verbal über Sprache oder Schrift oder nonverbal über Gestik, Körperkontakt oder Symbole erfolgen. Dazu sind sowohl sensorische (Sehen, Hören, Tasten) als auch motorische Funktionen (Sprechen, Schreiben) notwendig. Technische Hilfen können die eingeschränkten oder verlorenen Kommunikationsfähigkeiten nur begrenzt ersetzen. In bestimmten Bereichen ist ein Ersatz bis heute fast unmöglich, z. B. bei Geruch, Geschmack, Gleichgewichtssinn und Tiefensensibilität.

Kommunikationshilfe (allgemein) : Als Kommunikationshilfen können alle technischen Mittel, Verfahren und Konzepte verstanden werden, die geeignet sind, die sensorischen Wahrnehmungsfunktionen oder die motorischen Ausdrucksfunktionen eines Menschen zu verbessern.

Die Bandbreite der Hilfsmittel ist so vielfältig wie die Formen der Behinderung. Abhängig von den sensorischen, motorischen und kognitiven Fähigkeiten des Behinderten finden sich alle Varianten von einfachsten mechanischen Hilfsmitteln bis zu hochkomplexen computergesteuerten und vernetzten Systemen. Sind motorische Funktionen möglich, die Zeigen oder Deuten zulassen, können Hilfsmittel für die **direkte Auswahl** verwendet werden. Dabei wird auf das Nachrichtenelement selbst (direkt) gedeutet oder gezeigt (auch mit einem mechanischen Hilfsmittel wie z. B. einem Stab). Zur Gruppe der mechanischen Hilfsmittel für direkte Auswahl gehören Kommunikationskarten, Buchstabentafel oder elektronische Geräte wie Tastatur oder Touchscreen. Ist eine direkte Auswahl nicht möglich, muss die Auswahl des Nachrichtenelements **indirekt** über ein Eingabegerät einer elektronischen Kommunikationshilfe erfolgen. Über Bedienstrukturen des Hilfsmittels werden die Signale verarbeitet und über eine Ausgabeeinheit dem Partner und dem Nutzer zur eigenen Kontrolle angezeigt. Zur Bedienstruktur gehören die Darstellungsform des Inhaltes, das Auswahlverfahren und die Zugriffsstrategien inklusive Elementanordnung. Die Darstellung des Kommunikationsinhaltes kann akustisch lautsprachlich, als Tonsignal, schriftsprachlich, symbolsprachlich oder taktil erfolgen.

Kommunikationshilfe (nach Hilfsmittelverzeichnis) : Im Sinne der Produktgruppe 16 (PG 16) des Hilfsmittelverzeichnisses sind Kommunikationshilfen ausschließlich Gegenstände, die die direkte lautsprachliche oder schriftliche Mitteilungsmöglichkeit eines Menschen unterstützen bzw. erst ermöglichen [GKV Spitzenverband 2009].

Dazu zählen Produkte, die aufgrund fehlender Hörfähigkeit benötigt werden, dieses Defizit jedoch nur indirekt ausgleichen, wie:

– Tafeln/Symbolsammlungen mit Symbolen und Worten,
– Kommunikationsgeräte mit Schriftausgabe (Sicht oder Druckausgabe),
– Kommunikationsgeräte mit Sprachausgabe,
– Kommunikationsgeräte mit Schrift und Sprachausgabe (Sicht oder Druckausgabe),
– behinderungsgerechtes Computerzubehör,
– Geräte zur Kommunikationsunterstützung mit taktiler Ausgabe,
– Signalanlagen für Gehörlose.

Die oben benannte allgemeine Definition von Kommunikationshilfen findet im Hilfsmittelverzeichnis keine Anwendung, da für Sehhilfen, Hörhilfen und Sprechhilfen eigene Produktgruppen eingerichtet wurden.

14.6.2 Sehhilfen

Sehhilfe: optische bzw. opto-elektronische Vorrichtungen, die zur Korrektur von Brechungsfehlern oder dem Ausgleich, der Verbesserung oder Behandlung eines anderen Krankheitszustandes des Auges dienen [GKV Spitzenverband 2009].

Zu den Sehhilfen gehören gemäß den Festlegungen des Hilfsmittelverzeichnisses Brillengläser, Kontaktlinsen sowie vergrößernde Sehhilfen. Fertigbrillen sind zwar auch Sehhilfen, aber keine Leistung der GKV, da sie die individuellen Sehanforderungen (z. B. das Zentrieren der Gläser auf die Sehachse des Auges) des fehlsichtigen Menschen grundsätzlich nicht berücksichtigen [GKV Spitzenverband 2009].

Es sind unterschiedliche technische Ausführungen von Sehhilfen möglich. Zu den **konventionellen Sehhilfen** gehören Brillen, Kontaktlinsen, Lupen, Lupenbrillen oder Fernrohrbrillen aus Glas oder Polycarbonat. Das Ziel der Weiterentwicklung dieser Hilfsmittel betrifft vorrangig die Reduzierung des Gewichts, eine Verbesserung der optischen Werte und eine bessere Bruchfestigkeit.

Zu den **elektronischen Sehhilfen** gehören verschiedene vergrößernde Sehhilfen. So wird bei **Videolesegeräten** das Bild mit einer Kamera aufgenommen und auf einem Großbildmonitor oder Fernsehgerät angezeigt. Der Text liegt auf einem Kreuztisch unter der Kamera und kann in einem Verhältnis bis zu 1:12 vergrößert werden. Auch die **Bildvergrößerung mittels Computermonitor** kann zu den elektronischen Sehhilfen gezählt werden. Es gibt Hard- und Softwarevergrößerer, die teilweise mit besser lesbaren Schrifttypen bzw. Vorder-/Hintergrund-Farbeinstellung arbeiten. Einfache Softwarevergrößerer des gewählten Bildausschnittes sind heute schon in Standard-Betriebssysteme integriert.

Wenn dem Erblindeten die Sehorgane nicht mehr bzw. dem hochgradig Sehbehinderten nur noch sehr eingeschränkt zur Verfügung stehen, nutzen die genannten Sehhilfen zu wenig oder gar nicht. Für sie sind **Blindenhilfsmittel** (PG 07 im Hilfsmittelverzeichnis [GKV Spitzenverband 2009] erforderlich, die dem Blinden oder hochgradig Sehbehinderten zur selbständigen Fortbewegung, Wahrnehmung und Orientierung in der Umwelt sowie zur Informationsbeschaffung dienen. Blindenhilfsmittel haben keinerlei sehkraftverbessernde Wirkung, zu ihnen gehört u. a. der Blindenstock.

14.6.3 Hörhilfen

Hörhilfe: technische Hilfen, die angeborene oder erworbene Hörfunktionsminderungen ausgleichen, die einer kausalen Therapie nicht zugänglich sind.

Die Schwerhörigkeit allein stellt keine Indikation für eine Hörgeräteausstattung durch die GKV dar, sondern erst dann, wenn durch die ordnungsgemäße Anpassung von Hörgeräten ein Sprachverständnisgewinn oder ggf. eine Verbesserung des Richtungshörens nachgewiesen ist. Zu den Hörhilfen gehören (gemäß PG 13 im Hilfsmittelverzeichnis [GKV Spitzenverband 2009]) u. a.:

- Hinter-dem-Ohr-Geräte (HdO-Geräte, s. ▶ Abb. 14.13),
- Im-Ohr-Geräte und *Custom-made*-Im-Ohr-Geräte (IO-Geräte),
- Modul-im-Ohr-Geräte (MiO-Geräte),
- Taschengeräte,
- Teilimplantierbare Knochenleitungs-Hörsysteme,
- Tinnitusgeräte.

Das Cochlea-Implantat (in der Hörschnecke) gehört nicht zu den schallmodulierenden, verstärkenden Hörhilfen nach PG 13 im Hilfsmittelverzeichnis, weil Implantate (per Definition durch die GKV) keine Hilfsmittel sind.

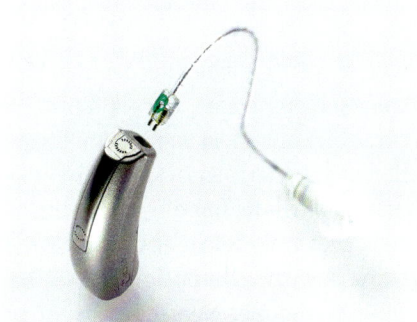

Abb. 14.13: „Hinter-dem-Ohr"-Hörgerät.

14.6.4 Sprechhilfen

Sprechhilfe: technische Vorrichtung, die Menschen mit Stimm- und Sprachstörungen zum Ausgleich der fehlenden oder beeinträchtigten Funktionen dient. Sie ermöglicht den Betroffenen, mit ihren Mitmenschen sprachlich zu kommunizieren [GKV Spitzenverband 2009].

Zu den Sprechhilfen im Sinne der PG 27 des Hilfsmittelverzeichnisses [GKV Spitzenverband 2009] sind Sprachverstärker, Tonerzeuger (elektronische Sprechhilfen) für Kehlkopflose und Stimmersatzhilfen zu zählen. Nach Erkrankungen des Kehlkopfes, insbesondere der Stimmbänder, nach Schilddrüsen- und Kehlkopfoperationen einschließlich der Laryngektomie (Entfernung des Kehlkopfes) sowie bei neurologischen Erkrankungen besteht oft eine Stimmschwäche (Phonastenie) oder Stimmlosigkeit. Bei ungünstigen anatomischen Voraussetzungen oder bei mangelndem Erfolg einer logopädischen Behandlung kann in Ergänzung eine Sprechhilfe zur Anwendung kommen.

14.7 Funktionelle Elektrostimulation in der Rehabilitation

14.7.1 Aufgaben und Prinzip der funktionellen Elektrostimulation

Elektrostimulations- und Therapiegerät: elektrisch betriebene Medizinprodukte, die einen therapeutisch wirksamen Strom erzeugen und ihn über Elektroden unterschiedlicher Ausführung dem Körper zuführen [GKV Spitzenverband 2009].

In der **Elektrotherapie** mit nieder- und mittelfrequenten Strömen (Niederfrequenztherapie bis < 1000 Hz, Mittelfrequenztherapie bis < 100 000 Hz) sowie der Galvanisation (kontinuierlicher oder gepulster Gleichstrom) wird der elektrische Strom zur Behandlung und Nachbehandlung bei Krankheiten sowie zum Behinderungsausgleich und zur Vorbeugung von Behinderung eingesetzt. Mit Elektrostimulations- und Therapiegeräten ist es möglich, therapeutisch wirksame Ströme, u. a. definiert nach Art der Ströme, Intensität (Stromstärke), Frequenz, Impuls-, Wirk- und Pausendauer, gleichmäßig reproduzierbar zu applizieren [GKV Spitzenverband 2009].
Die Reizleitung (Informationsübertragung) erfolgt im menschlichen Körper über bioelektrische Signale des zentralen und peripheren Nervensystems. Mittels künstlich erzeugter elektrischer Impulse kann eine Nervenreizung ausgelöst werden. Im Ergebnis werden sensorische oder motorische Reaktionen generiert. Es ist weiterhin möglich, die natürliche Erregungsleitung durch gezielte elektrische Impulse zu modifizieren und so z. B. Schmerzen zu lindern. Man spricht hier von **Elektrostimulation** der Nerven, oftmals auch als **transkutane elektrische Nervenstimulation** (**TENS**) bezeichnet. Muskelfasern können über eine Reizung bestimmter Nervenfasern gezielt

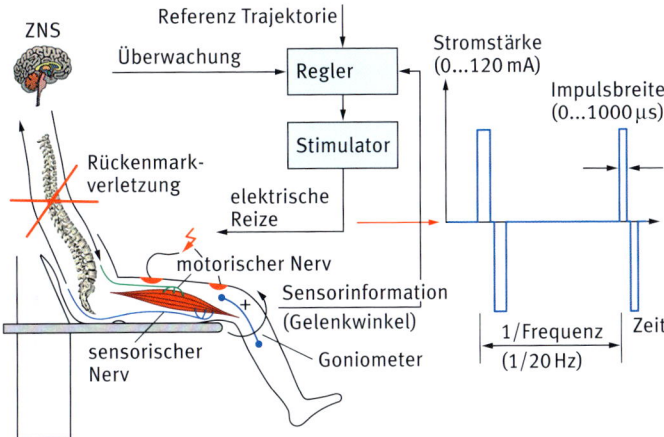

Abb. 14.14: Regelung des Kniewinkels nach einer Rückenmarkverletzung mittels funktioneller Elektrostimulation (FES).

zur Kontraktion gebracht werden, so dass eine externe Kontrolle komplett oder inkomplett gelähmter Muskulatur möglich ist. Man spricht hier von der **neuro-muskulären Elektrostimulation** (**NMES**). Eine besondere Form der NEMS stellt die **Funktionelle Elektrostimulation** (**FES**) dar [GKV Spitzenverband 2009].

> **Funktionelle Elektrostimulation** (**FES**): Verfahren, bei dem man während der Rehabilitation Muskeln derart über die Reizung motorischer Nerven stimuliert, dass motorische Funktionen erleichtert bzw. wieder ermöglicht werden.

Mit Hilfsmitteln der funktionellen Elektrostimulation können Greif- und Bewegungsfunktionen der Extremitäten, Atemfunktionen sowie die Blasen- und Darmkontrolle verbessert werden. Bei schlaffer Lähmung vollständig denervierte, d. h. von der nervalen Versorgung länger abgetrennte Muskelfaserzellen, können zwar ebenfalls zur Kontraktion gebracht werden, bedürfen aber speziell geformter und lang andauernder Einzelimpulse.

Am Beispiel der Regelung des Kniewinkels (z. B. zur Realisierung einer Aufstehfunktion bzw. zum Fahrradfahren) nach einer Rückenmarkverletzung mittels funktioneller Elektrostimulation wird in ▶ Abb. 14.14 der grundlegende technische Systemaufbau beschrieben. Der Kniestrecker ist aufgrund einer Schädigung des zentralen Nervensystems gelähmt, kann aber durch periphere elektrische Nervenstimulation gezielt zur Kontraktion gebracht werden. Dafür werden Hautelektroden auf dem Oberschenkel platziert. Die Stimulation wirkt dabei wie ein Schalter, der die Muskeln aktiviert. Zur Erzeugung der Kraft verwenden die Muskeln dann körpereigene Energiequellen. Die exakte Regelung der Knieposition erfordert die Messung des Gelenkwinkels und den Vergleich mit einem gegebenen Sollwert. Eine große Herausforderung bei der Regelung der elektrischen Stimulation ist die Interaktion von **funktioneller Elektrostimulation** und vorhandener Willkürmotorik. Die Regelung, muss sich dem Anwenderwillen unterordnen.

Die Funktionelle Elektrostimulation (u. a. bei Querschnittgelähmten und Patienten nach Schlaganfall) zählt heute zu den wichtigen **Anwendungsfeldern der Neuroprothetik**. Neuroprothesen werden mit dem Ziel eingesetzt, eine vorhandene neuronale Funktionsstörung mit einem motorischen oder sensorischen Hintergrund zu kompensieren [Hoffmann 2005]. Dabei stimulieren sie myogene Bereiche und neuronale Strukturen im peripheren, spinalen, zentralen oder zunehmend im vegetativen Nervensystem. Herzschrittmacher, Cochlea-Implantate sowie Implantate zur Tiefenhirnstimulation bei Morbus PARKINSON sind als bekanntestes Neuroprothesen heute in der klinischen Praxis etabliert (werden in ▶ Band 1, ▶ Kap. 15 und ▶ Band 11 der Lehrbuchreihe näher beschrieben). Auch für die Therapie von chronischen Schmerzen und Inkontinenz mittels Neuromodulation werden immer häufiger implantierbare Elektrostimulatoren eingesetzt.

14.7.2 Einsatz der funktionellen Elektrostimulation bei Lähmungen der Skelettmuskulatur

Neuroprothesen für die obere Extremität wurden zum Einsatz nach Halbseitenlähmung durch Schlaganfall und zur Wiederherstellung der Greiffunktion nach Querschnittlähmung entwickelt [Hoffmann 2005]. Die Stimulation der **unteren Extremität** kann in Bezug auf die Behandlung des Fallfußes (fehlende Fähigkeit, den Vorfuß in der Schwungphase anzuheben) bereits auf eine lange Geschichte zurück blicken. In den letzten Jahren sind mehrere externe Systeme in eine breite klinische Erprobung gegangen. Ein implantierbares System wurde u. a. in Dänemark entwickelt und bereits auf den Markt gebracht. Bezüglich der Rehabilitation von Stand und Gang unter Nutzung der FES haben die Entwicklungen trotz langjähriger Forschung noch nicht zu weit verbreiteten kommerziellen Produkten geführt. Einerseits steht mit dem Rollstuhl ein sozial akzeptiertes Hilfsmittel zur Erhöhung der Mobilität zur Verfügung, andererseits besitzen die technischen Lösungen nur eine begrenzte Leistungsfähigkeit, was u. a. an der komplexen Biomechanik und an regelungstechnischen Herausforderungen liegt. Die Anwendungsbereiche der FES in Bezug auf die Behandlung der **Fußheberschwäche** mithilfe etablierter, kommerziell verfügbarer Systeme werden im Folgenden näher betrachtet.

Die Fußheberschwäche äußert sich in einer inadäquaten Anhebung des Fußes, während des Gehens als Konsequenz einer Lähmung der Muskeln, die für eine Dorsalflexion des Fußes (Anheben des Vorfußes) verantwortlich sind. Die Ursache ist häufig eine Schädigung des zentralen Nervensystems als Folge eines Schlaganfalls. Ein implantierbarer Stimulator kann die unzureichende Kontrolle der Fußhebung während des Gehens kompensieren [Otto Bock HealthCare 2011]. Dies führt zu einer signifikan-

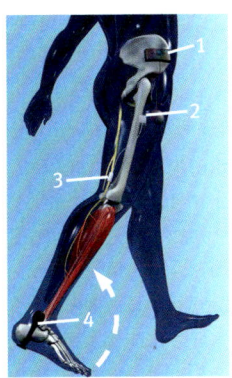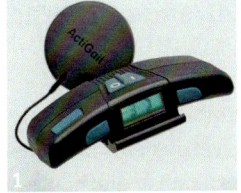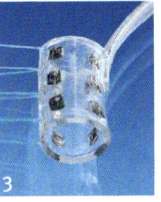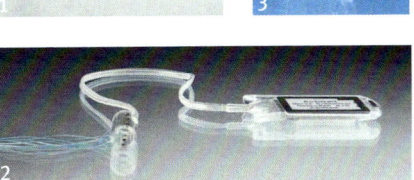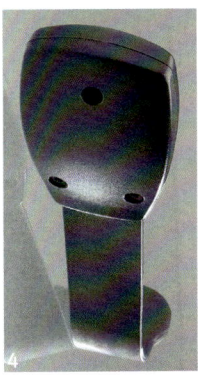

Abb. 14.15: Komponenten des Systems ActiGait zur funktionellen Stimulation der Fußheber-
muskulatur.

ten Steigerung der Gehgeschwindigkeit sowie einer Verbesserung der Gehsicherheit
und hat einen positiven Effekt auf die Lebensqualität des Patienten [Burridge 2005].
Das körperliche Befinden und die Leistungsfähigkeit steigen, der Trainingseffekt für
Knie und Hüfte begünstigt die weitere Verbesserung der Gehfähigkeit. Teile des Sys-
tems ActiGait (▶ Abb. 14.15) werden im Oberschenkel unter die Haut implantiert [Otto
Bock HealthCare 2011].

Die Steuereinheit (Komponente 1 in ▶ Abb. 14.15) mit Empfangsmodul für die
Signale des Fußschalters wird extern an der Hüfte getragen. Der Anwender kann so
die Stimulationsamplitude auf tagesaktuelle Bedürfnisse einstellen. Die Stimulati-
onsimpulse werden über eine Antenne durch die Haut an die Empfangsspule des
Implantats gesendet. Dazu wird sie in einem Hautpflaster fixiert. Die implantierte
Empfangseinheit (Komponente 2 in ▶ Abb. 14.15) empfängt das Stimulationssignal
und wandelt es in den Stimulationsimpuls um. Die implantierte Elektrode mit ihren
vier Stimulationskanälen (Komponente 3 in ▶ Abb. 14.15) ist direkt am *Nervus peroneus communis* positioniert und kann die gesamte Unterschenkelmuskulatur steuern.
Neben der Dorsi- und Plantarflexion (Anheben und Absenken des Vorfußes) wird so
auch die Innen- und Außenrotation korrigiert. Der Fersenschalter (Komponente 4 in
▶ Abb. 14.15) registriert Fersenabhub sowie Fersenauftritt und wird im Schuh getragen
oder ist mit einer speziellen Fersensocke auch ohne Schuhe nutzbar. Dorsiflexion und
Plantarflexion sind über eine unabhängige zeitliche Ansteuerung getrennt einstellbar.
Nach der Implantation und Wundheilung wird der Stimulator auf die individuellen
Bedürfnisse des Patienten eingestellt [Otto Bock HealthCare 2011].

14.8 Übungssysteme für die Bewegungstherapie nach Schlaganfall

Der **Schlaganfall** ist gekennzeichnet durch einen längerfristigen oder dauerhaften Ausfall von Funktionen des Zentralnervensystems und geht häufig auf Störungen der Blutversorgung des Gehirns zurück. Er ist die häufigste Ursache anhaltender Behinderungen in der industrialisierten Welt und führt oft zu schweren motorischen Einschränkungen. Auch zentralmotorische Lähmungen durch Schädigungen im Hirn oder Rückenmark können die Bewegungsfähigkeit der Betroffenen stark einschränken. Patienten nach Schlaganfall, mit inkompletter Querschnittlähmung, Schädelhirntrauma, Zerebralparesen (Lähmungen aufgrund von Hirnschädigungen), Multipler Sklerose, Parkinson oder Entzündungen und Tumoren des zentralen Nervensystems sind mit manuellen oder automatisierten Bewegungstherapien erfolgreich behandelbar. In diesen Therapieformen finden einfache und komplexe Übungssysteme (inklusive Robotiksysteme) Anwendung.

Die Methoden der Rehabilitation der Bewegungsfähigkeit nach einem Schlaganfall sind heute im Wesentlichen durch sogenannte neurophysiologische Techniken geprägt. Sie streben die Wiederherstellung eines möglichst physiologischen Bewegungsmusters an und basieren unter Bezug auf polysegmentale Reflexe auf den Prinzipien der Fazilitation (Ermöglichen) und Inhibition (Hemmen), wobei sie z. T. sehr unterschiedlich vorgehen. Alle physiotherapeutischen Behandlungsmethoden zeichnen sich durch eine geringe Intensität der geübten Bewegungen aus. Haupthindernis der manuellen Gangrehabilitation ist die mit ihr verbundene körperliche Anstrengung der Therapeuten, welche die Balance sichern und die Beine setzen müssen. Aber auch gehfähige Patienten üben das Gehen wenig, da die segmentale Kontrolle und die Tonusinhibition (der Muskel bekommt den Impuls, seinen Tonus zu verringern) im Vordergrund stehen. Somit ergibt sich unter der Annahme einer positiven Korrelation zwischen der Intensität und dem *Outcome* der dringende Bedarf einer Intensivierung der Therapie. Moderne Konzepte der Gangrehabilitation folgen dem aufgabenspezifisch repetitiven Gedanken: Wer die Bewegung lernen will, muss sich bewegen, die praktische Umsetzung ist z. B. die Lokomotionstherapie. Neurophysiologisch zielt sie auf eine Aktivierung spinaler und supraspinaler Lokomotionszentren (Nervenzentren im bzw. oberhalb des Rückenmarks), wobei man sich die Grundsätze der trainingsinduzierten Neuroplastizität (Anpassungsfähigkeit der Nervenzentren) zu Nutze macht.

Neuere Techniken der Bewegungstherapie basieren auf der wiederholten Übung der Bewegung bzw. des Gehens statt auf der Nutzung von tonusinhibierenden und das Gehen vorbereitenden Übungen. Als neue Schule sei das sogenannte *Motor Relearning Program* von CARR und SHEPHERD [Carr 1986] genannt. Mit technischen Assistenzsystemen war die Einführung der **Lokomotionstherapie** unter Nutzung eines Laufbands mit partieller Gewichtsentlastung und manueller Führung durch Therapeuten ein erster Schritt. Mit einem Gurt gesichert konnten die Patienten bis zu tausend Schritte innerhalb einer Einheit üben. In ersten Studien erwies sich das Lauf-

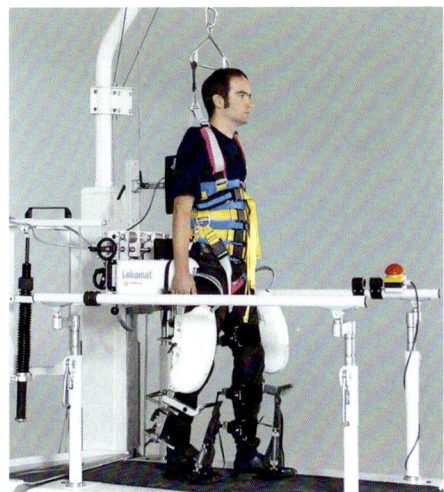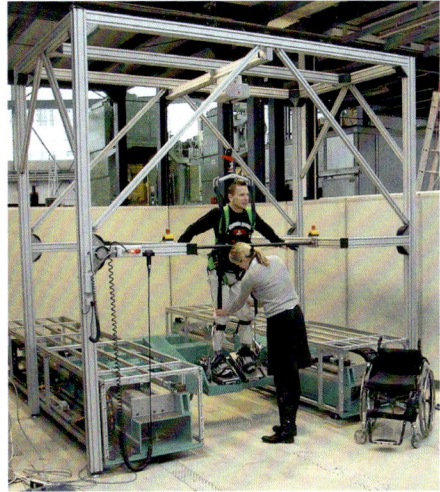

Abb. 14.16: Lokomotionstherapiesysteme; (a) LOKOMAT, (b) HAPTIK WALKER.

band im Vergleich zu einer sehr konservativen Ausrichtung der Physiotherapie als überlegen. Wurde es dagegen mit einer Physiotherapie modernerer Prägung verglichen, so ergab sich kein Unterschied mehr. Dies lässt sich mit großer Wahrscheinlichkeit mit der hohen Personalintensität und der Anstrengung der Therapeuten (um das gelähmte Bein zu setzen) begründen, die weiterhin mit der manuellen Laufbandtherapie verbunden sind. Es wurde also nicht in ausreichend hoher Intensität geübt. Folgerichtig wurden die ersten Gangmaschinen eingeführt, die die Therapeuten entlasten sollten (z. B. der Gangtrainer, der HAPTIK WALKER und der LOKOMAT, s. ▸ Abb. 14.16 und ▸ Kap. 13.11.2).

Gurt- und sturzgesichert kann der Patient in diesen Systemen das Gehen unter Kontrolle des EKG und der physischen Belastung üben. Die Bandgeschwindigkeit und der Steigungswinkel werden systematisch erhöht. So erreicht der Patient eine trainingswirksame Herzfrequenz und verbessert nicht nur die Ganggeschwindigkeit und die Ausdauer, sondern auch seinen kardiovaskulären Trainingszustand.

Nach der Lokomotionstherapie nimmt die Aktivität der Beinmuskeln (im dynamischen Elektromyogramm, EMG, gemessen) deutlich zu, und es stellt sich eine phasische Aktivität ein, die entweder physiologisch ist oder noch pathologische Muster wie Kontraktionen aufweisen kann. Eine zerebrale Bildgebung weist ebenfalls auf eine Restitution der Hirnaktivität nach der Lokomotionstherapie hin. Grundlegend für diese Erfolge ist das Konzept der trainingsinduzierten Neuroplastizität, wonach das repetitive Üben neuroplastische Umbauvorgänge und eine höhere Effizienz der neuronalen Übertragung induziert. Klinische Studien zum elektromechanisch unterstützten Gangtraining zeigen, dass die Patienten unabhängiger werden, ihre Laufleistung verbessert wird und eine begrenzte Erhöhung der Laufgeschwindigkeit erreicht werden kann [Mehrholz 2007].

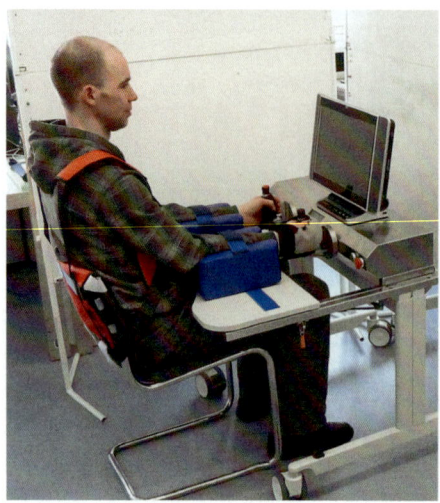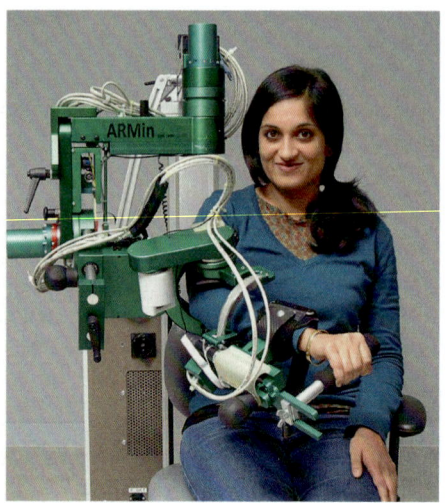

Abb. 14.17: (a) Manuelles Bewegungstherapiesystem für die obere Extremität, (b) robotergesteuertes System ARMin.

Auch für die **Bewegungstherapie an der oberen Extremität** sind verschiedene einfache sowie komplexe Übungsgeräte verfügbar. Bei einfachen Übungsgeräten führt die gesunde Hand die gelähmte Seite. Komplexe, robotergesteuerte Systeme (z. B. ARMin mit sieben Freiheitsgraden) kontrollieren und steuern die Bewegung automatisch (▶ Abb. 14.17).

Für die roboterunterstützte Armtherapie konnten in einem systematischen Review [Prange 2006] eine Verbesserung der biomechanischen Funktion und Kontrolle der gelähmten Seite und ein trainingsspezifischer Therapieerfolg gezeigt werden, allerdings war eine Verbesserung der alltagsrelevanten Funktionen bisher nicht nachweisbar.

Quellenverzeichnis

Baumgartner R., Botta P.: Amputation und Prothesenversorgung der oberen Extremität. Stuttgart: Enke Verlag 1997.

Bochdansky T., Prager C., Ammer K.: Allgemeine Rehabilitation, Grundlagen und Prinzipien. ÖZPMR, Österr. Z. Phys. Med .Rehabil 12(2002)2: 47–53.

Burridge J., Haugland M., Larsen B.: Long-term follow-up of patients using the ActiGait implanted drop-foot stimulator. 10th Annual Conference of the International FES Society 2005.

Carr J. H., Shepherd R. B.: Motor training following stroke. In: Banks M.A.: Stroke: International perspectives in physical therapy. Edinburgh: Churchill Livingstone 1986: 48–79.

Frost & Sullivan: The European Orthopaedic Bracing and Supports Market. Report 3991: 2004.

GKV Spitzenverband: Hilfsmittelverzeichnis 11(2009). Online verfügbar unter http://www.gkv-spitzenverband.de/Aktuelles_Hilfsmittelverzeichnis.gkvnet, Stand: 15.10.2011.

Hoffmann, K.-P.: VDE-Studie zum Anwendungsfeld Neuroprothetik. Frankfurt a.M.: Verband der Elektrotechnik 2005.

Kamps, N.: Hilfsmittelversorgung im Rahmen der Gesetzlichen Kranken- und Pflegeversicherung. Berlin: Vortragsveranstaltung der Berlin Cert GmbH 2002.

Kosiak, M.: Etiology and pathology of ishemic ulcers. Archives of Physical Medicine and Rehabilitation 40(1959): 62–69.

Kraft, M.: Die intraossäre Verankerung von Exoprothesen (Osseointegration) – Eine Zukunftsvision für die Prothetik? Orthopädie-Technik 2007: 13–18.

Kraft, M., Aszmann O.: DGBMT Innovationsreport 2010/11. In: Prothetik für Amputierte – Exoprothetik: Online verfügbar unter http://www.vde.com/de/fg/DGBMT/Arbeitsgebiete/Seiten/Fokusthemen2010.aspx, Stand: 15.10.2011.

Mehrholz J.: Electromechanical-assisted training for walking after stroke. Cochrane Database of Systematic Reviews 4(2007).

Otto Bock HealthCare GmbH: Produktdokumentation 2011.

Prange G. B.: Systematic review of the effect of robot-aided therapy on recovery of the hemiparetic arm after stroke. Journal of Rehabilitation Research and Development 43(2006): 2171–2184.

Pschyrembel W.: Klinisches Wörterbuch. Berlin: de Gruyter 2011.

Puchhammer G.: Der taktile Rutschsensor: Integration miniaturisierter Sensorik in einer Myo-Hand. Orthopädie-Technik 1999: 564–569.

Salcido R., Donofrio J.C., Fisher S.B.: Histopathology of pressure ulcers as a result of sequential computer-controlled pressure sessions in a fuzzy rat model. Advanced Wound Care 7(1994): 23–40.

Statistisches Bundesamt: Statistik der schwerbehinderten Menschen 2007 (2009). Online verfügbar unter http://www.destatis.de, Stand: 15.10.2011.

Weege R.-D.: Rollstuhltechnik. In: Hutten H.: Biomedizinische Technik (Band 2). Berlin: Springer-Verlag 1992: 305–348.

Verzeichnis weiterführender Literatur

Für eine Vertiefung dieses Kapitels siehe ▶ Band 10 der vorliegenden Lehrbuchreihe „Biomedizinische Technik".

Baumgartner R., Greitemann B.: Grundkurs Technische Orthopädie. Stuttgart: Thieme 2007.

Grifka J., Kuster M.: Orthopädie und Unfallchirurgie. Berlin, Heidelberg: Springer-Verlag 2011.

Hesse S.: Lokomotionstherapie – Ein praxisorientierter Überblick. Bad Honnef: Hippocampus Verlag 2007.

Hohmann D., Uhlig R., Mannerfelt L.: Orthopädische Technik. Stuttgart: Thieme 2004.

Mensch G., Kaphingst W.: Physiotherapie und Prothetik nach Amputation der unteren Extremität. Berlin, Heidelberg: Springer-Verlag 1999.

Näder H. G.: Otto Bock, Prothesen-Kompendium, Prothesen für die obere Extremität. Calbe: Cuno Verlag 2011.

Näder M., Näder H. G.: Otto Bock, Prothesen-Kompendium, Prothesen für die untere Extremität. Berlin: Schiele und Schön 2000.

Standards

ISO 8549-1: Prosthetics and orthotics -Vocabulary- Part 1: General terms for external limb
   prostheses and external orthoses.
ISO 8549-3: Prosthetics and orthotics -Vocabulary- Part 3: Terms relating to external orthoses.

Abbildungsquellen

- ▶Abb. 14.1, 14.2, 14.4, 14.5, 14.6, 14.7, 14.8, 14.11, 14.15 mit freundlicher Genehmigung der Fa. OTTO BOCK HEALTHCARE GmbH.
- ▶Abb. 14.9 modifiziert nach [Weege 1992].
- ▶Abb. 14.13 mit freundlicher Genehmigung der WIDEX HÖRGERÄTE GmbH.
- ▶Abb. 14.14 mit freundlicher Genehmigung des Fachgebiets Regelungssysteme der Technischen Universität Berlin.
- ▶Abb. 14.16 (a) mit freundlicher Genehmigung des SENSORY-MOTOR SYSTEMS LAB der ETH Zürich, (b) mit freundlicher Genehmigung der Forschungsgruppe Rehabilitationsrobotik am Fraunhofer Institut für Produktionsanlagen und Konstruktionstechnik.
- ▶Abb. 14.17 (a) mit freundlicher Genehmigung der Forschungsgruppe Rehabilitationsrobotik am Fraunhofer Institut für Produktionsanlagen und Konstruktionstechnik, (b) mit freundlicher Genehmigung des SENSORY-MOTOR SYSTEMS LAB der ETH Zürich.

Thomas Stieglitz, Ulrich G. Hofmann, Steffen K. Rosahl

15 Neurotechnik

Zusammenfassung: Die elektrische Stimulation des Nervensystems zur Therapie neurologischer Erkrankungen und zur Rehabilitation ausgefallener Funktionen hat die klinische Praxis in den letzten Jahren verändert und um einige Möglichkeiten erweitert. Das Gebiet der Neurotechnik umfasst sowohl die medizinischen Anwendungen als auch die biomedizinisch-technischen Grundlagen zum Verständnis der Effekte und zur Entwicklung von technischen Systemen für diese Anwendungen, die in der heutigen klinischen Praxis etabliert sind oder sich auf dem Weg dorthin befinden.

Abstract: Electrical stimulation of the nervous system for treatment of neurological disorders and for rehabilitation of lost functions has changed and expanded clinical practice in recent years. The field of neural engineering comprises medical applications as well as fundamentals of biomedical engineering to understand the effects and develop technical systems for these applications. This chapter presents an overview of medical applications that are either established in clinical practice or still under assessment.

15.1 Einführung

Der Begriff „Neurotechnik" als Bezeichnung für eine eigenständige Disziplin inner-halb der Biomedizinischen Technik ist für den deutschen Sprachraum ein Novum. Im englischen Sprach- und Wissenschaftsraum hat sich die Fachrichtung *„Neural Engineering"* bereits seit einigen Jahren etabliert. So stellt insbesondere ▸ Band 11 dieser Lehrbuchreihe das erste deutschsprachige Referenzwerk auf diesem noch jungen und extrem interdisziplinär vernetzten Fachgebiet dar.

> **Neurotechnik:** wissenschaftliche Disziplin, die sich mit Wiederherstellung oder Ersatz verloren ge-gangener bzw. mit der Normalisierung, Überbrückung, Modulation oder Unterdrückung gestörter neuronaler Funktionen beschäftigt.

15.2 Begriffsbestimmung und -abgrenzung

Die Lösungsansätze für die zahlreichen technischen und medizinischen Herausforde-rungen der Neurotechnik basieren in erster Linie auf Erkenntnissen unterschiedlicher Fachrichtungen, die in ▸ Abb. 15.1 zusammengestellt sind.

Während in den dort genannten Bereichen bereits einheitliche Begrifflichkeiten existieren und angewandt werden, fehlen diese in der jungen Disziplin „Neurotech-nik" bisher noch. Obwohl viele neurotechnische Anwendungen in der Medizin wie z. B. das **Cochlea-Implantat** (CI), das auditorische **Hirnstammimplantat**, **Vagus-nerv**- und **Rückenmarkstimulatoren** auf ähnlichen Funktionsprinzipien basieren, gibt es hier bisher nur wenige Ansätze einer interdisziplinären Zusammenarbeit zwi-schen den jeweiligen medizinischen Fachdisziplinen.

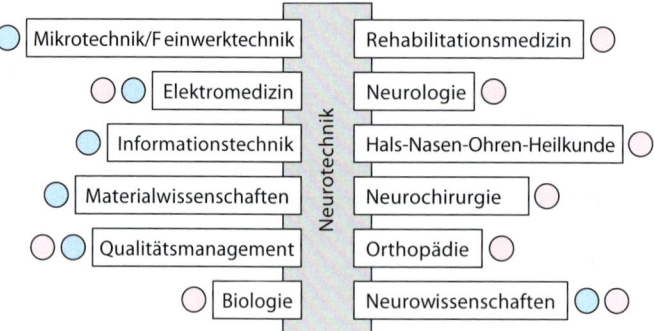

Abb. 15.1: Unterschiedliche Disziplinen und Fachrichtungen aus den Natur- und Ingenieurwissen-schaften (blaue Kreise) sowie der Medizin (rote Kreise), die ihr Wissen in die junge Disziplin Neu-rotechnik einbringen. Sie tragen zu Lösungen bei, indem sie Fragestellungen über ihre eigenen Fachgrenzen hinweg in Kooperation transdisziplinär bearbeiten. Die Aufzählung der beitragenden Disziplinen ist beispielhaft und mit Sicherheit nicht vollständig.

Verwirrend ist die Vielzahl oft synonym verwendeter Begriffe, wie z. B. **Neurobionik**, **Neuroprothetik**, **Neuroelektronik**, **Biokybernetik** oder **Neurostimulation**. Gemeinsamer Nenner ist oft die therapeutische Stimulation elektrisch reizbaren Nervengewebes, obwohl die spezifischen Anwendungen, abgesehen vom Herzschrittmacher, meist nur innerhalb einer medizinischen Fachdisziplin wirklich bekannt sind.

Wie für jede medizinische Anwendung gelten für neurotechnische Innovationen strenge ethische Rahmenbedingungen. Interventionen im menschlichen Gehirn, z. B. bei der Neuromodulation, haben besondere Bedeutung, u. a. müssen Indikationen und Nebenwirkungen hier verständlicherweise besonders streng bewertet werden.

Neurotechnische Anwendungen lassen sich nach der Richtung ihres Effektes einteilen: Schnittstellen zur elektrischen Stimulation von Nervengewebe werden auch als einprägende (internalisierende) Schnittstellen bezeichnet. In umgekehrter Richtung funktionieren auslesende (externalisierende) neurotechnische Schnittstellen, bei denen Biosignale abgeleitet und genutzt werden. Diese Einteilung steht in Analogie zur Systematik des Nervensystems, bei der zum Gehirn aufsteigende (afferente) und vom Gehirn kommende (efferente) **Nervenbahnen** unterschieden werden. Ebenso werden zentrale und periphere, erregende (exzitatorische) und dämpfende (inhibitorische), motorische und sensorische **neuronale Systeme** differenziert, deren Pendant ebensolche neurotechnische Schnittstellen sein können. Da alle Organsysteme durch das **Nervensystem** beeinflusst werden, sind neurotechnische Schnittstellen prinzipiell auch zu allen Organen denkbar. In der Tat haben sich die klinisch verfügbaren Anwendungen seit Beginn der Entwicklung in den 1950er Jahren erheblich erweitert.

Damit Patienten mit neurotechnischen Schnittstellen möglichst viele Aktivitäten des täglichen Lebens (*Activities of Daily Living*, ADL) autonom durchführen können und in ihrer Lebensqualität wenig eingeschränkt sind, werden neurotechnische Hilfsmittel in den meisten Fällen als Implantate realisiert. Durch den immensen Fortschritt im Bereich der Mikrotechnologie in den letzten Jahrzehnten und der Miniaturisierung von Elektronikbauteilen wurde die Entwicklung und Verwendung vieler Implantate überhaupt erst möglich. In ▶ Band 11 dieser Lehrbuchreihe werden Grundlagen, aktuelle Entwicklungen und Trends der Neurotechnik ausführlich dargestellt.

15.3 Übersicht über Anwendungen im Bereich der Neurotechnik

Internalisierende Systeme der Neurotechnik (▶ Abb. 15.2) lassen sich in die Bereiche Neuroprothetik und Neuromodulation aufteilen.

Neuroprothetik: Teilgebiet der Prothetik, das ausgefallene neurologische Funktionen durch deren Wiederherstellung, Ersatz oder Überbrückung rehabilitiert.

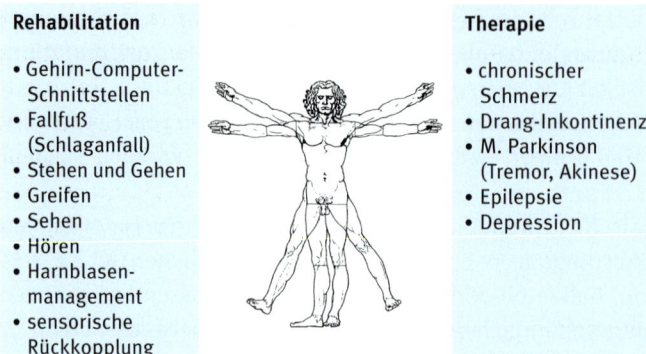

Rehabilitation

- Gehirn-Computer-Schnittstellen
- Fallfuß (Schlaganfall)
- Stehen und Gehen
- Greifen
- Sehen
- Hören
- Harnblasen-management
- sensorische Rückkopplung

Therapie

- chronischer Schmerz
- Drang-Inkontinenz
- M. Parkinson (Tremor, Akinese)
- Epilepsie
- Depression

Abb. 15.2: Einsatzmöglichkeiten der Neurotechnik zur Wiederherstellung von Funktionen (Rehabilitation) und zur Therapie von Funktionsstörungen.

Zielsetzung beim Einsatz von Neuroprothesen ist es, den Betroffenen ein Stück ihrer Selbständigkeit im alltäglichen Handeln mit einem robusten und zuverlässigen Hilfsmittel wiederzugeben. Als herausragendes Beispiel ist das **Cochlea-Implantat** zur Wiederherstellung des Hörsinnes mit bis 2010 bereits etwa 300 000 Implantaten weltweit im Bereich der Neuroprothetik etabliert [Stieglitz 2010].

> **Cochlea-Implantat:** Hörprothese, die ertaubten oder schwerhörigen Menschen mit beschädigten Sinneszellen im Innenohr ermöglicht, durch eine direkte elektrische Stimulation des Hörnervs mittels Mikroelektroden wieder einen Höreindruck zu erlangen.
>
> **Neuromodulation:** Verfahren, bei dem Implantate zur Stimulation von funktionierenden Teilen des Nervensystems eingesetzt werden, um Erkrankungen effizient, reversibel, nicht medikamentös, aber meist symptomatisch zu behandeln.

Die Behandlung von Symptomen des Morbus PARKINSON, aber auch von schwersten psychiatrischen Erkrankungen durch **Tiefenhirnstimulation** mit über 70 000 Implantaten, die **Rückenmarkstimulation** bei chronischem Schmerz und **Dranginkontinenz** in über 130 000 Fällen sowie die Therapie von **Epilepsie** und schwersten **Depressionen** mithilfe von **Vagusnervstimulatoren** in über 20 000 Patienten zum gleichen Zeitraum sind weitere Beispiele für bereits klinisch eingesetzte neurotechnische Anwendungen (▶ Abb. 15.2).

15.4 Die neurotechnische Schnittstelle

Die neurotechnische Schnittstelle (*engl. interface*) stellt das Bindeglied zwischen neuronalem Gewebe und technischen Systemen dar, welches bisher fast ausschließlich als „neuroelektrische" Schnittstelle implementiert ist. Über sie werden entweder neuronale Signale abgeleitet, d. h. von Sensoren aufgenommen, oder neuronales Gewebe elektrisch stimuliert. Naturgemäß werden an die Schnittstellen zu den empfindlichen neuronalen Strukturen, aber auch an alle weiteren Komponenten eines implantierbaren neurotechnischen Systems, sehr hohe Anforderungen gestellt. Das betrifft sowohl die Verträglichkeit mit dem umgebenden Gewebe als auch die Stabilität und Lebensdauer der technischen Komponenten. Insgesamt finden sich bei allen bisher klinisch verfügbaren Systemen viele Gemeinsamkeiten – vom Gewebekontakt bis hin zu programmierbaren Stimulations- oder Mustererkennungsstrategien.

15.5 Bioelektrische Signale

Neuronales Aktionspotential: kurzzeitige Depolarisation (Positivierung) des Ruhepotentials eines Neurons mittels kontrolliertem Natriumeinstrom und Kaliumausstrom durch die Zellmembran. Es gilt als kleinste neuronale Kommunikationseinheit.

Das Aktionspotential von Nervenzellen kann als die „Grundeinheit" bioelektrischer Signale aufgefasst werden. Es ist eine vorübergehende **Depolarisation** (Positivierung) des Ruhemembranpotentials von etwa –70 mV (intrazellulär gegenüber einer entfernten extrazellulären Referenz) auf bis zu +30 mV. Diese rasche Depolarisa-

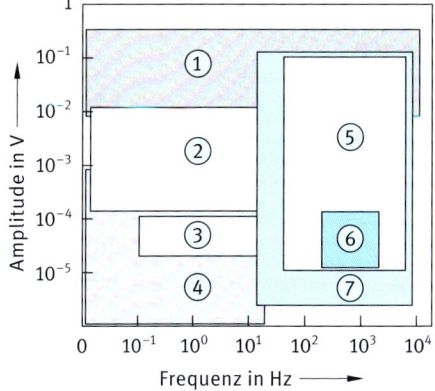

① intrazelluläre Potentiale,
   Ruhe- und Aktionspotential
② Elektrokardiogramm
③ Elektroenzephalogramm
④ Elektroretinogramm
⑤ intrazerebrale Potentiale
⑥ extrazelluläre Einzelzell-Potentiale
⑦ Elektromyogramm

Abb. 15.3: Bioelektrische Signale unterscheiden sich in ihrer Amplitude und ihrem Frequenzgehalt, je nachdem, von welcher Quelle die Signale kommen. Die Angaben beziehen sich nicht auf einzelne Aktionspotentiale, sondern auf aufgenommene Summensignale.

tion beruht auf einem durch Ionenkanäle gesteuerten Einstrom von Natriumionen in die Zelle und einem folgenden kompensatorischen Ausstrom von Kaliumionen. Neurotechnische Schnittstellen sind damit im Prinzip bereits auf zellulärer Ebene denkbar. Derzeit werden allerdings meist Summensignale abgeleitet, die sich teilweise erheblich in ihrer Amplitude und ihrem Frequenzgehalt von den einzelnen Aktionspotentialen unterscheiden (▶ Abb. 15.3). Je nach dem physiologischen Ursprung der Signale (Quelle) und der Anzahl der involvierten Zellen reichen die Amplituden von nur wenigen Mikrovolt bis hin zu mehr als einem Millivolt. Die Kenntnis von Größe und Charakteristika der unterschiedlichen Signale hilft, Aufnahmesysteme so zu konfigurieren, dass die gewünschten Signale erfasst werden, unerwünschte Signale jedoch möglichst nicht. Störquellen bilden auch andere physiologische Signale; beispielsweise können bei der Aufnahme der Aktivität des Gehirns, des **Elektroenzephalogramms** (EEG) auch Augenbewegungen (**Elektrookulogramm**, EOG), Potentiale der Netzhaut (**Elektroretinogramm**, ERG) oder der Muskulatur (**Elektromyogramm**, EMG) (s. ▶ Kap. 9) als Störung auftreten.

Diese biologischen Störungen werden als **Artefakte** bezeichnet (*lat. ars* Kunst, *facere* machen), sie beeinträchtigen das möglichst groß zu haltende **Signal-Rausch-Verhältnis**. Durch geeignete Auswahl von Elektroden als Sensoren zur Signalaufnahme sowie geeignete Filter und Verstärker werden die gewünschten Nutzsignale aufgenommen, Störungen herausgefiltert und Merkmale zur weiteren Verarbeitung herausgezogen.

15.6 Elektrische Stimulation von Nerven

Bei der extrazellulären elektrischen Stimulation wird Nervengewebe ein Potential aufgeprägt bzw. ein Strom injiziert (▶ Abb. 15.4). Ist der Reiz stark genug, so reagieren Neuron oder Nervenfaser mit einem Aktionspotential. Je nach Elektrodenanordnung, Pulsform, Nervenfaserart und Entfernung der Stimulationselektrode(n) vom Nervengewebe ist die Schwelle für das Auslösen einer Erregung unterschiedlich hoch. In der Praxis der Neurotechnik geht man davon aus, dass bei einer elektrischen Stimulation

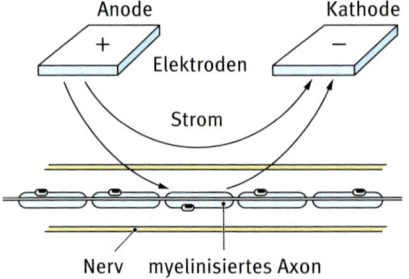

Abb. 15.4: Geeigneter Stromfluss zwischen positiver (Anode) und negativer (Kathode) Elektrode führt zu einer Depolarisation der Zellmembran an den RANVIERschen Ringen myelinisierter Axone in der Nervenfaser. Das kann zur Generierung eines Aktionspotentials (AP) im Axon führen. Je nach Elektrodengröße, -abstand und Gewebe zwischen den Elektroden und dem Nerven bildet sich das elektrische Feld unterschiedlich aus.

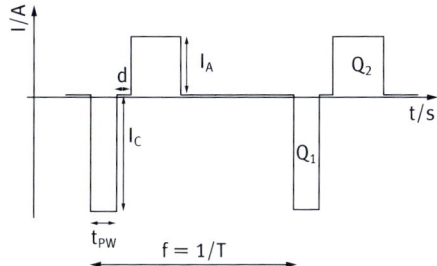

Abb. 15.5: Die Pulsform bei der elektrischen Stimulation kann variieren. Die Amplituden, Pulsbreiten sowie die Wiederholfrequenz f werden anwendungsspezifisch eingestellt. Sowohl symmetrische Pulse ($I_C = I_A$) als auch asymmetrische Pulse sind üblich. Um die Erregungsschwelle zu minimieren, kann zwischen kathodischem und anodischem Puls eine Verzögerung d eingefügt werden. Die eingebrachten Ladungen Q_1 und Q_2 sind bei stromkonstanter Stimulation identisch mit den Flächen unter der Kurve.

der Strom vorgegeben wird und sich die elektrische Spannung aufgrund der **elektrischen Impedanz** des Systems einstellt.

Stimulationspulse bestehen oft aus einem (negativen) **kathodischen Puls** (I_C), auf den ein (positiver) **anodischer Puls** (I_A) folgt (▶ Abb. 15.5). Die Amplituden von kathodischen und anodischen Pulsen können sowohl symmetrisch ($I_C = I_A$) als auch asymmetrisch ($I_C \neq I_A$) gewählt werden.

Die Fläche unter der Kurve entspricht der eingebrachten Ladung (▶ Gl. 15.1). Dieser Sachverhalt gilt jedoch nicht für die Fläche unter der Spannungskurve, da die **Elektrodenimpedanz** $\underline{Z}$ komplex ist. Zur Vermeidung irreversibler elektrochemischer Prozesse werden biphasische, ladungskompensierte Pulse verwendet (▶ Gl. 15.2).

$$Q = \int_0^T i(t)dt = I \cdot t_{PW} \tag{15.1}$$

$$|Q_1| = |Q_2| \tag{15.2}$$

Zwei aufeinanderfolgende Pulse können miteinander wechselwirken und den Effekt eines einzelnen Pulses verändern. Ein **anodischer Puls**, der direkt auf einen **kathodischen Puls** folgt, kann die Depolarisation vollständig verhindern. Wird zwischen den beiden Pulsen eine Pause gelassen, so kann der Effekt auf eine Verzögerung der Depolarisation abgeschwächt werden. Um eine Unterdrückung der Antwort (Aktionspotential) zu vermeiden, genügt eine Verzögerung d von 100 µs. Der unterdrückende Effekt kann bei der biphasischen Stimulation im Vergleich mit der monophasischen Stimulation als ein Anstieg der Schwellwerte gesehen werden. Die Auswahl von Stimulationspulsbreite und Wiederholfrequenz im Zusammenhang mit speziellen Elektrodenbauformen führt zu komplexen Stimulationsprotokollen und Paradigmen, die unterschiedlichen Ansprüchen genügen können, aber auch Einschränkungen mit sich bringen (zur Vertiefung s. a. ▶ Band 11 „Neurotechnik" der Lehrbuchreihe).

15.7 Auswahl und Bewertung von Implantationsorten

Nervensystem: Gesamtheit des Nervengewebes als morphologische und funktionelle Einheit. Zum Zentralnervensystem (ZNS) gehören Gehirn und Rückenmark. Das periphere Nervensystem (PNS) beinhaltet alle aus diesen Strukturen hervorgehenden Nerven und damit neben dem somatischen auch das vegetative (autonome) Nervensystem (VNS).

Ein erster wichtiger Schritt bei der Entwicklung einer neurotechnischen Anwendung ist die Auswahl bzw. Bewertung des Anwendungsortes (▶ Abb. 15.6). Unterschieden werden dabei grundsätzlich nichtinvasive Ansätze mit oberflächlichen Schnittstellen auf der Haut und invasive Ansätze mit Kontakten am Muskel, an den peripheren Nerven, am Rückenmark oder im Gehirn (intrazerebral) sowie auf oder unter der harten **Hirnhaut (*Dura mater*; epidural, subdural**).

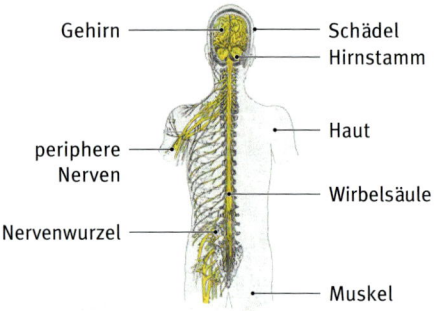

Gehirn —— Schädel
Hirnstamm

periphere Nerven —— Haut

Wirbelsäule

Nervenwurzel ——

—— Muskel

Abb. 15.6: Das zentrale und das periphere Nervensystem bieten viele anatomische Ansatzpunkte für neurotechnische Schnittstellen. Mittels Auswahlkriterien wägt man medizinische und technische Gesichtspunkte mit dem Ziel ab, maximale Effizienz bei minimalen Nebenwirkungen zu gewährleisten.

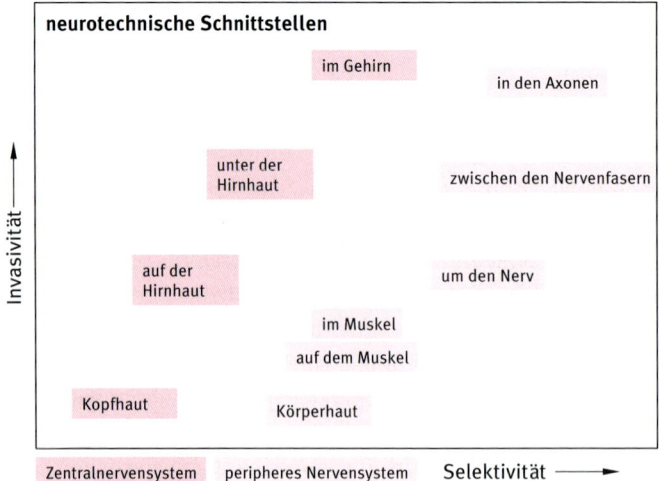

neurotechnische Schnittstellen

im Gehirn

in den Axonen

unter der Hirnhaut

zwischen den Nervenfasern

Invasivität

auf der Hirnhaut

um den Nerv

im Muskel

auf dem Muskel

Kopfhaut

Körperhaut

Zentralnervensystem   peripheres Nervensystem   Selektivität ⟶

Abb. 15.7: Der Zweck einer neurotechnischen Schnittstelle bestimmt, welche Selektivität für die Anwendung notwendig und welcher Invasivitätsgrad vertretbar ist. Nutzen und potentielle Gefährdung für den Patienten müssen stets abgewogen werden.

Je nach Anforderungen an eine Anwendung ergibt sich immer eine Abwägung zwischen dem Grad der Invasivität des Schnittstellenkonzeptes und seiner möglichen Selektivität (▶Abb. 15.7). Allgemein gilt, dass weniger invasive Schnittstellen auch weniger selektiv sind.

15.8 Elektroden als technische Realisierung einer Schnittstelle

Elektroden werden als Sensoren bei der Ableitung von elektrischen Nervensignalen und als Aktoren bei der elektrischen Stimulation von Nerven (und Muskeln) eingesetzt. An der Phasengrenze zwischen Elektrode und Gewebe entwickeln sich komplexe **Impedanzen** ($\underline{Z} = R + jX$) mit sowohl kapazitiven (**Reaktanz** X) als auch resistiven (**Resistanz**; OHMscher Widerstand R) Komponenten. Es findet eine Wechselwirkung des Elektrodenmaterials mit biologischen Flüssigkeiten statt, die eine Potentialdifferenz über der Grenzfläche hervorruft.

> **Impedanz**: üblicherweise komplexwertiges und frequenzabhängiges Verhältnis von elektrischer Spannung an einem Bauelement zum aufgenommenen Strom – in der Neurotechnik ein wichtiger Wert zur Beschreibung des Elektrolyt-Elektroden-Kontaktes im Körper.

Werden Metallelektroden zur elektrischen Stimulation eingesetzt, so muss die Ladungsübertragung von der Elektronenleitung im Metall zur Ionenleitung im Gewebe vermittelt werden. Dies kann prinzipiell durch rein kapazitive Umladungen der Phasengrenze (▶Abb. 15.8 (1)), durch Ladungsdurchtrittsreaktionen im Rahmen von Redoxreaktionen (▶Abb. 15.8 (3)) oder von irreversiblen elektrochemischen Reaktionen wie Korrosion und Zerstörung der Elektroden (▶Abb. 15.8 (2)) erfolgen. Bei höheren Spannungen wird Wasser elektrolysiert und gasförmiger Wasser- bzw. Sauerstoff können das umliegende Gewebe schädigen.

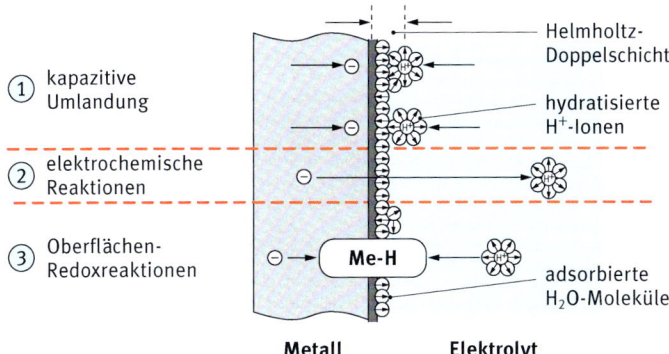

Abb. 15.8: Darstellung der grundlegenden Mechanismen an der Grenze einer metallischen Elektrode in einem Elektrolyten.

Erfolgt der Ladungsaustausch kapazitiv, so spricht man von nicht-FARADAYschen Prozessen bzw. Strömen, die vollständig reversibel sind. Sind dagegen Redoxreaktionen mit im Spiel, so werden sie **FARADAYsche Ströme** genannt. Diese Prozesse sind nur dann umkehrbar (reversibel), wenn die beteiligten Partner ihren Ort nicht ändern und an der Phasengrenze verankert bleiben. Als Spezialfall **FARADAYscher Reaktionen** (▸ Abb. 15.8 (3)) sind Oberflächenreaktionen anzusehen, die in erster Linie von dem verwendeten Elektrodenmaterial und dem Elektrolyten bestimmt werden. Bei Platin z. B. werden reversibel Sauerstoff und Wasserstoff an die Oberfläche gebunden und tragen zur reversiblen „Lieferung" von Ladung bei.

Bei der Elektrostimulation müssen die reversiblen Grenzen der Ladungsübertragung a priori abgeschätzt werden, um eine elektrochemisch sichere Stimulation zu gewährleisten. Das elektrochemische Leitprinzip für die Auswahl von Stimulationsprotokollen und Elektrodenmaterialien ist die chemische **Reversibilität**. Dies bedeutet, dass alle Prozesse, die durch einen **elektrischen Stimulationspuls** an einer Elektrode auftreten, durch einen Puls entgegengesetzter Polarität wieder rückgängig gemacht werden können. Für jedes Material gibt es eine Grenze, das sogenannte **Wasserfenster**, über die hinaus in die kathodische bzw. anodische Richtung keine reversible Ladungsübertragung mehr über Oberflächenprozesse erfolgen kann, sondern Wasserstoff- oder Sauerstoffgas aus dem Wasser freigesetzt wird. Die reversible Ladungsübertragungsgrenze wird hauptsächlich vom Elektrodenmaterial, seiner Form und Größe, der chemischen Zusammensetzung des Elektrolyten sowie den Parametern der Stimulationspulsform beeinflusst. Die Rauhigkeit der Elektrodenoberfläche erhöht ihre elektrochemisch wirksame Oberfläche und damit auch die Ladungsinjektionskapazität.

Aus elektrotechnischer Sicht kann die Phasengrenze zwischen einem Metall und einem Elektrolyten vereinfacht als eine Parallelschaltung der **HELMHOLTZ-Kapazität** C_H und des **FARADAY-Widerstandes** R_F beschrieben werden. Ein Leitungswiderstand R_L ist in Serie geschaltet (▸ Abb. 15.9). Er wird auch Zugriffswiderstand genannt und beschreibt den Spannungsabfall im Elektrolyten bei Stromfluss. Die HELMHOLTZ-Kapazität kann in erster Näherung wie die eines Plattenkondensators berechnet werden (▸ Gl. 15.3):

$$C_H = \varepsilon_0 \cdot \varepsilon_r \cdot \frac{A}{d_H} . \tag{15.3}$$

Dabei beschreibt d_H die Dicke der Doppelschicht aus hydratisierten Ionen und A die geometrische Elektrodenoberfläche. ε_0 bezeichnet die Permittivität (dielektrische Leitfähigkeit in As/Vm) und ε_r die relative Permittivität.

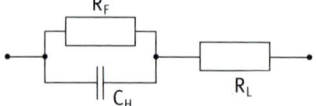

Abb. 15.9: Vereinfachtes Modell einer Elektrode in einem Elektrolyten. Die HELMHOLTZ-Kapazität (C_H) liegt parallel zum FARADAY-Widerstand (R_F) und in Serie zum Leitungswiderstand (R_L).

Der FARADAYsche Widerstand (R_F) besteht allgemein aus zwei Anteilen: dem Ladungstransfer, der umgekehrt proportional zur Austauschstromdichte ist, und dem Massentransport, der in der sogenannten **WARBURG-Impedanz** beschrieben wird. In einem reversiblen Prozess dominiert der erste Mechanismus, R_F ist reellwertig und wird als Widerstand beschrieben. Somit kann in erster Näherung die Phasengrenze als ein Hochpass erster Ordnung (▶ Gl. 15.4) angesehen werden (Z = Impedanz, j = imaginäre Zahl, ω = Kreisfrequenz):

$$\underline{Z} = \frac{1}{\frac{1}{R_F} + j \cdot \omega \cdot C_H} + R_L \,. \tag{15.4}$$

Verschiedene Metalle haben sich als Elektrodenmaterialien etabliert. Materialeigenschaften, Kosten und mögliche Herstellungsmethoden werden bei der Auswahl gegeneinander abgewogen. Für Ableitelektroden sind Platin/Iridium, Gold, Edelstahl und Legierungen aus MP35N (eine Kobaltlegierung) etablierte Materialien. Für Stimulationselektroden haben sich bei miniaturisierten Bauformen Platin und raues Platin sowie Iridiumoxid aufgrund höherer Ladungsinjektionskapazitäten durchgesetzt.

15.9 Biokompatibilität von neurotechnischen Schnittstellen

Die Verträglichkeit einer neurotechnischen Schnittstelle zum umliegenden Zielgewebe entscheidet über eine robuste, funktionelle Kontaktierung und ist damit ein wichtiger erster Schritt zu einer erfolgreichen medizinischen Anwendung (s. a. ▶ Kap. 7).

Biokompatibilität: Begriff, der die unterschiedlichen Aspekte einer „verträglichen" Kontaktierung zusammenfasst. Diese Aspekte sind in der Norm DIN EN ISO 10993 (Biologische Beurteilung von Medizinprodukten) in mehr als 20 Teilen detailliert beschrieben (s. a. ▶ Kap. 7).

Die grundlegenden technischen Anforderungen, damit implantierte neurotechnische Schnittstellen und Implantate in chronischen Anwendungen langfristig zuverlässig funktionieren, sind:
- Abwesenheit von Reaktionen,
- Oberflächenbiokompatibilität,
- Biostabilität,
- Strukturbiokompatibilität.

Die verschiedenen Anforderungen an ein Implantat werden je nach Implantationsort und -dauer mit verschiedenen Materialien und Bauformen umgesetzt, um eine dauerhafte Funktion bei minimaler Reaktion des Körpers zu erreichen.

15.10 Grundlegende Anforderungen an Neuroimplantate

Extremitäten-Neuroprothese: eine aus der Rehabilitationstechnik bekannte externalisierende Extremitäten-Prothese, die mittelbar oder unmittelbar durch neuronale Signale aus dem Motorkortex gesteuert wird. Sie heißt bidirektionale Neuroprothese, wenn eingebaute Sensoren ihre Signale direkt in den sensorischen Kortex des Hirns zurückmelden (s. a. ▶ Kap. 14).

Unabhängig von der medizinischen Anwendung in Therapie oder Rehabilitation sind viele Anforderungen an Implantate gleich, wodurch erfolgreiche Lösungen in vielen Implantaten einander ähneln. Betrachten wir zunächst den Signalfluss bei einem Neuroimplantat am hypothetischen Beispiel einer Neuroprothese (▶ Abb. 15.10), bei der durch Signale des motorischen Kortex die Bewegung der unteren Extremitäten durch Elektrostimulation gesteuert wird, so lassen sich die unterschiedlichen Aufgaben in die folgenden Blöcke unterteilen.

Die bioelektrischen Signale werden mit einer an Implantationsort und Aufgabe angepassten Elektrodenanordnung (*engl. array*) abgeleitet und danach analog verstärkt und gefiltert. Die Verstärkung wird benötigt, um die sehr kleinen Signale robuster gegenüber Störungen und **Artefakten** zu machen. Die Filterung in einem geeigneten Frequenzband wird benötigt, um das **thermische Rauschen**, das proportional zur Wurzel der Bandbreite des aufgenommenen Frequenzbandes ($\sim \Delta f^{1/2}$) ist, gering zu halten und um nichtlineare Signalstörungen durch *„Aliasing"* (Abtasttheorem nach Nyquist: Abtastfrequenz mindestens doppelt so hoch wie höchste Signalkomponente wählen) bei der folgenden Analog-Digital-Wandlung zu vermeiden. Danach werden

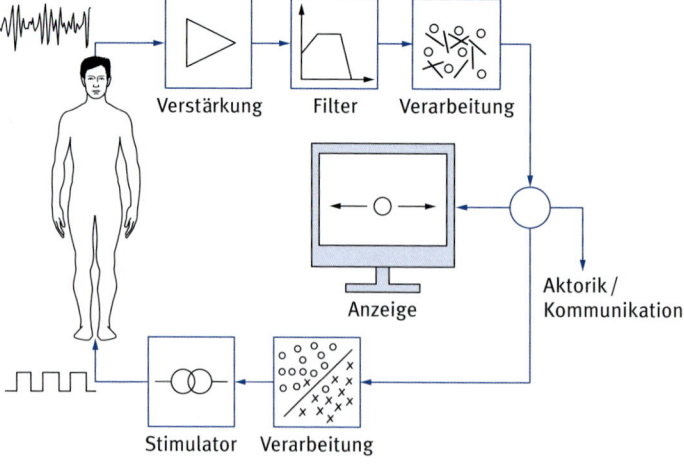

Abb. 15.10: Schematische Darstellung der notwendigen Komponenten und Schritte in einem Implantat, bei dem körpereigene Signale abgeleitet, weiter verarbeitet und als Stellgrößen für Elektrostimulation an den unteren Extremitäten verwendet werden.

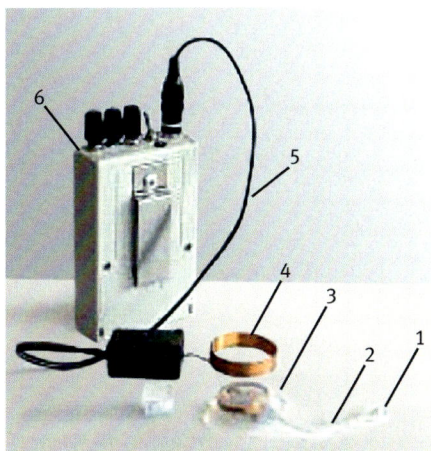

Abb. 15.11: Beispiel eines elektrisch aktiven Implantats, hier abgebildet ein einkanaliges Cochlea-Implantat, bei dem zur Veranschaulichung bei Lehrveranstaltungen die Elektrode (1) durch eine Glühlampe ersetzt worden ist. Typische Komponenten sind (1) Sensor/Aktor (Elektrode), (2) Zuleitungskabel mit/ohne Steckverbindung, (3) hermetisches oder nichthermetisches Implantatgehäuse mit Elektronik und Energieversorgung, (4) extrakorporale Spule zur Datenübertragung und Energieversorgung, (5) Verbindungskabel zu extrakorporaler Bedieneinheit und (6) extrakorporale Bedieneinheit.

die aufgenommenen Daten digital weiter verarbeitet, z. B. indem Merkmale extrahiert und oft über Anzeigeeinrichtungen (Bildschirm, Schreiber) dargestellt werden. Bei Implantaten für Therapie und Rehabilitation ist eine Anzeigeeinrichtung optional, da die Signale vom Patienten nicht bewusst beeinflusst werden. Meist wird nur ein Steuersignal oder Einschaltsignal benötigt, um einen automatisierten Prozessablauf in Gang zu setzen.

Ein Neuroimplantat benötigt elektronische Komponenten, die die Aufnahme der Signale, ihre Verarbeitung sowie die Generierung von Stimulationspulsen realisieren, sowie eine Energiequelle, mit der diese Komponenten versorgt werden. Batterien im Implantat oder eine drahtlose elektromagnetische Verbindung (induktive Kopplung im Nahfeld) stehen gegenwärtig als etablierte und zuverlässige Möglichkeiten der Energieversorgung zur Verfügung. Zusätzlich ist ein Gehäuse („Verpackung") notwendig, das das technische System im Körper vor Feuchtigkeit und Ionen schützt und seine Funktionsfähigkeit gewährleistet. Allgemein kann ein neurotechnisches Implantat auf wenige typische Komponenten reduziert werden (▶ Abb. 15.11). Als Sensor und Aktor ist in neurotechnischen Implantaten ein **Elektroden-*Array*** vorhanden. Dieses *Array* ist mit einer zentralen Elektronik verbunden.

Aktives Implantat: Implantat, das eine eigene Energieversorgung (außer körpereigener oder Gravitationsenergie) enthält. Die Energie wird innerhalb des Implantats elektrisch oder chemisch erzeugt bzw. zum Implantat übertragen, beispielsweise durch eine Batterie oder über eine drahtlose elektromagnetische Verbindung. Aktive Implantate verfügen über elektronische Komponenten zur Aufnahme von körpereigenen Signalen und/oder einem Aktor, der mit dem Körper wechselwirkt. Typische Aktoren sind Stimulationselektroden oder Medikamentenpumpen.

Das Gehäuse eincs Implantats schützt die Elektronik vor Körperflüssigkeit (d. h. Wasser und Ionen). Es hat entscheidenden Einfluss auf die Lebensdauer eines jeden (elek-

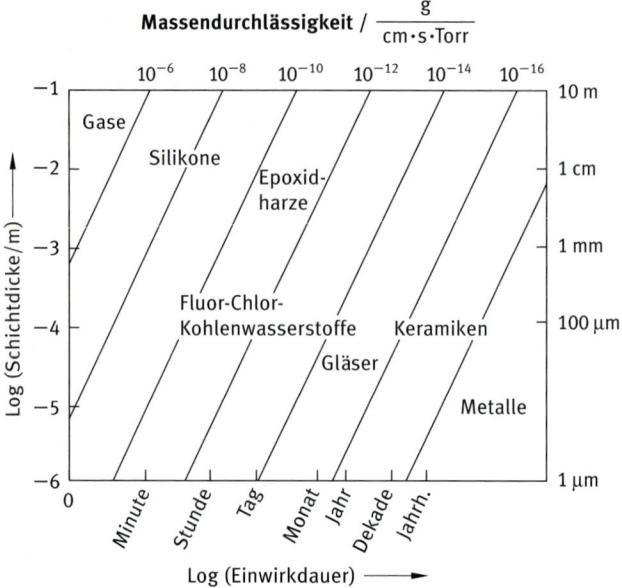

Abb. 15.12: Gehäuse für Implantate haben je nach gewählter Materialklasse eine unterschiedliche Massedurchlässigkeit (Angabe auf der horizontalen Achse oberhalb der Grafik). Die Massedurchläs-sigkeit hängt von der Dicke des Materials (Materialdicke/Schichtdicke), der Einwirkdauer und der Druckdifferenz zwischen Innen- und Außenseite ab. Für Implantate ist Wasser dasjenige Material, das einen Ausfall der Elektronik hervorrufen kann. Die horizontale Achse unterhalb der Grafik zeigt an, wie lange es dauert, bis innerhalb eines Gehäuses bei gegebener Materialdicke der Gehäuse-wand (vertikale Achsen: logarithmische Darstellung (links) und dekadische Darstellung (rechts)) und Atmosphärendruck im Inneren des Gehäuses 50 % der äußeren Feuchte vorliegen.

trisch) aktiven Implantats. Betrachten wir die zur Verfügung stehende Materialien im Hinblick auf ihre Eignung, so müssen wir vorrangig die Wasserdampf-Durchlässig-keit (▶ Abb. 15.12) berücksichtigen. Auch andere Gase können die Materialien durch-dringen und werden in der Prüfung der Gasdichtigkeit der Gehäuse eingesetzt (z. B. das Edelgas Helium), doch allein Wasserdampf ist für den Ausfall von Implantatelek-tronik verantwortlich. Dringt Wasserdampf durch ein Material hindurch in das Ge-häuse, so kondensiert er ab einer gewissen Konzentration bei gegebenem Druck und gegebener Temperatur. Für den menschlichen Körper können wir von einer Körper-kerntemperatur von 37 °C ausgehen. Aus Sicherheitsgründen werden Implantate un-ter Atmosphärendruck befüllt, um bei Materialfehlern eine Explosion zu vermeiden. Kondensiert nun Wasserdampf auf den Elektronikbauteilen, kann es bei Anwesenheit von Ionen oder durch Rückstände im Zuge des Zusammenbaus (Flussmittel, Fett) so-wohl zu Kurzschlüssen als auch zur Korrosion kommen. Beides sind Mechanismen, die die Elektronik zerstören und zu einem Funktionsausfall des Implantats führen. Diese Fehlerfälle müssen unter allen Umständen verhindert werden.

Hermetizität: Dichtigkeit eines Materials gegenüber Gasen. Diese Massedurchlässigkeit hängt vom Material selbst, seiner Dicke, der Einwirkdauer und der Druckdifferenz zwischen zwei Seiten eines Materials ab. Wird eine gewisse Durchlässigkeit unterschritten, verwendet man den Begriff „hermetisch", obwohl kein Material vollkommene Dichtigkeit aufweist. Für Implantatgehäuse, die elektronische Schaltungen schützen, wird vorrangig die Wasserdampfdurchlässigkeit betrachtet, da kondensiertes Wasser Korrosion und Kurzschlüsse hervorrufen kann.

Sollen Implantatgehäuse mit einer begrenzten Wandstärke hergestellt werden, die über die Lebensdauer eines Patienten hermetisch (d. h. gasdicht) bleiben, so stehen als Materialien Metalle und Keramiken zur Verfügung. Unter Umständen kann auch auf Glas zurückgegriffen werden (▶ Abb. 15.12). Alle anderen Materialien besitzen eine so hohe Massendurchlässigkeit, dass keines von ihnen als geeignet betrachtet werden kann. Als Standard haben sich Titangehäuse etabliert, die robust und langzeitstabil sind. Aufgrund der Dämpfung elektromagnetischer Wellen durch Metalle empfiehlt es sich jedoch bei induktiver Energieversorgung, die Empfangsspule außerhalb des Gehäuses zu platzieren und nicht hermetisch zu kapseln, eine bei Cochlea-Implantaten erfolgreich eingesetzte Methode. Polymere sind prinzipiell nicht hermetisch, was jedoch nicht heißt, dass sie nicht exzellente Kapselungsmaterialien darstellen. Gerade Silikongummi (Polydimethylsiloxan, PDMS) und Polyurethan (PU) werden in vielen Anwendungen als Kapselung von Kabeln und Steckern verwendet, weil sie einen hohen elektrischen Isolationswiderstand besitzen und durch ihre mechanischen und Oberflächeneigenschaften einen verträglichen Gewebekontakt herstellen.

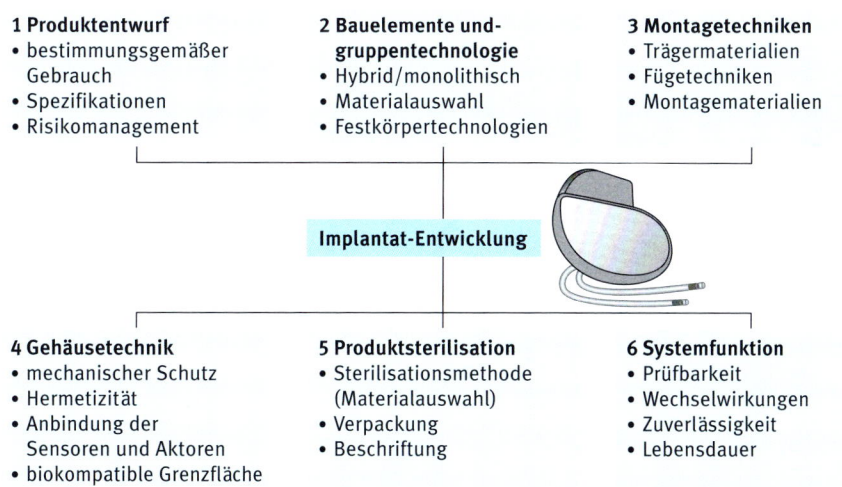

1 Produktentwurf
- bestimmungsgemäßer Gebrauch
- Spezifikationen
- Risikomanagement

2 Bauelemente und-gruppentechnologie
- Hybrid/monolithisch
- Materialauswahl
- Festkörpertechnologien

3 Montagetechniken
- Trägermaterialien
- Fügetechniken
- Montagematerialien

Implantat-Entwicklung

4 Gehäusetechnik
- mechanischer Schutz
- Hermetizität
- Anbindung der Sensoren und Aktoren
- biokompatible Grenzfläche

5 Produktsterilisation
- Sterilisationsmethode (Materialauswahl)
- Verpackung
- Beschriftung

6 Systemfunktion
- Prüfbarkeit
- Wechselwirkungen
- Zuverlässigkeit
- Lebensdauer

Abb. 15.13: Bei der Entwicklung von Implantaten müssen in allen Schritten – von der Idee und Spezifizierung von Eigenschaften bis zur Sterilisierung und Lagerung – viele Aspekte berücksichtigt und in Einklang mit dem Medizinproduktegesetz (MPG), begleitenden Direktiven und Normen umgesetzt werden.

Zusätzlich zu rechtlichen Details (s. ▶ Kap. 16) müssen bei der Entwicklung eines Implantats die unterschiedlichen Aspekte vom Produktentwurf bis hin zur Sterilisierbarkeit und dem Systemtest beachtet werden (▶ Abb. 15.13). Der frühzeitige Blick auf das Produkt und die Anwendung empfiehlt sich hierbei nicht nur bei der Entwicklung von Produkten, sondern auch bei der vorwettbewerblichen Entwicklung im Bereich von Forschungsprojekten. Für weiterführende Informationen s. ▶ Kap. 16.

15.11 Neuroprothetik

15.11.1 Sensorische Neuroprothesen

Zu einer Wiederherstellung verlorener neuronaler Funktionen durch elektrische Stimulation gibt es in verschiedenen Bereichen derzeit keine therapeutische Alternative. Das gilt zum Beispiel für den kompletten Verlust von Sinneskanälen, wie Hören oder Sehen (▶ Abb. 15.14). **Cochlea-Implantate** (CI) zur Wiederherstellung der Hörfunktion ermöglichen inzwischen 70 % ihrer Träger ein freies Sprachverständnis. Ihre Funktionalität hat sich in den letzten Jahren derart verbessert, dass weltweit bereits 6000 bilaterale (beidseitige) CI eingesetzt wurden, um Richtungshören zu ermöglichen. Neuerdings gibt es auch **Hybridimplantate**, mit denen der Träger im Hochtonbereich elektroakustisch, im Tieftonbereich aber weiterhin physiologisch hören kann.

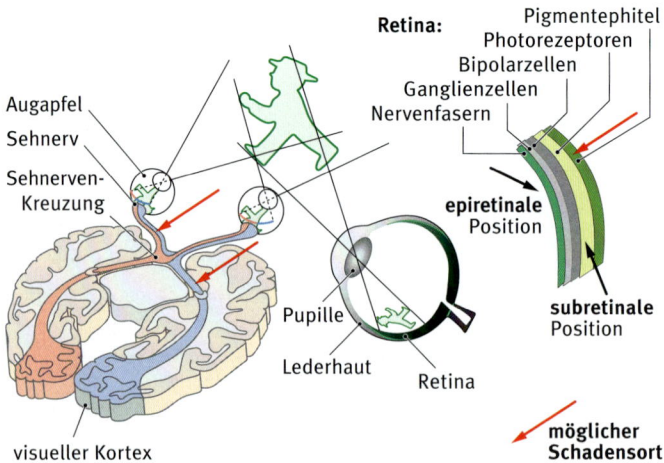

Abb. 15.14: Der Verlust des Sehvermögens kann an vielen Stellen eintreten. Z. B. können die Sehnerven auf ihrem Weg zum visuellen Kortex beeinträchtigt werden (links). Häufigster Grund ist aber ein Absterben der lichtempfindlichen Netzhaut (Retina) im Augenhintergrund. Hier können auf, in oder hinter der Netzhaut platzierte stimulierende Mikroelektroden rudimentäre Seheindrücke ermöglichen.

Auditorische Hirnstammimplantate – bei denen Elektroden am Hirnstamm mit CI-Sprachprozessoren verbunden werden – erreichen diese Qualität heute bei Weitem nicht, ermöglichen durch die Platzierung von Elektroden im Bereich der zentralen Hörbahn (*Nucleus cochlearis*) aber auch dann ein rudimentäres Hören, wenn beide Hörnerven ausgefallen sind.

Auch für vollständig erblindete Patienten ist die neuroprothetische Versorgung die einzige Möglichkeit, wieder sehen zu können. Seit den 1990er Jahren wird an implantierbaren **Sehprothesen** gearbeitet, um die Netzhaut, den Sehnerv oder die Sehrinde des Gehirns direkt zu stimulieren. Bei **subretinalen Implantaten** liegen die Stimulationselektroden unter der Netzhaut und können deren physiologische Verarbeitungsstufen nutzen, bei **epiretinalen Implantaten** erfolgt die Stimulation im Prinzip direkt am Sehnerv. Subretinale Implantate mit einem *Array* von 1500 fotosensiblen Mikroelektroden können z. B. heute an *Retinitis pigmentosa* (*Retinopathia pigmentosa*) erblindeten Patienten (Verlust der Fotorezeptoren) eine Sehfähigkeit knapp oberhalb der von der Weltgesundheitsorganisation (WHO) definierten Schwelle für Erblindung zurückgeben. Epiretinale Implantate, Elektroden auf der Sehrinde des Kortex oder an den Sehnerven ermöglichten Patienten ebenfalls bereits rudimentäre Seheindrücke (s. ▶ Abb. 15.14). Bis zum zuverlässigen Einsatz der Systeme im Alltag ist es jedoch noch ein weiter Weg, auf dem viele technische und medizinische Fragen zu klären sind.

15.11.2 Motorische Neuroprothesen

Der Einsatz der Elektrostimulation (s. ▶ Abb. 15.10) im Bereich der Muskulatur kann unter dem Begriff der „motorischen Neuroprothesen" subsummiert werden, unabhängig davon, ob es sich dabei um Skelettmuskeln zur Bewegung oder die glatte Muskulatur zur Wiederherstellung **vegetativer (autonomer) Funktionen** wie der Blasen- und Darmentleerung handelt.

Das Spektrum der Anwendungen reicht hier von lebenswichtigen Systemen wie der Stimulation der Atemmuskulatur über den *Nervus phrenicus* von Patienten mit Querschnittlähmungen im Halsmarkbereich über implantierbare Neuroprothesen zum Harnblasenmanagement bis hin zur Ansteuerung gelähmter Gliedmaßen.

Die bei einer Querschnittlähmung in Höhe des fünften Halswirbels ausgefallene Greiffunktion kann man seit Ende der 1990er Jahre durch ein System rehabilitieren, mit dessen Hilfe die Handmuskulatur über acht implantierte Elektroden so stimuliert wird, dass ein Zylinder- und ein Schlüsselgriff erzielt werden (Freehand System, Fa. Neurocontrol) [Rupp 2004]. Aufgrund der Insolvenz der Firma Neurocontrol ist dieses System heute leider nicht mehr erhältlich.

Die Ansteuerung der unteren Extremität durch extrakorporale und implantierbare Neuroprothesen zum Stehen und Gehen bei kompletter Querschnittlähmung ist ein intensiv beforschtes Feld. Bisher hat hier kein neurotechnisches System eine ausreichende Stabilität beim Stehen gezeigt. Die Verbesserung der Gehgeschwindigkeit, aber vor allem die Reduzierung der starken Muskelermüdung mit diesen Prothesen sind weitere Herausforderungen. In den letzten Jahren hat sich jedoch gezeigt, dass die Elektrostimulation der unteren Extremität trotz geringen funktionellen Gewinns Sekundäreffekte hervorruft, die sich positiv auf den Organismus auswirken. Der Aufbau der Muskulatur beugt Hautschäden durch das Liegen und Sitzen (**Dekubitus**) vor, das kardiovaskuläre System wird leistungsfähiger und die Knochendichte nimmt zu.

Bei Patienten mit Halbseitenlähmung nach einem Schlaganfall kann mit neuroprothetischen Schnittstellen zur Fußmuskulatur die Mobilität verbessert werden, indem der sogenannte Fallfuß verhindert wird. Bei diesem Syndrom tritt häufig eine schwere Einschränkung der Fußbeweglichkeit als Folge eines Schlaganfalls oder eines anderen Hirntraumas auf. Eine schaltergekoppelte Stimulation des *Nervus peroneus* in der Wade ermöglicht dem Patienten die Hebung (**Dorsiflexion**) des Vorfußes und verbessert damit deutlich das Gangbild. Kommerziell wird dieses System unter dem Namen Actigait von der Firma Otto Bock vertrieben (s. ▶ Kap. 14.7.2).

15.12 Gehirn-Computer-Schnittstellen

Mensch-Maschine-Schnittstellen (*engl. Human-Machine Interfaces*, **HMI**): allgemeine Schnittstelle zwischen Gehirn und technischer Einrichtung (Computer) in der Neurotechnik. Sie sind externalisierende neurotechnische Schnittstellen, die elektrische Signale von neuronalen Strukturen im Gehirn aufnehmen, auf verschiedene Weise charakteristische Merkmale extrahieren und mit diesen Signalen in Echtzeit technische Hilfsmittel steuern. Erfolgt die Kommunikation nichtinvasiv, bezeichnet man sie als Gehirn-Computer-Schnittstellen (*engl. Brain-Computer Interfaces*, **BCI**), bei (invasiven) Implantaten als Gehirn-Maschine-Schnittstellen (*engl. Brain-Machine Interfaces*, **BMI**).

Gehirn-Computer Schnittstellen sind technische Systeme, die elektrische Signale von neuronalen Strukturen im Gehirn aufnehmen, auf verschiedene Weise charakteristische Merkmale extrahieren und mit diesen Signalen in Echtzeit technische Hilfsmittel steuern (▶ Abb. 15.15). Diese technischen Hilfsmittel können der Kommunikation dienen, technische Prothesen sein oder gelähmte Gliedmaßen, die durch elektrische Stimulation angesteuert werden. In der Praxis haben sich verschiedene Methoden zur Aufnahme und Analyse von Hirnaktivität etabliert. Sie unterscheiden sich in ihrer räumlichen und zeitlichen Auflösung und in ihrer Invasivität. Handelt es sich um ein nichtinvasives, auf EEG-Ableitung basierendes System, findet man meist die Bezeichnung *„Brain-Computer Interface"* (BCI). Miniaturisierte, invasive Implantate machen dagegen inzwischen die dauerhaften „Brain-Machine Interfaces" (BMI) für klinische Anwendungen denkbar (▶ Abb. 15.16).

▶ Abbildung 15.16 zeigt verschiedene Modalitäten zur Aufnahme elektrischer Signale aus dem Hirn. Nur auf elektrischer Hirnaktivität basierende HMIs haben derzeit

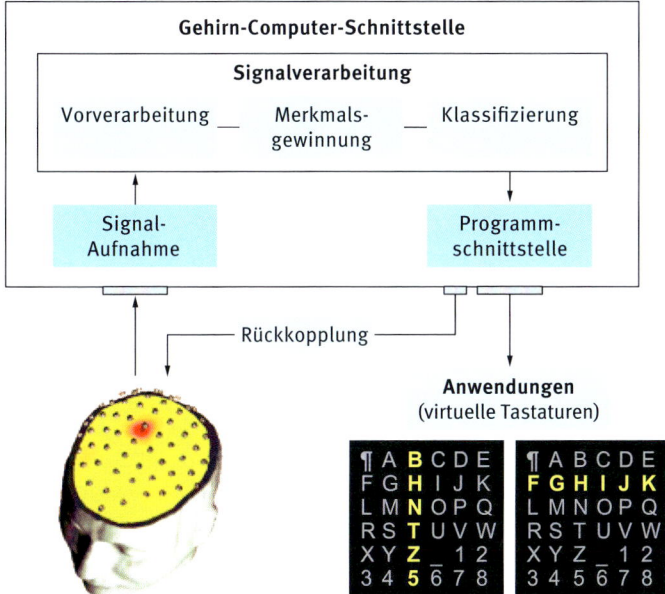

Abb. 15.15: Übersicht über die Verarbeitungsschritte in einer Gehirn-Computer-Schnittstelle (*Brain-Computer Interface*, BCI). Hier überführt ein nichtinvasives *Brain-Computer Interface* EEG-Signale in Steuerbefehle mit dem Ziel, ein Hilfsmittel (Computercursor zur Kommunikation oder Fernbedienung zur Steuerung eines Fernsehers) in Echtzeit zu bedienen.

Aussicht auf eine Umsetzung in tragbare Geräte für die Rehabilitation – Magnetresonanztomographen (s. ▶ Kap. 11) und Magnetfelddetektoren (s. ▶ Kap. 9) sind von einer solchen Möglichkeit derzeit weit entfernt.

15.12.1 Prinzipielle Ansätze elektrischer Gehirn-Computer-Schnittstellen

Nichtinvasive Gehirn-Computer-Schnittstellen (BCIs) werden mittels auf dem Kopf abgegriffener Oberflächen-Potentiale des **Elektroenzephalogramms** (EEG) angesteuert. Diese Signale stammen aus einem größeren Volumen an Gehirnzellen und sind durch die elektrischen Eigenschaften von Hirnhäuten, Schädel und Kopfhaut zeitlich und räumlich tiefpassgefiltert.

Die invasiven Ansätze (BMIs) stützen sich auf die Registrierung von Summensignalen der Gehirnoberfläche (Elektrokortikogramme, ECoG), **lokalen Feldpotentialen** (LFP) von nahe an den Elektroden liegenden Nervenzellgruppen oder Aktionspotentiale einzelner Nervenzellen. LFPs besitzen höhere Frequenzanteile und eine bessere räumliche Auflösung als die Oberflächensignale, weil sie nicht durch den Schädelknochen gefiltert wurden. Noch höher auflösend sind Einzelzellableitungen. Dazu müssen allerdings Nadelelektroden ins Hirngewebe eingebracht werden, um die nur

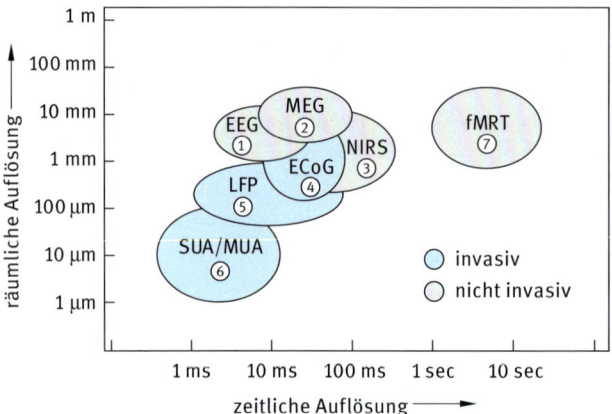

① elektrisch aufgenommene neuronale Massenaktivität
② magnetisch aufgenommene neuronale Massenaktivität
③ Metabolismus mittels O_2-Absorption
④ subdurale neuronaler Massenaktivität
⑤ synaptische Netzwerkaktivität
⑥ Single- und Multi-Unit-Aktivität
⑦ Sauerstoff beeinflusst Kernspinrelaxation

Abb. 15.16: Übersicht über die räumliche und zeitliche Auflösung unterschiedlicher Methoden zur Aufnahme physiologischer Signale aus dem Gehirn, mit denen die Aktivität der Nervenzellen dargestellt wird. Die elektrische Aktivität der Zellen kann entweder direkt (SUA, MUA, LFP, ECoG, EEG) aufgenommen werden oder indirekt. Bei den indirekten Verfahren wird über das magnetische Feld, das aufgrund einer elektrischen Feldänderung entsteht (Magnetoenzephalogramm, MEG) die Aktivität aufgenommen oder es werden Stoffwechselaktivitäten mit der elektrischen Aktivität der Nervenzellen in Verbindung gebracht. Die Änderung der Sauerstoffkonzentration im Blut und Gewebe wird sowohl in der Nah-Infrarot-Spektroskopie (NIRS) und der funktionellen Magnetresonanztomographie (fMRT) als Messgröße für die Nervenzellaktivität herangezogen (EEG: Elektroenzephalogramm, ECoG: Elektrokortikogramm, LFP: Lokale Feldpotentiale, SUA/MUA: Extrazelluläre Einzel- und Multi-Zellableitungen).

einige zehn bis hundert Mikrovolt großen Signale aufzunehmen. Geringste Verschiebungen der Elektrodenableitstelle führen zum Verlust des Signals einer identifizierten Zelle. Alle drei Ansätze besitzen unterschiedliche Vor- und Nachteile, weswegen sie für einige Anwendungen bevorzugt werden und für andere eher nachteilig sind.

15.12.2 Steuerungsparadigmen bei Gehirn-Computer-Schnittstellen

HMIs unterscheiden sich in ihrem Aufbau nicht wesentlich von anderen neurotechnischen Implantaten. Als Kernaufgabe einer Gehirn-Computer-Schnittstelle müssen die elektrischen Signale aus dem Gehirn zunächst aufgenommen, verstärkt und gefiltert werden. Die analogen Hirnsignale werden danach digitalisiert und einer komplexen Signalverarbeitung zugeführt. Charakteristische Merkmale werden mithilfe mathematischer Algorithmen extrahiert. Der Begriff „Merkmal" beschreibt Signaleigenschaften, die reproduzierbar aus den Nervensignalen herausgezogen werden können, ohne jedoch schon eine Zuordnung zu einem physiologischen Vorgang oder einem gewünschten Steuerbefehl zu haben. Im folgenden Schritt werden die Merkmale klassifiziert, d. h. bestimmten Ereignissen oder Aktionen zugeordnet, die dann in ein technisches Steuersignal umgesetzt werden. Die Zuverlässigkeit und Schnelligkeit dieser Klassifikation (oft infolge eines Lernprozesses) entscheidet, wie schnell eine Person mit einem HMI Aktionen durchführen kann.

Die Darstellung des erzielten Ergebnisses gegenüber dem Patienten im Sinne eines visuellen Feedbacks fördert und beschleunigt den Lerneffekt und hilft, robuste Signale zu erzielen. Bei den meisten gegenwärtigen Ansätzen muss die Nutzung von HMIs erlernt werden und ist nicht *ad hoc* intuitiv bedienbar. Lernzeiten von mehreren Monaten sind keine Seltenheit, bis z. B. ein BCI robust genug für den alltäglichen Einsatz ist.

15.12.3 Aktuelle Anwendungen von Gehirn-Computer-Schnittstellen

Nichtinvasive BCIs sind vereinzelt schon in der Rehabilitation von Patienten mit dem *Locked-in*-Syndrom infolge amyotropher Lateralsklerose (ALS) eingesetzt worden, damit diese sich bei (nahezu) vollständiger Muskellähmung durch Einsatz elektrischer Signale aus dem Gehirn über einen Computerbildschirm mit ihrer Umgebung verständigen können. Erfolgreiche Nutzer konnten schon vor Jahren mit solchen nichtinvasiven BCI ungefähr acht Buchstaben pro Minute schreiben, durch eine bessere Anpassung ist wahrscheinlich eine wesentlich höhere Rate zu erzielen.

Der Einsatz von epikortikalen Elektroden für Gehirn-Computer-Schnittstellen befindet sich ebenfalls noch in der experimentellen Phase. Im Rahmen präoperativer Diagnostik konnte gezeigt werden, dass die räumliche Auflösung von *grid*-basierten ECoGs ausreicht, um die Bewegung des Arms durch die aufgenommenen lokalen Feldpotentiale darzustellen.

Die Implantation eines miniaturisierten, invasiven, intrakortikalen Mikrosonden-*Arrays* (Nadelbett) mit Elektroden aus Silizium in einen Patienten hat im Jahr 2006 großes Aufsehen erregt [Hochberg 2006]. Ein Silizium-Nadelbett (das sogenannte Utah-*Array*) mit 10×10 Elektroden auf einer Grundfläche von ca. $4 \times 4\,mm^2$ wurde einem unterhalb des dritten Halswirbels gelähmten jungen Patienten in die motorische Großhirnrinde implantiert. Die Verbindung zu einem Ableitverstärker erfolgte in der 18 Monate andauernden klinischen Studie mit einem die Haut durchdringenden (perkutanen) Stecker, der auf dem Schädelknochen festgeschraubt war. Der Patient war damit in der Lage, spezielle Programme eines Computers zu steuern und sogar eine elektrische Handprothese mit einem Freiheitsgrad zu bedienen. In Versuchen mit Affen konnte gezeigt werden, dass die Steuerung komplexerer Prothesen prinzipiell möglich ist.

15.13 Neuromodulation

> **Neuromodulation:** Verfahren, das mittels internalisierender Implantate durch elektrische Dauer-stimulation existierender neuronaler Schaltkreise gezielt fehlerhafte physiologische Schaltkreise beeinflusst (moduliert).

Ein aktuelles therapeutisches Beispiel für Neuromodulation ist die sogenannte „Tie-fenhirnstimulation" (*Deep Brain Stimulation*, DBS) bei Patienten mit Morbus PARKIN-SON und anderen Bewegungsstörungen (▶Abb. 15.17). Gegenüber medikamentöser Therapie, bei der teilweise erhebliche Nebenwirkungen wie bizarre, weil fehlgesteu-erte (dystonische) Gliedmaßenbewegungen auftreten können, gelingt es hiermit, die Lebensqualität der Betroffenen wieder signifikant zu erhöhen. Dennoch ist dieses neurotechnische Verfahren, welches inzwischen bei Zwangsneurosen und **Depres-sion**, in ersten randomisierten klinischen Studien auch bei Epilepsie und in kleinen Serien bei dementiellen Erkrankungen eingesetzt wird, nicht frei von Nebenwirkun-gen. Die geometrischen Dimensionen der derzeit verwendeten 4-Elektroden-*Arrays* sind im Vergleich zu den neuronalen Elementen der häufigsten Zielstrukturen der DBS um ein Vielfaches größer, wodurch eine selektive Erregung erschwert wird. Neuere Arbeiten zielen auf die Verringerung dieser Dimensionen ab, teilweise bis in den Nanometerbereich. Unerwünschte Nebenwirkungen lassen sich jedoch auch durch Veränderung der Stimulationsparameter (Reizstärke, Pulsbreite, Wiederholfrequenz) und notfalls durch das Abschalten des Implantats reduzieren.

Das gilt auch für die insbesondere bei therapierefraktären Fällen von Epilepsie und **Depressionen** eingesetzte **Vagusnervstimulation** (VNS), bei der eher körperli-che Nebenwirkungen wie Heiserkeit und Schluckstörungen im Vordergrund stehen. Zielstruktur bei der (afferenten) VNS sind primär die Nervenzellen im verlängerten Rückenmark. Der therapeutische Effekt wird erst über deren Verbindungen zu Struktu-

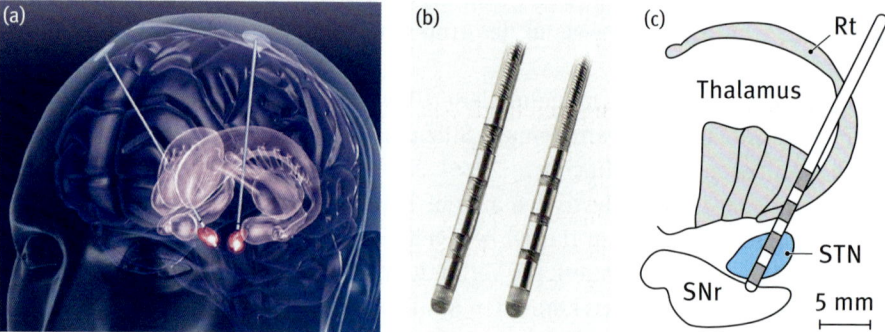

Abb. 15.17: Implantat zur Tiefenhirnstimulation; (a) stereotaktisch implantierte Elektroden sind über ein Kabel mit dem batteriebetriebenen Stimulator im Brustraum verbunden, (b) die Elektroden bestehen aus vier Ringen, (c) mit diesen werden unterschiedliche Bereiche im Gehirn erreicht.

ren überwiegend im limbischen System vermittelt. Die Neuroprothese „verlässt" sich also auch hier, wie im Fall der subretinalen Implantate, auf ein vorbestehendes neuronales Netzwerk, dessen Wirkung sie nutzt und verändert. Prinzipiell gilt hier, dass die Effektivität eines neurotechnischen Systems umso höher ist, je mehr zentrale physiologische Verarbeitungsstrukturen durch dieses System noch nutzbar sind.

> **Tiefenhirnstimulation** (*engl.* ***Deep Brain Stimulation***, **DBS**): elektrische Stimulation tiefer gelegener Hirnareale zur Neuromodulation bei motorischen und psychischen Erkrankungen (z. B. Morbus PARKINSON und Zwangsneurosen) unter Beibehaltung zentraler physiologischer Verarbeitungsstrukturen.

15.14 Trends

Ein Patient, der mittels eines HMI eine künstliche Hand oder seinen eigenen, gelähmten Arm steuert, wird sich schwer tun, Kraft und Beschleunigung seiner Bewegungen zu kontrollieren. Auch Temperatur und Oberflächenbeschaffenheit eines gegriffenen Gegenstandes wird er nicht einschätzen können. Entsprechend wird daher an der Implementierung eines sensorischen Feedbacks für motorische Prothesen und einer bidirektionalen neuronalen Schnittstelle intensiv gearbeitet.

Im Bereich Elektroden und Elektrodenträgerentwicklung zeichnen sich neben weiterer Miniaturisierung, Vorformung und Verwendung neuer Materialien zur Verbesserung von Ankopplung und Biokompatibilität Trends zur Oberflächenbeschichtung mit neuroprotektiven bzw. unterstützenden Substanzen für ein Einwachsen von neuronalem Gewebe in biohybride Elektrodenstrukturen ab. Vielversprechend erscheint auch die Beschichtung von Elektroden und Elektrodenträgern mit biologisch abbaubaren (biodegradierbaren) Substanzen. Mit diesem Verfahren kann ein *Array* von millimeterlangen Nadelelektroden zum Zeitpunkt der Implantation in einer Schicht aus komplett abbaubarer Substanz „verpackt" sein. Man könnte ein solches *Array* nahezu atraumatisch subdural im Bereich des visuellen Kortex einlegen. Im Laufe von Wochen und Monaten würden sich solche Elektroden selbst während der allmählichen Auflösung der biodegradierbaren Deckschicht in die Hirnrinde einsenken und dabei sehr wahrscheinlich wesentlich geringere Insertionsschäden verursachen als bei akuter mechanischer bzw. pneumatischer Implantation. Generell wird derzeit versucht, das Implantationstrauma mit minimalinvasiven, computerassistierten Verfahren zu verringern (s. ▶ Kap. 12). Gleichzeitig gibt es aber auch Projekte, die adulte Stammzellen auf Elektrodenträgern ansiedeln, um damit die Fremdkörperreaktion zu vermindern.

Im experimentellen Stadium befinden sich auch die Fotosensibilisierung funktioneller neuronaler Subsysteme und deren nachfolgende Fotostimulation (Optogenetik), die Integration mikrofluidischer Kanäle in Elektroden zur Applikation von Neurotransmittern oder Medikamenten jenseits der Blut-Hirn-Schranke sowie die interne Energiegewinnung (*Energy Harvesting*) für elektronische Implantate durch Einbeziehung von Stoffwechselprozessen in und um deren Gehäuse.

Mehrere Arbeitsgruppen entwickeln derzeit weltweit aktive Elektrodensysteme mit *On-board*-Signalverarbeitung. Telemetrische Systeme mit der Möglichkeit, durch Fernabfragen und externe Diagnoseroutinen Fehlfunktionen von Implantaten durch den Patienten selbst, aber auch durch räumlich entfernte Ärzteteams zu erkennen und bei Bedarf auch zu korrigieren, sind bei einigen Herstellern von Herzschrittmachern schon umgesetzt worden (s. ▶ Kap. 13). Auch die Indikationen für eine Behandlung mit neurotechnischen Systemen erweitern sich. Im Bereich der Tiefenhirnstimulation (Zwangsneurosen, ALZHEIMER, Depressionen) und der Vagusnervstimulation zeigt sich dies bereits in klinischen Studien; völlig neuartige Systeme, z. B. zur Blutdrucksenkung über die Stimulation des *Nervus glossopharyngeus*, befinden sich ebenfalls in der Testphase.

Im Prinzip ist jedes Organsystem, einer therapeutischen Beeinflussung durch Neurotechnik zugänglich, da es sich grundsätzlich unter neuronaler Kontrolle befindet. Ob allerdings die Bemühungen um eine Wiederherstellung komplexerer Funktionen durch Neuroimplantate (z. B. Modellierung von gedächtnistragenden Strukturen) eines Tages realistische Formen annehmen, ist bisher nicht abzusehen.

15.15 Ethik und Neurotechnik

In Bezug auf die Beachtung ethischer Prinzipien bei neu einzuführenden medizinischen Behandlungsverfahren bildet die Neurotechnik keine Ausnahme. Allenfalls muss das Netz von Methoden, mit dem nach subtilen Veränderungen im Bereich der Persönlichkeit und des Verhaltens „gefischt" wird, für direkte Schnittstellen zum Zentralnervensystem feinere Maschen aufweisen, um diese Veränderungen zu beobachten. Dies gilt umso mehr, je vernetzter die neuronalen Zielstrukturen der elektrischen Stimulation sind. Dabei ist es besonders schwierig, Verhaltensänderungen als direkte Wirkungen der Stimulation von indirekten Wirkungen abzugrenzen, die erst infolge einer Besserung der Symptomatik eintreten. Am Beispiel der Rückenmarkstimulation von Patienten mit chronisch therapieresistenten Schmerzen lässt sich das verdeutlichen: Ein nach Jahren erstmals wieder schmerzarmer Patient wird sich nicht nur in den Augen seiner Freunde und Verwandten deutlich von der Persönlichkeit unterscheiden, die er unter massiven Schmerzen repräsentierte.

Wenn man sich für neurotechnische Anwendungen interessiert, kommt man weder an Hollywoods *Science-Fiction*-Epen noch an den sogenannten Transhumanisten vorbei, welche die Übernahme der Geschicke unserer Welt durch *Cyborg*s – eine Mischung aus Mensch und Maschine – als schon unmittelbar bevorstehend sehen. Doch auch in wissenschaftlichen Kreisen wird inzwischen offen über Möglichkeiten gesprochen, durch Pharmaka, aber auch durch Implantate, gesunde Menschen für die hohen Anforderungen einer schnelllebigen Informationsgesellschaft „aufzurüsten". Dafür hat sich der englische Begriff *„enhancement"* etabliert. Damit ist die Steigerung der menschlichen Leistungsfähigkeit über eine unter optimalen Bedingungen für den talentiertesten Menschen auf einem bestimmten Gebiet erreichbare maximale Leistung gemeint. Also eine Leistungssteigerung über das Menschenmögliche hinaus – sozusagen ins „Übermenschliche".

In der öffentlichen Diskussion lassen sich derzeit mehrere Strömungen erkennen, die in unterschiedlicher Weise mit dem Thema *Neuroenhancement* umgehen. Bei den einen überwiegen (unbewusste) Ängste, während andere einen unkritischen Enthusiasmus zeigen – und manche neigen zu völliger Ignoranz. Eine mit rationalen Argumenten gestützte, wissenschaftliche Diskussion über ein Für und Wider ist selbst in der Fachliteratur selten zu finden. Dennoch kann man eine kritische Diskussion über das Thema nicht in die Zukunft verschieben. Insbesondere die auf dem Gebiet der Neurotechnik tätigen Wissenschaftler, Techniker und Mediziner sind hier aufgefordert, klare Standpunkte und Argumente zu erarbeiten. Das Ziel muss sein, die Forschung und Entwicklung so zu gestalten, dass der medizinische Nutzen erkennbar und somit ein gesellschaftlicher Konsens ermöglicht wird.

Quellenverzeichnis

Hochberg L. R., Serruya M. D., Friehs G. M., Mukand J. A., Saleh M., Caplan A. H., Branner A., Chen D., Pennand R. D., Donoghue J.P: Neuronal ensemble control of prosthetic devices by a human with tetraplegia. Nature 442(2006): 164–171.

Nagel J. H.: Biopotential Amplifiers. In: Bronzino J. (Hrsg.): Biomedical Engineering Handbook. Heidelberg: Springer-Verlag 2000.

Rupp R., Gerner H.-J.: Neuroprosthetics of the upper extremity – Clinical application in spinal cord injury and future perspectives. Biomed. Tech. (Berl.) 49(2004)4: 93–98

Stieglitz T.: Neuroprothetik und Neuromodulation – Forschungsansätze und klinische Praxis bei Therapie und Rehabilitation. Bundesgesundheitsblatt Gesundheitsforschung Gesundheitsschutz 53(2010)8: 783–790.

Wong C. P., Clegg D. B., Kumar A. H., Otsuka K., Ozmat B.: Package sealing and encapsulation. In: Tummala R. R., Rymaszewski E. J., Klopfenstein A. G.: Microelectronics packaging handbook (part II): Semiconductor packaging. New York: Chapman and Hall 1997.

Verzeichnis weiterführender Literatur

Für eine Vertiefung dieses Kapitels siehe ▶ Band 11 der vorliegenden Lehrbuchreihe „Biomedizinische Technik".

DiLorenzo D. J., Bronzino J. D. (Hrsg.): Neuroengineering. Boca Raton: CRC Press 2008.

Dornhege G., Millan J.d.R., Hinterberger T.J, McFarland D. J., Müller K.-R. (Hrsg): Toward Brain-Computer Interfacing. Neural Information Processing Series. Cambridge: MIT Press 2007.

Horch K. W., Dhillon G. S.: Neuroprosthetics – Theory and Practice. Series on Bioengineering & Biomedical Engineering. Singapore-London: World Scientific Publishing 2(2004): 1261.

Merkel R., Boer G., Fegert J., Galert T., Hartmann D., Nuttin B., Rosahl S.: Intervening the Brain. Ethics of Science and Technology Assessment. Berlin, Heidelberg: Springer-Verlag 29(2007).

Reichert W. M. (Hrsg.): Indwelling Neural Implants. Frontiers in Neuroengineering. Boca Raton: CRC Press 2008.

Rousche P. J., Kipke D. R.: Next Generation of Cortical Devices. In: Horch K. W., Dhillon G. S. (Hrsg.): Neuroprosthetics – Theory and Practice. Singapore, London: World Scientific Publishing 2(2004): 1261.

The National Commission for the Protection of Human Subjects of Biomedical and Behavioral Research: The Belmont Report. Ethical principles and Guidelines for the Portection of Human Subjects of Research. PRR Reports 1979.

Standards

DIN EN ISO 10993: Biologische Beurteilung von Medizinprodukten.

Abbildungsquellen

- ▶ Abb. 15.3 modifiziert nach [Nagel 2000].
- ▶ Abb. 15.11 mit freundlicher Genehmigung durch Dr. M. Schüttler, IMTEK, Albert-Ludwigs-Universität Freiburg.
- ▶ Abb. 15.12 modifiziert nach [Wong 1997].
- ▶ Abb. 15.17 (a) und (b) mit freundlicher Genehmigung durch MEDTRONIC GmbH & Inc.

Stephan Klein, Felix Capanni, Uvo M. Hölscher, Frank Rothe

16 Entwicklung und Bewirtschaftung von Medizinprodukten

Zusammenfassung: Ein Medizinprodukt durchläuft mehrere Produktzyklen von seiner Entwicklungsinitiierung bis zur Abkündigung vom Markt. Nach einer Marktanalyse erfolgt mit der Zusammenstellung der Anforderungen die Produktdefinition. Während der Entwicklung werden die Voraussetzungen für die Produktrealisierung – zunächst als Prototypen – geschaffen. Nach mehreren prozessbegleitenden Überprüfungen und Nachweisen erfolgt mit der Produktion die Realisierung. Während der Anwendung werden das Produkt und das Produktumfeld kontinuierlich vom Hersteller begleitet. In diesem Kapitel werden diese Produktzyklen in ihrem natürlichen Ablauf beschrieben. Dabei wird sowohl auf Aspekte der Hersteller als auch der Anwender eingegangen. Insbesondere die Anforderungen an die „Zulassung"[1], die wesentliche Faktoren bei der Entwicklung von Medizinprodukten sind, werden in den verschiedenen Phasen der Entwicklung betrachtet.

Abstract: This chapter is focused on the "lifecycle" of a medical device. This cycle starts with the initiation of the development and finishes with the end of the products service and maintenance period: The product´s requirements are defined after a thorough market study. During the development, the manufacturing of the product – initially as prototypes – is prepared. After passing several reviews, the production leads to the serial production. The application of the product and its environment is constantly monitored by the manufacturer. This chapter's content follows this cycle. Aspects of the manufacturers are as well as those of the users are taken into account, and in particular the requirements of the "approval" procedure, which significantly influence the development and production of medical products, are described.

---

1 Innerhalb der EU ist eine Zulassung von Medizinprodukten nicht vorgesehen. Der Begriff „Zulassung" (mit Anführungszeichen) wird hier für das Konformitätsbewertungsverfahren innerhalb der EU verwendet. Zulassung beschreibt den hoheitlichen Akt einer Behörde, die das Vermarkten nach entsprechender Prüfung erlaubt. In anderen Staaten ist die Zulassung (ohne Anführungszeichen) Voraussetzung. Wird hier über die Gesamtheit solcher Prozesse in der EU und in anderen Märkten gesprochen, meint das Wort Zulassung (ohne Anführungszeichen) die jeweils landesüblichen Verfahren.

16.1 Einführung

Der gesamte Produktlebenszyklus eines Medizinprodukts (Definition s. ▸Kap. 1) von der Entwicklungsinitiierung bis zur Abkündigung vom Markt wird in verschiedene Phasen strukturiert und sehr weitgehend dokumentiert. Zahlreiche Spezifika im Produktlebenszyklus eines Medizinprodukts resultieren aus den hohen Sicherheitsanforderungen. Anwender, Patient, Medizinprodukt und ggf. Pharmakon sowie Umgebung/Kontext sind ein System, das nur im Zusammenwirken Sicherheit, Effektivität und Effizienz gewähren kann.

Unter den Aspekten Unternehmensgröße und Produktspektrum ist die Medizintechnik eine sehr inhomogene Branche. Die Produktpalette reicht vom Investitionsgut bis zu Einwegartikeln und wird sowohl von Konzernen als auch von kleinen Unternehmen entwickelt, produziert und vertrieben. Der folgende Abschnitt stellt die gemeinsamen Aspekte bezüglich der Entwicklung, „Zulassung" (vgl. ▸Kap. 16.2.2) und Anwendung von Medizinprodukten in den Vordergrund.

Grundlegende Anforderungen an Medizinprodukte sind u. a. in der Medizinprodukte-Richtlinie [93/42/EWG, Anhang I] definiert, wesentliche Anforderungen zum Produktentwicklungsprozess legt die EN ISO 13485 fest.

„Die Organisation muss das Design und die Entwicklung des Produkts planen und lenken. Bei der Design- und Entwicklungsplanung muss die Organisation festlegen:
– die Design- und Entwicklungsphasen,
– für jede Design- und Entwicklungsphase die angemessene Bewertung, Verifizierung und Validierung und die Tätigkeiten der Übertragung der Entwicklung (…) und
– die Verantwortungen und Befugnisse für das Design und die Entwicklung (…)

Das Planungsergebnis muss dokumentiert und, soweit angemessen, mit dem Fortschreiten des Designs und der Entwicklung aktualisiert werden." [EN ISO 13485].

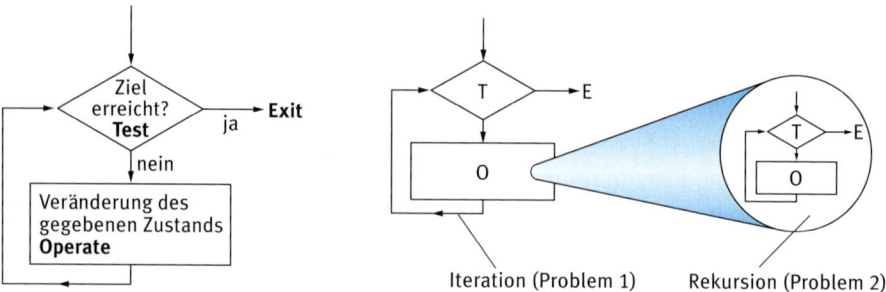

Abb. 16.1: TOTE-Zyklus; Iteration: mehrfaches Durchlaufen der Schleife auf einer Abstraktionsebene; Rekursion: mehrfaches Durchlaufen auf unterschiedlichen Abstraktionsebenen.

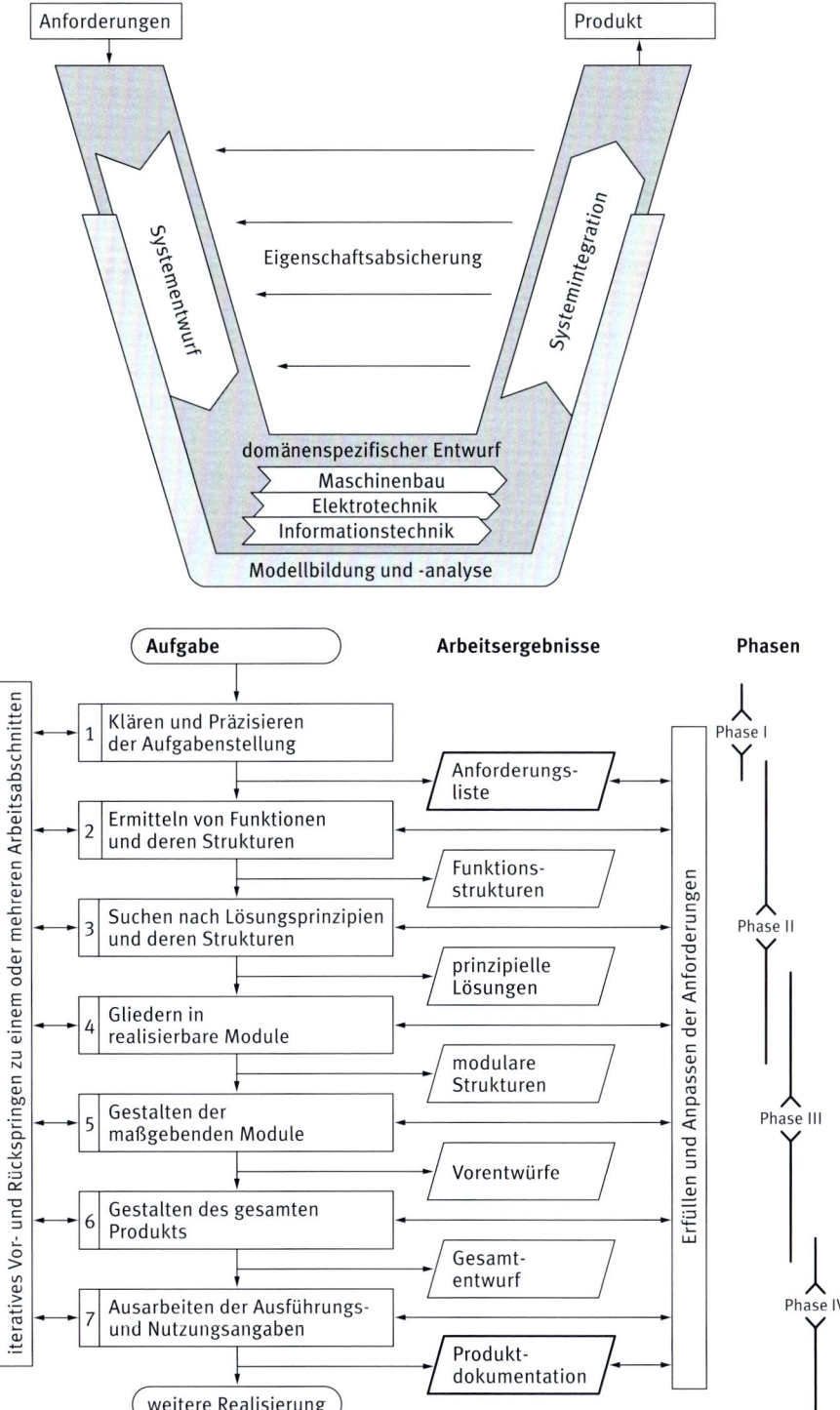

Abb. 16.2: Entwicklungsablauf entsprechend der VDI Richtlinien 2206 (oben) bzw. 2221 (unten).

Verifizierung: Bestätigung durch Bereitstellung eines objektiven Nachweises, dass festgelegte Anforderungen erfüllt worden sind; Nachweis, dass die Design- und Entwicklungsergebnisse die Design- und Entwicklungsvorgaben erfüllen [EN ISO 13485] (s. a. ▸ Kap. 8).

Validierung: Nachweis, dass das resultierende Produkt in der Lage ist, die Anforderungen für die festgelegte Anwendung oder den beabsichtigten Gebrauch zu erfüllen. Die Validierung muss vor Auslieferung oder Einsatz des Produkts abgeschlossen werden [EN ISO 13485] (s. a. ▸ Kap. 8).

Dieses Vorgehen bei der Entscheidungsfindung in den einzelnen Phasen wird mit verschiedenen Begriffen oder Modellen beschrieben, deren Inhalte viele Übereinstimmungen aufweisen. Zu nennen sind hier der TOTE-Zyklus [Ehrlenspiel 2009, Pahl 2007] mit den Schritten *„test"* (Analyse der Situation), *„operate"* (Entscheidung), *„test"* (Analyse der Auswirkung) und *„exit"* (Übergang zur nächsten Entscheidung) (s. ▸ Abb. 16.1) oder der aus dem Qualitätsmanagement stammende vergleichbare PDCA-Kreis (DEMING-Kreis). PDCA steht für einen Ablauf aus den Schritten *„plan, do, check, act"*. Nach einer Planung und einer Umsetzung erfolgt eine Prüfung, auf deren Ergebnis reagiert werden muss.

Qualitätsmanagement: systematische Maßnahmen zur Verbesserung von Produkten, Prozessen oder Leistungen. Eine Organisation zu lenken und zu leiten umfasst neben anderen Managementdisziplinen auch das Qualitätsmanagement [EN ISO 9000].

Generelle Vorgehensweisen in der Produktentwicklung beschreiben u. a. die VDI-Richtlinie VDI 2221 „Methodik zum Entwickeln und Konstruieren technischer Systeme und Produkte" (s. ▸ Abb. 16.2), die auch Basis verschiedener Lehrbücher ist, oder die VDI-Richtlinie VDI 2206 „Entwicklungsmethodik für mechatronische Systeme". Diese generellen Richtlinien sind jedoch nicht auf die Medizintechnik bezogen und berücksichtigen die hier erforderlichen Spezifika nicht. Die Umsetzung dieser generellen Modelle erfolgt in der Regel unternehmensspezifisch in internen Richtlinien, die die Abläufe und die Dokumentation in der Entwicklung und den betroffenen Unternehmensbereichen festlegen.

Die meisten Modelle beschreiben lediglich den Ablauf, die Aufgaben und die Ergebnisse der einzelnen Entwicklungsphasen. Die Koordination dieser Phasen mit der Termin- und Ressourcenplanung ist eine wesentliche Aufgabe des Projektmanagements.

16.2 Entwicklungsinitiierung: Vom Kunden zur Produktidee – Von der Technologie zur Produktidee

16.2.1 Ziele und Ablauf

Insbesondere die für Medizinprodukte wesentliche Eingliederung regulatorischer Fragen in den generellen Entwicklungsablauf ist Inhalt dieses Abschnitts. ▶ Abb. 16.3 zeigt den generellen Ablauf einer Entwicklung mit spezifischen Ergänzungen für Medizinprodukte.

In der ersten Phase der Marktanalyse werden die Randbedingungen zur Realisierung einer Produktidee untersucht. Zwei Motive sind in der Medizintechnik dazu maßgeblich: Verbesserungen an vorhandenen Geräten und Verfahren (sog. „market pull") und neue Technologien (sog. „technology push"). Intern sind es Änderungen von Kundenanforderungen, Weiterentwicklungsbedarf, Ergänzungen und Verbesserungen, z. B. in der klinischen Anwendung, die zu Varianten- oder Änderungskonstruktionen führen. Externe Anstöße für Weiterentwicklungen sind z. B. Kongresse oder Gespräche mit Anwendern sowie die Analyse von Wettbewerbsentwicklungen. Weitere interne Anstöße können u. a. auch aus der Fertigung, dem Qualitätsmanagement oder aus der Analyse eigener Vorgängerprodukte kommen. Der Vorteil dieser Entwicklungen ist ein vereinfachtes „Zulassungsverfahren".

Neue Technologien, die z. B. die Erfüllung gleicher funktionaler Anforderungen mit anderen Lösungsprinzipien ermöglichen, sind der zweite wesentliche Auslöser für Entwicklungsprozesse. Dabei ermöglicht ein anderer Technologieansatz die Verbesserung des Produkts oder die Realisierung neuer Produkte. Der dazu erforderliche Technologieentwicklungsprozess wird von der Produktentwicklung entkoppelt, um die technischen Risiken während der Produktentwicklung zu begrenzen.

Weitere Festlegungen enthält die Norm EN ISO 13485: „Vorgaben in Bezug auf die Produktanforderungen müssen ermittelt und aufgezeichnet werden. Diese Vorgaben müssen enthalten

1. Funktions-, Leistungs- und Sicherheitsanforderungen entsprechend der vorgesehenen Verwendung,
2. zutreffende gesetzliche und regulatorische Anforderungen,
3. wo zutreffend, Informationen, die aus früheren ähnlichen Entwicklungen abgeleitet wurden,
4. andere für das Design und die Entwicklung wesentliche Anforderungen, und
5. die Ergebnisse aus dem Risikomanagement.

Diese Vorgaben müssen auf Angemessenheit bewertet und genehmigt werden. Anforderungen müssen vollständig und eindeutig sein und dürfen einander nicht widersprechen." [EN ISO 13485]

Schon in der Anfangsphase wirken die Abteilungen Produktmanagement, Patentwesen, Entwicklungsleitung, Marketing und Fertigung an der Entstehung der Anforderungsliste mit. Für die Zulassung ist die Entscheidung über geplante Vertriebslän-

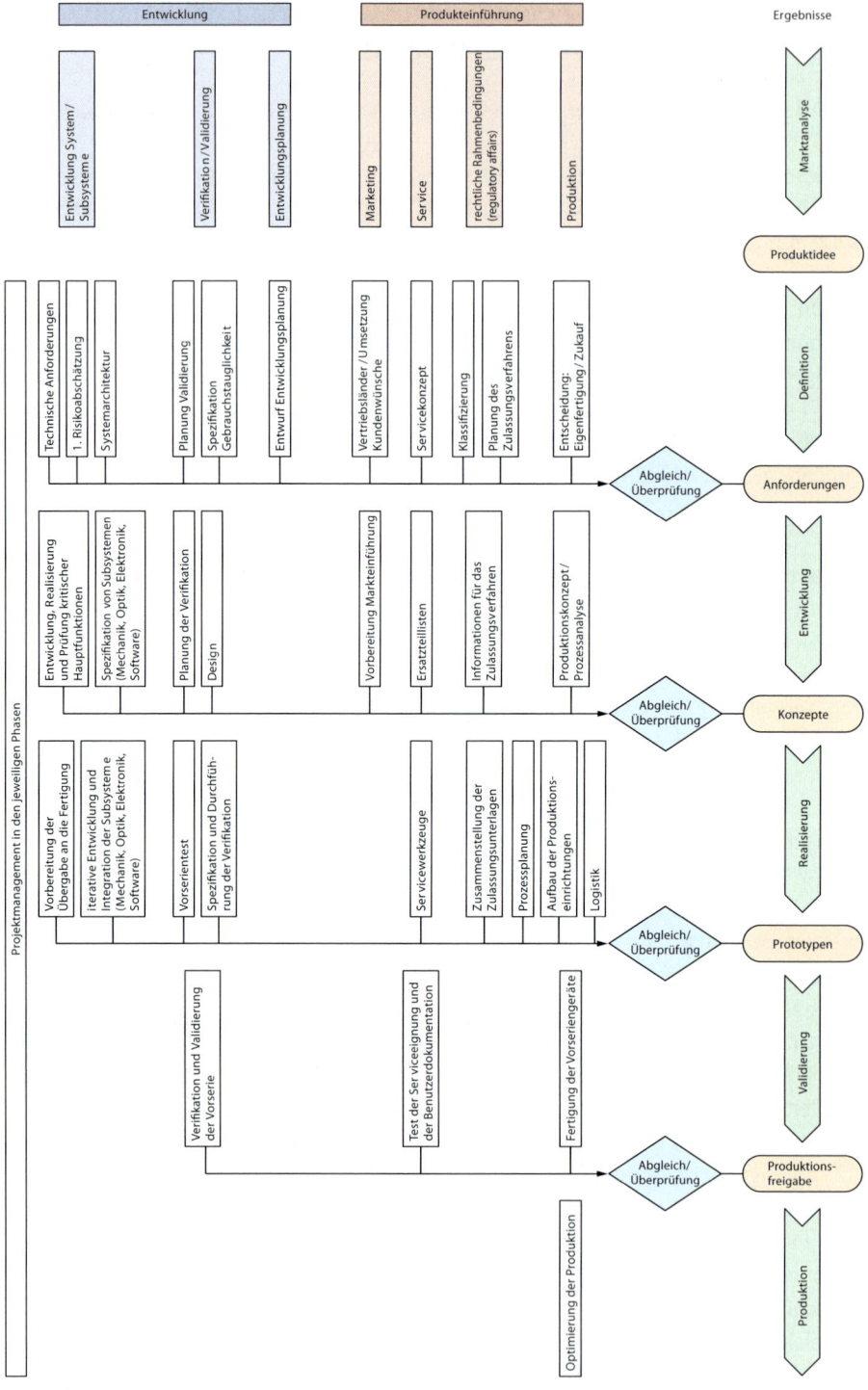

Abb. 16.3: Umsetzung der generellen Phasen der Produktentwicklung – Arbeitsschritte und Ergebnisse in einem an die Medizintechnik angepassten Ablauf.

der wichtig. Im Rahmen des *Requirement-Engineering* für das Medizinprodukt werden u. a. alle erforderlichen Richtlinien und Normen der Vertriebsregionen identifiziert und in der Anforderungsliste aufgeführt. Nach einer Bewertung der Produktideen sowie der Abschätzung der erforderlichen Budgets für Entwicklung und Markteinführung erfolgt eine Entscheidung über den Projektbeginn.

Requirement-Engineering: Gesamtheit aller Maßnahmen zur systematischen Erfassung von Anforderungen und Sicherstellung, dass diese Anforderungen erfüllt werden.

16.2.2 Regulatorische Aspekte der Entwicklungsinitiierung

Die Entwicklung und das Inverkehrbringen von Medizinprodukten sind weltweit in den meisten Ländern gesetzlich geregelt. Für Europa existieren Richtlinien für medizintechnische Produkte, die durch ihre Mitgliedstaaten in nationales Recht umgesetzt wurden.

Inverkehrbringen: jede entgeltliche oder unentgeltliche Abgabe von Medizinprodukten an andere, s. Medizinproduktegesetz (MPG).

Die Umsetzung der europäischen Richtlinien 90/385/EWG für aktive implantierbare medizinische Geräte, 93/42/EWG für Medizinprodukte und 98/79/EWG für *In-vitro*-Diagnostika erfolgte in Deutschland im Medizinproduktegesetz (MPG). Das MPG wird durch weitere Ausführungsverordnungen ergänzt (s. Tab. 16.1).

Der Nachweis der Konformität des Medizinprodukts mit den grundlegenden Anforderungen der entsprechenden europäischen Richtlinie ist ein komplexer Prozess, der viel Erfahrung und technisches sowie rechtliches Wissen in Bezug auf Medizinpro-

Tab. 16.1: Umsetzung des Medizinproduktegesetzes durch Ausführungsverordnungen.

90/385/EWG für aktive implantierbare medizinische Geräte		93/42/EWG für Medizinprodukte	98/79/EWG für *In-vitro*-Diagnostika
Medizinproduktegesetz (MPG)			
Medizinprodukte-Bertreiberverordnung (MPBetreibV)	Medizinprodukte-Sicherheitsplanverordnung (MPSV)	Medizinprodukte-Verordnung (MPV)	DIMDI-Verordnungen
Medizinprodukte-Verschreibungspflichtverordnung (MPVerschrV)	Medizinprodukte-Vertriebswegeverordnung (MPVertrV)	Medizinprodukte-Gebührenverordnung (MPGebührenV)	Medizinprodukte Klinische Prüfungsverordnung (MPKPV)

dukte voraussetzt. Die grundlegenden Anforderungen sind sehr allgemein formuliert und müssen in Bezug auf das jeweilige Medizinprodukt konkretisiert werden.

> **Konformität:** Übereinstimmung eines Produkts mit den Bestimmungen (grundlegenden Anforderungen) der relevanten EU-Richtlinien.

Bereits mit der Entscheidung zum Entwicklungsstart eines neuen Medizinprodukts und der Definition der technischen Anforderungen beginnt der regulatorische Prozess mit der Entscheidung über die Markteinführungs- und „Zulassungsstrategie". Diese legt die Länder fest, in denen das Medizinprodukt in den Verkehr gebracht werden soll. Dabei sind folgende Punkte ausschlaggebend:

– die Zweckbestimmung des Medizinprodukts
– das im Unternehmen installierte Qualitätsmanagementsystem.

Von der Zweckbestimmung des Produkts wird abgeleitet, ob es sich um ein Medizinprodukt handelt. Da weltweit keine einheitliche Definition des Begriffs „Medizinprodukt" existiert, können sich je nach Zielland der Vermarktung Unterschiede hinsichtlich rechtlicher und regulatorischer Anforderungen ergeben.

Das Inverkehrbringen von Medizinprodukten ist weltweit nicht einheitlich geregelt. Neben dem europäischen Raum gibt es insbesondere in den USA, in Japan sowie in China Zulassungsverfahren im o. g. Sinn. Bestrebungen der *International Medical Device Regulators Forum (IMDRF)* zur weltweiten Harmonisierung regulativer Anforderungen sind derzeit noch nicht verbindlich und dienen dem Inverkehrbringer lediglich als Leitfaden.

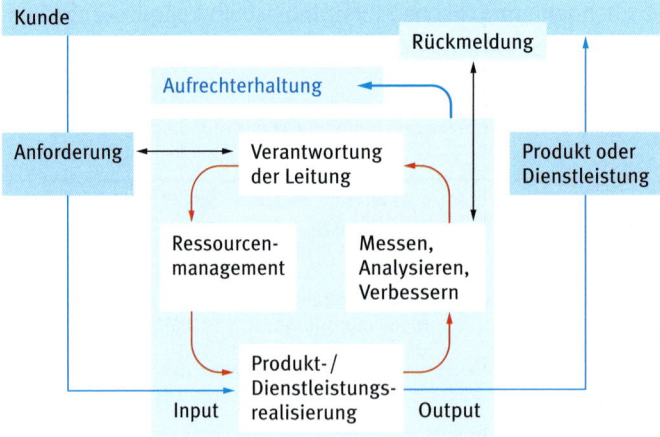

Abb. 16.4: Modell eines prozessorientierten Qualitätsmanagementsystems nach EN ISO 13485.

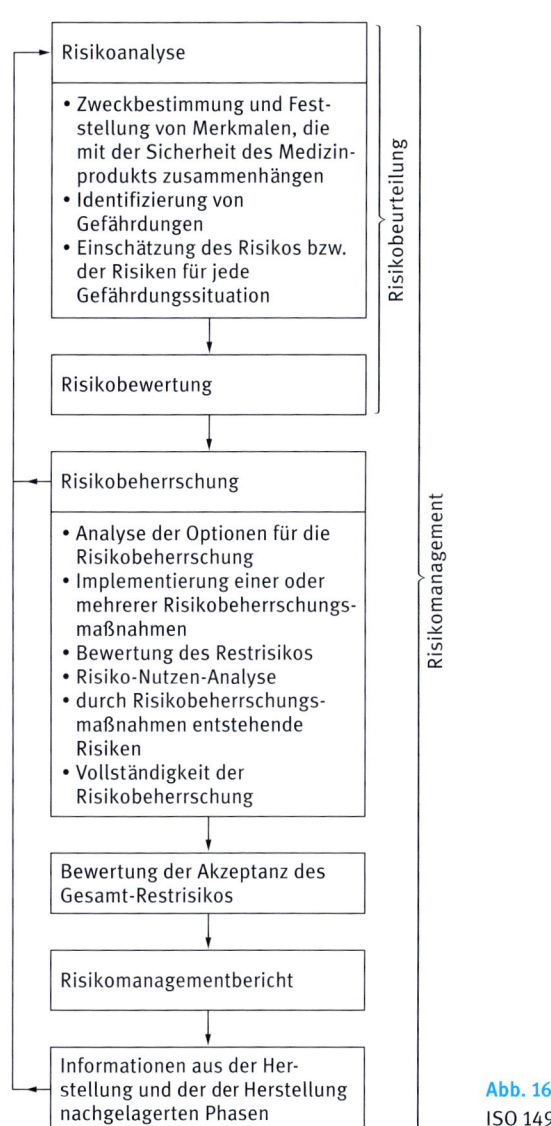

Abb. 16.5: Risikomanagementprozess nach ISO 14971.

Grundsätzlich müssen Inverkehrbringer von Medizinprodukten ein Qualitätsmanagementsystem in ihrer Organisation installiert haben. Auch hier gibt es Länderunterschiede, beispielsweise zwischen Europa und den USA. In Europa ist die Zertifizierung nach EN ISO 13485 in der jeweils gültigen Fassung bindend. In den USA ist das Qualitätsmanagementsystem gesetzlich geregelt. Hersteller müssen die Übereinstimmung mit den Anforderungen der *Quality System Regulation* QSR-21CFR820 der *Food and Drug Administration* (FDA) nachweisen.

Die Norm EN ISO 13485 verfolgt einen prozessorientierten Ansatz und fordert von der Organisation (hier: dem Inverkehrbringer) das Erkennen miteinander verknüpfter Prozesse sowie deren Lenkung und Aufrechterhaltung (s. ▶ Abb. 16.4).

Die Beurteilung der mit dem Medizinprodukt bzw. dem medizinischen System verknüpften Risiken erfolgt unter Anwendung der Norm EN ISO 14971, die neben Medizinprodukten auch Produkte für die *In-vitro*-Diagnostik umfasst.

Das Risikomanagement beginnt mit der Festlegung der Risikopolitik, den strukturellen Rahmenbedingungen und der Bereitstellung von Ressourcen. Danach startet der Risikomanagementprozess mit der Festlegung der Zweckbestimmung des Medizinprodukts, er endet mit der Abkündigung des Produkts vom Markt (s. ▶ Abb. 16.5). Das Risikomanagement begleitet das Medizinprodukt während des gesamten Produktlebenszyklusses. Die Risiken als Ergebnis der Risikobewertung werden als sicherheitsrelevante Anforderungen in das Pflichtenheft übernommen.

> **Risiko**: Kombination der Wahrscheinlichkeit des Auftretens eines Schadens und des Schweregrads dieses Schadens [EN ISO 14971] (s. a. ▶ Kap. 12).
>
> **Risikomanagement**: systematische Anwendung von Managementstrategien, Verfahren und Praktiken zur Analyse, Bewertung, Beherrschung und Überwachung von Risiken [EN ISO 14971].
>
> **Sicherheit**: Freiheit von unvertretbaren Risiken [EN ISO 14971].

Entscheidung über anzuwendende Richtlinien und Normen

Mit der Entscheidung für multinationalen Vertrieb ist automatisch die Verpflichtung verbunden, den jeweiligen nationalen Gesetzen und Verordnungen für Medizinprodukte zu entsprechen. Diese können u. a. die Bereiche Herstellung, Qualität, Vertrieb, Betrieb, Anwendung und Vigilanz umfassen.

> **Vigilanz**: Marktüberwachung, die speziell auf die Abwehr von Risiken gerichtet ist und mit der Pflicht zur Meldung von Risiken, insbesondere Nebenwirkungen etc., bei der jeweiligen nationalen Behörde verbunden ist, s. Medizinproduktegesetz (MPG).

Aus Richtlinien und Normen der Vertriebsregionen werden Prozessanforderungen und Produktanforderungen abgeleitet. Prozessanforderungen beziehen sich auf die Geschäfts- und Entwicklungsverfahren wie Qualitätsmanagement [ISO 9001], Risikomanagement [EN ISO 14971] und einen gebrauchstauglichkeitsorientierten Entwicklungsprozess [EN 62366]. Typisch für Prozessnormen ist die Forderung, jeden Prozessschritt sorgfältig zu dokumentieren.

Produktanforderungen beziehen sich auf technische Ausprägungen der Medizinprodukte und umfassen häufig viele Details, die z. T. spezifisch für das Medizinprodukt sind, zum anderen Teil aber auch allgemeine Festlegungen umfassen wie z. B. die elektromagnetische Verträglichkeit (EMV), die Farbkennzeichnung der Litzen in Netz-kabeln oder die Form der Netzstecker. Die Infrastrukturen in den verschiedenen Märkten unterscheiden sich (Netzspannung, Netzfrequenz, Form des Netzsteckers, Kommunikationsprotokolle etc.) und erfordern deshalb länderspezifische Ausprägungen des Medizinprodukts [EN 60601].

Die Verfahren für Zulassung bzw. Konformitätsbewertung sowie die erforderlichen Dokumentationen erfordern sorgfältige Planung. Das Risikomanagement [EN ISO 14971] und der gebrauchstauglichkeitsorientierte Entwicklungsprozess [EN 62366] verlangen z. T. identische Schritte und Bewertungen. Damit die Dokumentation konsistent bleibt, sollten die Dokumente der Prozesse jeweils sinnvoll aufeinander verweisen.

Gebrauchstauglichkeit

Gebrauchstauglichkeit wird meist in einem iterativen Prozess erreicht, der schon in den frühen Phasen der Entwicklung einsetzt. Aus diesem Grund schreibt die Ergänzungsnorm EN 62366 einen dokumentierten Prozess vor. Gebrauchstauglichkeit kann nur erreicht werden, wenn die Entwickler die Randbedingungen seitens der Bediener und der Einsatzsituation genau kennen. Ziel ist, einen Gebrauch zu ermöglichen, der Benutzungsfehler und damit verbundene Risiken vermeidet.

> **Gebrauchstauglichkeit:** Eignung eines Produkts hinsichtlich seines bestimmungsgemäßen Verwendungszwecks. Diese basiert auf objektiv und nicht objektiv feststellbaren Gebrauchseigenschaften, die sich z. T. aus individuellen Bedürfnissen ableiten. Im Zusammenhang mit der ergonomischen Gestaltung von Produkten wird der Begriff Gebrauchstauglichkeit häufig synonym zum Begriff Bedienbarkeit genutzt.

Unzureichende Gebrauchstauglichkeit von Medizinprodukten stellt ein gravierendes Risiko dar, weil Medizinprodukte mit Gebrauchstauglichkeits-Defiziten Benutzungsfehler provozieren können.

Planung der klinischen Bewertung von Medizinprodukten und Leistungsbewertungsprüfungen von *In-vitro*-Diagnostika

Laut Richtlinie 2007/47/EG, Anhang I, wird der Nachweis der Übereinstimmung mit den grundlegenden Anforderungen über eine klinische Bewertung gemäß Anhang X geführt. Dadurch wird einerseits nachgewiesen, dass das Produkt sowohl die merkmals- und leistungsrelevanten Anforderungen als auch die Sicherheitsanforderungen bei den vorhersehbaren Einsatzbedingungen erfüllt. Außerdem werden die unerwünschten Nebenwirkungen und die Annehmbarkeit des Nutzen-/Risiko-Verhältnisses beurteilt. Beides erfolgt generell auf der Grundlage klinischer Daten. Die klinische Bewertung kann auf zwei verschiedene Arten durchgeführt werden:

Wenn zu weitgehend vergleichbaren Medizinprodukten Literatur mit aussagekräftigen, klinischen Daten existiert, kann sich die klinische Bewertung auf diese Daten beziehen. Dies ist z. B. der Fall bei einer neuen Version eines Medizinprodukts, zu dem klinische Vorerfahrungen ausführlich dokumentiert wurden (z. B. einer Infusionspumpe mit geändertem Antriebsmotor sowie geändertem Bedienkonzept). Die Gleichartigkeit des Produkts mit dem „Vorgängerprodukt" muss allerdings vom Hersteller nachgewiesen werden. Weitere Quellen, auf die sich die klinische Bewertung beziehen kann, sind z. B. Leitlinien der Fachgesellschaften oder Informationen von Behörden. Gibt es aber für ein Medizinprodukt solche aussagekräftigen Vorerfahrungen und Literaturdaten nicht (Medizinprodukt mit einem neuen oder abweichenden Wirkprinzip) oder handelt es sich um ein Produkt der Klasse III (vgl. ▶Kap. 16.3.2), muss der Hersteller eine klinische Prüfung bzw. klinische Studie durchführen, auf deren Daten die klinische Bewertung dann fußt.

> **Klinische Bewertung**: Verfahren, mit dem anhand von klinischen Daten die Eignung von Medizinprodukten für den vorgesehenen Verwendungszweck belegt werden soll. Die klinische Bewertung schließt die Beurteilung von unerwünschten Wirkungen ein und stützt sich auf Daten aus der wissenschaftlichen Literatur, die die vorgesehene Anwendung des Medizinprodukts und die dabei zum Einsatz kommenden Techniken behandeln, sowie einen schriftlichen Bericht, der eine kritische Würdigung dieser Daten enthält, oder auf die Ergebnisse aller klinischen Prüfungen.
>
> **Klinische Prüfung**: systematische Untersuchung an einer oder mehreren Versuchspersonen, um die Sicherheit und Leistungsfähigkeit eines bestimmten Medizinprodukts unter normalen Anwendungsbedingungen zu überprüfen und über den einzelnen Anwendungsfall hinaus Erkenntnisse zum diagnostischen oder therapeutischen Wert eines Produkts, insbesondere über seine Wirksamkeit bzw. medizinische Leistung und Unbedenklichkeit zu gewinnen.

Vergleichbar sind die Regelungen für die Leistungsbewertung von *In-vitro*-Diagnostika (IVD). Eine klinische Prüfung muss auch bei einem bereits existierenden und zugelassenen Produkt durchgeführt werden, wenn:
– eine Änderung vorgenommen wurde, die z. B. die klinische Sicherheit und Wirksamkeit beeinflusst,
– eine neue Verwendung des Medizinprodukts vorgesehen ist,
– eine neue Wirksubstanz enthalten ist oder
– der Nutzungszeitraum verlängert werden soll.

Klassifizierung

Da sich die Wege, die dem Hersteller für das Konformitätsbewertungsverfahren offen stehen, auch nach der Risikoklasse des Medizinprodukts richten, werden schon in dieser Phase der Entwicklung Vorplanungen zur Klassifizierung des Medizinprodukts durchgeführt. Nach der Zweckbestimmung des Medizinprodukts wird es einer der vier Risikoklassen I, IIa, IIb oder III zugeordnet (vgl. ▶Kap. 16.3.2).

> **Klassifizierung**: in vorgegebene Eigenschaftsklassen einteilen, einordnen. Hier: Einteilung von Medizinprodukten in Risikoklassen gemäß Anhang IX der Richtlinie 93/42/EWG.

Produkthauptakte, technische Dokumentation

Die aktualisierte Richtlinie 93/42/EWG verlangt äquivalent zu den Vorschriften in den anderen Märkten in Anhang VII, Abs. 3, dass die technische Dokumentation die Bewertung der Konformität mit den Anforderungen der Richtlinie ermöglichen muss. Diese Dokumentation (Produkthauptakte) enthält für den Fall, dass der Hersteller ein komplettes Qualitätssicherungssystem nach Anhang II dieser Richtlinie installiert hat, auch den Nachweis der Übereinstimmung des Medizinprodukts mit den einschlägigen Bestimmungen in allen Phasen von der Auslegung bis zur Endkontrolle.

> **Produkthauptakte**: technische Dokumentation, die die Bewertung der Konformität mit den Anforderungen der Richtlinie ermöglicht, d. h., Zusammenfassung der Nachweise, dass das Produkt oder die Produktgruppe die gesetzlichen und normativen Forderungen erfüllt.

In der Produkthauptakte müssen alle Einzelheiten, Anforderungen und Vorkehrungen sowie Prüfungen in schriftlichen Verfahrensanweisungen dokumentiert werden. Die Dokumentation muss dies systematisch und in geordneter Form nachweisen. Die technischen Unterlagen müssen für den Zeitraum der Lebensdauer des Produkts, jedoch mindestens fünf Jahre lang nach der Herstellung des letzten Produkts, zur Einsichtnahme durch die Überwachungsbehörde bereitgehalten werden.

16.3 Entwicklungsprozess: Von der Produktidee zum Prototyp

16.3.1 Ablauf und Methoden

Basierend auf den Vorgaben der oben geschilderten Projektinitiierung und der Richtlinien ist das Ziel dieses Entwicklungsabschnitts die Realisierung funktionsfähiger Prototypen mit seriennahen Technologien. Mitwirken müssen dazu folgende Unternehmensbereiche:
- Entwicklung
- Prüfung/Validierung/Verifizierung/Regulatory Affairs/Qualitätsmanagement
- Projektleitung
- Systemdesign/Architektur
- Produktmanagement/Marketing/Vertrieb
- Industrial Design/Ergonomic/Gebrauchstauglichkeit

– Produktion
– Einkauf
– Service.

Es werden in der Regel die drei Abschnitte „Produktdefinition zur Festlegung der Anforderungen", „Entwicklung von Konzepten" und „Realisierung der Prototypen" unterschieden, in denen die Idee zum Produkt konkretisiert wird.

Produktdefinition zur Festlegung der Anforderungen

Unabhängig vom Anstoß der Entwicklung werden zunächst alle Wünsche an das Produkt, die es während seines gesamten Lebenszyklusses erfüllen muss, gesammelt und strukturiert. Interne Quellen für diese Anforderungen sind neben einer sorgfältigen Marktbeobachtung und -analyse auch Erfahrungen mit eigenen Vorgängerprodukten aus Produktion, Vertrieb und Wartung. Wesentliche externe Quellen sind Kundenforderungen und Richtlinien. Diese haben insbesondere in der Medizintechnik einen großen Einfluss auf die Entwicklung.

Im nächsten Schritt werden diese Ziele dann in technische Anforderungen umgesetzt und in einem Dokument zusammengefasst (vgl. EN ISO 13485). Damit sind nicht nur die qualitativen und quantitativen technischen Anforderungen mit ihren jeweiligen Quellen angesprochen, sondern auch Informationen zur Verifizierung. Dies können z. B. Prüfverfahren oder Ablaufbeschreibungen zur Einbindung von Kunden sein. Anforderungen müssen vollständig und eindeutig sein und dürfen einander nicht widersprechen [Pahl 2007]. Außerdem enthält das Dokument zahlreiche organisatorische Daten für die Verwaltung im Dokumentenmanagement. Zeitgleich setzt der Prozess der kontinuierlichen Überprüfung der Anforderungserfüllung ein, der das Produkt während der gesamten Entwicklung begleitet.

Entwicklung von Konzepten

In dieser Phase werden die wesentlichen Lösungsprinzipien erarbeitet. Abhängig von der Komplexität der Produkte werden dazu in der Regel funktionale Untersysteme gebildet und die zugehörigen Schnittstellen und Anforderungen definiert. Die Bearbeitung erfolgt in der Regel interdisziplinär und in enger Abstimmung zwischen den betroffenen Entwicklungsabteilungen und den übrigen beteiligten Unternehmensbereichen. Insbesondere Lösungen für neue Funktionen oder Lösungen, die auf neuen Technologien basieren, werden intensiven Untersuchungen unterzogen.

Die genannten ersten beiden Phasen der Anforderungsdefinition und der Konzepterstellung sind besonders wichtig, weil in diesen Phasen ca. 70 % der Fertigungskosten des Produkts festgelegt werden [Ehrlenspiel 2009]. Schlechte Konzepte können in den späteren Phasen der Entwicklung nicht mit guten Detailkonstruktionen korrigiert werden. Ein wesentlicher Ansatz in der Produktentwicklung ist daher, methodisch vorzugehen, um bei jedem Entscheidungsschritt mehrere Lösungsvarianten zur Verfügung zu haben, aus denen nach einer Bewertung ausgewählt werden kann.

Realisierung der Prototypen

Im Rahmen des iterativen Durchlaufens von Spezifikations-, Realisierungs- und Prüfphasen auf den unterschiedlichen Hierarchieebenen des Produkts werden die wesentlichen Komponenten entwickelt. Der anschließende Aufbau von Prototypen dient der Vorbereitung der Systemintegration und ist ein wesentlicher Prüfschritt der Realisierung.

Ein Teil dieser Prüfung ist die Verifizierung, in deren Rahmen formal geprüft wird, ob die technischen Forderungen der Anforderungsliste realisiert wurden. Kriterien und Parameter für die anzuwendenden Verifikationsmethoden werden daher mit der Aufstellung der Anforderungsliste festgelegt. Die Prototypen ermöglichen auch die Untersuchung der Serviceabläufe der Geräte. Zusätzlich werden dabei wesentliche Verfahren und Abläufe der Fertigung getestet.

Vertrieb

Die Vertriebsorganisation muss die Vermarktung des neuen Medizinprodukts lange vor dem Markteintritt planen und vorbereiten. Zu den Aktivitäten gehören Vergleiche mit Wettbewerbsprodukten, die Entwicklung der Markteintrittsstrategie (Auswahl der ersten Vertriebsländer, zeitliche Abfolge weiterer Länder sowie Entscheidung über die Einbeziehung von führenden Anwendern mit wissenschaftlichen Veröffentlichungen zum neuen Medizinprodukt), Vorbereitung der Vertriebsmitarbeiter, Erstellung von Prospektunterlagen, Planung von Messe- und Kongressauftritten und vieles mehr.

16.3.2 Regulatorische Aspekte der Prototypenentwicklung

Klassifizierung

Im Laufe dieser Phase wird die Klassifizierung des Medizinprodukts gemäß Anhang IX der Richtlinie 93/42/EWG durchgeführt. Die Richtlinie ordnet Medizinprodukte jeweils einer der vier Risikoklassen I, IIa, IIb und III zu. Die Einstufung erfolgt nach 18 Regeln, wobei im Fall mehrerer zutreffender Regeln (zum Beispiel wegen unterschiedlicher Anwendungsmöglichkeiten) die Regel, die zur höchsten Risikoklasse führt, maßgeblich ist. Im Rahmen der Klassifizierung werden folgende Kriterien bewertet:
- Anwendungsort (Körperkontakt, invasiv, chirurgisch invasiv)
- Kontakt mit lebenswichtigen Organen
- Anwendungsdauer (< 60 Minuten, < 30 Tage, > 30 Tage)
- eingesetzte Technik (aktiv, therapeutisch, diagnostisch).

Bei der Klassifizierung gilt zusätzlich zu den 18 Regeln:
- Wenn ein Produkt dazu bestimmt ist, in Verbindung mit einem anderen Produkt angewandt zu werden, werden die Klassifizierungsregeln auf jedes Produkt gesondert angewendet. Zubehör wird unabhängig von dem Produkt, mit dem es verwendet wird, gesondert klassifiziert.
- Software, die ein Produkt steuert oder dessen Anwendung beeinflusst, wird automatisch derselben Klasse zugerechnet wie das Produkt.
- Wenn ein Produkt nicht dazu bestimmt ist, ausschließlich oder hauptsächlich an einem bestimmten Teil des Körpers angewandt zu werden, muss es nach der spezifizierten Anwendung eingeordnet werden, die das höchste Gefährdungspotential beinhaltet.
- Wenn unter Berücksichtigung der vom Hersteller angegebenen Leistungen auf ein und dasselbe Produkt mehrere Regeln anwendbar sind, so gilt die strengste Regel, so dass das Produkt in die jeweils höchste Klasse eingestuft wird.

Generell wird davon ausgegangen, dass eine höhere Klasse mit einem höheren Risiko verknüpft ist und konsequenterweise die formellen Anforderungen an das Konformitätsbewertungsverfahren steigen. Die Annahme einer weitgehenden Risikofreiheit von Produkten der Klasse I ist aber falsch, denn Funktionsstörungen oder Anwendungsfehler können auch bei diesen Produkten zu gravierenden unerwünschten Ereignissen führen.

Die Klassifizierung des Medizinprodukts kann sich bis zu den finalen Tests im Rahmen der Verifizierung und Validierung ändern, sofern Anforderungen ergänzt oder geändert werden. Dadurch können normative Forderungen hinzukommen, die konstruktive Änderungen erfordern oder die Entwicklungszeit verlängern. Die Risikobewertung ist bei einer Änderung der Spezifikation des Medizinprodukts zu aktualisieren.

Beispiele für die Klassifizierung typischer Medizinprodukte zeigt Tab. 16.2.

Das Konformitätsbewertungsverfahren des Herstellers kann abhängig von der Risikoklasse und weiteren Bedingungen auf unterschiedliche Arten durchgeführt werden, die in den Modulen A bis H beschrieben werden (s. Tab. 16.3). Das neue Kon-

Tab. 16.2: Klassifizierung ausgewählter Medizinprodukte.

Klasse I	Klasse IIa	Klasse IIb	Klasse III
ärztliche Instrumente	EKG-Geräte	Infusionsgeräte	Herzkatheter
Gehhilfen	Einmalspritzen	Röntgengeräte	künstliche Gelenke
Pflegebetten	Hörgeräte	Blutbeutel	Stents
Stützstrümpfe	Kontaktlinsen	Defibrillatoren	resorbierbares
Verbandsmittel	Trachealtuben	Dialysegeräte	Nahtmaterial
	Zahnkronen	Kondome	Intraokularlinse
		Implantate für die	
		Osteosynthese	

Tab. 16.3: Bedingungen zur Durchführung des Konformitätsbewertungsverfahrens.

Modul	Konzept	93/42/EWG
A	Interne Fertigungskontrolle	Anhang VII: EG-Konformitätserklärung
B	EG-Baumusterprüfung	Anhang III: EG-Baumusterprüfung
D	Qualitätssicherung Produktion	Anhang V: EG-Konformitätserklärung
E	Qualitätssicherung Produkt	Anhang VI: EG-Konformitätserklärung
F	Prüfung der Produkte	Anhang IV: EG-Prüfung
H	Umfassende Qualitätssicherung	Anhang II: EG-Konformitätserklärung

zept der EU gibt dem Hersteller die Wahl zwischen verschiedenen Konformitätsbewertungsverfahren, die in der entsprechenden EU-Richtlinie bezeichnet sind.

Gebrauchstauglichkeit

Die Zentralstelle der Länder für Gesundheitsschutz bei Arzneimitteln und Medizinprodukten (ZLG) fordert zum gebrauchstauglichkeitsorientierten Entwicklungsprozess: „Um die Anforderungen der Norm [EN 60601-1-6 bzw. EN 62366] in einer angemessenen Qualität umsetzen zu können, hat der Hersteller Personal mit fundierten Kenntnissen in der Gebrauchstauglichkeit einzusetzen; dies ist im Rahmen von QM-Audits entsprechend nachzuweisen. In der Regel wird dazu qualifiziertes Personal benötigt (die notwendige Qualifikation besitzt z. B. ein Mitarbeiter, der eine Ausbildung/Weiterbildung in Ergonomie oder eine vergleichbare Ausbildung durchlaufen hat oder der durch seine bisherige Tätigkeit die notwendigen Kenntnisse durch Erfahrung erworben hat). [...] Alternativ können die aus den Anforderungen der Norm erwachsenden Aufgaben/Prüfungen auch im Unterauftrag an externe Unternehmen oder Personen vergeben werden" [ZLG 2012].

Produkthauptakte, technische Dokumentation

Die oben erwähnte Produkthauptakte wird in dieser Phase erheblich weiterentwickelt und muss mindestens folgende Informationen enthalten:
– Beschreibung der Zweckbestimmung(en) des Produkts
– allgemeine Beschreibung des Produkts, einschließlich aller Varianten
– Konstruktions- und Fertigungszeichnungen sowie Pläne von Bauteilen, Baugruppen, Schaltungen usw.
– Beschreibungen und Erklärungen der Zeichnungen und Pläne sowie der Funktionsweise des Produkts
– Ergebnisse des Risikomanagements
– Liste der angewandten Richtlinien und Normen
– Beschreibung der Lösungen zur Einhaltung der grundlegenden Anforderungen der Europäischen Richtlinie 93/42/EWG

- ggf. eine Beschreibung der verwendeten Sterilisationsverfahren
- Ergebnisse von Berechnungen, Prüfungen etc.
- Berichte der Prüfungen, Verifizierung, Validierung und ggf. die präklinische Bewertung und klinische Daten gemäß Anhang X der 93/42/EWG
- Kennzeichnung und Gebrauchsanweisung
- schriftliche Konformitätserklärung des Herstellers.

Die Produkthauptakte wächst in der Regel während der Entwicklung des Medizinprodukts, da über den Mindestumfang hinaus noch Informationen hinzukommen, beispielsweise zu:
- Freigabe und Stand der Information
- Produktspezifikation
- Spezifikation der Ausgangsmaterialien oder Halbzeuge sofern anwendbar
- Qualifikation der Lieferanten der Ausgangsstoffe, Halbzeuge und Zulieferteile sowie Verpackungsmaterialien
- Verpackungsmaterialien
- Qualifizierung der internen Produktionsmaschinen
- Prozessvalidierung
- Schulung der Mitarbeiter in Produktion, Entwicklung und Qualitätskontrolle
- Lagerung und Transport, Haltbarkeit, Lagerbedingungen
- Verpackung und Transport.

Eine grundlegende Anforderung der 93/42/EWG verlangt, dass Produkte ihre Einsatzmerkmale und -leistungen bei vorschriftsmäßiger Lagerung und Transport nicht ändern. Dazu ist es erforderlich, dass der Hersteller die Bedingungen für Lagerung und Transport spezifiziert und das Produkt sowie seine Verpackung entsprechend auslegt und validiert. Relevant sind u. a. mechanische Belastungen durch Schwingungen, klimatische Änderungen sowie korrosive Angriffe.

Quellen klinischer Daten

Die Gewinnung aussagefähiger klinischer Daten für die klinische Bewertung behandelt u. a. die MEDDEV 2.7.1 *„Clinical Evaluation: A Guide for Manufacturers and Notified Bodies"* [Europäische Kommission 2012]. Der Hersteller ist verantwortlich für die Identifikation relevanter Datenquellen sowie die Festlegung von Art und Umfang der herangezogenen Daten und muss dies begründen. Er kann sich auf vorhandene, eigene Daten aus klinischen Prüfungen, der Marktbeobachtung und Zwischenfällen sowie auf Literaturdaten beziehen. Im Fall einer Literaturrecherche müssen die Rechercheabfragen, der Recherchebericht und die ausgewählten Literaturstellen dokumentiert werden.

Die klinische Studie eines Medizinprodukts ist eine wissenschaftliche Untersuchung an Patienten oder gesunden Probanden (Studienteilnehmer) unter kontrollierten Bedingungen zur Klärung, ob ein medizinisch-technisches Verfahren die Behandlung zukünftiger Patienten verbessern kann. In einer klinischen Prüfung sind ethische Gesichtspunkte zu beachten, um die Rechte, die Sicherheit und das Wohl der Studienteilnehmer zu schützen.

Die Durchführung einer klinischen Prüfung oder einer Leistungsbewertungsprüfung bedarf einer Genehmigung des Bundesinstituts für Arzneimittel und Medizinprodukte (BfArM) sowie einer Ethikkommission. Eine klinische Prüfung ist ein aufwändiges zeit- und kostenintensives Verfahren, das frühzeitig geplant, organisiert und beantragt werden sollte. Die Anforderungen an den Prozess ähneln denen des Arzneimittelrechts und sind im MPG, in der MPKPV und der EN ISO 14155 geregelt. Eine klinische Prüfung bedarf eines Sponsors, eines Leiters, eines Prüfplans, einer Versicherung für eventuelle Schäden der Studienteilnehmer in der Prüfung sowie weiterer Voraussetzungen. Der Prüfplan muss nach EN ISO 14155-2 u. a. folgende Details festlegen:

– Einleitung und Rechtfertigung der Studie
– Zielvorgaben
– Studiendesign
– statistische Auswertung.

Studienteilnehmer, Prüfer und Monitor sollen nicht beeinflusst werden oder unangemessene Anreize erhalten. Es müssen Vorkehrungen getroffen werden für den Fall, dass dem Studienteilnehmer durch die Studie ein Schaden zugefügt wird (ergänzende gesundheitliche Betreuung und Probandenversicherung).

16.4 Produktrealisierung: Vom Prototyp zur Marktfreigabe

16.4.1 Wesentliche Abläufe

Zahlreiche Maßnahmen zur Sicherstellung der Qualität und einer reibungslosen Produktion werden in der Phase der Produktumsetzung ergriffen. Dabei sind die Bereiche Einkauf, Entwicklung und Produktion einbezogen, die mit ihren Aktivitäten einen Beitrag zum sogenannten *Reliability Engineering* leisten, das die Zuverlässigkeit und Ausfallsicherheit sicherstellen soll.

Die Realisierung der Prototypen erfolgt weitestgehend mit den Werkzeugen der Serienproduktion, was auch der Validierung der Produktionsprozesse, der Prüfung und Bewertung wichtiger Produkt- und Prozessmerkmale, dient. Ebenfalls erfolgen die Lieferantenbewertung und die Suche nach Zweitlieferanten sowie deren Qualifizierung. Das Konfigurationsmanagement für die Vorbereitung der Varianten zum Vertrieb in die vorgesehenen Länder wird installiert. Mit der Beschaffung der Zulassungsdokumente erfolgt außerdem die Gerätezulassung in den ausgewählten Regionen außerhalb der EU.

Zu den Maßnahmen zur Vorbereitung der Markteinführung zählen die Beschaffung der Materialien für das Marketing und den Vertrieb. Auch die Gebrauchsanweisung wird jetzt erstellt. Neben der Vorbereitung von Unterlagen werden Messe- und Kongresspräsentationen sowie die Gewinnung und Bindung wichtiger Kunden vorbereitet. Schulungsunterlagen sowohl für die Anwender als auch für den Service müssen erstellt werden.

16.4.2 Regulatorische Aspekte der Serienentwicklung

Gebrauchstauglichkeit: Validierung durch typische Anwender

Mit der Validierung wird geprüft, ob die Anforderungen für einen spezifischen, beabsichtigten Gebrauch oder eine spezifische beabsichtigte Anwendung erfüllt sind. Insbesondere wird untersucht, ob die grundlegende Sicherheit oder die wesentlichen Leistungsmerkmale durch eine eingeschränkte Gebrauchstauglichkeit beeinträchtigt werden. Die Validierungsplanung beinhaltet:
- häufige Benutzungsszenarien,
- ungünstige Benutzungsszenarien/Extremsituationen,
- Szenarien mit Bezug auf mögliche Benutzungsfehler.

Die Planung muss darüber hinaus die Methoden der Validierung, die Kriterien für die Beurteilung der Ergebnisse sowie die repräsentativen Bedienergruppen definieren, die bei der Validierung beteiligt sind. Die Validierung hat durch unabhängige, nicht an der Entwicklung beteiligte Personen zu erfolgen. Zur Gebrauchstauglichkeits-Validierung ist eine repräsentative Anzahl von zukünftigen Bedienern einzusetzen, um die Eignung der Bediener-Geräte-Schnittstelle zu prüfen. Die Norm fordert Gebrauchstauglichkeits-Spezifikationen mit Festlegung
- des medizinischen Zwecks,
- der Patientenpopulation,
- des Körperteils oder der Art des Gewebes, an dem das Medizingerät angewandt wird oder mit dem es interagiert,
- einer dem Bedienerprofil gemäßen Zweckbestimmung und
- der Anwendung.

Folgende grundlegende Details sollen daher in der Gebrauchstauglichkeits-Spezifikation enthalten sein:
- Benutzungsszenarien
- Bedienerhandlungen, die mit den Hauptbedienfunktionen im Zusammenhang stehen
- Anforderungen an die Bediener-Geräte-Schnittstelle für die Hauptbedienfunktionen

– Kriterien für die Feststellung, ob die Hauptbedienfunktionen vom Bediener leicht zu erkennen und zu verstehen sind.

Diese Gebrauchstauglichkeits-Spezifikation beruht auf der Anwendungs-Spezifikation und berücksichtigt Gefährdungen sowie vorhersagbare Benutzungsfehler. Die Benutzungsszenarien stellen die Arbeit der Bediener und Betreiber mit dem Medizingerät dar. Sie sollten sowohl Routineaufgaben als auch selten durchgeführte Aufgaben, wie sie zum Beispiel in einer Notfallsituation auftreten können, enthalten. Die Auswahl der Methoden sollte abhängig von der Komplexität und der Zweckbestimmung erfolgen. Die Ergebnisse der Gebrauchstauglichkeits-Validierung müssen in der Gebrauchstauglichkeits-Akte dokumentiert werden. Sie können sowohl qualitativ als auch quantitativ sein und sollen aufzeigen, ob und wo Änderungen notwendig sind, um die Gebrauchstauglichkeits-Ziele und damit die Sicherheitsziele zu erreichen. Wichtig ist, die Restrisiken zu benennen, um sie im Risikomanagement behandeln zu können.

Controlling, internationales Marketing

Das Controlling überwacht fortwährend die betriebswirtschaftlichen Umstände für alle Projekte. Die Entwicklung und Vermarktung eines neuen Medizinprodukts ist ein solches Projekt, an dessen Beginn die Abschätzung der Kosten für Entwicklung und Konstruktion, Fertigungs- und Markteinführung, Vertrieb etc. sowie die Erlöse durch den Vertrieb in den verschiedenen Märkten steht. In die Berechnung der Profitabilität, des *Return On Investment* (ROI) sowie der Zeit, in der die anfänglichen Kosten erwirtschaftet sind, gehen die Erlöse ganz wesentlich ein. Die Überschreitung der abgeschätzten Kosten, Verzögerungen im geplanten Markteintritt sowie neue Produkte der Mitbewerber machen es immer wieder erforderlich, das Projekt durch das Controlling neu zu bewerten.

Qualitätsmanagement, Risikomanagement

Die Europäische Richtlinie 93/42/EWG formuliert in Artikel 5.1: „Die Mitgliedstaaten gehen von der Einhaltung der grundlegenden Anforderungen gemäß Artikel 3 bei Produkten aus, die den einschlägigen nationalen Normen zur Durchführung der harmonisierten Normen … entsprechen" [93/42/EWG]. Wenn also für die entsprechende Medizinprodukt-Kategorie harmonisierte Sicherheitsnormen existieren, erlaubt die Richtlinie die Sicherheitsvermutung. Dies gilt aber jeweils nur für den Umfang, der im informativen Anhang ZZ der harmonisierten Norm beschrieben wird. In der EN 60601-1 wird für medizinische elektrische Geräte und Systeme die Erfüllung aller grundlegenden Anforderungen in Aussicht gestellt, allerdings unter der Einschränkung, dass neben den in der EN 60601-1 angeführten Normen ggf. zusätzliche Normen anzuwenden sind. Zu Ersteren zählen z. B. die Normen für Risikomanagement [EN

ISO 14971], Graphische Symbole – Sicherheitsfarben und Sicherheitszeichen [ISO 3864-1], Gaskennfarben [EN 739/ISO 32], Gebrauchstauglichkeit [EN 62366] etc. Daneben fordert die Richtlinie die Einhaltung des Stands der Technik und erläutert diesen wie folgt: „Die in den Anhängen festgelegten grundlegenden Anforderungen und sonstigen Anforderungen, einschließlich der Hinweise auf Minimierung oder Verringerung der Gefahren, sind so zu interpretieren und anzuwenden, dass dem Stand der Technik und der Praxis zum Zeitpunkt der Konzeption sowie den technischen und wirtschaftlichen Erwägungen Rechnung getragen wird, die mit einem hohen Maß des Schutzes von Gesundheit und Sicherheit zu vereinbaren sind." [93/42/EWG]. Zum Stand der Technik gehören insbesondere auch Sicherheitsnormen, die nicht explizit für Medizinprodukte verfasst bzw. unter der Richtlinie harmonisiert wurden. Hierzu gehört zum Beispiel die DIN EN 61508.

Auswahl des Konformitätsbewertungsverfahrens

Der Konformitätsnachweis umfasst sowohl den Nachweis der technischen Sicherheit (z. B. durch die Erfüllung der zutreffenden Sicherheitsnormen) als auch der klinischen Wirksamkeit (durch eine klinische Bewertung gemäß 93/42/EWG, Anhang X) und der angegebenen Leistungen (s. ▶ Abb. 16.6). Anhang I fordert: „Die Produkte müssen so ausgelegt und hergestellt sein, dass ihre Anwendung unter den vorgesehenen Bedingungen und zu den vorgesehenen Zwecken weder den klinischen Zustand und die Sicherheit der Patienten noch die Sicherheit und die Gesundheit der Anwender oder gegebenenfalls Dritter gefährdet, wobei etwaige Risiken im Zusammenhang mit

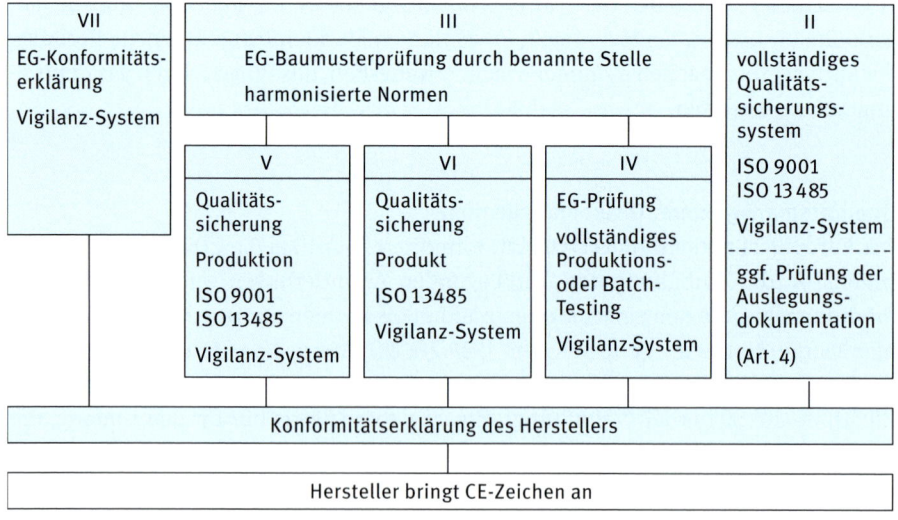

Abb. 16.6: Mögliche Konformitätsbewertungspfade entsprechend der Anhänge II bis VII der Europäischen Richtlinie 93/42/EWG.

der vorgesehenen Anwendung gemessen am Nutzen für den Patienten vertretbar und mit einem hohen Maß an Gesundheitsschutz und Sicherheit vereinbar sein müssen." [93/42/EWG].

16.5 Produktanwendung: Vom Beschaffungswunsch zur Aussonderung

In diesem Abschnitt werden Ziele und Konzepte zur Bewirtschaftung des medizintechnischen Geräte- und Anlagenparks während Nutzung und Betrieb in Krankenhäusern und Pflegeeinrichtungen beschrieben. Die Aufgaben, die alle Phasen der in ▸ Abb. 16.7 dargestellten Nutzung betreffen, liegen in der Regel im Verantwortungsbereich der Abteilung Medizintechnik, die organisatorisch häufig zur technischen Abteilung gehört. Aufgrund des direkten Einflusses des medizintechnischen Anlagenparks auf die Qualität der medizinischen Leistungen entscheiden viele Krankenhäuser jedoch, diese Primärtechnologie, ähnlich der Informationstechnologie, losgelöst von der allgemeinen Technik direkt der Krankenhausleitung oder dem strategischen Einkauf zuzuordnen.

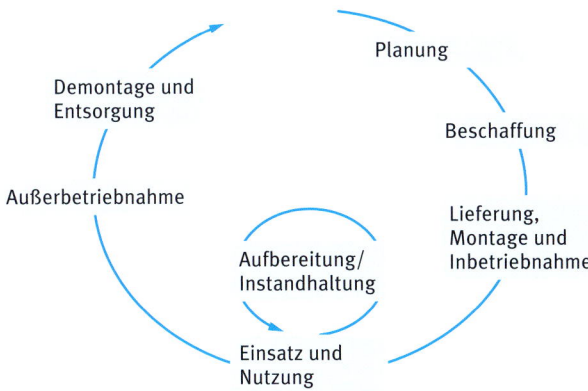

Abb. 16.7: Medizinprodukte-Lebenslauf in der klinischen Anwendung.

16.5.1 Beschaffung, Installation und Inbetriebnahme

Der kurz- und mittelfristige Investitionsbedarf eines Krankenhauses resultiert aus dessen strategischer Unternehmenskonzeption. Der medizintechnische Geräte- und Anlagenpark sollte dem Leistungsportfolio angepasst sein und dem Stand der Technik entsprechen. Investitionsplanung wird in Krankenhäusern im Wesentlichen unter zwei Aspekten durchgeführt: Lineare Fortschreibung des Bedarfs anhand vordefinierter Einsatzzeiten auf Typebene über den vorhandenen Geräte- und Anlagenpark und Dringlichkeiten, die sich aufgrund einer Zustandsanalyse einzelner Geräte ergeben, sowie Abgleich des Investitionsbedarfs mit den Investitionsanmeldungen aus den Kliniken und Instituten, um Innovationen Rechnung zu tragen.

Basierend auf diesen zwei Aspekten wird dann, angepasst an vorgegebene Budgets, das Investitionsprogramm festgelegt. Dieser Ansatz, aus Ersatzinvestitionen unter Berücksichtigung von Innovationen den Bedarf zu definieren, greift jedoch zu kurz. Gründe hierfür sind:

– die durch Fallkostenpauschalen veränderte Erlössituation im Gesundheitswesen,
– der wachsende Wettbewerb zwischen den Krankenhäusern,
– die sich verändernde Aufteilung in stationäre, teilstationäre, ambulante und telemedizinische Leistungen sowie
– die Notwendigkeit zur modernen medizinischen Diagnose und Therapie mittels medizintechnischer Geräte in informationstechnisch vernetzten Systemen.

Ein methodischer Ansatz, dieser Situation zu begegnen, ist, den kurz- und mittelfristigen Gerätebedarf von der strategischen Unternehmenskonzeption des Krankenhauses abzuleiten (▶ Abb. 16.8).

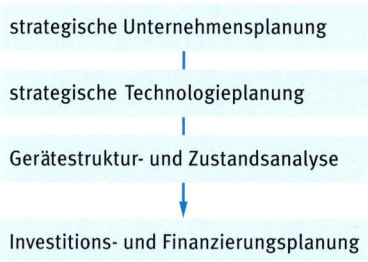

Abb. 16.8: Strategische Investitionsplanung.

Steht der Investitionsplan fest, folgt die Beschaffung. In dieser Phase muss der Investitions- und Finanzierungsplan kontinuierlich mit dem aktuellen Geschehen abgeglichen werden. Ursachen für Abweichungen können außergewöhnlich teure Defekte an medizintechnischen Geräten, nicht vorhersehbare technische Innovationen und Veränderungen des Leistungsbildes eines Krankenhauses durch äußere Einflüsse sein.

Um für die Bewertung der einzelnen Beschaffungsanforderungen ein Größtmaß an Objektivität und reproduzierbarer Qualität zu sichern, ist grundsätzlich die folgend beschriebene Vorgehensweise empfehlenswert.

Bedarfsprüfung

Zunächst ist der Bedarf festzustellen. Fragen nach dem „Was, Wofür, Warum, Wie viel, Wie wichtig, Wie eilig?" sind zu klären.

Zur Klärung, was der Nutzer für welche Anwendungen benötigt, sind in der Regel Rückkopplungen mit den verantwortlichen Bereichen erforderlich. Im Rahmen der Bedarfsprüfung ist zu klären, ob eine Ersatz- oder Neubeschaffung erfolgen soll. Für Ersatzbeschaffungen sind Inventarnummer, Anschaffungsjahr, Restbuchwert und gegebenenfalls vorausgegangene Reparaturkosten festzustellen. Zur Darstellung der Ausgangssituation und zur Bewertung der zukünftigen Erfordernisse mit Blick auf die beantragten Investitionen sind die technischen und ggf. baulichen Voraussetzungen zu prüfen. Darüber hinaus sind konzeptionelle Recherchen durchzuführen. Dabei wird festgestellt, ob krankenhausspezifische Konzepte zu berücksichtigen oder zu entwickeln sind (z. B. Ultraschallgerätekonzept, Infusionspumpenkonzept o. ä.), ob im Bereich des Antragstellers bzw. im gesamten Haus nur bestimmte Geräte im Gebrauch sind und ob ähnliche Geräte bereits beschafft worden sind. Insbesondere bei Investitionen mit Rechnerkonfigurationen muss der Ist-Zustand (Soft- und Hardware) festgestellt werden.

Suchen nach geeigneten Alternativen

Ist im Rahmen der Bedarfsprüfung die Zielsetzung der Beschaffung geklärt, wird nach geeigneten Alternativen gesucht. Dazu wird das Produkt in Form eines Leistungsverzeichnisses spezifiziert. Vor allem funktionelle und technische Merkmale sind Bestandteil des Pflichtenheftes. Insbesondere wenn nur ein kleiner Kreis von Anbietern geeignet ist, kann eine Lieferantenvorauswahl getroffen werden.

Bewertung der Alternativen und Auswahl eines Angebotes (Angebotsprüfung)

Die Alternativen der Anbieter sind unabhängig davon, ob sie für die freihändige Vergabe bzw. ein Verhandlungsverfahren abgefragt oder ob sie über Ausschreibungen abgegeben wurden, zu prüfen und zu vergleichen.

Zur möglichst objektiven Auswahl können im Bedarfsfall Bemusterungen oder Probestellungen veranlasst werden. Der Nutzer kann über einen befristeten Zeitraum die angebotenen Alternativen im täglichen Routineeinsatz erproben. Mit dem Nutzer erfolgt eine Rückkopplung, die Vor- und Nachteile der einzelnen getesteten Alternativen werden gegenübergestellt. Für die angebotenen Alternativen sind Technik- und Preisvergleiche inkl. einer Bewertung der anfallenden Folgekosten, z. B. Instandhaltungskosten, Kosten für Ge- und Verbrauchsgüter usw., vorzunehmen. Bei der Beschaffung aufbereitbarer Medizinprodukte ist mit der zuständigen Abteilung bzw. mit externen Dienstleistern zu prüfen, ob das vom Hersteller beschriebene Aufbereitungsverfahren verfügbar ist.

Vergabeentscheidung und Beauftragung

Am Ende der Angebotsauswertung steht die Vergabeentscheidung. Dabei sind der Lieferumfang (Gerät, System oder Anlage mit Zubehör sowie Installation, Montage, Einweisungen, Abnahmeprüfungen, Servicetechnikerschulungen, Serviceunterlagen, ggf. Inzahlungnahme bei Ersatzbeschaffung usw.) sowie Lieferbedingungen, Zahlungsbedingungen und Zahlungsfristen zu bewerten. Die ausgewählte Alternative wird beauftragt. Sowohl die Auftragsvergabe als auch die Auftrags- und Terminverfolgung bilden im Regelfall den Abschluss der Beschaffungsmaßnahme.

Im Vorfeld der Lieferung sind die infrastrukturellen Gegebenheiten zu Montage und Betrieb des Gerätes, des Systems oder der Anlage einschließlich etwaiger Ver- und Entsorgungswege und der Anbindung an das Krankenhausinformationssystem zu planen und umzusetzen. Lieferung und Installation insbesondere von Großgeräten können größere organisatorische Maßnahmen erforderlich machen, wie z. B.:

- bereichsübergreifende Terminplanung, gegebenenfalls Änderung von Betriebsabläufen,
- Klärung von Lieferwegen in Abhängigkeit von Größe und Gewicht des gelieferten Objektes,
- Verfügbarkeit der Lieferwege zum Stichtag,
- Verfügbarkeit aller beteiligten Bereiche zum Stichtag (IT, Elektrotechnik o. ä.),
- Bereitstellung von Transportmitteln,
- Möglichkeit der Zwischenlagerung inklusive Diebstahlschutz,
- Entsorgung von Altanlagen bei Ersatzbeschaffungen.

Nach Abschluss aller Maßnahmen werden die Vollständigkeit der Lieferung (Gerät, Zubehör, Verbrauchsmaterial, Begleitpapiere wie Bedienungsanleitung oder Servicehandbuch, etc.) und die Funktionstüchtigkeit des Gerätes geprüft und bestätigt. Im besten Fall endet dieser Prozess mit der mängelfreien Abnahme, die zu protokollieren ist.

Entspricht der Lieferumfang nicht dem Umfang des Angebotes bzw. der Beauftragung, erfolgt keine oder nur eine Teilabnahme der Lieferung. Das gilt ebenfalls bei Defekten am Objekt oder wenn die zugesagte Funktion nicht erfüllt wird.

Im Falle einer erfolgreichen Abnahme sind vor der Inbetriebnahme folgende Maßnahmen durchzuführen:

- Einweisung der Anwender gemäß Medizinprodukte-Bertreiberverordnung (MP-BetreibV)
- Funktionsprüfung vor Ort durch ausgewählte Vertreter des Herstellers und
- Einholung der in einigen Fällen erforderlichen Abnahmen oder Zulassungen durch Aufsichtsbehörden, z. B. bei Strahlentherapiegeräten, Röntgenanlagen oder Lasergeräten.

Nachdem diese Maßnahmen durchgeführt wurden, erfolgt die Erfassung des Gerätes, das mit einer Identifikationskennzeichnung (Inventarnummer) versehen und in ein Anlagenverzeichnis (Bestandsverzeichnis) aufgenommen wird. Es ist zu empfehlen, zur Bezeichnung der Geräte eine der etablierten Nomenklaturen, wie zum Beispiel das IMT des emtec e.V. oder die *Global Medical Device Nomenclature* der *GMDN agency*, zu verwenden.

16.5.2 Einsatz, Aufbereitung und Instandhaltung

Beim Einsatz von medizintechnischen Geräten sind einige regulatorische Rahmenbedingungen, insbesondere aus dem MPG und der MPBetreibV, zu berücksichtigen. Betroffen davon sind alle Bereiche im Krankenhaus, die medizintechnische Geräte einsetzen oder handhaben. Verantwortlich für den ordnungsgemäßen Einsatz von Medizinprodukten ist grundsätzlich der Betreiber, d. h. die Leitung der Institution, in der das Medizinprodukt verwendet wird. Um diese Forderungen mit angemessenem Aufwand umsetzen zu können, ist es sinnvoll, die im Folgenden beschriebenen Verantwortungen organisatorisch festzulegen.

Geräteverantwortlicher

Geräteverantwortlicher in einer Organisationseinheit ist die für den Betrieb bzw. den Einsatz eines aktiven Medizinprodukts (medizinisch-technisches Gerät) direkt verantwortliche Person. Sinnvollerweise ist dies der Leiter der Abteilung, in der das betreffende Gerät eingesetzt wird. Seine Aufgabe ist es, sicherzustellen, dass beim Errichten, Betreiben und Anwenden aktiver Medizinprodukte (medizinisch-technischer Geräte) in seinem Verantwortungsbereich die Vorschriften des MPG und der MPBetreibV und alle zutreffenden Unfallverhütungsvorschriften eingehalten werden. Er hat erforderlichenfalls die Anwendung zu untersagen und das medizintechnische Gerät gegebenenfalls stillzulegen. Der Geräteverantwortliche ist insbesondere dafür verantwortlich, dass:

– Medizinprodukte nur nach den vom Hersteller festgelegten Zweckbestimmungen, Einsatzbedingungen und Anwendungsbeschränkungen angewendet werden,
– für alle aktiven Medizinprodukte gemäß Anlage 1 MPBetreibV vom Hersteller oder durch eine von ihm befugte Person vor der ersten Inbetriebnahme der Geräte eine Funktionsprüfung durchgeführt wurde,
– mindestens eine von ihm beauftragte Person durch den Hersteller oder eine von diesem befugte Person in die sachgerechte Handhabung, Anwendung und den Betrieb des aktiven Medizinprodukts einschließlich Zubehör und Software eingewiesen ist,
– Medizinprodukte der Anlage 1 MPBetreibV nur von Personen angewendet werden, welche die erforderliche Ausbildung oder Sachkenntnis und Erfahrung besit-

zen und unter Berücksichtigung der Gebrauchsanweisung und unter Beachtung der vom Hersteller vorgesehenen Zweckbestimmungen, Einsatzbedingungen und Anwendungsbeschränkungen in die sichere und sachgerechte Handhabung dieses Medizinprodukts eingewiesen wurden,

– Vorkommnisse mit Medizinprodukten, die zum Tode oder einer schwerwiegenden Verschlechterung des Gesundheitszustandes eines Patienten, Beschäftigten oder eines Dritten geführt haben oder hätten führen können, unverzüglich dem Bundesinstitut für Arzneimittel und Medizinprodukte (BfArM) gemeldet werden und

– Sicherheitshinweise, die von Aufsichtsbehörden bekanntgemacht oder hausintern für erforderlich gehalten werden an die betreffenden Anwender weitergeleitet und umgesetzt werden.

Beauftragte Person

Beauftragte Person sind alle Personen, die im Auftrag des Geräteverantwortlichen an der Ersteinweisung eines aktiven Medizinprodukts gemäß Anlage 1 der MPBetreibV durch den Hersteller teilnehmen. Nur dieser Personenkreis ist neben dem Hersteller dazu berechtigt, die für den sicheren und bestimmungsgemäßen Einsatz erforderlichen Instruktionen an die Anwender weiterzugeben. Günstig ist es, Mitglieder jeder Berufsgruppe, inklusive der Mitarbeiter der Abteilung Medizintechnik, zu beauftragten Personen zu bestellen. Die Teilnahmenachweise an der Ersteinweisung sind schriftlich zu dokumentieren.

Anwender

Anwender eines aktiven Medizinprodukts ist jeder, der eigenständig oder in Kooperation mit anderen Personen dieses Medizinprodukt für den Einsatz am Patienten vorbereitet und/oder eine medizinische oder pflegerische Maßnahme mithilfe dieses Medizinprodukts durchführt. Er trägt die Verantwortung dafür, dass die Angaben des Herstellers über Zweckbestimmungen, Einsatzbedingungen, Risiken und Anwendungsbeschränkungen in den Gebrauchsanweisungen beachtet werden und keine Medizinprodukte eingesetzt werden, deren Verfallsdatum abgelaufen ist oder bei denen gesetzlich erforderliche Kontrollen nicht oder nicht fristgerecht durchgeführt wurden.

Der Anwender darf aktive Medizinprodukte gemäß Anlage 1 MPBetreibV nur einsetzen, wenn er dazu entweder durch den Hersteller oder durch eine beauftragte Person der jeweiligen Institution eingewiesen worden ist.

In der Regel ist vor der Anwendung eines Medizinprodukts eine Funktionsprüfung durchzuführen. Bei erkennbaren Schäden – mit dem Risiko eines Personenschadens – ist der Anwender befugt, das Gerät stillzulegen. Er hat Vorkommnisse mit Medizinprodukten unverzüglich an den Geräteverantwortlichen zu melden.

> **Vorkommnis:** Funktionsstörung, Ausfall oder Änderung der Merkmale oder der Leistung oder Unsachgemäßheit der Kennzeichnung oder der Gebrauchsanweisung eines Medizinprodukts, die unmittelbar oder mittelbar zum Tod oder zu einer schwerwiegenden Verschlechterung des Gesundheitszustands eines Patienten, eines Anwenders oder einer anderen Person geführt hat, geführt haben könnte oder führen könnte, s. Medizinprodukte-Sicherheitsplanverordnung (MPSV).

Aufbereitung

Während die Reinigung, Desinfektion und Sterilisation als Teilschritte der Aufbereitung auf den Ausschluss hygienischer Risiken abzielen, gewährleistet die Prüfung und Wiederherstellung der technisch-funktionellen Sicherheit den Ausschluss von Gefährdungen, die aus veränderten Eigenschaften aufbereiteter Medizinprodukte resultieren könnten. Umsetzungshinweise zur Aufbereitung von Medizinprodukten finden sich in der gemeinsamen Empfehlung der Kommission für Krankenhaushygiene und Infektionsprävention beim Robert Koch-Institut und des Bundesinstituts für Arzneimittel und Medizinprodukte [RKI/BFArM 2012].

> **Aufbereitung:** Reinigung, Desinfektion und Sterilisation einschließlich der damit zusammenhängenden Arbeitsschritte sowie die Prüfung und Wiederherstellung der technisch-funktionellen Sicherheit von bestimmungsgemäß keimarm oder steril zum Einsatz kommenden Medizinprodukten nach deren Inbetriebnahme zum Zwecke der erneuten Anwendung, s. Medizinproduktegesetz (MPG).

Wie aufwändig die Aufbereitung ist, hängt wesentlich von der Bauart und dem Einsatzzweck des Medizinprodukts ab. Die regulativen Festlegungen betreffen alle Medizinprodukte, die mit dem menschlichen Körper in Berührung gebracht werden oder die Stoffe zubereiten oder verändern, die später am menschlichen Körper eingesetzt werden.

Da bei unkritischen Medizinprodukten eine Reinigung und Desinfektion oft als ausreichend erachtet wird, erfolgt deren Aufbereitung zumeist in den Funktionsbereichen. Kritische Medizinprodukte durchlaufen hingegen einen Aufbereitungsprozess in der zentralen Sterilgut-Versorgung eines Krankenhauses oder eines externen Dienstleisters.

Nach dem Einsatz werden kontaminierte Medizinprodukte separiert, vorgereinigt und in zweckmäßigen Behältern zum Ort der Aufbereitung transportiert. Dort sind diese gegebenenfalls zu demontieren sowie manuell oder maschinell zu reinigen und zu desinfizieren. Nach dem Trocknen werden die Medizinprodukte geprüft (Sauberkeit, Funktion, Unversehrtheit), gekennzeichnet und verpackt. Die Sterilisation, in Krankenhäusern in der Regel mit Dampf (Autoklav), schließt sich an. Der Prozess endet mit der dokumentierten Freigabe des Medizinprodukts und der Weitergabe in das Kommissionierungs- bzw. Bereitstellungslager.

Die Aufbereitung von bestimmungsgemäß keimarm oder steril zur Anwendung kommenden Medizinprodukten ist unter Berücksichtigung der Angaben des Herstellers mit geeigneten validierten Verfahren so durchzuführen, dass der Erfolg dieser Verfahren nachvollziehbar gewährleistet ist (MPBetreibV).

Instandhaltung

Der Begriff Instandhaltung beschreibt alle Maßnahmen, um technische Geräte funktionsfähig zu erhalten oder deren Funktionsfähigkeit nach Defekten wieder herzustellen.

In der DIN 31051 werden die grundlegenden Begriffe der Instandhaltung definiert und in die wesentlichen Maßnahmen gegliedert. Eine Übersicht in Anlehnung daran zeigt ▸ Abb. 16.9.

In Krankenhäusern und Pflegeeinrichtungen zählen im weitesten Sinne folgende Tätigkeiten dazu:

- Gerätepflege und Geräteaufbereitung
- Inspektion
- Wartung
- Instandsetzung (Reparatur).

Zur Gerätepflege und Geräteaufbereitung zählen alle Tätigkeiten, die dazu beitragen, das medizintechnische Gerät für seinen täglichen Einsatz vorzubereiten, wie z. B. reinigen, desinfizieren oder sterilisieren, Verbrauchsmittel ersetzen oder Funktionstests durchführen. Diese Arbeiten werden im Klinikalltag in der Regel von speziell geschultem Pflegepersonal übernommen.

Ziel von Inspektionen ist es, Mängel und Defekte zu erkennen, bevor es zu Geräteausfällen kommt. Aufgrund der potentiellen Gesundheitsgefährdung durch die Fehlfunktion eines medizintechnischen Gerätes sind viele Inspektionsmaßnahmen in Deutschland gesetzlich vorgeschrieben. Dazu zählen z. B.:

- die sicherheitstechnischen oder messtechnischen Kontrollen nach der Medizinprodukte-Betreiberverordnung,

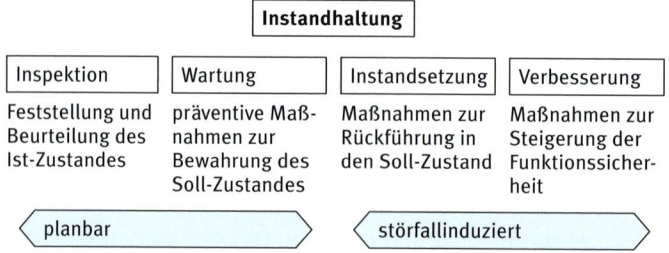

Abb. 16.9: Instandhaltungsmaßnahmen in Anlehnung an DIN 31051.

- die technische Validierung von Sterilisatoren oder Desinfektionswaschmaschinen nach der Richtlinie des Robert Koch Institutes,
- die Prüfung von elektrischen Betriebsmitteln, Lasergeräten oder Zentrifugen gemäß den Unfallverhütungsvorschriften,
- die Konstanzprüfungen, Abnahme- oder Teilabnahme-Prüfungen nach der Röntgenverordnung oder
- die Qualitätskontrollen an Laborgeräten nach der Richtlinie der Bundesärztekammer.

Ziel von Wartungsmaßnahmen ist es, Verschleißteile auszutauschen, Defekten vorzubeugen sowie zustandserhaltende Tätigkeiten durchzuführen. Die Notwendigkeit, medizintechnische Geräte und Anlagen zu warten, ist abhängig von vielen Einflussfaktoren. Auf Basis der Wartungsempfehlungen der Hersteller sind bei der Festlegung von Wartungsinhalten und -intervallen die Nutzungshäufigkeit, die Art der Anwendung (z. B. stationärer oder mobiler Einsatz), die Einsatzbedingungen sowie das Risiko bei Defekten zu berücksichtigen. Empfehlenswert ist es, Wartungsmaßnamen dynamisch an die Erfahrungen aus dem Gerätelebenslauf, dem Instandhaltungsgeschehen und den Sicherheitshinweisen von Herstellern, Anwendern oder öffentlichen Stellen anzupassen und ständig zu verbessern.

Ausgenommen von Reparaturen als Folge einer Inspektion oder Wartung resultieren Instandsetzungsmaßnahmen zumeist aus einem Störfall, also einem Defekt, der nicht vorher absehbar war. Tritt ein Störfall bei lebenserhaltenden Geräten auf wie z. B. Narkosebeatmungsgeräten oder Herzunterstützungssystemen, kann eine Instandsetzung in der Regel nicht schnell genug erfolgen. Es ist damit unabdingbar, Geräte dieser Art redundant vorzuhalten, um eine Patientengefährdung auszuschließen.

Neben den klassischen Instandhaltungstätigkeiten werden im klinischen Betrieb weitere technikbezogene Aufgaben von Ingenieuren und Technikern mit speziellen Qualifikationen beim Einsatz von medizintechnischen Geräten übernommen:

- Adaptionen bzw. Umrüstungen:
  Aufgrund von Änderungen des Einsatzes medizintechnischer Geräten, ihrer Umgebungsbedingungen, gesetzlicher Rahmenbedingungen oder des Standes der Technik kann es erforderlich werden, Geräte zu modifizieren.
- Technische Assistenz:
  - Strahlentherapie und Nuklearmedizin, in denen Medizinphysiker verantwortungsvolle Aufgaben bei Diagnose, Therapie und Therapieplanung wahrnehmen oder
  - Herzchirurgie, bei der Kardiotechniker beim Einsatz von Herz-Lungen-Maschinen unverzichtbar sind.

16.5.3 Außerbetriebnahme, Demontage und Entsorgung

Die Außerbetriebnahme medizintechnischer Geräte und Anlagen kann temporär oder endgültig sein. Gründe für die temporäre Außerbetriebnahme sind:
- das Gerät oder die Anlage wird temporär nicht genutzt,
- das Gerät oder die Anlage ist defekt und die Instandsetzung kann nicht kurzfristig durchgeführt werden oder
- das Gerät oder die Anlage wartet nach Aussonderung auf die Demontage.

In allen Fällen ist sicherzustellen, dass das Gerät sachgerecht außer Betrieb genommen wird, um Schäden zu vermeiden. Mobile Geräte sind aus dem Krankenhausbetrieb abzuziehen, sachgerecht zu lagern und vor der Wiederinbetriebnahme zu prüfen. Festinstallierte Anlagen sind zusätzlich vor unbefugtem Einschalten, z. B. durch Abschalten der elektrischen Versorgung, zu sichern. Bei Geräten und Anlagen, die länger nicht genutzt werden, aber wieder in Betrieb genommen werden sollen, sind Maßnahmen zur Stillstandswartung zu definieren.

Fällt die Entscheidung, ein Gerät oder eine Anlage nicht weiter zu nutzen, ist das Gerät auszusondern. Zu den notwendigen Tätigkeiten gehört es, die Anwender zu informieren, das Bestandsverzeichnis zu aktualisieren, das Medizinproduktebuch zu archivieren und die weitere Vorgehensweise abzustimmen. Die Planung der Demontage verläuft analog zu der Lieferung, Montage und Inbetriebnahme. Ziel der Planung ist es, die klinischen Routineabläufe möglichst wenig zu stören und eine geregelte Entsorgung unter Beachtung gesetzlicher Vorgaben wie z. B. Umweltschutz oder Arbeitssicherheit sicherzustellen.

Zur Entsorgung des Gerätes oder der Anlage kommen, je nach Alter und Zustand, folgende Möglichkeiten in Betracht:
- Inzahlungnahme durch den Hersteller/Lieferanten des Ersatzgerätes
- Verkauf an Dritte
- Spende
- Verschrottung.

16.6 Produktpflege: Von der Marktfreigabe zur Abkündigung

Eine wesentliche Aufgabe des Herstellers ist, das Umfeld des Medizinprodukts und seine Anwendung zu beobachten. Dazu zählt die kontinuierliche Betrachtung verschiedener im Folgenden erläuterter Einflussgrößen.

Marktbeobachtung
Während der Nutzung hat der Inverkehrbringer das Produktverhalten aktiv zu beobachten und bei Bedarf angemessen zu reagieren. Unerwünschte Effekte, die entweder

öfter und/oder schwerwiegender als erwartet auftreten, müssen im Rahmen des Risikomanagements bewertet und durch geeignete Maßnahmen beseitigt bzw. in ihrem Risiko auf ein vertretbares Maß reduziert werden. Eine Umsetzung der festgelegten Maßnahmen erfolgt in Form der Produktpflege. Die Ergebnisse der Marktbeobachtung ergänzen regelmäßig den Risikomanagementbericht.

Entwicklung, Produktion, Prozessoptimierung, Einkauf, Verfügbarkeit, Ersatzkonstruktionen

Einerseits besteht das Ziel, Innovationen und Weiterentwicklungen schnell im Markt anbieten zu können. Andererseits werden im Anschluss an die Markteinführung ökonomische Verbesserungen durchgeführt, um sinkenden Marktpreisen begegnen zu können. Da die Durchführung von Änderungen mit erheblichen Aktivitäten und Kosten verbunden ist (u. a. Umstellung des Zeichnungssatzes sowie aller anderen Unterlagen zur Fertigung, logistische Planung, Service, etc.), werden üblicherweise mehrere Änderungen zusammengefasst. Das Risikomanagement und das Qualitätsmanagement erfordern, die Zulieferer in das eigene Qualitätsmanagement einzubinden, u. a. durch Lieferantenbewertung und wiederkehrende Audits.

Normbeobachtung

Anforderungen aus überarbeiteten oder neu anzuwendenden Normen sind entsprechend der gesetzten Fristen umzusetzen. Nach Ablauf dieser Fristen verliert die ausgestellte Konformitätserklärung ihre Gültigkeit und das weitere Inverkehrbringen des Medizinprodukts ist unzulässig.

Klinische Bewertung

Der Nachweis der klinischen Leistungsfähigkeit des Medizinprodukts wurde vor der Marktfreigabe erstmalig geführt. Dieser Beleg ist, wie auch die Risikoanalyse, jährlich mit neuen Erkenntnissen aus dem Markt neu zu erbringen.

Marktbeobachtung, klinische Überwachung, *Post Production Surveillance*, Meldewesen

Die Beobachtung eigener und fremder Medizinprodukte am Markt ist für jeden Hersteller von essenzieller Bedeutung. Die Position des eigenen Produkts wird von neuen Wettbewerbsprodukten sowie Schwierigkeiten oder gar unerwünschten Ereignissen des eigenen oder eines Konkurrenzprodukts beeinflusst.

> **Unerwünschtes Ereignis**: jedes ungünstige und unerwartete Ereignis, jedes Symptom oder jede Erkrankung, die im zeitlichen Zusammenhang mit dem Gebrauch eines Arzneimittels/Medizinprodukts auftritt, unabhängig davon, ob ein Zusammenhang mit dem Arzneimittel/Medizinprodukt angenommen wird oder nicht.

Werden nach Markteintritt sicherheitsrelevante Defizite bei dem Medizinprodukt entdeckt, ist diese Information für den Hersteller sehr wichtig. Sie zeigt ihm Lücken in dem entwicklungsbegleitenden Risikomanagement, insbesondere in der Risikoanalyse. Mit dieser Information kann und muss der Hersteller eine Neubewertung des Restrisikos entsprechend der EN ISO 14971 vornehmen und ggf. Nachbesserungen durchführen. Die Europäische Richtlinie 93/42/EWG verpflichtet den Hersteller, durch einen geplanten Prozess alle Informationen aus den der erstmaligen Produktion und dem Inverkehrbringen nachgelagerten Phasen zu sammeln und in Bezug auf Relevanz für die Risikobewertung zu überprüfen.

Gleichzeitig werden auch die Anwender verpflichtet, Vorkommnisse zu kommunizieren. Empfängt ein Hersteller oder sein Bevollmächtigter (MPG, §5) derartige Informationen zu seinem Medizinprodukt, ist sein „Sicherheitsbeauftragter für Medizinprodukte" (MPG, §30) gesetzlich verpflichtet, diese Meldungen über Risiken zu sammeln, zu bewerten und die notwendigen Maßnahmen zu koordinieren. Der Sicherheitsbeauftragte ist auch für die Anzeigepflicht beim BfArM verantwortlich (s. u.). Damit der Sicherheitsbeauftragte zuverlässig von allen neu erkannten Risiken erfährt, ist es notwendig, dass auch alle Medizinprodukteberater (MPG, §31), denen Anwender solche Informationen oder Vermutungen mitteilen, diese schriftlich an den Hersteller oder seinen Bevollmächtigten weitergeben.

Meldepflicht und -kette, Auswertung von Erfahrungen mit den Produkten

Damit die oben beschriebene *Post Production Surveillance* realisiert wird, sind sowohl die Anwender und Betreiber als auch die Hersteller verpflichtet, Vorkommnisse zu melden. Es müssen Störungen des Normalzustands oder Kennzeichnungsdefizite gemeldet werden. Dies ist eine Teilmenge der unerwünschten Ereignisse, die über die Meldeverpflichtung hinaus zum Beispiel auch Anwendungsfehler aufgrund einer fehlerförderlichen Medizinprodukt-Gestaltung umfassen. Die Meldepflicht für die Hersteller ist strafbewehrt – die für die Anwender und Betreiber nicht. Empfänger der Meldung ist das BfArM, das ebenfalls für die zentrale Erfassung, Auswertung und Bewertung der bei der Anwendung oder Verwendung von Medizinprodukten auftretenden Risiken sowie für die Koordinierung der zu ergreifenden Maßnahmen verantwortlich ist.

Quellenverzeichnis

Ehrlenspiel K.: Integrierte Produktentwicklung – Denkabläufe, Methodeneinsatz, Zusammenarbeit. München: Hanser 2009.

Europäische Kommission: Clinical evaluation: A guide for manufacturers and notified bodies. Online verfügbar unter http://ec.europa.eu, Stand: 16. 01. 2012.

Pahl G., Beitz W., Feldhusen J., Grote K. H.: Konstruktionslehre: Grundlagen erfolgreicher Produktentwicklung. Methoden und Anwendung. Berlin: Springer 2007.

RKI-/BfArM-Empfehlung – Anforderungen an die Hygiene bei der Aufbereitung von Medizinprodukten – Empfehlung der Kommission für Krankenhaushygiene und Infektionsprävention (KRINKO) beim Robert Koch-Institut (RKI) und des Bundesinstitutes für Arzneimittel und Medizinprodukte (BfArM) (Bundesgesundheitsblatt 55(2012): 1244–1310).

ZLG (Zentralstelle der Länder für Gesundheitsschutz bei Arzneimitteln und Medizinprodukten): Antworten und Beschlüsse des EK-Med. Normen und technische Vorschriften 3.5 A 2. http://www.zlg.de, Stand: 16. 01. 2012.

Verzeichnis weiterführender Literatur

Für eine Vertiefung dieses Kapitels siehe ▶ Band 12 der vorliegenden Lehrbuchreihe „Biomedizinische Technik".

Backhaus C.: Usability-Engineering in der Medizintechnik. Berlin: Springer 2010.

Frankenberger H., Böckmann R. D.: MPG & Co. Eine Vorschriftensammlung zum Medizinprodukterecht mit Fachwörterbuch: Köln: TÜV Media 2010.

Herrmann C.: Ganzheitliches Life Cycle Management. Berlin: Springer 2010.

Loerzer M., Müller R., Schacht M.: Produktkonformität und CE-Kennzeichnung. Berlin: Beuth 2010.

Mayhew D.: The Usability Engineering Lifecycle. Waltham: Morgan Kaufmann 1999.

Moritz E.: Holistische Innovation. Berlin: Springer 2009.

Orloff M.: Grundlagen der klassischen TRIZ. Berlin: Springer 2005.

Seibert S.: Technisches Management. Stuttgart: Teubner 1998.

Teixeira M., Bradley R.: Design Controls for the Medical Industry. Boca Raton: Taylor and Francis 2003.

Wördenweber B., Wickord W.: Technologie- und Innovationsmanagement im Unternehmen. Berlin: Springer 2008.

Zenio, St., Makower, J., Yock, P.: Biodesign – The Process of Innovating Medical Technologies. Ann Arbor: Cambridge University Press, 2010.

Richtlinien

2007/47/EG: Richtlinie zur Änderung der Richtlinien 90/385/EWG über aktive implantierbare medizinische Geräte und 93/42/EWG des Rates über Medizinprodukte sowie der Richtlinie 98/8/EG über das Inverkehrbringen von Biozid-Produkten.

93/42/EWG: Richtlinie über Medizinprodukte.

Standards

DIN 31051: Grundlagen der Instandhaltung.

DIN EN 61508: Funktionale Sicherheit sicherheitsbezogener elektrischer/elektronischer/programmierbarer elektronischer Systeme.

EN 60601-1: Medizinische elektrische Geräte – Teil 1: Allgemeine Festlegungen für die Sicherheit und für die wesentlichen Leistungsmerkmale.

EN 62366: Medizinprodukte – Anwendung der Gebrauchstauglichkeit auf Medizinprodukte.

EN ISO 9000: Qualitätsmanagementsysteme – Grundlagen und Begriffe.

EN ISO 9001: Qualitätsmanagementsysteme – Anforderungen.

EN ISO 13485 Medizinprodukte – Qualitätsmanagementsysteme – Anforderungen für regulatorische Zwecke.

EN ISO 14155-1: Klinische Prüfung von Medizinprodukten an Menschen – Teil 1: Allgemeine Anforderungen.

EN ISO 14155-2: Klinische Prüfung von Medizinprodukten an Menschen – Teil 2: Klinische Prüfpläne.

EN ISO 14971: Medizinprodukte – Anwendung des Risikomanagements für Medizinprodukte.

ISO 3864-1: Graphische Symbole – Sicherheitsfarben und Sicherheitszeichen – Teil 1: Gestaltungsgrundlagen für Sicherheitszeichen und Sicherheitsmarkierungen.

VDI 2206: Entwicklungsmethodik für mechatronische Systeme.

VDI 2221: Methodik zum Entwickeln und Konstruieren technischer Systeme und Produkte.

Abbildungsquellen

- – ▶ Abb. 16.1 modifiziert nach [Ehrlenspiel 2009]
- – ▶ Abb. 16.2 mit freundlicher Genehmigung des VDI Verlags, Düsseldorf
- – ▶ Abb. 16.4 modifiziert nach EN ISO 13485:2010

Verena Barth, Inge Rudolph

17 Die Fachsprache der Biomedizinischen Technik und ihre Bedeutung für den Anwender

Zusammenfassung: Die moderne Fachsprache der Biomedizinischen Technik ist eine wichtige Schnittstelle zwischen der traditionellen medizinischen Terminologie und einer sich schnell entwickelnden technischen Fachsprache. Es ist bemerkenswert, von welchem großen Interessentenkreis die Termini zur Kommunikation genutzt werden und wie diese Kommunikation durch Kenntnis und Verständnis der Wörter erleichtert werden kann. Verständnisprobleme und sprachliche Defizite treten selbst bei Studierenden mit schulischen Latein- und Griechisch-Kenntnissen auf. Das Vermitteln einer Methodik des Zerlegens von Wörtern und Eliminierens von Morphemen sowie die Kenntnis einer begrenzten Anzahl an Wortstämmen, Präfixen und Suffixen ermöglichen dem Lerner in kurzer Zeit, die Fachsprache der Biomedizinischen Technik zu entschlüsseln und anzuwenden.

Abstract: The modern terminology in Biomedical Engineering represents an interface between traditional medical terminology and rapidly developing technical terminology. Although the Biomedical terminology is based on Latin and Old Greek, it follows its own rules, which can be mastered quickly by non-specialists and specialists without any previous knowledge of Latin and Greek. A methodology of analytic word dissection, of deconstructing semantic components and the knowledge of a specified number of word roots and affixes enables learners quickly to decode meaning in the field of Biomedical terminology.

Die Entwicklung der naturwissenschaftlich-technischen Fächer ist gegenwärtig von der Tendenz zu immer engerer Spezialisierung bei gleichzeitiger interdisziplinärer Durchdringung gekennzeichnet, was sich folglich auch in der Benutzung spezifischer sprachlicher Mittel in der jeweiligen Fachsprache ausdrückt.

> **Terminologie:** im engeren Sinn die Gesamtheit aller Begriffe, Bezeichnungen, Benennungen und Fachwörter in einer bestimmten Fachsprache; im weiteren Sinn die Lehre von der Gesamtheit der charakteristischen Merkmale für Benennungen in einem Fachgebiet.

Das explosive Wachstum eines interdisziplinär genutzten Fachwortschatzes erschwert im Allgemeinen die Prozesse der fachinternen sowie der fachübergreifenden Kommunikation zwischen den Nutzern erheblich. Da aber nach wie vor die **griechisch-lateinische** Fachwortkomponente in der Medizin und angrenzenden Wissenschaften wie der Biomedizinischen Technik dominiert, ist die Kenntnis des Funktionierens dieser beiden **Fachsprachen** als Schlüssel und Orientierungshilfe im Studium oder in der späteren Praxis für einen hoch spezialisierten Fachmann auf verschiedenen Kommunikationsebenen unerlässlich. Die Anwendung der fachsprachlichen Kommunikation in schriftlicher oder mündlicher Form stellt sich vielgestaltig und abhängig von den jeweiligen Einsatzgebieten des Technikers dar. Durch die sich erhöhende Innovationsfrequenz und die immer spezialisiertere Technik wird der Ingenieur im weitesten Sinn vom Teampartner bei der Entwicklung zum multiplen Helfer des Arztes. Während jedoch für den Bedarf des zukünftigen Mediziners eine Vielzahl von Nachschlagewerken und Lehrbüchern seit Jahrzehnten existiert, haben sich nur wenige Fachsprachenforscher in den letzten Jahren einer so spezifischen und interdisziplinären Wissenschaft wie der Biomedizinischen Technik gewidmet. Durch den Erwerb der Grundkenntnisse dieser **Fachsprache** soll bereits der Studierende befähigt werden, Vorlesungen, Praktikumsanleitungen, Lehrbuchartikel, Instruktionen für Geräte, Forschungsberichte, Arztbriefe und andere Dokumentationen besser zu verstehen und später in der Praxis diese Fachlexik auch aktiv anzuwenden.

Dabei ist die Kenntnis ständig wiederkehrender **Wortstämme** aus der lateinischen sowie griechischen Sprache bzw. das Verständnis der lateinischen und griechischen **Präfixe** und **Suffixe** sowie deren Kombination sehr hilfreich. Wenn anatomische Sachverhalte dargestellt werden, wird vorwiegend **Latein** benutzt; bei krankhaften Veränderungen, Symptomen, Untersuchungsverfahren vorwiegend **Griechisch**. In der Fachsprache der Biomedizinischen Technik verwendet man erfahrungsgemäß die **Trivialbezeichnungen**, d. h., Endungen werden eingedeutscht, da es sich selten um vollständige *Termini technici* (Fachbegriffe) handelt (z. B. zerebrovaskuläres Symptom anstelle von *Symptoma cerebrovasculare*).

Durch den hohen Innovationsfaktor dieser relativ jungen Wissenschaft ist zugleich der zunehmende lexikalische Einfluss aus dem englischen Sprachraum spürbar.

Die im Folgenden dargestellten Lehrinhalte beruhen auf langjährigen Unterrichts-erfahrungen mit Studierenden der Biomedizinischen Technik an Universitäten, Berufsakademien und Qualifizierungseinrichtungen. Neben der Lehre in Form von frontalen Lehrmethoden wird den Studierenden der BMT ein innovatives, weiterführendes Lehrangebot als interaktives *eLearning*-Programm bereitgestellt, um die enge Verbindung von Technik und Sprache anschaulich zu vermitteln.

17.1 Die lateinisch-griechische Fachlexik und der Aufbau von Termini

Der lexikalische Grundwortschatz der Biomedizintechnik entstammt traditionell der griechischen und lateinischen Sprache, wobei hier die Grundregel der medizinischen Fachsprache gilt, dass ca. 80 % des Fachwortschatzes dem Bereich der Klinik zuzu-ordnen und somit griechischen Ursprungs ist. Fälschlicherweise wird im Allgemeinen angenommen, dass das klassische Schullatein unerlässlich ist, um einen medizinisch geprägten Studiengang zu belegen.

Nur knapp 20 % der medizinischen Termini entstammen der **lateinischen Sprache** und gehören überwiegend in den Bereich der Anatomie – in die Lehre vom Aufbau des menschlichen Körpers.

In der Biomedizintechnik nimmt die Anwendung der Lexik für den gesunden Körper einen weitaus kleineren Raum ein als in der Medizin. Sie ist z. B. für Lage- und Richtungsbezeichnungen zu finden oder im Bereich der Implantat-Herstellung oder des Organersatzes. Termini für Untersuchungsverfahren, Bildgebung oder medizinische Gerätetechnik entstammen vorwiegend der **griechischen Sprache**. Die griechische Sprache (erkennbar an Buchstabenverbindungen wie z. B. „ph", „th", „rh", „ch", „ps", „y", „k") ist in der Lage, durch die Zusammensetzung verschiedener Wortelemente (Morpheme) **komplexe Einworttermini** zu bilden und somit viel Information in einem einzigen Wort unterzubringen.

Terminus: definierte Benennung für einen Begriff innerhalb der Fachsprache eines Fachgebiets. Eine vergleichbare Bezeichnung ist Fachwort, Fachbegriff oder *Terminus technicus*.

Hybridwort: Hybrid bedeutet in der Sprachwissenschaft die Zusammensetzung von Fremdwörtern aus verschiedenen Sprachen.

Einwortterminus: Terminus, der aus nur einem Substantiv besteht.

Komplexer Einwortterminus: Terminus, der aus einem zusammengesetzten Substantiv besteht, wobei letzteres mehrere Wortelemente enthält. Er ist typisch für den Gebrauch von medizinischen Fachbegriffen griechischer Herkunft.

Morphem: Wortbestandteil mit einer eigenen Bedeutung oder grammatischen Funktion.

ℹ️ Termini

Otorhinolaryngologie	Hals-Nasen-Ohren-Heilkunde
Erythrozytopoese	Prozess der Bildung roter Blutkörperchen
Elektrokardiogramm	Darstellung der elektrischen Potentiale des Herzens

---

Mithilfe der Methodik des richtigen Zerlegens sowie mit dem Verständnis der einzelnen Morpheme kann der Begriff schnell erschlossen werden. **Komplexe Einworttermini** folgen einem leicht verständlichen Aufbauschema:

Präfix   Wortstamm   Bindevokal   Suffix   Flexionsendung

Präfixe (Vorsilben), **Bindevokale** und **Suffixe** (Nachsilben) sind fakultative Wortbestandteile, **Wortstamm** und Endung obligatorisch. Der Bindevokal im Griechischen ist meistens -**o**-. Durch die Konzentration auf die Bindevokale lassen sich lange Wörter problemlos in ihre Komponenten aufteilen. Unter einer **Flexionsendung** versteht man den Wortbestandteil, der grammatische Eigenschaften wie (z. B. bei **Substantiven** und **Adjektiven**) Fall, Geschlecht oder Zahl wiedergibt.

> **Präfix:** sprachlicher Baustein, der vor den Wortstamm gesetzt wird (Vorsilbe) und die Bedeutung des Wortes entscheidend verändern kann. In der medizinischen Fachsprache tritt er vor allem bei der Bildung von Substantiven und Adjektiven auf.
>
> **Suffix:** eine an einen Wortstamm angehängte Nachsilbe, wodurch verschiedene Ableitungen gebildet werden können. In der lateinischen und griechischen Sprache ist die Suffigierung besonders relevant.
>
> **Flexionsendung:** Wortbestandteil, der grammatische Eigenschaften – wie z. B. bei Substantiven und Adjektiven – Fall, Geschlecht oder Zahl wiedergibt.

ℹ️ Komplexe Einworttermini

*Ot-**o**-rhin-**o**-laryng-**o**-**log**-ie*	„Ohr" „Nase" „Kehlkopf" „Lehre" (*dt.* s. o.)
*Erythr-**o**-zyt-**o**-poes-e*	„Rot" „Zelle" „Bildung" (*dt.* s. o.)
*Elektr-**o**-kardi-**o**-gramm*	„elektrisch" „Herzaufzeichnung" (*dt.* s. o.)
Hyper-**glyk**-**äm**-ie	„über" „süß" „Blut" (*dt.* erhöhter Blutzuckerspiegel)

Die Kenntnisse einer in der Medizintechnik semantisch begrenzten Anzahl von Präfixen, **Wortstämmen** und vor allem klinischen Suffixen hilft dem „sprachlichen Laien" sehr schnell, die Bedeutung von Wörtern zu erschließen (vgl. Glossar).

Die lateinische Sprache hat die Fähigkeit, knapp und präzise einen Sachverhalt auszudrücken, der im Deutschen Umschreibungen mit mehreren Wörtern benötigt.

ℹ️ Unter *Divertikel* versteht man „eine blind endende Ausstülpung eines Hohlorgans".
Unter *intraventricularis* versteht man „in der Herzkammer gelegen".

Die **Fachsprache der Anatomie** benutzt vorwiegend Mehrworttermini, wenn es um den gesunden Aufbau des menschlichen Körpers oder eines Organs geht.

> **Mehrwortterminus:** Terminus, der aus zwei bis neun getrennt geschriebenen Wörtern besteht. Als Grundwort hat er ein Substantiv, das durch nachgestellte Attribute ergänzt wird. Er ist typisch für den Gebrauch von medizinischen Fachbegriffen lateinischer Herkunft.

Diese können aus zwei bis neun Komponenten bestehen, wobei mit besonderer Häufigkeit zwei Grundstrukturen unterschieden werden:

1. Substantiv + Adjektiv (+ weitere Adjektive)

Arteria coronaria dextra	rechte Kranzarterie

2. Substantiv im Nominativ + Substantiv im Genitiv

Incisura scapulae	Einschnitt des Schulterblatts
Arteria cerebri	Hirnarterie

Zum leichteren Verständnis dieser zweiten Grundstruktur von Termini ist es notwendig, den Genitiv als wichtigste grammatische Form kennenzulernen.

Besondere Schwierigkeiten bereitet dem Lerner weiterhin erfahrungsgemäß das Verständnis von präfigierten Adjektiven (Adjektive mit Vorsilbe) zur Lagebezeichnung.

intraokulare Linsen	Linsen, innerhalb des Auges liegend

Auch hier helfen die Methodik des Abtrennens von Präfixen und die Kenntnis grundlegender Wortstämme:

intraocular	*intra-ocul-ar*	innen (Präfix) + Auge + Adjektivsuffix
		dt. innerhalb des Auges gelegen
exobronchial	*ex-o-bronchi-al*	außerhalb (Präfix) + der Bronchien + Adjektivsuffix
		dt. außerhalb der Bronchien befindlich

Häufig treten jedoch die lexikalischen Einheiten als **Hybridwörter**, also aus beiden (lateinische/griechische Sprache) oder weiteren Sprachen mit eingedeutschter Endung zusammengesetzt auf:

Lokalanästhesie	**Lokal-*an*-ästhes-*ie***	„örtlich" „ohne" „Wahrnehmung"
		dt. örtliche Betäubung
Cochleaimplantat	**Cochle-*a*-*im*-plant-*at***	„Schnecke" „hinein" „pflanzen" „Ergebnis"
		dt. Gehörschneckenimplantat

Die Erfahrungen in der Anwendung der biomedizintechnischen **Fachsprache** zeigen, dass in der Medizintechnik im Gegensatz zur medizinischen Wissenschaft die meisten Begriffe eingedeutscht verwendet werden, d. h., die lateinischen grammatischen Endungen werden der deutschen Sprache angepasst. Diese sogenannten Trivialbezeichnungen erschweren die Verwendung von Nachschlagewerken, aber mit Kenntnis einiger Grundregeln kann schnell die Bedeutung erschlossen werden, ohne ein Wörterbuch zu benutzen. Aus oben genannten Gründen kann auf eine profunde Vermittlung der lateinischen Grammatik wie beim klassischen Latein hier weitgehend verzichtet werden. Weiterhin werden die Buchstaben „k" statt „c" oder „z" statt „c" geschrieben. Beispiele hierfür sind „Elektrokardiogramm" statt „electrocardiogramma", „zerebral" statt „cerebralis" oder „intrakardial" statt „intracardialis".

17.2 Einfluss weiterer Fremdsprachen

Während die Fachsprache der Anatomie kaum andere **fremdsprachliche Einflüsse** als das Latein und wenig Griechisch aufweist, ergibt sich in der klinischen und biomedizintechnischen Lexik ein grundlegend anderes Bild. Beide übernehmen zunehmend Begriffe aus anderen Fremdsprachen in den aktiven Sprachgebrauch, im Zeitalter der Globalisierung vor allem Termini aus dem Englischen. Ein Test unter den Studierenden der Biomedizinischen Technik ergab, dass diese Wörter im eigenen Sprachgebrauch nicht mehr als Fremdwörter wahrgenommen werden bzw. als solche identifiziert werden können. Sie werden also gleichberechtigt neben den deutschen, lateinischen und griechischen Begriffen verwendet und müssen somit parallel zur griechisch-lateinischen Terminologie bei der Vermittlung der Lehrinhalte berücksichtigt werden.

Ballooning, Inlay, Stent, Scanning, Booten, Image Processing, Impact-Faktor, *Intermittend Mandatory Ventilation, Medical Imaging, Tissue Engineering*

Diese Begriffe können problemlos gelernt werden, zumal sie zur gängigen Praxis gehören. Verständnisprobleme könnten auftreten, wenn die Anglizismen nicht in ausgeschriebener Form, sondern, wie häufig in der Praxis angewendet, als Abkürzungen im Text erscheinen.

FID (*Free Induction Decay*), C. O. (*Cardiac Output*), DC-Schock (*Direct-Current*-Schock).

17.3 Akronyme (Abkürzungen)

Die Fachsprache der Biomedizintechnik weist einen überaus hohen Anteil an Akronymen auf.

> **Akronym**: Kurzwort (Sonderfall der Abkürzung), das in der Medizin meist aus den Anfangsbuchstaben mehrerer Wörter zusammengesetzt ist. Akronyme werden bedeutungsgleich mit den Ausdrücken verwendet, die ihnen zugrunde liegen.

Generell gilt, dass Akronyme bedeutungsgleich mit den Ausdrücken verwendet werden, die ihnen zugrunde liegen (= Vollformen). Dies bedeutet nicht, dass auch ihre grammatischen Eigenschaften gleich sind. Das Prinzip der Gleichwertigkeit von Vollform und Akronym hinsichtlich ihrer Bedeutung setzt jedoch voraus, dass dem Verwender die Vollform auch bekannt ist. Auffällig sind vier Typen von Akronymbildungen (Tab. 17.1).

Tab. 17.1: Bildung von Akronymen.

Akronymtyp	Akronym	Beispiel
lateinisch-griechische Abkürzungen	MEG	*Magnetoenzephalogramm*
rein deutschsprachige oder eingedeutschte Abkürzungen	KKT	Körperkerntemperatur
rein englischsprachige Abkürzungen	LCD	*Liquid Crystal Display*
sprachlich gemischte Abkürzungen	TENS	Transkutane Elektrische Nervenstimulation

Die Vielzahl der sich ständig erweiternden Gruppe der Akronyme zu überblicken, stellt eine besondere Schwierigkeit in jeder Fachsprache dar. Hier ist die Benutzung eines Nachschlagewerkes unerlässlich (s. Verzeichnis der Abkürzungen in diesem Band).

17.4 Gebrauch von Eponymen (Eigennamen)

Personennamen spielen ebenso wie in der medizinischen Wissenschaft, wo man von ca. 30 000 ausgeht, eine bedeutende Rolle. Sie sind für den Fachmann unentbehrlich, weil sie oft das am besten geeignete sprachliche Instrument darstellen, um einen Vorgang, einen physiologischen Prozess, ein **Syndrom**, ein Instrument, eine Operationstechnik u. v. a. m. in einer für den Wissenschaftler anschaulichen und einprägsamen Weise zu benennen.

> **Eponym:** Eigenname, der in medizinischen Termini den Erfinder oder Entdecker würdigt.

| LAMBERT-BEERsches Gesetz | BARKHAUSEN-Effekt | RÖNTGEN-Strahlen |
| HEISENBERGsche Unschärferelation | HOLTER-EKG | DOPPLER-Sonographie |

Diese Eponyme ehren zugleich den Namensträger für seine Verdienste, die er sich als Arzt, Ingenieur oder Forscher um die benannte Sache erworben hat. (Bezüge sind im Personenregister zusammengestellt.)

17.5 Zusammenfassung

Wie diese kurze Einführung zeigt, ist die **Fachsprache** der Biomedizinischen Technik eine Schnittstelle zwischen der traditionell entwickelten Fachsprache der Medizin und der durch die heutige rasante Entwicklung bestimmten Fachsprache der Technik. Der Ingenieur für Biomedizinische Technik bewegt sich in Studium und Praxis also stets auf der Ebene von zwei verschiedenen Fachsprachen. Einerseits benutzt er die Fachsprache der Technik, die er sich im Laufe seiner akademischen Ausbildung, je nach technischer Fachrichtung, profund angeeignet hat. Andererseits wird er mit der Fachsprache der Medizin konfrontiert, die er aber meist nur intuitiv erfassen kann, ohne ihre Regeln zu kennen.

In ▶ Band 2 der Lehrbuchreihe werden die für alle Bereiche der Medizintechnik relevanten Lage-und Richtungsbezeichnungen vertieft sowie die Phonetik-, **Wortbildungs- und Grammatikregeln**, die **griechisch-lateinische Synonymie**, Farbbezeichnungen usw. ausführlich erklärt. Die allgemeine Theorie wird an speziell ausgewählten biomedizintechnischen Termini veranschaulicht und um ein Glossar aus dem naturwissenschaftlich-technischen und universitären Umfeld ergänzt.

Verzeichnis weiterführender Literatur

Für eine Vertiefung dieses Kapitels siehe ▶ Band 2 der vorliegenden Lehrbuchreihe „Biomedizinische Technik".

Blended Learning BMT: Lernsoftware TheraGnosos, Modul Labyrinthos – Medizinische Terminologie für Biomedizintechniker. Arbeitsgruppe Blended Learning Biomedizinische Technik, Technische Universität Dresden, Institut für Biomedizinische Technik 2011. http://www.theragnosos.de, Stand: 01. 12. 2011.

Ute Morgenstern, Marc Kraft

18 Entwicklungstendenzen der Biomedizinischen Technik

Zusammenfassung: Biomedizinische Technik ist durch interdisziplinäres Zusammenwirken unterschiedlicher Wissenschaften, Technologien und Denkweisen gekennzeichnet. Das enge Zusammenspiel der Technik- und Lebenswissenschaften fördert neue Ideen, gefolgt von der Umsetzung und Anwendung innovativer Produkte und Verfahren. Die Biomedizinische Technik gewinnt stetig an Bedeutung, das Anwendungsfeld in den Gesundheitswissenschaften wird ausgeweitet. Miniaturisierung, Computerisierung, Molekularisierung, Biologisierung, Personalisierung und Automatisierung/Kybernetisierung können als vernetzte Trends identifiziert werden. Technik zum Nutzen menschlichen Lebens bietet eine attraktive und lohnenswerte Perspektive für viele Berufszweige.

Abstract: Biomedical Engineering is characterised by interdisciplinary cooperation between different sciences, technologies and ways of thinking. The close interaction between engineering and life sciences stimulates a generation of new ideas, followed by the implementation and application of innovative products and processes. Biomedical Engineering is steadily gaining importance and its application area in health sciences expands. Miniaturisation, computerisation, molecularisation, biologisation, personalisation, and automatisation/cybernetisation can be identified as interlinked trends. Technology for the benefit of human life is an attractive and worthwhile perspective for many professions.

Biomedizinische Technik ist ein so vielgestaltiges und vernetztes Wissenschaftsgebiet (vgl. ▸ Kap. 1), dass **Entwicklungen** in diesem Fach sehr eng mit denen benachbarter Gebiete wie Medizin, Natur- und Ingenieurwissenschaften, Informatik und Mathematik verknüpft sind. Da die Anwendung Biomedizinischer Technik zum Nutzen des Menschen im gesellschaftlichen Kontext stattfindet, spielen auch das soziale, das ethische und vor allem das wirtschaftliche Umfeld eine bedeutende Rolle. Und nicht zuletzt sind die technisch-technologischen Randbedingungen entscheidend dafür, ob innovative Ideen tatsächlich praktisch umgesetzt und in den Reigen bestehender Verfahren verbessernd integriert werden können und so nachweislich nützlich sind und mit hoher Güte in großem Maßstab im Gesundheitswesen Einsatz finden.

Um Entwicklungen der Biomedizinischen Technik darzustellen, sind demnach die jeweiligen Querbezüge und Randbedingungen mit zu betrachten. Es ist gleichermaßen interessant, die theoretischen Entwicklungen im Wissenschaftsgebiet zu verfolgen sowie deren Umsetzung in innovative Produkte und Verfahren und deren Anwendung in der medizinischen Versorgung. Die Aus- und Weiterbildung der Fachkräfte sowohl auf technischem wie auch auf medizinisch-biologischem Gebiet hat alle diese Aspekte der Biomedizinischen Technik abzubilden.

Allen biomedizintechnischen Ideen, Produkten und Verfahren liegt die Zielstellung zugrunde, dem Menschen mithilfe technischer Unterstützung bei der Gesunderhaltung, beim Gesundwerden oder bei gezielten lebensunterstützenden Maßnahmen behilflich sein zu wollen. Auf der Basis konkreter Zielvorstellungen lassen sich somit auch **Visionen** entwickeln, die mit heutigen technologischen Mitteln noch nicht realisierbar scheinen, aber aufgrund der guten Vernetzung unseres Fachgebietes mit den Nachbargebieten zukünftig in greifbare Nähe rücken können. Solche Visionen bieten einen attraktiven Anreiz für alle Studierenden, sich näher mit der Biomedizinischen Technik zu befassen, um ihre Kreativität und Leistung in diesen Prozess mit einzubringen.

18.1 Darstellung des historischen Trends

Betrieben wurde Biomedizinische Technik schon, bevor sie begrifflich gefasst wurde. Einzelheiten zur geschichtlichen Entwicklung der Biomedizinischen Technik sind in ▸ Kap. 4 nachzulesen. Sieht man sich diese Entwicklungen spezieller biomedizintechnischer Anwendungen im historischen Kontext an, lassen sich nach [Lippmann 1986, Hutten 1991] allgemeingültige Entwicklungen ableiten:

– die Phase I der **Kraftverstärker** und **Werkzeuge:** aktorische Unterstützung/Ersatz
– die Phase II der **Sinnesverstärker** und **Messzeuge:** sensorische Unterstützung/ Ersatz
– die Phase III der **Intelligenzverstärker** und Denkzeuge: kognitive Unterstützung/ Ersatz.

Die technische Ergänzung bzw. der Ersatz biologischer Funktionalitäten mittels Biomedizinischer Technik bezieht sich bei dieser Betrachtungsweise auf das mit der Technik konfrontierte biologische Teilsystem: Technik kann also sowohl den Patienten als auch den Arzt oder Forscher unterstützen. Beispielhaft werden diese Entwicklungsphasen in ▸ Band 4 für die Biomedizintechnikgebiete **Maschinelle Beatmung**, **Herzschrittmachertechnik** und **Medizinische Bildgebung** dargestellt. In diesen drei Phasen spiegeln sich auch die drei Hauptteile des praktischen Einsatzes von Technik am lebenden System im biomedizintechnischen Regelkreis wider, s. ▸ Kap. 1, ▸ Abb. 1.1: die Informationsgewinnung im diagnostischen Zweig, der behandelnde Eingriff im therapeutischen Zweig und der Teilprozess der Entscheidungsfindung. In allen drei Teilprozessen unterstützt Technik den medizinischen Betreuungsprozess bzw. das Handeln des Arztes oder Forschers am Patienten bzw. am biologischen Objekt. Die Technik übernimmt bzw. erweitert damit anteilig **sensorische**, **aktorische** und/oder **kognitive menschliche Fähigkeiten**.

In der historisch gesehen frühesten Zeit des „Technikeinsatzes" nutzten Menschen z. B. Gehhilfen und Schienen, um verlorengegangene mechanische Körperfunktionalitäten zu kompensieren, die Wasseruhr zur Pulsbeobachtung und Brille, Hörrohr und Thermometer, um sich ein besseres Bild vom Zustand des Kranken machen zu können. Erst in jüngerer Zeit ergänzen die technischen „Denk- und Speicherhilfen" die ärztliche bzw. forschende Tätigkeit.

In den Beispielen in ▸ Band 4 wird die Phase I der Kraftverstärker/Werkzeuge, bei der die Technik die menschliche **Aktorik** unterstützt, durch den fußgetriebenen Blasebalg zur Atemgaslieferung bei der Wiederbelebung Ertrunkener oder durch die Energiebereitstellung zur Elektrostimulation der Herzmuskulatur bei Bradykardie (zu niedriger Herzfrequenz) repräsentiert.

Alle bildgebenden Verfahren wie auch die Erfassung des Elektrokardiogramms oder der Atemaktivität stellen Vertreter der Phase II der Sinnesverstärker/Messzeuge dar: Für den Menschen nicht Sichtbares (aus dem Körperinneren oder außerhalb des optisch wahrnehmbaren Wellenlängenbereichs) wird visualisiert. Physikalische Erscheinungen wie z. B. Spannungsdifferenzen an der Körperoberfläche, ein Volumenstrom oder die Zusammensetzung des Atemgases, für die der beobachtende Mensch keine körpereigenen „Sensoren" hat, werden in erfassbare Signale gewandelt und über den Messprozess quantifiziert. Der Druckmesser an der historischen Eisernen Lunge oder die heutige **DOPPLER-Sonographie** zur Visualisierung von Größe und Richtung des Blutstromes im Gefäß stellen solche sinnesverstärkenden Messmittel dar.

Jedes Schließen des **diagnostisch-therapeutischen Regelkreises** mit technischer Unterstützung nach medizinisch begründeten Regeln entsprechend einem Optimierungsziel mit festgelegten Gütekriterien beinhaltet eine intelligenzverstärkende „Denkhilfe" analog zu Phase III. Basis bildet die geordnete Ablage des Gemessenen zur vergleichenden Wiederverwendung. Mittels mehrdimensionaler multimodaler Bildgebung werden vom Patienten gewonnene Bilddaten („Abbilder") als Modelle genutzt, um z. B. strahlentherapeutische Maßnahmen zur Tumorbekämpfung oder chirurgische Zugangswege präoperativ zu planen. Die Information über die momentane elektrische Erregungsbildungs- und -weiterleitungsfunktion am Herzen des Schrittmacherträgers bestimmt den technischen Algorithmus zur Stimulation, und entsprechend der Spontanatemaktivität des aus der Narkose erwachenden Patienten werden die Parameter des assistierenden Beatmungsgerätes angepasst.

In modernen biomedizintechnischen Geräten, Systemen oder Prozessen finden wir günstigenfalls eine koordinierte Wirkung aller drei Phasen des Technikeinsatzes vor.

Hauptsächlich bestimmen die medizinische Nachfrage und die technische Machbarkeit neue Entwicklungen auf dem Gebiet der Biomedizinischen Technik. Erfolg ist vor allem den Entwicklungen beschieden, die in enger Kooperation zwischen Medizinern und Technikern entstehen, auch wenn die Akteure selbst nicht immer sofort von der Tragfähigkeit ihrer Lösung überzeugt sind. So entwickelten ein Ingenieur und ein Herzchirurg (RUNE ELMQVIST und ÅKE SENNING) gemeinsam den ersten 1958 implantierten Herzschrittmacher (s. ▶ Kap. 4), den Prototyp heutiger Exemplare, dessen therapeutischem Potential sie anfangs nicht vertrauten. Aber auch soziale und gesellschaftspolitische Randbedingungen beeinflussen die Realisierungsmöglichkeiten einer Idee. Technisch unterstützte Wiederbelebungsversuche wurden über Jahrhunderte im Einflussbereich der christlichen Religion nicht aktiv unternommen, da sich der Mensch dem „Willen Gottes" zu beugen hatte. Erst zu Beginn des 19. Jahrhunderts, als der Verlust vieler bei schwerer See über Bord gegangener Seeleute eine ökonomisch wirksame Dimension annahm, bildete man in den Niederlanden die erste „Gesellschaft zur Rettung Ertrunkener" und entwickelte mit einem fußbetriebenen Blasebalg technische Hilfsmittel zur Beatmung, die Vorläufer heutiger Beatmungsgeräte. Inzwischen wird beispielsweise über Heimbeatmungsformen mit erhöhter Sauerstoffkonzentration die Möglichkeit geschaffen, während der nächtlichen Ruhepause den neuen Tag energieeffektiv vorzubereiten. Von der ursprünglich vornehmlich lebenserhaltenden Funktionalität von Medizintechnik erweiterte sich das Aufgabengebiet hin zu lebensqualitätsverbessernden Einsatzgebieten.

Im Bereich der Biomedizinischen Technik sind Technologiesprünge deutlich beobachtbar, wenn die Anzahl notwendiger diagnostischer oder therapeutischer Maßnahmen aufgrund verstärkter medizinischer Bedarfslage stark ansteigt, beispielsweise während und nach Epidemien oder Kriegshandlungen: Nach einem Entwicklungsschub bei Schusswaffen im ausgehenden Mittelalter wurde Ersatz für viele zerstörte oder amputiere Gliedmaßen geschaffen, wie man u. a. von der **„Eisernen Hand"** GÖTZ VON BERLICHINGENs weiß (s. ▶ Band 10). Während der nach dem 2. Weltkrieg in Mitteleuropa grassierenden Kinderlähmung war der Bedarf an maschineller Beatmung mit den gerätetechnisch sehr aufwendigen **Eisernen Lungen** nicht mehr zu decken. Man besann sich auf die technischen Hilfen zur Gasversorgung verunglückter Bergleute und entwickelte **Überdruckbeatmungsgeräte** für die Intensivpflege.

Klar erkennbar ist auch die jeweilige Befruchtung biomedizintechnischer Neuerungen durch die Entwicklungen auf medizinisch-biologischem sowie naturwissenschaftlich-technischem Gebiet. Die Entdeckung der „**X-Strahlen**" durch WILHELM CONRAD RÖNTGEN im Jahr 1895 wurde sofort zur zerstörungsfreien „Durchleuchtung" menschlicher Gliedmaßen eingesetzt, um Knochenbrüche identifizieren zu können. Die medizintechnische Euphorie reichte bis hin zur werbewirksamen Visualisierung der Schuhpassfähigkeit im Laden, so dass der Kunde durch das Leder hindurch „sehen" konnte, wie viel Bewegungsspielraum dem großen Zeh im neuen Schuh blieb. Hier hatte die praktische Überführung technischer Errungenschaften in die Anwendung am Menschen den Wettlauf mit der kritischen Analyse möglicher negativer Folgen gewonnen, was seitdem als Warnung vor vorschneller Routineanwendung neuer Lösungen für alle in der Biomedizinischen Technik Tätigen gelten sollte. Industrieroboter werden heute zur tomographischen **Röntgenbildgebung** eingesetzt, *Smartphones* zur persönlichen Gesundheitsanalyse genutzt, Satellitennavigation in der Seniorenbetreuung verwendet, Mikrochips für Laboruntersuchungen am Krankenbett, Nanotechnologien zur navigierten Bildgebung. Die wissenschaftlichen Ingenieurmethoden der Modellierung und Simulation wie der Signal- und Bildverarbeitung sind in allen Bereichen der medizinischen Forschung und Betreuung anzutreffen und helfen beispielsweise, die biomedizintechnisch unterstützten Maßnahmen zu objektivieren, zu evaluieren, sicherer und zuverlässiger zu machen und die Anzahl der **Tierversuche** zu verringern.

Es bilden sich die in Wirtschafts- und Geisteswissenschaften beschriebenen gesellschaftlichen Entwicklungen auch in der Biomedizinischen Technik ab: Entsprechend den jeweiligen Schwerpunkten spricht man – langfristig gesehen – vom Weg aus der **Agrargesellschaft** über die **Industriegesellschaft** zur **Informationsgesellschaft**, innerhalb derer wir uns gerade im Umbruch zwischen **Dienstleistungsgesellschaft** und **Wissensgesellschaft** befinden, u. a. [Dueck 2011]. Aufgrund weltweiter Wirtschaftsbeobachtung in neuerer Zeit wird eine Theorie langsamer Wellen von je etwa 40 bis 60 Jahren Dauer diskutiert, den **Kondratieff-Zyklen** [Nefiodow 2006, Allianz 2010]. Auch in diesen hypothetischen Zyklen spiegeln biomedizintechnische Entwicklungen und Produkte die technischen wie die gesellschaftlichen **Trends** wider, s. ▶ Band 4.

18.2 Stellung und Bewertung der Biomedizinischen Technik heute

Biomedizinische Technik ist heute in allen Bereichen des Gesundheitswesens und der Lebenswissenschaften etabliert. Für die **Gesundheitsversorgung** der Bevölkerung ist sie von grundlegender und wachsender gesellschaftlicher sowie ökonomischer Bedeutung. Der Alltag moderner Krankenhäuser, Kliniken und Praxen ist durch einen hohen Grad an **Technisierung** geprägt. Insbesondere vor dem Hintergrund

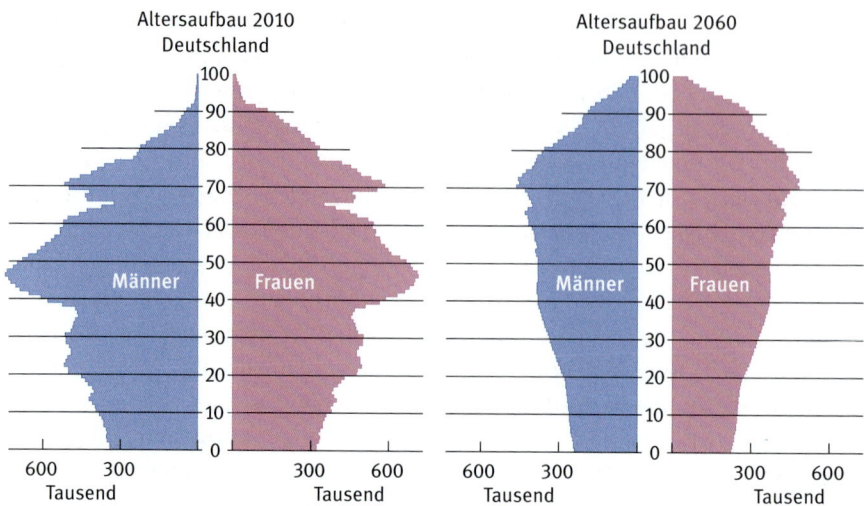

Abb. 18.1: Alterspyramide für Deutschland. Bis 2060 wird eine Steigerung der Lebenserwartung um etwa 8 (Männer) bzw. 7 Jahre (Frauen) auf 85,0 Jahre bei Männern und 89,2 Jahre bei Frauen prognostiziert. Im Jahr 2060 ist jeder Dritte (34 %) mindestens 65 Jahre alt. Aus [Statistisches Bundesamt 2009].

des **demographischen Wandels** wird der Bedarf an moderner Medizintechnik für Diagnose und Therapie, aber auch für die Vor- und Nachsorge und die Rehabilitation in den kommenden Jahrzehnten weiter steigen, ergänzt durch die Technik, die im **häuslichen Umfeld** und zur **Fernüberwachung** der Menschen eingesetzt wird.

Der demographische Wandel und das steigende Durchschnittsalter der Bevölkerung s. ▶ Abb. 18.1 bewirken u. a. eine Verschiebung im Anwendungsfeld der Biomedizinischen Technik unter begleitenden gesellschaftspolitischen Randbedingungen.

Auch muss der Einsatz von Technik an zivilisatorisch veränderte **Lebensbedingungen**, z. B. Ernährungsgewohnheiten, Alkohol- oder Nikotinkonsum, Bewegungsmangel, psychischen Stress, Umweltbelastung, und sich in diesem Zusammenhang entwickelnde Erkrankungen angepasst werden. Zahl und Umfang chronischer **Krankheiten** wie Diabetes, Herz-Kreislauf-Erkrankungen, orthopädische Leiden und neuronale Probleme nehmen zu. **Epidemien**, die durch neue Erreger hoher Resistenz lokal ausgelöst werden, können sich in der globalisierten Welt leicht zu **Pandemien** ausweiten. Zur Bekämpfung ist koordiniertes Handeln notwendig, das jedoch durch große Unterschiede zwischen den Gesundheitssystemen und den Versorgungsstandards verschiedener Länder erschwert wird.

Medizintechnische Geräte, Systeme und Verfahren kommen in einem hoch regulierten Umfeld mit spezifischen Anwendungs- und Marktcharakteristika zum Einsatz. Im Vergleich zu anderen Industriezweigen ist die **Innovationskette** von Forschung und Entwicklung über die klinische Bewertung, die Konformitätsbewertung

(Erfüllung festgelegter Anforderungen in Bezug auf Produkt oder Prozess) und die Kostenerstattung durch Krankenkassen bis hin zur Produktion und der Vermarktung (s. ▶ Kap. 1 und ▶ Kap. 16) außerordentlich komplex. Die Einführung innovativer Biomedizintechnik, deren routinemäßige Anwendung und der daraus resultierende Nutzen sind z. T. schwierig zu bewerten und in Zahlen zu fassen, da verschiedene Akteure unterschiedliche Sichten auf das jeweilige Problem entwickeln. Bzgl. eines erhöhten **Bedarfs** an Medizintechnik bei steigendem mittleren Lebensalter der Menschen und daraus abgeleiteten Kostenvoraussagen gibt es z. B. unterschiedliche Hypothesen: Nach der „**Medikalisierungsthese**" wachsen die Ausgaben mit zunehmendem Lebensalter, da Morbidität und Häufigkeit von Erkrankungen mit dem Alter zunehmen. Nach der „**Kompressionsthese**" steigen die Ausgaben erst knapp vor dem Todeszeitpunkt sprunghaft an. In einer weiteren Untersuchung wurde gezeigt, dass der hochtechnisierte medizinische Aufwand bei belastbareren und vergleichsweise jüngeren der alten Patienten höher ist. Keine dieser Hypothesen konnte allerdings bisher den Zusammenhang zwischen demographischer Entwicklung und dem Bedarf an biomedizintechnischer Unterstützung verlässlich nachweisen. [SPECTARIS 2006]

Jede biomedizintechnische Weiterentwicklung hat das Ziel, das Verhältnis von **Nutzen** zu **Aufwand** zu verbessern. Es sollten zur Erhöhung der Effektivität beim Einsatz von Medizinprodukten also

1. entweder der Aufwand (als Kosten quantifizierbar) bei konstantem Nutzen sinken oder

2. der Nutzen bei konstantem Aufwand steigen, bezogen auf den medizinischen Betreuungsprozess heißt das:
    – in der **Prävention**: ein besserer Gesundheitserhalt (bzw. Krankheitsvorbeugung),
    – in der **Diagnose**/**Prognose**: eine verbesserte (Früh-)Erkennung von Krankheiten und Voraussage des Verlaufs,
    – in der **Therapie**/**Nachsorge**: eine minimale **Patientenbelastung** bei optimalem Heilungsprozess,
    – in der **Rehabilitation**: eine bestmögliche Wiedereingliederung und Teilhabe am Leben,

3. beziehungsweise ein sinkender **Aufwand** sogar mit einem steigenden **Nutzen** verbunden sein.

Der (Aufwand-/)Nutzenbegriff spielt in Deutschland für den Erfolg oder Misserfolg eines Medizinprodukts eine wesentliche Rolle. Soll ein innovatives Medizinprodukt in die Kostenerstattung durch die Gesetzliche Krankenversicherung überführt werden, muss zumeist eine Nutzenbewertung unter Berücksichtigung gesundheitsökonomischer Betrachtungen vorgenommen werden. So fordert die Sozialgesetzgebung in Deutschland (§ 70, SGB V) „eine dem allgemein anerkannten Stand der medizinischen Erkenntnisse entsprechende Versorgung der Versicherten" (medizinischer Nutzen) und eine „ausreichende und zweckmäßige" Versorgung, die „wirtschaftlich erbracht" wird (Aufwandsbegrenzung). Das für diese Fragen zuständige Gremium ist der Gemeinsame Bundesausschuss (G-BA), der im Zuge der Selbstverwaltung des Gesundheitssystems in Deutschland das Institut für Qualität und Wirtschaftlichkeit im Gesundheitswesen (IQWiG) ggf. beauftragt, Nutzenbewertungen innovativer Medizinprodukte vorzunehmen [IQWiG 2009]. Nach § 35b und 139a, SGB V hat das Institut zu gewährleisten, dass „die Bewertung des medizinischen Nutzens nach den international anerkannten Standards der evidenzbasierten Medizin und die ökonomische Bewertung nach den hierfür maßgeblichen international anerkannten Standards, insbesondere der Gesundheitsökonomie, erfolgt." Das IQWiG setzt sich insbesondere mit Kosten-Nutzen-Analysen neuer Arzneimittel auseinander, die mittels kontrollierter, randomisierter klinischer Studien durchgeführt werden. Mit Blick auf den Nutzennachweis bei Medizinprodukten stellt sich die direkte Übertragung dieses Goldstandards schwierig dar. Dies gilt insbesondere für den Nachweis eines Nutzens, der erst langfristig auftritt. Auch Fragen in Bezug auf die Bildung von Vergleichsgruppen für Studien oder die erforderliche „Verblindung" (Kodierung der Studieninformationen gegenüber den Beteiligten) stellen sich ethisch und methodisch vielfach schwierig dar: Soll etwa ein Patient das neuartige Implantat nicht bekommen, da er (zufällig ausgewählt) der Vergleichsgruppe zugeteilt wurde? Oder soll er im Zuge einer Verblindung nur eine Attrappe implantiert bekommen? Erschwert wird das Studiendesign auch dadurch, dass die Patientenzahlen bei BMT-Innovationen im Allgemeinen geringer sind als im Bereich der Arzneimittelentwicklung. Dies erschwert auch die gesundheitsökonomische Betrachtung der Innovation. Oftmals stellen der klinische Nutzennachweis und die damit verbundene Frage der Erstattungsfähigkeit des Technikeinsatzes die Achillesverse des späteren Erfolgs eines innovativen Medizinprodukts in Deutschland dar. Gegenwärtig gibt es daher eine intensive Diskussion in Fachkreisen, wie diese späte Phase des Innovationsprozesses methodisch besser gestaltet werden kann. In der Medizintechnik muss im Gegensatz zur Arzneimittelentwicklung zwischen einer „Marktzulassung" und einer „Erstattungszulassung" unterschieden werden, d. h. wenn ein Medizinprodukt die grundlegenden Anforderungen laut Medizinproduktegesetz erfüllt, darf es zwar in der EU in Verkehr gebracht werden, jedoch heißt das nicht, dass der Hersteller dafür auch eine Erstattung seitens der Gesetzlichen Krankenversicherung bekommt. Zum Inverkehrbringen eines Medizinprodukts ist die Erfüllung der grundlegenden Anforderungen erforderlich, die in Europäischen Richtlinien formuliert sind (Grundlegende Anforderungen gemäß Anhang I, RL 93/42/EWG, s. ▸ Kap. 1 und ▸ Kap. 16). Sie beziehen sich auf die technische und medizinische „Leistung" (Funktionalität) und die allgemeine Sicherheit und dabei speziell auf:

- chemische, physikalische und biologische Eigenschaften der eingesetzten Werkstoffe (z. B. Toxizität, Verträglichkeit)
- die Infektion und mikrobielle Kontamination (z. B. Verarbeitung, Verpackung)

- die Eigenschaften, welche durch die Konstruktion und die Umgebungsbedingungen definiert werden (z. B. Minimierung von Risiken)
- die Messfunktionen (z. B. Genauigkeit, Anzeigeeinrichtungen)
- den Schutz vor Strahlungen (z. B. beabsichtigte bzw. unbeabsichtigte Strahlung, ionisierende Strahlung)
- Produkte mit externer oder interner Energiequelle (z. B. Schutz vor elektrischen, mechanischen, thermischen Risiken)
- die Bereitstellung von Informationen durch den Hersteller (z. B. Kennzeichnungen, Gebrauchsanweisung)
- ggf. Ermittlung von klinischen Daten [Kraft 2008].

Unabhängig von den spezifischen Anforderungen an die Markteinführung von Medizinprodukten sollte natürlich stets der unmittelbare Nutzen für den Patienten und dessen konkrete **Genesung** bzw. **Lebensqualitätsverbesserung** im Vordergrund der Betrachtung seitens der Forscher und Entwickler stehen. In Anbetracht des demografischen Wandels wird heute ein Nutzen auch häufig darin gesehen, länger selbständig im häuslichen Umfeld leben zu können und sicher mit zuverlässiger Unterstützung und der Möglichkeit schneller Hilfe mobil zu sein. „Klassische" Medizintechnik wird hier mehr und mehr zu einem Assistenzsystem. Die Grenzen zwischen den Sektoren „stationär – ambulant – häuslich" verschwinden, und es ist generell ein Trend, zu beobachten, das „Heilen" um „Unterstützen" und „Verstärken" zu ergänzen. Technik soll bei der Unterstützung menschlichen Lebens „mehr Ressourcen freisetzen als für ihren Einsatz benötigt werden" – es eröffnet sich ein weites Feld der gesellschaftlichen Diskussion über Wirtschaftlichkeit und Ethik bis hin zu psychischen Befindlichkeiten. [Kocka 2009]

Um nun Biomedizinische Technik wirkungsvoll für den Patienten anwenden zu können, sind neben dem **Patientennutzen** auch Nutzeraspekte aus Sicht des Arztes und des Umfelds zu beachten. Bereits vor der medizinischen Anwendung der Technik müssen bestimmte Phasen durchlaufen werden, die sich ggf. als innovationshemmend erweisen können. Neben den bereits oben genannten Phasen der Marktzulassung und Erlangung der Kostenerstattung gehören dazu die Phasen der industriellen Entwicklung und der klinischen Bewertung sowie Aspekte des **Erfindungsschutzes** oder die Integration der Innovation in bestehende Systeme und Prozesse. Damit sollte der Nachweis des **patientenrelevanten Nutzens** mit Blick auf bestmögliche **Evidenz** (im Sinne von Beweiskraft) im gesamten **medizinischen Versorgungsumfeld** gezielt erweitert werden [Lindner 2009]. Der patientenrelevante Nutzen der Anwendung Biomedizinischer Technik geht beispielsweise weit über den ermittelbaren finanziellen Rahmen der konkreten medizinischen Betreuung eines Erkrankten hinaus: die betriebs- wie auch volkswirtschaftlichen Effekte sind über einen langen Zeitraum mit zu kalkulieren, und Einflüsse auf das spezielle Lebensumfeld und die Befindlichkeit wie auch die gesellschaftliche Situation insgesamt sind ohnehin kaum messbar. So dient das **Fallpauschalensystem** (*Diagnosis Related*

Groups, **Diagnosebezogene Fallgruppen DRG**) im stationären Versorgungssektor auch dazu, gesundheitsökonomische Aspekte über klassifizierte Abrechnungsgrundlagen fassbar zu machen. Nichtsdestotrotz ist der Antrieb für Entwicklungen auf dem Gebiet der Biomedizinischen Technik primär die konkrete medizinische Problemstellung in Kliniken, Praxen, Alten- und Pflegeheimen sowie Rehabilitationseinrichtungen. Das generelle Ziel Biomedizinischer Technik besteht in der Leistungssteigerung medizinischer Maßnahmen zum Nutzen des individuellen Patienten sowie der Gesellschaft.

18.3 Die Medizintechnikbranche

Der Kern der Biomedizinischen Technik, die **Medizintechnik**, gehört zu den innovativsten **Wirtschaftsbranchen**. Dies zeigt sich u. a. darin, dass die Investitionen der medizintechnischen Unternehmen in Forschung und Entwicklung in Deutschland mit rund neun Prozent etwa doppelt so hoch sind wie im Industriedurchschnitt. Die **Forschungsintensität** (Aufwendungen für Forschung und Entwicklung am Umsatz) ist mit ca. zehn Prozent etwa doppelt so hoch wie im gesamten verarbeitenden Gewerbe. Fast 15 Prozent der Beschäftigten in medizintechnischen Unternehmen sind in der **Produktentwicklung** tätig. Die **Unternehmen** erzielen mehr als die Hälfte ihres Umsatzes mit Produkten, die nicht älter als drei Jahre sind. Die **Medizintechnikbranche** ist weltweit seit über zehn Jahren im Wachsen begriffen und damit eine besonders erfolgreiche **Industriebranche**, die sehr unterschiedliche Produktionsschwerpunkte einschließt, s. ▶ Abb. 18.2. Der **Umsatz** der deutschen Medizintechnik (bezogen auf alle Unternehmen mit mehr als 50 Mitarbeitern) ist 2012 um 4,2 Prozent gegenüber dem Vorjahr auf 22,3 Milliarden Euro gestiegen. Die **Beschäftigtenzahlen** im Medizintechnikbereich stiegen auch in Krisenjahren an, während derer sie im restlichen verarbeitenden Gewerbe sanken. Beschäftigungspolitisch ist die Medizintechnik damit ein zuverlässiger Arbeitgeber. Rund 94 500 Mitarbeiter waren 2012 in der deutschen Medizintechnik beschäftigt, 2,6 Prozent mehr als im Vorjahr, was etwa 1,6 % der Arbeitsplätze des verarbeitenden Gewerbes entspricht. Mit 68 % **Exportquote** liegt die Medizintechnik im Vergleich zum Durchschnitt der Industriebranchen (43,3 %) ausgesprochen hoch. [Lindner 2009, SPECTARIS 2010, 2013]

Die deutsche Medizintechnikbranche ist stark mittelständisch geprägt: Kleine und mittlere Unternehmen mit weniger als 100 Mitarbeitern repräsentieren 93 % der deutschen **Medizintechnikunternehmen** und damit weit mehr als in den USA oder Japan [SPECTARIS 2010, Lindner 2009]. Die Medizintechnikbranche wächst stetig und konnte bisher auch schwierige wirtschaftliche Situationen meistern, s. ▶ Abb. 18.3.

Das Bundesministerium für Bildung und Forschung (BMBF), das Bundesministerium für Gesundheit (BMG) und das Bundesministerium für Wirtschaft und Technolo-

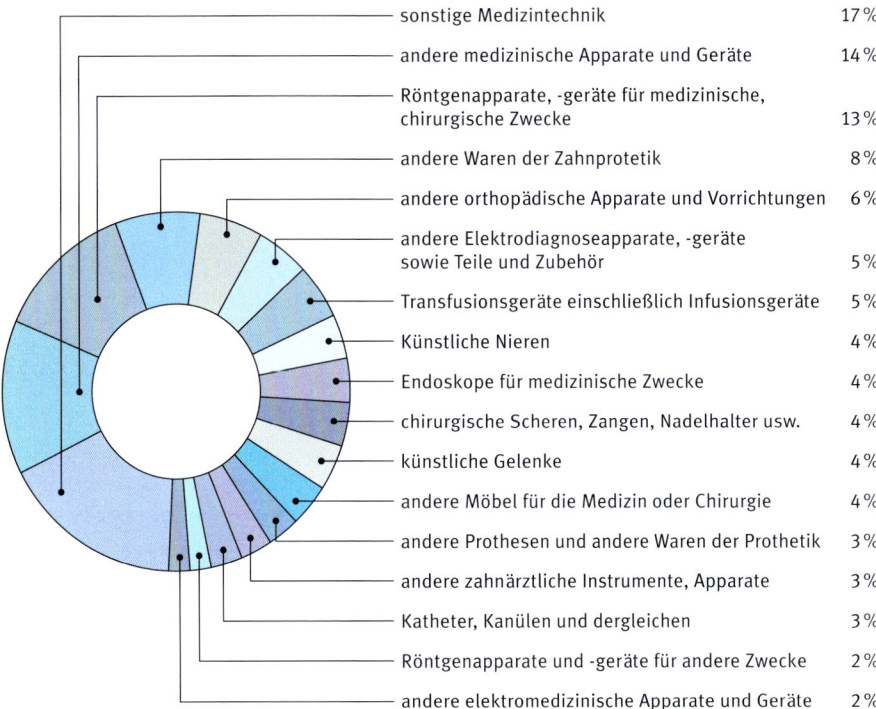

sonstige Medizintechnik	17 %
andere medizinische Apparate und Geräte	14 %
Röntgenapparate, -geräte für medizinische, chirurgische Zwecke	13 %
andere Waren der Zahnprotetik	8 %
andere orthopädische Apparate und Vorrichtungen	6 %
andere Elektrodiagnoseapparate, -geräte sowie Teile und Zubehör	5 %
Transfusionsgeräte einschließlich Infusionsgeräte	5 %
Künstliche Nieren	4 %
Endoskope für medizinische Zwecke	4 %
chirurgische Scheren, Zangen, Nadelhalter usw.	4 %
künstliche Gelenke	4 %
andere Möbel für die Medizin oder Chirurgie	4 %
andere Prothesen und andere Waren der Prothetik	3 %
andere zahnärztliche Instrumente, Apparate	3 %
Katheter, Kanülen und dergleichen	3 %
Röntgenapparate und -geräte für andere Zwecke	2 %
andere elektromedizinische Apparate und Geräte	2 %

Abb. 18.2: Produktionsschwerpunkte der deutschen Medizintechnikhersteller: wertmäßige Inlandsproduktion (Produktion im Land) medizintechnischer Güter ohne Reparatur und Instandhaltung im Jahr 2009, aus [SPECTARIS 2010].

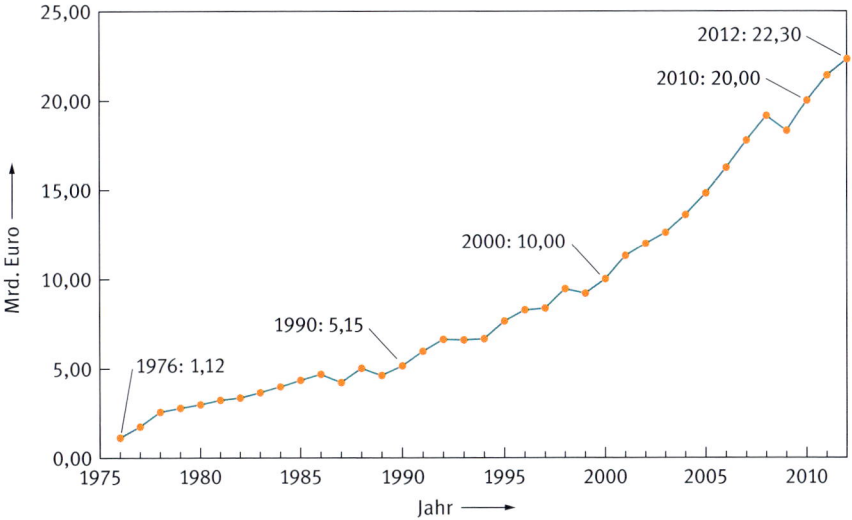

Abb. 18.3: Umsatzentwicklung der Medizintechnik seit 1976, aus Publikationen des Industrieverbandes SPECTARIS, zuletzt [SPECTARIS 2013].

gie (BMWi) haben im Juni 2011 den Nationalen Strategieprozess „Innovationen in der Medizintechnik" ins Leben gerufen, damit

– die Wettbewerbsfähigkeit der Branche gesteigert,
– die Leistungsfähigkeit des Gesundheitssystems ausgebaut sowie
– die Innovationskraft der medizintechnischen Forschung gestärkt werden kann.

Im Jahr 2012 benannten mehr als 150 Vertreter aus Industrie, Wissenschaft und Gesundheitswesen die wichtigsten Herausforderungen und leiten nachfolgende, im Schlussbericht präzisierte Handlungsempfehlungen ab:

– Deutschland als Leitanbieter für Medizintechnik im internationalen Wettbewerb stärken
– Patientenversorgung verbessern
– Innovationsprozesse beschleunigen
– Forschung und Entwicklung stärker am Bedarf ausrichten
– Rahmenbedingungen verbessern
– **Fachkräftesituation** und Investitionstätigkeit am Standort verbessern
– kohärente Innovationspolitik etablieren [Lenkungskreis 2012].

18.4 Der Innovationsprozess

Die Entwicklung Biomedizinischer Technik ist – wie andere technische Entwicklungen auch – durch eine Mischung aus überraschenden **Entdeckungen** (z. B. Röntgenstrahlen 1895) und gezielten **Entwicklungen** (z. B. biokompatible, MRT-taugliche Funktionswerkstoffe für die Herzschrittmachertechnik) gekennzeichnet. Konzentriert man sich auf den BMT-Kernbereich Medizintechnik, kann man auf eine lange Tradition von Ideen und medizinisch-technischen Innovationen und eine solide Zukunft mit großen Entwicklungsmöglichkeiten für Neuerungen verweisen. Innovation kostet Kraft und braucht Durchhaltevermögen: Der **Lebenszyklus eines Medizinprodukts** von der **Idee** bis zur **Marktetablierung** ist aufwendig und lang, s. ▶ Kap. 1 und 16.

> **Innovation** (*lat. novus* neu; *innovatio* etwas neu Geschaffenes): Neuheit, Neuerung oder Verbesserung, die sich vom bisherigen Zustand innerhalb eines begrenzten Vergleichsraums merklich unterscheidet.

Der Begriff ▶ **Innovation** wird aus verschiedenen Blickwinkeln unterschiedlich definiert: neben **Basisinnovationen** werden auch solche Verbesserungen als Innovation akzeptiert, die sich vom bisherigen vergleichbaren Zustand merklich unterscheiden und zumindest für das jeweilige System eine Neuheit darstellen. Nach **Innovationsgrad** (bezogen auf die zeitliche Veränderung) und Innovationsgehalt (bezogen auf die inhaltliche Veränderung) werden die Begriffspaare

- **radikale** versus **inkrementale Innovationen** oder
- **revolutionäre** versus **evolutionäre** oder
- **originäre** versus **adaptive** oder
- Basis- versus **Verbesserungsinnovationen**

unterschieden [BMBF 2005]. Aus Sicht der Wirtschaftswissenschaft sind Innovationen zudem mit dem späteren Erfolg als neue Produkte, Dienstleistungen oder Verfahren verknüpft. Vorteilhaft sind Innovationen mit klar kalkulierbarem **Substitutionspotenzial** im Sinne eines **Technologiewechsels**, bei denen die Summe aller Nutzen größer ist als die Summe der gegenüberstehenden **Kosten**. Was wirklich eine Innovation darstellt, wird erst im Marktergebnis sichtbar, wenn die Realisierung und das Potenzial einer Idee in Tiefe und Breite bekannt sind. Innovationen können sich auf neue oder veränderte Produkte, Dienstleistungen, Services, Prozesse, Strukturen oder Verhaltensweisen beziehen. Im Gesundheitswesen lassen sich drei **Typen** von Innovationen unterscheiden:

- **Produkt- oder Dienstleistungsinnovationen** (unter anderem: Medizinprodukte, Arzneimittel, Heilleistungen, aber auch telemedizinische oder laboranalytische Dienstleistungen)
- **Prozess- oder Verfahrensinnovationen** (unter anderem: Einführung der integrierten Versorgung, medizinische Versorgungszentren, verbesserte Kommunikation und Dokumentation durch die elektronische Patientenakte, neue **Wertschöpfungsketten** durch *E-Health*-Nutzung, neue Diagnose- und Therapieverfahren)
- **Systeminnovation** (unter anderem: Weiterentwicklung/Verbesserung des Rechtsrahmens für die gesetzlichen und privaten **Krankenversicherungen**, Einführung von Pflichtversicherungen, Reform der Pflegeversicherung, Anreizstrukturen); nach K.-D. HENKE in [SPECTARIS 2007]

Innovationen der Medizintechnik konzentrieren sich vor allem auf:

- eine verbesserte Diagnostik zur Früherkennung von Erkrankungen
- Therapieverfahren, die bei minimaler Patientenbelastung für einen optimalen Behandlungserfolg sorgen
- den verbesserten Ersatz bzw. die technische Unterstützung von erkrankten Organen oder Körperteilen
- einen verbesserten Informationsaustausch und
- höhere Wirtschaftlichkeit [BMBF 2005].

Geplante Innovationen (auch „**Schritt-Innovationen**") führen vornehmlich zu kontinuierlichen Verbesserungen von Technologien und Produkten. Im Gegensatz dazu lassen sich „**Sprung-Innovationen**" schwerer voraussagen. Dabei geht jede neue Methode mit einem potentiellen Risiko für den Patienten als primärem Technologienutzer sowie für das medizinische Personal als primärem Technologieanwender einher. Die durch das Medizinproduktegesetz vorgegebenen Rahmenbedingungen zum Inverkehrbringen von Medizinprodukten tragen diesem Aspekt Rechnung und schreiben die entsprechenden Zugangswege in Abhängigkeit von einer Risikoklassifikation vor (s. ▶Kap. 16). Besonders herausfordernd sind zu prüfende Fragestellungen, die auf (noch) nicht mess- oder beobachtbaren Phänomenen beruhen. So bleiben aktuell Detailfragen zur Wirkung von hochfrequenter elektromagnetischer Strahlung oder in den menschlichen Organismus eingebrachten Nanopartikeln offen.

Der Trend zeigt: biomedizintechnische Lösungen werden zunehmend komplexer. So werden einzelne Medizinprodukte vermehrt in IT-basierte Infrastrukturen und Dienstleistungen eingebunden. Die Anzahl der Akteure verschiedener Disziplinen und Berufsgruppen sowie der Vernetzungsgrad nehmen zu. Die Schnittstellengestaltung in solchen vernetzten Systemen erfordert durchdachte Kommunikation und Standardisierung. Auf diese Weise steigt auch die Komplexität des gesamten Managements im Innovationsprozess. [VDE-DGBMT 2012]

18.5 Innovationsfelder und Schlüsseltechnologien

Technologische Innovationsprozesse basieren auf Forschung und Entwicklung. Förderliche ökonomische und gesetzliche **Rahmenbedingungen** sind notwendig, wenn die Innovationen auch ihren Zweck, die verbesserte Gesundheitsversorgung, erreichen sollen. Innovationsfördernde Querschnittstechnologien im technischen wie im medizinisch-biologischen Bereich, sogenannte **Schlüsseltechnologien**, befruchten die Entwicklung der Biomedizinischen Technik erheblich (siehe u. a. [BMBF 2006, VDE-DGBMT 2012]). Derzeit sind es vornehmlich folgende:
– **Informations- und Kommunikationstechnologie**
– **Mikro- und Nanotechnologie**
– **Biotechnologie**
– **Materialwissenschaften**
– **Optische Technologie**

wie auch
– **Regenerative Medizin**
– **Personalisierte/Individualisierte Medizin**
– **Modellbasierte Medizin**.

Dabei spielt die Gesundheit der Bevölkerung bei sich wandelnder **Altersstruktur** eine wichtige Rolle neben anderen weltweit benannten Forschungsschwerpunkten wie Klimawandel, effektiver Energieerzeugung und -nutzung/Regenerativen Energien, Transport und Verkehr, Kommunikation.

Primäre ▸**Innovationsfelder** der Biomedizinischen Technik sind in folgenden Gebieten zu sehen, siehe u. a. [BMBF 2006, VDE-DGBMT 2012], sie spiegeln sich in den Kapiteln dieses Bandes wie auch vertieft in den anderen Bänden der Reihe wider:

– **Bildgebende diagnostische Verfahren** (▸Kap. 11 und ▸Band 7)
  – Weiterentwicklung der bildgebenden **Modalitäten** und neuer Verfahren (z. B. *Magnetic Particle Imaging*)
  – automatisierte **Bildverarbeitung** und **Bildanalyse**
  – **Kontrastmittelentwicklung**
  – **molekulare**, **funktionelle**, **quantitative**, **multimodale/hybride** und **interventionelle Bildgebung** auch unter Nutzung von **Biomarkern**
– **Interventionelle Techniken** (▸Kap. 12 und ▸Band 8)
  – **minimalinvasive Techniken**, *NOTES* und „*Smart Instruments*"
  – **Robotik**, **Navigation** und **Tracking**
  – **bildgeführte Intervention** und *Closed-Loop*-**Systeme**
  – **Fusion** und **Visualisierung** von prä- und intraoperativen Bilddaten zur **Operationsunterstützung**
  – **Monitoring**- und **Anästhesiesysteme**
  – Anwendung von **Lasertechnik** in der Medizin
  – Verzahnung computergestützter **Chirurgieplanung** mit intraoperativer Kontrolle und *Workflow*-**Optimierung**
  – vernetzter Operationssaal und ▸**Interoperabilität** (s. u.)
– *In-vitro*-Technologien (▸Kap. 7, 9, 15 und ▸Band 3, 5, 11)
  – *In-vitro*-**Biosensorik** und **Bioanalytik**
  – **DNA-Chips** und **Protein-Chips**
  – *Lab-on-Chip*-**Technologie**, *Point-of-Care*-**Diagnose**
  – **Zell- und Gewebetechnik**
  – **Zelldiagnostik** und Zellkonditionierung
  – **Gewebekonstrukte** und **Organersatz**
  – *Cell*- und *Bioengineering*
  – **Laborautomatisierung**
– **Medizinische Informationssysteme** und **Telemedizin** (▸Kap. 10 und ▸Band 5, ▸Band 6)
  – medizinische Informationssysteme und **Informationsvernetzung**, *Smart Hospital*
  – *Data Mining* und *Data-Warehouse*-**Konzepte**
  – **IT-basiertes** *Workflow*-**Management**
  – *eHealth*, *mHealth*, **Telemonitoring**, **Assistenzsysteme**, *Smart Home*
  – **Biosignalverarbeitung** und **Biosignalanalyse**
  – **Datenfusion**, **Datenaufbereitung** und **Visualisierungsmöglichkeiten**

- **Modellbildung** und **Simulation** (▶ Kap. 8, 12, 13 und ▶ Kap. 16 und ▶ Band 4, 8, 9, 12)
  - **Therapieplanung**, **Entscheidungsunterstützung** und **modellbasierte** (auch **bildgeführte**, **bildgestützte**) **Therapie**
  - **Gütebewertung** und **Qualitätsmanagement**
  - Reduktion der Zahl von **Tierversuchen**
  - **Learning**, **Training** und *Virtual Reality* im medizinischen Umfeld
- **Prothesen** und **Implantate** (▶ Kap. 7, 14 und 15 und 3, 10 und 11)
  - **aktive**, **diagnostische** und **intelligente Implantate**
  - **theragnostische Implantate**
  - **biologische**, **biologisierte** und **biofunktionalisierte Implantate**
  - **Neuroengineering** und **Neurostimulation**, *Brain-Computer Interfaces*
  - **Rehabilitationstechnik**
  - **künstliche Gelenke**, **Endoprothesen** und **passive Implantate**
- **Therapiesysteme** (▶ Kap. 13 und ▶ Band 9)
  - *Drug-Delivery*-**Systeme**
  - **Elektrotherapie**
  - **Therapie** mit **Gasen** und **Aerosolen**
  - **Dialyse** und Apherese (**Blutreinigung**)
  - **Strahlentherapie**, **Radionuklidtherapie**.

Zwischen den einzeln genannten Technologiefeldern gibt es Überschneidungen, die sich auch in interdisziplinären Querschnittsthemen widerspiegeln (▶ Kap. 1, 2, 3, 16, und 17 und ▶ Band 2, ▶ Band 12):

- **Patientensicherheit** in der Medizintechnik
- **Ergonomie**, **Gebrauchstauglichkeit** („*Usability*") und **Bedienerakzeptanz** von Medizinprodukten
- **Interaktion** zwischen Technik und Leben an **Mensch-Maschine-Schnittstellen** bzw. **biologisch-technischen** *Interfaces*/**Koppelebenen**
- sektorübergreifende biomedizintechnische **Systemlösungen**, ▶ **Interoperabilität** (s. u.)
- **Aus- und Weiterbildung** in der Biomedizinischen Technik
- **Standardisierung** und **Normung** in der Medizintechnik
- Biomedizintechnik im Kontext von **Gesellschaft** und **Ethik**.

18.6 Ausblick und Vision

Man kann die derzeitige Entwicklung der Biomedizinischen Technik anhand von sechs Trends verfolgen (s. auch [BMBF 2005, BMBF 2006, Dössel 2008, Hutten 1991, Hutten 1998, Schlötelburg 2010, VDE-DGBMT 2012]), die in den komplexen Systemen und Prozessen eng miteinander verwoben sind:

1. **Miniaturisierung**: Komponenten, Geräte und Systeme der BMT werden immer kleiner, leichter und energiedichter bei steigender Funktionalität. Durch **Mikro- und Nanotechnologie** wird ein hoher Integrationsgrad von Einzelkomponenten erreicht, wodurch z. B. minimal-invasive Techniken in der Medizin möglich, Implantate nutzerfreundlicher und Monitoringsysteme für Vitalparameter mobil gestaltet werden.

2. **Computerisierung und Vernetzung**: Biomedizinische Technik benötigt **Informations- und Kommunikationstechnik** in immer stärkerem Maße für **Informationserfassung, -verarbeitung, -sicherung, -präsentation** und **-austausch** in komplexen Systemlösungen wie z. B. zur tomographischen Verarbeitung und Präsentation großer multimodal erfasster Bilddatenmengen, in der Telemedizin und für alle mobilen medizintechnischen Lösungen. Hohe Austauschraten von Information, Stoff und Energie über gesicherte, zuverlässige standardisierte Schnittstellen ermöglichen effektive **Hot-Plugging-Konzepte** (▶ **Interoperabilität**).

3. **Molekularisierung**: Betrachtungs- wie Handlungsebene verschieben sich in immer kleinere Bereiche von Organen über Gewebe hin zu Zellen bis zu **Molekülen** und Atomen. Gezielt werden signalgebende und therapeutisch wirksame Moleküle in molekularer Bildgebung und z. B. zur **Tumortherapie** lokal und selektiv eingesetzt. Im Gebiet des Tissue Engineering zielt man auf den natürlichen Ersatz für erkrankte Gewebe durch **in vitro gezüchtete menschliche Gewebe**.

4. **Biologisierung**: Biologische Komponenten werden in biomedizintechnische Systeme integriert wie beispielsweise bei **Bioimplantaten** (Knorpel- oder Gefäßimplantate), **Biosensoren** oder gezüchtetem Gewebsersatz.

5. **Personalisierung: Individualisierte Behandlung** mit **maßgeschneiderten Mitteln und Methoden** basiert auf **individualisierter Diagnose und Prognose** des konkreten Falls und **Krankheitsverlaufs**, auch bei multimorbiden Patienten oder Patienten mit seltenen Erkrankungen (**„Orphan-Device"-Lösungen**).

6. **Automatisierung und Kybernetisierung**: Über verfeinerte Diagnose-, Therapie- und **Entscheidungsunterstützungssysteme** können fehlende biologische Strukturen oder Funktionen durch adaptive, automatisierte Systeme der Biomedizinischen Technik ergänzt oder ersetzt werden, sei es beim **Home Monitoring** von Herzschrittmacherpatienten, der Nutzung von Robotertechnik zum Wiedererlernen des Gehens nach Schlaganfall oder **persönlichen Assistenzsystemen** beispielsweise in der Diabetestherapie. Dadurch wird der biologische Regelkreis entsprechend der medizinischen Zielstellung über technische Komponenten in Routineanwendung erweitert (**Closed-Loop-Systeme**, **Theragnostik**, **Cybersystems**).

Interoperabilität (*lat. inter* zwischen; *opera* Arbeit): Fähigkeit kompatibler (verträglicher) Komponenten heterogener Systeme, über gemeinsam vereinbarte Schnittstellen zu kooperieren.

Alle sechs Entwicklungsstränge (Trends) der Biomedizinischen Technik führen bei Medizintechnikanwendungen für den einzelnen Patienten zu verbesserten, weniger invasiven Behandlungsmöglichkeiten durch erweiterte und gesicherte Indikations- und Diagnosestellung, zur schnelleren Genesung der Patienten, geringerer Schmerz- belastung und z. B. bei minimalinvasiven Techniken auch zu besserem optischen Ergebnis infolge einer geringeren Narbenbildung. Durch die geschickte Kombination verschiedener Technologien in komplexen Systemen können die biomedizintech- nischen Prozesse schneller, effektiver, selektiver und feiner auf die individuellen Eigenschaften des Patienten bzw. des biologischen Systems abgestimmt werden. Der **Patientennutzen** geht mit kürzeren Liege- und Pflegezeiten und einer schnelleren Wiederaufnahme der Arbeit einher, was von volkswirtschaftlicher Relevanz ist und Kosten senken hilft. Hier verschiebt sich der Einsatz Biomedizinischer Technik, dem medizinischen Trend folgend, in Richtung Prävention und Pflege.

Allgemein kann man formulieren, dass bei erhöhter Funktionalität der Biome- dizinischen Technik im Sinne der medizinisch-biologischen Fragestellung vor allem **Sicherheit** und **Zuverlässigkeit** der technischen Assistenzsysteme zu verbessern sind (hier ist Assistenz als Unterstützung für Patient wie Arzt oder Forscher ge- meint). Die **Nachhaltigkeit** im Sinne von Weitsicht, Verlässlichkeit, Kontinuität und Messbarkeit [VDE 2011] muss erhöht werden. Alle verfügbaren ingenieurtechnischen Mittel und Methoden sollten zügig ihren Nutzen auch auf dem Gebiet der BMT be- weisen: nichtlineare, multivariate und multimodale Signal- und Bilderfassungs- und -verarbeitungsmethoden, modellbasierte Entscheidungsunterstützung (nützlich u. a. zur Generierung von Leitlinien), Qualitätsbewertung und Wissenspräsentation, neue biokompatible Materialien und miniaturisierte biologisch-elektrisch-mechanisch wirkende Hybridkomponenten mit Datenfernübertragung usw.

In allen hoch komplexen, stark vernetzten Systemen zeigt sich der Trend hin zur „**Intelligenzverstärkung**", d. h. vielfältigen integrierten Funktionen, die Denk- und Entscheidungsprozesse des Arztes bzw. Forschers informationstechnisch al- gorithmiert beinhalten und dem Wissenschaftsgebiet der Künstlichen Intelligenz zuzuordnen sind. Riesige Datenmengen sind nach allen Regeln der Kunst möglichst *online* und synchron zu erfassen und zu verarbeiten (***Data Mining***) sowie zu verwal- ten (***Data Warehouse***), was hohe Anforderungen an den informationstechnischen Hintergrund stellt. DICOM 3.0 wurde international als allgemein anerkannter Bildda- tenstandard in der Medizin bereits erfolgreich eingeführt, ein vergleichbarer Standard für Biosignale ist noch in Bearbeitung, s. ▶ Band 6. **Telekommunikationsschnitt- stellen** müssen auf medizinische Anwendungen zugeschnitten und an die klinische Umgebung angepasst werden. Selbstorganisierende und **adaptive Software**, das sogenannte „***Organic Computing***" nach dem Vorbild biologischer Systeme, könnte auch medizintechnische Organisationsstrukturen hinsichtlich ihrer informationsver- arbeitenden Prozesse robuster machen [Müller-Schloer 2011].

Im Zuge des auch im Bereich der Schulmedizin zu beobachtenden Trends zur „ganzheitlichen Medizin", bei der der Patient in seiner „bio-psycho-sozialen Einheit" zu betrachten ist, müssen auch beim Einsatz Biomedizinischer Technik alle Randbedingungen und Einflussfaktoren in Betracht gezogen werden. Diese Vorgehensweise ist eine typisch ingenieurmäßige, indem systemtheoretisch begründbar entsprechend einer formulierbaren Zielstellung eine optimale Lösung unter gesetzten Randbedingungen gesucht wird (s. Kybernetisierung). Derzeit entwickeln sich die Gebiete der Biotechnologie, Nanotechnologie, Kernfusionsenergie bzw. der Technologie regenerativer Energien (des Energiesparens/der Energieeffizienz) besonders stark, aber auch **Psychosoziale Gesundheit** und Kompetenz oder auch „Kreativwirtschaft", Kreativität zur komplexen Problemlösung und systemischen ▸**Innovation**, kennzeichnen heutige Entwicklungen [Nefiodow 2006]. In diesem Spannungsfeld wächst auch die Biomedizinische Technik wie anhand der sechs Trends beschrieben.

Insgesamt findet im Medizintechnikbereich eine Verschiebung vom einzelnen Medizinprodukt hin zu **komplexeren System- und Prozesslösungen** statt. Kaum eine medizintechnische Lösung agiert noch losgelöst vom Datenstrom umgebender Prozesse. Hierin liegt eine große Chance zur Erhöhung der Funktionalität der technischen Unterstützungssysteme bei gleichzeitiger **optimaler Anpassung** an die vorhandenen individuellen Funktionalitäten des biologischen Systems. Auf der anderen Seite besteht auch eine gewisse Gefahr der Abhängigkeit vom Funktionieren vernetzter Komponenten mit der ihnen innewohnenden erhöhten Fehleranfälligkeit. Funktionalität mit „Heißer Redundanz" bei lebenserhaltenden Aufgaben, klug konzipierte mitlaufende Prozessevaluierung, Fehlerfrüherkennung und Alarmierung sowie maschinell unterstützte Handlungsmechanismen für den schlimmsten eintretenden vielfachen Fehlerfall (*Worst Case*) können ärztlichem Handeln noch mehr Sicherheit verleihen.

Biomedizinische Technik bietet eine Vielfalt an Möglichkeiten zur Steigerung menschlicher Lebensqualität. Im medizinisch Wünschenswerten, verbunden mit dem technisch Machbaren, dem sozial, ethisch und politisch Vertretbaren, dem wirtschaftlich Umsetzbaren und dem psychologisch Annehmbaren liegt die Herausforderung für alle in der Biomedizintechnik tätigen Ingenieure, Physiker, Informatiker, Ärzte, Biologen, Mathematiker und Wirtschaftler.

Dieses einführende Lehrbuch wie auch die folgenden Fachbände der Reihe mögen die Aus- und Weiterbildung der nächsten Generation von Studierenden in der Biomedizinischen Technik begleiten und alle Interessierten zu kreativen und leistungsfähigen Lösungen auf dem Gebiet der Lebenswissenschaften anregen!

Dank

Die Autoren danken Herrn Dr. Cord Schlötelburg für seine wertvollen Hinweise und Ergänzungen.

Quellenverzeichnis

Allianz Global Investors: Der 6. Kondratieff – Wohlstand in langen Wellen. Frankfurt am Main 2010. Online im Internet: https://www.allianz.com/v_1339501931000/media/press/document/kondratieff.pdf, Stand: 1.6.2013.

BMBF Bundesministerium für Bildung und Forschung: Studie zur Situation der Medizintechnik in Deutschland im internationalen Vergleich. MSP Druck + Medien GmbH, Mudersbach, Bonn, Berlin 2005.

BMBF Bundesministerium für Bildung und Forschung: Die Hightech-Strategie für Deutschland. Eigenverlag Bonn, Berlin 2006.

Dössel O.: Medizintechnik 2025 – Trends und Visionen. In: Niederlag W., Lemke H. U., Nagel E., Dössel O. (Hrsg.): Gesundheitswesen 2025. Health Academy 12(2008), 115–127.

Dueck G.: Open Empowerment. Informatik-Spektrum 34(2011)6, 607–12.

Hutten H. Biomedizinische Technik – Betrachtungen zur Situation eines multidisziplinären Fachgebietes. Springer-Verlag, Berlin, Heidelberg, New York 1991.

Hutten H.: Quo vadis BMT? Biomedizinische Technik 43(1998), Ergänzungsband 1, 4–7.

IQWiG Institut für Qualität und Wirtschaftlichkeit im Gesundheitswesen: Kosten und Nutzen in der Medizin. Die Analyse von „Effizienzgrenzen": Allgemeine Methoden zur Bewertung von Verhältnissen zwischen Nutzen und Kosten. Berlin 2009. Online im Internet: https://www.iqwig.de/download/Allgemeinverstaendliche_Zusammenfassung_Kosten_und_Nutzen_in_der_Medizin.pdf, Stand: 14.10. 2012.

Kocka J., Staudinger U.: Gewonnene Jahre. Reihe Altern in Deutschland. Band 9 Nova Acta Leopoldina Stuttgart 107(2009), Nr. 371.

Kraft M.: Qualitätsmanagement in der Medizintechnik. In: [SPECTARIS 2008], S. 5.

Lenkungskreis für den Nationalen Strategieprozess: Innovationen in der Medizintechnik. Schlussbericht, Berlin 2012. Online im Internet, Download über http://www.strategieprozess-medizintechnik.de/sites/default/files/Schlussbericht_NSIM.pdf, Stand: 1.12. 2012.

Lindner R., Nusser M., Zimmermann A., Hartig J., Hüsing B.: Medizintechnische Innovationen – Herausforderungen für Forschungs-, Gesundheits- und Wirtschaftspolitik. TAB-Arbeitsbericht Nr. 134. Berlin 2009. Online im Internet: http://www.tab-beim-bundestag.de/de/publikationen/berichte/ab134.html, Stand: 1.6. 2011.

Lippmann H. G., Kaiser S., Römer H.: Biomedizinische Technik – Versuch zu ihrer wissenschaftstheoretischen und methodologischen Kennzeichnung. Wissenschaftliche Beiträge der Ingenieurhochschule Dresden 16(1986)5, 9–13.

Müller-Schloer Ch.: Organic computing – quo vadis. Proceedings of the 8th ACM international conference on Autonomic computing ICAC 2011, 195-196.

Nefiodow LA.: Der sechste Kondratieff: Wege zur Produktivität und Vollbeschäftigung im Zeitalter der Information. Die langen Wellen der Konjunktur und ihre Basisinnovation}. Rhein-Sieg-Verlag, Sankt Augustin 2006.

Schlötelburg C., Becks T., Stieglitz T.: Biomedizinische Technik heute. Eine Übersicht aus dem Blickwinkel der DGBMT. Springer-Verlag 2010. Bundesgesundheitsblatt 53(2010)759–767.

SPECTARIS – Deutscher Industrieverband für optische, medizinische und mechatronische Technologie e. V.. Das Einsparpotenzial innovativer Medizintechnik im Gesundheitswesen. Bonn: GDE, 2006, 2007, 2008, 2010.

SPECTARIS – Deutscher Industrieverband für optische, medizinische und mechatronische Technologien e.V.. Deutsche Medizintechnik-Branche erfolgreich im Auslandsgeschäft. Berlin 2013. Online im Internet: www.spectaris.de, Stand: 05.06. 2013.

Statistisches Bundesamt: Koordinierte Bevölkerungsvorausberechnung für Deutschland. Wiesbaden 2009.

VDE, DGBMT im VDE. Medizintechnische Innovation in Deutschland. Empfehlungen zur Verbesserung der Innovationsrahmenbedingungen für Hochtechnologie-Medizin. Frankfurt am Main 2012. Online im Internet: Download über www.vde.com, Stand: 5. 5. 2012.

VDE: Initiative Mikromedizin. Positionspapier Blue Hospital – Nachhaltigkeit. Qualität, Ökologie, Effizienz. Frankfurt am Main 2011. Online im Internet: www.vde.com, Stand: 3. 3. 2012.

Verzeichnis weiterführender Literatur

Perleth P, Lühmann D. Nutzen- und Wirtschaftlichkeitsbewertung der biomedizinischen Technik. Onkologie 17(2011), 420-5.

DGBMT im VDE. Personalisierte Medizintechnik. Innovationsreport 2012. Eigenverlag, Frankfurt am Main 2012. Online im Internet: www.dgbmt.de, Stand: 1. 8. 2012.

Schmitz-Rode Th (Hrsg.). Runder Tisch Medizintechnik: Wege zur beschleunigten Zulassung und Erstattung innovativer Medizinprodukte. acatech – Deutsche Akademie für Technikwissenschaften, Springer-Verlag Berlin Heidelberg 2009.

Autorenverzeichnis

Kapitel 1
Priv.-Doz. Dr.-Ing. Ute Morgenstern

Technische Universität Dresden, Institut für Biomedizinische Technik, Helmholtzstraße 18, 01069 Dresden, ute.morgenstern@tu-dresden.de, www.et.tu-dresden.de/ibmt.

Prof. Dr.-Ing. Marc Kraft

Technische Universität Berlin, Institut für Konstruktion, Mikro- und Medizintechnik, Dovestraße 6, 10587 Berlin, marc.kraft@tu-berlin.de, http://www.medtech.tu-berlin.de.

Kapitel 2
Prof. Dr. med. habil. Hans Georg Lippmann †

Technische Universität Dresden (Emeritus), Institut für Biomedizinische Technik, Meersburg a. B.

Kapitel 3
Dr. rer. medic. Anja Abdel-Haq

Technische Universität Dresden, Institut für Biomedizinische Technik, Helmholtzstraße 18, 01069 Dresden, anja.abdel-haq@tu-dresden.de, http://www.et.tu-dresden.de/ibmt, http://www.theragnosos.de.

Prof. Dr. rer. nat. Dipl.-Ing. Martin Baumann

MME, RWTH Aachen, Medizinische Fakultät, Helmholtz-Institut, Lehrstuhl für Angewandte Medizintechnik, Pauwelsstr. 20, 52074 Aachen, baumann@hia.rwth-aachen.de, http://www.hia.rwth-aachen.de/index.php?id=34.

Kapitel 4
Prof. Dr. rer. nat. Ewald Konecny

Universität zu Lübeck (Emeritus), Institut für Medizintechnik, Hirschbergstr. 10, 23617 Stockelsdorf, ewald@konecny-oh.de.

Dr. phil. Heike Petermann M.A.

Westfälische Wilhelms-Universität Münster, Institut für Ethik, Geschichte und Theorie der Medizin, Von-Esmarch-Straße 62, 48149 Münster, heike.petermann@uni-muenster.de.

Kapitel 5

Prof. Dr. rer. nat. Ewald Konecny
Universität zu Lübeck (Emeritus), Institut für Medizintechnik, Hirschbergstr. 10, 23617 Stockelsdorf, ewald@konecny-oh.de.

Prof. Dr.-Ing. habil. Siegfried Kaiser
Technische Universität Dresden (Emeritus), Institut für Biomedizinische Technik, Kalkreuther Str. 32, 01129 Dresden, s.kaiser@kaiser-web.com.

Kapitel 6

Prof. Dr. rer. nat. Ewald Konecny
Universität zu Lübeck (Emeritus), Institut für Medizintechnik, Hirschbergstr. 10, 23617 Stockelsdorf, ewald@konecny-oh.de.

Kapitel 7

Prof. Dr.-Ing. Birgit Glasmacher
Leibniz Universität Hannover, Institut für Mehrphasenprozesse und Zentrum für Biomedizintechnik, Callinstraße 36, 30167 Hannover, glasmacher@imp.uni-hannover.de, http://www.imp.uni-hannover.de.

Prof. Dr. Gerald A. Urban
Albert-Ludwigs-Universität Freiburg, IMTEK Lehrstuhl für Sensoren, Georges-Köhler-Allee 103, 79110 Freiburg, urban@imtek.uni-freiburg.de, http://www.imtek.de/sensoren.

Prof. Dr. rer. nat. Katrin Sternberg
Universität Rostock, Institut für Biomedizinische Technik, Friedrich-Barnewitz-Str. 4, 18119 Rostock, katrin.sternberg@uni-rostock.de, http://www.ibmt.med.uni-rostock.de.

Prof. Dr.-Ing. Marc Kraft
Technische Universität Berlin, Institut für Konstruktion, Mikro- und Medizintechnik, Dovestraße 6, 10587 Berlin, marc.kraft@tu-berlin.de, http://www.medtech.tu-berlin.de.

Dipl.-Ing. Djafar Moussavi
Director Marketing Knees and Hips Biomet EMEA, Biomet Deutschland GmbH, Gustav-Krone-Straße 2, 14167 Berlin, djafar.moussavi@biomet.com.

Kapitel 8
Priv.-Doz. Dr.-Ing. Ute Morgenstern

Technische Universität Dresden, Institut für Biomedizinische Technik, Helmholtzstraße 18, 01069 Dresden, ute.morgenstern@tu-dresden.de, www.et.tu-dresden.de/ibmt, www.theragnosos.de.

Dr.-Ing. Falk Uhlemann

Philips Forschungslaboratorien, Röntgenstraße 24, 22335 Hamburg, falk@uhlemannweb.de.

Tilo Winkler, Ph. D.

Massachusetts General Hospital und Harvard Medical School, Department of Anesthesia, Critical Care and Pain Medicine, 55 Fruit Street, BOSTON MA 02114, United States of America, winkler.tilo@mgh.harvard.edu, www.massgeneral.org/research/researchlab.aspx?id=1546.

Kapitel 9
Prof. Dr.-Ing. habil. Hagen Malberg

Technische Universität Dresden, Institut für Biomedizinische Technik, Helmholtzstraße 18, 01069 Dresden, hagen.malberg@tu-dresden.de, http://www.et.tu-dresden.de/ibmt.

Prof. Dr. Gerald A. Urban

Albert-Ludwigs-Universität Freiburg, IMTEK – Lehrstuhl für Sensoren, Georges-Köhler Allee 103, 79110 Freiburg, urban@imtek.uni-freiburg.de, http://www.imtek.de/sensoren.

Priv.-Doz. Dr.-Ing. habil. Georg Kaltenborn

Martin-Luther-Universität Halle-Wittenberg, Medizinische Fakultät, Zentrum für Medizinische Grundlagenforschung, Schleiermacherstr. 45, 06114 Halle/Saale, georg@kaltenborn.com.

Kapitel 10
Prof. Dr.-Ing. Hartmut Dickhaus

Universitätsklinikum Heidelberg, Institut für medizinische Biometrie und Informatik, Im Neuenheimer Feld 305, 69120 Heidelberg, http://www.klinikum.uni-heidelberg.de/mi.

Prof. Dr. sc. hum. Petra Knaup-Gregori
Universitätsklinikum Heidelberg, Institut für medizinische Biometrie und Informatik, Im Neuenheimer Feld 305, 69120 Heidelberg, http://www.klinikum.uni-heidelberg. de/mi.

Kapitel 11
Prof. Dr. rer. nat. Olaf Dössel
Karlsruher Institut für Technologie (KIT), Institut für Biomedizinische Technik, Fritz-Haber-Weg 1, 76131 Karlsruhe, olaf.doessel@kit.edu, http://www.ibt.kit.edu.

Prof. Dr. rer. nat. Thorsten M. Buzug
Universität zu Lübeck, Institut für Medizintechnik, Ratzeburger Allee 160, 23538 Lübeck, buzug@imt.uni-luebeck.de, http://www.imt.uni-luebeck.de

Kapitel 12
Prof. Dr. rer. nat. Tim C. Lüth
Technische Universität München, Lehrstuhl für Mikrotechnik und Medizingerätetechnik, Boltzmannstr. 15, 85748 Garching bei München, tim.lueth@tum.de, http://www. mimed.de.

Kapitel 13
Prof. Dr.-Ing. Jürgen Werner
Ruhr-Universität Bochum (Emeritus), Medizinische Fakultät, Untermarkstr. 74, 44267 Dortmund, juergen.werner@rub.de, http://homepage.ruhr-uni-bochum.de/juergen. werner.

Kapitel 14
Prof. Dr.-Ing. Marc Kraft
Technische Universität Berlin, Fachgebiet Medizintechnik, Dovestrasse 6, 10587 Berlin, marc.kraft@tu-berlin.de, http://www.medtech.tu-berlin.de, Gesamtverantwortung und Erstellung ▶ Kap. 14

Dr.-Ing. Wolfram Roßdeutscher
Technische Universität Berlin, Fachgebiet Medizintechnik, Dovestrasse 6, 10587 Berlin, Wolfram.Rossdeutscher@tu-Berlin.de, http://www.medtech.tu-berlin.de, Zuarbeit im ▶ Kap. 14

Dr.-Ing. David Hochmann

Otto Bock HealthCare GmbH, Orthesenentwicklung, Max-Näder-Straße 15, 37115 Duderstadt, David.Hochmann@ottobock.de, http://www.ottobock.de/, Zuarbeit im ▶ Kap. 14

Dr.-Ing. Peter Diesing

Berlin Cert Prüf- und Zertifizierstelle GmbH, Geschäftsführer, Dovestrasse 6, 10587 Berlin, pdiesing@berlincert.de, http://www.berlincert.de, Zuarbeit im ▶ Kap. 14

Prof. Dr. med. Stefan Hesse

Schlaganfallzentrum Berlin, An der Mühle 2–9, 13507 Berlin, s.hesse@medicalpark.de, http://www.medicalpark.de/de/main/schlaganfallzentrum_berlin.htm, Zuarbeit im ▶ Kap. 14

Dipl.-Ing. Henning Schmidt

Fraunhofer Institut für Produktionsanlagen und Konstruktionstechnik (IPK), Forschungsgruppe Rehabilitationsrobotik, Pascalstrasse 8–9, 10587 Berlin, henning.schmidt@ipk.fraunhofer.de, http://www.ipk.fraunhofer.de/reharobotik, Zuarbeit im ▶ Kap. 14

Dr. Thomas Schauer

Technische Universität Berlin, Fachgebiet Regelungssysteme, Einsteinufer 17, D-10587 Berlin, schauer@control.tu-berlin.de, http://www.control.tu-berlin.de/Welcome, Zuarbeit im ▶ Kap. 14

Kapitel 15

Prof. Dr.-Ing. Thomas Stieglitz

Albert-Ludwigs-Universität Freiburg, Lehrstuhl für Biomedizinische Mikrotechnik, Institut für Mikrosystemtechnik – IMTEK und Bernstein Center Freiburg, Georges-Köhler-Allee 102, 79110 Freiburg, stieglitz@imtek.uni-freiburg.de, http://www.imtek.de/bmt.

Prof. Dr. rer. nat. Ulrich G. Hofmann

Universitätsklinikum Freiburg, Peter-Osypka-Professor für Neuroelektronische Systeme, Abteilung Allgemeine Neurochirurgie, Engesserstr. 4, 79108 Freiburg, ulrich.hofmann@uniklinik-freiburg.de.

Prof. Dr. med. Steffen K. Rosahl

Albert-Ludwigs-Universität Freiburg, Professor für Neurochirurgie, und HELIOS-Klinikum Erfurt, Chefarzt der Klinik für Neurochirurgie, Nordhäuser Str. 74, 99089 Erfurt, steffen.rosahl@helios-kliniken.de, http://www.helios-klinken.de.

Kapitel 16
Prof. Dr.-Ing. Stephan Klein

Fachhochschule Lübeck, Fachbereich Angewandte Naturwissenschaften, Mönkhofer Weg 239, 23562 Lübeck, klein@fh-luebeck.de, http://www.msgt.fh-luebeck.de.

Prof. Dr. rer. hum. biol. Felix Capanni

Hochschule Ulm, Fakultät Mechatronik und Medizintechnik, Albert-Einstein-Allee 55, 89081 Ulm, capanni@hs-ulm.de, http://www.hs-ulm.de/capanni.

Prof. Dr.-Ing. Uvo M. Hölscher

Fachhochschule Münster, Zentrum für Medizintechnik und Ergonomie, Bürgerkamp 3, 48565 Steinfurt, hoelscher@fh-muenster.de, http://www.fh-muenster.de/medizintechnik.

Dipl.-Ing. Frank Rothe

VAMED, Schicklerstr. 5–7, 10179 Berlin, Tel.: 030/2462690, frank.rothe@vamed.com, http://www.vamed.de.

Kapitel 17
Dr. phil. Verena Barth

Technische Universität Dresden, Abteilung Fremdsprachen der Medizinischen Fakultät/Bereich Medizinische Terminologie, Fetscherstraße 74, 01307 Dresden, verena.barth@tu-dresden.de.

Dr.-Ing. Inge Rudolph

Technische Universität Dresden, Institut für Biomedizinische Technik, Helmholtzstraße 18, 01069 Dresden, inge.rudolph@tu-dresden.de, http://www.et.tu-dresden.de/ibmt.

Kapitel 18
Priv.-Doz. Dr.-Ing. Ute Morgenstern

Technische Universität Dresden, Institut für Biomedizinische Technik, Helmholtzstraße 18, 01069 Dresden, ute.morgenstern@tu-dresden.de, www.et.tu-dresden.de/ibmt.

Prof. Dr.-Ing. Marc Kraft

Technische Universität Berlin, Institut für Konstruktion, Mikro- und Medizintechnik, Dovestraße 6, 10587 Berlin, marc.kraft@tu-berlin.de, www.medtech.tu-berlin.de.

Bandspezifisches Glossar

Abstraktion (*lat. abstractio* Reduzierung; *abstrahere* ab-, wegziehen, entfernen; ***abstraction***): Reduzierung, Reduktion, Verallgemeinerung durch Abbilden von Begriffen und Regeln über einen Denk-(Verarbeitungs-)prozess (Modellierung). ▸ Kap. 8

Akronym (***acronym***): Kurzwort (Sonderfall der Abkürzung), das in der Medizin meist aus den Anfangsbuchstaben mehrerer Wörter zusammengesetzt ist. Akronyme werden bedeutungsgleich mit den Ausdrücken verwendet, die ihnen zugrunde liegen. ▸ Kap. 17

Aktives Implantat (***active implant***): Implantat, das eine eigene Energieversorgung (außer körpereigener oder Gravitationsenergie) enthält. Die Energie wird innerhalb des Implantats elektrisch oder chemisch erzeugt bzw. zum Implantat übertragen, beispielsweise durch eine Batterie oder über eine drahtlose elektromagnetische Verbindung. Aktive Implantate verfügen über elektronische Komponenten zur Aufnahme von körpereigenen Signalen und/oder einem Aktor, der mit dem Körper wechselwirkt. Typische Aktoren sind Stimulationselektroden oder Medikamentenpumpen. ▸ Kap. 15

Aktivität (***activity***): Zerfallsrate, Zahl der radioaktiven Zerfälle in einer radioaktiven Probe pro Sekunde. ▸ Kap. 11

Ambient Assisted Living (**AAL**, *dt.* umgebungsunterstütztes Leben): Methoden und Systeme (inkl. Dienstleistungen) zur situationsangepassten Unterstützung eines längeren (auch im Alter und bei Benachteiligung) selbstbestimmten täglichen Lebens im gewohnten Umfeld bis hin zur Steigerung der Lebensqualität; im Anwendungsbereich Biomedizinischer Technik vornehmlich Telemedizin- und Assistenzsysteme. ▸ Kap. 1, 10

Amplitude (***amplitude***): maximale Auslenkung einer sinusförmigen Wechselgröße (bei harmonischer Schwingung); entspricht der maximalen Magnitude. ▸ Kap. 6

Analogie (*lat. analogia, griech. analogia* entsprechendes, richtiges Verhältnis, Übereinstimmung; *griech. ana* gemäß; *logos* Vernunft, Denken; ***analogy***): Ähnlichkeit, Entsprechung, Gleichartigkeit; Übereinstimmung hinsichtlich bestimmter Merkmale. ▸ Kap. 8

Analyse (*griech. analysis* Zergliederung, Auflösen in Einzelbestandteile, Untersuchung; ***analysis***): Abbildung eines Prozesses, Systems oder Signals auf ein Modell des Prozesses, Systems oder Signals durch Zerlegen in seine Bestandteile, Gliedern, Verarbeiten und Bewerten: Beschreibung der Beziehungen von Eingangs-, Ausgangs- und Zustandsgrößen (Signale), die durch das betrachtete System im Prozess verbunden sind. ▸ Kap. 8

Analytischer *Assay* (*engl. assay* Test, Probe; ***analytical assay***): standardisierte Methode in der biochemischen Analytik zur qualitativen oder quantitativen Bestimmung (zum Nachweis) von Substanzen. ▸ Kap. 9

Anatomische Bildgebung (***anatomical imaging, structural imaging***): Verfahren zur Erzeugung von strukturellen (morphologischen) Abbildungen der Patientenanatomie. Die wichtigste Voraussetzung für bild- und computergestützte Interventionen ist die geometrische Abbildungstreue. Unterschieden werden Aufsichtbilder, Durchsichtbilder, Projektionsbilder, Reflexionsschnittbilder und tomographische Bilder unterschiedlicher bildgebender Modalitäten. ▸ Kap. 12

Angiographie (***angiography***): Abbildung der Blutgefäße. ▸ Kap. 11

Antidekubitussystem (***aid against decubitus ulcer***): System, das unterschiedliche Arbeitsprinzipien verwendet, um das Risiko einer Druckgeschwürentstehung zu senken bzw. die Heilung zu beschleunigen. Antidekubitussysteme versuchen, die lokale mechanische Belastung zu verringern, deren Einwirkzeit zu verkürzen oder die weiteren Risikofaktoren zu minimieren. ▸ Kap. 14

Antriebssystem elektrischer Rollstühle: Das Antriebssystem elektrischer Rollstühle besteht aus der Steuer- und Leistungselektronik, einem Energiespeicher (Akkumulator) und einem (oder mehreren) Energiewandler (Antrieb), der die gespeicherte Energie in mechanisch nutzbare Energie umwandelt. ▸ Kap. 14

Äquivalentdosis (***equivalent dose***, ***equivalent absorbed radiation dose***): Produkt aus Energiedosis und einem strahlenartabhängigen Faktor, der die biologische Wirksamkeit berücksichtigt. Dieser Faktor wurde für Röntgenstrahlen auf 1 festgelegt. Die Äquivalentdosis wird in der Einheit Sievert (Sv) angegeben. ▸ Kap. 11

Arbeitsprinzipien von Hilfsmitteln gegen Dekubitus: Orientiert man sich bei der Klassifizierung von Hilfsmitteln gegen Dekubitus an der Ursache und den Risikofaktoren für Druckgeschwüre, können folgende Arbeitsprinzipien definiert werden:
– Weichlagerung
– Wechsel- bzw. Umlagerung
– Freilagerung
– Gleitlagerung
– Wahrnehmungsförderung
– aktive und passive Belüftung der Auflagefläche. ▸ Kap. 14

Artefakt (*lat. ars* Kunst; *factum* das Gemachte; „Kunstprodukt"; ***artifact***): **1.** etwas auf nicht natürlichem Weg Entstandenes (s. ▸ Kap. 1); **2.** Signalanteil, der nicht durch den untersuchten physiologischen Prozess verursacht wird, sondern durch andere Quellen (Zuordnung entsprechend der Zielstellung) (s. ▸ Kap. 9).

Artifizielles Pankreas (*artificial pancreas*): technischer Regelkreis mit Glukosemessung und Insulinpumpe, der bei Bauchspeicheldrüsendefekten die Regelung des Blutzuckerspiegels übernimmt. ▶ Kap. 13

Aufbereitung (*preparation*): Reinigung, Desinfektion und Sterilisation einschließlich der damit zusammenhängenden Arbeitsschritte sowie die Prüfung und Wiederherstellung der technisch-funktionellen Sicherheit von bestimmungsgemäß keimarm oder steril zum Einsatz kommenden Medizinprodukten nach deren Inbetriebnahme zum Zwecke der erneuten Anwendung. ▶ Kap. 16

Auflösung, räumlich bzw. zeitlich (*resolution*): Parameter, der angibt, welches die kleinsten Strukturen sind, die im Bild noch dargestellt werden können bzw. welches die kleinstmögliche Zeitdauer ist, die für eine Bildaufnahme nötig ist. ▶ Kap. 11

Augmented Reality (**AR**; *dt.* erweiterte Realität): computergestützte Erweiterung der Wahrnehmung der Wirklichkeit. Im medizinischen Bereich eine Variante der Navigationsverfahren, bei der direkt auf den Patienten projiziert oder in Videobilder (Endoskop, Mikroskop) eingeblendet Orientierungshilfen für den Arzt gegeben werden, vergleichbar mit den Navigationssystemen im Pkw. Dort gibt es neben der Navigationsbildschirmdarstellung auch das direkte Einblenden von Informationen auf die Windschutzscheibe (*Head-up Display*). ▶ Kap. 12

Automatisierungstechnik (*automation engineering*): Teildisziplin der Ingenieurwissenschaften, die es ermöglicht, Prozesse in ihrem selbsttätigen Ablauf ggf. auf mehreren Ebenen so zu gestalten und zu beeinflussen, dass auch bei internen und externen Störungen vorgegebene Ziele erreicht werden. Der gerätetechnischen Umsetzung geht in der Regel eine mathematische Systemanalyse und -synthese voraus. ▶ Kap. 13

Autonomie (*griech. autonomia* Selbstbestimmung; *autonomy, self-government*): Unabhängigkeit, Eigenständigkeit, Eigenverantwortlichkeit. ▶ Kap. 1

Beatmungsgerät (*lung ventilator*): Gerät zur maschinellen Beatmung bei respiratorischer Insuffizienz, um Spontanatemfunktionen zu ersetzen oder zu ergänzen, angewendet bei allen Formen eines Sauerstoffmangelzustandes. ▶ Kap. 13

Behinderung (*disability*): anhaltender Status von Menschen, wenn ihre körperliche Funktion, geistige Fähigkeit oder seelische Gesundheit mit hoher Wahrscheinlichkeit länger als sechs Monate von dem für das Lebensalter typischen Zustand abweichen und daher ihre Teilhabe am Leben in der Gesellschaft beeinträchtigt ist. ▶ Kap. 14

Bildfreie Navigation (*image-free navigation*): Navigationsverfahren, bei dem mittels Koordinatenmesssystem anatomische und biomechanische Eigenschaften wie Abstände, Oberflächen, Achsverläufe oder Gelenkpositionen vermessen und angezeigt werden können. Die Verfahren kommen z. B. in der Orthopädie, der Unfallchirurgie und der Mund-, Kiefer- und Gesichtschirurgie zum Einsatz. ▶ Kap. 12

Bildgestützte Orientierungsnavigation (*image-based navigation*): Navigationsverfahren, bei dem mittels Koordinatenmesssystem die Position und Orientierung von Instrumenten relativ zu den anatomischen Bilddaten eines Patienten angezeigt wird. Die Verfahren kommen z. B. in der Neurochirurgie und der Hals-Nasen-Ohren-Heilkunde zum Einsatz. ▸ Kap. 12

Biodegradation (*biodegradation*): (oft unerwünschte) Werkstoffveränderung unter physiologischen Bedingungen, hervorgerufen z. B. durch (enzymatisch katalysierte) Hydrolyse oder reaktive Sauerstoffspezies. ▸ Kap. 7

Bioengineering (*bioengineering*): Bereitstellung und Anwendung ingenieur- und naturwissenschaftlicher Mittel und Methoden in den Lebenswissenschaften; hier im engeren Sinne: grundlagenforschungsbasierte Aktivität zur Modifizierung von tierischen oder pflanzlichen Zellen oder Bestandteilen von Zellen, um sie in Pflanzen oder Tieren zu nutzen oder neue Mikroorganismen zu entwickeln (z. B. Hefezellen für die Fermentation in der Lebensmittelindustrie). Dazu zählen die Produktion synthetischer Impfstoffe durch neuartige Zellklone, die Untersuchung von Protein-Oberflächen-Interaktionen oder die Entwicklung neuer diagnostischer Tests als Verfahren der Biotechnologie. ▸ Kap. 7

Biofilm (*biofilm*): strukturierte Gemeinschaft von Mikroorganismen (Bakterien, Pilzen, Protozoen u. a.), die an Grenzflächen (z. B. Fest- und Flüssigphasen) in einer Matrix (aus Exopolysacchariden, DNA, Proteinen) auf Fremdkörpern und belebten Oberflächen eingebettet sind, untereinander kommunizieren und genetisches Material austauschen können. ▸ Kap. 7

Bioinformatik (*bioinformatics*): interdisziplinäre Wissenschaft, die sich mit Methoden zur quantitativen Untersuchung molekularer und genetischer Mechanismen, den Zusammenhängen zwischen Phänotyp und Genotyp sowie systembiologischen Modellen beschäftigt. ▸ Kap. 10

Bioingenieurwesen/*Bioengineering* (***Life Science Engineering***, vgl. ***Life Science Technology***): Bereitstellung und Anwendung ingenieur- und naturwissenschaftlicher Mittel und Methoden in Lebenswissenschaften, s. auch Begriff Bioengineering im engeren Sinne ausführlich. Teilgebiete sind (mit thematischen Überlappungen):
– **Biotechnologie** (*engl. **Biotechnology***), ***Bioprocessing, Bioprocess Engineering, Biosystems Engineering, Biological Systems Engineering:***
    – **Rote Biotechnologie**: Medizinische/Pharmazeutische Biotechnologie (Anwendungen im Gesundheitswesen)
    – **Grüne Biotechnologie**: Pflanzenbiotechnologie (Anwendungen in der Landwirtschaft)
    – **Weiße Biotechnologie**: Industrielle Biotechnologie (Anwendungen in der industriellen Produktion)

  – **Graue Biotechnologie**: Umweltbiotechnologie (Anwendungen für Boden, Luft, Wasser)
  – **Blaue Biotechnologie**: Meeresbiotechnologie
  – **Biomedizinische Technik** (*engl. Biomedical Engineering*)
  – Umwelttechnologie (*engl. Environmental Engineering*)
  – Agrotechnik (*engl. Agricultural Engineering*). ▶ Kap. 1

Biokompatibilität (*griech. bios* Leben; *lat. compati* mitfühlen; kompatibel vereinbar, verträglich; *biocompatibility*): Fähigkeit eines Werkstoffs, in einer spezifischen Anwendung bei angemessener Wirtsreaktion eine bestimmte Funktion auszuüben; Begriff, der die unterschiedlichen Aspekte einer „verträglichen" Kontaktierung zusammenfasst. Diese Aspekte sind in der Norm DIN EN ISO 10993 (Biologische Beurteilung von Medizinprodukten) in mehr als 20 Teilen detailliert beschrieben. ▶ Kap. 7, 15

Biologie (*griech. bios* Leben; *logos* Vernunft; *-logia* Wissenschaft, Lehre; *biology*): Wissenschaft von den Lebewesen (Organismen) und den Lebensvorgängen auf einfachen bis komplexen Organisationsstufen von Subsystemen (Molekülen, Zellen, Geweben, Organen) bis zu Supersystemen (Sozialgruppen, Populationen, Arten, Ökosystemen). ▶ Kap. 1

Biomaterial (*biomaterials*): nicht lebensfähiges Material, das in Medizinprodukten genutzt wird und dafür vorgesehen ist, in Wechselwirkung mit biologischen Systemen zu treten. ▶ Kap. 7

Biomedizin (*biomedicine*): interdisziplinäres Fachgebiet an der Schnittstelle zwischen Humanbiologie (Molekular- und Zellbiologie) und Medizin. ▶ Kap. 1

Biomedizinische Technik (BMT, auch gebräuchlich in der Kurzform **Biomedizintechnik**, *engl. Biomedical Engineering*, **BME**): Erforschung, Beschreibung, Ersatz und/oder Ergänzung von Strukturen und/oder Funktionen lebender Systeme; umfasst die Bereitstellung ingenieurwissenschaftlicher Mittel und Methoden und deren Anwendung auf lebende Systeme in Biologie und Medizin
  – bei der Prozessgestaltung in der Forschung und in allen Phasen des Produktlebenszyklusses (Konzeption, Entwicklung, Prüfung und Zulassung, Herstellung, Anwendung, Aufbereitung und Entsorgung biomedizintechnischer Geräte und Systeme),
  – im medizinischen Betreuungsprozess (Prophylaxe und Metaphylaxe, Diagnose und Prognose, Therapie und Rehabilitation) sowie zur Lebensqualitätsverbesserung,
  – in verschiedenen Branchen (wie Medizintechnik, Biotechnologie, Gesundheitswirtschaft, Pharmazie, Umwelttechnik) sowie allgemein in den Lebenswissenschaften. ▶ Kap. 1

Bionik (*engl.* ***bionics***): Bereitstellung und Anwendung von Konstruktions-, Verfahrens- und Entwicklungsprinzipien biologischer Systeme und Prozesse für eigenständiges technisches Gestalten. ▶ Kap. 1

Biopolymer (***biopolymer***): Polymer, das von Lebewesen synthetisiert wird. ▶ Kap. 7

Bioprocessing, ***Bioprocess Engineering***, ***Biosystems Engineering***, ***Biological Systems Engineering***: Entwurf und Entwicklung von Geräten und Verfahren für die Herstellung von Produkten aus biologischen Materialien. ▶ Kap. 1

Biosensor (***biosensor***): Sensor, der biologische Erkennungselemente, z. B. Enzyme oder Mikroorganismen, zur Signalerfassung verwendet. ▶ Kap. 9

Biosignal (***biosignal***): Signal, das durch ein lebendes Objekt oder ein Signalmodell, das die Eigenschaften des lebenden Objekts abbildet, generiert wird. ▶ Kap. 8

Biosignalverarbeitung (***biosignal processing***): informationstechnische Analyse biologischer (meist physiologischer) Signale, die direkt oder indirekt durch Vorgänge in biologischen Systemen verursacht und verändert werden, um aus ihnen Informationen über Zustand (Funktion und Gestalt) bzw. Zustandsänderungen des beobachteten biologischen Systems zu extrahieren. Das Ziel der klinischen Biosignalverarbeitung ist die Gewinnung diagnostischer Informationen, die eine Grundlage für therapeutische Handlungen sein können. ▶ Kap. 9

Biotechnik (***biotechnics***): technisch-physikalische Beschreibung und technisch-industrielle Nutzung biologischer Systeme, ihrer Komponenten, Konstruktionen und Mechanismen, vornehmlich lebender Mikroorganismen und ihrer Stoffwechselendprodukte sowie die Vergegenständlichung der technischen Mittel der Biotechnologie. ▶ Kap. 1

Biotechnologie (*engl.* ***biotechnology***), ***Biotechnological Engineering:*** Anwendung von Wissenschaft und Technik auf lebende Organismen, Teile von ihnen, ihre Produkte oder Modelle von ihnen zwecks Veränderung von lebender oder nichtlebender Materie zur Erweiterung des Wissensstandes, zur Herstellung von Gütern und zur Bereitstellung von Dienstleistungen; Wissenschaft von der Biotechnik, ingenieurwissenschaftlich unterstützte Umsetzung biologischer Kenntnisse, der Eigenschaften und Fähigkeiten von Lebewesen oder deren Bestandteilen für industrielle Herstellungsverfahren; umfasst die Bereitstellung und Anwendung natürlicher und modifizierter biologischer Systeme und ihrer Komponenten sowie Verfahren zum Zwecke einer technischen Nutzung. ▶ Kap. 1, 7

C-Bogen (***C-arm***): System aus Röntgenröhre und flächenhaftem Röntgendetektor. Beide sind in Form eines großen „C" fest miteinander verbunden und können zusammen um den Patienten herum bewegt werden. ▶ Kap. 11

Cellular/Tissue Engineering (Zell- und Gewebekulturtechnik): Anwendung von natur- und ingenieurwissenschaftlichen Mitteln und Methoden zur Entwicklung künstlicher Zellen/Gewebe (Zellverbünde), um erkranktes Gewebe zu ergänzen oder zu ersetzen. ▸ Kap. 1

Chemosensor (*chemosensor*): Sensor, der chemische Erkennungselemente, z. B. bestimmte kleine Moleküle in Gasen oder Flüssigkeiten, selektiv (trennscharf) und sensitiv (feinfühlig, hoch aufgelöst) zur Signalerfassung verwendet. ▸ Kap. 9

Cochlea-Implantat (*cochlea implant*): Hörprothese, die tauben oder schwerhörigen Menschen mit beschädigten Sinneszellen im Innenohr ermöglicht, durch eine direkte elektrische Stimulation des Hörnervs mittels Mikroelektroden wieder einen Höreindruck zu erlangen. ▸ Kap. 15

Computergestützte Intervention (*computer-aided intervention*): Überbegriff für medizinische Interventionen (Eingriffe), bei denen maßgeblich computerbasierte Verfahren wie Navigation, Robotik, Schablonen, Interventionsplanung oder *Rapid Prototyping* zum Einsatz kommen. Die Verarbeitung medizinischer Bilddaten und die grafische Visualisierung zählen allein nicht als Intervention. ▸ Kap. 12

Computertomographie (**CT**; *computed tomography*): abbildendes Verfahren in der Medizin zur überlagerungsfreien Schnittbilddarstellung auf Basis von Röntgenstrahlen. ▸ Kap. 11

Defibrillator (*defibrillator*): Impulsgenerator, der bei Herzstillstand infolge hochfrequenter Eigenerregung (Flattern, Flimmern) Elektroschocks mit dem Ziel appliziert, einen Wiederbeginn (Neustart, *restart*) der normalen Eigenerregung zu erzeugen. ▸ Kap. 13

Dekubitalgeschwür (*bedsore*): Die Einflussfaktoren auf die Entstehung eines Dekubitalgeschwürs werden allgemein in extrinsische und intrinsische Faktoren unterteilt. Die intrinsischen Faktoren gehen dabei primär auf die physiologischen und pathologischen Eigenschaften des Patienten ein, während die extrinsischen Faktoren durch die pflegerischen und ärztlichen Handlungen am Patienten bestimmt werden. ▸ Kap. 14

Detektive Quantenausbeute (*detective quantum efficiency*, **DQE**): Zahl der nachgewiesenen Röntgen- bzw. Gammaquanten bezogen auf die Zahl der auf den Detektor einfallenden Röntgen- oder Gammaquanten. Die DQE gibt an, mit welchem Faktor sich das Signal-Rausch-Verhältnis durch ein abbildendes System verschlechtert. ▸ Kap. 11

Detektor (*lat. detector* der Aufspürer, Offenbarer, Entdecker; *detector*): spezielle Bezeichnung für einen Sensor, z. B. zur Erfassung von Röntgenbildern. ▸ Kap. 9

Diagnose (*griech. dia* durch, *gnosis* Erkenntnis; *diagnosis*): Prozessanalyse und -identifikation, Informationsgewinnung und -verarbeitung inkl. Protokollierung und

Ergebnispräsentation; hier: Prozess der Erkennung und Benennung einer Erkrankung oder Verletzung sowie Ergebnis dieses Prozesses (Befundung) in Form der formulierten Diagnose; **Diagnostik** (*-tik* Lehre von …; Gnostik Lehre von der Erkenntnis; *diagnostics*): Lehre von der Erkennung und Benennung von Krankheiten (Antonym zu Therapeutik: Lehre von der Behandlung von Krankheiten). ▸ Kap. 1

Dialyse (*griech. dialysis* Auflösung; *dialysis*): Blutreinigungsverfahren, das bei Nierenversagen dem Blut Stoffwechsel-Endprodukte und wasserlösliche Toxine sowie die akkumulierte Flüssigkeit über eine semipermeable Membran extrakorporal entzieht. ▸ Kap. 13

Digitale Subtraktionsangiographie (**DAS**; *digital subtraction angiography*): Gefäßdarstellung mittels Röntgenstrahlen, bei der zwei logarithmierte Bilder subtrahiert werden, eines mit Kontrastmittel (Fülllauf) und eines ohne Kontrastmittel (Maske). So werden nur die Blutgefäße dargestellt, in die das Kontrastmittel hineingelangt ist. ▸ Kap. 11

Dimension (*dimension*): 1. Maßeinheit, Beziehung einer Größe zu den Grundgrößen des Maßsystems; 2. physikalisch: Ausdehnung in Raum (3D) und Zeit (4D) sowie in weiteren erfassten Größen. ▸ Kap. 6

DOPPLER-Sonographie (*Doppler sonography*): Methode zur Bestimmung der Geschwindigkeit von fließendem Blut (oder auch der Bewegung von Gewebe) mithilfe eines Ultraschallsystems. Die Methode basiert auf dem DOPPLER-Effekt (benannt nach CHRISTIAN DOPPLER). ▸ Kap. 11

eHealth (**Gesundheitstelematik;** auch: *E-Health, e-health*): einrichtungsübergreifende und ortsunabhängige Verfahren im Gesundheitswesen unter Einsatz von Informations- und Kommunikationstechnologien. ▸ Kap. 10

Einwortterminus (*one-word term*): Terminus, der aus nur einem Substantiv besteht. ▸ Kap. 17

Einzelphotonen-Emissions-Computertomographie (*single photon emission computed tomography*, **SPECT**): funktionsabbildendes Verfahren in der Medizin zur überlagerungsfreien Schnittbilddarstellung auf Basis von Gammastrahlenemission von in den Körper eingebrachten Radiopharmaka. ▸ Kap. 11

Elektrode (*electrode*): spezielle Bezeichnung für einen Sensor zur Erfassung elektrischer Biosignale wie EKG, EEG, EMG; Elektronenleiter, der in Kontakt mit einem Elektrolyten den Übergang zwischen Elektronen- und Ionenleitung ermöglicht. ▸ Kap. 9

Elektrolyt (*electrolyte*): chemische Verbindung, die (teilweise) in Ionen dissoziiert ist und damit Ionenleitung ermöglicht. ▸ Kap. 9

Elektronische Patientenakte (**EPA**; *electronic patient record*, **EPR**): Sammlung elektronisch verfügbarer Informationen, die alle digitalen Daten und Dokumente enthält, die im Laufe der medizinischen Untersuchung und Behandlung eines Patienten in einer Versorgungseinrichtung entstehen. ▸ Kap. 10

Elektrostimulations- und Therapiegerät (*device for functional electrical stimulation and therapy*): elektrisch betriebenes Medizinprodukt, das einen therapeutisch wirksamen Strom erzeugt und ihn über Elektroden unterschiedlicher Ausführung dem Körper zuführt. ▸ Kap. 14

Endoprothese (*griech. endo* innen; *endoprosthesis*): implantiertes Ersatzstück eines Körperteils. ▸ Kap. 7

Endoskopie (*endoscopy*): optisch abbildendes Verfahren in der Medizin zur Darstellung körperinnerer Strukturen. ▸ Kap. 11

Enterprise-Resource-Planning-System (ERP-System): Planungssystem für betriebswirtschaftliche Aufgaben und Ressourcen (Kapital, Betriebsmittel und Personal). ▸ Kap. 10

Entzündung (*inflammation*): (Abwehr-)Reaktion des Organismus auf Reize mit dem Ziel, das auslösende Agens und seine Folgen zu beseitigen. ▸ Kap. 7

Eponym (*eponym*): Eigenname, der in medizinischen Termini den Erfinder oder Entdecker würdigt. ▸ Kap. 17

Evaluierung, Evaluation (*evaluation*): Bewertung; Werkzeug des Qualitätsmanagements. ▸ Kap. 8

Evidenzbasierte Medizin (*engl. evidence* Beweis, Beleg; *evidence-based medicine*, **EbM**): eine auf die Ergebnisse naturwissenschaftlich begründeter empirischer Studien (Daten, Erfahrungswissen) gestützte medizinische Vorgehensweise, die allgemein verbindliche Richtlinien zum besten patientenbezogenen Handeln vorgibt. ▸ Kap. 2

Exoprothesenschaft (*limb prosthesis socket*): Teil der Prothese eines Amputierten, der sowohl das Stumpfvolumen aufnimmt als auch statische wie dynamische Kräfte und Momente überträgt. Er beinhaltet die Kontaktflächen zur Haut und stellt die Ankopplung der Prothese an den Patienten sicher. ▸ Kap. 14

Exoprothetischer Fuß (*lower limb prosthesis foot*): Teil einer Prothese, der (gemeinsam mit dem Schuh) den Bodenkontakt des Beinamputierten herstellt. Seine Funktionalität wird durch die Art der Einleitung von Kräften und Momenten, die Abrolleigenschaften in der Sagittalebene, die Anpassungsfähigkeit an Bodenunebenheiten, die Fähigkeit zum Zwischenspeichern und Abgeben potentieller Energie und die Dämpfungseigenschaften (u. a. beim Fersenauftritt) bestimmt. ▸ Kap. 14

Exoprothetisches Hüftgelenk (*lower limb prosthesis hip joint*): Teil der Prothese eines Amputierten, gelenkige Verbindung des Beckenkorbes mit den darunter befindlichen prothetischen Bauteilen, die zusammen eine Gliederkette bilden. Die Drehbewegung des Hüftgelenks findet in der Sagittalebene statt, muss aber nicht auf diese Ebene beschränkt sein. Das Hüftgelenk gewährleistet (gemeinsam mit dem Kniegelenk und dem Prothesenfuß) die Standphasensicherheit sowie ggf. die Schwungphasensteuerung der Beinprothese und ermöglicht das Sitzen. ▶ Kap. 14

Exoprothetisches Kniegelenk (*lower limb prosthesis knee joint*): Teil der Prothese eines Amputierten, der die wichtigsten Funktionen des natürlichen Kniegelenks einschließlich des angrenzenden Band- und Muskelapparats ersetzt. Das Kniegelenk gewährleistet immer eine Sicherung des Gelenks im Stehen und in der Standphase des Gangzyklusses. Zusatzfunktionen ermöglichen u. a. die harmonische Beugung/Streckung in der Sagittalebene während der Schwungphase des Gangzyklusses (ggf. mit einer Gelenksverkürzung), eine Stoßdämpfung beim Fersenauftritt, die beugewinkelabhängige Verlagerung des Gelenkdrehpunktes, eine kontinuierlichen Vorwärtsbewegung des Körperschwerpunktes während der Standphase (Kniebeugung unter Last) und das alternierende Gehen über Treppen. ▶ Kap. 14

Expertensystem (*expert system*, XPS): System, das durch Verfahren der Künstlichen Intelligenz (klinische) Daten algorithmisch verarbeitet, im Kontext interpretiert und daraus neue Schlussfolgerungen zieht bzw. Handlungsempfehlungen generiert. ▶ Kap. 10

Extremitäten-Neuroprothese (*neural prosthesis for upper/lower limbs*): eine aus der Rehabilitationstechnik bekannte externalisierende Extremitäten-Prothese, die mittelbar oder unmittelbar durch neuronale Signale aus dem Motorkortex gesteuert wird. Sie heißt bidirektionale Neuroprothese, wenn eingebaute Sensoren ihre Signale direkt in den sensorischen Kortex des Hirns zurückmelden. ▶ Kap. 15

Flexionsendung (*inflectional ending*): Wortbestandteil, der grammatische Eigenschaften wie z. B. bei Substantiven und Adjektiven Fall, Geschlecht oder Zahl wiedergibt. ▶ Kap. 17

Fluoreszenzdiagnostik (*fluorescence diagnostics*): Methode, bei der die Fluoreszenz von Gewebe mit dem Ziel gemessen und analysiert wird, eine Erkrankung des Gewebes (meist eine Tumorerkrankung) zu erkennen. Hierbei kann es sich um die natürliche Fluoreszenz von Stoffen im Körper des Patienten handeln oder um die Fluoreszenz künstlich applizierter Stoffe. ▶ Kap. 11

FOURIER-SCHEIBEN-THEOREM (*FOURIER-slice theorem*): die 1D-Fouriertransformierte einer Projektion beschreibt die Werte der 2D-Fouriertransformierten einer Funktion $f(x, y)$ auf einem Radialstrahl zu dem Winkel, der zur Projektion gehört. ▶ Kap. 11

Fremdkörperreaktion (*lat. Corpus alienum* Fremdkörper; *foreign body reaction*): durch körperfremde Substanzen innerhalb des Organismus ausgelöste, unerwünschte, lokale, immunologische Reaktion. ▶ Kap. 7

Frequenz (*lat. frequentia* Häufigkeit; *frequency*): Häufigkeit des Auftretens vergleichbarer Phänomene in einem Beobachtungsfenster, Anzahl sich wiederholender Vorgänge pro Zeiteinheit (Frequenz) oder pro Raumeinheit (Ortsfrequenz). ▸ Kap. 6

Funktionelle Armprothese (*functional upper limb prosthesis*): Prothese zur Versorgung von Amputationen im Bereich des Ober- und Unterarms mit der Aufgabe, zahlreiche Bewegungsmuster nachzubilden. Die Schulter und das Ellbogengelenk erfüllen hauptsächlich den Zweck, die Hand an ein Zielobjekt in der jeweils günstigsten Positionierung heranzuführen. Die prothetische Hand ist das Greiforgan. ▸ Kap. 14

Funktionelle Beinprothese (*functional lower limb prosthesis*): Prothese zur Versorgung von Amputationen im Bereich des Beines, mit deren Hilfe vorrangig die vom Patienten geforderte statische und dynamische Sicherheit beim Gehen und Stehen erreicht werden soll. Mobile Patienten erwarten die Nachbildung eines natürlichen Bewegungsablaufes. Eine Beinprothese sollte (bei Amputationen im und oberhalb des Kniegelenks) das Sitzen möglichst wenig behindern. ▸ Kap. 14

Funktionelle Elektrostimulation (*FES*; *functional electrical stimulation*): Verfahren, bei dem man während der Rehabilitation Muskeln derart über die Reizung motorischer Nerven stimuliert, dass motorische Funktionen erleichtert bzw. wieder ermöglicht werden. ▸ Kap. 14

Gebrauchstauglichkeit (*usability*): Eignung eines Produkts hinsichtlich seines bestimmungsgemäßen Verwendungszwecks. Diese basiert auf objektiv und nicht objektiv feststellbaren Gebrauchseigenschaften, die sich z. T. aus individuellen Bedürfnissen ableiten. Im Zusammenhang mit der ergonomischen Gestaltung von Produkten wird der Begriff Gebrauchstauglichkeit häufig synonym zum Begriff Bedienbarkeit genutzt. ▸ Kap. 16

Genauigkeit (*accuracy*): Maß für die Exaktheit von Berechnungs- oder Messverfahren, das durch die Parameter Richtigkeit und Präzision definiert wird. **Präzision** steht für die Streuung der Messwerte bei wiederholten Messungen. **Richtigkeit** steht für die Abweichung zwischen dem tatsächlichen Wert und dem gemessenen bzw. berechneten Wert. ▸ Kap. 12

Glaubwürdigkeit (*authenticity, plausibility*): ein objektiver Nachweis, dass festgelegte Anforderungen erfüllt wurden, ist erbracht. ▸ Kap. 8

Gliedmaßenprothetik (*limb prosthetics*): Teilgebiet der Exoprothetik, das sich mit Körperersatzstücken für die obere und untere Extremität befasst. ▸ Kap. 14

Größe, physikalische (*quantity*): quantisierbare Eigenschaft eines Objektes. Der Wert einer Größe wird mittels Maßzahl und Maßeinheit angegeben, bei gerichteten Größen zusätzlich mittels Richtung. ▸ Kap. 6

Gültigkeit (*validation, validity*): objektiver Nachweis der „Wahrheit" ist erbracht, wobei dieser nie vollständig erreicht werden kann, sondern nur im begrenzten Betrachtungsbereich unter fixierten Randbedingungen entsprechend der formulierten Zielstellung. ▶ Kap. 8

Hämolyse (*haemolysis*): Abbau oder Zerstörung von roten Blutkörperchen (**Erythrozyten**) unter Austritt des Hämoglobins. ▶ Kap. 7

Hermetizität (*hermeticity*): Dichtigkeit eines Materials gegenüber Gasen. Diese Massedurchlässigkeit hängt vom Material selbst, seiner Dicke, der Einwirkdauer und der Druckdifferenz zwischen zwei Seiten eines Materials ab. Wird eine gewisse Durchlässigkeit unterschritten, verwendet man den Begriff „hermetisch", obwohl kein Material vollkommene Dichtigkeit aufweist. Für Implantatgehäuse, die elektronische Schaltungen schützen, wird vorrangig die Wasserdampfdurchlässigkeit betrachtet, da kondensiertes Wasser Korrosion und Kurzschlüsse hervorrufen kann. ▶ Kap. 15

Herzfrequenzvariabilität (**HRV**; *heart rate variability*): Fähigkeit des Organismus, die Periodendauer des Herzrhythmus (und damit die Herzfrequenz) kurz- und langfristig zu regulieren; Quantifizierung über den Parameter *Heart Rate Variability* (HRV), die Schwankungsbreite der Dauer des Schlag-zu-Schlag-Intervalls des Herzens (NN). ▶ Kap. 9

Herz-Lungen-Maschine (*heart-lung machine*): technisches Gerät, das bei bestimmten Herzoperationen vorübergehend die Pumpfunktion des Herzens und die Funktionen der Oxygenierung sowie der Kohlendioxideliminierung der Lunge übernimmt. ▶ Kap. 13

Herzschrittmacher (*cardiac pacemaker*): Impulsgenerator, der bei Störungen der Erregungsbildung und -überleitung im Herzen durch elektrische Impulse die Herzmuskulatur zur Kontraktion anregt. ▶ Kap. 13

Hilfsmittel (*technical aid*): sächliche Mittel oder technische Produkte, die den Erfolg einer Krankenbehandlung sichern, eine Behinderung ausgleichen oder einer drohenden Behinderung vorbeugen. Sie werden im allgemeinen Lebensbereich bzw. im häuslichen Umfeld des Betroffenen eingesetzt, dienen der Befriedigung der elementaren Grundbedürfnisse des täglichen Lebens, sind transportabel und werden von Leistungserbringern an Betroffene abgegeben. ▶ Kap. 14

Homogene Transformation (*homogeneous transformation*): Verfahren zur Umrechnung der Koordinaten eines Koordinatensystems in die Koordinaten in einem anderen Koordinatensystem in einem Schritt durch eine mittels einer 4×4-Matrix beschriebenen Kombination aus einer Rotation und einer Translation. ▶ Kap. 12

Hörhilfe (*deaf aid*): technische Hilfe, die angeborene oder erworbene Hörfunktionsminderungen ausgleicht, die einer kausalen Therapie nicht zugänglich sind. ▶ Kap. 14

Hybridwort (***hybrid word***): Hybrid bedeutet in der Sprachwissenschaft die Zusammensetzung von Fremdwörtern aus verschiedenen Sprachen. ▶ Kap. 17

Identifikation (*engl. to identify* bestimmen, *lat. idem* derselbe, *facere* machen; Übereinstimmung feststellen, einander gleichsetzen; ***identification***): theoretische und/oder experimentelle Kennzeichnung von Signal-, System-, Prozesseigenschaften in Modellen mit konkreter Zuweisung charakteristischer Werte (Benennung mit Maß und Zahl) wie Parameter und/oder Modellordnung, auch als Signal-, System-, Prozessanalyse bezeichnet. ▶ Kap. 8

Impedanz (***impedance***): üblicherweise komplexwertiges und frequenzabhängiges Verhältnis von elektrischer Spannung an einem Bauelement zum aufgenommenen Strom in der Neurotechnik; ein wichtiger Wert zur Beschreibung des Elektrolyt-Elektroden-Kontaktes im Körper. ▶ Kap. 15

Impedanzmessung (***impedance measurement***): Bestimmung des (Wechselstrom-) Widerstands zwischen zwei definierten Messstellen; im Allgemeinen stellt die Impedanz eine komplexe, frequenzabhängige Größe dar. ▶ Kap. 9

Implantat (***implant***): künstliches Material, das durch einen chirurgischen Eingriff ganz oder teilweise in den Körper eingeführt wird und dort mindestens 30 Tage lang verbleibt. ▶ Kap. 7

Information (*lat. informare* gestalten, formen, unterrichten; *griech. eidos* Idee, *morphe* Gestalt, Form; ***information***): für die Übermittlung und Aneignung formatiertes Wissen zur Beseitigung einer Ungewissheit beim Empfänger, also quantitativ bestimmbare Wissenszunahme. Information wird, gebunden an einen Träger (Materie, Energie), zur Nachricht und wird von einer Quelle (Sender) über einen Kanal zur Senke (Empfänger) übertragen. Die Nachricht (Daten, Sprache, Bilder), muss für den Empfänger verständliche Zeichen (Symbole) enthalten. Der Wert (die Bedeutung) der Information für den Empfänger wird durch subjektive, mit vorhandenem Wissen vergleichende Interpretation oder technisch über die objektiv bestimmbare Wahrscheinlichkeit des Auftretens der (erwarteten) Nachricht bestimmt. ▶ Kap. 8

Ingenieurwissenschaften (Ingenieurwesen, Technikwissenschaften; *lat. ingenium* Geist, Begabung; ***engineering***): Wissenschaft zur anwendungsorientierten Forschung, technischen Entwicklung/Konstruktion, praktischen Umsetzung in der Produktion, Anwendung, Entsorgung und Ergebnisbewertung unter Nutzung naturwissenschaftlicher Erkenntnisse und Methoden; das Ergebnis ingenieurwissenschaftlichen Arbeitens ist ein funktionstüchtiges Artefakt, das neben technischen auch außertechnischen Kriterien (Sozial-, Rechts- und Umweltverträglichkeit, Wirtschaftlichkeit) genügen muss. ▶ Kap. 1

Innovation (*lat. novus* neu; *innovatio* etwas neu Geschaffenes; ***innovation***): Neuheit, Neuerung oder Verbesserung, die sich vom bisherigen Zustand innerhalb eines begrenzten Vergleichsraums merklich unterscheidet. ▸ Kap. 18

Interaktion (*lat. inter-* zwischen; *actio* Handeln, Kraft; ***interaction***): Wechselwirkung, Wechselbeziehung, Zusammenspiel, Kommunikation. ▸ Kap. 1

Interoperabilität (*lat. inter* zwischen; *opera* Arbeit; ***interoperability***): Fähigkeit kompatibler (verträglicher) Komponenten heterogener Systeme, über gemeinsam vereinbarte Schnittstellen zu kooperieren; Fähigkeit zur problemlosen und korrekten Kommunikation. ▸ Kap. 10, 18

Intervention (**IV**; *dt.* Eingriff; *lat. intervenire* einschreiten; ***intervention***, **IV**): Eingriff am Patienten zu diagnostischen (Befundung) und/oder therapeutischen (Behandlung) Zwecken. Während die Chirurgie immer als Intervention betrachtet wird, gilt die Radiologie mit Ausnahme der interventionellen Radiologie nicht als Intervention. ▸ Kap. 12

Inverkehrbringen (***marketing***): jede entgeltliche oder unentgeltliche Abgabe von Medizinprodukten an andere Personen (§ 3, Abs. 11 MPG, dort sind zusätzlich Ausnahmen definiert). ▸ Kap. 1, 16

Kalzifizierung (***calcification***): Ablagerung von Kalziumphosphat, insbesondere in der Mineralform Hydroxylapatit. ▸ Kap. 7

Kardiopulmonale Polysomnographie (***cardiopulmonary polysomnography***): schlafmedizinische Untersuchung, die zusätzlich zur Aufzeichnung von EEG, EOG und EMG der klassischen Polysomnographie auch kardiopulmonale Messgrößen einschließt. ▸ Kap. 9

Klassifizierung (***classification***): in vorgegebene Eigenschaftsklassen einteilen, einordnen. Hier: Einteilung von Medizinprodukten in Risikoklassen gemäß Anhang IX der Richtlinie 93/42/EWG. ▸ Kap. 16

Klinik (***hospital***, ***clinic***): Krankenhaus oder dessen spezialisierter Teilbereich. ▸ Kap. 1

Klinische Bewertung (***clinical appraisal***): Verfahren, mit dem anhand von klinischen Daten die Eignung von Medizinprodukten für den vorgesehenen Verwendungszweck belegt werden soll. Die klinische Bewertung schließt die Beurteilung von unerwünschten Wirkungen ein und stützt sich auf Daten aus der wissenschaftlichen Literatur, die die vorgesehene Anwendung des Medizinprodukts und die dabei zum Einsatz kommenden Techniken behandeln, sowie einen schriftlichen Bericht, der eine kritische Würdigung dieser Daten enthält, oder auf die Ergebnisse aller klinischen Prüfungen. ▸ Kap. 16

Klinische Prüfung (*clinical trial*): systematische Untersuchung an einer oder mehreren Versuchspersonen, um die Sicherheit und Leistungsfähigkeit eines bestimmten Medizinprodukts unter normalen Anwendungsbedingungen zu überprüfen und über den einzelnen Anwendungsfall hinaus Erkenntnisse zum diagnostischen oder therapeutischen Wert eines Produkts, insbesondere über seine Wirksamkeit bzw. medizinische Leistung und Unbedenklichkeit zu gewinnen. ▶ Kap. 16

Klinisches Navigationssystem (*clinical navigation system*): Medizingerät zur Umsetzung von bild- und computergestützten Interventionen mittels Navigation. ▶ Kap. 12

Knieorthese (**KO;** *knee orthosis*): unabhängig vom Typ lassen sich bei Knieorthesen folgende Konstruktionselemente unterscheiden:
– Körperformteile
– Gelenkschienen (mit Gelenk)
– Vergurtung mit Verschlüssen. ▶ Kap. 14

Kommunikationshilfe (*communication assistance*): alle technischen Mittel, Verfahren und Konzepte, die geeignet sind, die sensorischen (Wahrnehmungs-) Funktionen oder die motorischen (Ausdrucks-) Funktionen eines Menschen zu verbessern. Im Sinne der Produktgruppe 16 des Hilfsmittelverzeichnisses sind Kommunikationshilfen ausschließlich Gegenstände, die die direkte lautsprachliche oder schriftliche Mitteilungsmöglichkeit eines Menschen unterstützen bzw. erst ermöglichen. ▶ Kap. 14

Komplexer Einwortterminus (*complex one-word term*): Terminus, der aus einem zusammengesetzten Substantiv besteht, wobei letzteres mehrere Wortelemente enthält. Er ist typisch für den Gebrauch von medizinischen Fachbegriffen griechischer Herkunft. ▶ Kap. 17

Konformität (*compliance*): Übereinstimmung eines Produkts mit den Bestimmungen (grundlegenden Anforderungen) der relevanten EU-Richtlinien. ▶ Kap. 16

Kontrast (*contrast*): Parameter, der angibt, wie gut sich zwei Gewebearten in einem Bild unterscheiden lassen, bzw. wie stark sich ein Gewebe vom Hintergrund abhebt. ▶ Kap. 11

Kooperation (*lat.* cooperatio Zusammenwirkung, Mitwirkung; *frz.* **collaboration;** *co-operation*): Zusammenwirken, Zusammenarbeit mehrerer Akteure (Personen, Lebewesen, Systeme, Systemteile). ▶ Kap. 1

Koppelebene (*Life-Technology Interface*, **LTI**): biologisch-technische Schnittstelle (ggf. Mensch-Maschine-Schnittstelle) zwischen lebenden (z. B. Patient, Arzt/Forscher) und technischen (Biomedizinische Technik) Systemteilen im biomedizintechnischen Regelprozess zum Stoff-, Energie- und/oder Informationsaustausch. ▶ Kap. 1

Korrosion (*corrosion*): elektrochemische Reaktion (meistens Oxidation) metallischer Werkstoffe. ►Kap. 7

Krankenhausinformationssystem (**KIS**; *hospital information system*, **HIS**): System zur Unterstützung der vielfältigen Aufgaben eines Krankenhauses durch geeignete Erfassung und Bereitstellung von Informationen. Es soll eine ganzheitliche Sicht auf den Behandlungsprozess ermöglichen, Arbeitsschritte optimieren und zur Qualitätssicherung, Patientensicherheit, Wirtschaftlichkeit und Forschung beitragen. ►Kap. 10

Künstliches Herz (*total artificial heart*): technische Pumpe, die intrakorporal die Funktion des Herzens an dessen Stelle übernimmt. ►Kap. 13

Kunststoff (*polymer*): makromolekulare Verbindungen, die rein synthetisch oder durch die Umwandlung von Naturprodukten entstehen. ►Kap. 7

Kurative Medizin (*lat. curare* pflegen, sich sorgen um; *curative medicine*): Teilgebiet der Medizin, das den Großteil aller medizinischen Betreuung ausmacht und darauf abzielt, die Heilung (vollständige Wiederherstellung der Gesundheit) herbeizuführen. ►Kap. 2

Kybernetik (*griech. kybernetike techne* Steuermannskunst; *cybernetics*): Wissenschaft von komplexen Kommunikations- und Regelprozessen in und zwischen technischen und nichttechnischen Systemen in einem geschlossenen Betrachtungsbereich mit dem Ziel, Gesetzmäßigkeiten der Steuerungsprozesse in Natur, Technik und Gesellschaft zu erkennen und bewusst zur Synthese technischer wie zur Verbesserung natürlicher Systeme einzusetzen; im Ingenieurbereich synonym verwendet zu Systemtheorie, Automatisierungs- und Regelungstechnik. ►Kap. 8

Lab-on-a-Chip (*lab-on-a-chip*): vollständige oder teilweise Implementierung von Laborabläufen auf einem Mikrochip durch Integration unterschiedlicher Elemente (meist Fluidik und Sensorik). ►Kap. 9

Landmarke (*landmark*): in der Messtechnik gut erkennbarer und identifizierbarer Punkt im Messraum. **Anatomische Landmarken** sind gut erkennbare Punkte in der Patientenanatomie oder im virtuellen Modell. **Künstliche Landmarken** sind auf den Patienten aufgeklebte Objekte aus röntgenopakem Material, die in der Bildgebung besonders gut erkennbar sind. Landmarken gehören zum Objekt. Messmarken gehören zum Messsystem. ►Kap. 12

Lebender Organismus (*living system*): von der Umwelt abgegrenztes lebendes Gebilde mit vielfältigen, individuellen Eigenschaften, komplexes selbstorganisierendes kommunikatives und selbststabilisierendes (Homöostase) System mit Informations-, Stoff- und Energieaustausch (in Fließgleichgewicht) mit seiner Umgebung. ►Kap. 8

Leberersatztherapie (*liver substitution therapy*): extrakorporaler Ersatz der Entgiftungsfunktion der Leber, vor allem für hydrophobe Toxine. Hierzu werden Dialysesysteme um Anionenaustauscher und Aktivkohlefilter ergänzt. ▶ Kap. 13

Magnetresonanztomographie (**MRT**; *altgriech. tome* Schnitt; *graphein* schreiben; *magnetic resonance imaging*, **MRI**): ein zur medizinischen Diagnose angewandtes bildgebendes Verfahren zur überlagerungsfreien Schnittbilddarstellung auf Basis von Kernspinresonanz, insbesondere für die strukturelle und ggf. funktionale Darstellung von Geweben und Organen in lebenden Systemen. Es bedarf der Anwendung hoher magnetischer Felder und der Herstellung definierter magnetischer Feldgradienten. ▶ Kap. 6, 11

Magnitude (*lat. magnitudo* Größe; *magnitude*): Maß für die Stärke (Wert, Menge) einer (physikalischen) Größe. ▶ Kap. 6

Mammographie (*mammography*): Abbildung der weiblichen Brust zur Erkennung von Tumoren, meistens mittels Röntgenstrahlen. ▶ Kap. 11

Medizin (*lat. ars medicinae* ärztliche Kunst, Heilkunde; *medicine*): Wissenschaft vom gesunden und kranken Funktionszustand des menschlichen, tierischen und pflanzlichen Organismus; Lehre von den Ursachen und Erscheinungsformen von Krankheiten, von Verhütung, Erkennung und Behandlung von Krankheiten und Verletzungen bei Lebewesen. ▶ Kap. 1

Medizinische Informatik (*medical informatics*, *biomedical informatics*, *health informatics*): Wissenschaft von der systematischen Verarbeitung von Daten, Informationen und Wissen in der Medizin. ▶ Kap. 10

Medizinische Leitlinie (*medical guideline*): systematisch entwickelte Feststellungen, um die Entscheidungen von Ärzten, Angehörigen anderer Gesundheitsberufe und Patienten über angemessene Gesundheitsversorgung unter spezifischen klinischen Umständen zu unterstützen.

Medizinische Navigation (*medical navigation*): Verfahren zur räumlichen Orientierung des Arztes während der Intervention am Patienten mittels eines Koordinatenmesssystems (stereotaktischer Rahmen, Stereokamera etc.). Ursprünglich wurden nur Position und Orientierung eines Instruments relativ zu dreidimensionalen anatomischen Bilddaten eines Patienten angezeigt. Mit heutiger Technologie werden auch die Bildgebung und die Bilddarstellung navigiert. ▶ Kap. 12

Medizinprodukt (*medical device*): alle einzeln oder miteinander verbunden verwendeten Instrumente, Apparate, Vorrichtungen, Software, Stoffe und Zubereitungen aus Stoffen oder andere Gegenstände einschließlich der vom Hersteller speziell zur Anwendung für diagnostische oder therapeutische Zwecke bestimmten und für ein einwandfreies Funktionieren des Medizinproduktes eingesetzten Software, die vom Hersteller zur Anwendung für Menschen mittels ihrer Funktionen zum Zwecke

- der Erkennung, Verhütung, Überwachung, Behandlung oder Linderung von Krankheiten,
- der Erkennung, Überwachung, Behandlung, Linderung oder Kompensierung von Verletzungen oder Behinderungen,
- der Untersuchung, der Ersetzung oder der Veränderung des anatomischen Aufbaus oder
- eines physiologischen Vorgangs oder
- der Empfängnisregelung

zu dienen bestimmt sind und deren bestimmungsgemäße Hauptwirkung im oder am menschlichen Körper weder durch pharmakologisch oder immunologisch wirkende Mittel noch durch Metabolismus erreicht wird, deren Wirkungsweise aber durch solche Mittel unterstützt werden kann (§ 3, Abs. 1 MPG). ▶ Kap. 1

Medizintechnik, **Klinikingenieurwesen** (*clinical engineering*): Bereitstellung und Anwendung technischer Mittel und Methoden in der Medizin sowie (im engeren Sinne) deren Vergegenständlichung. ▶ Kap. 1

Mehrwortterminus (*multiple-word term*): Terminus, der aus zwei bis neun getrennt geschriebenen Wörtern besteht. Als Grundwort hat er ein Substantiv, das durch nachgestellte Attribute ergänzt wird. Er ist typisch für den Gebrauch von medizinischen Fachbegriffen lateinischer Herkunft. ▶ Kap. 17

Mensch-Maschine-Schnittstelle (*Human-Machine Interface*, **HMI**): allgemeine Schnittstelle zwischen Gehirn und technischer Einrichtung (Computer) in der Neurotechnik. HMI sind externalisierende neurotechnische Schnittstellen, die elektrische Signale von neuronalen Strukturen im Gehirn aufnehmen, auf verschiedene Weise charakteristische Merkmale extrahieren und mit diesen Signalen in Echtzeit technische Hilfsmittel steuern. Erfolgt die Kommunikation nichtinvasiv, bezeichnet man sie als Gehirn-Computer-Schnittstellen (*engl. Brain-Computer Interfaces, BCI*), bei (invasiven) Implantaten als Gehirn-Maschine-Schnittstellen (*engl. Brain-Machine Interfaces, BMI*). ▶ Kap. 15

Messmarke (*fiducial marker/fiducial*): Messpunkt, dessen räumliche Position von einem Koordinatenmesssystem mit hoher Genauigkeit (Richtigkeit und Präzision) eingemessen werden kann. Messmarken werden an Instrumenten, bildgebenden Systemen, Bildschirmen und am Patienten befestigt, um deren relative räumliche Position zueinander vermessen zu können. ▶ Kap. 12

Messung (*measurement*): Tätigkeit zur Zuordnung von Qualität und Quantität einer beobachtbaren Größe durch Vergleich mit einer Einheit. ▶ Kap. 6

Metaphylaxe (*griech.* Schutz, Vorbeugung; *meta* zwischen, mitten; *metaphylaxis*, *aftertreatment*): Nachsorge, Maßnahmen zur Nachbehandlung des Patienten als Vorbeugung gegen Rückfall. ▶ Kap. 1

Methode (*griech. methodos* Weg, Gang einer Untersuchung; ***method***): systematisches Verfahren zur Lösung theoretischer und praktischer Aufgaben, nach Gegenstand und Ziel planmäßige Vorgehensweise; **Methodik** (***methodology***): Lehre vom systematischen Vorgehen (Charakteristikum für wissenschaftliches Vorgehen). ▸ Kap. 1

Modell (*lat. modus* Kopie wie auch Muster, Entwurf, Vorschrift; *modulus* Maß, Maßstab; *imitatio* Nachahmung; ***model***): zweckorientiertes idealisiertes, abstraktes Abbild ausgewählter Eigenschaften eines objektiv gegebenen Sachverhalts; Imitation, Analogie, Phantom, Prüfkörper als künstliche Nachbildung eines Originals wie auch Prototyp (*lat. protos* erster, vorderster; *lat. prototypos, griech. prototypon* als charakteristische Ur- oder Grundform, Original, Vorbild, Vorlage, Beispiel, Paradigma (Leitbild), Pattern (Muster); Abbildung, die Struktur und/oder Funktionalität wiedergibt, die in Beschreibungstiefe bzgl. Struktur- und Funktionsumfang, Raum- und Zeitmaßstab den Zielen gerecht werden muss, aber in Art und Form entsprechend verfügbaren Werkzeugen und Erfahrungen frei gewählt werden kann (Darstellung schematisch, verbal, mathematisch-rechentechnisch, physikalisch, in elektrischen, mechanischen, pneumatischen, akustischen, medizinisch-biologischen und weiteren Analogien). ▸ Kap. 8

Modulationsübertragungsfunktion (***modulation transfer function***, **MTF**): Funktion, die angibt, wie gut (mit welcher Modulationsamplitunde) eine Raumfrequenz aus dem Original in das Bild übertragen wird. ▸ Kap. 11

Monitoring (*engl. to monitor* beobachten, kontrollieren, überwachen; *lat. monitor* der Mahner; ***monitoring***): systematische Überwachung ggf. inkl. Bewertung (Datenerfassung, -verarbeitung, -speicherung/Protokollierung, -ausgabe, -präsentation, ggf. Alarmierung, Interpretation bis zur Entscheidungsunterstützung); hier: fortlaufende Diagnose während eines begrenzten Zeitraums mit Referenzwertvergleich und ggf. Alarmfunktion mit dem Ziel, optimierend auf den beobachteten Prozess einwirken zu können; **Home-Monitoring** (***home monitoring***): Überwachung im häuslichen Lebensumfeld des Patienten; **Telemonitoring** (***telemonitoring***): Fernüberwachung bei Mobilitätserhalt des Patienten. ▸ Kap. 1, 9

Morphem (***morphem***): Wortbestandteil mit einer eigenen Bedeutung oder grammatischen Funktion. ▸ Kap. 17

Narkosegerät (***anaesthetic machine***): intraoperativ eingesetztes System, das mittels gezielter Steuerung durch Medikamente Schmerzfreiheit, Muskelentspannung und Reflexdämpfung durch reversiblen Bewusstseinsverlust erzeugt. ▸ Kap. 13

Natur (*lat. natura* von *nasci* entstehen, geboren werden, vgl. *griech. physis*; ***nature***): das belebte und unbelebte, nicht vom Menschen gezielt mittels Technik Geschaffene; Antonym zu Technik. ▸ Kap. 1

Natural Orifice Transluminal Endoscopic Surgery (**NOTES**): endoskopische Operation durch natürliche Körperöffnungen wie Bauchnabel, Rektum, Mund/Speiseröhre/ Magen. Es handelt sich um die Weiterentwicklung der Minimalinvasiven Chirurgie. ▸ Kap. 12

Nervensystem (*nervous system*): Gesamtheit des Nervengewebes als morphologische und funktionelle Einheit. Zum Zentralnervensystem (ZNS) gehören Gehirn und Rückenmark. Das Periphere Nervensystem (PNS) beinhaltet alle aus diesen Strukturen hervorgehenden Nerven und damit neben dem somatischen auch das Vegetative (Autonome) Nervensystem (VNS, ANS). ▸ Kap. 15

Neuromodulation (*neuromodulation*): Verfahren, bei dem Implantate zur Stimulation von funktionierenden Teilen des Nervensystems eingesetzt werden, um Erkrankungen effizient, reversibel, nicht medikamentös, aber meist symptomatisch zu behandeln; Verfahren, das mittels internalisierender Implantate durch elektrische Dauerstimulation existierender neuronaler Schaltkreise gezielt fehlerhafte physiologische Schaltkreise beeinflusst (moduliert). ▸ Kap. 15

Neuronales Aktionspotential (*neural action potential*): kurzzeitige Depolarisation (Positivierung) des Ruhepotentials eines Neurons mittels kontrolliertem Natriumeinstrom und Kaliumausstrom durch die Zellmembran. Es gilt als kleinste neuronale Kommunikationseinheit. ▸ Kap. 15

Neuroprothetik (*neuroprosthetics*): Teilgebiet der Prothetik, das ausgefallene neurologische Funktionen durch deren Wiederherstellung, Ersatz oder Überbrückung rehabilitiert. ▸ Kap. 15

Neurotechnik (*neural engineering*): wissenschaftliche Disziplin, die sich mit Wiederherstellung oder Ersatz verloren gegangener bzw. mit der Normalisierung, Überbrückung, Modulation oder Unterdrückung gestörter neuronaler Funktionen beschäftigt. ▸ Kap. 15

Nutzsignal (*signal*): Signal, das einer Information in einem betrachteten Bereich eindeutig zugeordnet wird (Antonym: Störsignal). ▸ Kap. 8

Orthese (*orthosis*): extern angewandtes Hilfsmittel zur Veränderung der strukturellen und funktionellen Eigenschaften des neuromuskulären und des skelettalen Systems. ▸ Kap. 14

Orthopädisches Implantat (*orthopaedic implant*): künstliches System, das zur Behandlung angeborener oder erworbener Störungen und Anomalien in Form oder Funktion des Stütz- und Bewegungsapparats eingesetzt wird. ▸ Kap. 7

Palliativmedizin (*palliative medicine*): ärztlich geführte Fürsorge für Patienten mit Erkrankungen, die auf Grund ihrer Schwere unweigerlich zum Tode führen, weil alle Möglichkeiten kurativer Therapie ausgeschöpft wurden, aber erfolglos blieben. ▸ Kap. 2

Parameter (*parameter*): Kenngröße (kennzeichnende Größe), Kennwert, Einflussfaktor; Variable, über die Größen miteinander verknüpft werden, und die ein Objekt/Phänomen unter bestimmten Umständen charakterisiert. ▸ Kap. 6

Patientenmanagementsystem (**PMS**; *patient management system*): System zur Verwaltung der administrativen Daten des Patienten im Krankenhaus. ▸ Kap. 10

Personalisierte Medizin (auch: **Individualisierte Medizin**; *personalised medicine*): Methode der modernen Medizin, bei Patienten eine ganz auf die individuellen Merkmale ihrer bio-psycho-sozialen Persönlichkeit abgestimmte Therapie einzusetzen. ▸ Kap. 2

Photonik (*photonics*): Erforschung und Anwendung optischer Techniken zur Gewinnung, Verarbeitung und Speicherung von Information. ▸ Kap. 6

Picture Archiving and Communication System (**PACS**): Bildarchivierungs- und Kommunikationssystem zur Verwaltung und Bereitstellung medizinischer Bilddaten. ▸ Kap. 10

Plastisches Patientenmodell (*three-dimensional patient's model*): anatomisches dreidimensionales Modell (Replik) des Patienten, hergestellt als Abdruck, Abguss, Ausguss oder im *Rapid-Prototyping*-Verfahren. Plastische Modelle können in die Hand genommen und mit Instrumenten bearbeitet werden. ▸ Kap. 12

Point-of-Care Testing (**POCT**): patientennahe (dezentrale) Diagnostik am Ort der Behandlung. ▸ Kap. 9

Population (*lat. populatio* Volk; *population*): Gruppe von entsprechend einem Kriterium gleichartigen Organismen in abgeschlossenem Betrachtungsbereich (Grundgesamtheit). ▸ Kap. 8

Positronen-Emissionstomographie (**PET**; *positron emission computed tomography*): funktionsabbildendes Verfahren in der Medizin zur überlagerungsfreien Schnittbilddarstellung auf Basis von Positronenemission durch in den Körper eingebrachten Radiopharmaka. ▸ Kap. 11

Präfix (*prefix*): sprachlicher Baustein, der vor den Wortstamm gesetzt wird (Vorsilbe) und die Bedeutung des Wortes entscheidend verändern kann. In der medizinischen Fachsprache tritt er vor allem bei der Bildung von Substantiven und Adjektiven auf. ▸ Kap. 17

Präventivmedizin (*preventive medicine*): Gesundheitsvorsorge, die auf die Verhütung von Erkrankungen und Unfällen abzielt und damit auf die Verringerung ihrer Verbreitung sowie die Verminderung ihrer Auswirkungen auf Morbidität und Mortalität der Bevölkerung: primär (Ausschaltung von Gesundheitsrisiken), sekundär (frühestmögliche Diagnosestellung und Therapie) und tertiär (Verhütung von Rückfällen, Krankheitsfolgen und Folgeerkrankungen). ▶ Kap. 2

Produkthauptakte (*device master record*): technische Dokumentation, die die Bewertung der Konformität mit den Anforderungen der Richtlinie ermöglicht, d. h., Zusammenfassung der Nachweise, dass das Produkt oder die Produktgruppe die gesetzlichen und normativen Forderungen erfüllt. ▶ Kap. 16

Prognose (*griech. pro* vor; *gnosis* Erkenntnis; *lat. praedicere* voraussagen; *prognosis*; auch **Prädiktion; *prediction***): Vorhersage auf wissenschaftlicher Basis. ▶ Kap. 1

Projektion (*projection*): Integral der abgebildeten Gewebseigenschaften längs des Strahlwegs. Bei der Röntgenbildgebung: Integral des Röntgenschwächungskoeffizienten durch den Körper des Patienten hindurch, entweder als einzelner Nadelstrahl oder als eine Linie aus vielen parallelen Nadelstrahlen. ▶ Kap. 11

Projektionsröntgen (*projection X-ray*): strukturabbildendes projektives Verfahren in der Medizin auf Basis von Röntgenstrahlen. ▶ Kap. 11

Prophylaxe (*griech. prophylaktikos* vorbeugen; *prophylaxis*)/**Prävention** (*lat. praeventio* Zuvorkommen; *prevention*): Vorsorge, vorausschauende Problemvermeidung, Verhütung, Vorbeugung zur Vermeidung unerwünschter Vorkommnisse; hier: Maßnahmen zur Vorbeugung gegen individuelle Erkrankung bis zur vorausschauenden Vermeidung der Krankheitsausbreitung; Gesamtheit aller Maßnahmen, die eine gesundheitliche Schädigung gezielt verhindern, weniger wahrscheinlich machen oder ihren Eintritt verzögern. ▶ Kap. 1

Proteinadsorption (*protein adsorption*): Ablagerung von Eiweißmolekülen auf Oberflächen. ▶ Kap. 7

Prozess (*lat. processus* das Vorwärts-, Fortschreiten, Verlauf, Wachstum; *process*): Geschehen, Entwicklung, qualitative oder quantitative zeitliche Veränderung; dynamische Vorgänge (Abfolge von Aktionen durch Umwandlung, Transport und/oder Speicherung von Stoff, Energie und/oder Informationen) im Zustandsraum, d. h. innerhalb eines Systems und in der Kommunikation zwischen Systemen mittels zeitvariabler Signale. ▶ Kap. 8

Punktbildfunktion (*point spread function*, **PSF**): Beschreibung des Bildes am Ausgang eines bildgebenden Systems, wenn auf den Eingang ein einziger Punkt mit sehr starkem Kontrast gegeben wird. ▶ Kap. 11

Qualitätsmanagement (*quality management*): systematische Maßnahmen zur Verbesserung von Produkten, Prozessen oder Leistungen. Eine Organisation zu lenken und zu leiten umfasst neben anderen Managementdisziplinen auch das Qualitätsmanagement. ▶ Kap. 16

Rapid Prototyping (*dt.* schnelle Prototypenentwicklung): Überbegriff für generative Fertigungsverfahren (Stereolithographie, Selektives Laser-Sintern, *Fused Deposition Modelling*, 3D-Druck etc.) zur Erzeugung von abbildungsgetreuen Repliken (plastischen Modellen) der Patientenanatomie zwecks Anschauung und Interventionsplanung oder zur Schablonen- bzw. Implantatherstellung und für das *Tissue Engineering*. ▶ Kap. 12

Raumfrequenz (***spatial frequency***): Kehrwert der räumlichen Periodenlänge. Dominiert in einem Bild ein sinusförmiges Signal in x-Richtung mit der Wellenlänge λ, so zeigt die Fouriertransformierte des Bildes (das Spektrum) ein Maximum bei der Raumfrequenz $u = 1/\lambda$. ▶ Kap. 11

Regelkreis (***control loop***): untere Ebene eines Automatisierungskonzepts, auf der eine Regelgröße durch Messung und negative Rückkopplung einem Regler (Prozessor) zugeführt wird, der über eine Stellgröße die Regelgröße so beeinflusst, dass sie auch bei Störeinflüssen einer vorgegebenen Führungsgröße folgt bzw. einen Sollwert einhält. ▶ Kap. 13

Regenerative Medizin (*lat. regeneratio* wiederentstehen, erneuern; ***regenerative medicine***): Wiederherstellung, Erhalt (Anregung zur Selbsterneuerung) oder Ersatz von biologischen Funktionen mithilfe eines interdisziplinären Ansatzes aus Ingenieur- und Naturwissenschaften und der Medizin. ▶ Kap. 1

Registrierung (***registration***): Verfahren zur Berechnung der homogenen Transformationsmatrix zwischen zwei Koordinatensystemen. Die Registrierung ist bei bildgestützten Interventionen für die Transformation zwischen realem Patient/Messmarken-*Tracker* und virtuellem Patientenmodell/Bilddatensatz erforderlich. Weiterführende Verfahren registrieren zwei Instrumente zueinander, zwei Messsysteme, Instrumente und Bildgebung, Instrumente und Visualisierung usw. Die Registrierung von zwei Patientenmodellen/Bilddatensätzen wird Bildfusion genannt. ▶ Kap. 12

Rehabilitation (*lat. re* wieder, zurück; *habere* haben, innehaben; Wiederherstellung, Wiedereingliederung; ***rehabilitation***): koordinierter Einsatz medizinischer, sozialer, beruflicher, pädagogischer und technischer Maßnahmen sowie Einflussnahme auf das physische und soziale Umfeld zur Funktionsverbesserung zum Erreichen einer größtmöglichen Eigenaktivität zur weitestgehend unabhängigen Partizipation in allen Lebensbereichen, damit der Betroffene in seiner Lebensgestaltung so frei wie möglich wird. ▶ Kap. 1, 14

Rehabilitationsmedizin (***rehabilitation medicine***): Teilgebiet der Medizin, das alle zu treffenden Maßnahmen für Patienten nach schwerer Krankheit und für behinderte Menschen umfasst, auch nach einer eingetretenen Behinderung als Krankheitsfolge. Ziele sind die möglichst vollständige gesellschaftliche Teilhabe und wenn möglich die gesundheitliche Wiederherstellung. ▶ Kap. 2

Rehabilitationsrobotik (*rehabilitation robotics*): automatisierte Bewegungstherapie nach Schlaganfall und Querschnittlähmung, insbesondere mittels automatisierter Laufbänder, Ergometer, Gang- und Armroboter. ▶ Kap. 13

Rehabilitationstechnik (*assistive device for people with a loss in functioning*): Hilfsmittel und andere technische Systeme und Geräte, die einen Rehabilitationsprozess unterstützen. ▶ Kap. 14

Requirement-Engineering (*requirement engineering*): Gesamtheit aller Maßnahmen zur systematischen Erfassung von Anforderungen und Sicherstellung, dass diese Anforderungen erfüllt werden. ▶ Kap. 16

Risiko (*risk*): Kombination der Wahrscheinlichkeit des Auftretens eines Schadens und des Schweregrads dieses Schadens. Das Risiko R ist das Produkt aus Auftretenswahrscheinlichkeit p und Konsequenz C. Der Wertebereich für p liegt zwischen 0 und 1. Der Wertebereich für C ist als Kostenfunktion im Prinzip beliebig. Jedoch kann mit $C = 1$ eine Toleranzgrenze festgelegt werden. ▶ Kap. 12, 16

Risikomanagement (*risk management*): systematische Anwendung von Managementstrategien, Verfahren und Praktiken zur Analyse, Bewertung, Beherrschung und Überwachung von Risiken. ▶ Kap. 16

Roboter (*robot*): System zur motorisierten Führung von Instrumenten. Dies kann mittels direkter Steuerung durch den Arzt (Telemanipulation) auf Basis von Roboterprogrammen (*Offline*-Programmierung) oder durch das gemeinsame Führen von Instrumenten durch Roboter und Arzt (*Hands-on*) geschehen. ▶ Kap. 12

Rollstuhl (*wheelchair*): rollendes technisches Hilfsmittel, das bei Gehunfähigkeit oder stark eingeschränkter Gehfähigkeit von Personen mit Mobilitätseinschränkungen in allen Körperlagen (Sitzen, Stehen, Liegen) zur Anwendung kommt. Es ermöglicht den Betroffenen, sich im allgemeinen Lebensbereich allein oder mit fremder Hilfe fortzubewegen. Rollstühle werden individuell gefertigt, serienmäßig hergestellt oder erhalten als Basisprodukt zusätzliche individuelle Zurichtungen. ▶ Kap. 14

Röntgenenergiedosis (*X-ray energy dose*): Maß für die mit Röntgenstrahlen im Körper deponierte Energie, bezogen auf das Gewicht des Gewebes bzw. Organs. Sie wird in der Einheit GRAY (Gy) angegeben. ▶ Kap. 11

Rote Biotechnologie (**Medizinische/Pharmazeutische Biotechnologie**; *red/medical/pharmaceutical biotechnology*): Nutzung biotechnologischer Methoden im Gesundheitsbereich, z. B. für Diagnostika/Therapeutika, *Molecular/Cellular/Tissue Engineering*, Tiermodelle, Regenerative Medizin, Gentechnologie. ▶ Kap. 1

Sauerstoffsättigung (*oxygen saturation*): in der Medizin übliche Bezeichnung für den Anteil des mit Sauerstoff beladenen Hämoglobins im Blut; die korrekte Bezeichnung müsste Sauerstoffkonzentrationsverhältnis lauten, denn die Sättigung wird erst bei einem maximal möglichen Verhältnis von 1 (100 % oxygeniertes Hämoglobin) erreicht. ▸Kap. 9

Schablone (*template*): Führungshilfe für ein Instrument, z. B. eine Bohrschablone oder Sägeschablone, die am Patienten befestigt wird. Das Instrument wird durch die Schablone geführt. Die exakte Schablonengeometrie berechnet sich aus der Interventionsplanung (Eingriffsplanung), die auf dreidimensionalen anatomischen Bilddaten beruht. Die Herstellung erfolgt durch *Rapid Prototyping.* ▸Kap. 12

Segmentierung (*segmentation*): Abgrenzung relevanter Bildbereiche vom Hintergrund oder von anderen Objekten durch Zuordnung von Bildelementen (Pixeln, Voxeln) zu Bildteilen (Segmenten) einheitlicher, entsprechend einem Homogenitätskriterium definierter Eigenschaften. ▸Kap. 10

Sehhilfe (*vision aid*): optische bzw. opto-elektronische Vorrichtungen, die zur Korrektur von Brechungsfehlern oder dem Ausgleich, der Verbesserung oder Behandlung eines anderen Krankheitszustandes des Auges dienen. ▸Kap. 14

Sensor (*lat. sentire* fühlen, empfinden; *sensor*): Messfühler, Mittel, Messeinrichtung zur Erfassung und Wandlung von Messgrößen; für spezielle Anwendungen auch Detektor oder Elektrode genannt. Ein Sensor ist das erste Element in der Messkette, das auf die Messgröße unmittelbar anspricht. Dabei wird eine physikalische, elektrische oder chemische Größe (Messgröße, Eingangsgröße) in eine andere physikalische, meist elektrische Größe (Ausgangsgröße) gewandelt. ▸Kap. 9

Sicherheit (*safety*): Freiheit von unvertretbaren Risiken.

Signal (*lat. signum* Zeichen; *signalis* bestimmt, ein Zeichen zu geben; *signal*): Größe, die zwei Systemelemente miteinander in Beziehung setzt; physikalische Darstellung (Träger) der Information, z. B. elektromagnetische Welle, Nachricht. Ein Signal wird über seine Struktur (Musterelemente) und charakteristische Kenngrößen (Signalparameter, z. B. Amplitude, Frequenz, Phase, errechneter Index) im Signalmodell abgebildet. ▸Kap. 8

Signal-Rausch-Verhältnis (*signal-to-noise ratio*, **SNR**): Verhältnis der Signalleistung bezogen auf die Rauschleistung. ▸Kap. 11

Simulation (*lat. simulatio* Vorspiegelung; Imitation, Verstellung, medizinisch auch Vortäuschung von Krankheitszuständen; *simulation*): Übertragen der Experimente am System auf die Modellebene; Experimentieren an einem Simulationsmodell, das die vom Nutzer unter einer formulierten Zielstellung als relevant ausgewählten Eigenschaften eines Originals (eines realen oder hypothetischen Prozesses) nachbildet. Ziel der Simulation ist es, zu Erkenntnissen zu gelangen, die auf die Wirklichkeit übertragbar sind, indem komplexe Zusammenhänge zur Erklärung experimentell erfasster Phänomene oder logisch abgeleitete Hypothesen überprüft werden, sowie reale

Problemstellungen zu lösen, indem die Realität teilweise oder vollständig durch ein Simulationssystem ersetzt wird. ▸ Kap. 8

Sonographie, Ultraschallbildgebung (US; *sonography*, *ultrasound imaging*): strukturabbildendes Verfahren in der Medizin auf Basis reflektierter und rückgestreuter Schallwellen. ▸ Kap. 11

Sprechhilfe (*assistive products for voice production*): technische Vorrichtung, die Menschen mit Stimm- und Sprachstörungen zum Ausgleich der fehlenden oder beeinträchtigten Funktionen dient. Sie ermöglicht den Betroffenen, mit ihren Mitmenschen sprachlich zu kommunizieren. ▸ Kap. 14

Sterilisation (*sterilisation*): Reduzierung aller lebensfähigen Vegetativ- und Dauerformen von pathogenen und apathogenen Mikroorganismen in Stoffen, Zubereitungen oder an Gegenständen mindestens um den Faktor 10^6. ▸ Kap. 7

Störsignal, Rauschen (*noise*): Signal, das keiner Information im betrachteten Abbildungsbereich eindeutig zugeordnet werden kann (Antonym: Nutzsignal). ▸ Kap. 8

Suffix (*suffix*): eine an einen Wortstamm angehängte Nachsilbe, wodurch verschiedene Ableitungen gebildet werden können. In der lateinischen und griechischen Sprache ist die Suffigierung besonders relevant. ▸ Kap. 17

Symptom (Krankheitsmerkmal; *griech. symptoma* Begebenheit, Zusammenfall; *symptom*): typisches Merkmal krankhafter Abweichung. Die Gesamtheit der aus einem Krankheitsprozess resultierenden Symptome ergibt das klinische Bild, die Symptomatik. Die Beschreibung der Symptomatik erzeugt der Arzt mit dem Befund. Mehrere typischerweise gemeinsam auftretende Symptome können zu einem **Syndrom** gebündelt werden. ▸ Kap. 2

Synthese (*griech. synthesis* Zusammensetzung, Verknüpfung; *synthesis*): Vereinigung von Teilen zum Ganzen unter Verwendung eines Zielfunktionals in festgelegten Grenzen; Optimierung: bei minimaler Variationsbreite des Zielfunktionals wird eine optimale Synthese erreicht. ▸ Kap. 8

System (*griech. systema* in sich gegliedertes Ganzes, gleichbedeutend mit „Organismus"; *system*): ein sinnvoll in sich gegliedertes, geordnetes Ganzes mit strukturellen und funktionellen Eigenschaften, bestehend aus intern und extern vernetzten, kommunizierenden Elementen („Organen" (*lat. organum* Werkzeug, Instrument; *griech. ergon* Werk, Sache)). ▸ Kap. 8

Systembiologie (*systems biology*, *integrative biology*, *predictive biology*): Zweig der Biowissenschaften, der komplexe biologische Prozesse mithilfe von mathematischen Modellen und anhand experimenteller Daten zur Prädiktion des Systemverhaltens unter bestimmten Einflüssen untersucht und beschreibt. ▸ Kap. 10

Szintigraphie (*scintigraphy*): funktionsabbildendes projektives Verfahren in der Medizin auf Basis von Gammastrahlenemission durch in den Körper eingebrachte Radiopharmaka. ▶ Kap. 11

Technik (*griech. technikos, techne* Kunst, Handwerk, Kunstfertigkeit; *engineering*, *technics*, *technique*): die nicht natürlichen, vom Menschen mit bestimmter Zielstellung erzeugten Mittel (technische Sachsysteme („Artefakte"): Gegenstände, Geräte, Anlagen, Systeme) und Methoden zu deren Erzeugung (Vorgehen, Handlungsweisen, Verfahren, Prozesse); Antonym zu Natur. ▶ Kap. 1

Technologie (*griech. -logia* Wissenschaft, Lehre; *technologia* einer Kunst gemäße Abhandlung, *dt.* Verfahrenskunde; *technology*): Wissenschaft von den Gesetzmäßigkeiten produktionstechnischer Vorgänge; Vorgehensweise zur Anwendung naturwissenschaftlicher und technischer Erkenntnisse zur Erzeugung von Produkten; Lehre von der Technik. ▶ Kap. 1

Telemedizin (*telemedicine*): Teilbereich von eHealth, in dem Informations- und Kommunikationstechnologien zur Überbrückung einer räumlichen Distanz zwecks diagnostischer und/oder therapeutischer Interaktion eingesetzt werden. ▶ Kap. 10

Telemonitoring (*dt.* **Fernüberwachung**; *telemonitoring*): Teilbereich der Telemedizin zur Fernüberwachung von Vitalfunktionen. ▶ Kap. 10

Terminologie (*terminology*): im engeren Sinn die Gesamtheit aller Begriffe, Bezeichnungen, Benennungen und Fachwörter in einer bestimmten Fachsprache; im weiteren Sinn die Lehre von der Gesamtheit der charakteristischen Merkmale für Benennungen in einem Fachgebiet. ▶ Kap. 17

Terminus (*terminus*): definierte Benennung für einen Begriff innerhalb der Fachsprache eines Fachgebiets. Eine vergleichbare Bezeichnung ist Fachwort, Fachbegriff oder *Terminus technicus*. ▶ Kap. 17

Theragnostik (*griech. therapeia* die Pflege der Kranken; *gnosis* die Erkenntnis; *-tik* Lehre von …; Lehre von der Erkennung und Behandlung; *theragnostics*): Fachgebiet, Lehre von der unmittelbaren und zeitnahen Kombination von Therapie und Diagnose innerhalb eines biomedizintechnischen Prozesses oder Gerätes/Systems im geschlossenen Regelkreis (*Closed-Loop*-System), ggf. vermittelt durch dafür bestimmte Wirkstoffe. ▶ Kap. 1

Therapie (*griech. therapeia* Bedienung, Pflege der Kranken; *therapy*; *treatment*): Behandlung von Krankheiten und Verletzungen durch Beseitigung oder Linderung der Symptome bis zur bestmöglichen Wiederherstellung der Gesundheit durch Wiederherstellung oder zeitweise Überbrückung (Ersatz/Ergänzung) verlorengegangener Strukturen und/oder Funktionen des Organismus bzw. bestimmter Teile. ▶ Kap. 1

Thermistor (*high-carrier thermal resistor*): Bauelement, das eine negativ exponen-tielle Temperaturkennlinie des elektrischen Widerstandes aufweist und deswegen hochempfindlich messen und durch Mikrominiaturisierung implantiert werden kann. ▶ Kap. 9

Thrombogenität (*thrombogenicity*): Eigenschaft von Oberflächen bzw. Materialien, Thrombenbildung zu induzieren. ▶ Kap. 7

Tiefenhirnstimulation (*Deep Brain Stimulation*, **DBS**): elektrische Stimulation tiefer gelegener Hirnareale zur Neuromodulation bei motorischen und psychischen Erkrankungen (z. B. Morbus PARKINSON und Zwangsneurosen) unter Beibehaltung zentraler physiologischer Verarbeitungsstrukturen. ▶ Kap. 15

Tissue Engineering (*dt.* Zell- und Gewebekulturtechnik; *tissue engineering*): biome-dizintechnisches Forschungsgebiet, in dem Verfahren und Geräte zur gezielten Züch-tung biologischer Gewebe, Zellverbände mit Gefäßstrukturen und Nervenverbindun-gen entwickelt werden. Für die Formgebung im *Tissue Engineering* werden häufig ge-nerative Fertigungsverfahren wie das „Drucken von Zellen" eingesetzt. Verfahren der *In-vitro*-Vermehrung autogener Zellen (vom gleichen Individuum stammender Zellen, z. B. Chondrozyten, mesenchymale Stammzellen) zum Gewebeersatz mit oder ohne Matrix (*Scaffold*) und anschließender Replantation der Zellen. ▶ Kap. 7, 12

Tracer (*engl. to trace* verfolgen): mit einem radioaktiven Isotop (Gammastrahler oder Positronenstrahler) markiertes Molekül in der nuklearmedizinischen Diagnostik, das man im Körper verfolgen möchte. ▶ Kap. 11

Tracker (*engl. to track* verfolgen, aufspüren, ausfindig machen): Messkörper in der Koordinatenmesstechnik, der aus einer oder mehreren Messmarken besteht. Mit sei-ner Hilfe können Position und Orientierung eines Objekts im Raum gemessen werden. Der *Tracker* muss fest mit dem Objekt verbunden sein. In der Praxis spricht man von 5D- oder 6D-Trackern, je nachdem, ob die Position und eine Orientierungsachse oder die Position und drei Orientierungsachsen bestimmt werden können. Die Abfolge der Messdaten ergibt die Bewegungsspur (*engl. track*) aus Position und Orientierung des Objekts. Während eine Messmarke nur einen einzelnen Punkt bestimmt, definiert ein 5D- oder 6D-Tracker eine homogene Transformationsmatrix. ▶ Kap. 12

Trajektorie (*trajectory*): Abfolge (Bewegungsbahn) von Raumpositionen und Raum-orientierungen eines Objekts in Kombination mit jeweils einem Zeitpunkt. Während die Bewegungsbahn nur eine räumliche Vorgabe darstellt, ist eine Trajektorie eine räumlich-zeitliche Vorgabe. Trajektorien spielen in der Strahlentherapie eine wichtige Rolle. ▶ Kap. 12

Unerwünschtes Ereignis (*adverse event*): jedes ungünstige und unerwartete Ereig-nis, jedes Symptom oder jede Erkrankung, die im zeitlichen Zusammenhang mit dem Gebrauch eines Arzneimittels/Medizinprodukts auftritt, unabhängig davon, ob ein

Zusammenhang mit dem Arzneimittel/Medizinprodukt angenommen wird oder nicht. ▶ Kap. 16

Validierung, *Validation* (*lat. validus* gültig, gesichert, kräftig, stark, wirksam, wertvoll, glaubwürdig; *engl. value* Wert; *validation*): Glaubwürdigkeitsnachweis; Nachweis der Glaubwürdigkeit einer Methode, der Wichtigkeit, der Zuverlässigkeit, des Wertes entsprechend festgelegten Kriterien bzgl. Zweckmäßigkeit und Regelwerk; Plausibilitätstest (auf das betrachtete System bezogen extern entsprechend fixierten Anwendungskriterien).

1. **Validierung des Medizinprodukts** (*validation of a medical device*): Nachweis, dass das resultierende Produkt in der Lage ist, die Anforderungen für die festgelegte Anwendung oder den beabsichtigten Gebrauch zu erfüllen. Die Validierung muss vor Auslieferung oder Einsatz des Produkts abgeschlossen werden. ▶ Kap. 16
2. **Validierung des Modells** (*model validation*): Überprüfen der Glaubwürdigkeit des Modells im zielgerichteten Vergleich mit der Realität unter definierten Anforderungen und Randbedingungen und mittels anderer Daten als der, anhand derer das Modell identifiziert wurde; Frage: „Bildet das Modell das Original entsprechend der gestellten Ziele im Geltungsbereich korrekt ab?" ▶ Kap. 8

Verifizierung, Verifikation (*lat. veritas* Wahrheit; *facere* machen; *verification*): Gültigkeitsnachweis, Bestätigung; objektiver Nachweis der Gültigkeit, Plausibilitätstest (auf das betrachtete System bezogen intern entsprechend fixierten Erstellungskriterien). ▶ Kap. 8, 16

1. **Verifizierung eines Medizinprodukts** (*verification of a medical device*): Bestätigung durch Bereitstellung eines objektiven Nachweises, dass festgelegte Anforderungen erfüllt worden sind; Nachweis, dass die Design- und Entwicklungsergebnisse die Design- und Entwicklungsvorgaben erfüllen.
2. **Verifizierung des Simulationssystems** (*verification of the simulation system*): Überprüfen des Simulationssystems, um die Richtigkeit der Umsetzung des Modells im geprüften Geltungsbereich zu bewerten; Frage: „Funktioniert das Simulationssystem (das implementierte Modell eingeschlossen) korrekt entsprechend den Anforderungen?"

Vernetzung (*cross-linking*): Kooperation/Kollaboration der Akteure über Interaktionen; Verbindung, Vereinigung, Verknüpfung, Verflechtung von Systemteilen. ▶ Kap. 1

Videoendoskopie (*video endoscopy*): Methode der Endoskopie, bei der das Bild auf einem Monitor dargestellt wird. Die dazu notwendige Kamera kann sich außerhalb des Körpers am Ende des Endoskops oder innerhalb des Körpers an der Spitze des Endoskops befinden. ▶ Kap. 11

Vigilanz (*vigilance*): Marktüberwachung, die speziell auf die Abwehr von Risiken gerichtet ist und mit der Pflicht zur Meldung von Risiken, insbesondere Nebenwirkungen etc., bei der jeweiligen nationalen Behörde verbunden ist. ▶ Kap. 16

Virtuelles Patientenmodell (*virtual patient pattern*): anatomisches, digitales Oberflächen- oder Voxelmodell des Patienten, das aus den anatomischen Bilddaten eines Patienten berechnet und auf einem Bildschirm dargestellt oder mit einem Projektor projiziert werden kann. Das gebräuchlichste Modell besteht aus kleinen Raumelementen (*Voxel*). ▶ Kap. 12

Vorkommnis (*incident*): Funktionsstörung, Ausfall oder Änderung der Merkmale oder der Leistung oder Unsachgemäßheit der Kennzeichnung oder der Gebrauchsanweisung eines Medizinprodukts, die unmittelbar oder mittelbar zum Tod oder zu einer schwerwiegenden Verschlechterung des Gesundheitszustands eines Patienten, eines Anwenders oder einer anderen Person geführt hat, geführt haben könnte oder führen könnte (s. MPSV). ▶ Kap. 16

Weiße Biotechnologie (Industrielle Biotechnologie; *industrial biotechnology*): Nutzung biotechnologischer Methoden für industrielle Produktion z. B. unter Einsatz von Organismen oder Enzymsystemen. ▶ Kap. 1

Werkstoff in der Biomedizinischen Technik (*biomaterials in Biomedical Engineering*): ist biokompatibel und wird im lebenden Körper, am Körper oder in Kontakt mit körpereigenen Substanzen eingesetzt, erfüllt die vorgesehene Funktion innerhalb seiner Nutzungszeit und kann technisch verarbeitet werden. ▶ Kap. 7

Wissen (*knowledge*): Gesamtheit der Kenntnisse und Fähigkeiten; kognitives Schema, das in Individuen oder Gruppen von Individuen vorhanden ist und sich an Erfahrung orientiert, auf Informationen und Regeln gründet und das praktische Handeln in Bezug zur Umwelt beeinflusst. Informationen und Regeln als Bezüge zwischen Informationen zeichnen sich durch Prüfbarkeit (Vergleichbarkeit mit Gesichertem), Nachvollziehbarkeit (Reproduzierbarkeit) und Begründbarkeit (Nachweis der Glaubwürdigkeit) aus. ▶ Kap. 8

Wissenschaft (*science*): Forschung, die über methodisch geordnete Suche begründete Erkenntnisse gewinnt und dadurch systematisch als gesichert betrachtetes Wissen schafft, Lehre, die Wissen verbreitet, und die Gesamtheit des systematisierten Wissens selbst, das nach spezifischen Kriterien erhoben, gesammelt, aufbewahrt, gelehrt und tradiert wird und in einem nachvollziehbaren Begründungszusammenhang steht. ▶ Kap. 1

Wundheilung (*wound healing*): physiologische Vorgänge zur Regeneration zerstörten Gewebes. ▶ Kap. 7

Zelle (*lat. cella* Kammer, Zelle; *cell*): kleinste Einheit (Element) des lebenden Organismus. ▶ Kap. 8

Sachwortverzeichnis

Personenregister